胸部肿瘤 第3版
放射性粒子治疗学

主　　编　柴树德　霍　彬　霍小东
主　　审　申文江　王俊杰　郑广钧
副 主 编　黄学全　牛立志　李成利　梁吉祥

特邀编者　申文江　滕皋军　吴沛宏　王俊杰
　　　　　张红志　张建国　张福君　郭金和
　　　　　王　娟　王若雨　胡效坤　曹秀峰
　　　　　王海涛　张遵城　韩明勇

人民卫生出版社
·北　京·

图书在版编目（CIP）数据

胸部肿瘤放射性粒子治疗学 / 柴树德，霍彬，霍小东主编 . —3 版 . —北京：人民卫生出版社，2024.6
ISBN 978-7-117-36122-4

Ⅰ . ①胸… Ⅱ . ①柴…②霍…③霍… Ⅲ . ①胸腔疾病 – 肿瘤 – 放射治疗学 Ⅳ . ①R730.55

中国国家版本馆 CIP 数据核字（2024）第 059043 号

人卫智网	www.ipmph.com	医学教育、学术、考试、健康，购书智慧智能综合服务平台
人卫官网	www.pmph.com	人卫官方资讯发布平台

胸部肿瘤放射性粒子治疗学

Xiongbu Zhongliu Fangshexing Lizi Zhiliaoxue

第 3 版

主　　编：柴树德　霍　彬　霍小东
出版发行：人民卫生出版社（中继线 010-59780011）
地　　址：北京市朝阳区潘家园南里 19 号
邮　　编：100021
E - mail：pmph @ pmph.com
购书热线：010-59787592　010-59787584　010-65264830
印　　刷：天津市光明印务有限公司
经　　销：新华书店
开　　本：889×1194　1/16　印张：32
字　　数：991 千字
版　　次：2012 年 6 月第 1 版　2024 年 6 月第 3 版
印　　次：2024 年 6 月第 1 次印刷
标准书号：ISBN 978-7-117-36122-4
定　　价：149.00 元

打击盗版举报电话：**010-59787491**　E-mail：**WQ @ pmph.com**
质量问题联系电话：**010-59787234**　E-mail：**zhiliang @ pmph.com**
数字融合服务电话：**4001118166**　E-mail：**zengzhi @ pmph.com**

于慧敏	河北省人民医院	刘美洲	天津医科大学第二医院
马　骏	北京大学第三医院	孙海涛	北京大学第三医院
马洋洋	广州复大肿瘤医院	阳荣金	长沙珂信肿瘤医院
王　冠	唐山市人民医院	李　亮	天津医科大学第二医院
王　娟	河北省人民医院	李　宾	唐山市人民医院
王　喆	大连大学附属中山医院	李东源	陆军军医大学第一附属医院
王　磊	天津医科大学第二医院	李亚男	天津医科大学第二医院
王长利	天津医科大学第二医院	李成利	山东第一医科大学附属省立医院
王丽丽	天津医科大学第二医院	李良山	陆军军医大学第一附属医院
王若雨	大连大学附属中山医院	李鹏鑫	山东省邹平市人民医院
王金焕	天津医科大学第二医院	杨瑞杰	北京大学第三医院
王春利	山西省肿瘤医院	吴会静	唐山市人民医院
王保明	山东省邹平市中医院	吴沛宏	中山大学肿瘤防治中心
王俊杰	北京大学第三医院	吴松波	北京大学第三医院
王晓群	天津中医药大学第一附属医院	何　闯	陆军军医大学第一附属医院
王海涛	天津医科大学第二医院	宋　扬	天津市滨海新区海滨人民医院
王舒滨	天津医科大学第二医院	张　颖	山东省立医院
王德祥	山东省聊城国际和平医院	张开贤	山东省滕州市中心人民医院
王攀峰	北京大学第三医院	张双平	山西省肿瘤医院
韦长元	广西医科大学附属肿瘤医院	张圣杰	天津医科大学第二医院
牛立志	广州复大肿瘤医院	张红志	中国医学科学院肿瘤医院
毛玉权	天津医科大学第二医院	张宏涛	河北省人民医院
孔凡铭	天津中医药大学第一附属医院	张建国	北京大学口腔医院
石　峰	湖南省肿瘤医院	张睦毅	北京大学第三医院
石树远	天津医科大学第二医院	张福君	中山大学肿瘤防治中心
申文江	北京大学第一医院	张遵城	天津医科大学第二医院
卢世一	北京市睿思博研科技开发有限公司	陆　建	东南大学附属中大医院
田美荣	天津医科大学第二医院	陈志军	江西省肿瘤医院
付　丽	天津医科大学第二医院	陈宝明	唐山市人民医院
白红升	天津赛德生物制药有限公司	陈艳芳	天津医科大学第二医院
冯　震	天津医科大学第二医院	岳原立	天津医科大学第二医院
司同国	天津医科大学肿瘤医院	周付根	北京航空航天大学
吉　喆	北京大学第三医院	郑广钧	天津医科大学第二医院
巩瑞红	山东省邹平市中医院	赵　欣	天津医科大学第二医院
吕金爽	天津医科大学第二医院	胡效坤	青岛大学附属医院
朱旭东	山东省邹平市中医院	柳　明	山东第一医科大学附属省立医院
刘　博	北京航空航天大学	侯定坤	天津医科大学第二医院

俞国媛　天津医科大学第二医院　　阎卫亮　天津医科大学第二医院
姜　杉　天津大学　　　　　　　　梁吉祥　天津医科大学第二医院
姜玉良　北京大学第三医院　　　　董　华　天津医科大学第二医院
姚　波　长沙泰和医院　　　　　　蒋兆定　钦州市中医医院
袁　苑　山东省立医院　　　　　　韩　乐　陕西省肿瘤医院
柴树德　天津医科大学第二医院　　韩明勇　深圳大学附属华南医院
徐瑞彩　山东省立医院　　　　　　雷光焰　陕西省肿瘤医院
郭永涛　天津医科大学第二医院　　蔡　旺　唐山市人民医院
郭金和　东南大学附属中大医院　　蔡新生　山东潍坊市中医院
黄明伟　北京大学口腔医院　　　　臧　立　天津医科大学第二医院
黄学全　陆军军医大学第一附属医院　滕皋军　东南大学附属中大医院
黄新民　科立惠尔医学技术（北京）有限公司　薛新生　天津医科大学第二医院
曹　强　天津医科大学第二医院　　霍　彬　天津医科大学第二医院
曹秀峰　南京市第一医院　　　　　霍小东　天津医科大学第二医院

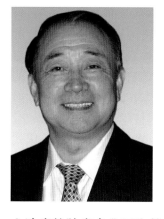

柴树德

　　山东省邹平市人，主任医师，教授。1969年毕业于第四军医大学。数十年来从事胸心外科的教学、科研和临床医疗工作，著作颇丰，兼有专著及发明。自2001年起，致力于放射性粒子治疗胸部肿瘤的临床研究，成功将国际先进方法治疗前列腺癌的原理移植于肺癌，经临床应用取得突出成效，并发表相关专题论文近30篇。2001—2006年，5次获天津市卫生局颁发的"填补新技术空白"证书。2005年，"应用三维立体种植放射性粒子治疗晚期肺癌"项目获天津市科技进步奖二等奖，并被授予五一劳动奖章。2007年，主编《放射性粒子植入治疗胸部肿瘤》，该专著已成为学习放射性粒子植入治疗的肿瘤专业医生的必读书籍；参与编写《肿瘤放射性粒子植入治疗肿瘤规范》及其他微创治疗专著6部。2008年，成功研制放射性粒子植入校准仪和新型植入器。2011年，首次发表了《放射性粒子植入术中实时剂量优化》的开创性理论论文。2012年，主编并出版了《胸部肿瘤放射性粒子治疗学》。2013年，成功研制"单侧开环倾角数字显示定位导航系统"。2014年，成功研制"粒子植入手术专用骨钻"。2015年，成功研制CT平床板连床真成形袋体位固定技术；"^{125}I粒子植入治疗肺癌的质量评估及临床剂量优化"项目获得2015年天津市科学技术进步奖二等奖。2016年，参与研制粒子植入计划治疗系统（TPS）和3D打印共面植入模板，并成功应用于临床；成功研制了肺微小结节活检穿刺模板及3D打印非共面粒子植入模板。目前，正在联合天津大学研发粒子植入单侧开环多自由度机械臂以及手术机器人技术。近10年来，研制的粒子植入治疗肿瘤的医疗器械已获多项国家专利证书并被国家药品监督管理局批准注册为国产医疗器械。多次获得中国抗癌协会突出贡献奖和医疗器械开发奖。

　　现任多个期刊、杂志的编委及审稿专家，天津市和国家卫生健康委员会创新科技评审专家，中国抗癌协会肿瘤微创治疗专业委员会粒子治疗分会第一、二届副主任委员，中国抗癌协会肿瘤微创治疗专业委员会粒子治疗分会指导专家，中国医师协会放射性粒子植入治疗技术专家委员会顾问，中华医学会核医学分会放射性核素介入及靶向精准治疗工作委员会顾问，北京医学会放射肿瘤学分会泛京津冀放射性粒子多中心协作组副组长。

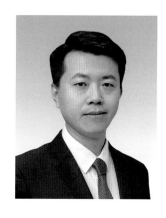

霍　彬

　　天津医科大学第二医院肿瘤科，副主任医师。现任中国核学会近距离治疗与智慧放疗分会常务理事，国家肿瘤微创治疗联盟放射性粒子专业委员会常务委员，美国近距离放射治疗学会会员，中国抗癌协会肿瘤微创治疗委员会放射性粒子分会委员，中国医药教育协会介入微创专业委员会委员，中国抗癌协会肿瘤微创治疗专业委员会影像与智能引导分会委员，北京医学奖励基金会肺癌青年专家委员会介入学组秘书长，北京健康促进会青委会胸部疾病精准活检分会常务委员，天津市抗癌协会肺癌专业委员会青委委员。

自 2008 年以来，师从我国肺癌放射性粒子植入奠基人柴树德教授，长期从事肿瘤放射性粒子治疗的临床及基础研究工作，完成放射性粒子植入治疗肿瘤手术数千例。发表 SCI 及核心论文 30 余篇，参编著作 6 部。2013 年，于《中华放射肿瘤学杂志》发表国内首篇肺癌放射性粒子术中实时 TPS 研究论文，开启国内术中剂量优化临床应用先河。作为第一发明人获得国家发明专利及实用新型专利 10 项。2014 年，成功研制粒子植入手术专用骨钻，解决肋骨遮挡影响 TPS 计划实施问题。2015 年，开展天津市首例 3D 打印模板引导放射性粒子植入治疗肿瘤。2017 年，《模板联合肋骨钻孔技术辅助放射性粒子植入治疗肺癌的可行性》获得"中国百篇最具影响国内学术论文"。2018 年，担任《胸部肿瘤放射性粒子治疗学（第 2 版）》副主编。2017—2020 年，获得放射性粒子国家自然科学基金面上项目 1 项，省部级自然科学基金 1 项，主持 ClinicalTrials 国际临床注册研究 3 项，受邀参加美国近距离放射治疗肿瘤大会进行口头发言 4 项。作为第一执笔人发表《CT 联合共面模板引导放射性粒子植入治疗肺癌专家共识（2021 年版）》，参与制定我国多部放射性粒子植入治疗肿瘤专家共识。"基于分子分型指导的前列腺癌精准治疗的体系建立及推广应用"项目荣获 2020 年天津市科学技术进步奖二等奖。"放射性碘 125 粒子近距离治疗肿瘤临床标准化研究与推广"项目荣获 2021 年中国核学会核科技成果奖。"放射性粒子治疗体系建立与临床应用"项目荣获 2021 年北京市科学技术进步奖一等奖。"CT 连床式模板定位系统在肺部肿瘤放射性粒子植入中的临床应用"项目荣获 2022 年天津市科学技术进步奖三等奖。

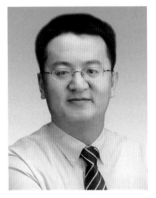

霍小东

天津医科大学第二医院肿瘤科，副主任医师，医学博士，硕士研究生导师，美国罗格斯大学公派访问学者。现任中国抗癌协会肿瘤微创治疗专业委员会粒子分会青年委员、中国核学会近距离治疗与智慧放疗分会常务理事、国家肿瘤微创产业技术创新战略联盟肿瘤放射性粒子消融委员会常务委员、中国医药教育协会介入微创专业委员会青年委员、中国老年保健协会肺癌专业委员会委员、北京医学奖励基金会肺癌青年医学专家委员会委员、北京健康促进会胸部疾病精准活检分会青年委员。

师从我国肺癌放射性粒子植入奠基人柴树德教授，长期从事肿瘤放射性粒子治疗的临床及基础研究工作，独立完成放射性粒子植入治疗肿瘤手术数千例。近年来，发表 SCI 及核心论文 30 余篇，参编著作 4 部。参与 3D 打印、共面模板及导航设备研发，承担多项省、部级课题，参与多项粒子植入设备研制，作为第一发明人获得国家专利 3 项。2018 年，担任《胸部肿瘤放射性粒子治疗学（第 2 版）》副主编。主持放射性粒子省部级自然科学基金 1 项，2016—2019 年受邀参加美国近距离治疗肿瘤大会进行口头发言 4 项，并参与制定我国多部放射性粒子植入治疗肿瘤专家共识。2020 年，"基于分子分型指导的前列腺癌精准治疗的体系建立及推广应用"项目获得天津市科学技术进步奖二等奖。2021 年，"放射性粒子治疗体系建立与临床应用"项目荣获北京市科学技术进步奖一等奖。2022 年，"CT 连床式模板定位系统在肺部肿瘤放射性粒子植入中的临床应用"项目荣获天津市科学技术进步奖三等奖。

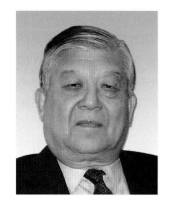

申文江

北京大学医学部放射肿瘤学系终身名誉教授,教授,主任医师,享受国务院政府特殊津贴。擅长各种恶性肿瘤的放射治疗及综合治疗,掌握各种先进治疗设备的技术应用。

曾任中华医学会放射肿瘤学会常务委员,中华医学会科学普及分会主任委员,北京医学会放射肿瘤专业委员会主任委员,中国临床肿瘤学会指导委员,中国老年肿瘤协会常务委员,北京医师协会放疗专家委员会主任委员,北京医师协会放疗医师(技师)分会会长,《医学参考报》放射肿瘤治疗学频道主编。

主编学术专著10余部,参编10余部,发表论文40余篇、科技著作800余篇。

荣获国家科技成果奖1项,中国科学院及北京市科技成果奖多项;荣获"北京医学会80周年工作贡献奖""北京医学会专业领军专家"称号;荣立中国人民解放军三等功两次。

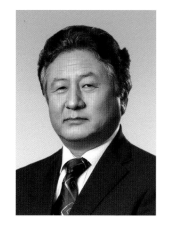

王俊杰

教授,主任医师,医学博士、博士研究生导师。现任北京大学第三医院肿瘤放疗科主任、北京大学医学部放射肿瘤学系副主任、北京大学医学部近距离治疗与研究中心主任。中华医学会放射肿瘤治疗学分会主任委员,中国抗癌协会肿瘤微创治疗专业委员会副主任委员,北京医学会放射肿瘤专业委员会前任主任委员,《中华放射医学与防护杂志》副主编,美国 *Brachytherapy* 杂志编委。

于 2001 年完成我国首例经直肠超声引导会阴部模板辅助放射性 ^{125}I 粒子植入治疗前列腺癌,开启了我国放射性粒子植入近距离治疗的新里程。

而后扩展到头颈部、胸部、腹部、盆腔和脊柱等部位肿瘤的治疗,极大丰富、创新和发展了放射性粒子近距离治疗临床的内涵和应用范围,其中肺癌、软组织肿瘤和复发直肠癌的研究结果被美国近距离学会和美国国家综合癌症网络指南收录。完成的早期无法手术非小细胞肺癌放射性粒子植入治疗研究、放射性粒子植入治疗术中剂量优化的技术、放射性粒子植入 3D 打印非共面模板研发和应用等,开创了放射性粒子植入治疗的全新时代,被国际著名放射性粒子治疗领域专家、美国西雅图前列腺研究所 John C Blasko 教授称为"中国粒子治疗之父"。

二十年间作为此领域的领军人物,举办全国学术研讨会、学习班、培训班等各 10 余届。在国内外顶级专业学术期刊发表文章百余篇,主编《放射性粒子治疗肿瘤临床应用规范》(第 1 版、第 2 版),《放射性粒子近距离治疗前列腺癌》(第 1 版、第 2 版),牵头组织编写放射性粒子治疗肿瘤专家共识 7 部,为放射性粒子治疗肿瘤的推广和规范化作出了卓越贡献。其间获得科学技术部重大专项基金 1 项,国家自然基金面上项目 3 项、重点项目 1 项、首都临床特色应用研究重点项目 1 项、首都发展基金各 2 项以及教育部博士点基金 1 项。研究成果获北京市科学技术进步奖一等奖、中国核学会核科技成果奖、教育部科技创新二等奖和华夏医学科技奖三等奖,多次应邀到美国、日本和韩国讲学,2019年获得"第三届国之名医——卓越建树奖"。

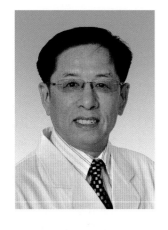

郑广钧

主任医师,1984年毕业于天津医科大学。二十多年来一直从事临床教学、科研和医疗工作,发表学术论文30余篇。2001年开始从事胸部肿瘤放射性粒子植入的临床和科研工作。荣获2001—2007年天津市卫生局颁发的"填补新技术空白"证书。作为课题组主要成员参加"CT引导下三维立体种植放射性^{125}I粒子近距离治疗晚期肺癌"的研究,并荣获2005年度天津市科技成果证书,2006年荣获天津市科技进步奖二等奖,2007年入围"中华医学科学奖"。参与的"^{125}I粒子植入治疗肺癌的质量评估及临床剂量优化"研究获得2015年天津市科学技术进步奖二等奖。2007年,主编首部《放射性粒子植入治疗胸部肿瘤》。于1999年和2016年,参与编写了我国首部《放射性粒子治疗肿瘤临床应用规范》,2012年主编《胸部肿瘤放射性粒子治疗学》。2007年起,担任中国抗癌协会肿瘤微创治疗专业委员会粒子治疗分会委员。2012年起,担任中国抗癌协会肿瘤微创治疗专业委员会粒子治疗分会常委、中国医师协会放射性粒子植入治疗技术专家委员会委员。

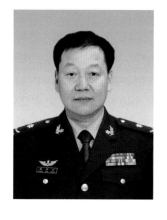

黄学全

医学博士,教授,博士研究生导师,陆军军医大学第一附属医院(西南医院)微创介入与放射性粒子诊疗中心主任医师。重庆市放射介入技术质控中心及放射性粒子治疗技术质控中心负责人。中国医药教育协会介入微创治疗专业委员会副主任委员,中国抗癌协会肿瘤微创治疗专业委员会常务委员,中国抗癌协会肿瘤微创专业委员会粒子治疗分会副主任委员、肿瘤微创影像与智能引导分会主任委员、肿瘤微创专业委员会骨与软组织分会候任主任委员,中国医师协会介入医师分会粒子治疗学组副组长,解放军医学科学技术委员会介入专业委员会常务委员。《中华内分泌外科杂志》《中国介入治疗与影像杂志》《中华消化疾病与影像杂志》《中华介入放射学杂志》等编委、常务编委。《中华放射医学与防护杂志》《中华医学杂志》等审稿专家。主要从事 CT 介入微创诊疗及放射性粒子植入治疗,于 2003 年率先在西南地区开展了 CT 引导下放射性粒子植入治疗肿瘤,独创粒子植入治疗骨内肿瘤的共轴针法获临床创新技术奖,并纳入《肿瘤放射性粒子治疗规范》。擅长 CT 引导下高风险部位如纵隔、肺门、心脏旁、血管间、膈顶、颅底、骨骼内及骨骼遮挡等特殊部位细小病变的诊疗操作,在腹膜后、纵隔、骨转移肿瘤特别是粒子植入联合椎体成形术治疗脊柱肿瘤等方面取得良好的局部控制效果。参与多项肿瘤放射性粒子治疗规范、专家共识的制定。发表论文 70 余篇,主编专著 2 部、副主编专著 4 部,参编专著 6 部。主持各级研究项目 10 余项,获授权发明专利 4 项,实用新型专利 8 项。获第四届"国之名医·优秀风范"称号,作为介入医师上榜 2017—2018 年度中国名医百强榜。

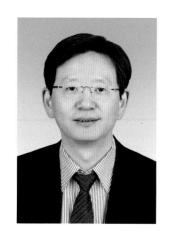

牛立志

第四军医大学胸心外科博士、主任医师、博士研究生导师。广州复大肿瘤医院肿瘤科主任、院长。国际冷冻治疗协会执行委员,亚洲冷冻治疗学会副主席,中国抗癌协会肿瘤微创治疗专业委员会常务委员,中国医药教育协会介入微创治疗专委会纳米刀肿瘤协会副主任委员,广州抗癌协会微创治疗专业委员会副主任委员,广州抗癌协会副秘书长。主编《肿瘤冷冻治疗学》等医学专著 4 部,参编 20 余部。发表论文 300 多篇,其中 SCI 文章 100 余篇。曾获得多项国际会议金奖。在放射性粒子植入结合冷冻等治疗肿瘤方面积累了丰富的临床经验,尤其在心脏、心包、纵隔、大气管肿瘤的治疗中开创了全新的工作模式,居国内外领先水平。

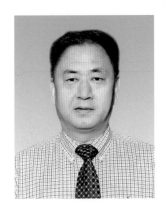

李成利

博士,教授,主任医师,博士研究生导师,山东省立医院磁共振介入科主任。现任国家肿瘤微创治疗产业技术创新战略联盟磁共振介入专业委员会主任委员,第四届亚洲冷冻治疗学会主席,中国抗癌协会肿瘤微创治疗专业委员会副主任委员,中国医药协会微创与介入专业委员会、消融治疗专业委员副主任委员,山东省医师协会肿瘤介入医师分会主任委员、肿瘤微创医师分会副主任委员,山东省医学会肿瘤微创分会副主任委员、综合介入分会副主任委员等职。从事影像诊断与介入诊疗工作 34 年,以影像(磁共振)引导微创诊疗技术临床应用、肿瘤微创主导的序贯综合治疗、神经系统疾病的影像学诊断与微创介入为主要研究方向。2000 年,在国内率先开展磁共振介入微创诊疗,建立了国内首个磁共振介入科室和多项磁共振引导微创介入技术。在国内核心期刊发表论文 140 余篇,SCI 文章 25 篇。2010 年,主编国内首部《磁共振导引微创诊疗学》专著。2012 年,参编《国家磁共振引导下介入操作规范》,组织国内相关专家讨论并制定《磁共振引导颅脑病变穿刺活检专家共识 2018 版》《磁共振引导下经皮肺穿刺活检术操作规范中国专家共识》《影像引导肝癌的冷冻消融治疗专家共识 2020 版》。获得国家发明和实用型专利 11 项及与磁共振介入相关的 10 余项实用与发明专利。承担省级课题 10 项,多项课题获山东省科技创新成果二、三等奖。

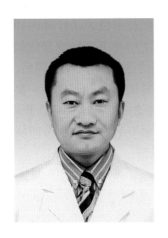

梁吉祥

外科学博士,天津医科大学第二医院超声科。师从肺癌放射性粒子植入资深专家柴树德教授。多年从事胸心外科临床与手术治疗及放射性粒子植入治疗肺癌基础及临床研究。尤其专注于超声引导下颈部淋巴结、全身浅表肿瘤粒子植入的临床研究。发表多篇论文,参与编写了《胸部肿瘤放射性粒子治疗学》等多部专著。

序 一

 《放射性粒子植入治疗胸部肿瘤》自 2007 年于天津科学技术出版社出版后，又分别于 2012 年、2018 年，在人民卫生出版社相继出版了《胸部肿瘤放射性粒子治疗学》及《胸部肿瘤放射性粒子治疗学（第 2 版）》，受广大医务工作者的欢迎。此项技术的应用及推广，借助本书的启迪和推动，为肿瘤治疗增加了创新内容，使治疗更加规范，让更多患者从中获益。柴树德教授的团队，孜孜不倦、不断进取，使这项治疗技术的基础理论更加坚定，技术进展稳步快速，在国内均获好评。

 作者始终遵循规范化治疗的理念，认真开展基础理论研究，密切结合临床实践，开展技术设备创新，以科研带动临床，使学科发展迅速，取得硕果，成为近距离放射性粒子植入治疗胸部肿瘤的创新生力军。作者的专业学识成就了本书的第 1、第 2 版后，因为所得成果愿意布告同仁，于近期总结最新成果，编纂出版第 3 版。

 诚如作者在前言中提及，本版内容重点在科学性、创新性及实用性。作者毫无保留地介绍团队在专业方面的知识和经验，以期促进专业学术发表。

 非常荣幸能为本书作序，祝愿柴树德教授团队的专业工作蒸蒸日上，取得更多成绩。同时，也祝愿同仁们能从本书中扩展视野，在工作中能有更多收获和进步。

 预祝放射性粒子植入在肿瘤治疗领域中有更多、更好的进展，发挥更好的作用。

北京大学终身荣誉教授

申文江

2021 年 9 月 23 日

2001 年,申文江、王俊杰教授将放射性粒子规范化治疗前列腺癌的理论与方法引入我国,并成功举办各类学习班,普及和推广放射性粒子的应用,为我国肿瘤放射性粒子治疗事业的发展奠定了基础。

2002 年,柴树德教授团队将前列腺癌粒子植入技术的原理成功地移植到肺癌治疗上。历经二十年创新性探索,基本上解决了肺癌粒子植入的方法学问题,初步建立了较为完整的胸部肿瘤放射性粒子精准微创治疗体系。尤其是创新性地研发了粒子植入设备、数字信息共面模板、定位导航装置、体位固定装置等一系列专利技术和产品,引领了肺癌粒子植入治疗的国际前沿,为肺癌粒子植入的规范化、标准化治疗及临床剂量学研究打下了良好的基础。

滕皋军、郭金和教授团队于 2003 年自主研发粒子支架系统,突破空腔脏器粒子植入的禁区,通过随机对照试验研究获得高级别临床证据,使该技术被收录于国内外指南中,成为消化道恶性梗阻治疗的新标准。

近年来,我国学者在放射性粒子治疗领域可圈可点的新成就如雨后春笋,3D 模板打印、放射生物学与剂量学、相关设备等方面进展迅速,在许多方面已引领国际前沿。

但是,我们必须认识到放射性粒子治疗技术是一门新兴的交叉学科,还有许多未解之谜,需要持续的基础理论研究及临床实践去探索、揭示、解答。我们不仅要不断地用新理论、新概念、新技术,以及人工智能机器人等变革性技术使粒子治疗更加"精准",并使医患更加安全。我们还需要建立临床多中心协作的研究模式,使高质量的临床研究可持续。

柴树德教授及其编写团队在《胸部肿瘤放射性粒子治疗学(第 2 版)》的基础上,又组织专家团队重新进行了修订,针对近五年来在粒子植入治疗胸部肿瘤领域的最新研究成果进行系统、全面的介绍,同时也指出了存在的问题和今后研究的方向,是一本临床实用型的好书,可作为粒子植入从业人员的专业参考书。

受柴树德教授之邀,欣然作序。

中国科学院院士

滕皋军

2021 年 10 月

前 言

2001年，借鉴申文江、王俊杰教授引进的放射性粒子植入治疗前列腺癌技术，天津医科大学第二医院开创性地将此项技术应用于治疗胸部肿瘤并获得成功。通过二十年的基础研究和临床实践逐步建立并完善了影像学引导下胸部肿瘤粒子植入治疗的技术流程、临床规范、剂量研究包括术中优化和术后质量验证，以及体位固定、导航技术、模板应用、肋骨钻孔、植入器械等多项原创技术和理论，并在国内得到大力推广应用，逐步形成了一整套胸部肿瘤放射性粒子植入微创治疗体系。

2007年，在以申文江教授为首的我国著名放射性肿瘤专家的鼎力支持下，天津科学技术出版社出版了首部《放射性粒子植入治疗胸部肿瘤》专著。2012年、2018年，人民卫生出版社相继出版了《胸部肿瘤放射性粒子治疗学》及《胸部肿瘤放射性粒子治疗学（第2版）》。这三部书获得了业内同仁们的广泛认可，作为放射性粒子治疗专业的入门和参考教材，在全国范围内推广使用。

自2017年至今，时间又走过了六个年头。在这段时间里，国家卫生健康委员会出台了相关政策法规，取消了放射性粒子植入隶属于第三类医疗技术的限制，将此项技术的审批权下放至省、自治区、直辖市的卫生健康委员会，适当降低了准入门槛，同时加强了事后监管。此后，近五年来全国各地开展此项技术的医院数量激增，我国的放射性粒子植入治疗肿瘤也进入到一个突飞猛进的发展阶段。有关放射性粒子植入的基础理论和临床研究进入到一个新的快速发展阶段，经历了一个由量变到质变的过程。我国的放射性粒子植入技术也由学习国外，转变为原创于中国、领先于国际的肿瘤微创治疗技术，继而吸引了美国、加拿大、俄罗斯、巴基斯坦等国的医务人员来中国学习。

这一阶段所取得的成果有以下几个方面：①胸部肿瘤治疗的标准化、规范化治疗操作流程获得了越来越多专家的认可，众多医生按照这一流程进行操作，使粒子植入的操作过程逐步达到标准化、规范化、同质化，标准性技术操作可复制，质量可验证。②有关胸部肿瘤粒子治疗的基础理论有了新的突破，特别是有关剂量学的研究与动态观察更加深入。③一批新的具有独立自主知识产权的设备和器械相继研制成功。④各种更新颖的、行之有效的靶向、免疫与放射性粒子的联合治疗方法应用于临床。⑤对于CT引导模板辅助肺部小、微结节的穿刺活检技术有了创新性突破，对肺癌的早期诊断和治疗作出了突出贡献，使肺癌诊断关口大大前移，提高了肺癌的治愈水平。⑥各单病种多中心协作组成立及数据库建立。⑦针对各期非小细胞肺癌、中心型肺癌、局限期小细胞肺癌、肺癌术后复发、肺转移瘤、肺上沟瘤、肺癌脊柱转移治疗等方面陆续发表了一批高水平国内外学术论文。⑧CT引导模板辅助肺癌粒子植入专家共识、胸部肿瘤穿刺专家共识等已相继发表。⑨王俊杰团队、张福君团队相继获2020年北京市、广东省放射性粒子植入基础研究和微创治疗肿瘤体系建立及临床应用研究项目一等奖，这些创新性的研究成果标志着我国肿瘤粒子植入事业已进入基础研究、建立标准化治疗体系的发展阶段。

为了将这些最新成果、专家共识及临床治疗指南等最新研究成果和指导性文献及时介绍给大家，近期，我们又一次组织全国百余名专家，对2018年版的《胸部肿瘤放射性粒子治疗学（第2版）》进行了全面修订，力求将近几年我国粒子植入治疗胸部肿瘤所取得的多项最新成果汇集于《胸部肿瘤放射性粒子治疗学（第3版）》中，相信本书的出版会为推动我国胸部肿瘤治疗事业作出新的贡献。

然而，由于本人才疏学浅，孤陋寡闻，在汇集创新科技成果的过程中难免挂一漏万，错误之处在所难免,恳请各位专家及读者批评指正。

申文江、滕皋军、王俊杰、张红志等教授在百忙之中抽时间为本书作序、撰写重要章节、担任主审,使本书的学术地位及水平有了很大提升。对此,特向几位专家致以由衷的谢意。撰写各有关章节的专家也给予了全力支持,陈庆祥主任为本书拍摄多幅精美照片,在此一并致以诚挚的谢意。

柴树德

2021 年 10 月

目 录

第二篇　设备研发与应用

第三篇　治　疗　各　论

第四篇　放射性粒子与其他方法的联合治疗

概 论

本书是放射性粒子植入治疗胸部肿瘤的专业参考书,延续了柴树德、郑广钧主编的《放射性粒子植入治疗胸部肿瘤》《胸部肿瘤放射性粒子治疗学》的精髓,集合了国内众多新老专家在放射性粒子植入治疗胸部肿瘤方面的基础研究和临床实践成果。本书的章节设置涵盖了放射性粒子治疗的基础理论、设备研发、胸部肿瘤各论、联合治疗、护理防护及法律法规等相关专业领域。全书共六篇,三十八章。

本书在内容上突出了基础理论和临床实践知识并重的特点。为适应当前放射性粒子治疗技术迅速发展的新形势和我国现状,在《胸部肿瘤放射性粒子治疗学(第2版)》的基础上,对整体架构进行了适当调整,删陈更新,着重反映近五年来国内外放射性粒子治疗领域的新进展。如在基础理论篇增加了放射性粒子治疗肺癌的实验及机制研究,在设备研发与应用篇增加了植入模板、固位器及靶区定位的数学基础,在治疗各论篇增加了小微结节肺癌穿刺活检的技术流程与应用。同时,在原有基础上进一步丰富了放射性粒子治疗肺癌共面模板及3D打印非共面模板的剂量学研究、放射性粒子治疗周围型肺癌及中心型肺癌并发症的处理与预防等重点章节。本书在内容编排和文字阐述中注重主次分明、概念清楚、观点明确和易懂易读。

自2001年起,天津医科大学第二医院开始了对放射性粒子治疗肺癌的探索,经过二十余年的发展,逐步建立了一整套完整的胸部肿瘤放射性粒子植入微创治疗体系。与此同时,国内相关领域专家也以深邃的理论修养和丰富的临床经验、不断创新的精神,进行了大量的临床实践,极大丰富了肺癌放射性粒子治疗的理论体系。因此,本书在总结我国放射性粒子植入治疗胸部肿瘤理论和实践的基础上,还将近五年来所取得的多项最新成果与进展汇集其中,力求对理论基础、设备研发、胸部各瘤种的临床应用进行更加全面、完整的阐述,同时还注意介绍了粒子与其他治疗技术相结合的诸家观点以及相关发展现状和趋向,以利于读者借鉴,获得启迪和思索。

（郑广钧　霍小东　霍彬）

第一篇

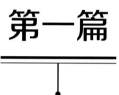

基 础 理 论

第一章

放射性粒子治疗的基本概念

放射治疗（简称"放疗"）是治疗恶性肿瘤的主要手段之一，在肿瘤治疗中起着重要的作用。放射治疗不仅可以根治恶性肿瘤，而且还配合手术、化学药物治疗（简称"化疗"）和分子靶向药物等手段，对肿瘤进行综合治疗。放射治疗包括外照射与内照射两种方式，临床应用较普遍的是外照射。近几十年来，国内外普遍开展了放射性粒子植入的近距离治疗，对放射性粒子植入的近距离治疗肿瘤的理论与实践进行了深入细致的工作，在临床工作中开展了扩大适应证、探讨禁忌证、细微观察不良反应的Ⅰ、Ⅱ期研究，取得了极为可喜的成果，放射性粒子植入治疗癌症已经开创了新的篇章。

第一节　放射肿瘤学的进展

一、外照射

放射肿瘤学实际包括三部分：放射物理学、放射生物学与放射治疗学。放射肿瘤治疗有两项内容：外照射与近距离治疗。两者在放射物理学、放射生物学及放射治疗学等方面均有相同的理论基础，但也有不同的放射物理、放射生物及临床治疗的特点。

外照射（teletherapy）是采用体外放射源发生的射线，按照治疗计划，对体内肿瘤目标（靶区）进行照射，用射线杀死肿瘤细胞。常用射线种类有光子（γ射线、X线、电子线），中子射线，质子射线，重离子射线等。这些射线因能量不同，穿透组织深度不同，对肿瘤组织及肿瘤周围正常组织产生不同的作用和影响。常用的常规照射方法，照射区（野）内包括肿瘤，还包括相当多的正常组织。给予肿瘤的放射线剂量，常受周围正常组织耐受剂量的限制，因此难以达到根治肿瘤的剂量。换句话说，若给予可以根治肿瘤的放疗剂量，可能先损伤和杀死周围正常组织细胞，为保护周围正常组织，则很难杀死全部肿瘤。

随着数字化医疗设备的进步与发展，在放射治疗外照射方面有了极大的进步，陆续开展了三维适形放射治疗（three dimensional conformal radiation therapy，3DCRT），调强放射治疗（intensity modulation radiated therapy，IMRT）和影像指导下的放射治疗（imaging guided radiated therapy，IGRT）。这些治疗方向在不同程度上提高了外放疗的精确性与准确性，使外照射的射线集中到肿瘤靶区，避免照射到肿瘤周围的正常组织。这样就不必考虑正常组织的损伤，尽量提高肿瘤靶区的剂量，使肿瘤得到根治剂量的照射。最新的进展是IGRT，放疗时使用治疗机旁或治疗机上安装的影像设备（CT或X线机定位系统），在治疗前或治疗中实时描绘或跟踪肿瘤靶区进行照射，就可能将肿瘤靶区每次治疗时的摆位误差和器官在体内的运动误差减至最低程度，尽可能提高治疗的准确性和精密度，达到根治肿瘤、提高局部控制率进而提高总生存率的效果，同时也可减少放射治疗的急性损伤和晚期不良反应。IGRT是目前最精确、准确的外照射，使3D治疗进展到4D水平。

国际辐射单位及测量委员会（International Commission on Radiation Units and Measurement，ICRU）第29、50、62号报告对肿瘤外照射的靶区轮廓有明确规定。肿瘤区（gross tumor volume，GTV）是肿瘤的临

床病灶,为一般诊断手段(包括 CT、MRI 和其他影像学方法)能够诊断出的、可见的、具有一定形状和大小的恶性病变范围,包括转移的淋巴结和其他转移病灶。临床靶区(clinical target volume,CTV)包括肿瘤靶区周围的亚临床病灶及肿瘤可能侵犯的范围。计划靶区(planning target volume,PTV)包括照射过程中呼吸和器官运动可能影响 CTV 的变化。此外,每次治疗摆位也会产生误差。将两部分误差进行校正,就产生 PTV。

外照射治疗精确的关键是治疗计划系统(treatment planning system,TPS)。开始全部治疗前,应当先做定位 CT 或定位 CT-MRI 融合图像,在定位图像上勾画 GTV、CTV 及 PTV,再布置设计射线进入肿瘤的方向、角度、数目和权重。如果是 IMRT,应该设计每个照射野中子野的数目和权重。如用 IGRT,应该设计拉弧照射的角度、射线数目与安排。特别应该注意靶区周围或靶区内的危及器官[要害器官、重要器官(organ at risk,OAR)]是否得到保护,不能超过 OAR 的耐受剂量。用剂量体积直方图(dose-volume histogram,DVH)可以得出 OAR 受量及器官接受某一剂量的体积百分数。此外,还应注意靶区内热点及冷点的所在位置,调整剂量热点不在 OAR 及其附近,同样也不应存在冷点,以免因剂量不足引起肿瘤残存及复发。靶区剂量应分布均匀,覆盖全面,即适形度达到要求。

二、内照射——近距离照射

内照射亦称近距离治疗(brachytherapy)。"brachy"来源于希腊字,是"近"的意思。

近距离治疗是指腔内、管内、组织间、手术中及敷贴治疗。

近距离治疗虽有很长的历史,但长期未能运用剂量学概念,以致不能使之发扬、发展。现代放射性粒子植入在放射物理学和放射生物学的支持下有了明显的突破性进展。

近距离治疗包括后装治疗(暂时性放射源组织间植入治疗)和放射性粒子永久性组织间植入治疗。放射性粒子植入治疗的特点是局部剂量高,足以达到根治肿瘤细胞所需的剂量。剂量分布不均匀,但边缘剂量应当达到预期的处方剂量。在粒子照射的靶区内,剂量由多个粒子释放的剂量叠加而成,剂量分布不均匀,近源处剂量较高,离源越远,剂量越低,剂量分布常与源的距离平方成反比。放射性粒子植入后缓慢释放射线,一般按三个半衰期计算总剂量。

放射性粒子植入一般由影像引导,CT、MRI 或超声均可作为影像工具进行粒子植入的引导。在影像引导下的粒子植入,可以完全符合肿瘤轮廓,达到适形度准确、射线完全覆盖靶区的效果。放射性粒子植入治疗肿瘤,比外照射治疗肿瘤的精确度、准确性及适形性都有提高。从治疗目的上衡量,放射性粒子植入是真正近距离治疗水平的 IGRT,而且能够利用选择放射性粒子的活度(强度)达到预期的处方剂量。肿瘤靶区可以得到根治肿瘤的剂量,而肿瘤周围的正常组织受量很低,不会发生严重的急性或晚期损伤。

近距离治疗按剂量率可分为低、中、高剂量率三种。每小时释放低于 2~4Gy 算低剂量率,因此放射性粒子基本属于缓慢持续释放的低剂量率放射源。目前,常用的放射性粒子主要是 ^{125}I(碘)和 ^{103}Pd(钯)。美国、日本和欧洲各国等用于治疗早期或低危前列腺癌,同时在临床上开展了大量扩大适应证的 I、II 期试验,例如用肺段切除术+术后切缘放置放射性粒子代替肺癌手术金标准的肺叶切除,取得了相似的疗效。我国用放射性粒子治疗由于医疗原因不能手术切除的早期非小细胞肺癌或晚期不能手术的非小细胞肺癌,取得了可喜的成绩。我国的临床放疗学者和其他医生协作,治疗了我国常见和多发的恶性肿瘤,都积累了有益的经验,扩大了放射性粒子植入治疗恶性肿瘤的适应证。

放射性粒子临床应用技术包括三个步骤:制订治疗计划、粒子植入、术后质量评估。其中以术后质量评估最为关键,需评估参数包括正常组织及肿瘤靶区所受剂量等,这些指标与肿瘤局部控制率及不良反应发生率相关。

现代近距离治疗的放射性粒子植入,其特点是准确、安全、有效。近年来在临床工作中大量开展的 I、II 期试验,为进一步深入研究奠定了坚实的基础。今后放射性粒子植入与外照射、热疗、化疗、分子靶向药物治疗组合成有效的综合治疗,有望进一步提高放射治疗的疗效。

第二节 放射性粒子治疗的物理学概念

放射性粒子植入需要有精确的治疗前计划（preplan）和剂量计算，而且植入后必须进行治疗后计划（postplan）再次验证，得出真实的植入后治疗剂量分布和一系列剂量-体积参数，评估治疗质量。放射性粒子植入要求放射治疗医师、外科或相应手术科室医师、放射治疗物理师、放射防护师等四部分人员组成的协作团队，密切合作，共同完成临床治疗任务。全部工作人员均应经过专业培训，有上岗证书，按照规范和治疗计划要求熟练操作。

一、临床常用的放射性粒子种类

临床常用的放射性粒子种类及特征如表 1-1-1。

表 1-1-1　临床常用的放射性粒子种类及特征

	^{125}I	^{103}Pd	^{192}Ir
半衰期 / 天	60.2	17	74
平均能量 /Kev	27.4	21	380
初始剂量率 /(cGy·h^{-1})	7.7c	18	40
剂量率 /(cGy·h^{-1})	8~10	20~24	
半价层	0.025mmpb	0.008mmpb	6.3cm 组织
释放 96% 剂量时间 / 天	240	68	
相对生物效应	1.4	1.9	

二、放射性粒子的活度

放射性粒子的活度是放射性粒子所具有的放射性强度。这个强度指每个粒子的放射源强度。临床放射肿瘤学医师在制订患者的治疗计划时，需要根据患者肿瘤的病种、分化程度、生物学特性等特点，结合肿瘤大小及所在位置，选择不同活度的放射性粒子。文献报道，10 年前放疗专家常选择 0.9~1.1mCi（3.33×10^7~3.63×10^7Bq）的放射性粒子活度，较高的粒子活度容易达到局部高剂量，但不宜匹配，副作用较大。经过临床使用验证，粒子活度在 0.4~0.7mCi（1.48×10^7~2.59×10^7Bq）为宜。这种粒子活度在植入肿瘤中较容易匹配均匀的剂量分布，植入后不良反应小，在制订治疗计划时或临床植入后，不会造成剂量过渡不均匀或冷、热突出，调整粒子位置对剂量分布的影响小。因此，近年来文献普遍推荐使用中等活度的放射性粒子。

肿瘤植入的全部粒子总活度，应当根据治疗计划满足处方剂量要求。肿瘤植入的粒子数量是由肿瘤的处方剂量和每个粒子的活度共同决定的。放射性粒子活度的单位应为 MBq，但因这个国际标准单位（SI）尚未被临床全部接受，所以仍习惯性沿袭使用 mCi 为活度单位，1mCi=37MBq，以 ^{125}I 粒子为例，1mCi 能产生 182Gy，1MBq=4.92Gy。

肿瘤治疗所需要的总活度（mCi）= 期望组织所吸收的剂量（即肿瘤处方剂量，Gy）× 肿瘤重量（g）/182。肿瘤靶区体积可以用 CT 图的肿瘤轮廓计算。这个公式也可改为如下内容。

总活度（MBq）= 期望的肿瘤剂量（Gy）× 肿瘤重量（g）/4.92。

三、处方剂量

根治肿瘤的剂量即为处方剂量（prescription dose，PD）。PD 是根据经验所得，一般从外照射的大量临床经验得出。肿瘤植入粒子之后，肿瘤的边缘剂量即匹配周缘剂量（matched peripheral dose，MPD）应当即为 PD。只有当 MPD 等于 PD 时,才能保证肿瘤植入粒子后不复发。肿瘤边缘的最低或最小剂量(minimum peripheral dose,mPD)亦应为 PD,同样是为了保证肿瘤不再复发。

美国近距离放射治疗协会(American Brachytherapy Society,ABS)特别强调,只有 90% 的肿瘤靶区得到 90% 的 PD,才能达到肿瘤的根治,双 90% 定律是放射性粒子治疗的基本要求。肿瘤靶区若 90% 的体积达不到 PD,复发率高。实际上肿瘤靶区 95% 的体积应达到 PD,即 V_{100}(被 100% 处方剂量覆盖的靶体积百分比)>95%,95% 以上的靶体积得到 100% 以上的 PD。

放射性粒子植入时应从最低剂量点(mPD)处开始,顺序植入。靶区剂量一般不超过 2PD。

四、放射性粒子的半衰期

不同种类的放射性粒子的半衰期不同,临床应用的适应证及分期也有区别。^{125}I 的半衰期为 60.2 天,是 ^{103}Pd 半衰期的 3.5 倍,达到 PD 的时间,^{125}I 会比 ^{103}Pd 长,因此,^{103}Pd 沉积的总剂量时间是 ^{125}I 的 1/4。

^{125}I 的半衰期长,正常组织耐受较好,防护要求低,常用于增殖较慢、分化较好的肿瘤;^{103}Pd 的半衰期较短,使受损伤的癌细胞修复减少,肿瘤再增殖及再分布减少,常用于治疗分化差、恶性程度高的肿瘤。

五、放射性粒子的剂量率

剂量率是单位时间内粒子释放的射线强度。剂量率与活度有关,随着活度下降,剂量率呈指数下降。放射性粒子 ^{125}I、^{103}Pd 均属于低剂量率水平。近距离治疗的剂量率是按治疗区内参考点单位时间(h)所受到的放射剂量来决定。剂量率直接影响放射治疗时的生物效应。任何时间的剂量率 = 初始活度 × 1.44 × 半衰期。PD 可用剂量率描述,^{125}I 的 PD 160Gy 时为 7.72cGy/h,^{103}Pd 的 PD 144Gy 时为 7.00cGy/h。

六、放射性粒子的剂量分布

放射性粒子植入后的剂量分布取决于四个条件:①选择使用的放射性核素种类;②放射性粒子的活度;③植入的粒子数;④粒子植入的位置。上述四个条件均为变量,均可按患者治疗的实际需要进行调整,在不同的治疗计划中有不同的体现。以 ^{125}I 粒子为例,粒子的放射线辐射射程为 1.7cm,但 80% 的剂量在 1cm 之内。

放射性粒子植入后常发生植入位置的偏差,其原因有:①间距不准确;②导针偏斜。一般允许植入粒子移动的误差为 0.5cm。

植入放射性粒子应严格按照术前制订的治疗计划,但植入过程中常进行优化处理,改变原有的治疗计划。治疗计划的优化十分必要,需要及时纠正植入过程中出现的偏差,校正植入剂量的不足。一般经验,在原设计的总活度基础上增加 15%~20% 的剂量,可明显提高疗效。粒子源的分布不影响平均外周剂量,但影响最小外周剂量。靶区内粒子均匀一致时,剂量肯定分布不均匀,中心剂量较高。如采用中心稀疏植入,使中心剂量区达到规定的处方剂量,减少并发症的发生。

粒子植入后的剂量分布,按放射源的距离平方成反比方式下降,源表面的剂量最高,随距离增加,剂量迅速下降,但落差梯度逐渐减缓。距源 1~2cm 的剂量变化为 4 倍,距源 3~4cm 的剂量只差 1.8 倍,距源 2~4cm 的剂量减小为 80%~93%。

七、放射性粒子植入的基本原则

植入放射性粒子的原则有两种。第一种是整齐排列,横竖均成行列。这种粒子植入的方法也称为巴黎原则,其剂量分布肯定中心为高剂量区,甚至能超过 PD 的数倍。除非使用不同活度的粒子,边缘植入高活度粒子,中心植入活度较低的粒子,才能校正剂量的均匀性。第二种是边缘密集中心稀疏的植入方法,使剂量分布更均匀。这种方法在临床使用最多的是前列腺癌粒子植入治疗,因多需要保护前列腺中心的尿道,因此中心稀疏的植入方法使尿道周围形成低剂量分布区。临床使用哪种方法更合理,需要根据病情个体化设计。

按巴黎原则植入的粒子,放射源呈直线排列,相对平行,各放射源(粒子)之间应为等距离(1.5~2.0cm)。放射源应与过中心点的平面垂直。所有放射源的线比释动能率必须相等。放射源断面排列为等边三角形或正方形。各放射源之间的中心剂量率之和的平均值为基础剂量(参考剂量的85%范围之内)。

八、放射性粒子植入的计算公式

$$[(肿瘤靶体积的长 + 宽 + 高) \div 3 \times 5] \div 每个粒子的活度 = 植入粒子数$$

上述公式仅是粗略计算,供参考,实际需要仍应用 TPS 证实。

九、放射性粒子的术中植入

放射性粒子术中植入的适应证:①切缘阳性;②切缘太近(<0.5cm),边界不充分;③不全切除,肿瘤有残余;④肿瘤可能侵入周围组织,如神经、血管受侵;⑤手术未按规范根治方式进行。术中植入放射性粒子要比术后辅助外照射治疗有明显优势。放射性粒子可根据手术需要,做到完全适形植入,局部可达到根治肿瘤的剂量,获得很高的局部控制率。对周围正常组织很少损伤,甚至没有严重并发症。植入粒子在直视下操作,准确无误。治疗过程简单,操作相对容易,患者痛苦小,手术时间短。

术中植入能为手术"保驾",使手术安全性增加,部分手术可因使用粒子植入作为补充和辅助治疗,缩小手术方式。术中植入粒子的方式多数系用直视下直接植入瘤床周围组织或残余肿瘤部位,也可植入手术切缘。平面植入粒子时,用可吸收的纱布贴敷到创面,粒子缝在纱布上,每个粒子应间距相等(一般间距1cm)。有些情况下,可采用胸腔镜或其他内镜下植入,也可用机器人系统植入。

术中植入粒子技术要求较高,外科医生与放疗科医师共同评估镜下或肉眼残存病灶的风险,并估算需要植入粒子的瘤床或病灶大小。植入粒子至少应比估计的边界外扩1cm。病灶范围或粒子部位也应在计算机计划系统上做出计划,计算剂量的叠加及累积。粒子固定在可吸收的纱布上之后,纱布至少有1cm以上空余,以便缝合到组织上。完成手术后同样应行安全检查。

术中植入放射性粒子还需要注意植入面的情况,平面植入与弧形面植入形成的曲线不同。后者影响剂量分布的均匀性,弧面植入的凸面剂量不足,凹面剂量过高。术后应做 CT 扫描,观察粒子的位置,通过治疗计划系统,估算肿瘤瘤床、周围区域及重要器官的受量。术中植入粒子应预先设定 PD,一般通过肿瘤外照射剂量进行估计,例如肺癌,一般从植入中心轴到0.5cm或0.7cm处达到 PD 100Gy,这个剂量就是术中植入粒子预期的 PD。选择植入粒子的 PD 时应考虑下列因素:①粒子植入是否同步给予化疗药物、分子靶向药物和放射增敏药物;②瘤床及周围是否进行广泛清扫;③危及器官的位置(术中所见及术前影像);④植入粒子的位置等。术中植入粒子时应注意粒子与组织间的距离,可以用明胶海绵、网膜、肌瓣、骨蜡(bone wax)填塞在粒子与组织之间,加大粒子与正常组织的距离。

十、放射性粒子植入的靶区

若为实体肿瘤,GTV 为 CT 或 CT/MRI 融合图像的肿瘤边缘。CTV 为 GTV 的边缘外放,不同肿瘤、不同方向的边界外放值不同。一般 CTV 不做粒子预防性植入,只比 GTV 外放 0.5cm 的边界。PTV 一般与 CTV 相似,但应说明,PTV 的边缘应视为 MPD 区域,即得到 100% 的 PD。

第三节 放射性粒子治疗的临床应用

一、放射性粒子植入治疗的适应证

放射性粒子植入适用于治疗局部局限性肿瘤,无远位转移,肿瘤最大径应≤7cm,生长缓慢,分化较好,患者一般状况的计分标准(kamofaky performance status,KPS)60 以上,无重要脏器功能不全。

目前,放射性粒子植入治疗早期前列腺癌有较好疗效,已获得肿瘤学界的公认。此外,放射性粒子植入治疗肺癌、肝癌、胰腺癌、脑肿瘤、盆腔复发肿瘤、软组织和骨肉瘤、眶内肿瘤、头颈颌面部肿瘤以及乳腺肿瘤等,均在临床Ⅰ、Ⅱ期研究之中。粒子植入治疗已经受到外科医生重视,还将不断扩大适应证。

二、放射性粒子植入的治疗计划系统

美国近距离放射治疗协会规定,所有进行粒子植入治疗的患者必须有术前治疗计划,给出预期的剂量分布、重要器官的受量。典型的做法是先用 CT、MRI、超声图像等影像学方法确定靶区。根据肿瘤轮廓、横截面等制订植入导针数、粒子数量及单个粒子活度、总活度等。通过 TPS 制订 DVH 观察剂量分布、重要器官受量(受照射的体积与所受剂量)。以此为根据调整导针及粒子位置,得到最佳的剂量分布。

临床上对术前计划(preplan)的剂量学有明确的要求。首先应当对肿瘤靶区进行认真确定,画出正确的 GTV 及 PTV 轮廓。

要求靶体积比(target volume rate,TVR)=给予处方剂量的总体积 ÷ 肿瘤的总体积,TVR 应为 1.5~2.0。

TVR 若大于 2.0~3.0,降低了适应性,意味着正常组织受照射的体积和剂量增加。粒子植入后的位置影响剂量分布,粒子位置正确、剂量分布合理均匀,可提高疗效和局部控制率。如果粒子植入位置不正确,植入肿瘤周围的软组织中很容易发生迁移。

肿瘤靶区 + 边界的剂量应当是 100% 的 PD,重要器官的剂量应在 150% 的 PD 之下,否则易引起并发症。前列腺用 ^{125}I 粒子植入时,150% 的等剂量体积不能超过前列腺体积的 60%;如用 ^{103}Pd 则不超过前列腺体积的 65%。

粒子植入时应当先按治疗计划插入全部治疗针,然后按顺序植入粒子。不准插 1 支导针种完粒子再植入下一支针,否则位置难以准确。

术中剂量优化有两种方式:交互式计划及动态计算剂量优化。目前多使用后者,在植入中决定植入粒子的最佳位置,以得到最佳剂量分布。优化过程中必须注意剂量分布均匀,如术中发现靶区 100% 的体积剂量 <80% 的 PD,86% 的患者出现"剂量缺口",得不到局部控制,即治疗失败。

最关键的是植入后的质量评估。质量评估是依靠治疗后计划(postplan)来实现的。评估质量需要 3 个数据。第一是体积参数 Vn:PD 的靶体积(V),PD 用百分数表示,标在右下角。如 V_{80}=93%,即 93% 的靶体积(区)接受 80% PD。治疗结束后应当报告 V_{80}、V_{90}、V_{100}、V_{150}、V_{200} 等参数。第二是剂量参数 Dn:是靶区(V)达到处方剂量(PD)的百分数,标在右下角,例 D_{90}=128Gy,即 90% 靶区的体积得到 128Gy 的剂量。第三是靶区体积和 PD 等剂量线的体积比(靶 – 体积比 TVR),理想的 TVR=1。以上 3 项在每个病例均应有记录表达。

评估 TPS 有 5 个常用方法,包括:①等剂量曲线,用以表达空间信息和剂量信息,进行剂量分析。临床常用 100%、90%、80%,甚至 110%、150% 等剂量曲线。② DVH 图,表示靶区及周围正常组织某剂量区所含体积的百分比。DVH 可分为积分、微分两种。Z-DVH 是表示 Z 平面上的 DVH,属微分 DVH。组织表面的剂量,用表面剂量直方图表示(dose-surface histogram,DSH)。显示某一器官、管腔、神经血管束的剂量,用线性剂量直方图(DLH)。③剂量均匀参数(DHI):靶区内 100%~150% PD 区域,为剂量均匀体积。如果靶区 25mL,有 20mL 剂量均匀(100%~150% PD 区内),只有 5mL 的剂量 >150% PD,DHI=(20−5)÷20=75%。④剂量不均匀度(DNR):大于 150% 的 PD 体积与 PD 体积百分比,或 DNR=1−DHI。⑤此外还有一种微分剂量体积直方图(defferential dose-volume histogram,D-DVH),用最大的 D-DVH 之半的宽度做一条水平线,从水平线向下的下降线减去上升线的剂量,得数越小表示剂量分布越均匀;得数较大,说明分布不均匀。上述评估方法称为半峰高宽值(full width at half maximum of the DDVH,FWHM),表示剂量分布均匀的标准。这些方法中,前三种是必须在治疗病例中总结的内容。

评价 TPS 的指标有 5 项:①靶区的剂量适形 D_{90}>mPD,即有 90% 的靶区所受照射剂量超过 PD,意味着植入质量很好。②匹配周缘剂量（matched peripheral dosage, MPD），表示靶体积表面的平均剂量，应为PD。③适形度（conformation number）：PD的靶体积与全部靶体积之比。④剂量不均匀度最好不超过20%的PD。术前计划中若有超高量区，用减少植入粒子数来解决。⑤正常组织受量。

上述TRS及相关剂量学内容，均为粒子植入的规范，必须按规范要求进行。在ABS的规范中特别强调，规范即"戒律（commandments）"，即无条件地执行内容。

三、放射性粒子植入的副作用

放射性粒子植入后可能出现不同程度的不良反应，且与粒子植入的部位有关。文献报道，粒子植入后急性不良反应是局部水肿，以前列腺癌粒子植入为例，^{125}I粒子植入后水肿半衰期为25~30天，而^{103}Pd的水肿半衰期约为14天。此外，常见的不良反应为瘘和脏器穿孔。国外文献介绍了13例粒子植入后产生医疗纠纷的病例，12例是植入后发生瘘或穿孔。

放射性粒子植入后，粒子游走迁徙较为常见，文献报道前列腺粒子植入后，粒子游走到肺、骶骨内，甚至到冠状动脉引起心肌梗死（图1-1-1）。

预防发生穿孔和瘘的方法是尽量避免在管腔壁附近植入粒子，若必须植入粒子，应计算好剂量要求，选取适宜活度的粒子。为防止粒子游走，可以用粒子链植入，或在植入粒子后在导针口送入吸收性明胶海绵栓塞。

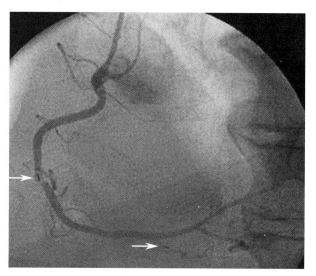

图1-1-1　前列腺癌粒子植入后粒子游走到冠状动脉

四、放射性粒子植入的防护

放射性粒子植入时应注意粒子与皮肤、血管、气管、尿道、内脏器官均应距离1cm左右。

粒子植入后应检查手术室、手术床及工作环境有无失落粒子。此外应密切观察患者，检查患者排泄物等，有无失落粒子。如有粒子丢失、移动应立即寻找，回收失落的粒子。

植入粒子的局部皮肤可放置冰袋，减少肿胀疼痛。鼓励患者进水及流食，减少酸性及富含氨基酸的食物。粒子治疗后可口服抗生素1周，酌情使用镇痛剂及对症处理药物。

粒子射线辐射范围大多在患者体内，治疗后1~2个月，孕妇、儿童应与患者距离在15.24cm以上。

^{125}I粒子持续作用最长时间为18个月。植入后于第1天、第4~6周随访，其后每3个月一次，随访2年。

工作人员目前进行粒子植入工作所受剂量，均在安全范围之内。按规定，医师每年受量不应超过3rem（Röntgen equivalent man, rem），物理师、剂量师、技术员所受剂量不会超过规定标准。家属在距离患者1米处，剂量率<5.0mCi/h。在前列腺粒子植入患者腿部1小时时，受量仅几个毫居，比乘飞机在高空受到的放射线辐射还低。前列腺癌植入^{125}I粒子，患者身体前面为2~4mCi/h，侧面为此剂量的1/100。植入^{103}Pd粒子，患者身体前面仅1mCi/h。

（申文江）

参考文献

[1] GARRAN C, CIERVIDE R, CAMBEIRO M, et al.Relationship between day 0 dosimeters and biochemical relapse-free survival in patients treated with transperineal permanent prostate interstitial brachytherapy with ^{125}I seeds.Brachytherapy,

2010,9(1):8-14.

[2] RIVARD M J,MELHUS C S,SIOSHANSI S,et al.The impact of prescription depth,dose rate,plaque size,and source loading on the central axis using ^{103}Pd,^{125}I and ^{131}Cs.Brachytherapy,2008,7(4):327-335.

[3] PIGNOL J,RAKOVITCH E,KELLER B,et al.Final tolerance and acceptance results of a phase I / II clinical trial of permanent breast ^{103}Pd seed implant.Brachytherapy,2008,7(2):111-121.

[4] ADKISON J B,THOMADSEN B,HOWARD S P.Systemic iodine-125 activity after Glia Site brachytherapy:Safety considerations. Brachytherapy,2008,7(1):43-46.

[5] REVARD M J,BULTER W M,DEVLIN W M,et al.American Brachytherapy Society recommends no change for prostate permanent implant dose prescriptions using iodine-125 or palladium-103.Brachytherapy,2007,6(1):34-37.

[6] POTTERS L,CALUGARU E,JASSAL A,et al.Is there a role for postimplant dosimetry after real-time dynamic permanent prostate brachytherapy.Int J Radiat Oncol Biol Phys,2006,65(4):1014-1019.

第二章

放射性粒子治疗物理学特点

放射性粒子永久性植入近距离治疗,是肿瘤放射治疗中近距离治疗的一种技术,已有很长的历史。过去由于相关技术的限制,如可供临床选择的放射性核素较少、植入方法过于粗糙等,制约了这一技术在临床上的应用。近二十几年来,随着 ^{125}I、^{103}Pd 等低能量放射源的开发,影像设备和技术的快速发展,以及计算机技术在临床医学中的广泛应用,使这一治疗技术有了很大的发展。特别是对某些部位肿瘤的治疗,如早期前列腺肿瘤的治疗,显示了很好的前景。据文献报道,1998 年美国前列腺肿瘤的发病率约 18 万,过去仅有 2.2% 的患者接受了近距离治疗,而现今这一比例在可选择的病例中已上升到 30%。

目前,国内放射性粒子永久性植入治疗发展迅猛,许多医院的肿瘤放射治疗中心甚至核医学科、外科、放射科、介入治疗科等,都在开展这一治疗技术。的确,放射性粒子永久性植入近距离治疗需要多学科专业技术人员的参与,更要求相关参与者能很好学习和掌握肿瘤学、放射肿瘤学、放射肿瘤物理学、放射生物学的相关知识,了解和把握治疗的适应证,才可能使这一治疗技术得以安全有效地实施,并得以正确发展,不断造福于肿瘤患者。本章仅从放射肿瘤物理学的角度,参考目前较为成熟的临床经验,特别是前列腺肿瘤治疗的经验,简要介绍这一技术的特点和发展。

第一节　永久性植入治疗应用的放射性核素

目前,近距离放射治疗所使用的放射源多由低能量、短半衰期的放射性核素制成。尤其是永久性插植治疗,出于安全防护、更好地保护正常组织等方面考虑更是如此。这一类型放射源的物理学特点和剂量计算方法,与常规近距离治疗使用的放射源有所不同,临床中应予以注意。

一、放射源的物理学特点

早期永久性植入治疗使用的放射性核素是 ^{198}Au,20 世纪 80 年代以后,越来越多地使用 ^{125}I 和 ^{103}Pd 等放射性核素。临床中使用的 ^{125}I 和 ^{103}Pd 放射源辐射的光子能量、包壳尺寸、剂量分布等都较为相似。临床常用的 6711 型 ^{125}I 和 200 型 ^{103}Pd 放射源的结构图如图 1-2-1。

^{125}I 和 ^{103}Pd 都是经过电子俘获辐射 γ 射线。根据美国医学物理学家学会(American Association of Physicists in Medicine,AAPM)2005 年公布的数据,^{125}I 辐射 γ 射线的加权平均能量为 28.37keV,铅的半值厚约为 0.025mm,半衰期为 59.4 天。临床常用放射源的空气比释动能强度为 0.4~1.0U(1U= 1μGy·m²·h⁻¹=1cGy·cm²·h⁻¹),为 (1.11~2.96)×10⁷Bq(0.3~0.8mCi)。6711 型 ^{125}I 源的剂量率常数约为 0.965cGy/(h·U),照射 90% 总剂量的时间约为 197 天。^{103}Pd 辐射 γ 射线的加权平均能量为 20.74keV,铅的半值厚约为 0.008mm,半衰期为 16.99 天。临床常用放射源的空气比释动能强度为 1.4~2.2U,为 (4.11~6.29)×10⁷Bq(1.1~1.7mCi)。200 型 ^{103}Pd 源的剂量率常数约为 0.686cGy/(h·U),照射 90% 总剂量的时间约为 56 天。^{125}I 和 ^{103}Pd 放射源剂量率和累积剂量随时间变化特点如图 1-2-2。

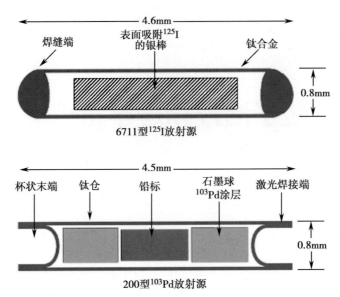

图 1-2-1　6711 型 ^{125}I 和 200 型 ^{103}Pd 放射源的结构图

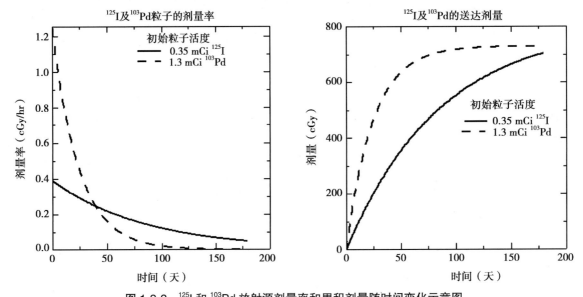

图 1-2-2　^{125}I 和 ^{103}Pd 放射源剂量率和累积剂量随时间变化示意图

近距离治疗用的放射源,供应商出厂时会进行校准,一般会注明其不确定度为 10%。放射源的校准是近距离治疗患者剂量计算的基础。因此,在永久性植入治疗时,每一批次准备用于植入的放射源,植入前都应进行校准,每一批次放射源,最少应校准其中的 10%。永久性植入治疗用的 ^{125}I 和 ^{103}Pd 放射源是低能,超低剂量率,不适合使用指形电离室校准,一般应使用特殊的井形电离室(也称"4π 电离室"),并在正式使用前必须经国家技术监督部门的检定。

二、剂量计算方法

在近距离治疗中,放射源周围剂量分布的计算,过去基本都采用 Sievert 积分方法。而永久性植入治疗用的放射源,物理结构及滤过设计复杂,辐射能量较低,Sievert 积分方法不适合处理这类放射源的剂量计算。20 世纪 90 年代中期,AAPM 第 43 任务组提出了近距离植入治疗放射源剂量计算的新方法。

其基本公式:放射源周围一点 $P(r,\theta)$ 的剂量率 $D(r,\theta)=\Lambda S_k G(r,\theta)/G(1,\pi/2)g(r)F(r,\theta)$

式中:$D(r,\theta)$,P 点的剂量率;Λ,剂量率常数;S_k,空气比释动能强度;G,几何因子;g,径向剂量函数;F,各向异性函数。

应该指出,公式中的相关参数是针对特定型号放射源的,即相同核素不同型号的放射源,由于其物理结构不同,公式中的参数值也不相同。临床中常用型号放射源的相关参数,是经实际测量或利用蒙特卡罗方法计算得出的(相关参数可查阅 AAPM 第 43 任务组的报告)。目前,近距离治疗剂量计算基本都采用这一方法。

对于近距离植入治疗,经过 t 时间后的累积剂量 D_c 应为 $D_c=D_0(1.44T_{1/2})(1-e^{-0.693t/T1/2})$

式中:D_0 初始剂量率;$T_{1/2}$ 半衰期,$1.44T_{1/2}$ 为该核素的平均寿命。

在永久性插植治疗中,接受的总剂量应是放射源完全衰变后的辐射剂量,即上式中的 $t \gg T_{1/2}$,则上式可改写为:

$$D_c=D_0(1.44T_{1/2})$$

表 1-2-1 为临床常用的 6711 型 ^{125}I 和 200 型 ^{103}Pd 放射源,1U 空气比释动能强度完全衰变后,距源不同距离所接受的平均剂量。可以看出,^{125}I 和 ^{103}Pd 由于能量低于高剂量率后装治疗使用的 ^{192}Ir 一个量级,其剂量衰减得更快。这一特点在临床应用中需要特别重视。

表 1-2-1　1U 空气比释动能强度放射源完全衰变,距源不同距离的平均剂量

距离 /cm	6711 型 ^{125}I/Gy	200 型 ^{103}Pd/Gy
0.5	77.98	20.19
1.0	18.74	3.91
1.5	7.71	1.33
2.0	3.90	0.56
2.5	2.19	0.27
3.0	1.32	0.13
3.5	0.83	0.07
4.0	0.54	0.04
4.5	0.37	0.02
5.0	0.26	0.01

第二节　永久性植入治疗技术特点

放射性粒子永久性植入治疗,特别是应用这一方法治疗早期前列腺肿瘤,已经是一种较为成熟的技术。经直肠超声引导粒子植入治疗前列腺肿瘤技术示意图(图 1-2-3)其基本特点是使用 TPS,以图像引导方法为基础,完成治疗的全过程。具体为放射性粒子植入前,获取患者图像,设计治疗计划和完成放射性粒子的准备;植入时,图像引导,实时计划修正,完成粒子植入;植入后,图像重建,作剂量评估。其他部位肿瘤的治疗,具体方法会有些差异,如使用的影像设备可能不同,但基本原则和实施步骤应是一致的。

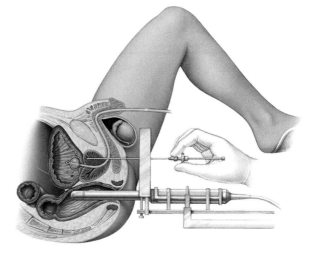

图 1-2-3　经直肠超声引导粒子植入治疗前列腺肿瘤技术示意图

一、植入前计划

植入前计划即设计将予以实施的治疗计划。它包括获取患者的影像资料并定义靶体积（volume study）、确定 PD、使用 TPS 得到理想的剂量分布、计算粒子强度及数量、确定植入粒子的方法和订购粒子。

一个满意的治疗计划应该包括以下内容。

1. PD 应包括整个靶体积，同时敏感器官的剂量应在临床可接受的水平。

2. 控制剂量的不均匀程度。

3. 技术上植入方法应尽可能简单。

植入前计划一般在实施治疗前 1 周内完成（根据订购粒子的周期而定），避免时间过长，患者肿瘤靶体积发生变化。

植入前计划应由放射肿瘤学医生及相关专业的医生，根据患者的 CT、MRI 和 / 或超声等影像学资料，定义靶体积和邻近的敏感器官（图 1-2-4）。并根据这些资料，由治疗计划系统完成剂量计算和优化。近距离治疗剂量优化可采用模拟退火或遗传算法，自动设置植入粒子的位置和强度，使求解的剂量分布能满足临床要求，有以下 3 条基本原则。

1. 计划靶体积（PTV）表面的剂量均匀。

2. 限制 PTV 内超高剂量，即大于 PD 1.5~2 倍剂量的范围。

3. 在 PTV 以外剂量跌落陡峭，即有效地保护正常组织，特别是敏感器官。

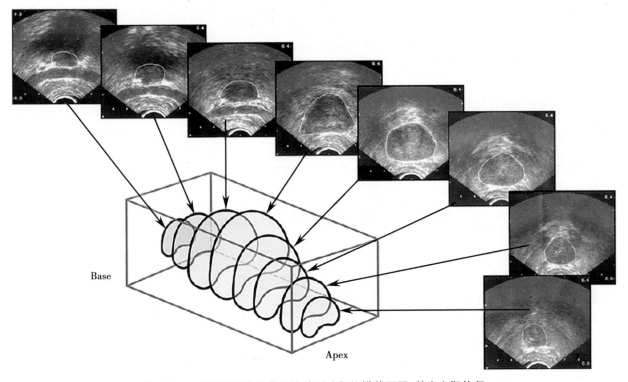

图 1-2-4　经直肠超声所获取的前列腺部位横截面图，并定义靶体积

二、植入中计划

植入中计划是手术中的实时计划，是永久性植入治疗技术中非常重要的步骤，也是图像引导近距离治疗技术最显著的标志和优势。术中完全实施植入前计划，可能会有以下问题：首先，治疗中患者的体位，很难完全保持与植入前计划时相一致，这会使靶体积的相对位置有所改变；其次，手术中的麻醉措施可能会引起局部肌肉的收缩，而使靶体积的形状不同于无麻醉时的情况；再次，时间间隔也可能使靶体

积的形状发生变化;最后,手术时插入固定针,这一刺激也有可能引起靶体积位置和形状的变化。因此,永久性插植治疗决不能采用粒子盲插方法,即使术中直视下,如胰腺肿瘤插植治疗,也应使用适宜的影像设备,如术中超声探头引导放射性粒子的植入。

植入实时计划最重要的是根据实时获取患者的影像资料,确定粒子的分布。前面已经提到,永久性植入治疗使用的 ^{125}I 和 ^{103}Pd 是低能量放射源。因此,不能像后装治疗中的 ^{192}Ir,按照巴黎系统的布源规则确定粒子的分布。通常植入 ^{125}I 或 ^{103}Pd 粒子的间距为 1cm,即每颗粒子之间、中心至中心为 1cm,每排粒子(即植入针)之间也是 1cm。这种方式称为均匀植入(uniform loading),植入平面中心剂量相对较高,需要用较多低强度的粒子。临床实施中考虑正常组织耐受剂量的限制,如前列腺肿瘤治疗时,为降低尿道的剂量,往往要去掉中心部位的粒子,这种方式称为周边植入(peripheral loading)。实施这种方法并保证最小周边剂量(mPD),包括整个靶体积,每颗粒子的强度将会增加。

治疗计划系统可根据目标函数的设置,在剂量优化过程中,自动调整和设置植入粒子的位置。前列腺肿瘤治疗术中计划的横断面超声图像(图 1-2-5),标注了靶体积,尿道和直肠的位置,以及 250Gy、140Gy 和 110Gy 等剂量曲线。同时给出了这一层面植入粒子的位置。计划系统给出植入引导模版显示的植入针位置,起始层面和包含的粒子数目(图 1-2-6)。以此作为粒子植入的依据。

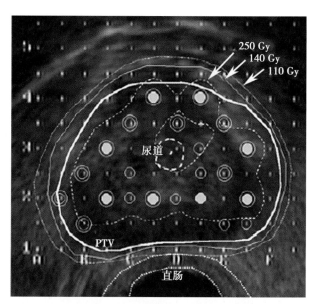

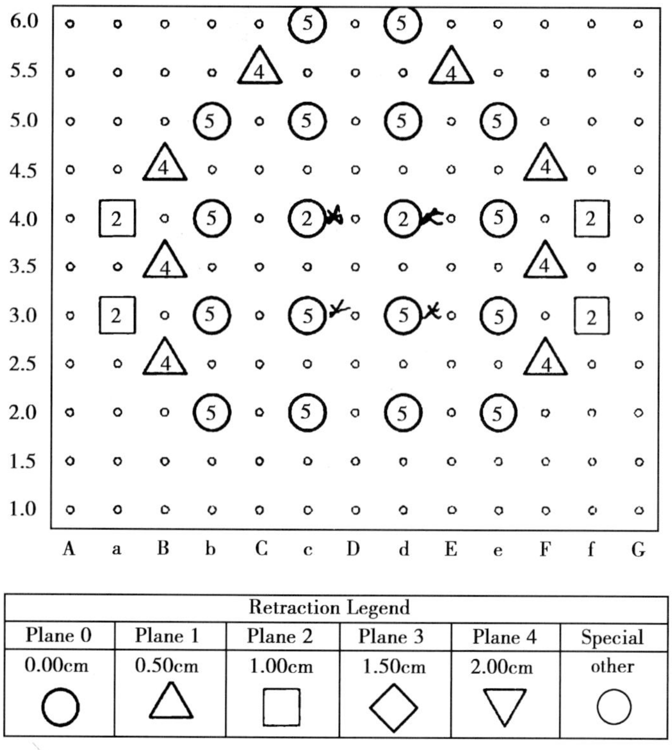

图 1-2-5 前列腺部位超声横断面图像,以及显示靶体积,尿道和直肠的位置以及 250Gy、140Gy 和 110Gy 等剂量曲线

Retraction Legend					
Plane 0	Plane 1	Plane 2	Plane 3	Plane 4	Special
0.00cm	0.50cm	1.00cm	1.50cm	2.00cm	other
○	△	□	◇	▽	○

图 1-2-6 植入引导模版显示的植入针位置,起始层面和所含粒子数目

三、植入后计划

永久性植入治疗的质量很大程度上依赖实际操作者的经验和技能。由于不同患者解剖结构的差异及某些部位的限制,即使很有经验的操作者,植入粒子的实际分布,也很有可能与植入中计划的设计有所差别。因此,患者实际接受的剂量必须通过植入后计划予以确认和评估。

植入后计划的剂量评估,常规采用诊断 X 线片。这一方法虽然可以重建粒子的相对位置,但无法准确显示靶体积和正常组织的三维体积,不能计算剂量和体积的关系。因此,现代永久性植入治疗的植入后计划,应以患者的 CT 和 / 或 MRI 影像为基础实施。

具体做法和步骤应包括以下内容。

1. 在每一幅 CT 图像上定义靶体积和需要评价的敏感器官。

2. 植入的每颗粒子重定位。

3. 在三维空间完成剂量计算,并给出等剂量曲线。

4. 生成靶体积和每一敏感器官的 DVH(剂量 - 体积直方图)。

植入后计划的剂量评估,如同现代外照射三维治疗技术,应利用治疗计划系统生成的靶体积和敏感器官的 DVH,给出相应的 D_{100}、D_{90}、D_{50},即 100%、90%、50% 的靶体积或正常组织所接受的剂量,以及 V_{200}、V_{100}、V_{90}、V_{50},即获得 200%、100%、90%、50% PD 的靶体积和正常组织所占的份额。靶体积的 D_{100} 是靶体积的最小剂量(mPD)。放射性粒子永久性植入治疗前列腺肿瘤的植入后剂量评估如图 1-2-7。

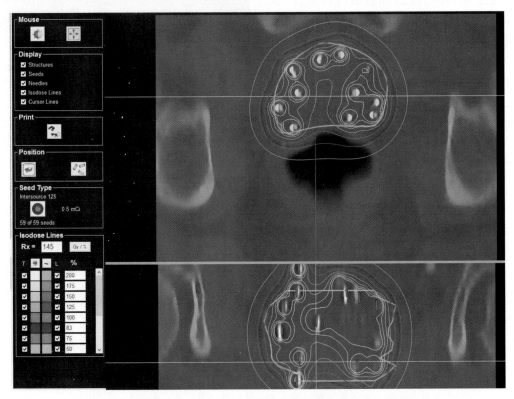

图 1-2-7　放射性粒子永久性植入治疗前列腺肿瘤的植入后剂量评估

从以上论述可以看出,放射性粒子永久性植入治疗是一个复杂的过程,还存在尚需完善和进一步研究的方面,如适应证的选择、植入技术的改进、不同阶段计划的衔接和评估、剂量计算和剂量优化准确性的提高等。同时,这一技术的开展需要多学科专业技术人员的参与和使用多种复杂的专用设备,特别是需要配置专用的治疗计划系统、放射性粒子校准和环境监测仪器等。欲使这一技术能安全有效地实施,并得到健康的发展,必须建立完善的质量保证体系。它包括人员组成和技术培训,设备配置和质量控制,操作流程和技术规范等多方面内容。只有这样,才可能使这一技术在肿瘤治疗中发挥其应有的作用。

第三节 放射性粒子植入治疗肺癌的物理及剂量学问题

掌握放射性粒子植入的物理学和生物学特性是安全合理地应用该技术,最大限度地发挥其优势的基础。与外照射放射治疗的分割照射方式不同,粒子植入是通过一次性手术完成,相应地在能量沉积方面,外照射的总剂量是通过多次分割的方式累积,每次治疗时间从几分钟到十几分钟不等,总治疗时间通常需要数周;而粒子植入的总剂量是通过连续数月到 1 年的时间,以指数衰减的超低剂量率照射的方式进行累积,这就导致了粒子植入在放射生物效应方面有明显的特点。外照射和分次高剂量率后装治疗中,分次照射间的亚致死性损伤会完全修复,而粒子植入中亚致死性损伤不能完全修复。另外,与外照射中使用的高能 X 射线或 ^{60}Co 相比,现代粒子植入使用的放射性核素发射的是低能 X 射线和 γ 射线,具有高线性能量传递(linear energy transfer,LET),高相对生物效应(relative biological effectiveness,RBE)和低氧增强比(oxygen enhancement ratio,OER)的特性。与 ^{60}Co 比较,^{125}I 和 ^{103}Pd 粒子的 RBE 分别为 1.45 和 1.75。^{125}I 和 ^{103}Pd 粒子的 OER 为 1.6~1.7,而高能 X 射线或 ^{60}Co γ 射线外照射的 OER 为 3 左右。

一、粒子植入中常用放射性核素的一般物理学特点

20 世纪 50 年代初就有使用放射性粒子永久性植入治疗肿瘤的报道。当时使用的放射性核素是 ^{198}Au,初始剂量率是 30~100cGy/h,高于目前常用 ^{125}I 和 ^{103}Pd 粒子的 5~20cGy/h。^{198}Au 的半衰期为 3.8 天,发射光子平均能量为 412keV。半价层为 2.5mm 铅,由于出于使用不便及辐射安全方面的考虑,目前只有少数单位还在使用。永久性粒子植入技术中一个非常重要的进展就是中长半衰期(10~60 天)、低能(20~40keV)放射性核素的出现。20 世纪 60 年代初,Lawrence 首次提出使用 ^{125}I 粒子进行永久性植入,并于 1965 年在纽约纪念医院进行临床研究,用于治疗肺癌和术中植入治疗前列腺癌等。Henschke、Lawrence 和 Russell 分别于 1965 年和 1987 年首次提出使用 ^{131}Cs 粒子和 ^{103}Pd 粒子,但直到最近才出现商业的 ^{131}Cs 粒子。目前,永久性植入中最常用的粒子是 ^{125}I 和 ^{103}Pd 粒子。与 ^{198}Au 相比,^{125}I、^{103}Pd 的半衰期较长,应用方便,能量较低,易于防护。8cm 厚的组织会使其照射量下降 10 倍,0.2mm 厚的铅箔就可以提供安全的防护。^{131}Cs 粒子在发射光子能谱分布等物理学特性方面与 ^{125}I 类似,但其半衰期更短,对治疗快速生长的肿瘤可能更有生物学上的优势。表 1-2-2 给出了永久性植入中常用放射性粒子的一般物理学特点。

表 1-2-2 永久性植入中常用放射性粒子的一般物理学特点

粒子	光子平均能量 /keV	半价层 /mmPb	半衰期 / 天	水中剂量率常数 / (cGy·h⁻¹·U⁻¹)	沉积 90% 能量的时间 / 天
^{125}I	27	0.025	59.6	0.965	197
^{103}Pd	21	0.008	17.0	0.686	56
^{131}Cs	29	0.028	9.6	0.915	33

注:表内数据针对的分别是 6711 型 ^{125}I、200 型 ^{103}Pd 和 Cs-1 型 ^{131}Cs 粒子的值,其他粒子的具体值可能有细微差异。

二、单个粒子的一般剂量学特性

^{125}I、^{103}Pd 和 ^{131}Cs 三种粒子几何结构类似,发射光子的平均能量接近,其总体剂量学特性也非常类似。其中 ^{131}Cs 和 ^{125}I 粒子发射光子的能谱更为接近,其径向剂量分布函数类似,远距离处 ^{131}Cs 粒子径向剂量分布函数值比 ^{125}I 粒子稍高,原因是 ^{131}Cs 粒子使用的 X 线透视标记是金,而 ^{125}I 粒子使用的是

银，^{131}Cs 粒子和 ^{125}I 粒子衰变产物与其相互作用产生的 X 射线能量分别为 67~80keV 和 22~26keV。将两者的剂量学特性数据输入治疗计划系统，经计划系统证实相同布源方式情况下两种粒子的等剂量分布也极为接近。与 ^{131}Cs 和 ^{125}I 粒子相比，^{103}Pd 粒子的穿透力稍弱。由于粒子结构设计上的改进，^{131}Cs 粒子的各向同性比 ^{125}I 和 ^{103}Pd 粒子好，其在近源（0.5~1.0cm）小角度（0°~10°）范围内的各向异性函数值约为 0.71，而 ^{125}I 和 ^{103}Pd 粒子的相应值为 0.3~0.8，^{131}Cs 粒子的平均各向异性因子为 0.964。

三、粒子植入的剂量率特性

外照射放射治疗实施的是分割照射，而放射性粒子永久性植入采用的是指数衰减的超低剂量率连续照射。放射性粒子衰变产生的能量是在数月到一年的时间连续沉积给肿瘤和正常组织，其间随着时间的推移，剂量率指数衰减。随着剂量率的衰减，RBE 会逐渐增加。RBE 的增加和肿瘤的缩小会部分补偿因剂量率下降导致整体生物效应的下降，要描述这些因素间的相互作用和计算放射性粒子永久性植入的生物等效剂量，需要非常复杂的模型。另外，根据 ICRU 38 号报告，近距离放射治疗中参考点剂量率 0.4~2Gy/h（临床实践中经常为 0.3~1Gy/h）的剂量模式为低剂量率照射，剂量率在 2~12Gy/h 为中剂量率照射，剂量率大于 12Gy/h 为高剂量率照射。在放射性粒子永久性植入中，是在数月到 1 年的时间以极低的剂量率（^{103}Pd 和 ^{125}I 粒子治疗前列腺癌常用的初始剂量率分别是 0.2Gy/h 和 0.07Gy/h 左右）给予肿瘤高剂量的照射，属于超低剂量率照射。另外，还有一种脉冲剂量率照射（pulsed dose rate，PDR），即短间隔、低剂量、分次照射，目的是达到在相同时间（通常是几天）内与低剂量率照射相同的生物学效应，脉冲剂量率照射期间亚致死性损伤不完全修复。

四、永久性粒子植入的临床剂量学特性

（一）靶区内剂量分布特性

在外照射放射治疗中，靶区内剂量通常比较均匀。而在放射性粒子永久性植入中，因近距离平方反比定律和指数衰减规律的作用，剂量随距源距离的增加而迅速下降，形成单源周围高剂量梯度，临床应用中多源剂量合成后靶区内剂量分布还是相对不均匀。Ling 等使用放射生物学模型探讨了前列腺癌粒子植入中剂量分布不均匀性的问题，从细胞杀伤角度上讲，作者认为靶区内有部分区域接受超过 PD20% 以内时可能会有治疗上的优势，但当剂量再高时就成为"多余"（wasted）剂量。但临床经验和大量的研究表明，前列腺癌粒子植入中可以接受一定程度的靶区内剂量不均匀性。靶区内剂量分布的均匀性与粒子能量、活度、数目和植入方式等有关，通过逆向优化可以更好地控制靶区剂量分布的均匀性。

（二）靶区外的剂量分布特性

在外照射放射治疗中，尤其是立体定向放射治疗和调强适形放射治疗中，接受中低剂量照射的正常组织体积较大。而在放射性粒子永久性植入中，因近距离平方反比定律和指数衰减规律的作用，靶区邻近正常组织剂量迅速跌落。在近距离治疗中，剂量分布也是其剂量率分布。随着距源距离不同，剂量率的变化会导致不同的生物学效应。Van 等研究了经典的 6 天低剂量率连续照射 60Gy 情况下，30Gy 和 120Gy 等剂量线处生物学效应的差异。120Gy 等剂量线处对应的剂量率为 0.83Gy/h，应用 Thames 等的不完全修复模型评价宫颈癌的早反应组织和晚反应组织的生物等效剂量分别是 133Gy 和 165Gy。30Gy 等剂量线处剂量率为 0.21Gy/h，早反应组织和晚反应组织的生物等效剂量分别是 28Gy 和 24Gy。两条等剂量线间的剂量梯度和剂量率梯度为 4，而早反应组织和晚反应组织的生物等效剂量梯度分别为 4.7 和 6.8，生物学梯度要明显大于物理学梯度。

对于放射性粒子永久性植入的超低剂量率照射，其剂量、剂量率分布效应与经典的连续低剂量率照射类似，只不过针对不同组织，其具体参数不同。大量的临床经验和相关研究也表明，在放射性粒子永久性植入中，即使植入粒子处（或附近）组织剂量远高于外照射中的组织耐受剂量，但组织却能够很好地耐受。其重要原因就是剂量率效应和体积效应造成的，即很小的体积可以耐受很高的剂量。

五、粒子移位和迁移的剂量学效应

在外照射放射治疗中,剂量分布会受患者及其内部器官运动、摆位误差的影响,因此要投入大量的资源开展和实施影像引导的放射治疗。与外照射放射治疗相比,放射性粒子永久性植入一个重要特征就是剂量分布不受患者或其内部器官运动的影响,对单个粒子的位置误差相对不敏感,粒子移位和迁移对剂量分布的影响较小。Beaulieu 等研究了 ^{125}I 粒子永久性植入治疗前列腺癌中粒子移位和迁移的剂量学效应。作者发现对于各种粒子在临床使用的活度范围(0.4~0.7mCi)内时,粒子移位和迁移对靶区和危及器官剂量分布的影响较小,通过逆向优化、模板和影像引导可以控制和减小粒子移位和迁移对靶区和危及器官剂量分布的影响,保证更好地实现计划的靶区和危机器官剂量分布。因为粒子移位和迁移更容易影响靶区周边的剂量分布,所以前列腺体积越大,粒子移位和迁移对靶区 D_{90}(90% 靶体积接受的剂量)的影响越小。临床经验和研究也已经证实粒子移位和迁移对肿瘤控制和正常组织的不良反应影响不大,但其前提是良好的治疗计划、植入技术及其严格的质量保证和质量控制。

六、肺癌粒子植入的物理剂量学问题

肺癌组织间近距离治疗自 20 世纪 50 年代就有应用,随着放射性粒子、影像引导、模板及治疗计划技术的发展,以及对肿瘤放射生物学行为的认识,肺癌粒子植入技术发展很快。肺癌粒子植入有体积植入和平面插植。植入部位包括纵隔、肺实质、肺表面(次叶切除后)、胸壁和椎旁等。

对于因心肺功能不适合做肺叶切除、高危切缘阳性的非小细胞肺癌患者,楔形切除结合粒子植入可以降低肿瘤的局部复发。这类患者推荐 PD 80~120Gy(距离切缘 0.5~1cm)。对于肺癌的平面插植,通常术中确定植入靶区,术前实施计划定制。对于肺癌粒子植入的体积植入,没有前瞻性随机临床试验确定需要的 PD,通常推荐 100~125Gy,外照射后加量或二程放疗,剂量推荐 50~80Gy。对于肺癌的体积植入,粒子植入前应该进行 CT 扫描和治疗计划设计,以确定粒子活度、数目和植入针进针路径,粒子植入后应再次行 CT 扫描和术后验证计划,以确定靶区和危及器官剂量。术中使用实时计划优化模板影像引导植入粒子,可以通过改变粒子活度和间距调整剂量分布。

七、粒子植入的物理学及剂量学问题小结

现代放射性粒子永久性植入中常用的放射性粒子是中长半衰期、发射低能 X 射线和 γ 射线的 ^{125}I、^{103}Pd 和 ^{131}Cs 粒子,应用方便,易于防护。三种粒子的几何结构和总体剂量学特性类似。放射性粒子永久性植入的能量沉积是通过指数衰减的超低剂量率连续照射的方式实现的。其剂量学特性表现为单个粒子周围高剂量梯度,靶区内剂量分布相对不均匀,靶区邻近正常组织剂量迅速跌落,粒子植入中小体积正常组织可以耐受很高剂量的照射。剂量分布不受患者或其内部器官运动的影响,对单个粒子的位置误差相对不敏感,粒子移位和迁移对剂量分布的影响较小。

与外照射和其他近距离治疗技术相比,粒子植入是一种简单、微创、颇具特点的近距离治疗技术,粒子植入在物理学和生物学方面有其显著特点。但技术优势本身不能自然转变为临床疗效的优势,相关人员一定要熟悉其物理学特性和生物学特性,具有定量剂量学的概念,在治疗计划、影像引导、植入技术等方面严格实施技术和流程的质量控制,保证植入质量,最大限度地发挥该技术的优势。粒子植入治疗低危前列腺癌在临床、物理和技术方面均已经非常成熟,在治疗其他肿瘤方面存在的主要技术问题是植入技术和影像引导问题。相信在临床需求、技术进展和理念创新的推动下放射性粒子永久性植入技术将会取得前所未有的进展,在肿瘤治疗中扮演越来越重要的角色。

模板影像引导、术中实时计划优化、物理剂量学质量保证是肺癌粒子植入的关键要素,也是肺癌粒子植入规范化开展的重要内容,高质量的临床研究必将会将肺癌的粒子植入提升到新的高度。

(张红志　杨瑞杰　王俊杰　孙海涛)

参 考 文 献

［1］YU Y，ANDERSON L L，LI Z，et al.Permanent prostate seed implant brachytherapy：report of the American Association of Physicists in Medicine Task Group No.64.Med Phys，1999，26（10）：2054-2076.

［2］WILLIAMSON JF，BUTLER W，DEWERD LA，et al.Recommendations of the American Association of Physicists in Medicine regarding the impact of implementing the 2004 task group 43 report on dose specification for 103Pd and ^{125}I interstitial brachytherapy.Med Phys，2005，32（5）：1424-1439.

［3］NATH R，ANDERSON L L，LUXTON G，et al.Dosimetry of interstitial brachytharepy sources：recommendations of the AAPM Radiation Therapy Committee Task Group No.43.Med Phys，1995，22（2）：209-234.

［4］杨瑞杰，杨瑞学，王俊杰.放射性粒子植入计划系统剂量计算准确性验证.中华放射医学与防护杂志，2011，31（4）：493-495.

［5］殷蔚伯，谷铣之.肿瘤放射治疗学.2版.北京：中国协和医科大学出版社，2002.

［6］廖安燕，王俊杰，赵勇，等.^{125}I粒子持续低剂量率照射对人前列腺癌细胞的抑制作用.中华放射医学与防护杂志，2007，27（3）：226-228.

［7］LING C C，LI W X，ANDERSON L L.The relative biological effectiveness of I-125 and Pd-103.Int J Radiat Oncol Biol Phys，1995，32（2）：373-378.

［8］DALE R G，JONES B，COLES IP.Effect of tumour shrinkage on the biological effectiveness of permanent brachytherapy implants.Br J Radiol，1994，67（799）：639-645.

［9］LING C C，SPIRO I J，MITCHELL J，et al.The variation of OER with dose rate.Int J Radiat Oncol Biol Phys，1985，11（7）：1367-1373.

［10］BATTERMANN J J，BOON T A，MOERLAND M A.Results of permanent prostate brachytherapy，13 years of experience at a single institution.Radiother Oncol，2004，71（1）：23-28.

［11］MARTIN A G，ROY J，BEAULIEU L，et al.Permanent prostate implant using high activity seeds and inverse planning with fast simulated annealing algorithm：A 12-year Canadian experience.Int J Radiat Oncol Biol Phys，2007，67（2）：334-341.

［12］赵楠，杨瑞杰，王俊杰.^{125}I放射性粒子植入计划定制研究.中华放射医学与防护杂志，2014，34（1）：54-58.

［13］BEAULIEU L，ARCHAMBAULT L，AUBIN S，et al.The robustness of dose distributions to displacement and migration of ^{125}I permanent seed implants over a wide range of seed number，activity and designs.Int J Radiat Oncol Biol Phys，2004，58（4）：1298-1308.

［14］HILARIS B S，MARTINI N.Interstitial brachytherapy in cancer of the lung：a 20 year experience.Int J Radiat Oncol Biol Phys，1979，5（11-12）：1951-1956.

［15］赵楠，杨瑞杰.放射性粒子剂量学特性研究进展.中华放射医学与防护杂志，2015，35（10）：797-800.

［16］YANG R，WANG J，ZHANG H.Dosimetric study of Cs-131，I-125 and Pd-103 seeds for permanent prostate brachytherapy.Cancer Biother Radiopharm，2009，24（6）：701-705.

［17］霍小东，郑广钧，柴树德，等.CT引导下^{125}I放射性粒子植入治疗Ⅲ期非小细胞肺癌疗效分析.中华放射医学与防护杂志，2012，32（2）：199-203.

［18］JIANG P，LIU C，WANG J，et al.Computed tomography（CT）-guided interstitial permanent implantation of ^{125}I seeds for refractory chest wall metastasis or recurrence.Technol Cancer Res Treat，2015，14（1）：11-18.

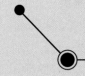

第三章

放射性粒子治疗的生物学基础

第一节　剂量率的影响

　　放射性粒子植入治疗与其他外照射、高剂量率后装治疗不同,粒子植入治疗持续时间较长,在治疗过程中肿瘤细胞可再增殖、再修复、再氧合。同时粒子植入治疗的剂量率较低,其生物学效应也与其他放疗技术不同。其中剂量率是影响肿瘤生物学效应的主要因素。根据剂量率的不同,分为四个范围。

　　1. 超高剂量率　以 μs 或 ns 计算脉冲的照射,在 109~1 012Gy/min 的剂量率内,主要用于放射生物实验研究。目前外照射设备可以达到这个量级,如射波刀、True Beam 加速器等。

　　2. 高剂量率　1~10Gy/min,为目前临床常用外照射剂量率。

　　3. 低剂量率　剂量率范围是 10^{-8}~10^{-7}Gy/min、1Gy/min 或 0.1~1Gy/h,主要用于组织间和腔内后装治疗。

　　4. 非常低的剂量率　主要用于粒子植入治疗,可长达数周、数月甚至几年。

影响剂量率效应的因素

　　放射治疗过程中剂量率效应主要是由于延长照射时间导致在治疗过程中发生业致死性损伤的修复。每个剂量(D_2、D_3、D_4 等)均按等分次剂量 D 进行照射,有足够的分次间隔时间完成亚致死性损伤修复,每次照射剂量 - 存活曲线都有肩区的再现。如果只测定相当于等剂量增量的单个实验点,就会看到以波折线表示的存活曲线没有"肩区"。因此,可以把连续低剂量照射当作无数个极小的分次照射,此时剂量 - 存活曲线也没有"肩",而且其斜率比一次大剂量照射的剂量 - 存活曲线斜率小。

　　为了进一步阐明剂量率效应,Hall 等用剂量率 730~9.5cGy/h 测定离体培养 HeLa 细胞剂量 - 存活曲线。发现随着剂量率降低,细胞存活曲线斜率越来越平坦,外推数趋向 1。由于潜在致死损伤而出现的剂量率效应在 1~100cGy/min 最有意义,高于或低于这一范围,剂量 - 存活曲线的参数只有缓慢变化。不同类型的细胞,因潜在致死性损伤而引起的剂量率效应差别很大。

　　对实验动物进行体内肿瘤研究提示,剂量率效应比一般离体培养细胞小。这是因为实验动物的瘤体内含有一定比例的乏氧细胞,它对肿瘤一次大剂量照射反应起决定性作用。当照射时间延长到几天时,在照射期间会发生再氧合。在此情况下,由于潜在致死性损伤而降低的生物效应或多或少被再氧合而增加的生物效应抵消。当照射时间再延长时,这两个过程向相反的方向起作用,减少对细胞的杀伤,而再氧合增加了照射对恢复到有氧状态的乏氧细胞的杀灭作用。这样,在相当宽的剂量率范围内,没有剂量率效应,同时也不降低肿瘤的放射反应。

　　延长照射时间、降低剂量率可使正常组织损伤明显减少,而对杀伤肿瘤细胞没有影响。因此,降低剂量率可提高治疗比,这是低剂量率组织间插植治疗和分次照射放射的生物学基础。进行腔内和组织间照射时,所使用的正是处于生物效应因剂量率不同而有很大变化的剂量率区间。因此,对正常组织的影响不仅与照射体积有关,而且与剂量率有关。为了获得既定的生物疗效,照射剂量必须根据剂量率的变化进行调整。根据临床经验以 60Gy/7 周为标准治疗,随着剂量率变化而给予不同的剂量照射。

高剂量率照射细胞剂量 - 存活曲线都有明显的"肩区",随着剂量率降低和照射时间延长,越来越多的亚致死性损伤在照射期间得到恢复,剂量 - 存活曲线逐渐趋于平坦,"肩区"也逐渐消失。当所有亚致死性损伤都被修复的时候就达到了极限斜率。此时的细胞周期 G2 期阻滞,不再进展,分裂停滞。由于 G2 期对射线敏感,所以剂量 - 存活曲线又变得陡峭起来,这就是所谓的"逆剂量率效应(inverse dose-rate effect)"。当剂量率进一步降低时,细胞通过 G2 期进入有丝分裂期。如果剂量率很低,且照射时间比细胞有丝分裂周期长,那么照射期间就可能发生细胞增殖,进而造成了生物学效应进一步下降,因为此时细胞增殖与细胞死亡趋于平衡。不难看出,剂量率对放射生物效应的影响是上述三个因素综合作用的结果。

第二节　剂量率效应的临床应用

一、低剂量率的持续照射

低剂量率持续照射具有超分割照射所有的生物学优点。延缓增殖细胞周期进程,这种作用可在放射敏感时相出现。低剂量率和超分割都可引起细胞周期时相的再分布,增减其对射线作用的敏感性,但是前者比后者更明显,晚反应组织则没有自身增敏作用。在靠近放射源的高剂量率区域,肿瘤细胞丢失全部增殖能力的可能性很大,如果考虑细胞杀死的对数性质,其实际杀伤肿瘤细胞作用并不大。例如,杀死 50% 肿瘤细胞的剂量,仅能节省一次常规分次照射剂量(250~300cGy)。

二、高剂量率分次放疗

高剂量率后装近距离治疗具有令人信服的疗效。然而从放射生物学角度看,高剂量率后装近距离治疗存在问题与大分割照射相似,主要包括以下几个方面。

1. 靶细胞剂量 - 效应特点(α/β 比值)不同,可识别早反应及晚反应组织和肿瘤之间治疗区别。
2. 细胞周期再分布的效应减少。
3. 乏氧细胞对肿瘤放射反应的潜在影响增加。

根据对放射生物学早反应组织和晚反应组织的模型分析,放射性粒子植入治疗具有不利的一面,因为晚反应组织积累了大量的剂量,而又不像早反应组织那样可以通过再生而得以幸免。如果在一个较长的时间内必须限制总剂量,那么,在开始时必须用低剂量率,这样除大部分慢增殖肿瘤组织外,可使所有组织都能通过生长或再增殖来加速"逃脱"。

第三节　放射性粒子治疗的线性二次模型

放射性粒子植入与外照射的剂量效应不同,主要表现在剂量率对放射反应的影响。由于不同放射性核素具有各自特定的时间 - 剂量效应,所以为了获得等效放射生物效应,临床上所需要的 PD 也不一样。1977 年 Orton 提出了一种放射性核素的生物效应相对于另一种放射性核素的评估方法,即时间 - 剂量 - 因子(time-dose factor,TDF),这一概念主要描述了剂量率对放射效应的影响。

利用线性二次模型或 α-β 模型作为评估临床放射治疗效果的基础,其中的 α 和 β 是细胞存活曲线的线性二次系数。Dale 在此基础上将这一模型外推到评估短暂和永久粒子植入治疗。其中影响因素包括在粒子植入过程中的亚致死性损伤修复、肿瘤倍增时间、生长延迟和不同照射剂量。

目前,临床评估放疗疗效的基础是利用细胞杀伤的线性二次模型,对于一个疗程的外照射,分次数是 n,分次量为 d,生物效应剂量(biologically equivalent dose,BED)的线性二次等式为:

$$\text{BED}=nd\left[1+d/(\alpha/\beta)\right]-0.693T/(\alpha \cdot T_\text{p}) \tag{1}$$

克隆细胞存活分数为 $\exp(-\alpha\text{BED})$,α 和 β 是细胞存活曲线线性二次系数。T_p 是肿瘤潜在倍增时间

(tumor potential doubling time)，T_p 是总的治疗时间。

Dale 外推这一模式到近距离治疗，但是他并没有考虑剂量率的影响，尤其是短半衰期的放射源，生物效应剂量在时间 t 时为：

$$BED=D\left[1+2(d_0\cdot\lambda)(\beta/\alpha)\cdot\kappa/(\mu-\lambda)\right]-0.693t/(\alpha\cdot T_p) \tag{2}$$

$$\kappa=\left[1/(1-\varepsilon)\right]\left\{1-\varepsilon^2\right\}/2\lambda-\left[1-\varepsilon\cdot\exp(-\mu t)\right]/(\mu+\lambda) \tag{3}$$

其中：$D=$ 总剂量；$d_0=$ 初始剂量；$\lambda=$ 放射源的衰变常数；$\mu=$ 亚致死性损伤修复常数；$\varepsilon=\exp(-\lambda t)$。

肿瘤再生长延迟时间是 T_d 时，当 T 或 $t>T_d$ 时，公式（1）和（2）中的第二项可以被 $0.693(T-T_d)/(\alpha\cdot T_p)$ 和 $0.693(t-T_d)/(\alpha\cdot T_p)$ 替代，因此永久性粒子植入放射生物学因素至少包括通过延长照射时间灭活肿瘤细胞、持续照射过程中亚致死性损伤的修复、肿瘤细胞的再增殖、剂量率的指数衰减。以上各因素综合作用超越了一定的效应时间（T_{eff}），即使进一步延长照射时间，也没有 BED 的增加，存活分数的下降。T_{eff} 可以通过以下公式获得。

$$T_{eff}=(1/\lambda)\ln\left[1.44d_0\cdot\alpha\cdot T_p\right]$$

在 T_{eff} 时，肿瘤再增殖与射线连续不断的照射达到了平衡。如果在 T_{eff} 时仍有活的肿瘤细胞，那么粒子植入治疗认为是无效的。T_{eff} 值取决于 PD（PD 决定初始剂量率）和 T_p。从以上公式为出发点考虑，作者选择了与临床 PD 相应的 D_0 值，与 [198]Au、[103]Pd 和 [125]I 粒子总剂量 60Gy、120Gy 和 160Gy 相对应，其 D_0 值分别为 0.64Gy/h、0.20Gy/h 和 0.077Gy/h。

由于计算公式主要考虑的是肿瘤控制效果，所以通常 α/β 比值定为 10。根据临床和实验研究推测，α 值为 0.3Gy^{-1}，位于放射敏感区的中间。与 2Gy 分次外照射相对应，α/β 为 0.5。亚致死性损伤修复一半所需的时间，作者定为 1 小时。无论生长快速或缓慢的肿瘤，其倍增时间（T_p）为 5~30 天。以上公式执行的是 PD 或相应的 mPD，而没有考虑到剂量分布的不均匀性，另外也没有考虑到不同性质射线 RBE 的变化。

三种放射性核素 BED 有一过性增加。BED 峰值分别在 T_{eff}14 天、58 天和 120 天。当时间超出 T_{eff}，肿瘤再增殖超过了剂量率下降时的辐射效应，BED 下降，存活分数增加。当时间超出 T_{eff}，放射性粒子植入后因衰变而无辐射效应时，曲线中断。对于这些参数，[198]Au 粒子植入可引起 7~8 个对数级的细胞杀伤效应，[125]I 粒子为 8~9 个对数级细胞杀伤，[103]Pd 的细胞杀伤为 11 个对数级别。而外照射相对生物效应，共 30 次 60Gy，每次 2Gy，BED 为 53.5Gy，可产生 7 个对数级别的细胞杀伤效应。

在以上这些影响 T_{eff} 参数当中，λ 对于每一种放射性核素是恒定不变的，而 D_0 和 α 变异非常局限。T_p 变化范围非常大。对于 [198]Au 粒子植入，T_p 从 5 天到 30 天，而 T_{eff} 只有轻微变化（14~20 天）。这一点也不难理解，因为放射性粒子的半衰期较短，所以剂量率迅速下降，使肿瘤再增殖速率的变化显得并不十分重要。相反，[125]I 粒子植入后 T_p 的变化，可引起 T_{eff} 大幅度改变，这主要是因为其剂量率衰变非常缓慢。需要特别强调的是 T_p 在同样变化范围内，[125]I 粒子 T_{eff} 是 2.3 倍的变化（120~275 天）。[103]Pd 粒子植入的变异介于其他两种核素之间。

如果粒子植入后照射时间超过 T_{eff} 时，多余照射是无效应的。有 5% [198]Au 粒子剂量是无效的，而 [125]I 粒子无效剂量为 5%~30%，[103]Pd 粒子则是 3%~15%。

因为 T_{eff} 对 T_p 非常敏感，BED 和相应的存活分数也是如此，尤其对于半衰期较长的放射性核素。利用三种放射性核素标准植入后存活分数作为肿瘤倍增时间的一个函数，[198]Au 的 T_{eff} 相对恒定，当 T_p 变化时，存活分数仍没有明显的改变。相反，当 [125]I 粒子 T_p 从 5 天增至 30 天时，其植入存活分数大约下降 9 个对数级，而 [103]Pd 粒子下降 3~4 个对数级。这样对于较大 T_p 值 [125]I 和 [103]Pd 粒子植入，可获得大幅度细胞杀伤效应，[125]I 粒子植入变异较大。这两种核素的变异程度差异引起了曲线的较差，提示对于 T_p 小 10 天的 [103]Pd 粒子植入更为有效，而具有高 T_p 值 [125]I 粒子植入也非常有效。

对于特定的放射核素和 T_p 的双重影响，可产生大于 11~12 个对数数量级细胞杀伤的效应。如果克隆源细胞分数只有大约 0.1%，那么就无法达到灭活水平。许多研究都得出了相同的结论。但是对于长半衰期放射性核素，存活分数是独立于 T_p。由于不同肿瘤 T_p 值的差异，对于一个肿瘤在不知道 T_p 值的条件下，优先给予的剂量可能是一个非常高的 PD，该水平 PD 在某些肿瘤中可能引起过度杀灭。另外，计算得出的存活分数也取决于预决定的 α、β 和 μ 值，这样 [125]I 粒子和 [103]Pa 粒子植入对于那些内在放射敏感性相对抗拒的肿瘤更加适合和必要。

对于 T_p 是 5 天的肿瘤,不同粒子植入 PD 对存活分数的影响不同,参考剂量 ^{198}Au 粒子是 60Gy,^{103}Pd 粒子是 120Gy,^{125}I 粒子是 160Gy。可通过调整剂量达到所需要的细胞杀伤水平。为了获得同样细胞杀伤的疗效,如果 ^{125}I 粒子总剂量是 160Gy,那么,^{103}Pa 粒子植入的总剂量为 120Gy 的 0.84 倍,或者大约 100Gy。在正常的 α、β 和 μ 值范围内是有效的。

再增殖延迟对存活分数的影响,可以通过生存曲线进行评估。对以上三种放射性核素,20 天再增殖延迟的效应可增加大于 1 个对数级的细胞杀伤效果。这主要是由于增加了再增殖延迟的 T_{eff}。

对于生长缓慢的肿瘤(T_p 为 15 天),在 T_{eff} 时,计算三种放射性粒子存活分数,作为剂量函数,与 ^{198}Au 粒子效应是相似的。^{103}Pd 粒子植入可增加疗效 3 个对数级,而 ^{125}I 粒子提高疗效是 5~6 个对数级。对于生长迅速的肿瘤,如果 ^{103}Pd 粒子植入要获得与 ^{125}I 粒子植入 160Gy 同样的疗效,必须提比高标准剂量 120Gy 更高的 PD。

粒子植入治疗的成功与否很大程度上取决于能够获得适当物理特性的放射性核素。例如粒子植入治疗,早期使用的镭(Ra)粒子被危险性较小的 ^{198}Au 粒子取代,而 ^{198}Au 粒子又被光子能量更低的 ^{125}I 粒子取代。^{103}Pa 粒子半衰期更短。这些放射性核素半衰期最大差别为 2.7~60.2 天,相对于短暂植入放射性核素剂量分配,即使是相同的吸收剂量,其生物学效应也不同。临床验证这些参数,一部分是根据实验,一部分是根据时间 - 剂量因子。相对于永久植入的 ^{125}I 粒子,有些问题需要考虑,如初始剂量率照射的效应和几个半衰期后的照射剂量的浪费,^{103}Pd 粒子放射性核素的出现就是基于这样的考虑。

最早提出的线性二次模式是根据实验体系来解释细胞的杀伤效应。过去几十年间,虽然从时间 - 剂量效应评估演化到指导临床放射治疗,但是这一模型延伸到组织间近距离治疗仍需要进行重新探讨。回顾 Dale 的研究可以发现,T_{eff} 这一概念在评估不同放射性核素的相对效应时是非常有价值的,尤其在 T_{eff} 时计算的存活分数,提供了一个重要的潜在评估放射生物预后的参数。而其影响存活分数的参数如 α、β、μ 等,对于不同放射性核素,这些参数不是十分重要。根据肿瘤倍增时间的不同,T_p 是决定选择永久粒子植入放射性核素的重要因素。除了 ^{198}Au 具有较短的半衰期外,T_{eff} 和在 T_{eff} 时的存活分数对于 T_p 是非常敏感的。另外,半衰期越长,T_{eff} 和相应的存活分数变异越大,由于以上这些因素,计算的存活分数随 T_p 值增加而下降,^{125}I 粒子存活分数最低。^{103}Pd 粒子和 ^{125}I 粒子植入的放射生物效应随 T_p 增加而提高。但是当 T_p 低于一定阈值后,^{103}Pd 粒子是更有效的,而 ^{125}I 粒子在高 T_p 时也非常有效。其中的最低精确阈值主要取决于最低初始剂量率,而对于其他参数没有明显影响。对于标准 PD(^{125}I 粒子是 160Gy 和 ^{103}Pd 粒子是 120Gy)和选择的其他放射生物学参数,作者的计算提示 T_p 阈值是 10 天。如果前列腺癌 T_p 阈值是 30 天,那么 ^{125}I 粒子的杀伤效应将是最大的。

在给定 T_{eff} 后,总剂量中的部分剂量是无效剂量,因为这一部分的剂量对目的病灶没有任何贡献,也就是对肿瘤的根除效应没有贡献。本文的公式提示,部分无效剂量主要取决于 T_p 和 T_{eff},对于一个中度增殖的肿瘤(T_p=10 天),无效剂量≤10%。^{103}Pd 粒子植入治疗的无效剂量为 2%~12%。

线性二次方程提供了一种可以对不同放射性核素的相对放射生物学效应进行比较的模型,可以通过调整种植的 PD 而产生相同的生物学效应。根据这一模型,在同一 PD 的条件下,^{198}Au 粒子的疗效低于 ^{103}Pd 粒子和 ^{125}I 粒子。这一点非常明显,临床 ^{103}Pd 粒子和 ^{125}I 粒子 PD 非常高,这样对于在 T_{eff} 内不能消灭的肿瘤再增殖可产生明显优势。如果肿瘤细胞 T_p 是 10 天,比较 ^{103}Pd 粒子和 ^{125}I 粒子,目前给予的 PD 可产生同样的放射生物学效应。对于生长快速的肿瘤(T_p<5 天),^{103}Pd 粒子可产生较高程度的细胞杀伤效应,而对于生长较缓慢的肿瘤(T_p 为 15 天)效应也是同样的。

关于 ^{103}Pd 粒子 RBE 研究目前还没有报道,北京大学第三医院报道前列腺癌、胰腺癌、大肠癌 ^{125}I 粒子的 RBE 为 1.39~1.41。1989 年 Dale 等在前列腺癌种植治疗过程中,比较了 ^{198}Au 和 ^{125}I 粒子生物学效应,揭示两者早期效应是相同的,而 ^{125}I 粒子显示了较高的晚期效应。参数值:T_p=3 天,亚致死损伤(sublethal damage,SLD)的半修复时间为 1.5 小时,α 值为 0.12Gy^{-1},早、晚期反应的 α/β 比分别为 10 和 3。2Gy 单次照射的存活分数为 0.75,提示这是一个非常抗拒的肿瘤。如果 α 值为 0.3Gy^{-1},其他参数不变,那么 160Gy ^{125}I 粒子 PI 的 BED 为 134Gy,晚期效应为 169Gy。如果 BED 为 134Gy,植入 ^{198}Au 的 PD

需要 110Gy,相对晚期 BED 为 208Gy。因此,对于所需要的放射性核素,由于选择的参数不同,需要的计算公式也不一样。

第四节　放射性粒子治疗时间 - 剂量 - 体积考虑

1965 年美国 Memorial 医院开展了 ^{125}I 粒子治疗。临床经验提示 ^{125}I 粒子治疗比高于 ^{222}Rn。由于 ^{125}I 粒子半衰期较长(60.2 天),肿瘤累积照射剂量,随时间延长,肿瘤体积缩小,治疗体积内剂量分布发生变化。这一点对于增殖快速的肿瘤在粒子植入后的早期阶段更加明显。肿瘤体积减小,可引起肿瘤接受较初始计划更高的剂量。这一方面可以使某些肿瘤局部控制率提高,另一方面可导致意想不到的高剂量引起损伤。美国 Memorial Sloan Kettering 肿瘤治疗中心的 Tokita 对 122 例头颈部淋巴结转移患者行 ^{125}I 粒子植入治疗,探讨时间 - 剂量 - 体积与肿瘤局部控制率之间的关系,以及 ^{125}I 粒子连续照射对皮肤的反应。

利用自行设计的计算机剂量分析系统,对每例患者的三维剂量分布进行分析。根据等剂量曲线和剂量 - 直方图推出 MPD。MPD 是指粒子植入后 12 个月植入靶体积内接受的剂量,假设在这期间肿瘤体积没有发生变化。而事实上,肿瘤的植入体积在粒子植入后发生了变化,实际 MPD 与初始推测的 MPD 有区别,根据这种变化将 MPD 定义为 MPDc。MPD 与 MPDc 的比值为 f。总剂量的 98% 在 12 个月内释放,残留活度为 1.5%。

Henschke 和 Cevc 根据尺度平均方法(dimension averaging method)建立了一个剂量 - 体积公式。这种方法假设植入的粒子呈均匀分布,以平方根的形式利用 Quimby 原则指导粒子植入,对于 ^{125}I 粒子,将公式加以调整以吻合实验所得到的数据。

MPD 可以表示为:

$$MPD=CAV-6$$

C 是常数,V 是植入体积,单位是 mL;A 是总活度,单位是 mCi;C 是由粒子植入量决定的常数。当植入后体积发生变化时,粒子衰变活度表示为 EXP$(-\lambda t)$,MPDc 为 MPD 的校正值,可表示为:MPD=CAof $\{V(t)\}$-cEXP$(-\lambda t)$dt。$V(t)$ 是时间功能体积。

种植体积认为是椭圆体。根据肿瘤退缩情况,可得到一系列的 f 值。体积变化记录是根据临床触诊和 / 或 X 线片检查在图中退缩曲线进行叠加以计算 f 值,目的是计算 MPDc。粒子植入治疗皮肤剂量可通过每例患者 X 线片上皮肤标记点的等剂量曲线获得,也可以通过计算机治疗计划系统计算。

(王俊杰)

┤ 参 考 文 献 ├

[1] HALL E J.Radiation dose-rate:a factor of importance in radiobiology and radiotherapy.The British journal of radiology.1972;45(530):81-97.

[2] LING C C,SPIRO I J,MITCHELL J,et al.The variation of OER with dose rate.Int J Radiat Oncol Biol Phys,1985,11(7):1367-1373.

[3] ORTON C G,WEBBER B M.Time-dose factor(TDF)analysis of dose rate effects in permanent implant dosimetry.Int J Radiat Oncol Biol Phys,1977,2(1-2):55-60.

[4] DALE R G.The application of the linear-quadratic dose-effect equation to fractionated and protracted radiotherapy.Br J Radiol,1985,58(690):515-528.

[5] GOFFINET D,LING C C,Mariscal M,et al.Using of ^{125}I in breast implants.Endocur Hypertherm Oncol,1987,3:121-125.

[6] DALE R G.Radiobiological assessment of permanent implants using tumour repopulation factors in the linear-quadratic model.Br J Radiol,1989,62(735):241-244.

第四章

放射性粒子治疗肿瘤的机制研究

第一节　放射性粒子治疗肿瘤体内和体外试验研究

1965 年美国纽约 Memorial Sloan-Kettering 医院肿瘤中心完成首例前列腺癌 ^{125}I 粒子治疗,结果证明局部控制率很高、并发症发病率很低。对不能手术切除肺尖癌与外放疗比较,粒子植入治疗可提高五年生存率达 3.2 倍。过去几十年间放射性粒子植入治疗进展十分迅速,尤其前列腺癌治疗已经成为标准治疗手段之一。同时在放射性粒子植入治疗肿瘤的机制研究方面也进行了一些研究与探讨。

一、细胞剂量-存活曲线研究

^{125}I 粒子是永久性组织间近距离治疗(permanent interstitial brachytherapy,PIBT)治疗最常用的放射性核素,其物理特性包括释放软 X 射线(平均能量 28keV)、半衰期较长(60.2 天)、便于保存(半价层为 0.003cm 铅)、操作人员易于防护和剂量迅速衰减等特性。

与常规分次放疗相比,^{125}I 粒子植入治疗的生物等效剂量仍没有结论性的定论。因为不同放射性核素衰变规律不同,常用不同的 PD 来获得等效生物效应。Orton 提出时间-剂量因子(time-dose factor,TDF)概念来评估粒子植入治疗的生物效应。他利用高剂量率短暂 TDF 数据,推论低剂量粒子植入时间-剂量因子,结果发现与临床结论相一致。Orton 计算 ^{125}I 粒子 MPD(匹配周缘剂量)的 TDF 是 115,相当于 7 周 70Gy 外照射或 ^{192}Ir 短暂插植 6.5 天的 65Gy 剂量,但与 ^{125}I 粒子相对生物效应(relative biological effectiveness,RBE)无相关性。^{125}I 和 ^{137}Cs 粒子源体外细胞实验研究参数如表 1-4-1。

表 1-4-1　细胞存活曲线参数

核素	剂量率/(cGy·h^{-1})	α/cGy^{-1}	β
^{137}Cs	72	$(1.58 \pm 0.03) \times 10^{-3}$	0
^{125}I	65~76	$(2.02 \pm 0.04) \times 10^{-3}$	0
^{137}Cs	35	$(1.56 \pm 0.03) \times 10^{-3}$	0
^{125}I	21~24	$(1.72 \pm 0.04) \times 10^{-3}$	0
^{137}Cs	24	$(1.42 \pm 0.03) \times 10^{-3}$	0
^{125}I	8~10	$(1.56 \pm 0.08) \times 10^{-3}$	0
^{137}Cs	13	$(1.34 \pm 0.07) \times 10^{-3}$	0

注:$S=e^{-\alpha D-\beta D2}$。

二、放射性粒子植入的相对生物效应

^{125}I 粒子的 RBE 尚没有确切的定论。相对于硬 X 射线,^{125}I 粒子源释放低能光子,具有增加 RBE 的

作用。与 ^{137}Cs（或 ^{192}Ir）相比，它的剂量平均线性能量传递（dose-averaged LET，LETd）数值是 1.8，根据辐射双击理论，它代表了低剂量时 RBE 极限值。提高 RBE 的机制可能是低能 X 射线增加了高 LET 次级电子数量，进而推测，次级电子可增加 DNA 双链断裂和不可修复性 DNA 损伤。细胞剂量 - 存活曲线具有较小的肩区，而且由于高 LET 辐射降低了亚致死性损伤的修复，使剂量率对细胞剂量 - 存活曲线影响减小。从理论上讲，由于低剂量率射线作用细胞时，细胞亚致死性损伤的修复能力提高，^{125}I 粒子的 RBE 最大。

Alphieri 等通过对小鼠体内肿瘤研究发现，剂量率为 45cGy/h 的 ^{125}I 粒子 RBE 为 1.0~1.3。增殖缓慢的小鼠腺癌 RBE 最低为 1.0，纤维肉瘤 RBE 最高为 1.3，结肠癌 RBE 为 1.2。Freeman 等对对数生长期 CHO 细胞（具有很大的肩区）在剂量率为 5~53cGy/h 范围进行分析，发现剂量率为 13~46cGy/h 时，对数生长期 CHO 细胞的 RBE 比值是 1.3；剂量率为 5~7cGy/h 时，RBE 比值增加到 2。其他学者对与 ^{125}I 粒子能谱相似的软 X 射线 RBE 进行了比较，利用对数生长期的 S3 子宫颈癌细胞（具有较小肩区），给予 15~130cGy/min 剂量率的照射，结果 40keV 的 X 射线（平均能量 23keV）与 ^{60}Co 比 RBE 是 1.3~1.4。剂量率从 130cGy/min 降低到 15cGy/min，RBE 从 1.1~1.2 增加到 1.4。^{125}I 粒子 RBE 变化范围为 1.0~2.0，大多数为 1.2~1.5。许多研究证明随着剂量率降低，^{125}I 粒子 RBE 比值升高，双链断裂相对增加。高 RBE 对有丝分裂延迟的意义目前尚不清楚。Scaife 等用人肾 T 细胞研究发现，100keV X 射线与 ^{137}Cs X 射线（剂量率 50cGy/min）比，RBE 比值是 1.15，细胞存活曲线肩区减小。作者同时发现对于有丝分裂延迟时相细胞的 RBE 比值是 2。高 LET 重离子也具有较高的有丝分裂延迟效应。Bonura 等利用 50keV X 射线照射大肠杆菌，K-12 细胞系，研究证明 RBE 是 1.47，细胞存活曲线肩区减小。同时用琼脂糖凝胶梯度电泳研究单、双链断裂的相对数目，结果单链断裂 RBE 是 1.33，双链断裂 RBE 是 1.93。

Marchese 等对小鼠卵巢细胞系（C3H/10T-1/2）研究得出相反的结论，剂量率低于 10cGy/h 时，RBE 并没有随剂量率的降低而改变。尽管人们希望通过降低高 LET 射线剂量率来减少亚致死性损伤修复，以提高 RBE，但是在 10~76cGy/h 这一剂量率区间，C3H/10T-1/2 细胞 RBE 无明显改变。软 X 射线在低剂量率时有增加 RBE 的作用，由于对生长期细胞接触抑制的影响，使得有丝分裂延迟作用减低。大多数细胞是处于细胞分裂间期，而这种情况与人体大多数肿瘤细胞相似。

高剂量率 ^{125}I 粒子和低剂量率 ^{125}I 粒子与 ^{137}Cs 比较，总剂量为 80Gy 时，^{125}I 粒子高 RBE 可引起 1.2~1.4 倍对数级（2.2~2.3）×10^2 细胞杀伤效应。总剂量为 160Gy 时，低剂量率照射时可产生 2 个对数级（1.8×10^2）细胞存活差别。目前，仍不清楚 ^{125}I 粒子 RBE 效应是否具有临床意义。另外，需要强调的是 ^{125}I 粒子 RBE 在正常组织和人恶性肿瘤细胞中是否具有差异，目前尚不清楚。

三、放射性粒子植入治疗对细胞增殖的影响

为了进一步验证低剂量率连续照射条件下 ^{125}I 粒子 RBE 的变化，Marchese 等利用 ^{125}I 粒子和 ^{137}Cs 对 C3H 细胞进行低剂量率持续照射，研究 ^{125}I 粒子 TI 和 PI 后 1~12 天细胞周期对存活分数的影响。经过研究证明，不同人体肿瘤细胞的周期是 0.6~9.0 天，大多数是 1~5 天。假定粒子剂量率一定，进入细胞周期的分数为 15%，那么超过 14 天的 ^{125}I 粒子 TI，细胞增殖几乎对细胞存活分数没有任何影响。另一方面，^{125}I 粒子在 PI 后的最初 33 天，剂量为 80cGy，结果对于细胞周期少于 4 天的存活分数显示了明显的增加作用。因此，^{125}I 粒子 PI 并不适于生长快速的肿瘤治疗。而对软 X 射线，有丝分裂延迟作用可能较大，这样有可能抵消细胞增殖的作用。剂量率低于 7~10cGy/h 的 PI，对人体肿瘤细胞周期的延迟作用目前仍不十分清楚。对于生长缓慢的前列腺癌，细胞增殖效应可以忽略。

^{125}I 粒子植入治疗具有较高的肿瘤局部控制率。由于粒子植入是在 CT 引导下进行的，而且根据术前计划进行排布，因此，粒子在靶区内剂分布可实现最佳适形度，正常组织并发症明显降低。与外照射相比，^{125}I 粒子植入治疗降低了每次照射剂量单位的生物损伤效应。同时许多临床研究证明，分化差的肿瘤不能很好地被 ^{125}I 粒子植入治疗控制，这主要是因为分化差的前列腺癌细胞有较短的细胞周期或细胞群体中有较高的增殖比例。

第二节 放射性粒子和外照射对非小细胞肺癌细胞生物学效应的区别

肿瘤细胞最典型的特征是生长失控和凋亡受阻，如何更有效地抑制肿瘤细胞的生长、促进肿瘤细胞的凋亡是治疗肿瘤的关键。而电离辐射主要作用于肿瘤细胞 DNA，诱发 DNA 双链断裂，最后诱导肿瘤细胞发生凋亡，从而抑制肿瘤细胞的生长。其中决定肿瘤细胞辐射敏感性的是 DNA 双链断裂后肿瘤细胞修复双链断裂的能力。在放射治疗之后，DNA 损伤修复和细胞周期关卡等一系列信号通路网络被激活以应对电离辐射对细胞的损伤，从而维持基因组的稳定性。一旦修复失败或不可逆的损伤积累到一定程度，细胞将启动凋亡程序从而诱导细胞发生凋亡。电离辐射诱导的细胞凋亡主要通过线粒体依赖的内源性凋亡途径发生，整个过程涉及一系列凋亡相关的基因，如促凋亡基因 *Bax*、*Caspase-3*、*PARP* 等及促生长基因 *Bcl-2* 等。在所有的凋亡相关基因中 *Bcl-2* 和 *Bax* 是一组最重要的调节凋亡的基因，两者在正常情况下的表达相对稳定。当 Bcl-2 蛋白表达升高时 Caspase-3 蛋白的激活将被抑制；相反，当 Bax 蛋白表达升高时将会促进 Caspase-3 蛋白的激活，继而诱导细胞凋亡发生。

单个细胞进行体外培养，当分裂增殖超过 6 代时就可以形成一个细胞数目在 50 个以上、大小为 0.3~1mm 细胞群体，即克隆，也称集落形成单位。各种理化处理因素都会引起细胞的集落形成能力产生变化，通常把克隆作为一个评估离体细胞分裂增殖特性的指标，通过检测克隆形成率，进一步分析各理化因素对细胞分裂增殖的影响。而肿瘤是由不同增殖及分化能力的瘤细胞群构成，其中仅有部分肿瘤细胞具有自我更新能力，即肿瘤干细胞。目前认为只有肿瘤干细胞具有形成克隆的能力。当肿瘤细胞在受到一定阈值的内外源性理化因素（如电离辐射、化学药物、日光照射等）刺激后发生 DNA 双链断裂，如 DNA 双链断裂修复失败，则意味着发生细胞死亡，细胞死亡的主要表现形式是细胞凋亡。肿瘤细胞一旦发生死亡则失去无限增值的能力，即不能形成克隆。

王忠敏等选取肺腺癌细胞株 A549、H1299 及正常支气管黏膜上皮细胞株 BEAS-2B 作为研究对象，采用不同剂量的 ^{125}I 放射性粒子对 A549、H1299 及 BEAS-2B 细胞行体外持续照射，通过研究两种电离辐射对 A549、H1299、BEAS-2B 细胞增殖、细胞周期、细胞凋亡以及 Bax、Bcl-2、Caspase-3、PARP 等凋亡相关蛋白表达水平的影响，探讨 ^{125}I 粒子 CLDR 照射和 ^{60}Co γ 射线 HDR 照射对非小细胞肺癌（nonsmall-cell lung cancer，NSCLC）细胞株生物学效应影响的差异以及抑癌效应背后的分子机制。结果显示照射组中 A549 及 H1299 细胞分别行 ^{125}I 粒子 CLDR 照射和 ^{60}Co γ 射线 HDR 照射后，克隆存活分数较对照组显著降低（$P<0.05$）。其中 A549 及 H1299 细胞在照射剂量为 4Gy、6Gy、8Gy 时，^{125}I 粒子 CLDR 照射组中细胞克隆存活分数较 ^{60}Co γ 射线 HDR 照射组中克隆存活分数降低更显著（$P<0.05$）。尽管在照射剂量为 2Gy 时 ^{125}I 粒子 CLDR 照射和 ^{60}Co γ 射线 HDR 照射后 A549 及 H1299 细胞克隆存活分数之间差异并不明显。研究提示人正常支气管黏膜上皮 BEAS-2B 细胞在同样照射条件下，^{125}I 粒子 CLDR 照射和 ^{60}Co γ 射线 HDR 照射所致克隆存活分数之间差异无统计学意义（$P>0.05$）。该研究显示 ^{125}I 粒子 CLDR 照射和 ^{60}Co γ 射线 HDR 照射后，A549 细胞的克隆存活分数均显著低于 BEAS-2B 细胞（$P<0.05$）。

高保守的 DNA 损伤修复及细胞周期关卡效应使得细胞可以应对内、外源性的 DNA 损伤。DNA 损伤以及损伤后修复的情况在一定程度上决定了细胞是否发生永生化，即癌变，同时也一定程度上决定了肿瘤对治疗的敏感性。其中细胞在电离辐射损伤后为保证遗传基因组的稳定性，首要反应就是诱导细胞发生周期阻滞，以便有充足的时间激活 DNA 损伤修复程序以修复损伤的 DNA，一旦 DNA 损伤修复失败或修复不彻底，即启动死亡程序，从而导致细胞出现不同的命运。茅爱武等研究结果显示，^{125}I 放射性粒子 CLDR 照射较 ^{60}Co γ 射线 HDR 照射对 NSCLC 细胞 A549 及 H1299 细胞生长抑制作用更加显著。同时两株非小细胞肺癌细胞间也存在显著差异。与 ^{60}Co γ 线 HDR 照射相比，^{125}I 粒子 CLDR 照射导致 A549 细胞发生更明显的 G1 期阻滞，并与 Wang 等、Liao 等以胰腺癌细胞、前列腺癌细胞作为实验模型的研究结果趋势一致。

有研究表明在初始剂量率为 2.77cGy/h、照射剂量为 4Gy 时，A549 细胞发生长时程的 G2/M 期阻滞。在茅爱武等研究中，^{125}I 粒子初始剂量率为 7.44cGy/h，在照射剂量为 4Gy 时，A549 细胞发生明显的

G1 期阻滞。初始剂量率的不同以及细胞状态等一系列因素的影响，可能是导致该差异的部分原因，但由于各种限制没有对该差异背后具体的机制进行深入的研究。同样的照射条件下，BEAS-2B 细胞表现为 G2/M 阻滞，尽管两种电离辐射照射后细胞周期阻滞的程度并无明显差异。

细胞受到电离辐射损伤后主要经过线粒体依赖的内源性凋亡途径诱导 DNA 受到损伤的细胞发生凋亡，凋亡进程中涉及一系列凋亡相关蛋白包括 Bax、Bcl-2、Caspase-3、PARP 等蛋白。其中 Bcl-2 蛋白主要发挥抑制凋亡、延长细胞存活的作用，该蛋白也称"促生长蛋白"，在 NSCLC 细胞中过表达 Bcl-2 蛋白通常意味着肿瘤细胞对治疗不敏感或者不理想。Bax 蛋白是 Bcl-2 蛋白家族中与 Bcl-2 蛋白作用相反的另一个成员，主要发挥促进凋亡的作用，因此也称"促凋亡蛋白"。通常 Bcl-2 蛋白和 Bax 蛋白之间的比率决定了细胞是否发生凋亡。茅爱武等研究表明：①在照射剂量为 4Gy、8Gy 时与 ^{60}Co γ 射线 HDR 照射相比，^{125}I 粒子 CLDR 照射明显上调 A549、H1299 细胞促凋亡蛋白 Bax 的表达，同时下调促生长蛋白 Bcl-2 表达，这表明 Bcl-2 蛋白和 Bax 蛋白比率的失衡有可能加速 A549 及 H1299 细胞凋亡事件的发生，但并不排除其他可能的机制，这也将会在后续研究中进一步探讨。②在凋亡进程中 Caspase-3 蛋白是最重要的凋亡执行分子，通常 Caspase-3 蛋白的活化，并进一步激活底物 PARP 蛋白，即 Cleaved-caspase-3 及 Cleaved-PARP 蛋白的出现标志着凋亡事件的发生，A549、H1299 细胞中 Cleaved-caspase-3 及 Cleaved-PARP 蛋白表达水平显著升高。通常认为肿瘤细胞在电离辐射后出现 G2/M 期阻滞或 G1 阻滞，继而启动 DNA 损伤修复程序，如修复失败，则启动凋亡程序使 DNA 受到严重损伤并且修复失败的细胞发生凋亡从而避免了细胞发生突变进而发生癌变，在茅爱武团队研究中表现为 A549 细胞产生显著的 G1 期阻滞、H1299 细胞产生显著的 G2/M 期阻滞，继而导致 Bcl-2/Bax 蛋白表达的失衡，并诱导 Caspase-3 及 PARP 蛋白的活化，最终导致凋亡事件的发生。

第三节　放射性粒子对非小细胞肺癌细胞体内外抑制作用

肺癌是世界范围内常见的侵袭性恶性肿瘤之一。在组织病理学上，超过 85% 的肺癌被归类为非小细胞肺癌（NSCLC）。由于缺乏生物标志物，超过一半的肺癌只能在远处诊断，导致预后不良。尽管在手术、放疗和化疗方面取得了重大进展，但肺癌患者在所有阶段的五年总生存率仅为 16%。尽管手术是 NSCLC 唯一的根治性治疗，但可根治性切除的肿瘤不到 20%，治愈和姑息治疗使放疗成为肺癌的主要治疗方法。低能量光子的近距离放射治疗源（如 ^{125}I 发出的光子）通常已应用于前列腺癌的放射治疗。

放射性粒子植入被认为是一种流行的近距离放射治疗方式，需要多次进行。它已成功用于治疗无法手术的孤立性肺癌，同时避免外周组织暴露于过多辐射。放射性 ^{125}I 粒子间质近距离放射治疗是另一种治疗不能手术的 NSCLC 的方法，具有疗效好、手术伤口小、副作用小等优点。Santos 等对接受治疗的 200 多例患者的临床研究表明，在采用 ^{125}I 近距离放疗联合亚肺叶切除术时，I 期 NSCLC 患者的局部复发率为 2.0%，而仅亚肺叶切除术的局部复发率显著低于 18.6%。此外，重复 ^{125}I 粒子植入对多次复发的患者有好处，导致更长的中位生存时间和无进展生存时间，以及更高的 1 年和 2 年总生存率。^{125}I 粒子植入的疗效也可能受到多种因素的限制，如骨结构的保护、近距离放射治疗投射机制的差异以及个人差异。一般来说，^{125}I 粒子植入是治疗大块肿瘤的有效疗法，目前已经进行了体外和体内研究来探索 ^{125}I 对 NSCLC 细胞的影响，其结果可能会为 ^{125}I 近距离放射治疗 NSCLC 的发展提供信息。

一、放射性粒子对非小细胞肺癌细胞体内抑制作用

1. ^{125}I 抑制 NSCLC 细胞增殖　不同剂量的 ^{125}I 照射后，将细胞接种到 96 孔板中。MTT 用于估计 NSCLC 细胞在不同阶段的增殖。2Gy、4Gy、6Gy 剂量的 ^{125}I 均显著抑制 NSCLC 细胞的增殖，且呈剂量依赖性。

2. ^{125}I 诱导 NSCLC 细胞凋亡　不同剂量的 ^{125}I 照射后，收集细胞用于 Annexin V/PI 染色，采用流式细胞术检测细胞凋亡。结果表明 2Gy、4Gy、6Gy 的 ^{125}I 照射均独立地显著诱导 NSCLC 细胞凋亡，明显提高了细胞凋亡相关蛋白 CytoC、Bax、Caspase3 的水平，但显著抑制了 Bcl-2 的表达。

3. ^{125}I 阻滞 NSCLC 细胞周期　不同剂量的 ^{125}I 照射后,收集细胞进行 PI 染色,使用流式细胞术检测细胞周期。结果显示 2Gy、4Gy、6Gy 的 ^{125}I 照射均显著独立地诱导 NSCLC 细胞的 S 期阻滞,明显提高了细胞凋亡相关蛋白 p21 的水平,但显著抑制了 CyclinA1 和 CDK2 的表达。

4. ^{125}I 抑制 NSCLC 细胞的侵袭　不同剂量的 ^{125}I 照射后,将细胞接种于 12 孔板中。Transwell 实验检测 NSCLC 细胞侵入能力的变化。结果表明 ^{125}I 照射显著抑制 NSCLC 细胞的侵袭能力。同时,^{125}I 照射提高了 N- 钙黏蛋白的表达水平,但降低了波形蛋白和 MMP-9 的水平。

二、放射性粒子对非小细胞肺癌细胞体内外抑制作用

选择注射 A549 和 H1299 细胞的 BALB/c 裸鼠,成瘤后植入 ^{125}I 粒子后,分次测量肿瘤体积。研究显示 ^{125}I 照射对体内 NSCLC 细胞生长的影响,与在体外发现的一致,^{125}I 辐射显著减弱了肿瘤的生长。

(王俊杰　霍小东　郑广钧　张福君　吴沛宏)

参考文献

[1] MARCHESE M J,HALL E J,HILARIS B S.Encapsulated iodine-125 in radiation oncology.I.Study of the relative biological effectiveness(RBE)using low dose rate irradiation of mammalian cell cultures.Am J Clin Oncol,1984,7(6):607-611.

[2] FREEMAN M L,GOLDHAGEN P,SIERRA E,et al.Studies with encapsulated ^{125}I sources.Ⅱ.Determination of the relative biological effectiveness using cultured mammalian cells.Int J Radiat Oncol Biol Phys,1982,8(8):1355-1361.

[3] DALE R G.The application of the linear-quadratic dose-effect equation to fractionated and protracted radiotherapy.Br J Radiol,1985,58(690):515-528.

[4] DASILVA V F,GUTIN P H,DEEN D F,et al.Relative biological effectiveness of ^{125}I sources in a murine brachytherapy model.Int J Radiat Oncol Biol Phys,1984,10(11):2109-2111.

[5] DALE R G.Radiobiological assessment of permanent implants using tumour repopulation factors in the linear-quadratic model.Br J Radiol,1989,62(735):241-244.

[6] HENSCHKE U K,LAWRENCE D C.Caesium-137 seeds for permanent implants.Radiology,1985,1117-1119.

[7] HALL E J.Radiation dose-rate:a factor of importance in radiobiology and radiotherapy.Br J Radiol,1972,45(530):81-97.

[8] LING C C.Permanent implants using ^{198}Au,^{103}Pa and ^{125}I:Radiobiological considerations based on the liner quadratic model.Int J Radiat Oncol Biol Phys,1984,10:2109-2111.

[9] MARCHESE M J,ZAIDER M,HALL E J.Dose-rate effects in normal and malignant cells of human origin.Br J Radiol,1987,60(714):573-576.

[10] DASILVA V F,GUTIN P H,DEEN D F,et al.Relative biological effectiveness of ^{125}I sources in a murine brachytherapy model.Int J Radiat Oncol Biol Phys,1984,10(11):2109-2111.

[11] OUYANG L,SHI Z,ZHAO S,et al.Programmed cell death pathways in cancer:a review of apoptosis,autophagy and programmed necrosis.Cell Prolif,2012,45(6):487-498.

[12] ODONKOR C A,ACHILEFU S.Modulation of effector caspase cleavage determines response of breast and lung tumor cell lines to chemotherapy.Cancer Invest,2009,27(4):417-429.

[13] 赵真真,王忠敏,陆健,等.^{125}I粒子持续低剂量率照射和(60)Coγ射线高剂量率照射对H1299细胞生物学效应的比较研究.介入放射学杂志,2015,24(8):702-706.

[14] QUA,WANG H,LI J,et al.Biological effects of(125)I seeds radiation on A549 lung cancer cells:G2/M arrest and enhanced cell death.Cancer Invest,2014,32(6):209-217.

[15] WANG J,WANG J,LIAO A,et al.The direct biologic effects of radioactive ^{125}I seeds on pancreatic cancer cells PANC-1,at continuous low-dose rates.Cancer Biother Radiopharm,2009,24(4):409-416.

[16] LIAO A,WANG J,WANG J,et al.Relative biological effectiveness and cell-killing efficacy of continuous low-dose-rate ^{125}I

seeds on prostate carcinoma cells in vitro.Integr Cancer Ther,2010,9（1）:59-65.

[17] LIU J S,CHIANG T H,WANG J S,et al.Induction of p53-independent growth inhibition in lung carcinoma cell A549 by gypenosides.J Cell Mol Med,2015,19（7）:1697-1709.

[18] GROEGER A M,ESPOSITO V,DELUCA A,et al.Prognostic value of immunohistochemical expression of p53,bax,Bcl-2 and Bcl-xL in resected non-small-cell lung cancers.Histopathology,2004,44（1）:54-63.

[19] KUBO N,NODA S E,TAKAHASHI A,et al.Radiosensitizing effect of carboplatin and paclitaxel to carbon-ion beam irradiation in the non-small-cell lung cancer cell line H460.J Radiat Res,2015,56（2）:229-238.

[20] CAI Y,SHENG Z Y,CHEN Y,et al.Effect of Withaferin A on A549 cellular proliferation and apoptosis in non-small cell lung cancer.Asian Pac J Cancer Prev,2014,15（4）:1711-1714.

[21] WANG Z M,LU J,LIU T,et al.CT-guided interstitial brachytherapy of inoperable non-small cell lung cancer.Lung Cancer,2011,74（2）:253-257.

[22] JOHNSON M,COLONIAS A,PARDA D,et al.Dosimetric and technical aspects of intraoperative I-125 brachytherapy for stage I non-small cell lung cancer.Phys Med Biol,2007,52（5）:1237-1245.

[23] SANTOS R,COLONIAS A,PARDA D,et al.Comparison between sublobar resection and [125]Iodine brachytherapy after sublobar resection in high-risk patients with Stage I non-small-cell lung cancer.Surgery,2003,134（4）:691-697.

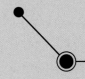

第五章

放射性粒子治疗胸部肿瘤的剂量学研究

第一节 共面模板辅助下粒子植入治疗肺癌的剂量学临床研究

2001年,Gordon和王俊杰教授完成了我国首例共面模板辅助下经直肠超声引导前列腺癌粒子植入。2002年始,柴树德教授将共面模板引导前列腺癌粒子植入的技术原理运用到肺癌的治疗上并逐步解决了肺癌粒子植入的方法学问题。共面模板辅助放射性粒子植入始于前列腺癌近距离治疗,其剂量学研究已经成熟,而共面模板辅助CT引导下粒子植入治疗肺癌的剂量学研究仍在探索阶段。

柴树德等报道2002—2004年53例共面模板引导下非小细胞肺癌粒子植入治疗,PD为80Gy,术后平均照射剂量为150.5Gy,mPD为84.6Gy,D_{90}为92.4Gy,D_{90}>mPD。靶区瘤体外1cm、2cm接受的平均照射剂量迅速衰减到20%和5%左右,即31.6Gy和7.7Gy。瘤体完全缓解率为27%,部分缓解率为73%。1年生存率为95%。郑广钧等报道2002—2006年CT引导共面模板辅助粒子植入治疗82例肺转移癌(共126个病灶),PD为80Gy,术后剂量验证靶区瘤体接受的平均照射剂量为(159.3±34.5)Gy,中位剂量为(118.6±33.2)Gy,D_{90}为(90.3±8.2)Gy,V_{90}为90.1%±6.1%,MPD为82.2Gy。粒子植入6个月复查CT,CR为25.4%,PR为64.3%,SD为6.3%,PD为4.0%,有效率(CR+PR)为89.7%。霍小东等报道2002—2009年247例Ⅲ期NSCLC患者共面模板辅助下放射性粒子植入治疗,按D_{90}≤80Gy、80~110Gy、>110Gy分为3组,1年、3年、5年生存率差异有统计学意义,多因素分析也显示其为独立性预后的影响因素。手术后D_{90}>110Gy组预后较好,提示手术前PD>110Gy可能使Ⅲ期肺癌患者受益。1年、3年、5年生存率分别为82.8%、23.8%和11.5%,中位生存时间为24.8个月。其中Ⅲa期五年生存率为14.7%,中位生存时间为29.7个月;Ⅲb期五年生存率为11.2%,中位生存时间为24.0个月。1、3、5年局部控制率分别为92.2%、63.8%和25.7%。

为了使放射性粒子植入剂量更加精确,2015年天津医科大学第二医院粒子团队在原有共面模板的基础上研制开发应用了3D打印共面模板联合肋骨钻孔技术,它是在保证平行进针的前提下,利用患者的医学影像数据为其量身定制与其解剖结构相匹配的模板,且模板孔径、厚度可按要求订制,适当增加厚度,可使穿刺针在模板中行程加长,减少组织内偏移,从而增加穿刺精度。3D打印共面模板为一次性物品,消除了劳动密集型清洗、浸泡和重复消毒的操作步骤,同时减少了生物及化学污物残留以及不同患者反复使用导致交叉感染的风险。肋骨钻孔技术是为了解决共面模板上预留通道遇到肋骨遮挡无法进针使术前计划无法实施的技术难题,基本实现了术前计划与术中实施的吻合,使肺癌粒子植入在剂量学方面的质量控制得到有力保障。

霍彬等报道2015—2016年采用3D打印共面模板联合肋骨打孔技术治疗21例NSCLC患者,术后剂量验证满意率为90.5%,术后剂量验证靶区的体积、粒子数、针数、D_{90}、V_{100}及V_{200}的平均值分别为47.6cc、33颗、10支、12 765.1Gy、92.6%、34.8%。术前计划分别为46.4cc、33颗、10支、12 433.8Gy、95.2%、28.8%(P=0.012、0.930、0.267、0.179、0.032、0.003)。曹强等报道3D打印共面模板组与徒手穿刺组两组对照研究,共面模板组术后剂量学参数和徒手组术后剂量学参数行单样本t检验,其中V_{100}、CI、

EI、HI、剂量误差率差异有统计学意义（t=2.598、2.278、4.637、4.616、4.785，$P<0.05$），体现了共面模板在粒子空间分布方面较徒手穿刺的显著优势。吉喆等报道 2016 年 1 月—2017 年 6 月采用 3D 打印共面模板粒子植入治疗胸部肿瘤患者 22 例，术后靶区中位 D_{90} 为 150.4Gy，68% 的患者 GTV D_{90} 高于 PD、靶区中位 V_{100} 较术前下降（95.5% *vs.* 97.2%），余剂量学指标较术前差异均无统计学意义（均 $P>0.05$），显示 3D 打印共面模板在胸部肿瘤粒子植入的治疗精确性良好。邢超等报道 2015—2016 年实施 3D 打印共面模板联合肋骨钻孔辅助粒子植入治疗肺癌患者 9 例，植入前后 D_{90}、D_{100}、V_{90}、V_{100}、V_{150}、V_{200}、CI、EI、HI、GTV 体积及粒子数目参数进行配对 t 检验，各指标手术前后比较差异均无统计学意义（均 $P>0.05$）。术后 V_{150} 和 V_{200} 均值分别为 70% 和 45%，在满足 D_{90} 的前提下，尽可能降低 V_{150} 和 V_{200}，既可降低粒子的数目，又满足靶区剂量学要求。霍小东等报道 2009—2015 年使用共面模板辅助放射性粒子植入治疗的非小细胞肺癌术后局部复发患者 38 例，中位随访时间为 22.5 个月，中位生存期 21 个月，2 年总生存、无进展生存和局部控制的发生率分别为 47.4%、39.5% 和 83.5%。2017 年柴树德等在原有共面模板基础上进行了改进，研发了"数字信息行标共面模板"。该模板上镶有成一次正比例函数排列的金属空心管，是透光、透明、可耐受低温等离子消毒的数字信息虚拟注塑共面模板。霍小东等报道 2017—2019 年 58 例肺癌患者，其中 30 例应用数字信息行标共面模板，28 例应用通用制式共面模板，结果显示两组术前计划与术后验证 MPD、D_{90}、V_{100}、V_{150}、V_{200} 差异均无统计学意义，使用两种共面模板均可达到术前计划的剂量要求，数字信息行标共面模板可进一步缩短手术操作时间，提高了患者的耐受度。此系列研究彰显了共面模板技术在肺癌放射性粒子植入治疗方面对于临床剂量学的显著优势，远高于徒手穿刺植入粒子术，其术后质量验证满意率不足 40%。

第二节　共面模板辅助下纵隔淋巴结转移瘤粒子植入剂量学研究

当纵隔 4R 组淋巴结转移灶明显肿大并对上腔静脉产生严重压迫时，会导致上腔静脉综合征（superior vena cava syndrome，SVCS）。SVCS 是肺癌的严重并发症，外科旁路手术因创伤及风险较大，在临床工作中应用受限；同步放化疗近期有效率可达到 80%~90%，但药物不良反应明显，远期可带来放射性肺损伤、放射性食管炎等不良后果；经皮穿刺植入血管内支架，虽能暂时缓解症状，但患者仍会在短期内因癌转移或上腔静脉综合征加重而死亡。

对于不依从或不适合外放疗的患者，粒子植入的手段和临床效果逐渐得到认可，由于纵隔 4R 组淋巴结周围分布有上腔静脉、奇静脉、主动脉等重要血管，且与大气管及右肺上叶支气管相邻，CT 引导下穿刺出血风险大，传统徒手穿刺布针和植入粒子多数依靠个人经验，容易造成粒子分布不合理，出现剂量冷区和热区而影响疗效，而靶区内合理的剂量分布是治疗的关键，其取决于术前对粒子排布的设计和术中对计划的精准实施。

天津医科大学第二医院于 2008 年 1 月—2014 年 12 月对 32 例 4R 组纵隔淋巴结转移灶的肺癌患者进行放射性粒子植入治疗，其中男性患者 22 例，女性患者 10 例，年龄 45~84 岁（中位年龄 58 岁），鳞状细胞癌 20 例，腺癌 12 例。PD 为 120Gy，放射性 ^{125}I 粒子活度 18.5×10^7~29.6×10^7MBq。术中未发生重要血管及气管损伤等严重并发症。术毕进行常规 CT 扫描，10 例患者出现气胸，发生率为 31.3%，其中 4 例行胸腔闭式引流术，6 例行胸腔穿刺抽气。8 例患者出现肺内出血，发生率为 25.0%，其中 3 例伴有咯血，无进行性血胸。8 例患者行止血处理后咯血停止。

术后剂量验证与术前计划的主要剂量学指标吻合度较好（表 1-5-1），D_{90}、D_{100}、V_{100}、V_{200}、CI、EI 等剂量学参数的差异均无统计学意义，标志着采用共面模板辅助和肋骨钻孔技术可以较精准地实施术前计划。术后 6 个月胸部 CT 显示靶区 CR 为 15.63%（5/32），PR 为 68.74%（22/32），SD 为 9.38%（3/32），PD 为 6.25%（2/32），有效率（CR+PR）为 84.37%。术后 1 年生存率为 87.5%，3 年生存率为 59.4%，中位生存时间为 34 个月。定期复查胸部 CT，未发现明显肺部放射性损伤及大血管损伤出血等改变。提示粒子植入治疗纵隔 4R 组淋巴结转移瘤应用 PD 为 120Gy，放射性粒子活度 18.5×10^7~29.6×10^7MBq 适合，但需要大样本的观察以得出客观数据。

由于纵隔淋巴结位置较深且周围重要组织及血管较多,又有肋骨遮挡使穿刺路径的选择具有一定局限性,可能造成粒子排布无法达到理想状态,势必影响治疗效果。因此,术前计划应选择适合的体位和进针路径减少对血管的损伤,术中采用肋骨钻孔技术和共面模板辅助,按照术前计划进针植入粒子是保证剂量学达标的重要因素。

表 1-5-1　术后验证与术前计划的剂量参数($\bar{x} \pm S$)

剂量参数	术前计划	术后验证
处方剂量 /Gy	120	120
靶区平均剂量 /Gy	222.1 ± 30.6	232.5 ± 30.2
D_{90}/Gy	144.7 ± 15.4	150.8 ± 16.6
D_{100}/Gy	97.4 ± 11.4	100.4 ± 12.6
V_{100}/%	94.5 ± 2.0	94.1 ± 2.6
V_{200}/%	30.9 ± 4.9	33.0 ± 5.7
CI	0.77 ± 0.05	0.75 ± 0.06
EI/%	20.5 ± 5.3	22.7 ± 5.8
上腔静脉剂量 /Gy	18.1 ± 7.3	19.3 ± 7.2
主动脉剂量 /Gy	11.1 ± 4.5	12.1 ± 5.1

第三节　共面模板辅助下胸壁肿瘤粒子植入剂量学研究

胸壁恶性肿瘤包括原发性肿瘤和继发性肿瘤,组织来源复杂,病理类型多样。主要临床表现为胸壁肿块和疼痛,随肿瘤增长患者疼痛逐渐加重,严重影响生活质量。其主要治疗方法是手术切除,但术后复发率高。对于无法手术或术后复发以及转移性胸壁肿瘤的患者可给予外放疗、化疗、射频消融以及氩氦刀治疗,但效果并不理想。近年来,国内放射学界学者采用放射性 ^{125}I 粒子植入治疗胸壁转移或复发恶性肿瘤取得较好的疗效。

2005—2015 年,天津医科大学第二医院应用 CT 引导共面模板辅助放射性 ^{125}I 粒子植入治疗转移或复发的胸壁肿瘤患者 31 例,其中男性患者 16 例、女性患者 15 例,平均年龄 57.6 ± 8.9 岁,年龄范围 31~79 岁。原发灶肺癌 11 例、恶性纤维组织细胞瘤 6 例、胸壁软组织肉瘤 3 例、恶性胸腺瘤 3 例、食管癌 2 例、子宫平滑肌肉瘤 1 例、肝癌 1 例、乙状结肠癌 1 例、肌上皮癌 1 例、宫颈癌 1 例、恶性神经鞘瘤 1 例。全部患者术前体力状态评分(KPS)>60 分,白细胞计数 ≥4.0 × 10^9/L,预期生存 6 个月以上,不能或不愿接受手术或放疗。粒子活度为 2.59 × 10^7 MBq(0.7mCi),PD 为 110Gy。术后与术前剂量学参数比较差异无统计学意义(P>0.05,表 1-5-2)。

表 1-5-2　术前术后各参数比较($\bar{x} \pm S$)

指标	术前	术后	t 值	P 值
D_{90}/Gy	141.03 ± 3.76	138.27 ± 8.51	1.62	0.116
D_{100}/Gy	105.12 ± 3.09	103.54 ± 3.77	1.87	0.071
V_{90}/%	99.32 ± 1.21	98.85 ± 1.14	1.67	0.102
V_{100}/%	95.32 ± 1.92	94.76 ± 1.75	1.37	0.176
粒子数量 / 颗	40.7 ± 17.7	41.0 ± 18.0	1.541	0.134

术后 6 个月复查胸部 CT,CR 为 25.8%(8/31),PR 为 51.6%(16/31),SD 为 6.5%(2/31),PD 为 16.1%(5/31),有效率(CR+PR)为 77.4%,局部控制率为 83.9%(26/31)。全部患者胸痛均有不同程度旳缓解。未出现气胸及血胸,未出现皮肤溃疡及纤维化。13 例患者出现局部皮肤色素沉着,未给予特殊处理。本组短期效果明显,提示粒子活度 2.59×10^7Bq(0.7mCi),PD 110Gy 治疗胸壁转移或复发恶性肿瘤疗效确切。患者 3 年生存率较低,主要因为患者均处于病程晚期,而且与本组患者中恶性程度高的肺癌患者比例较高(11/31)有关。

放射性 ^{125}I 粒子植入治疗肿瘤能否取得良好效果取决于以下两点。

1. 术前使用 TPS 制订合理的治疗计划。

2. 术中辅助共面模板进行穿刺及粒子植入。既往粒子植入治疗胸壁恶性肿瘤,多在 CT 或 B 超引导下徒手操作,完全依靠术者经验进行穿刺布针,不能有效进行质量控制,易出现局部剂量冷区,导致肿瘤复发。王克海等采用自制格栅贴于进针大体位置引导穿刺,在一定程度上改善了上述不足,但格栅引导不能保证完全平行进针,仍不能克服粒子排布不均。共面模板穿刺进针角度可控,一次性平行排布,提高了插植的精确性,保障了剂量学稳定,既缩短了手术时间,也减少了患者和术者的术中辐射剂量。

第四节　共面模板辅助下粒子植入治疗脊柱转移瘤剂量学研究

脊柱转移瘤是临床治疗难题之一,常首选放射治疗。由于脊髓耐受量的限制,无法提高肿瘤内的剂量,而不能获得更好的局部控制率。

放射性粒子的适形植入应用于治疗脊柱转移瘤,10 余年来在肿瘤局部控制和缓解疼痛等方面疗效明显,但如何控制肿瘤靶区和脊髓辐射受量仍然是影响整体疗效的主要因素。

回顾性分析天津医科大学第二医院在 2006—2015 年间收治的 12 例脊柱转移瘤患者,其中男性患者 9 例,女性患者 3 例,年龄(55±19)岁,中位年龄 61.3 岁。肿瘤来源分别为肺部 7 例、肝脏 2 例、乳腺 2 例、肾脏 1 例。脊柱转移瘤灶 16 个,部位为胸椎 7 个、腰椎 9 个。转移瘤灶直径(2.310±1.49)cm。疼痛评价按(NVS)0~10 数字疼痛分级法:0 为不痛,1~3 表示轻度疼痛,4~6 表示中度疼痛,7~9 表示重度疼痛,10 为极度疼痛。本组轻度疼痛 3 例,中度疼痛 5 例,重度疼痛 4 例。患者拒绝外放射治疗,行 CT 下模板辅助放射性 ^{125}I 粒子植入术,粒子活度 1.48×10^7~2.59×10^7Bq(0.4~0.7mCi),PD 80Gy。未有脊髓损伤并发症,1 例患者出现局限性气胸(肺压缩 <20%),自行吸收。

术后质量评估结果:靶区 D_{90} 为(115.29±7.87)Gy,D_{100} 为(76.59±5.53)Gy,V_{90} 为 99.30%±0.51%,V_{100} 为 98.06%±1.15%,CI 为 0.981±0.012,EI 为 0.012±0.007,接受的平均照射剂量为(209.21±37.16)Gy。脊髓接受的平均照射剂量为(30.47±4.83)Gy。与术前计划间差异 α=0.05,P>0.05,差异无统计学意义(表 1-5-3)。

表 1-5-3　术前、术后靶区剂量学参数比较($\bar{x} \pm S$)

	例数	粒子数/颗	D_{90}/Gy	D_{100}/Gy	V_{90}/%	V_{100}/%	CI	EI	脊髓受量/Gy
术前	16	23.3	115.4	76.90	99.49	97.54	0.975	0.014	31.11
		±7.4	±8.38	±5.96	±0.45	±1.35	±0.014	±0.009	±4.67
术后	16	24.4	115.29	76.59	99.30	98.06	0.981	0.012	30.47
		±8.0	±7.87	±5.53	±0.51	±1.15	±0.012	±0.007	±4.83
t 值		−0.379	0.060	0.146	−0.181	1.558	1.469	−0.627	0.370
P 值		0.708	0.953	0.884	0.228	0.250	0.247	0.135	0.713

术后 3 个月病灶 CR 为 18.8%(3/16),10 个月病灶缩小 30% 以上,PR 为 62.5%(10/16),PD 为 6.25%(1/16),SD 为 6.25%(1/16),局部控制率为 81.3%;瘤灶直径(3.15±0.93)cm,植入前与术后 3 个月病灶

直径的组间差异 $\alpha=0.05$，$t=9.19$，$P=0.000\ 1$（$P<0.05$），差异有统计学意义。按疼痛疗效评定标准分级：完全缓解为 25%（3/12），部分缓解为 58.3%（7/12），轻度缓解为 16.7%（2/12），无效为 0，有效率（完全缓解 + 部分缓解）为 83.3%。随访 5 年患者已全部死亡，生存期 1 年为 100%（12/12），2 年为 50%（6/12），3 年为 8.3%（1/12），5 年为 0（0/12），中位生存期为 24 个月。

^{125}I 粒子植入近距离治疗有持续照射肿瘤细胞，放射范围与肿瘤体积高度适形，靶区高剂量，靶区外剂量呈指数迅速衰减的生物学优势，对脏器所造成的损伤基本可以有效控制。但在粒子植入的过程中如果不能严格按照术前计划执行，很容易造成靶区剂量偏差，粒子植入中因距离平方反比定律和指数衰减规律的作用，距源距离的稍许变化，即可导致剂量分布的明显改变。放射性粒子植入治疗的疗效直接取决于放射剂量分布，而剂量分布在很大程度上取决于植入针的空间分布（间距、深度、角度、平行程度等）。为了达到良好的治疗效果且减少并发症的发生，质量控制是十分关键的，特别是靶区和脊髓距离很近甚至肿瘤已侵入脊髓腔中的患者。因此，质量控制的第一步是做好术前计划，术前计划重要的特点是接近脊髓第一排的粒子要距离脊髓 0.5~1cm，并满足剂量学要求。第二步是使用共面模板，因为在徒手穿刺操作时不容易使每层面的穿刺针到位，在术中优化尚未普及的情况下植入粒子，有可能造成剂量的偏差，甚至损伤脊髓。使用共面模板可以基本按照术前计划一次插入全部植入针，进针路线遇到骨组织遮挡可使用骨钻或骨穿刺针钻穿。CT 扫描进针到位后即按计划植入粒子，这样可保证粒子空间排布、剂量分布与术前计划符合，以保障靶区治疗剂量和脊髓的低剂量。共面模板的辅助，提高了粒子操作的精确性和准确性，可以最大限度地实现术前计划的目的，提高了肿瘤的治疗剂量，从而实现术前计划，达到放射治疗要求的适形与调强，取得良好的治疗效果。

常规放疗受脊髓耐受剂量的限制。脊髓受量剂量达到 50Gy 后，5 年内发生坏死、梗死的比例达 25%~50%，因此脊柱和椎体转移瘤常规放射治疗的最大安全照射剂量为 45Gy。共面模板辅助 CT 下粒子植入达到放射治疗要求的适形与调强，本组脊髓接受的平均照射剂量为（30.47 ± 4.83）Gy，低于脊柱放疗剂量限制的 45Gy，故无脊髓损伤发生。本研究提示 PD 80Gy 治疗脊柱转移瘤可以达到较好的临床效果，减少脊髓并发症的发生。

第五节　共面模板辅助下粒子植入治疗肺癌的术中剂量优化

2000 年美国纽约纪念斯隆 - 凯特林癌症中心的 Zelefsky 等首先报道了前列腺癌术中剂量优化技术，与传统方法相比，术中实时计划提供了更为适宜的 PD 靶区覆盖率和更低的尿道剂量。在随后的 20 年里，超声引导下前列腺癌术中剂量学研究与改进在不断进行。术中剂量优化的出现，使前列腺癌低剂量率近距离治疗的剂量一致性达到了前所未有的水平。不仅改善了可评估的剂量学参数，而且对于 NCCN 所有不同风险分层的前列腺癌患者，显著提高了其长期无病生存率，是现代前列腺癌近距离治疗技术成功的关键。

我国自 2001 年起，开展 CT 引导下的胸部肿瘤放射性粒子植入多根据术者经验决定粒子位置，局部易出现冷区和热区，无法确保靶区剂量合理分布，成为制约其规范化发展的瓶颈。即使制订了术前 TPS 计划，由于胸部肿瘤解剖结构复杂、靶区形态多不规则、术中选择体位多与术前计划时不一致、下肺病灶呼吸动度大等，术前 TPS 计划往往很难与术中真实情况完全匹配，使得剂量学难以保证。

随着数字影像技术，尤其是医学数字成像和通信传输标准（digital imaging and communications in medicine，DICOM）3.0 的成熟应用，使 CT 引导下胸部肿瘤近距离治疗的术中实时剂量优化成为可能。2013 年，霍彬等在国内最早报道了肺癌放射性粒子治疗的术中剂量优化。该研究纳入 2010—2012 年 31 例肺癌患者，其中 13 例术中行 TPS 实时计划优化（A 组），余 18 例未行术中实时计划（B 组），按经验间隔 1cm 植入粒子。术后均行 TPS 质量验证，比较各组质量验证满意率。结果显示 A、B 组术后质量验证满意率分别为 92% 和 39%，剂量学差异显著。

术中实时剂量优化的流程：患者选择合适的手术体位（如仰卧位，左、右侧卧位或俯卧位），安放校准仪，固定模板后依据术前计划和术中实际情况经肋间隙将植入针一次性插植完成。即刻 CT 扫描，扫描层厚 5mm,将 DICOM3.0 图像导入治疗计划系统。进行术中实时计划及剂量优化,其中的关键点是在植入针的针道轨迹上,依据剂量学反馈进行非等距离排布粒子。

具体操作:①勾画肿瘤靶区;②计划系统中所添加模板及模拟植入针时需要与真实术中影像位置重叠;③在靶区内布粒子时选用逐步填充颜色显示的 D_{90} 等剂量曲线,即可随粒子增减在当前断层图像上直观显示等剂量面对靶区的剂量覆盖情况;④采用周边密集、中间稀疏布源方式,以尽可能避免剂量冷点,减少剂量热点;⑤布源时实时显示等剂量面,同时观察等剂量面与靶区吻合情况,如存在剂量冷区及时手动加补粒子弥补剂量冷区,使等剂量面完全覆盖当前层面靶区;⑥进行剂量计算,得出剂量体积直方图;⑦记录植入针及粒子位置、数量、深度,按在真实植入针轨迹上做的实时计划植入粒子(图 1-5-1,见文末彩图)。

近年来,国内越来越多的医学中心将术中剂量优化应用于肺癌及其他瘤种的放射性粒子治疗临床实践,进一步验证了该技术的剂量学优势。刘波等报道 26 例肺癌放射性粒子植入患者,其中 12 例增加术中实时剂量优化,显示其剂量学分布更加合理。柳炳吉等将 60 例肺癌患者每组 30 例随机分为观察组(行 TPS 术中优化)和对照组(未行 TPS 术中优化),在 SPECT/CT 引导下放射性粒子植入治疗。结果显示对照组术后 MCD、MPD、D_{90} 等相关数据均高于术前计划,差异有统计学意义。TPS 术中优化使靶区剂量分布均匀,达到预期治疗效果的同时可以避免高剂量照射减少正常组织损害,且减轻患者的经济负担。胡禾颖等报道 8 例患有恶性脑胶质瘤并行 ^{125}I 放射性粒子植入治疗的患者,术中进行了实时剂量学优化,显示术后 V_{90}、V_{100}、CI、EI 和 HI 与术前计划比较吻合,保障了术后剂量学的合理分布。张利娟等报道了 20 例腹膜后淋巴结转移癌患者,其中 10 例行 TPS 术中实时计划指导(A 组),10 例未行 TPS 术中实时计划指导(B 组),两组患者均行术前计划及术后质量验证.结果两组各参数相比较,D_{90}、V_{90}、V_{100} 误差百分比差异具有显著统计学意义,提示实时术中计划指导可显著提高粒子植入前后靶区剂量的一致性,以满足剂量分布合理的要求。不同瘤种、不同医学中心的研究,验证了术中剂量优化技术在放射性粒子近距离治疗中的价值,作为肿瘤放射性粒子植入治疗体系中的关键一环,已经形成专家共识,将会逐步推广并应用于临床工作中,治疗更多患者。

第六节　非共面模板辅助下粒子植入治疗肺癌剂量学研究

前列腺癌粒子植入术后剂量与术前计划剂量有很好的一致性,主要是前列腺位置固定,移动度小,加之模板引导,穿刺准确,操作简便,容易重复,术前计划可被准确无误地实施。而其他部位的实体肿瘤大多因没有模板及标准术式,操作复杂,粒子位置不能与术前计划一致,即使有经验的医师手术操作,剂量也不可控。霍彬等应用共面模板辅助对肺癌行 CT 下粒子植入,明显提高了术后剂量满意率,但其进针路径必须相互平行,肋骨打孔会有一定的创伤,且有潜在损伤肋间动脉及神经的风险。

在 3D 打印非共面模板的引导下粒子植入可以取任意角度进针,有效避开血管、骨骼,准确穿刺至术前计划的位置,误差小,剂量分布更适形,可以很好地满足剂量学要求。前期研究已经得出 3D 打印非共面模板可应用于各部位实体肿瘤的粒子植入,能让术后验证剂量满足术前计划要求,明显优于徒手植入的剂量。

张宏涛等于 2015—2017 年对 8 例原发和转移性肺肿瘤患者进行 3D 打印非共面模板引导放射性粒子植入治疗,其中男性患者 7 例,女性患者 1 例,年龄 57~79 岁。PD 80~145Gy,放射性 ^{125}I 粒子活度 $18.5 \times 10^7 \sim 29.6 \times 10^7 MBq$。1 例患者肿瘤位于左侧肺门处,穿刺第一针后即出现气胸,纵隔向左侧整体移位将近 2cm,3D 模板无法继续应用,遂转为 CT 引导徒手植入。7 例手术成功实施,其中 1 例患者为左肺腺癌患者,手术时发现针道偏移,为了避免穿刺位置偏差引起的剂量误差,实施了术中所有植入针到位以后的术中实时计划,在实际针道上重新排布粒子位置,按术中实时计划植入粒子,以保证剂量分布满足术前计划要求,有效避免了穿刺误差引起的剂量偏差。术中未发生重要血管及气管损伤。术毕行常规 CT 扫描,3 例患者出现气胸,发生率为 33.3%,均行胸腔闭式引流术。2 例患者伴有咯血,无进行性血胸。

术前术后剂量学参数：术前计划 D_{90} 为（107.40±28.11）Gy，V_{90} 为 94.63%±1.36%，V_{100} 为 90.99%±1.19%，V_{150} 为 60.98%±6.31%。术后剂量验证 D_{90} 为（103.12±35.06）Gy，V_{90} 为 92.0%±4.73%，V_{100} 为 88.43%±5.24%，V_{200} 为 63.03%±7.40%，各项指标手术前后差异均无统计学意义。显示 3D 打印非共面模板可很好引导肺部肿瘤放射性粒子植入，术后验证剂量与术前计划一致，满足靶区剂量学要求。

3D 打印非共面模板在肺部肿瘤的应用中要注意以下几点。

1. 按标记点固定模板后再次进行 CT 扫描，确认模板的穿刺引导孔与术前计划是否一致，如有偏差，应调整位置后再行穿刺。

2. 穿刺时应先用 1 根定位针穿刺到胸壁近胸膜处然后进行 CT 扫描，确认植入针位置，如位置无误在患者平静呼吸情况下穿过胸膜到达肺内至少 1cm 以上，防止针尖将胸膜划伤导致气胸。

3. 如果穿刺定位时出现少量气胸，需要仔细观察肿瘤与模板的相对位置，如无明显位移，此时不可处理气胸，应先将定位针穿刺入肿瘤内部将肿瘤固定，如患者无呼吸困难，可待其他植入针穿刺入肿瘤后再处理气胸。

4. 定位针到达肿瘤内部以后可将肿瘤与模板相对位置固定，此时再穿刺其他植入针，如果术前计划针尖距离大血管较近，切勿一次进针到计划深度，应分步进针以防损伤大血管。

3D 打印非共面模板可避开肋骨、血管等器官准确引导穿刺肺部肿瘤，植入粒子后各项剂量学指标与术前计划有很好的一致性。但因为肺部肿瘤在术中会随着呼吸运动，在植入过程中需要特别注意模板与靶区相对位置的一致性。一旦体位变化、呼吸运动、气胸等原因导致靶区明显位移会导致模板不能继续应用。

第七节 共面与非共面模板辅助下粒子植入治疗肺癌剂量学比较

采用三维数据信息重建和 3D 打印技术制作的 3D 模板（3D-printing template，3DPT）分为两种，即 3D 打印共面模板（3D-printing coplanar template，3D-PCT）和 3D 打印非共面模板（3D-printing non-coplanar template，3D-PNCT）。已有多项临床研究将非共面模板应用于头颈部、胸部、腹膜后、盆腔病变中的粒子植入及共面模板应用于头颈部、胸部、盆腔病变中的粒子植入。提示了 3D 模板可广泛用于体部各部位的粒子植入，且术后剂量能较好地达到术前剂量的要求。业已形成并推出的多个模板引导下粒子植入相关专家共识，其中对两种模板技术的差异（表 1-5-4）和体部不同部位所建议应用的模板技术也进行了推荐（表 1-5-5）。

表 1-5-4 两种模板引导技术特点比较

内容	3D-PCT	3D-PNCT
术前定位	需要	需要
术前计划	需要	需要
术中定位	需要	不需要
术中复位	不需要	需要
模板打印	共用	个体化
激光灯	需要	需要
固定架	需要	需要
打孔器	需要	需要
术中优化	需要	需要
术后评估	需要	需要
造价	低廉	昂贵

表 1-5-5　两种模板辅助粒子植入治疗适用部位推荐

部位	3D-PCT	3D-PNCT
头颈部	++	++++
胸部	++++	++
腹部	++++	++
盆腔	++	++
脊柱	++	+++

注:++++ 强烈推荐,++ 部分推荐。

针对同一部位的病变,应用共面模板和非共面模板在剂量学上有何差异,有少数研究也对此进行了分析。徐俊马等比较了放射性粒子植入治疗头颈部恶性肿瘤采用(printing non-coplanar template,PNCT)和(printing coplanar template,PCT)的术前计划参数差异,入选 20 例患者,均分别以 PNCT 和 PCT 方案行术前计划设计,结果提示两组靶区剂量学指标无明显差异(D_{90}、V_{100}、V_{150}、V_{200})($P>0.05$),PNCT 组患者总针道数及破骨针道数均少于 PCT 组($P<0.05$)。曲昂等比较了放射性粒子植入治疗盆壁复发妇科恶性肿瘤采用 PNCT 和 PCT 辅助引导的术前计划参数差异,共 33 例、37 个病灶,所有患者均分别行进行 PNCT 和 PCT 的术前计划设计,结果提示两组靶区 D_{90} 相似($P>0.05$),PNCT 组患者平均通过肠管针数和破骨针数均少于 PCT 组[0(0~13)、0(0~25)、$P<0.05$;0(0~3)、0(0~25)、$Z=-2.232$,$P<0.05$]。

在胸部肿瘤方面,吉喆团队比较了放射性粒子植入治疗周围型肺癌采用 NCT 和 CT 辅助引导的术前计划参数差异,所有患者分别采用 PNCT 方案和 PCT 方案设计植入计划,两种计划所设定的处方剂量和粒子活度均相同。对比两种计划中的数据,包括粒子数、针数、过肋骨针数及相关剂量学参数。剂量学参数包括靶区 D_{90}、Dmean、MPD、V_{100}、V_{150}、CI、EI、HI 以及脊髓和胸主动脉的 D_{2cc}、患侧肺的 V_{20}。结果提示:除 MPD 外,两种计划的靶区及正常组织各剂量学指标差异均无统计学意义($P>0.05$)。3D-PNCT 计划的 MPD 较 3D-PCT 计划高,差异有统计学意义(88.5Gy *vs.* 81.8Gy,$P=0.017$)。PNCT 计划所使用的针数和需要过肋骨的针数显著少于 PCT 计划,差异有统计学意义(13 针与 3 针、15 针与 7 针,$P=0.000$)(表 1-5-6)。以上研究皆提示,应用两种模板计划的剂量分布基本相似,应用非共面模板所应用的针数及对正常组织的损伤更小。

表 1-5-6　胸部病灶粒子植入行 NCT 与 CT 治疗计划各参数比较结果

参数	NCT 均值	CT 均值	P
粒子数 / 颗	61.7 ± 42.00	60.5 ± 41.35	0.137
针数 / 针	13.4 ± 8.07	15.2 ± 9.63	0.000
过肋骨针数 / 针	2.8 ± 3.89	7.0 ± 6.01	0.000
D_{90}/Gy	163.8 ± 8.25	162.8 ± 11.62	0.494
D_{mean}/Gy	336.5 ± 33.79	326.0 ± 41.92	0.136
mPD/Gy	88.5 ± 21.71	81.8 ± 24.75	0.017
V_{100}/%	91.5 ± 1.60	91.6 ± 2.39	0.662
V_{150}/%	61.4 ± 7.46	59.3 ± 10.20	0.285
V_{200}/%	30.1 ± 8.57	28.8 ± 12.34	0.561
CI	0.71 ± 0.10	0.71 ± 0.10	0.514
EI/%	29.2 ± 18.84	29.7 ± 23.72	0.330
HI/%	32.9 ± 7.74	36.6 ± 12.03	0.090

续表

参数	NCT	CT	P
	均值	均值	
脊髓 D_{2cc}/Gy	8.8 ± 14.30	8.7 ± 15.00	0.117
主动脉 D_{2cc}/Gy	16.2 ± 32.44	12.8 ± 28.09	0.434
肺 V_{20}/%	21.1 ± 17.49	20.3 ± 17.45	0.160

在临床实践中,考虑到非共面模板技术所要求的技术条件较高、造价较昂贵,而且治疗效果主要取决于剂量,应用不同的模板技术可能并不会造成剂量或疗效上的差异,故应用哪种模板技术,建议结合以下几点综合考量:肿瘤和周围组织结构和毗邻关系特点;医疗机构现有的医疗设备;医师对不同模板技术的熟悉程度;患者的经济状况和对不同模板技术的接受程度。

第八节 肿瘤靶区勾画与剂量学关系的研究

放射性粒子治疗是近距离放射治疗的一个重要组成部分。与外放疗一样,靶区和处方剂量仍然是粒子治疗的核心问题。

根据国际辐射单位和能量委员会83号报告(简称"ICRU83号报告"):放疗靶区主要有GTV、CTV、内靶区(ITV)和计划靶区(PTV)等。GTV为肉眼或者影像学上可见的具有一定形状和大小的病变范围,包括原发病灶、转移性淋巴结和其他转移灶;CTV为包含GTV、亚临床病灶、肿瘤可能侵犯的范围和区域淋巴结;ITV为在CTV的基础上外扩因器官运动而导致靶区变化的边界,可在X线模拟机、CT等影像设备上获取;PTV是指在ITV的基础上加上摆位误差、治疗机误差及治疗时间/治疗中靶区变化等因素外扩的边界。一旦粒子精准植入肿瘤靶区内部,就不会再产生因器官运动导致的靶区变化及分次间治疗误差,因此ITV及PTV不作为常规推荐勾画。

参照外放疗的靶区勾画标准,粒子治疗中GTV勾画应该使用肺窗勾画,窗宽1 600,窗位 –600。根据肿瘤的病理学特征,CTV的勾画是减少周边复发的一个重要因素。Giraud等通过对70例NSCLC患者术后354张大切片标本分析发现,在肺腺癌中,肿瘤微浸润(microscopic disease extension,MED)的平均距离为2.69mm,而在肺鳞癌中是1.48mm。外扩8mm才能包括ADC中95%的微浸润病灶。而在SCC的切片中,外扩6mm即可包括95%的微浸润病灶。Grills等通过35例T1N0肺腺癌切除标本分析,发现MED平均距离为7.2mm。另外,MED的距离与肿瘤病理分级具有相关性(10.1mm、7.0mm和3.5mm,对应组织学分级1~3级),外扩12mm可以覆盖90%的MED。作者发现尽管CT肺窗勾画GTV更接近手术切除标本,但仍然小于实际肿瘤标本,平均1.2mm的误差,而GTV在CT肺窗上外扩9mm可以覆盖90%的MED。国内学者的研究显示,影像学的GTV与病理学的GTV在三维方向上是基本吻合的。腺癌平均侵袭范围为2.18mm,鳞癌为1.33mm。肺腺癌中,影像学中GTV外扩7mm可以包括95%病理学GTV,肺鳞癌中这一数值为5mm。目前,放疗界在NSCLC原发病灶的靶区勾画上已经达成共识,根据不同病理类型,CTV需要在GTV基础上进行外扩6~8mm,目的是包括微浸润病灶。基于以上研究报道,建议NSCLC粒子治疗靶区勾画中,GTV需要外扩6~8mm形成CTV。

近年来,放射性粒子植入在胸部肿瘤治疗中的PD已有初步共识,主要局限在GTV的PD。美国近距离放射治疗学会发布的《胸部肿瘤近距离放射治疗指南》建议,粒子活度0.5~0.7mCi(1Ci=3.7×10^{10}Bq),PD 80~120Gy,国内常用PD 110~160Gy,低分化腺癌和中低分化鳞状细胞癌PD 110~130Gy,中高分化腺癌和高分化鳞状细胞癌PD 150~160Gy,肺转移灶PD 140~160Gy。2020年中国版《放射性粒子植入治疗肿瘤专家共识》中推荐120~160Gy作为PD。作者研究显示在早期肺癌中,如果GTV处方<150Gy、150~180Gy和>180Gy,5年局部控制率分别是58.5%、78.8%和96.3%。

放射性粒子的周边低落迅速是保护周围危及器官的一个天然优势,但如果病灶周边剂量达不到

PD,其快速跌落的剂量也可能是周边复发的一个重要因素。Yan 等分析了 82 例粒子植入的胸部肿瘤病例,随机分成两组,每组 41 例患者。一组在原有 GTV 基础上外扩 0.5cm,形成新的 GTV,另一组不外扩。治疗后 1 年随访发现,外扩 0.5cm 的 GTV 一组的局部复发明显低于不外扩靶区。通过模拟计划对比靶区外扩 1~5mm 不同距离时的剂量跌落(图 1-5-2,见文末彩图)。结果显示,外扩 5mm 后 PD 跌落达到 46%(表 1-5-7)。因此,我们建议进行 ^{125}I 粒子植入治疗计划设计时应该参考外照射对 GTV 靶区进行外扩 6~8mm 生成 CTV,并给予 GTV 和 CTV 双处方剂量。

表 1-5-7 靶区外扩 5mm 后 PD 跌落达到 46%

外放 /mm	体积 /mL	D_{90}/cGy	降低 /%	D_{100}/cGy	降低 /%	V_{90}/%	降低 /%	V_{100}/%	降低 /%
0	8.6	13 991		10 294		94.6		91	
1	10.7	11 616	17	7 134	31	85.8	10	78.7	12
2	12.9	10 670	24	6 196	40	80.4	16	72.6	20
3	15.6	9 549	32	4 895	53	73.6	23	65.4	28
4	18.4	8 545	39	4 323	58	67.1	30	58.7	35
5	21.5	7 651	46	3 791	63	59.7	37	51.7	42

第九节 粒子植入后靶区剂量学的动态变化研究

近距离放疗产生的生物学效应与组织实际吸收剂量直接相关,肿瘤靶区与危及器官的实际受照剂量是影响疗效及并发症的直接因素。美国近距离放射治疗学会及欧洲多个组织规定前列腺癌放射性粒子植入术后应用 TPS 对 CT 图像进行验证计划是评价粒子植入质量及实际受照剂量的金标准。目前,放射性粒子治疗领域仅有前列腺癌有明确指南,但其关于术后何时行验证计划仍有争议,为避免穿刺水肿的影响,多数学者认为术后 1 个月剂量验证更准确。其他部位肿瘤大多依靠医师主观经验将术后当天或术后 1 周的验证剂量参数作为评价标准。剂量学参数作为与预后直接相关的因素,其准确性依赖于 TPS 的准确验证,使用 TPS 进行剂量验证时受多种因素影响如靶区形状、大小、粒子位置、活度等。由于前列腺癌粒子植入后靶区及粒子空间位置基本变化不大,术后即刻或术后 1 个月验证计划可作为其实际吸收剂量,但对于其他部位的肿瘤,粒子植入术后,靶区及粒子位置不断变化导致靶区与危及器官实际照射剂量不断变化,单纯术后即刻或术后 1 个月验证计划不足以准确评价肿瘤靶区及危及器官的实际剂量学参数的变化。粒子植入术后,靶区变化、粒子位移,会导致剂量学参数的动态变化,应用 TPS 定期剂量验证有助于充分评价活度、体积变化等对靶区及危及器官的剂量学参数的影响,了解剂量动态变化对疗效及并发症影响,有利于 PD 及危及器官限量的制订,同时为制订其他部位肿瘤粒子植入规范提供依据。

肿瘤体积的变化导致剂量的不断变化,粒子植入前列腺后,随着水肿的消退,粒子在靶区内空间位置基本不变,靶区大小不随吸收剂量增加而改变。但其他部位肿瘤由于体积、位置不固定,粒子植入术后靶区形状及其与危及器官相对位置的改变随机性很大,可造成粒子在靶区内分布失控,不可避免地存在粒子位移聚集成团的现象。若粒子团距离危及器官如胃肠道、血管、神经等近且该器官对射线敏感,加之既往治疗如外科手术等造成局部组织粘连,随着时间的推移,辐射相关并发症的发生便不可避免。现有手段无法准确评估靶区及危及器官的实际吸收剂量,导致预测疗效及并发症困难。肿瘤靶区体积的变化是影响剂量学参数最重要的因素,即使很小的体积变化也会导致靶区及危及器官显著的剂量变化。Al-Qaisieh 等研究发现由于前列腺癌体积变化,导致同一患者术后 4~6 周时 D_{90} 从 46Gy 增加到 123Gy。Pinkawa 等通过研究前列腺癌粒子植入患者术后第 1 天与第 30 天验证计划差别发现,前列腺的体积由第 1 天的 (49 ± 12) cm^3 降至第 30 天的 (40 ± 9) cm^3,导致 D_{90} 从 (138 ± 21) Gy 增加至

（151±30）Gy，V_{100} 从 87%±7% 增加至 90%±7%。部分研究证实前列腺癌粒子植入术后 30 天肿瘤体积基本无变化，粒子空间位置不变，术后剂量变化不大，此时行验证计划最为合适。由于肿瘤体积不变，粒子空间位置不变此时验证计划不仅准确还可用来推测剩余时间肿瘤吸收剂量。人体各部位实体肿瘤接受粒子植入治疗术后即刻验证基本可实现理想剂量分布，但术后靶区体积始终是动态变化的，而对术后不同时间的肿瘤周边剂量缺乏深入研究。作者发现 ^{125}I 粒子植入治疗肺恶性肿瘤术后 1 个月由于肿瘤体积明显缩小，粒子位置相对变化，导致 D_{90} 及 V_{90} 等剂量学参数均明显升高。故通过利用 TPS 模拟术后不同时间的验证计划探讨靶体积缩小速度对周边剂量的影响，得出靶区以 15%~20% 缩小速度可能适宜。其主要考虑肿瘤缩小速度与粒子半衰期相对应，肿瘤缩小速度不能过快或是过慢，小于 15% 提示剂量可能不足，肿瘤控制不佳。大于 20% 提示剂量可能过高，若邻近周围危及器官可能导致并发症发生。临床上通常建议根据肿瘤的放射敏感性制订适宜的 PD，术后每个月复查 CT 行验证计划，若在粒子第 1 个半衰期内肿瘤体积缩小 <15% 可考虑补植粒子。为避免出现严重并发症，在粒子植入制订治疗计划时需要考虑肿瘤放射敏感性及其缩小速度，依据外放疗的经验，放疗敏感的肿瘤致死剂量 <80Gy，若剂量过高会迅速杀死肿瘤细胞，肿瘤液化坏死导致粒子聚集，局部出现高剂量区。因此，对于放疗敏感或高度敏感的实体肿瘤，应该制订较低的 PD；而对于分化程度高、质地坚硬、不易液化坏死等放疗不敏感肿瘤，其 PD 应相对高，但同时应考虑周围正常组织限制。粒子植入术后适宜的体积变化是保证疗效及避免并发症的关键，动态剂量验证有利于评价肿瘤靶区体积变化，更充分了解体积及剂量之间变化关系，为临床制订理想的 PD 提供依据。

粒子植入术后由于肿瘤体积、粒子位置等的不断变化导致危及器官实际受照剂量不断变化，危及器官耐受剂量最终决定肿瘤治疗剂量，是影响疗效及并发症的最关键因素。Taussky 等通过验证前列腺癌粒子植入术后 1 天、8 天及 30 天剂量学参数得出结论，前列腺癌患者粒子植入术后 30 天，由于体积减小每 1cm 直肠的平均受照剂量增加 39.2Gy，靶区 D_{90} 从 142Gy 升至 151Gy。多项研究提示前列腺癌水肿消失后体积缩小，靶区剂量、周边尿道及直肠剂量均会增加。放射粒子永久植入治疗肿瘤最大缺点是不可取，若肿瘤缩小快而粒子未衰变完全，多余的剂量可能对危及器官产生严重的并发症，为此通过 TPS 模拟胰头部肿瘤粒子植入术后以不同速度缩小，以观察十二指肠受照射剂量，当肿瘤每月以大于 25% 的速度缩小时，十二指肠受照剂量将远高于初始剂量，肿瘤缩小越快，受照剂量相对越高，可能出现并发症。故肿瘤靶区变化对危及器官的剂量学影响将成为临床医师必须考虑的重要因素。动态剂量验证尤其是对危及器官的验证有助于动态评价危及器官实际受照剂量。当危及器官受照剂量较高时，为避免并发症发生可以采用危及器官与粒子周围注射隔离带、控制粒子位置与危及器官的距离等方法降低并发症的发生。粒子植入术后肿瘤靶区与危及器官的剂量变化受多种因素的影响，应用 TPS 对粒子植入治疗肿瘤动态剂量验证评价尤为重要。目前，有学者提出通过术中及术后不同时间段进行治疗计划优化，有助于提高治疗计划质量。剂量验证的准确性依赖于靶区变化的稳定性，验证计划的时间选择对评价靶区及危及器官的剂量占有重要地位，术后当天验证可以及时发现低剂量区及粒子的位移。除前列腺癌以外，其他部位的肿瘤粒子植入术后肿瘤靶区的不断缩小也会导致粒子位置的不断变化。不同时间段肿瘤靶区及危及器官接受的照射剂量是动态变化的，因此建议应用 TPS 对剂量学进行全程监控从而进行动态计划的质量评估：术后 1 个月剂量验证重新评估剂量学变化预测疗效与并发症，及早预防；术后 2~3 个月剂量验证有利于评价危及器官实际接受剂量及靶区的缩小速度，靶体积每月以初始体积 15%~20% 的速度缩小可能较为适宜；术后 4~5 个月剂量验证，此时剂量基本已达平台期，若肿瘤缩小速度未达 15%，提示剂量可能不足，需要再次补充粒子；术后 6 个月剂量验证，评价粒子剩余剂量，若肿瘤此时未达完全缓解应及时补充粒子。通过 TPS 全程动态监控以上指标可以更好地了解不同病理类型肿瘤对放射线剂量的敏感性、有效剂量，尤其当肿瘤体积较大，粒子一次植入剂量难以合理控制时，可充分考虑放射敏感性、靶区缩小速度，选择分次植入粒子，更有利于实现剂量学优化及个体化治疗，总结疗效及预防并发症。

剂量是粒子植入的核心，尤其是当肿瘤体积较大时，粒子植入术后剂量动态变化可能一直存在。与术后即刻验证剂量相比，动态剂量验证要求更加严格，动态剂量验证准确性依赖于粒子位置识别准确性,器官的运动,靶区体积形状的变化,尤其缩小导致粒子聚集导致粒子位置准确性更加困难。近距离治疗剂量对粒子位置改变是非常敏感的,粒子位置的改变会造成靶区剂量的冷点和热点。粒子植入术后肿瘤靶区形状变化、粒子活度改变以及粒子位置的变化导致理想剂量的设定变得更加难以捉摸,临床上迫切需要新的剂量验证方法加以解决。

第十节　处方剂量与粒子植入治疗肺癌效果关系的观察

放射性粒子植入使靶区达到根治性处方剂量(radical prescribed dose,RPD),即 mPD 达到 RPD,而周围正常组织未受到明显损伤,要求粒子排布与瘤体有很好的适形性,使 PD 达到完全覆盖靶区并对正常组织尽量减少辐射。美国近距离放射治疗学会(American brachytherapy society,ABS)对于前列腺癌治疗已经给出明确的 PD,即 ^{131}Cs、^{125}I 和 ^{103}Pd 分别为 115Gy、145Gy 和 125Gy。国内专家建议,肺癌治疗的 PD 给予 110~160Gy,低分化腺癌和中低分化鳞状细胞癌 110~130Gy,中高分化腺癌和高分化鳞状细胞癌 150~160Gy,肺转移 140~160Gy。

霍小东等对于接受 ^{125}I 放射性粒子植入治疗的 247 例 NSCLC 患者,以不同的 PD 进行了对比性临床研究。其中鳞癌 134 例(54.3%),腺癌 105 例(42.5%),大细胞癌 3 例(1.1%),未区分类型 5 例(2.1%),均未经手术或放、化疗治疗。治疗前按 1997 年 AJCC 分期标准确认Ⅲa 期患者 39 例(15.8%),Ⅲb 期患者 208 例(84.2%);中央型肺癌 158 例,周围型肺癌 89 例。研究将患者分为两组,PD 80Gy 组 125 例,110Gy 组 122 例。结果显示 PD 80Gy 组 D_{100} 为(82.31±9.3)Gy,D_{90} 为(94.6±10.0)Gy,平均剂量(156.2±17.5)Gy;PD 110Gy 组 D_{100} 为(112.6±13.3)Gy,D_{90} 为(151.7±21.7)Gy,平均剂量(244.9±12.1)Gy。按照剂量验证结果 $D_{100}<80$Gy、80~110Gy、>110Gy 分为三组,统计学分析发现 PD 110Gy 组 1 年、3 年、5 年局部控制率及生存率均高于 80Gy 组。霍小东等总结了应用 PD 110Gy 治疗的肺癌手术后局部复发者 38 例,结果 MPD 为(222.7±26.2)Gy,D_{90} 为(130.8±13.6)Gy,D_{100} 为(106.4±10.6)Gy,心脏平均照射剂量为(19.3±7.2)Gy,中位生存期 21 个月,2 年总生存率、无进展生存率和局部控制率分别为 47.4%、39.5% 和 83.5%,未发生放射性肺炎并发症和心脏损害。袁鹏等对局部进展期 NSCLC 同步放化疗加放射性粒子植入治疗的初步研究表明,粒子植入使用 PD 110Gy,3 个月后有效率分别为 85%,4 年无进展生存率别为 65%,总生存率分别为 32%,中位生存期分别为 22.8 个月,均与对照组相比差异有统计学意义。韩晓燕等应用模板辅助 CT 下粒子植入治疗 19 例晚期肺癌,鳞癌 14 例,腺癌 5 例,PD 110~140Gy,6 个月复查局部控制率为 89.5%,无放射性不良反应。上述结果提示 PD 110Gy 较 80Gy 使患者受益较大,PD 提升至 140Gy 并未增加放射性副损伤。

吉喆等回顾性筛选了北京大学第三医院、天津医科大学第二医院、滕州市中心人民医院、承德钢铁集团有限公司职工医院、大连大学附属中山医院共 5 个治疗中心接受粒子植入治疗的 39 例早期 NSCLC 患者的数据,病灶直径 1.1~6.0cm,中位直径 2.7cm;病灶体积 2.0~60.1cm³,中位体积 13.8cm³;给予 PD>100Gy,植入粒子 12~100 颗,中位 30 颗;粒子活度 0.6~0.8mCi(18.5×10⁷~29.6×10⁷MBq);术后 D_{90} 110.4~278.8Gy,中位为 159.9Gy;中位随访 29 个月,全组患者死亡 10 例(25.6%),存活 29 例(74.4%);总体的 1 年、3 年、5 年局部控制率分别为 89.5%、79%、79%;中位生存时间 30.2 个月,1 年、3 年、5 年生存率分别为 100%、74.8%、49.9%。13 例患者治疗失败,其中局部复发 5 例(12.8%),区域复发 1 例(2.6%),远处转移 4 例(10.3%),局部复发合并远处转移 2 例(5.1%),区域复发合并远处转移 1 例(2.6%)。放射性不良反应方面:1 例 2 级放射性肺炎(2.6%),未观察到皮肤反应、食管炎、脊髓炎等不良反应。刘登尧等[49]将 PD 提高到 150Gy 治疗了肺转移癌患者 17 例,术后 2 个月随访 CT 显示 26 个转移灶中 CR 有 17 个(65.4%),PR 有 5 个(19.2%),SD 有 4 个(15.4%),客观缓解率(CR+PR)为 84.6%(22/26),局部控制率(CR+PR+SD)为 100%(26/26)。术后 4 个月随访 CT 显示 26 个转移灶中 CR 有 20 个(76.9%),PR 有 3 个(11.5%),SD 有 3 个(11.5%),客观缓解率(CR+PR)为 88.5%(23/26),局部控制率(CR+PR+SD)为 100%(26/26)。术后 6 个月随访 CT 显示 26 个转移灶中达 CR 有 23 个(88.5%),PR 有 2 个(7.7%),SD 有 1 个(3.8%),客观缓解率(CR+PR)96.2%(25/26),局部控制率(CR+PR+SD)100%

(26/26)。有 1 例轻度肺放射性损伤病例。提示将 PD 剂量到 150Gy,达到治疗效果的同时应注意肺的放射性损伤。

从目前临床研究观察显示,肺癌粒子植入 PD 110~150Gy,肿瘤靶区剂量分布合理可以保障治疗效果,放射性肺损伤比较轻微。但肺癌的发生发展是多因素综合作用,粒子植入治疗效果和肺放射不良反应发生率与 PD、粒子位置、剂量分布密切相关外还与患者年龄、卡氏评分、吸烟与否、病理类型、肿瘤大小和分期、粒子植入后是否进行综合治疗等因素相关,需要进行多中心、大样本、前瞻性 PD 爬坡临床研究,特别是根据肺癌病理类型给予不同的 PD 等方面重点研究以得出科学的结论。

（霍彬　袁苑　吕金爽　张圣杰　石树远　黄学全　何闯　曹强　张宏涛　王娟　吉喆

王喆　王若雨　于慧敏）

参考文献

[1] 柴树德,郑广钧,毛玉权,等.CT 引导下经皮穿刺种植放射性 125I 粒子治疗晚期肺癌.中华放射肿瘤学杂志,2004,13(4):291-293.

[2] 郑广钧,柴树德,毛玉权,等.CT 引导下放射性粒子植入治疗肺转移癌.中国微创外科杂志,2008,8(2):125-127.

[3] 霍小东,郑广钧,柴树德,等.CT 引导下 125I 放射性粒子植入治疗Ⅲ期非小细胞肺癌疗效分析.中华放射医学与防护杂志,2012,32(2):199-203.

[4] 霍彬,王磊,王海涛,等.模板联合肋骨钻孔技术辅助放射性粒子植入治疗肺癌的可行性.山东大学学报(医学版),2017,55(2):26-31.

[5] 曹强,霍彬,霍小东,等.3D 打印共面模板辅助 CT 引导 125I 粒子植入治疗非小细胞肺癌的剂量学研究.中华放射医学与防护杂志,2017,37(7):528-532.

[6] 吉喆,姜玉良,郭福新,等.三维打印共面坐标模板联合 CT 引导 125I 粒子植入治疗胸部恶性肿瘤的剂量学评价.中华核医学与分子影像杂志,2018,38(1):4-8.

[7] 邢超,张开贤,袁倩倩,等.3D 打印共面模板辅助放射性粒子植入治疗恶性肿瘤剂量学研究.中华放射医学与防护杂志,2017,37(7):514-517.

[8] 霍小东,霍彬,曹强,等.共面模板辅助 125I 粒子植入治疗肺癌术后局部复发的剂量学研究.中华放射医学与防护杂志,2021,41(1):26-30.

[9] 霍小东,霍彬,曹强,等.数字信息行标共面模板在粒子植入治疗肺癌中的临床价值.中华放射医学与防护杂志,2021,41(1):19-25.

[10] 霍彬,侯朝华,叶剑飞,等.CT 引导术中实时计划对胸部肿瘤 125I 粒子植入治疗的价值.中华放射肿瘤学杂志,2013,22(5):400-402.

[11] KOVTUN KA,WOLFSBERGER L,NIEDERMAYR T,et al.Dosimetric quality and evolution of edema after low-dose-rate brachytherapy for small prostates:Implications for the use of newer isotopes.Brachytherapy,2014,13(2):152-156.

[12] 江萍,王俊杰,柳晨,等.复发转移胸壁肿瘤 CT 引导 125I 粒子治疗疗效初探.中华放射肿瘤学杂志 2013,22(3):209-212.

[13] 王克海,马存梅,胡效坤,等.CT 引导下植入 125I 放射粒子治疗胸壁转移瘤的应用研究.医学影像学杂志,2013,23(8):1211-1215.

[14] LIEPEK,KOTZERKEJ.Internal radiotherapy of painful bone metastases.Methods,2011,55(3):258-270.

[15] 柳晨,王俊杰,孟娜,等.CT 引导下放射性 125I 粒子置入治疗脊柱转移性肿瘤的价值.中国脊柱脊髓杂志,2011,21(3):226-229.

[16] 孙燕,管忠震,廖美琳,等.肺癌骨转移诊疗专家共识(2014 版).中国肺癌杂志,2014,(2):57-72.

[17] 崔荟楠,唐晓红,王立涛.CT 引导下经皮穿刺 125I 放射性粒子植入治疗椎体转移性肿瘤临床应用的安全性及疗效.中国实用医药,2016,11(24):63-64.

［18］姜玉良,王皓,吉喆,等.CT引导辅助3D打印个体化非共面模板指导 [125]I 粒子治疗盆腔复发肿瘤剂量学研究.中华放射肿瘤学杂志,2016,25(9):959-964.

［19］WANG J,YUAN H,MA Q,et al.Interstitial ^{125}I seeds implantation to treat spinal metastatic and primary paraspinal malignancies.Med Oncol,2010,27(2):319-326.

［20］ZELEFSKY M J,YAMADA Y,COHEN G,et al.Postimplantation dosimetric analysis of permanent transperineal prostate implantation:improved dose distributions with an intraoperative computer-optimized conformal planning technique.Int J Radiat Oncol Biol Phys,2000,48(2):601-608.

［21］FULLER D B,JIN H,KOZIOL J A,et al.CT-ultrasound fusion prostate brachytherapy:a dynamic dosimetry feedback and improvement method.A report of 54 consecutive cases.Brachytherapy,2005,4(3):207-216.

［22］ZELEFSKY M J,WORMAN M,COHEN G N,et al.Real-time intraoperative computed tomography assessment of quality of permanent interstitial seed implantation for prostate cancer.Urology,2010,76(5):1138-1142.

［23］ISHIYAMA H,TSUMURA H,KAWAKAMI S,et al.A cold spot compensation technique using a combination of trans-rectal ultrasonography and intraoperative computed tomography for interstitial permanent prostate brachytherapy:a single-arm prospective trial.J Contemp Brachytherapy,2018,10(1):10-16.

［24］YAN C,HUQ MS,HERON DE,et al.Correlation between real-time intraoperative and postoperative dosimetry and its implications on intraoperative planning.Brachytherapy,2019,18(3):338-347.

［25］GOLSHAN M,MAHDAVI SS,SAMEI G,et al.Prostate brachytherapy intraoperative dosimetry using a combination of radiographic seed localization with a C-arm and deformed ultrasound prostate contours.Brachytherapy,2020,19(5):589-598.

［26］LEE E K,ZAIDER M.Intraoperative dynamic dose optimization in permanent prostate implants.Int J Radiat Oncol Biol Phys,2003,56(3):854-861.

［27］PETERS M,SMIT DUIJZENTKUNST D A,WESTENDORP H,et al.Adaptive cone-beam CT planning improves long-term biochemical disease-free survival for ^{125}I prostate brachytherapy.Brachytherapy,2017,16(2):282-290.

［28］刘波,彭丽静,郭君艳,等.术中实时剂量优化对 [125]I 放射性粒子治疗肺癌的指导价值.医学影像学杂志,2019,29(1):62-64.

［29］柳炳吉,孔宁宁,李进英,等. [125]I 放射性粒子植入治疗中晚期肺癌 TPS 术中优化临床应用价值.齐鲁医学杂志,2016,31(5):523-524.

［30］胡禾颖,王红,彭丽静,等.术中实时剂量学优化在放射性粒子植入治疗脑胶质瘤中的价值研究.医学影像学杂志,2017,27(2):209-212.

［31］张利娟,张宏涛,王泽阳,等.术中实时计划对腹膜后转移癌 [125]I 粒子治疗的剂量学优势.介入放射学杂志,2017,26(11):1011-1014.

［32］韩明勇,霍彬,张颖,等.CT联合模板引导放射性粒子植入治疗肺癌技术流程.山东大学学报(医学版),2017,55(2):14-20.

［33］中华医学会放射肿瘤治疗学分会,中国医师学会放射治疗专业委员会,中国研究型医院放射治疗专业委员会,等.3D打印共面模板辅助CT引导放射性 [125]I 粒子植入治疗专家共识.中华医学杂志,2018,98(35):2815-2818.

［34］张宏涛,底学敏,于慧敏,等.3D打印模板引导 [125]I 粒子植入术前术后剂量对比.中华医学杂志,2016,96(9):712-715.

［35］HONGTAO Z,XUEMIN D,HUIMIN Y,et al.Dosimetry study of three-dimensional print template-guided precision ^{125}I seed implantation.J Cancer Res Ther,2016,12(Supplement):C159-C165.

［36］JI Z,JIANG Y,SU L,et al.Dosimetry Verification of [125]I Seeds Implantation With Three-Dimensional Printing Noncoplanar Templates and CT Guidance for Paravertebral/Retroperitoneal Malignant Tumors.Technol Cancer Res Treat,2017,16(6):1044-1050.

［37］吉喆,姜玉良,郭福新,等.3D打印非共面模板辅助CT引导放射性粒子植入治疗胸部恶性肿瘤剂量学评估.中华放射肿瘤学杂志,2017,26(7):754-758.

［38］郭福新,姜玉良,吉喆,等.3D 打印非共面模板辅助 CT 引导 ^{125}I 粒子植入治疗锁骨上复发转移癌的剂量学研究.北京大学学报(医学版),2017,49(3):506-511.

［39］姜玉良,王皓,吉喆,等.CT 引导辅助 3D 打印个体化非共面模板植入 ^{125}I 粒子治疗盆腔复发肿瘤剂量学研究.中华放射肿瘤学杂志,2016,25(9):959-964.

［40］徐俊马,王飞通,喻岳超,等.头颈部复发及转移癌 ^{125}I 粒子植入治疗术引导模板的选择对物理剂量学参数的影响.中华核医学与分子影像杂志,2020,40(3):170-172.

［41］彭冉,姜玉良,吉喆,等.3D 打印共面坐标模板辅助 CT 引导放射性 ^{125}I 粒子植入治疗恶性肿瘤剂量学分析.中华放射肿瘤学杂志,2017,26(9):1062-1066.

［42］王俊杰,柴树德,郑广钧,等.3D 打印模板辅助 CT 引导放射性 ^{125}I 粒子植入治疗肿瘤专家共识.中华放射医学与防护杂志,2017,37(3):161-170.

［43］曲昂,王俊杰,姜玉良,等.3D 打印非共面模板与共面坐标模板辅助放射性粒子植入治疗盆壁复发妇科肿瘤的术前计划对比.中华医学杂志,2019,99(11):841-843.

［44］JI Z,SUN H,JIANG Y,et al.Comparative study for CT-guided ^{125}I seed implantation assisted by 3D printing coplanar and non-coplanar template in peripheral lung cancer.J Contemp Brachytherapy,2019,11(2):169-173.

［45］中华医学会放射肿瘤学分会,中国医师学会放射治疗专业委员会,中国抗癌协会肿瘤微创治疗分会粒子治疗学组,等.CT 引导放射性 ^{125}I 粒子组织间永久植入治疗肿瘤专家共识.中华医学杂志,2017,97(15):1132-1139.

［46］袁鹏,李文会,岳天华,等.局部进展期非小细胞肺癌同步放化疗 + 放射性 ^{125}I 粒子植入治疗初步研究.中华放射肿瘤学杂志,2019,28(8):584-587.

［47］韩晓燕,方曙,吴惠梅,等.3D 模板技术在老年晚期肺癌患者粒子植入中的临床应用.安徽医科大学学报,2021,56(2):315-321.

［48］吉喆,霍彬,邢超,等.^{125}I 粒子植入治疗早期非小细胞肺癌的临床效果和预后分析.中华放射医学与防护杂志,2021,41(1):31-36.

［49］刘登尧,李建邦,黄伍奎,等.3D 打印模板辅助下 ^{125}I 放射性粒子植入治疗肺转移瘤近期疗效研究.新疆医科大学学报,2021,44(2):146-149.

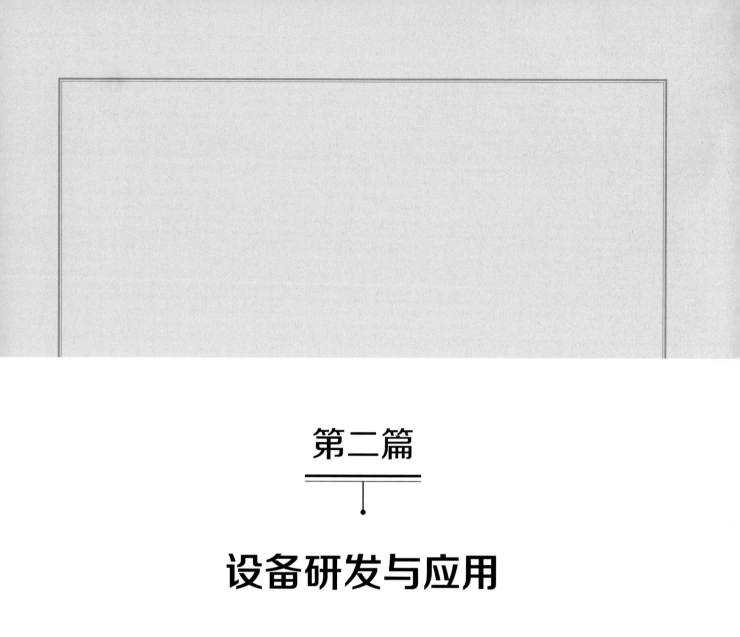

第二篇

设备研发与应用

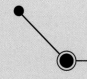

第六章

放射性粒子植入治疗肿瘤体系建立与临床应用

肿瘤的放射性粒子植入治疗的机制是将放射性核素（粒子）直接植入肿瘤体内,核素长时间持续释放低能γ射线对肿瘤细胞进行杀伤,诱导细胞凋亡和坏死。^{125}I粒子是目前临床最常用的放射性核素,它在影像引导下植入肿瘤内,精确性高、安全性好。与外科手术相比,其具有创伤小、不良反应低、患者恢复快的优点。与外照射放疗相比,粒子射线直接作用于肿瘤局部,不需要穿过人体正常组织,能够实现肿瘤局部高剂量,而对周围正常组织损伤很小;粒子植入一次性完成,植入后长时间持续释放射线,使肿瘤细胞无法再增值、再氧合、再群体化和再分布,克服了分次照射带来的抗拒性效应,疗效更好。

粒子植入技术作为一种微创、有效的局部治疗手段在前列腺癌治疗中使患者受益,成为前列腺癌标准治疗手段之一。国内学者历时二十年时间,逐步将其应用于全身肿瘤的治疗,初步建立了放射性粒子微创治疗肿瘤体系。这个体系涵盖了一定的基础研究、制订了治疗规范和标准化操作流程,也包含了相应的国产化材料和设备研发和应用,如^{125}I粒子源、TPS、平面模板、3D打印个体化模板、模板导航技术、电磁导航技术、植入机器人等。这个体系的建立的意义在于促进粒子植入方法的同质化,使之成为易于普及和推广的恶性肿瘤治疗技术。规范化、同质化的植入流程不仅保障了疗效使患者受益,也使开展大样本、多中心的研究得到了保障。粒子植入设备的实现国产化,使价格低廉,更适用于普及推广。

一、建立规范和标准化技术流程

放射性粒子植入治疗肿瘤属于放射治疗范畴,自2001年引入国内后,众多的非放疗科室医师在临床治疗中没有剂量学概念,影响了疗效,增加了不良反应发生率。为此,粒子治疗肿瘤业建立了以剂量学为核心的放射性粒子植入治疗的专家共识、指南、规范、标准化技术流程以及撰写专著等以指导和规范临床应用,使粒子植入治疗实现了标准化、同质化和精准化,使粒子植入治疗成为可计划、可优化和可评估、可验证的技术体系。同时提高了临床疗效,减少了并发症发生率。

如3D打印非共面坐标模板辅助CT引导粒子植入治疗复发难治性头颈部肿瘤（成人和儿童肿瘤）,避免了手术带来的组织缺损和功能障碍,患者生活质量得到了保存或提高,不良反应较再程放疗明显下降。治疗复发转移性腹膜后肿瘤,不良反应明显下降。治疗复发直肠癌、复发宫颈癌,取得了良好的挽救性治疗效果。治疗复发难治性骨肿瘤,疼痛缓解达到与放疗相当的水平,且无明显治疗相关毒性。率先采用放射性粒子植入治疗复发难治性软组织肿瘤得到了很好的姑息治疗作用,可明显改善患者生存质量,部分患者可以达到长期控制（表2-6-1）。其中两项软组织肿瘤粒子植入治疗研究入选美国软组织肿瘤近距离治疗指南。

二、国产化材料和设备的研发

1. ^{125}I放射性粒子　放射性^{125}I粒子是开展粒子治疗的关键药物（核素）,既往只有美国等国家能研制和生产。由于隶属放射性药物管理范畴,进口管理严格且价格昂贵,交通运输不方便,致使粒子治疗在国内难以展开。

表 2-6-1　放射性粒子治疗难治性肿瘤与常规治疗的比较

肿瘤	疗效		毒副作用	
放疗后复发	再程放疗	放射性粒子治疗	再程放疗	粒子毒性
头颈部	3 年生存率 22%~40%	3 年生存率 15.5%	≥4 级毒性 15%~30%	≥4 级毒性 <5%
胸部	中位生存 3~14 个月	中位生存 15 个月	≥2 级毒副反应 22%~29%	≥2 级毒性 <6%
腹膜后	中位生存 20~40 个月	中位生存 17.6 个月	≥2 级毒性 82%	无二级以上毒性
盆腔（直肠）	中位生存约 14 个月	中位生存率 14.7 个月	3~4 级毒性 4%~22%	≥3 级毒性 <10%
盆腔（妇瘤）	1~2 年局控率 16.7%~37%	1~3 年局控率 75.1%~87.4%	≥2 级毒性 30%	≥2 级毒性 <10%
椎体	疼痛缓解率 80%~90%	疼痛缓解率 91.7%	1~2 级毒性 20%	1~2 级毒性 <10%
软组织	中位生存 16~59 个月	中位生存 18.5 个月	≥3 级毒性 10%~80%	≥3 级毒性 <5%
儿童	手术及放疗	放射性粒子治疗	手术及放疗	粒子毒性
头颈部	5 年局控率 43%~80%	5 年局控率 95% 以上	组织缺损、功能及生长发育障碍	无
软组织	2 年局控率 55%~60%	2 年局控率 62.3%	组织缺损、功能及生长发育障碍	无

国内科研人员历时两年多的时间完成了粒子源的制作工艺、质量控制和生物学评价等基础性研究工作，攻克了焊接密封技术难题，建立了完善的生产质量管理体系，生产速度达 500 颗 /h，成品率超过 98%，质量达到国外同类产品的先进水平（表 2-6-2）。粒子实现国产化及批量生产，极大地促进了粒子治疗技术的发展应用。

表 2-6-2　6711 型 ^{125}I 粒子源与美国爱默生公司 6711 型技术参数比较

项目	原子高科股份有限公司	爱默生公司 6711
长度	4.5mm	4.5mm
外径	0.8mm	0.8mm
外壳材料	钛（Ti）	钛（Ti）
包壳的厚度	0.05mm	0.05mm
基底物质	银	未标记
源芯长度	3.0mm	3.1mm
源芯直径	0.5mm	0.6mm
主要光子能量	27.4、31.4、35.5Kev	27.4、31.4、35.6Kev
荧光 X 射线	22.1 和 25.2Kev	22.1 和 25.3Kev
活度范围	11.1~37.0MBq	7.4~222MBq
空气比释动能	0.127~1.905uGym^2/h	未标记
半衰期	59.43d	59.43d
焊接技术	等离子焊技术（或激光焊技术、电子束焊技术）	等离子电弧技术
是否进行外观检查	是	是
是否进行泄漏试验	是	是
表面污染检查	是（<185Bq）	是（<186Bq）

续表

项目	原子高科股份有限公司	爱默生公司 6711
是否进行安全性能检验	是	是
是否消毒	否	否
推荐消毒方式	高压消毒	高压消毒
推荐高压消毒温度	135℃	135℃
推荐高压消毒压力	<35 磅 / 英寸²	<35 磅 / 英寸²

2. 治疗计划系统　粒子植入治疗实施的关键是合理设计肿瘤靶区内粒子分布、靶区处方剂量和危及器官的剂量限制,使肿瘤靶区得到足够高的照射剂量,而周围正常组织损伤最小。既往前列腺癌粒子治疗有专门的计划系统,与超声引导和模板结合,确保前列腺癌粒子治疗可与外科治疗、放疗效果相媲美。而关于头颈部、胸部、腹部和盆腔(除前列腺外)部位肿瘤粒子植入治疗计划系统的研发国际上尚属空白,严重制约了粒子植入治疗在全身肿瘤治疗中的应用。国内科研人员在攻克多模态影像分析、组织器官自动勾画、治疗计划自动设计、在线剂量重建等关键技术的基础上,建立了以 CT 影像引导为基础的、涵盖全身肿瘤治疗的粒子植入治疗计划系统,建立了模板(平面模板和 3D 打印个体化模板)一体化设计和智能化计划设计等方法,实现了涵盖术前计划设计、术中剂量优化和术后剂量验证评估的质量控制体系,剂量精度优于 3%,与国外计划系统比较如表 2-6-3。

表 2-6-3　国产 TPS 与进口 TPS 参数比较

功能模块	项目组研制系统	美国 Prowess 公司 Panther BrachyPro 系统	美国瓦里安公司 variseed 系统
基于平面模板的计划设计	适用于全身各部位肿瘤的治疗	仅用于前列腺粒子植入	仅用于前列腺粒子植入
3D 打印个体化模板设计	治疗计划和 3D 打印个体化模板一体化设计	无	无
基于立体定向框架的颅内粒子植入规划	有	无	无
剂量计算精度	满足 YY/T 0887—2013 标准要求	满足 YY/T 0887—2013 标准要求	满足 YY/T 0887—2013 标准要求

3. 植入模板和导航设备　粒子植入需要通过多个穿刺针道、按规划要求将粒子植入肿瘤内部并形成一定的空间分布,最终得到和肿瘤体积适形的剂量场。多针道植入的精度严重制约着粒子治疗技术的临床应用,而且前列腺癌粒子植入的模板导航设备并不适合于体部其他部位的治疗,因此研发国产化设备成为必需。国内专家借鉴前列腺癌粒子植入的模板导航设备研制数字化共面模板、3D 打印共面模板、3D 打印模板及相应的导航系统。共面模板结合利用固定针原理,精确锁定靶区目标,提高了运动器官的粒子植入精度,同时应用术中适时 CT 扫描、术中适时剂量优化的理念,保证了粒子治疗的质量控制。3D 打印个体化模板融合了患者体表解剖结构和粒子植入针道信息,克服了共面模板粒子针道只能平行排列、难以避开骨性和危及器官的难题,显著降低了穿刺难度,提高了穿刺精度和效率,扩大了粒子治疗的适应证。其术后剂量可达到术前计划设计要求。

4. 光学导航联合 3D 打印模板导引技术　体部肿瘤大多数在 CT 影像引导下进行,借助 CT 高分辨率三维成像的特点,在术中可适时扫描成像,可以监测粒子植入针位置,并及时纠正偏差,确保穿刺针位置、方向准确;在粒子植入后即刻进行扫描成像,重建剂量场,如果粒子分布未达到术前计划设计要求,可及时补充粒子,从而提高了剂量精确性、手术安全性。为进一步提高粒子植入的精度和效率,国内首次利用光学导航联合 CT 影像和 3D 打印模板的多模态引导技术。通过术前计划和术中精确性对比分析，多模态影像引导使粒子穿刺针植入精度约达 2mm，粒子植入治疗手术时间大大缩短，技术难度大幅度降低，精确度提高（表 2-6-4）。

表 2-6-4　光学导航联合 3D 打印模板粒子治疗参数

部位	距离误差 /mm		角度误差 /°	
	均值	标准差	均值	标准差
颌后区	1.811	0.846	2.52	1.36
腮腺咬肌区	0.857	0.545	1.85	0.93
颌下及上颈部	1.93	0.843	2.73	1.18
上颌及鼻旁窦区	0.982	0.678	1.87	0.9

5. 系列化粒子植入器械　枪式放射性粒子植入装置、粒子植入专用微创骨钻及针钻两用式穿刺针、CT 连床式激光定位仪、三维直角坐标 CT 连床式放射性粒子微创自控定位装置等，提高了全身各部位穿刺的稳定性、精准度和便捷性，弥补了个人穿刺技术水平的不足，也解决了因骨结构干扰而无法穿刺的难题。

三、相关的基础研究

放射性粒子在国外主要用于治疗前列腺癌，对全身其他部位实体肿瘤的基础研究基本处于空白。国内学者建立了放射性 ^{125}I 粒子体内、外照射的实验模型，并对头颈部鳞癌、肺癌、食管癌、结直肠癌等的放射抑制作用进行了系统研究。结果验证 ^{125}I 粒子持续低剂量率照射可通过细胞周期阻滞、细胞凋亡和线粒体损伤等机制来杀伤肿瘤细胞。

结直肠癌、食管癌的相对生物学效应研究表明，^{125}I 粒子持续低剂量率照射与 ^{60}Co 单次大剂量照射对比，分别为 1.41、1.45 与 1.56（>1 代表治疗有优势）。

对肺癌细胞及动物进行 ^{125}I 粒子照射实验研究，证实 ^{125}I 粒子照射"通过上皮间质转化机制抑制肺癌细胞的侵袭和转移"，揭示了 ^{125}I 粒子照射在不同组织内的剂量分布特性，测算出相应的半价层厚度，为临床 ^{125}I 粒子植入治疗各部位复发和转移实体肿瘤提供了理论依据。

放射性粒子植入治疗肿瘤体系建立是以临床需求为导向，通过技术创新突破临床应用瓶颈，并相应地制订规范和标准以保证疗效和临床操作同质化，使之成为易于普及和推广的恶性肿瘤治疗技术。

（柴树德　郑广钧　霍彬　霍小东）

参 考 文 献

［1］吉喆，霍彬，邢超，等 . ^{125}I 粒子植入治疗早期非小细胞肺癌的临床效果和预后分析 . 中华放射医学与防护杂志，2021，41（1）：31-36.

［2］霍小东，郑广钧，柴树德，等 .CT 引导下 ^{125}I 放射性粒子植入治疗Ⅲ期非小细胞肺癌疗效分析 . 中华放射医学与防护杂志，2012，32（2）：199-203.

［3］霍彬，侯朝华，叶剑飞，等 .CT 引导术中实时计划对胸部肿瘤 ^{125}I 粒子植入治疗的价值 . 中华放射肿瘤学杂志，2013，22（5）：400-402.

［4］郭福新，姜玉良，吉喆，等 .3D 打印非共面模板辅助 CT 引导 ^{125}I 粒子植入治疗锁骨上复发转移癌的剂量学研究 . 北京大学学报（医学版），2017，49（3）：506-511.

［5］姜玉良，王皓，吉喆，等 .CT 引导辅助 3D 打印个体化非共面模板植入 ^{125}I 粒子治疗盆腔复发肿瘤剂量学研究 . 中华

放射肿瘤学杂志,2016,25(9):959-964.

[6] QU A,WANG H,LI J,et al.Biological effects of(125)i seeds radiation on A549 lung cancer cells:G2/M arrest and enhanced cell death.Cancer Invest,2014,32(6):209-217.

[7] HU L,WANG H,ZHAO Y,et al.(125)I Seeds Radiation Induces Paraptosis-Like Cell Death via PI3K/AKT Signaling Pathway in HCT116 Cells.Biomed Res Int,2016,2016:8145495.

[8] ZHUANG H Q,WANG J J,LIAO A Y,et al.The biological effect of ^{125}I seed continuous low dose rate irradiation in CL187 cells.J Exp Clin Cancer Res,2009,28(1):12.

[9] WANG H,LI J,QU A,et al.The different biological effects of single,fractionated and continuous low dose rate irradiation on CL187 colorectal cancer cells.Radiat Oncol,2013,8:196.

[10] YAN W,HUO X,WANG H,et al.(125)I inhibited the NSCLC both in vivo and in vitro.Int J Clin Exp Pathol,2018,11(3):1265-1272.

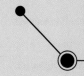

第七章

放射性粒子植入治疗计划系统研发与应用

第一节　引　言

放射性粒子植入治疗是一种结合微创介入手段的近距离放射治疗技术,为达到理想的治疗效果,实施粒子植入治疗需要做到:首先需要准确地确定治疗靶区的范围,通过合理地设计粒子的植入位置,在有效保护正常组织的基础上保证治疗靶区接收足够的照射剂量。此外还需要设计合理的穿刺路径,在避开血管等重要组织的同时,使得治疗计划易于实施。为达到这些目的,粒子植入治疗需要治疗计划系统软件(treatment planning system,TPS)的支持。近年来,利用三维治疗计划系统软件(3DTPS)进行治疗计划的设计、导航和验证已逐渐成为粒子植入治疗的规范化流程,有效提高了治疗的精度和效果,被临床广泛采用。而且在政策层面上,国家也要求开展放射性粒子治疗技术必须配备治疗计划系统。可以说,TPS已成为放射性粒子植入治疗必不可少的一部分,能否正确、高效地使用TPS对粒子植入治疗的效果和效率具有比较大影响。本章首先回顾TPS的发展及国内外的研发情况,然后讨论TPS的主要概念和功能,最后介绍TPS典型的操作流程。

第二节　治疗计划系统的研发

一、治疗计划系统的发展

在早期放射治疗过程中,受计算机技术的限制,治疗计划的制订大多通过人工完成,放射剂量的计算也不够精确。事实上,由于无法给出真实的放射剂量场分布,当时的治疗计划只是给出一个定性的描述。随着计算机和网络通信技术的发展,TPS进入飞速发展的时代。首先是计算机运算能力的提高,使复杂剂量场的模拟和计算成为可能,大大缩短了计算时间,同时促进了剂量场计算精度的大幅度提高;其次,伴随着医学影像设备和计算机网络技术的发展,尤其在 DICOM 医学影像传输标准制定之后,TPS可以通过网络直接获取、使用患者治疗部位完整的 CT/MRI 等影像数据,使 TPS 进入 3D 时代。3D 系统允许医生在患者的虚拟三维体空间中直接进行计划设计、优化,并提供三维评估工具,为医生更为精确地设计放射剂量场提供了保障,使治疗计划的设计过程转变为虚拟治疗过程,有效提高了粒子植入近距离治疗的效率和疗效。

然而,随着治疗技术的发展,单纯的治疗计划软件系统已经不能很好地满足临床治疗的应用需要。放射性粒子植入治疗技术面临着一系列问题。

1. 治疗方案设计与治疗实施过程存在程度不同的脱节,手术前的计划和治疗过程无法关联。

2. 介入手术植入粒子过程严重依赖医生的临床经验,粒子植入精度和效率不高,植入结果及疗效因人而异。

3. 植入粒子的位置与手术计划设计的位置往往存在较大偏差,严重影响放射剂量场的分布,容易造成放射剂量冷点。

4. 植入后放射性粒子及放射剂量的验证过程滞后,不利于采取补救措施。

以上问题严重制约了放射性粒子植入治疗的规范化发展以及临床应用的推广,同时也影响着治疗效果的提升。为此,如何将手术图像导航系统与近距离治疗计划系统有机结合,成为近几年研究的焦点。

针对治疗方案设计和实施脱节的问题,结合粒子植入装置的TPS最先得到了发展和应用。这类系统一般都包括完善的TPS软件以及配套的、准确的定位定向系统硬件,将单纯的TPS软件拓展成软硬件结合的粒子植入系统。由于粒子植入会涉及不同部位的肿瘤病灶,研发粒子植入系统需要针对不同部位设计合适的粒子植入装置以及配套的TPS软件。这种"软硬结合,因地制宜"的思想是目前粒子植入TPS设计的主要理念,在3D系统的基础上进一步提升了治疗的精度和质量。这些系统在国外有针对粒子植入治疗眼肿瘤的Plaque Simulator系统、针对乳房肿瘤粒子植入的TPS等。北京航空航天大学针对颅内、头颈、胸腹等多个部位粒子植入的特点研发了多个配套的治疗计划软件系统。

虽然上述粒子植入系统实现了治疗方案设计和治疗实施过程的统一,但是仍没有很好地解决粒子植入治疗技术所面临的所有问题。如何提高放射性粒子植入精度,确保剂量适形,仍是当前研究的热点。针对前列腺肿瘤介入治疗的需要,基于交互式计划设计的理念,国外已经广泛开展了这类设备的研究工作,其主要特点如下。

1. 引入了CT、MRI或X光等多模态影像的应用,以提高组织分辨能力和放射性粒子识别能力。

2. 注重穿刺器械定位定向装置与TPS的融合,通过穿刺器械定位定向装置的反馈信息,在手术过程中修正治疗计划。

3. 注重提高穿刺器械定位定向装置的自动化程度,有的甚至具备多通道自动进针和自动释放放射性粒子的功能。

此外在粒子剂量计算方面,目前所有商用TPS都是参照AAPM TG-43报道进行剂量计算。然而,由于该计算方法将人体组织简化成均匀水,而且没有考虑植入针和粒子本身对剂量分布的影响,其计算结果在一些情况下会存在比较严重的误差,影响治疗计划评估的准确性。为此,AAPM TG-186强调了考虑组织不均匀性的重要性并建议采用基于模型的剂量计算方法进行粒子剂量计算,采用更准确的剂量计算方法是TPS的发展方向之一。

二、国产治疗计划系统的研发

自2001年在引进粒子植入治疗技术的同时,国外的粒子植入TPS也逐步引进。由于国外公司的产品比较昂贵,且部分功能不完全适应国内临床应用的需要,仅有少数几家医院使用。国内早期研发的产品主要是参考和模仿国外的TPS,采用了基于平面植入模板的布源方式。随着国内粒子植入临床治疗技术的发展,早期的TPS已渐渐不能满足临床治疗的需要,尤其是随着粒子植入技术在其他部位肿瘤治疗的拓展,由于不同部位肿瘤的粒子植入方式差异很大,国内外的TPS都不能很好地适用。治疗计划与实际手术之间产生严重脱节,治疗计划对治疗的指导意义大大降低,从而使得粒子植入治疗处于无据可依的情况,疗效很难保证。为此,国内一些研究机构应国内临床的迫切需求,针对不同部位肿瘤粒子植入治疗的特点,拓展了TPS的应用范围,形成了国产TPS的特色。

在前列腺粒子植入治疗方面,粒子植入系统的研发已比较成熟,已有多个国外厂商推出了相应的产品,国内机构也研发出了具有自主知识产权的粒子植入系统。北京航空航天大学研制的前列腺粒子植入TPS以及一整套移动式粒子植入系统,包括了一套3D-TPS以及与直肠B超结合使用的粒子植入导向装置。手术时,在固定患者体位之后,首先利用导向装置控制直肠B超探头采集一系列等距离间隔的B超图像并导入到TPS;然后利用TPS进行靶区勾画和植入计划设计(图2-7-1,见文末彩图);随后,利用导向装置配备的单平面模板对植入针道进行定位、定向,在TPS和B超图像的引导下实施粒子植入。

对于颅内肿瘤的粒子植入治疗,为实现对穿刺位置和方向更准确地控制,研究人员提出采用脑外科手术立体定向框架来实现粒子植入的导向控制。另外,为更好评估穿刺通道避免损伤重要的大脑组织和血管,其配套的 TPS 提供了更强大的针道评估功能(图 2-7-2,见文末彩图)。

1. 可以在多个方位二维图像上显示通道穿透位置。

2. 基于 Plumb 面、Spin 面图像的通道评估,可以帮助医生从不同角度、直观地评估通道穿过的组织。其中,Plumb 面是垂直于穿刺通道的平面,并可以通过调整 Plumb 面与通道的交点位置观测不同位置处的组织结构;Spin 面是平行于通道的平面,并可以调整角度,使 Spin 面绕着通道旋转。图 2-7-2 为立体定向粒子植入 TPS 界面,见文末彩图。

针对可携带粒子支架食管癌治疗方式,研究人员研制了食管粒子支架专用 TPS(图 2-7-3,见文末彩图)。为了更准确地评估粒子的剂量分布,在扫描计划 CT 前需要先用气囊将患者的食管撑开来模拟食管支架完全打开的情况,然而再扫描 CT 图像并导入到 TPS 进行计划设计。TPS 的计划设计模块提供了食管支架的相关参数(方位、直径、长度、每层粒子数等)设计功能,并可以在支架近似圆柱体的平面展开图上进行交互式的粒子位置设计。

对于其他部位肿瘤(头颈、胸腹等)的粒子植入,考虑到肋骨等组织对可布针道的限制,TPS 提供了基于多个平面模板的计划设计方式,为医生选择入针通道提供更多的选择(图 2-7-4,见文末彩图)。

研究人员还提出用扇形布针的新型粒子植入方式来实施胸腹部粒子植入手术。在这种方式下,所有针道相交于一点并呈扇形分布。相比于平行入针的方式,扇形布针在穿刺通道受限的情况下有一定的优势。针对这种植入方式,研究人员研制了扇形布源粒子植入治疗计划系统,提供了功能完善的扇形布针治疗计划设计功能(图 2-7-5,见文末彩图)。

近年来,随着 3D 打印技术的发展以及其在医学领域中的成功应用,国内研究人员将 3D 打印技术引入粒子植入治疗中,尝试利用与患者体表曲面吻合的个体化适形模板来实现穿针导向和手术导航。个体化适形模板首先在头颈部肿瘤的粒子植入治疗中得到应用,随后成功推广到身体其他部位的粒子植入治疗。为配合基于个体化适形模板的粒子植入治疗,国内 TPS 也进行了相应的改造和升级,添加了基于单针布源的治疗计划设计功能:提供了方便、快捷的交互式布针工具,使医生能够灵活、快速地设计非平行甚至非共面针道;提供了适形模板与治疗计划的一体化设计功能,能够在治疗计划系统中进行适形模板的设计。利用基于单针布源方式,可以灵活地设计出比较复杂的非共面穿刺通道来避开血管和骨骼(图 2-7-6,见文末彩图);利用个体化适形模板可以一次手术治疗三个不同部位的靶区(图 2-7-7,见文末彩图),大大提升治疗的效率。

此外,在粒子植入术中手术导航方面国内也开展了相关的研发。北京航空航天大学研制的粒子植入导航系统(图 2-7-8,见文末彩图),该系统实现了与治疗计划系统的无缝连接,可以自动读取患者的影像数据以及待实施计划的信息;利用基于体表标记点的配准方法实现术前影像数据、术中患者和电磁系统三者的空间位置统一;可以在术中实时监测粒子植入针的位置和方向,并将其与术前影像数据和预设计划进行融合显示,引导医生进行植入针的定向和定位。导航系统还可以同穿刺器械辅助摆位机器人结合起来,实现穿刺针的快速定位、自动定向。

三、治疗计划系统相关技术的最新进展

(一)考虑非均质的剂量计算方法

剂量计算的精度对于治疗计划的质量和治疗效果的评估至关重要。此外,通常还需要剂量计算具有较高的计算效率来满足术中计划的在线设计需要。目前,国内外商用粒子植入放射治疗计划系统一般采用 AAPM TG-43 报告所推荐的剂量计算方法。该方法具有较高的计算效率与较强的鲁棒性,但忽略了异质性介质包括植入针、人体不均匀组织等对粒子剂量分布的影响,导致剂量计算结果存在一定误差。如一项针对前列腺肿瘤粒子植入治疗的大规模回顾性研究表明,与蒙特卡洛仿真结果相比,使用 TG-43 方法计算剂量会导致靶区和危及器官处的剂量被高估,而在钙化物质等高密度组织处,剂量误差可以达到 10%。与前列腺部位相比,在头颈部等其他具有复杂解剖结构的部位更为显著的组织异质性可能会导致 TG-43 方法的剂量计算结果具有更大的误差,进而导致肿瘤靶区剂量不足,肿瘤局部控制

率下降。

因此,为了实现更为准确的粒子植入放疗剂量计算,研究人员提出多种考虑异质性介质影响的基于模型的剂量计算方法。AAPM TG-186 报道,对基于模型的剂量计算方法进行了总结并针对其在临床中的应用实施给出了指导意见。基于模型的剂量计算方法主要分为第一性原理方法和半经验的方法。第一性原理方法包括卷积叠加方法、求解线性玻尔兹曼输运方程以及蒙特卡洛仿真方法等。其中蒙特卡洛仿真方法通常被当作剂量计算的金标准,但受其需要较长的计算时间所限,主要用于植入后的剂量评估。即使是经过基于图像处理单元(GPU)的并行计算加速的蒙特卡洛仿真方法,也很难直接用到需要进行数千次剂量计算的逆向计划优化过程。

对于半经验的方法,一种常见的思路为将 TG-43 方法与蒙特卡洛方法结合,将蒙特卡洛仿真预计算得到的剂量数据输入到基于 TG-43 方法的放疗计划系统中,利用预计算的剂量数据来校正 TG-43 剂量分布,以考虑高密度材料的影响(如粒子之间相互影响等)。比如,针对粒子支架的剂量计算,北京航空航天大学研究人员提出一种将 TG-43 方法与剂量扰动值结合的剂量计算方法,以实现粒子支架的快速、准确剂量计算。该方法利用蒙特卡洛方法预计算支架对粒子剂量分布的扰动值,并用其对 TG-43 方法所计算出来的均匀剂量分布进行校正,以考虑金属支架对粒子剂量分布的影响。

近年来,随着深度学习技术的发展,开始有研究人员尝试将深度学习方法应用到近距离放射治疗剂量计算当中。如针对前列腺肿瘤粒子植入研究人员提出利用深度卷积神经网络根据粒子位置图及组织器官标签图来预测与蒙特卡洛方法精度相当的剂量分布,以实现前列腺部位的快速、精确剂量计算。虽然该方法展现出非常好的应用前景,但它只考虑了组织器官的标签图而没有考虑组织的组成,不能预测前列腺钙化和头颈部肿瘤邻近骨的剂量效应。对于头颈部等具有更显著的组织异质性部位,剂量预测相对较难,如何借助深度卷积神经网络来实现高精度、高效率的剂量计算是下一步有待研究的课题。

(二)针道与粒子一体化优化设计

放射性粒子植入的计划设计即决策穿刺针道及粒子的位置和个数,使放射剂量合理分布,确保肿瘤组织承受的剂量达到临床上要求的处方剂量,同时将周围敏感组织和危及器官承受的剂量控制在较低水平内。在现有的优化设计模型中,通常需要预先定义好可选针道和粒子的可选位置,然后将计划设计建模成有关粒子位置的 0~1 整数规划问题。现有的治疗计划设计方法包括确定性优化算法、随机性优化算法、启发性优化算法以及基于学习的方法。

确定性算法由 Lee 等和 D'Souza 等提出,根据对靶区最大最小剂量、剂量分布均整度,危及器官最大剂量以及穿刺针数量确定多目标函数和约束条件,通过分支定界算法求解混合整数规划问题。由于优化模型比较复杂,计算量较大,即使应用专业的商用软件求解,计算时间仍达数小时,难以实际应用。

随机性优化算法包括模拟退火算法和遗传算法,分别由 Pouliot 等、Yang 等和 Yu 等提出。算法通过某些先验信息初始化一个可行解(如根据靶区大小确定粒子数量并均匀布设至靶区作为初始计划),然后计算剂量并评估靶区和危及器官中的剂量分布,得到当前计划的评价指标,根据评价指标和算法机制迭代优化,直至达到终止条件。随机性算法最大的优点是不要求优化模型具有解析性、连续可导等特性,但是对于靶区体积较大,变量较多的病例,优化时间较长。

启发性算法中比较有代表性的是贪婪算法。贪婪算法将优化问题分解为一系列子问题,对于每个子问题始终选取当前情况下的局部最优解,一般能够较快地给出一个逼近全局最优解的可行解。比如,北京航空航天大学的研究人员提出一种结合双重迭代和修正的贪婪启发法,在兼顾治疗计划质量的前提下进一步减少穿刺针的个数。

随着机器学习技术的发展,基于学习的方法也被应用于计划设计。Nicolae 等提出了一种基于机器学习方法的前列腺粒子植入计划设计方法。该方法首先建立一个由 100 例高质量前列腺粒子植入计划组成的数据库;对于一个新病例,首先提取三维轮廓特征并与数据库中的特征进行相似度匹配,利用最近邻算法找到一个或多个最具有相似解剖结构的计划,将这些计划的粒子位置等比例填充到新病例上从而快速获取初始粒子分布;最后使用随机优化进一步调整计划。

目前大多数方法仍需要医师手工设置初始针道,以便提供针道和粒子的可选位置。对于具有复杂解剖结构(尤其是头颈部)的粒子植入手术,手动布针非常耗时,而且质量依赖于医生的经验,急需能够同时优化针道和粒子的粒子植入逆向设计方法,以期提高规划的效率和质量。然而,目前针对该问题开展的工作较少。Ma 等初步研究了一种非共面针道的设计方法,该方法可以避免穿刺骨骼和其他器官,但仍需要医师设置初始共面针,灵活性较差。为了弥补这一缺陷,近期北京航空航天大学的研究人员针对粒子植入的针道生成问题,提出一种基于有效投影面积的自动化针集方法,能在较短时间内生成高质量的非共面初始针道集,展现出良好的应用前景。

(三)术中穿刺针道的自动探测

由于组织肿胀、针变形等原因,经皮穿刺植入针的实际位置很难做到与计划完全吻合,从而无法达到术前规划的剂量分布,影响治疗效果。因此,需要在术中对针道的实际位置进行检测,并依此重新优化设计粒子的植入位置。目前,临床上术中针道的检测主要由医生手工完成,比较费时,影响手术的效率。基于术中影像的针道自动检测方法得到了研究人员的关注。

针道检测方法可分为传统方法和深度学习两大类,现有方法还以传统方法为主。在基于超声图像的针道检测方面,Ding 等提出一种基于正交二维图像投影和二维针道检测的方法来从三维超声图像中提取针道。随后,水平集分割方法和三维霍夫变换也被成功应用于三维经直肠超声针道检测。在基于 CT 的针道检测方面,鲍潮等提出一种改进的 RANSAC 算法来从肺部术中 CT 影像中提前针道。此外,研究人员还针对电极定位和后装治疗针道检测问题提出一些有效方法,但由于粒子植入所使用的针相对较细,这些方法是否适用于粒子植入针道检测还有待验证。

近年来,随着深度学习的发展,开始有研究人员将深度学习方法应用于后装治疗中的针道自动检测并取得较好的结果。在基于 CT 影像的针道检测方面,Jung 等提出在二维 CT 切片上利用 U-net 网络检测针道,再将切片上检测到的针道聚类、拟合组合成完整的针道;在基于超声图像的针道检测方面,Wang 等先使用改进的 U-net 从二维超声图像中分割出针道,然后利用基于 VGG-16 的深度卷积网络预测针道的 Z 轴坐标。目前,尚没有针对粒子植入的深度学习针道检测方法,有待进一步探索。

第三节　治疗计划系统的使用

一、治疗计划系统中的主要概念及术语

1. DICOM(digital imaging and communications in medicine)　医学数字成像和通信的国际标准,提供了医学数字图像的采集、归档、通信、显示及查询等信息交换操作的协议,TPS 与影像系统或者 TPS 之间基于 DICOM 协议可以实现数据的共享访问。

2. 图像序列(Image)　由影像设备一次扫描获取的一组图像导入 TPS 后被称为一组图像序列,根据图像扫描的方向不同,图像序列可以分为以下几种。

(1)横断位(transverse)或轴位(axial)图像:其成像平面将人体分割为头脚两部分。

(2)冠状位(coronal)图像:其成像平面将人体分割为前后两部分。

(3)矢状位(sagittal)图像:其成像平面将人体分割为左右两部分。

TPS 应能支持多个同一方位的序列,如两个不同时间扫描的 CT 轴位序列等。用于制订治疗计划的 CT 图像序列在扫描时必须保证 CT 扫描线圈与 CT 床相互垂直。

3. 断层图像(slice)　一组图像序列通常包括多个扫描方向平行但位置不同的二维图像,其中每一幅二维图像称为一个断层图像。

4. 电子数据　通过光盘或网络获得的满足 DICOM 协议的影像序列称为电子数据。由 CT 机得到的电子数据按 CT 机给定的 CT 值到密度值的映射曲线,可以得到对应的组织密度值。

5. 轮廓线(contour)　由临床医生或物理师在断层图像上勾画的,界定肿瘤或敏感器官范围的封闭

曲线。每一个器官对应一组轮廓线,需要在所有包含该组织的断层图像上逐一勾画。利用一组轮廓线可以重建组织的三维轮廓面,在断层图像上勾画的肿瘤靶区、动脉、气管和体表轮廓线以及重建得到的三维轮廓面(图 2-7-9,见文末彩图)。

6. 靶区或治疗区(target volume,TV) 靶区是由临床医生定义的治疗范围,一般由轮廓线圈定。国际辐射单位及测量委员会(ICRU)的第 50 号文件对各种靶区进行了定义。

(1)GTV(gross TV):指临床可见的或可触及的、可通过诊断检查手段证实的肿瘤部位和肿瘤范围。

(2)CTV(clinical TV):指除 GTV 以外,还包括显微镜下可见的亚临床肿瘤病变。

(3)PTV(plan TV):指除 CTV 以外,还包括由照射中器官运动和日常摆位、治疗中靶位置、靶体积变化以及资料传输中的误差等不确定因素引起的扩大照射的组织范围。即制订治疗计划时需要考虑的治疗范围。

(4)GTV、CTV、PTV 之间的关系:一般 GTV≤CTV≤PTV,相互存在一定的间隙。

7. 计算框 计算框界定了进行粒子剂量计算的立方体范围,至少需要包容靶区和其周边的危及器官。计算框的大小会影响计算剂量的速度。

8. 等剂量线(isodose line)和等剂量面(isodose surface) 在同一平面上由剂量值相同的点连成的曲线,主要在断层图像平面上显示。通过等剂量线可以直观地看到平面上给定剂量与靶区间的包容关系,红色的封闭曲线为靶区轮廓线,不同的等剂量线由不同的颜色填充显示(图 2-7-10,见文末彩图)。等剂量线也可以选择不填充显示。在三维空间内,由不同断层平面上的等剂量线经重建生成等剂量曲面。通过等剂量面可以直观地看到给定剂量与靶区的三维包容关系。

9. 处方剂量(prescription dose,PD) 处方剂量指为达到治疗肿瘤的目的,希望整个靶区承受的剂量。一般为靶区周边承受的绝对剂量值,由临床物理医师根据肿瘤类型指定。

10. 参考剂量(reference dose)和剂量百分比 参考剂量是为规范剂量显示建立的标准,一般与处方剂量相同;剂量百分比即相对于参考剂量的比例,数值可能大于 100%。

11. 剂量体积直方图(dose volume histogram,DVH) DVH 从统计学的角度反映靶区体积与承受剂量之间的关系,是评估剂量分布的主要手段。DVH 分为微分 DVH 和积分 DVH 两种,临床中常用的为积分 DVH。DVH 横坐标为相对于参考剂量的百分比或者绝对剂量值;纵坐标为靶区和其他组织的体积百分比(图 2-7-11,见文末彩图)。由 DVH 可以计算出一些剂量统计值来快速、定量评估计划的质量。

(1)Vx,比如 V_{100} 等:承受 x%(100%)处方剂量的组织体积大小。

(2)Dx,比如 D_{90} 等:包容 x%(90%)组织体积的最大剂量值。

(3)覆盖率:PD 所包含的靶区体积占靶区总体积的百分比。

(4)最大、最小、平均剂量和中位剂量。

(5)适形指数(conformity index,CI):描述三维空间中剂量场的分布与靶区形状、大小的一致程度。其计算公式为:

$$CI = \frac{V_{\text{T,ref}} \times V_{\text{T,ref}}}{V_{\text{T}} \times V_{\text{ref}}}$$

其中,$V_{\text{T,ref}}$ 为靶区接受 PD 的体积;V_{T} 为靶区体积;V_{ref} 为接受 PD 的体积。

二、治疗计划系统中的主要功能

(一)图像数据的输入和整理

患者治疗部位的图像数据是治疗计划设计的基础,影像设备获取的图像数据如何输入到治疗计划系统以及图像数据的完整性将直接影响治疗方案的好坏。在整个治疗计划的设计过程中,患者治疗部位的图像数据主要用于以下几个方面。

1. 为临床医生和物理师提供患者病变的临床诊断信息,包括病变的性质、位置等。

2. 为临床医生和物理师提供治疗靶区及其与周围敏感器官、组织之间的相互关系。

3. 显示放射源的植入位置。

4. 显示放射源植入针的插植路径。

5. 显示和评估放射剂量的分布。

现代医学影像设备可以获取多源图像数据,如 CT、MRI、PET 等断层序列图像数据、B 超断层图像序列、X 线片和 DSA 图像等。由于多源图像在探测不同组织及几何精度方面的性能不同,综合使用多源图像有助于医生精确定义肿瘤及周围敏感组织和器官的位置和大小,因此在 TPS 中同时兼顾和处理多源图像数据十分重要。此外在 TPS 中还应兼容不同方位如轴位、冠状位和矢状位的图像序列。

图像数据输入目前主要有三种途径:DICOM 电子数据通过网络或光盘输入、胶片扫描输入、视频图像采集输入。对于大数据量的 CT、MRI 影像数据一般采用 DICOM 网络传输方式;对于 B 超影像数据有时也采用视频图像采集的方式来实时输入图像。电子数据具有最佳的图像显示效果和最高的定位精度。另外,在 TPS 中最好使用薄层扫描方式获取层间距 2.5mm 以下的断层序列以确保三维显示效果和定位精度,扫描的范围一定要包含肿瘤的体积。

治疗计划系统的图像数据输入和整理功能应包括以下几点。

1. 支持 DICOM 3.0 标准和多种图像数据输入方法,包括网络连接电子数据传输、磁介质传输、视频采集和扫描输入等。

2. 支持电子数据图像和扫描图像并存,CT、B 超和 MRI 等多源图像并存。

3. 支持同时或分阶段输入不同检查设备的不同图像序列,为精确制订计划和术后患者的随访提供了足够的保障(如术前、术中、术后的图像),便于不同时期计划的比较。

(二)图像数据处理与测量定位

患者影像数据进入 TPS 后,需要进行图像数据处理和测量定位,以建立患者的体坐标数据,最终建立患者坐标系统,形成治疗计划和治疗实施的坐标基准。不同来源的图像序列如 CT、MRI 等需要单独进行测量定位,统一到同一患者坐标系下,为后续的图像融合和解剖结构的三维重建显示、放射剂量分布的计算、显示等建立基准。

众所周知,CT 影像具有较高的几何精度,MRI 影像具有较好的软组织分辨能力,而 PET 影像能够探测生物学靶区,在准确定义治疗靶区方面各有特色,事实上通过 CT、MRI、PET 影像显影的靶区的大小并不完全一致。在放射治疗过程中,严格、准确定义靶区是治疗成功的关键。为充分利用影像学设备的特点,使其在诊断肿瘤、定义靶区和敏感组织、器官方面相互补充、参考,就需要利用多源图像数据的融合技术,实现不同影像的叠加显示。图像数据融合是影像处理中一项复杂的工作,不仅要获取患者的多源影像数据,还涉及不同影像间几何位置的配准、影像的插值重建、叠加显示等多项内容。

在 TPS 中常用的配准途径有以下两种。

1. 基于标记点的配准方法　根据分别在两组图像序列上拾取的两组标记点来确定图像序列之间的空间关系,其中两组标记点之间具有一一对应的解剖位置。为准确求解图像序列之间的平移和旋转,通常需要多于四个标记点,标记点的数目越多,基于标记点的配准方法的鲁棒性越高。

2. 基于图像灰度信息的配准方法　根据图像灰度信息定义能够准确评估图像之间位置匹配度的相似性准则,并利用数值优化方法最大化相似性准则求解空间变换关系,如基于图像信息的多模态图像自动配准方法。

图像数据的处理则包括图像序列的插值重建等功能,如轴位的扫描序列插值重建冠状位和矢状位的图像序列。

TPS 的图像数据处理与测量定位功能应包括以下内容。

1. 支持图像缩放、平移、翻转、漫游、窗宽和窗位调节。

2. 支持图像的多窗口显示及多模式显示。

3. 支持有框架和无框架定位方式。

4. 自动探测图像定位标记点和定位误差的评估及报警提示。

5. 断层图像序列按不同层间距的重新分层重建。

6. 断层图像序列的交互重建和剖切显示。

7. 原始图像数据与三维数据的融合显示。

8. 三维数据的透明和半透明显示。

9. 图像序列间的匹配和融合,包括术前、术中、术后图像的融合显示。

10. 图像的三维等值面和体素重建显示。

11. 图像的灰度、直线距离、角度和面积的测量和显示。

(三)治疗部位解剖结构的定义和三维重建显示

计算机系统无法辨认病灶,更无法确认解剖结构。在 TPS 中,治疗部位(靶区)、敏感组织和器官需要临床医生根据患者的影像数据来指定。定义解剖结构主要通过在断层图像序列上勾画轮廓线的方式来实现。一般来讲,每一个需要评估剂量分布的解剖结构都需要勾画轮廓线。轮廓线的勾画可以有自动、半自动或人工交互勾画等多种方式。

在不同断层上勾画的同一解剖结构的轮廓线经过三维重建技术可以得到描述该解剖结构的三维体数据和精确的体积大小,并进行三维显示,也可以在配准后的多源图像序列上相互映射显示。一般的 TPS 都支持多个三维解剖结构同时显示,并支持三维方式下的透明、半透明和实体显示,避免在不同方位观测时相互遮挡。

TPS 的解剖结构的定义和三维重建显示功能应包括以下内容。

1. 自动探测体表轮廓线。

2. 轮廓线项目的自定义。

3. 靶区和重要器官等目标轮廓的自动或交互提取,具有轮廓线缩放、插值功能。

4. 靶区和重要器官体积的计算。

5. 体表、靶区和重要器官等多目标的三维重建与显示。

(四)粒子植入计划设计

粒子植入计划设计模块提供了用于设计穿刺针道和粒子植入位置的相关功能。不同部位肿瘤粒子植入方式不同,TPS 所提供的计划设计功能也有所不同。这里主要介绍针对胸部肿瘤粒子植入的计划设计功能。

粒子植入的计划设计主要包括穿刺针道设计和粒子位置设计两个环节。设计好穿刺针道后便确定了可以植入粒子的位置,而粒子位置设计就是从所有这些可布位置里选择植入粒子位置。治疗计划设计是一个优化调整过程,为得到理想的治疗计划,需要根据剂量分布的要求逐步调整穿刺针道和粒子位置。

针对胸部肿瘤的粒子植入,TPS 提供了基于平面模板和基于单针的针道设计方式。利用基于平面模板的针道设计方式,通过设计平面模板的位置和方向从而确定与模板开孔相对应的一系列平行穿刺针道。而当采用基于单针的针道设计方式时,需要单独设计每一个穿刺针道。为方便穿刺针道的设计,计划系统提供方便、快捷的交互式针道设计工具,包括穿刺针道的交互式添加、平移、旋转和复制功能、三维视图中的针道选择功能、穿刺针道的倾斜角和俯仰角调整功能等。

TPS 提供了手工布源和自动布源两种粒子位置设计方式。在手工布源模式下,可以利用鼠标操作实现粒子的交互式添加和删除。而在自动布源方面,系统又提供了几何优化自动布源和剂量优化自动布源两种方式。其中,几何优化自动布源参照临床上常用的经验性粒子布设方式自动选择粒子植入位置,实现的方法包括中心布源、周边布源和针道布源三种方式。其中,中心布源方法在靶区内部按照菱形分布的方式布设粒子,用户可以调整粒子距离靶区边缘的距离以及粒子之间的间隔;周边布源方法围绕靶区边缘布设粒子,用户可以调整在头脚方向上的粒子布设层面的间隔;针道布源方法不考虑针道之间的粒子分布情况,而只是针对每一个针道在靶区内的部分按照一定的间隔均匀布设粒子。图 2-7-12(见文末彩图)为同一个层面上分别利用中心布源(粒子间隔 1cm,边缘距离 5mm),周边布源(层间隔 1cm)和针道布源(粒子间隔 1cm)方式得到的粒子布设结果。中心布源是早期临床上常用的布源方式,由于粒子剂量的累加效应,在这种方式下为使肿瘤的边缘达到剂量要求,可能会在肿瘤内部形成剂量过高的区域。而在周边布源方式下,通过周围粒子对肿瘤内部的剂量累加并在靶区内部适当植入少量粒子,在保证肿瘤边缘剂量水平的同时肿瘤内部也能获得足够高的剂量,并有效避免了剂量热点。

剂量优化自动布源方法采用基于双重迭代启发性优化算法进行自动布源。该方法支持针对两种临床常用评价指标进行优化布源(V_{100} 和 D_{90}),并支持"保留当前已植入粒子"和"仅使用当前针道"等选项。在默认情况下,该方法会首先清除所有已布设的粒子,然后从所有可布粒子位置中进行优选粒子位置来达到用户指定的优化目标。如果选中"保留当前已植入粒子"选项,那么该方法会保留目前已布设的粒子,然后从剩余的可布粒子位置中优选粒子的位置来达到优化目标;如果选中"仅使用当前针道"选项,那么该方法仅从已使用的针道上的可布粒子位置中优选粒子的植入位置。

总结粒子植入计划设计要求,TPS 应提供下面几种计划设计手段。

1. 方便、快捷的模板或单针位置交互式布设工具。

2. 按照一定的准则(中心布源、周边布源准则),实现多个布源断层上的粒子自动布源。

3. 据临床剂量要求利用数学优化方法实现三维粒子自动布源。

4. 提供直观、灵活的交互手段,辅助临床医生快速增加、删除粒子、调整粒子的空间位置。

TPS 的粒子植入计划设计功能还应包括以下内容。

1. 粒子源的当前活度修正及实时剂量计算。

2. 支持多种粒子源(^{125}I-6711、^{125}I-6702、^{103}P-200),剂量计算精度满足国家标准的要求。

3. 交互式设计粒子植入计划,采用多窗口的断层图像显示方式,可以在同一图像序列的不同层面间自由移动或在不同图像序列上设计、修改计划参数。

4. 任意方位的模板设置,有效设计入针通道避开重要组织和器官。

5. 可变大小的植入模板设计,植入针长度可选。

6. 支持交互式设计粒子植入针和粒子的空间分布。

7. 支持遵循巴黎准则的自动布源,并自动布设针及模板位置。

8. 具有平行布针和扇形布针布源方式。

9. 支持同一计划多个模板设计、患者的多计划设计和计划数据的相互拷贝。

(五)计划评估和优化

计划评估的目的是检验计划的合理性,并通过调整粒子的分布、数量等参数优化治疗计划。

1. 计划评估主要通过计划系统提供的一系列工具来实现

(1)单点剂量的检测:感兴趣点(point of interest,POI)承受辐射剂量的大小。

(2)空间剂量的分布:等剂量线和等剂量面的剂量测量与显示。

(3)体积剂量直方图(DVH):直观显示治疗靶区、敏感器官体积承受放射剂量的水平,反映承受某一剂量范围的器官体积占其总体积的百分比。

(4)各种评估图形的显示、打印。

(5)由 DVH 导出的统计参数,如最大剂量、最小剂量、平均剂量、中值剂量、V_{100}、D_{100}、D_{90}、D_{2cc}、适形度等参数。

2. 计划评估遵循的原则

(1)肿瘤靶区承受足够多的剂量,一般要求 95% 以上的靶区体积承受的剂量达到 PD 水平。

(2)治疗靶区内的剂量分布应尽量均匀。

(3)靶区外剂量迅速降低,保护敏感器官和组织。

(4)植入针道和粒子的数量少,治疗过程中操作尽量简便、损伤小。

3. 计划评估的步骤

(1)定义计算框,即需要显示剂量分布的范围。计算框应至少包括靶区、敏感组织和器官的全部体积。

(2)显示、评测各种评估图形。

(3)根据评估图形调整粒子的分布和数量,甚至调整粒子的类型和活度、模板的摆位等。

（4）重新计算剂量分布,并转入步骤 2 进行剂量评估,直到剂量分布满足要求。

4. 治疗计划系统的剂量评估和优化功能

（1）可以在轴位、冠状位、矢状位图像上显示模板、针及粒子的分布。

（2）可以在不同的图像序列的断层图像和冠状位、矢状位图像上直观地显示等剂量分布,支持多个等剂量线、等剂量面的同时显示。

（3）显示等剂量面与靶区及断层图像在三维空间中各个角度的吻合情况和相互关系。

（4）三维剂量场的半透明、实体显示及交互旋转。

（5）绝对剂量与相对剂量的实时显示。

（6）支持多种剂量评估方法,如 POI、DVH 等。

（7）靶区和重要器官的体积剂量分析及统计结果,包括 DVH 图形,V_{100}、V_{90}、D_{100}、D_{90}、适形度等参数。

（8）打印输出所有的治疗计划数据、评估图形和图像。

（9）输出完整的预定粒子和实施植入计划报道。

（六）剂量验证与计划比较

由于临床情况的复杂性,植入后粒子的实际分布与植入前的计划之间不可避免地存在一定偏差。比如,粒子植入时可能由于创伤水肿导致靶区体积增大,致使粒子分布发生变化;治疗后水肿消退、肿瘤缩小可导致粒子聚集。为验证治疗的有效性以及评估预期疗效,术中或术后剂量验证是不可缺少的重要环节。

1. 剂量验证具有双重目的

（1）确定粒子的实际植入位置和实际剂量场分布情况,决定是否需要补充植入粒子或增加外照射,以消除靶区内的照射冷点。

（2）治疗后跟踪随访患者,及时检查粒子在靶区内的分布和剂量场的分布情况。

2. 术后剂量验证　可以有两种途径。

（1）通过 X 线拍摄治疗后的正位片、侧位片,由软件探测粒子种植的位置和数量,再现粒子的三维分布,计算剂量场的分布。

（2）通过薄层 CT（层间距最好小于 2.5mm）扫描获取断层图像序列,由软件探测粒子种植的位置和方向,再现粒子的三维分布,计算剂量场的分布。

治疗计划的比较允许临床医生对多个治疗计划进行对照,以确定计划的优劣。在剂量验证时,允许临床医生对术前计划和术后验证计划进行对照,确定两者的差异,以制订补救措施。

3. 治疗计划系统的剂量验证功能

（1）支持 CT 图像为基础的粒子定位,自动精确识别粒子的空间位置和方向。

（2）支持基于模拟机（X 线机）正位、侧位片的粒子定位功能,自动识别粒子的空间分布。

（3）自动识别重复计数的粒子。

（4）支持粒子当前活度的计算。

（5）精确计算所植入粒子的整体剂量分布。

（6）二维等剂量线和三维等剂量面的精确显示。

（7）支持多种剂量评估方法,如 POI、DVH 等。

（8）验证计划与术中、术前计划的融合与比较。

（9）靶区和重要器官的体积剂量分析及统计结果,包括 DVH 图形,V_{100}、V_{90}、D_{100}、D_{90}、适形度等参数。

（10）验证文本输出,包括剂量分布、粒子位置和特性描述。

（七）病例数据库管理

病例数据库管理主要包括患者资料、计划数据和图像序列管理功能,可以实现病例、计划和图像序列的新建、编辑、修改、删除等各项功能,同时兼顾数据资料的打包备份、恢复及检索查询功能,为资料的安全保存、快速查询提供保障。病例数据库管理一般以患者姓名、编号组合建立文件目录,将该患者的所有数据分类存储在该目录下,每个患者一个目录,从而查找十分方便。另外为便于术后剂量验证、随访,病例数据库管理应允许追加影像序列。

TPS 的病例数据库管理功能应包括以下内容。

1. 具备完善的病例数据库管理,包括新建、编辑、修改、删除、查询等功能。

2. 计划数据的管理,包括新建、编辑、修改、删除等功能。

3. 图像序列的管理,包括新建、编辑、修改、删除等功能。

4. 病例数据的备份与恢复。

5. 用户密码及权限的管理功能。

6. 用户操作过程的自动记录。

(八) 治疗计划报道输出

治疗计划报道是执行治疗的依据,临床医师根据计划报道能够完成整个治疗过程。计划报道至少应该包括以下内容。

1. 粒子植入装置的设置　如植入模板的型号和方位、针扇的入针点位置以及针的间隔角度、立体定向仪的靶点位置及定向角度等。

2. 植入针及粒子安装报道单　包括植入针的数目和各针的穿刺深度、粒子的类型和活度、每根植入针上粒子的数量和位置等。

3. 靶区和危及器官的 DVH 图形和相关的统计参数。

治疗计划报告还可以包括其他辅助内容,如剂量场分布图形、穿刺路径显示图形以及各种三维图形等。

第四节　治疗计划系统中的操作流程

一、结合 TPS 的粒子植入治疗流程

为提升治疗计划与治疗实施的一致性,国内外专家针对临床中遇到的问题并结合 TPS 的粒子植入治疗流程进行了改进。TPS 与治疗实施结合得越来越紧密,其作用从早期的离线指导逐步发展成当前的术中在线引导。比如,前列腺粒子植入计划流程经历以下几个发展阶段。

1. 术前计划(pre-planning)　在手术前采集患者的影像进行计划设计,确定粒子的活度和数目;在手术时,参考术前制订的计划进行粒子植入手术。由于术中、术前患者的体位存在差异、靶区和其他组织的形态也可能发生变化等原因,粒子的实际植入位置很难与术前计划一致,影响治疗效果。

2. 术中预计划(intraoperative pre-planning)　首先通过制订术前计划或者经验性地确定粒子的活度和大概数目;手术中,在完成患者摆位之后扫描患者的影像再次制订手术计划,用于指导粒子植入手术。相比于术前计划方式,术中计划能够避免患者体位差异带来的影响,有效提升粒子植入的手术效果;但是,经皮穿刺植入粒子的过程中植入针的实际位置很难做到与计划完全吻合,从而无法达到计划设计的粒子剂量分布,影响治疗效果。

3. 交互式计划(interactive planning)　为解决术中预计划方式存在的问题,交互式计划方式在植入过程中分批植入针道,在每植入一部分针道后根据术中影像或者其他辅助装置探测穿刺针的实际位置并估计粒子的剂量分布,然后对后续植入针道进行优化调整,来避免植入针道偏差对计划质量的影响。

4. 动态剂量计划(dynamic-dose based planning)　动态剂量计划方式在交互式计划的基础上进一步考虑了植入过程中粒子位置的偏差问题,尝试利用在线影像或者其他设备在植入过程中实时探测粒子的实际位置,从而动态更新粒子的剂量分布并对治疗计划进行优化调整,从而保证最终粒子的剂量分布能够满足临床治疗的需要。

借鉴前列腺粒子植入的计划流程并结合 CT 引导粒子植入的特点，国内专家在常规计划流程的基础上提出了改进的治疗计划流程（图 2-7-13），强调在术中进行治疗计划的优化设计、治疗验证及补种，能够有效提升治疗效果。为配合改进的治疗计划流程，提升术中计划设计效率，TPS 提供了图像配准和融合功能以及计划拷贝功能。在对术前影像和术中影像进行配准对齐后，可以直接将术前计划中的轮廓和针道、粒子位置等计划数据拷贝到术中计划中，加快计划设计的效率。

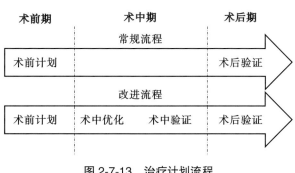

图 2-7-13　治疗计划流程

下面将结合两例患者来介绍改进的治疗计划流程。

一例利用 3D 个体化适形模板治疗上颌窦癌的病例。

手术前，首先在患者体表布置定位标记点并扫描患者的 CT 图像，进行术前治疗计划设计，制订穿刺针道、粒子的植入位置并设计 3D 适形模板（图 2-7-14，见文末彩图）。手术中，首先按术前 CT 的患者体位进行复位、安装 3D 适形模板并按照术前计划经皮穿刺植入全部针道；扫描 CT 图像并导入 TPS，根据针道的实际位置对术前计划进行调整，重新优化设计粒子的植入位置，得到术中计划（图 2-7-15，见文末彩图）；根据术中计划植入粒子，保留植入针在患者体内，再次扫描 CT 图像并导入到治疗计划系统，拾取粒子的实际位置进行术中剂量验证，如有需要则设计补救计划，补种粒子来消除剂量冷点（图 2-7-16，见文末彩图）；最后进行术后的剂量验证，评估治疗效果。

另外一例是利用共面模板治疗肺部肿瘤的病例。

手术前，医生首先借助 TPS 设计植入针道，确定粒子的数目（图 2-7-17，见文末彩图）。手术中，首先根据术前计划以及患者的实际体位利用机械支架安装模板，然后经皮穿刺植入部分针道后扫描 CT 数据并导入 TPS。利用 TPS 的计划设计功能，根据模板和植入针的实际位置设计虚拟模板以及针道，并根据术前计划布设粒子的位置进行剂量评估（图 2-7-18，见文末彩图）。植入部分粒子后并根据术前计划经皮穿刺植入剩余植入针，然后再次扫描术中 CT 数据并导入到 TPS 中。利用 TPS 提供的粒子拾取功能确定已植入粒子的实际位置，并根据已经植入粒子的实际剂量分布优化设计其他粒子的植入位置，得到最佳的剂量分布（图 2-7-19，见文末彩图）。TPS 提供了混合剂量计算功能，可以同时计算并组合已植入粒子的剂量和计划预植入粒子的剂量，方便医生进行评估。在完成粒子植入后，再次扫描患者的 CT 数据进行计划验证，评估实际的剂量分布，必要时补种粒子（图 2-7-20，见文末彩图）。最后，进行术后的剂量验证，评估治疗效果。

二、TPS 主要操作流程

（一）接收患者影像数据

为方便临床治疗，治疗计划系统应能够接受多种数据来源提供的数据。一般来说，治疗计划系统能够通过网络从影像设备接收和读取符合 DICOM 3.0 标准的电子数据；对于扫描图像，部分计划系统则需要利用图像格式转换程序对数据格式进行转换；而对于术中实时图像（如直肠 B 超图像），TPS 一般需要利用视频采集卡进行数据的采集。

（二）建立新患者 / 已有患者数据

当患者进行首次治疗时，需要在 TPS 中为患者新建病例。当进行术后剂量验证时，为方便与计划进行比较，最好是将术后的影像数据导入现有病例中，通过新建验证计划的方式实施验证。

（三）图像处理与测量定位

利用图像数据进行计划设计前，需要确定图像的层间距、图像比例尺等信息，从而建立图像的三维空间坐标系。对于电子数据，这些信息已经记录在数据信息中，TPS 会自动读取；而对于扫描和视频采集的图像，则需要用户通过图像测量工具进行测量并指定。此外，当操作患者的多组图像数据时，为实现不同时间或不同模态图像之间信息更好地融合,需要利用图像配准工具实现两组图像空间坐标系之间的统一。

(四) 确定治疗靶区和危及器官以及三维重建显示

轮廓线定义的目的是确定各个感兴趣组织在断层图像上成像的区域,从而重建组织的三维形态以及组织间相互空间位置关系。

(五) 治疗计划的制订、评估和优化

治疗计划设计的目的是合理布置植入粒子的位置,在保证肿瘤靶区承受足够高剂量的同时,使肿瘤内部剂量相对均匀,同时将周围敏感组织和器官承受的剂量控制在较低的水平之内。根据不同部位的植入方式,计划设计流程也有一定的差异。但整个计划设计理念是一样的,都是一个制订、评估、优化、再评估的循环设计过程。

计划评估的手段主要有等剂量线、等剂量面和 DVH 三种。一个好的治疗计划应使每个断层图像上 100% 等剂量线能够包含靶区轮廓,没有比较大的缺失。反映到 DVH 上,就是 V_{100} 应该在 95% 以上。

(六) 术后剂量验证

术后剂量验证的操作步骤主要包括以下内容。

1. 根据术后的影像数据探测放射性粒子的实际植入位置。

2. 设定粒子的类型、活度,计算粒子的放射剂量场。

3. 利用各种评估手段验证治疗的效果,并确定可能需要的补充措施。

(七) 治疗和验证计划报告的输出

TPS 会根据不同的植入方式输出相应的治疗计划报告以及验证计划报告。医生可以通过屏幕截图,获取具有重要临床参考意义或感兴趣的二维、三维图像打印到计划报告中,使报告的内容更为丰富,使治疗更具说服力。

三、治疗计划设计流程

共面模板和适形模板是目前两种常用的手术导航工具。在制订粒子植入计划时,需要首先选择采用哪种导航方式。

1. 如果采用共面模板,可以按照以下流程进行治疗计划的设计

(1) 设计共面模板的方位和大小等相关参数,如有需要,可以添加多个植入模板。

(2) 利用几何优化自动布源方法或者剂量优化自动布源方法,自动布设植入针道和粒子的位置。

(3) 结合交互式计划调整工具以及剂量优化自动布源方法,进行治疗计划的优化调整。在进行剂量优化自动布源时,可以根据需要选择"仅使用当前针道"或"保留已植入粒子"等选项。

(4) 输出治疗计划报告,用于指导粒子植入手术。

2. 如果采用个体化适形模板,可以按照以下流程进行治疗计划的设计

(1) 利用基于共面模板和基于单针的针道设计工具,根据患者的解剖结构布设共面或非共面的针道。

(2) 利用剂量优化自动布源方法进行自动计划设计。

(3) 结合交互式计划调整工具以及剂量优化自动布源方法,进行治疗计划的优化调整。在进行剂量优化自动布源时,可以根据需要选择"仅使用当前针道"或"保留已植入粒子"等选项。

(4) 完成治疗计划的设计后,进行 3D 适形模板的设计,并将生成 3D 适形模板文件发送给 3D 打印服务商进行后处理。

(5) 导入处理后的 3D 适形模板文件,输出治疗计划报告,用于指导粒子植入手术。

四、3D 打印适形模板一体化设计流程

1. 首先根据上述治疗计划设计流程,设计出满足临床要求的治疗计划。

2. 选择工具栏上三维重建显示中的 default 选项,将三维人体与计划针道同步显示,可以通过调节

图像显示窗宽、窗位来调整三维显示的效果;选中三维视图,将其放大到主窗体中。三维视图下,按住鼠标左键并移动即可旋转三维视角;按住鼠标右键并移动即可缩放视场;按住 shift 键并按住鼠标左键移动,即可平移视场。

3. 打开适形模板对话框,点击设置范围按钮,按住 CTRL 按钮,用鼠标左键在三维主窗体中的三维人体上沿顺时针或逆时针方向将适形模板所需覆盖的范围标记出来(图 2-7-21,见文末彩图)。

4. 然后设置个体化适形模板的参数,包括模板的厚度和开孔直径、导向圆柱体的高度、直径和开口壁厚。系统提供了一组比较合适的默认参数,通常情况下不需要修改。

5. 点击适形模板对话框上的生成按钮,生成三维适形模板。如果对模板范围不满意,可以点击设置范围按钮重新选择;然后将患者病例发送给 3D 打印服务商进行适形模板后处理,添加针孔编号、模板标识等,最后打印出三维适形模板(图 2-7-22,见文末彩图)。

6. 将 3D 打印服务商返回的适形模板文件导入 TPS,显示针道编号并确认适形模板是否正确,最后打印出治疗报告。

第五节　治疗计划系统在胸部肿瘤的应用

一、应用的意义

粒子永久性植入治疗的剂量率一般为 0.05~0.10Gy/h,放射性粒子活度在每粒 0.4~0.7mCi(1.48×10^7~2.59×10^7Bq),胸部肿瘤的粒子植入为永久性种植。

胸部肿瘤与其他部位的肿瘤不同的是,它包括了肺、纵隔、气管、食管等组织器官的肿瘤,并与心血管、正常肺组织及脊髓关系密切,为了保证治疗效果和减少损伤,TPS 在放射性粒子植入治疗胸部肿瘤过程中,从获取患者的影像学资料、制订治疗计划、实施治疗,到治疗结果的验证乃至于对患者的随访,发挥着巨大的作用,是不可缺少的。

二、TPS 与影像学检查的关系

TPS 的数据来源取决于影像学检查中肿瘤靶区的精确定位,影像学反映肿瘤大小、形态、内部液化范围及确切边缘等靶区信息,将直接影响手术中植入粒子的数量。而手术中植入粒子数量又直接影响疗效。在以往的肺癌粒子植入术,对于周围型肺癌,常规 CT 平扫和增强扫描能够较客观地反映靶区的位置和范围,并能够提供肿块内部的继发改变,为 TPS 输送了准确信息。而对于中心型肺癌伴阻塞性肺不张的患者,常规 CT 平扫和强化,往往不能从不张的肺组织内准确地勾画出肿瘤靶区的边缘(图 2-7-23),只能凭经验标定靶区范围,由此对这种类型的肿瘤靶区定位,天津医科大学第二医院利用了磁共振(MRI)扫描进行了初步的探讨。

11 例患者胸螺旋 CT 检查显示中心型肺癌肿块与肺不张界限难以区分,进行胸部 MRI 检查的重新定位。除 3 例患者仍无法区分外,8 例患者可以清晰显示肿块与肺不张的界限,提供勾画的肿瘤靶区体积平均约为 60cm³,而胸部 CT 提供的肿瘤靶区体积平均约为 126cm³。其中 1 例患者术前胸部 CT 确定的肿瘤靶区体积为 144cm³,MRI 重新确定的肿瘤靶区体积为 72cm³,手术切除的肿瘤大体标本体积为 80cm³。该研究显示 MRI 对于肺不张内肿瘤病变具有较大的价值(图 2-7-24)。

对于依然无法区分的患者,正电子现象如 PET-CT 或 SPET-CT 检查对肿瘤靶区的确定有重要意义(图 2-7-25,见文末彩图)。不足之处是,两种检查报告的图像无标尺显示肿瘤大小,现行的计划系统尚不支持此类图像。如果两者能够兼容,对治疗计划制订和随访必将起到积极的作用。

三、肿瘤靶区的勾画

放射性粒子植入的目的是杀灭肿瘤,而周围正常组织未受到明显损伤。因此,做术前治疗计划者要对肿瘤靶区的勾画和粒子的排布做出精心安排。

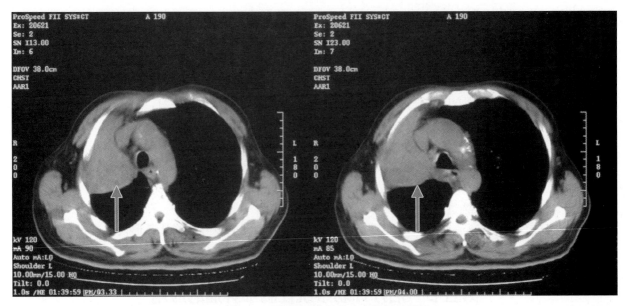

图 2-7-23　CT 检查不能提供清晰的靶区界限

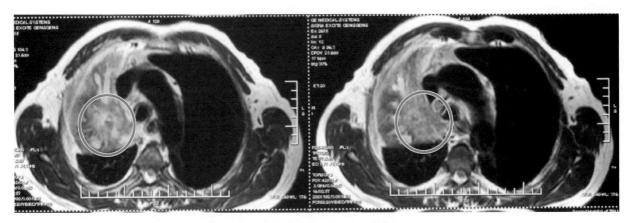

图 2-7-24　MIR 检查可提供清晰的靶区界限

　　粒子植入是一次性永久性植入,不必像外放疗考虑分次放疗摆位等因素造成的偏差,实际上 CTV=PTV。因此,肺内肿瘤按 CT 肺窗所见肿瘤实体(包括肿瘤边缘可见"毛刺")勾画作为 GTV,再外放0.5~1cm 作为 CTV(PTV)(图 2-7-26)。纵隔淋巴结转移癌周围有大血管、气管和食管等重要脏器包绕,无外放空间,肿瘤靶区按强化造影的 CT 纵隔窗勾画(图 2-7-27),此时 GTV=CTV=PTV。

　　天津医科大学第二医院曾对周围型非小细胞肺癌 [125]I 粒子植入术靶区的认定与勾画方式对肿瘤原位复发的影响进行了探讨,将 82 例患者分为两组:组 I 40 例,依据胸部 CT 肺窗沿瘤体边缘直接勾勒靶区,制订术前计划;组 II 42 例,按照胸部 CT 肺窗沿瘤体边缘再外放 1cm 认定为靶区制订术前计划。粒子植入后,观察两组患者肿瘤原位复发率。结果发现组 I 中 6 例,组 II 中 2 例原位复发,差异有统计学意义($P<0.05$),提示按照胸部 CT 肺窗将沿瘤体边界外放 1cm 后进行肺癌 [125]I 粒子植入,可降低肿瘤原位复发。

四、胸部肿瘤的术后验证

　　前列腺癌粒子植入评估治疗质量的时间至今仍有争议,创伤可使前列腺体积平均增大 20%~50%。水肿消退半衰期为 10 天,消退率及时间与靶区剂量 - 体积相关。Van Gellekom 等通过植入后水肿的生物效应剂量(biologically effective dose,BED)研究认为 [125]I 粒子植入后 25 天是粒子重建和评估剂量分布的最佳时间。植入后第 1 天可能低估 43% 的 BED,延长评估时间,BED 过高评估 22%。

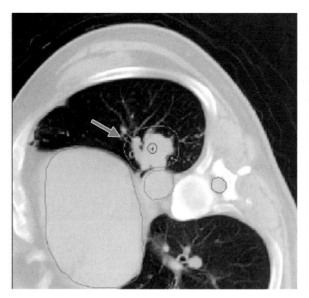

图 2-7-26 按 CT 肺窗所见实体(包括可见毛刺)作为 GTV,再外放 0.5~1cm 作为 PTV

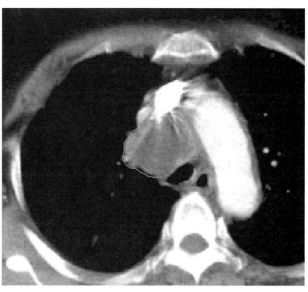

图 2-7-27 纵隔淋巴结转移癌靶区按 CT 纵隔窗所见实际大小勾画

CT 引导下经皮穿刺肺癌粒子植入同样存在植完粒子后靶区体积变化的情况,何时进行质量评估为最佳时间窗口尚无研究结果。目前采用的方法是粒子植入后穿刺针退出靶区行 CT 扫描,观察粒子分布情况(图 2-7-28),决定是否补种(有条件的单位可以实施术中计划)。待穿刺针全部拔出后再次扫描的 CT 图像(图 2-7-29,见文末彩图)行质量评估(图 2-7-30,见文末彩图)。

CT 引导下经皮穿刺肺癌粒子植入的术后验证有其本身的特点,应用骨钻前肺癌粒子植入时进针途径多为沿斜行的肋间隙穿刺,同一排头尾两针可能相差 0.5cm 以上,CT 每间隔 1.0cm 进行扫描,有粒子遗漏现象。CT 每间隔 0.5cm 进行扫描,可能有 1 颗粒子被 CT 两层都扫描到,两者都给术后验证时分层捡拾粒子增加了难度。这就需

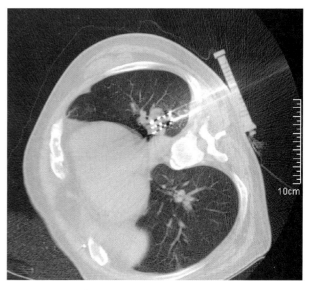

图 2-7-28 穿刺针退出靶区后,CT 扫描粒子分布情况

要植入时有专人记录通道数和植入的粒子总数,供术后验证参考,提高验证准确度。目前,在遇到肋骨阻挡时,使用专用骨钻钻穿肋骨,按术中计划准确植入粒子,一定程度上解决了这一难题。

(周付根 刘博 郑广钧)

参考文献

[1] POLO A,SALEMBIER C,VENSELAAR J,et al.Review of intraoperative imaging and planning techniques in permanent seed prostate brachytherapy.Radiother Oncol,2010,94(1):12-23.

[2] JIANG Y R,SYKES E R.A 3D computer-assisted treatment planning system for breast cancer brachytherapy treatment.Int J Comput Assist Radiol Surg,2015,10(4):373-381.

[3] POLO A. Image fusion techniques in permanent seed implantation. J Contemp Brachytherapy,2010,2(3):98-106.

[4] NATH R,ANDERSON L L,LUXTON G,et al. Dosimetry of interstitial brachytherapy sources:recommendations of the

AAPM Radiation Therapy Committee Task Group No.43.American Association of Physicists in Medicine.Med Phys,1995,22（2）:209-234.

［5］RIVARD M J,COURSEY B M,DEWERD L A,et al.Update of AAPM Task Group No.43 Report:A revised AAPM protocol for brachytherapy dose calculations.Med Phys,2004,31（3）:633-674.

［6］RIVARD M J,VENSELAAR J L,BEAULIEU L.The evolution of brachytherapy treatment planning.Med Phys,2009,36（6）:2136-2153.

［7］BEAULIEU L,CARLSSON TEDGREN A,CARRIER J F,et al.Report of the Task Group 186 on model-based dose calculation methods in brachytherapy beyond the TG-43 formalism:current status and recommendations for clinical implementation.Med Phys,2012,39（10）:6208-6236.

［8］刘博,于新,周付根.立体定向粒子植入治疗计划系统的开发及其关键技术研究.生物医学工程与临床,2012,16（1）:87-90.

［9］MIKSYS N,VIGNEAULT E,MARTIN A G,et al.Large-scale Retrospective Monte Carlo Dosimetric Study for Permanent Implant Prostate Brachytherapy.Int J Radiat Oncol Biol Phys,2017,97（3）:606-615.

［10］MAO X,PINEAU J,KEYES R,et al.RapidBrachyDL:Rapid Radiation Dose Calculations in Brachytherapy Via Deep Learning.Int J Radiat Oncol Biol Phys,2020,108（3）:802-812.

［11］LEE K,ZAIDER R.Mixed integer programming approaches to treatment planning for brachytherapy-application to permanent prostate implants.Ann.Oper,2003,119（1-4）:147-163.

［12］D'SOUZA W D,MEYER R R,THOMADSEN B R,et al.An iterative sequential mixed-integer approach to automated prostate brachytherapy treatment plan optimization.Phys Med Biol,2001,46（2）:297-322.

［13］POULIOT J,TREMBLAY D,ROY J,et al.Optimization of permanent ^{125}I prostate implants using fast simulated annealing.Int J Radiat Oncol Biol Phys,1996,36（3）:711-720.

［14］YANG G,REINSTEIN L E,PAI S,et al.A new genetic algorithm technique in optimization of permanent ^{125}I prostate implants.Med Phys,1998,25（12）:2308-2315.

［15］YU Y,SCHELL M C.A genetic algorithm for the optimization of prostate implants.Med Phys,1996,23（12）:2085-2091.

［16］LIANG B,ZHOU F,LIU B,et al.A novel greedy heuristic-based approach to intraoperative planning for permanent prostate brachytherapy.J Appl Clin Med Phys,2015,16（1）:5144.

［17］NICOLAE A,MORTON G,CHUNG H,et al.Evaluation of a machine-learning algorithm for treatment planning in prostate low-dose-rate brachytherapy.Int J Radiat Oncol Biol Phys,2017,97（4）:822-829.

［18］MA X,YANG Z,JIANG S,et al.Hybrid optimization based on non-coplanar needles for brachytherapy dose planning.J Contemp Brachytherapy,2019,11（3）:267-279.

［19］DING M,CARDINAL H N,FENSTER A.Automatic needle segmentation in three-dimensional ultrasound images using two orthogonal two-dimensional image projections.Med Phys,2003,30（2）:222-234.

［20］YAN P,CHEESEBOROUGH JC,CHAO KS.Automatic shape-based level set segmentation for needle tracking in 3-D TRUS-guided prostate brachytherapy.Ultrasound Med Biol,2012,38（9）:1626-1636.

［21］JUNG H,GONZALEZ Y,SHEN C,et al.Deep-learning-assisted automatic digitization of applicators in 3D CT image-based high-dose-rate brachytherapy of gynecological cancer.Brachytherapy,2019,18（6）:841-851.

［22］WANG F,XING L,BAGSHAW H,et al.Deep learning applications in automatic needle segmentation in ultrasound-guided prostate brachytherapy.Med Phys,2020,47（9）:3797-3805.

［23］郑广钧,邢刚,柴树德.磁共振成像在放射性粒子植入治疗肺癌中的价值.中华现代影像学杂志,2007,6（4）:502-504.

［24］VAN GELLEKON M,MOEKLANS M,KEL H B,et al.Biologically effective dose for permanent prostate brachytherpy taking in to account postimplant edema.Int J Radiat Oncol Biol Phys,2001,53（3）:422-433.

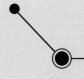

第八章

放射性粒子植入治疗胸部肿瘤设备研发及应用

第一节　放射性粒子植入设备研发与靶区定位的数学理论基础

坐标系概念和一次函数概念是 CT 引导下放射性粒子植入治疗中,模板及模板固定设备的研发与靶区定位的理论基础。

一、共面模板设计的数学原理

(一)二维坐标系统

通用共面模板的设计原理依据笛卡尔平面坐标系,又称二维坐标系统。

1. 坐标轴概念　在数学理论中笛卡尔坐标系(cartesian coordinate system),亦称直角坐标系,是一种正交坐标系。二维的直角坐标系是由两条相互垂直、相交于原点的数轴构成的,在平面内,任何一点的坐标都是根据数轴上对应的点的坐标设定的(图 2-8-1)。共面模板上的直角坐标系通常由两个互相垂直的坐标轴设定,分别称为 X 轴和 Y 轴,两个坐标轴的相交点,称为原点;每一个轴都指向一个特定的方向,这两个不同线的坐标轴,决定了模板平面,称为 XY 平面,又称为笛卡尔平面。这是平面坐标模板设计的原理,水平摆放轴称为横轴(X),通常指向右方;竖直摆放轴称为纵轴(Y),通常指向上方。

2. 象限概念　为了知道坐标轴的任何一点与原点的距离,我们可以刻画数值于坐标轴,即从原点开始往坐标轴所指的方向每隔一个单位长度就刻画数值于坐标轴,这数值是刻画的次数,也是离原点的正值整数距离,反之可以刻画出离原点的负值整数距离,X 轴刻画的数值称为 X 坐标,又称横坐标,Y 轴刻画的数值称为 Y 坐标,又称纵坐标。

直角坐标系的两个坐标轴将平面分成了四个部分,称为象限,分别用罗马数字按照逆时针方向编号为 Ⅰ、Ⅱ、Ⅲ、Ⅳ(图 2-8-2)。象限 Ⅰ 的两个坐标都是正值;象限 Ⅱ 的 X 坐标是负值,Y 坐标是正值;象限 Ⅲ 的两个坐标都是负值;象限Ⅳ的 X 坐标是正值,Y 坐标是负值。

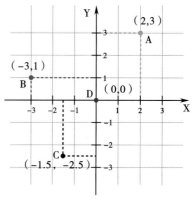

图中四点的坐标分别为 A(2,3),B(-3,1),C(-1.5,-2.5),D(0,0)为原点。

图 2-8-1　直角坐标系图

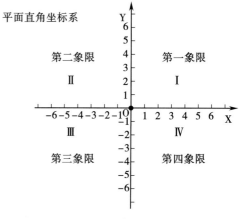

图 2-8-2　象限Ⅰ~Ⅳ

（二）一次函数概念

一次函数概念主要体现在共面模板设计上。一次函数概念，即 y=kx+b。一次函数图像 y=kx+b，其中 k=1，b=0 时为正比例函数，即 y=x，同理 x=y，函数图像通过原点（O）。在这一函数数轴上，任意一点的 y 值都等于 x，同理，x 也等于 y（图 2-8-3）。

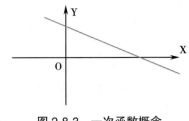

图 2-8-3　一次函数概念

二、靶区定位的数学原理

放射性粒子植入精确定位的原理是三维坐标系，即空间笛卡尔直角坐标系。与笛卡尔平面坐标系不同的是，其按照仿射坐标系原理平面向空间推广，即相交于原点的三条不共面的数轴构成空间的仿射坐标系。三条数轴上度量单位相等的仿射坐标系被称为空间笛卡尔坐标系（图 2-8-4）。三条数轴互相垂直的笛卡尔坐标系被称为空间笛卡尔直角坐标系，否则称为空间笛卡尔斜角坐标系。

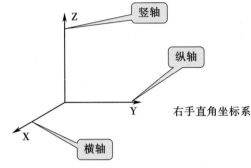

图 2-8-4　空间直角坐标系

为了沟通空间图形与数的关系，需要建立空间的点与有序数组之间的联系，因此需要通过引进空间直角坐标系来实现。设定点 O，作三条互相垂直的数轴，它们都以 O 为原点且一般具有相同的长度单位。这三条轴分别叫作 X 轴（横轴）、Y 轴（纵轴）、Z 轴（竖轴），统称坐标轴。通常把 X 轴和 Y 轴配置在水平面上，而 Z 轴则是铅垂线。它们的正方向要符合右手规则，即以右手握住 Z 轴，当右手的四指从正向 X 轴以一定角度转向正向 Y 轴时，大拇指的指向就是 Z 轴的正向。三条坐标轴就组成了一个空间直角坐标系，点 O 叫作坐标原点，这样就构成了一个空间笛卡尔坐标系。

也就是说，在原本的二维直角坐标系基础上，再添加一个垂直于 X 轴、Y 轴的坐标轴，称为 Z 轴。这三个坐标轴满足右手定则，则可得到三维的直角坐标系。Z 轴与 X 轴，Y 轴相互正交于原点。由此构成三个平面，XY 平面、YZ 平面和 XZ 平面。将三维空间分成了八个部分，称为卦限。与二维空间的四个象限不同，只有一个卦限有编号，第一号卦限的每一个点的三个坐标都是正值。

三、应用直角坐标系原理进行粒子植入设备研发

（一）用二维坐标系进行虚拟注塑行标模板设计

常规制式亚克力通用共面模板上有正方形矩阵式等距离排列的穿刺针通孔。经过模板中心原点横轴标定为 X 轴，经过模板中心原点纵轴标定为 Y 轴，X、Y 轴相交于原点 O。X 轴自原点向右为正，向左为负。Y 轴自原点向上为正，向下为负。通过识别模板穿刺针通孔所在的象限和位置（x，y）的位点，就可以准确判别穿刺针孔所在的位置。

在平面模板设计的二维坐标系数学原理的基础上，引入一次函数概念。即 y=kx+b。一次函数图像 y=kx+b，其中 k=1，b=0 时为正比例函数，即 y=x，同理 x=y，函数图象通过原点（O）。在这一函数数轴上，任意一点的 y 值都等于 x，同理，x 也等于 y。

以 1cm 间距在 Y 轴上向上、向下排布金属空心管。在与 Y 轴平行的 X 轴与一次正比例函数轴上相交点 $A(x_1,y_1)$ 上排布金属空心管 A，此空心管 A 距离 Y 轴和距离 X 轴的距离相等（因为 y=x，同理 x 也就等于 y），以此类推为 $B(x_2,y_2)$、$C(x_3,y_3)$。

CT 设定 1cm 层厚扫描模板时，在向上 1cm 层厚扫描层面上会出现两个金属影（Y1 和 A），两者相距 1cm，即 X 轴为 1cm。因为一次函数中 y=x，那么 x 必定等于 y。根据 CT 由头侧向脚侧的扫描规律，这相距 1cm 金属影所代表的扫描层面的两点 Y1 和 $A(x_1,y_1)$ 一定是距离 X 轴原点头侧 1cm。在 2cm 层厚扫描层面上会出现两个金属影，两者 Y2 和 $B(x_2,y_2)$ 相距为 2cm，即 X 轴为 2cm。相距 2cm 金属影所代表的扫描层面一定是距离 X 轴原点头侧 2cm。在 3cm 层厚扫描层面上会出现两个金属影 Y3

和 $C(x_3, y_3)$，所代表的扫描层面一定是距离 X 轴原点头侧 3cm。

同理，距原点向足侧，两个金属影在第三象限所代表的 CT 扫描层面，则代表的扫描层面一定距离 X、Y 轴原点脚均为负值，分别是 $-A(-Y1$ 和 $-A)(-X1$、$-Y1)$，$-B(-Y2$ 和 $-B)(-X2$、$-Y2)$，$-C(-Y3$ 和 $-C)(-X3$、$-Y3)$ 3cm。

（二）3D 非共面模板中的直角坐标系原理的应用

3D 非共面模板是不规则模板主体外形，是在每一层扫描图像中提取的靶区皮肤图像，通过三维成像经打印机打印而成的。其仍然是 CT 机沿着 Y 轴方向扫描 XZ 轴面，即常规的 CT 扫描平片。为了达到安全精确地穿刺肿瘤的进针通道，就需要在扫描平面不断改变进针方向，以避开重要的组织器官，这就是非共面模板进针导柱方向改变的理论基础。一个非共面模板导柱设计完成之后，其穿刺针导柱看似方向各异，其实是有章可循的，即所有穿刺针导柱都在 XZ 轴面上。

（三）4D 模板中直角坐标系原理的应用

冠以"4D"模板的粒子植入模板是个新鲜事物，也是以直角坐标系原理为理论基础研发而成的。其巧妙之处在于在一块外观看似平面或称为共面模板的基础上，将每一根沿 XZ 面上进针通道都设计为可以环绕不同的 Y 轴作逆时针或顺时针旋转的 XZ 轴面上的 Z 轴，手术中可以根据不同的进针平面，随时、精确地改变进针方向，实时避开心脏、大血管等危险部位，精准刺中肿瘤。它的另一个优点是经过实验定型后，可以设计模具，进行工业化生产。

（四）放射性粒子植入模板固位器研发的数学基础

放射性粒子植入模板固位器是放射性粒子植入设备中重要的支撑和固位设备。其中涉及应用直角坐标系原理的固位器有多种形制。

1. 悬臂式三轴直角坐标模板固位器　该固位器主要结构是 CT 机平床板固连式固位器，称为空间正交直角坐标悬臂式机械臂，是由底座、升降关节 Z 轴（P）、水平移动 X 轴横向关节（P）、纵向移动 Y 轴关节（P）、手腕垂直弯转关节（R）和滚转关节（R）、固连共面模板夹组成的 PPPRR 型悬臂式三轴直角坐标机械臂（图 2-8-5）。

2. 可折叠悬臂式三轴直角坐标模板固位器　该型悬臂式三轴直角坐标模板固位器的主要改进是在升降关节 Z 轴（P）的顶端增加了一个弯转关节（R），其可以折叠地连接水平移动 X 轴横向关节（P）的 90° 弯转。手术结束时，整套固位器可在不拆卸状态下折叠成为一个二维平面结构放入手术器械箱内，X 轴和 Y 轴形成的直角关节合为一组，用一个旋钮键锁紧（图 2-8-6）。

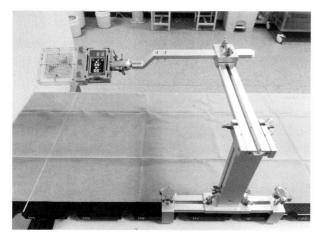

图 2-8-5　悬臂式三轴直角坐标模板固位器

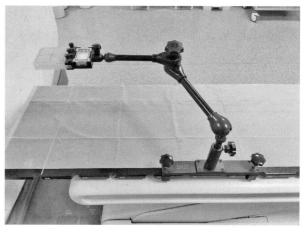

图 2-8-6　可折叠悬臂式三轴直角坐标模板固位器

四、放射性粒子植入肿瘤靶区精确定位的数学原理

（一）肿瘤靶区精确定位的原理是空间笛卡尔直角坐标系

CT 引导下模板应用肿瘤靶区定位有三个要素。

1. CT 机的直角坐标系　将 CT 平床板的长轴设定为 Y 轴,将 CT 平床板的宽轴设定为 X 轴,构成 XY 二维平面;将 CT 机内激光设定为 Z 轴,就形成了以 CT 机平床板和 CT 机内激光构成的 CT 机直角坐标系,其作用是扫描并确定患者体内肿瘤靶区所在的部位及肿瘤的范围大小。

2. 患者的直角坐标系　将患者身长(由头到脚)设定为 Y 轴,将患者肩宽设定为 X 轴,将体内肿瘤中心的铅垂线设定为 Z 轴,这就是患者即体内肿瘤的直角坐标系。

3. 共面模板的直角坐标系　将共面模板的 X、Y 轴相交点原点 O 做一条铅垂线,对准体内肿瘤中心,再用一根穿刺针经过模板 O 点穿刺皮肤和皮下组织,这根穿刺针就代表了模板的 Z 轴,构成了共面模板的直角坐标系。

(二)三个直角坐标系融合定位理论

1. 当 CT 机沿患者纵轴(由头到脚)进行断层扫描时,确定患者体内肿瘤所在部位,肿瘤上、下缘,以及肿瘤最大截面积所在的层面;CT 机在扫描定位后,由本机发射出的红色激光线准确定位在肿瘤最大截面积的扫描平面,用黑色油性记号笔在患者皮肤上沿红色激光线画出一条肿瘤靶区最大截面积投影区所在皮肤上的黑色标记线,即为肿瘤横轴,即 X 轴。

2. 在皮肤上勾画出肿瘤靶区投影区的上下界,及在左右界范围后勾画出肿瘤靶区近乎圆形的皮肤投影区。

3. 在靶区皮肤投影区最大截面积投影区所在皮肤上的黑色标记线上选中肿瘤中心点用十字线标记,十字线纵轴为肿瘤纵轴,即 Y 轴。

4. 移动放射性粒子植入模板固位器上的共面模板,将模板 X、Y 轴相交原点 O 及 X、Y 轴分别对准皮肤勾画的十字线的横轴、纵轴。

5. 用粒子植入针(Z 轴)经模板 X、Y 轴相交的原点 O 穿刺孔刺入患者皮肤、皮下,经肋间肌刺入肺内,刺中肿瘤中心。

6. 使用共面模板行放射性粒子植入有时需根据肋间隙宽窄、肿瘤最大截面积和距离肿瘤最近且安全的穿刺通道来选择穿刺针进针方向,模板倾角改变时的坐标面改变,改变穿刺进针方向的数学原理是直角坐标系中的 XZ 面环绕 Y 轴顺时针或逆时针旋转,以达到最佳穿刺倾角。

第二节　放射性粒子植入胸部肿瘤设备自主研发和国产化进程

2000 年放射性粒子植入治疗肿瘤引入我国,2001 年王俊杰教授进行了首例超声联合模板引导前列腺癌放射性粒子植入,使用了全套美国进口、专门用于前列腺癌治疗的设备。随后该治疗技术迅速扩展到全身多个器官,诸如头颈部、肺、肝、胰腺、盆腔等部位的实体肿瘤,而应用于体部肿瘤的国产设备,尤其是肺癌的植入设备国内外都是空白。随着科研人员的不断努力与反复实践,植入设备包括植入针、植入器(又称"植入枪")、植入模板及校准系统等经历了从无到有,逐渐完善,并取得自主知识产权的过程,目前已应用于临床。

一、植入系统

(一)粒子植入针

1. 进口植入针　产于美国、日本等国家,严格地讲只有与粒子植入治疗前列腺癌植入器(如美国 Mick Radio-Nuclear 公司生产的 MICK 枪)匹配的 18cm 长、针芯尖为菱形的植入针才是专门用于粒子植入用的(图 2-8-7),其余的可统称为穿刺针。

2. 国产植入针　国产的粒子植入针用于转盘型植入器(图 2-8-8)、用于弹夹型植入器(图 2-8-9),两者从外观上看基本都是注射针座的加长型或麻醉穿刺针的延长型,这些针的最大缺点是当多根针同时植入而进针深度较长时,针座紧紧相拥,宛如手捧"一束扎紧的鲜花",加之植入器的前接乳头较短,造成在植入粒子过程中针挤针,操作困难。这是一个较难解决的问题,若设计更合适的植入针,需要投入较大的生产成本,一时还无法解决。

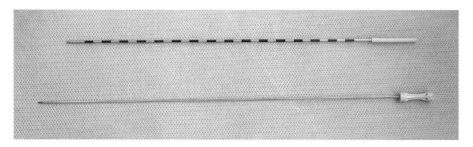

图 2-8-7　MICK 枪匹配的进口植入针

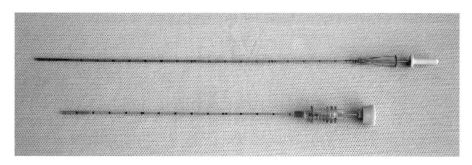

图 2-8-8　用于转盘型植入器的国产粒子植入针

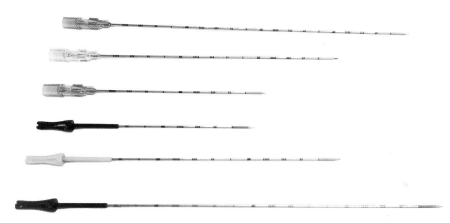

图 2-8-9　用于弹夹型植入器的国产粒子植入针

（二）粒子植入器

1. 进口粒子植入器　进口植入器俗称 MICK 枪（图 2-8-10），其主要优点：①弹夹型粒子仓。②与相对应的滑杆底座。③带有多个尺寸的退针定位臼，使植入粒子有不同的空间排布。④植入针装卸卡榫，植入针装卸方便灵巧。⑤推杆保护套筒，确保植入针推杆长距离进退精确。不足之处：①整个枪体过长，完全伸展约 60cm，垂直方向操作，略显笨拙，适用于水平方向操作的前列腺癌粒子植入。②弹夹与弹夹膛内紧密相接触，肿瘤内回血会涌入弹夹内，造成粒子被浸泡在血泊当中继而血液凝固，粒子通过不畅。③手持环扣在操作时不易把持。④退针定位臼虽精准，但操作时卡阻并不明显，可造成粒子植入不匀。⑤退针定位臼与弹夹臼均由一压簧加钢珠组成，且为一次成型不能更换压簧与钢珠，使用过久，钢珠可磨损变平，血液一旦溢入其间隙，不易清洗干净，有交叉污染的可能，血液一旦凝固成痂，会使压簧失效。⑥价格昂贵，约数十万元人民币。

2. 国产粒子植入器　研制开发生产胸部及体部肿瘤的粒子植入器大致经历了四个阶段。

（1）第一阶段是无枪徒手操作阶段。植入的方法是将植入针刺入肿瘤后，拔出针芯，用长镊子夹住单个粒子直接丢进针座内，再用针芯或平头推杆将粒子调整对准针腔，然后推送至远端植入瘤体，按要求退针一定距离，再植入第二颗粒子。此种操作既费时又费力，加大了粒子对操作人员的辐射损伤，又增加了粒子因镊子夹持及推送过程粒子崩落的危险，一旦崩落很难寻找。

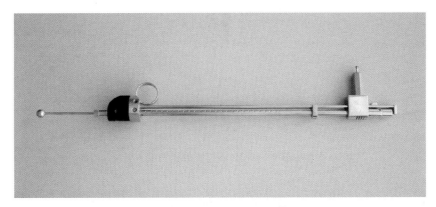

图 2-8-10　美国产 MICK 枪

（2）第二阶段可称为转盘式粒子植入器阶段（图 2-8-11）。该植入器设计三个同心孔的圆形钢盘，中间层可储存粒子，上层有一个喇叭口用于推送粒子，下层有一与针座相接的前乳头体，推出的粒子经其进入针腔，中心旋转轴外接一握柄，转盘每旋转一个刻度即有一颗粒子进入三个圆盘连通的一个通孔洞内，推出一颗粒子再旋转转盘体，下一颗粒子入通孔内继续推入针腔。整个植入过程靠手持旋转中间转盘来完成粒子植入，宛如左轮手枪击发后第二颗子弹进入枪膛，俗称"左轮枪"。其自问世以来又经过了几次不同的改型，在整个粒子植入过程中发挥了很大作用，使人们摆脱了单个粒子推入的困境，实现连续推入，大大节省了操作时间，也减少了工作人员的辐射损伤，至今仍有人在使用。但它却有本身不可克服的缺点，如旋转中容易卡住粒子，俗称"卡壳"；旋转控制不精而发生粒子推空；重复推入或是转盘内残存粒子等问题，遇到肿瘤内出血沿针腔涌入转盘内，使整个转盘表面布满血液，又不停研磨，造成操作困难。

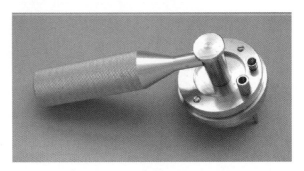

图 2-8-11　转盘式粒子植入器

（3）第三阶段为弹夹式植入器使用阶段。这是在进口弹夹型植入器基础上的简化与改进，其小巧玲珑、便于操作，每推入一颗粒子弹夹中压簧即自动将下一颗粒子压入弹道内成待发状态（图 2-8-12）。此型植入器一经面世，即大受欢迎，很快便取代了转盘

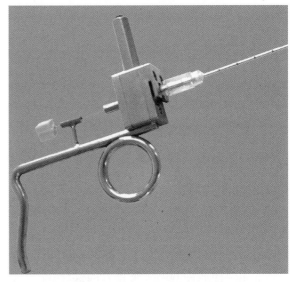

图 2-8-12　弹夹式粒子植入器

式植入器，但这型植入器也有其自身缺点：①结构过于简单，整个弹夹枪体是由 3 块矩形不锈钢及 6 个螺钉紧固而成，其内置固定弹夹钢珠及弹簧为一次性嵌入。当血液进入弹簧难以清洗而形成血痂，经高压、高温消毒后血痂变性、坚硬使弹簧失去弹性功能，继而加重了钢珠的磨损，长久使用会使钢珠磨平而失去固定弹夹功能，造成弹夹在弹夹腔内晃动，影响粒子推送准确度。②弹夹腔内没有排血通道，一旦肿瘤出血沿针腔回流涌入弹夹腔，便会造成弹腔内的"血海汪洋"，很快使粒子与弹夹粘连成一片，造成粒子推送不畅。③植入器前乳头与植入针座接合后，间隙过大，常常造成粒子斜卡在这一间隙中无法推入针腔。④枪的锁针尾翼之抓钩形制固定，只能适合与之配套的一个批次的植入针，但国产针型号与批次均有些许差异，更换另一批次植入针后会出现不能被抓针钩抓持或抓牢的情况，也同样会造成针座内卡住粒子。无论如何，这种弹夹型植入器较之转盘式植入器是前进了一大步。

（4）第四阶段是弹夹型粒子植入器创新阶段。综合上述植入器优点，结合我国粒子植入治疗病种多为体部肿瘤之现状，自 2008 年开始天津医科大学第二医院相继研制开发了 I-1 型、I-2 型和 I-3 型植入器。

1）I-1 型植入器借鉴了进口植入器，是带有支撑架和手柄的长型植入器，分为 I-1-1 型（图 2-8-13）和 I-1-2 型（图 2-8-14）。I-1-1 型特点：①保留了支撑架。②支撑架导杆设计为矩形定位带数字齿条。③环扣改为手柄，便于把持。④弹夹膛改为长方形枪体，枪体外设有调节枪体在定位齿条上进退旋钮。⑤定位凹定位齿条，此定位凹由螺栓、压簧和钢珠作为阻销，准确定位进退尺度，弹夹仓亦有结构相同的定位凹阻销弹夹仓。⑥为解决肿瘤内血液沿针腔回流入弹夹膛内的问题，在膛内经过特殊工艺，加装了回血分流装置，使血在回流入膛之前已经分流，保证了弹夹仓及粒子干爽。⑦适形植入针抓钩，国内厂家生产的植入针存在每一批次都会有些许差异，甚至一个批次中针座的精度也存着细微差别。这给临床工作使用带来了不小的麻烦，固定长度的抓针钩难以适应时时变化着的针座，造成植入针被抓针钩抓持时松动，针身摆动，导致粒子推出障碍，重者造成卡粒子，即使是进口植入器使用时间过长也会出现类似情况，适形植入针抓钩很好地克服了这个缺点，它的弹性结构可适应不同批次且有些许变化的针座而始终将植入针牢牢抓持且拆卸方便，解决了粒子通过不畅甚至卡粒子问题。I-1-2 型是 I-1-1 型的改进型，将进退齿条、旋钮改装在手柄上，将支撑架手柄借两条圆形滑杆固定在一起。退针尺齿条则由固定改为可活动，更加方便了操作。

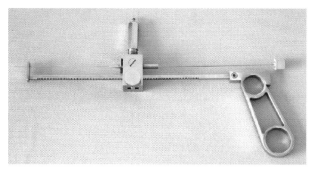

图 2-8-13　I-1-1 型植入器

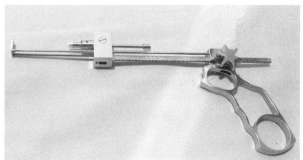

图 2-8-14　I-1-2 型植入器

2）I-2 型植入器是手枪式短型植入器，将底座、进退尺条、滑杆均省略，使植入器小巧玲珑，但需要手工提拔退针尺度。分为 I-2-1 型（图 2-8-15）和 I-2-2 型（图 2-8-16），I-2-1 型植入器沿用原来固定抓针钩，I-2-2 型改为适形抓针钩。

3）I-3 型手枪式短型植入器，将适形抓针钩改为连接前列腺植入的专业植入针抓针钩，用来连接 MICK 专用植入针（图 2-8-17）。

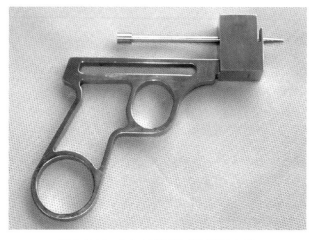

图 2-8-15　I-2-1 型手枪式短型植入器

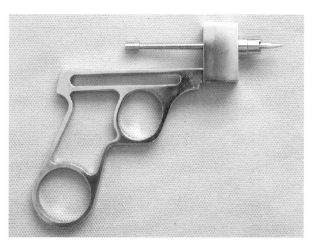

图 2-8-16　I-2-2 型手枪式短型植入器

（5）第五阶段为弹夹型笔式植入器，其主要改进的是：①将前乳头连杆加长，加大针乳头与弹夹腔的距离，这一改进使得弹夹腔远离诸多并排的穿刺针尾，便于前乳头和针尾旋转连接，而弹夹腔则"高高在上"不与其他针尾碰撞。②前端抓针钩设计为抓持"八光"和"麦克"针两种形制的进口或国产针，分别用于两种穿刺针的粒子植入术。③弹夹腔内除增加了排血孔外，还增加了粒子"自毁装置"，使在操作不慎造成粒子"腔内卡壳"时，可用力拔出弹夹，"卡壳"的粒子弯曲变形，即可拔出腔外，将损毁的一颗粒子退出，再将弹夹装入腔内即能继续植入粒子。④将引导推杆入弹腔的后导柱加长。⑤将双环式握柄（图 2-8-18）或手枪式握柄改为笔式（图 2-8-19），外观像钢笔式或手术剪或血管钳的双环手柄，环柄长度加长，便于把持、旋转、提针。⑥一次性新型放射性粒子植入防护器，在放射性粒子植入术中配合一次性使用粒子、穿刺针和推送杆使用，解决了无菌手术室的感控要求，协助术者密集排列穿刺针后的便捷植入，其专有的防辐射技术可优化手术的全程防护（图 2-8-20）。

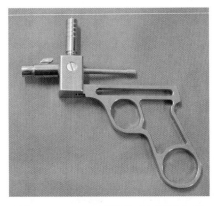

图 2-8-17　I-3 型手枪式短型植入器

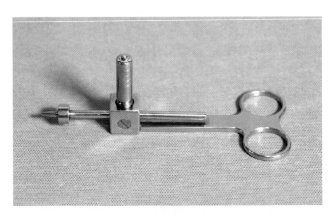

图 2-8-18　弹夹型双环握柄植入器

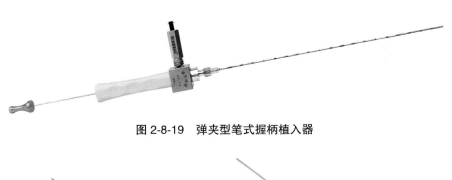

图 2-8-19　弹夹型笔式握柄植入器

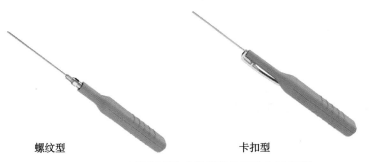

螺纹型　　　　　　　　　　　　　卡扣型

图 2-8-20　一次性新型笔式放射性粒子植入防护器

二、粒子装载、运输、消毒系统

进口粒子装载系统由一手提式方形装载台和运输盒（图 2-8-21）组成，装载、运送、消毒三件分离，操作不便，且显笨重。改进型是设计凹型装载台，方便装填粒子（图 2-8-22），将手提式方形装载台与运输台合二为一（图 2-8-23）。天津医科大学第二医院于 2009 年研制了新型装载手提系统，它为罐式，集装载、运输、消毒为一体，设计有消毒蒸汽与冷凝水分流与排气装置，外加一带提梁旋转螺栓旋紧，方便运输及消毒（图 2-8-24）。

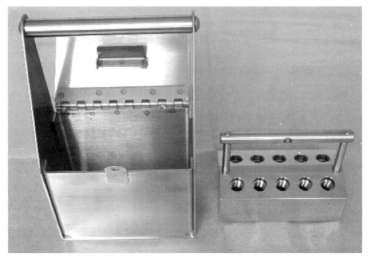

图 2-8-21　装载台和运输盒

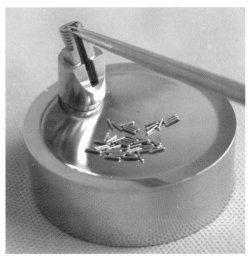

图 2-8-22　凹型装载台

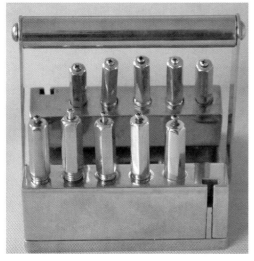

图 2-8-23　装载台与运输台合二为一

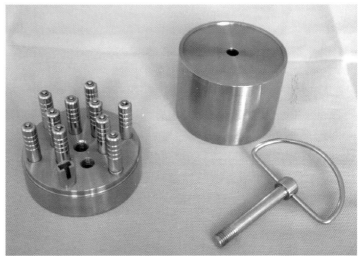

图 2-8-24　新型装载手提系统

三、粒子植入模板

植入模板是在整个植入设备改进中进步最快的。2002 年前后,胸部粒子植入是靠医生的临床经验与手感盲插植入针,植入后粒子分布不符合剂量分布原则。植入模板的使用保证了进针的间距相等、方向一致,按照改良的"巴黎原则"植入粒子来保障靶区的辐射剂量。即便是这一小小的进步,在临床实践中也经历了一段较长时间的摸索与曲折。以研发先后顺序,将粒子植入模板划分为四个系列。

（一）制式模板

根据其外形又可分为 3 种型式。

1. 方形矩阵式　2002 年天津医科大学第二医院仿照前列腺癌粒子植入原理研制的方形植入模板应用于临床,由于没有相应的校准固定支架支撑,使用时只能将其放在体表,下面适当加垫,使模板摆放平面与 CT 扫描轴位面保持垂直后,即 XZ 轴面保持 90°,Y 轴保持 0°,外用手术贴膜将其固定在身体表面(图 2-8-25),以保证在扫描轴位上观察到穿刺针走行、针尖与肿瘤及周围脏器的位置关系,它的缺点是与水平面的角度摆放靠目测,精确度差,手术膜将模板和皮肤固定后,便不能随意改变角度,如需要变换角度,就要重新更换手术膜固定,延长了手术时间,此种方法一直沿用到 2008 年。

2. 矩形矩阵式　2008 年研制成功了矩形矩阵式模板,此型是与定位导航支架一同发明设计的,其近端与导航支架模板夹连接固定,远端用来作穿刺活检及粒子植入手术(图 2-8-26)。

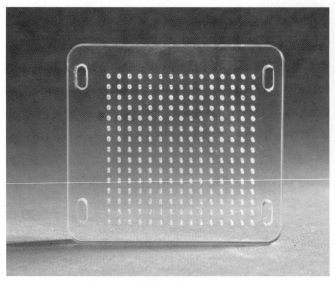

图 2-8-25 方形植入模板

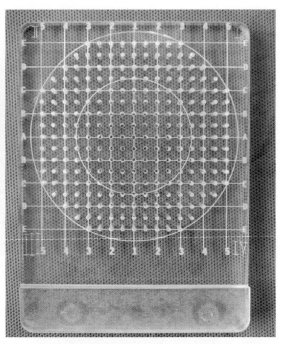

图 2-8-26 矩形矩阵式模板

3. 矩形矩阵内圆形可旋转式 即在圆形透明板材上制作阵列通孔,嵌入长方形透明模板框内圆形凹槽中,圆形模板在凹槽内可行 360° 旋转,使用时将行列通孔调整至与肋间隙走行相平行,长方形透明模板近端与导航支架模板夹连接固定,此种设计是为了避开肋骨,使内圆形模板可作 360° 旋转,可选择无肋骨阻挡的肋间隙做穿刺活检及粒子植入,方便灵活(图 2-8-27)。

以上三型模板的优点:①材质透明,容易看到皮肤上的穿刺标记点和肿瘤靶区的皮肤投影区。②制作工艺简单。③可重复使用。

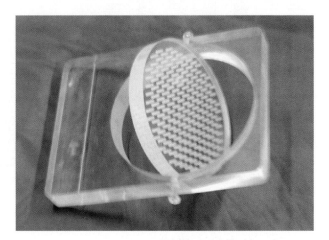

图 2-8-27 矩形矩阵内圆形可旋转式模板

缺点:①每次操作完成后都要反复清洗模板。②只能浸泡消毒而不能高温高压灭菌,从严格意义上讲有交叉污染的可能。③长时间使用模板材质会变色,外观不良。④常有偏针现象,影响植入精度。

(二)3D 打印模板

3D 打印技术是快速成型技术的一种,是根据计算机图形数据,通过逐层添加材料的方式来构造物体的技术。通过电脑软件辅助设计,建立数字化模型,然后将模型文件传给 3D 打印机,打印机根据模型文件将原材料逐层堆叠,直到物体形成。这一新技术与传统的机械加工方法相比,具有制造速度快、精度高等优点,原理上可以打印出任何形状的物体。3D 打印技术在最近几年蓬勃发展,在个性化医疗领域也得到广泛应用。美国加州生物医学工程团队用生物材料进行生物分子 3D 打印,可以打出血管、骨骼。

2012 年张建国尝试将 3D 打印技术应用到口腔颌面肿瘤的粒子植入领域,于是面向粒子植入的 3D 打印共面和非共面导向模板应运而生。3D 模板在通用导板的基础上进行了改进,根据患者 TPS 计划信息设计针刺通路,同时加入了病灶区域附近的体表信息,使粒子布源更加灵活、快速、精确,弥补了原有通用模板存在的缺陷。随着 3D 打印导向模板的出现,放射性粒子植入进入了个体化精确治疗时代。

3D 打印技术的具体过程是将零件模型导入 3D 打印机并进行参数设置,在开始打印时机器的送料系统驱动打印材料进行送料动作。固体打印材料在喷头中发生融化,融化的材料会随喷头的移动形成一定厚度的打印层,经过一层打印后,工作平台下降一个打印层厚度,打印喷头进行下一层的材料打印,最终形成整个零件。

由于3D打印的特殊生成原理,使其具有较多的加工优点,例如可提高材料的利用率达到节省成本的目的,可完成高精度及高复杂度产品,能极大地缩短产品开发周期。因此可利用该种加工方式的诸多优点,实现模板的快速造型和试制,并且可以完全保证模板的加工精度。

1. 3D打印共面模板

(1)结构特点:共面模板的结构分为模板夹持部分和穿刺孔部分(图2-8-28)。其中模板的夹持部分是通过模板夹持机构对模板的固定作用来达到模板与肿瘤空间相对位置的固定,穿刺孔部分均匀排布矩形通孔。在实施治疗过程中,医生可通过模板上的穿孔将活检针或植入针插入肿瘤靶区内,由于该类型的模板孔径断面在同一平面上,即模板XY平面上,因此被称为共面模板。模板上的孔径间距为5mm,成矩阵排布,根据手术需要可设置不同的孔径大小,以适应不同直径的穿刺针,实现活检或粒子植入过程。

(2)研发过程:3D打印共面模板经历了一个持续研发、不断创新的过程。

1)第一代模板:外形与传统机制模板相同。在打印过程中适当加厚,进针孔由于是层层打印而成,孔径完全一致,从而增加了进针的顺畅性和持针的稳固性。使植入针在未遇到阻力的情况下能够与模板保持垂直,每根针走行之间保持平行,进针10cm深度误差小于1mm,较之机制模板,性能更加稳定,精度更加提高(图2-8-29),2016年5月天津医科大学第二医院将其应用于临床工作中。

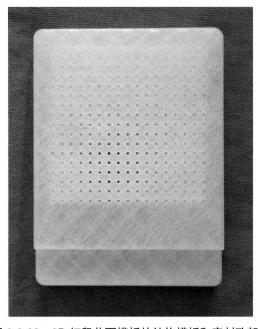

图2-8-28　3D打印共面模板的结构模板和穿刺孔部分

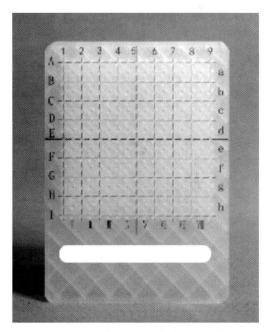

图2-8-29　第一代3D打印共面模板

2)第二代模板:在正方形模板中线位置打印两条相互垂直的标志线,即模板X轴和Y轴,将模板孔划分为四个象限,于正中心孔插入第一针定位针,进行二次术中CT扫描,确定定位针位于瘤体正中心后,根据肿瘤大小,在其上、下、左、右四个象限均匀布针,针间距为1.0cm,一次性完成全部植入针的插植(图2-8-30)。

3)第三代模板:在正方形模板中线位置打印的两条相互垂直标志线的两端,嵌入四个实心的金属棒,在正中心孔嵌入一个空心的金属管,其孔径恰适合植入针穿过。它的纵横坐标与在皮肤上勾画的肿瘤靶区投影区的激光线标识线重叠、融合,CT扫描后能清晰显示几个金属标识,恰能将肿瘤作四象限式分割,使植入针按上、下、左、右间隔1.0cm插入瘤体,更加直观、准确(图2-8-31)。

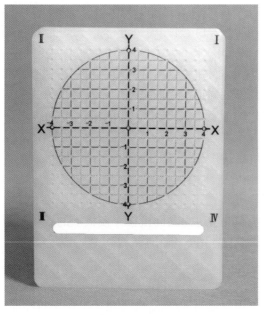

图 2-8-30 第二代 3D 打印共面模板

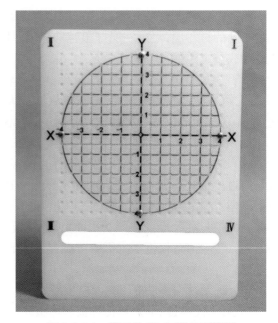

图 2-8-31 第三代 3D 打印共面模板

4）第四代模板：在三代模板基础上，将正中心孔上、下、左、右各 0.5cm 的正方形植入针孔扩大为适合活检枪通过的八个专用肿瘤活检孔，用作瘤体穿刺活检取材，周围孔道仍旧作为粒子植入针穿刺孔道进行粒子植入。这样改进后，使用一块模板可同时完成活检取材和粒子植入手术（图 2-8-32）。

5）第五代模板：根据 CT 扫描肿瘤靶区，由医生确认为超大肿瘤，一般认为直径大于 8cm 以上。此时，标准尺寸的 3D 打印模板已不能完整地将肿瘤靶区覆盖，设计打印一款与肿瘤大小相匹配的个性化 3D 共面模板成为临床的需要，这种专门为超大肿瘤设计、打印的 3D 共面模板，被称为"个性化 3D 打印共面模板"。其基本结构与三代模板相同（图 2-8-33）。

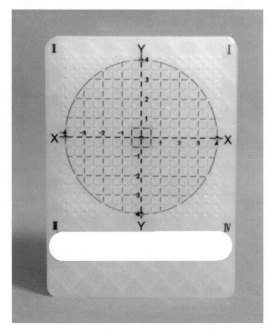

图 2-8-32 第四代 3D 打印共面模板

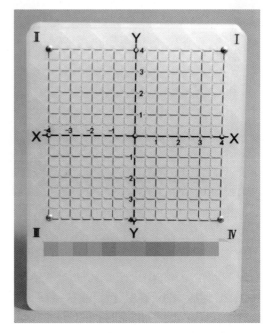

图 2-8-33 第五代 3D 打印共面模板

2. 3D 打印非共面模板　将患者肿瘤靶区的 CT 扫描图通过 DICOM 接口传入 TPS 系统，对靶区及危及器官进行勾画与三维重建，载入单针，根据重建模型在空间中对其进行三维调整，确定单针位置

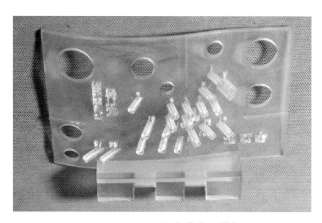

图 2-8-34　3D 打印非共面模板

后，在单针针道上添加空间粒子，计算等剂量线，检查剂量分布并生成 DVH 曲线。提取患者皮肤模型，在皮肤上选取一定范围生成 3D 模板，将 3D 模板保存并导出，进行后续处理。设计模板夹持部分，利用 3D 打印技术打印出 3D 模板实体（图 2-8-34）。3D 打印非共面模板分为加带模板夹连接柄和无模板夹连接柄两种，其优势是可以与放射性粒子植入模板固位器的模板夹插接固连，代替了术者操作中用手把持模板。

3D 打印非共面模板的设计打破了通用模板平行针道的原则，通过 TPS 系统制订手术计划，根据患者病灶周围信息打印出 3D 模板，模板上的穿刺通路完全由患者 TPS 计划信息生成，通过模板上的每一个穿刺通道，经由穿刺针将放射性粒子植入肿瘤内部。

使用非共面模板辅助放射性粒子植入治疗具有以下优势：①模板具有很好的适形性，其形状完全根据人体扫描数据得来，能够实现人体表面的完美贴合。②模板上的穿刺通道完全由 TPS 系统计算得到，支持 TPS 计算出的粒子分布空间模型，可确保患者术前计划准确执行。③打破了共面模板平行针道的限制，可支持复杂的手术进针，降低对解剖结构复杂区域的肿瘤进行植入操作的难度和风险。④能计算出植入针到达预定位置所需要穿刺的距离，减少术中扫描次数，缩短手术时间，提高手术效率。⑤能减少或避免骨骼打孔操作，使手术更加微创，减少患者痛苦。⑥手术的操作难度降低，医生只需简单培训就能操作，减少了人为因素造成的手术误差，提高了手术精度和疗效；由于该模板造价高，临床广泛推广有困难。

（三）数字信息行标模板

数字信息行标模板的设计原理是依据笛卡尔平面直角坐标系叠加一次正比例函数就形成了数字信息行标模板的数学基础。其使用精密模具、透 X 射线材料，通过塑型、加热、研磨、切割等方式成型，在正方形矩阵式模板上，穿刺孔上相距 1cm 间隔，镶嵌的若干根金属中空毛细管，形成了一幅以 X、Y 轴为基准的一次正比例函数几何排布图案，作为判断模板穿刺针通孔所在的行列空间位置的标识。这种具有若干根金属中空毛细管作为行标标识的数字信息，又称"肿瘤微创消融治疗数字信息平面导向行标模板"（图 2-8-35）。

该模板通过三次元分析校正，确保其同心度、垂直度、针圆度，其部件复杂、精度高。其表面及针孔光滑，穿刺内无拉丝残留、无毛刺、无碎屑，针道精度高，确保所有经模板引导的穿刺针保持平行等间距，穿刺针孔对穿刺针有轻度摩擦感而无涩滞、阻挡，可耐受低温气体消毒不变形。

该模板夹持柄可固定于放射性粒子植入固位器夹持端，手动机串联械手或微创手术机器人抓手上，按直角坐标系原理牵引到靶区，确定穿刺角度，引导单针或多根穿刺针平行走行。夹持柄两侧各有一凹槽，用以增加模板固定及夹持力度、稳定度与牢固度。夹持柄与模板固位器抓持端镶嵌有电磁感应装置，与模板固位器的双轴数字显示倾角仪近距离接触感应时，固位器上的双轴数字显示倾角仪匹配电路才能接通，显示屏上有 X、Y 轴数字倾角显示。

模板在上下两排穿刺针中空导柱中间留有空

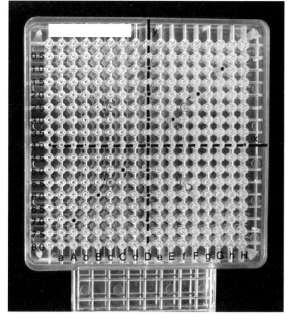

图 2-8-35　数字信息行标模板

隙,当穿刺术中针道出血时,血液会沿穿刺针导柱涌入中间预留的空隙中而不能溢出模板外,犹如血液进入了"储血陷阱"中,确保了手术区干爽、无污染,且仅能一次性使用。模板上有二维码,扫描二维码即可显示生产厂家及生产过程中的全部信息,确保产品可追溯性。

临床应用CT扫描时,设定1cm层厚,那么,在向上1cm层厚扫描层面上会出现两个金属影(Y1和A),两者相距为1cm,即X轴为1cm,因为一次函数中y=x,那么x必定等于y。根据CT由头侧向足侧扫描的规律,这相距1cm金属影所代表的扫描层面的两点Y1和A(x_1,y_1)一定是距离X轴原点头侧1cm。

同理,在2cm层厚扫描层面上会出现两个金属影,两者Y2和B(x_2,y_2)相距为2cm,即X轴为2cm。这相距2cm金属影所代表的扫描层面一定是距离X轴原点头侧2cm。在3cm层厚扫描层面上会出现两个金属影Y3和C(x_3,y_3),所代表的扫描层面一定是距离X轴原点头侧3cm。距原点向足侧,两个金属影所代表的扫描层面距离X、Y轴原点均为负值,分别是1cm(-Y1和-A)$(-x_1$、$-y_1)$,2cm(-Y2和-B)$(-x_2$、$-y_2)$,3cm(-Y3和-C)$(-x_3$、$-y_3)$。

模板选择根据所要进行的微创手术种类,选择不同的几何尺寸,穿刺针孔直径的模板品种,可分为放射性粒子植入模板、射频介入消融模板、微波介入消融模板、氩氦冷冻介入消融模板、超声介入消融模板、外放疗(射波刀)金标植入模板、纳米刀精准定位模板、体腔小脓肿穿刺定位模板。可以应用于肺、肝、肾、胰腺、乳腺、甲状腺结节穿刺活检、恶性实体肿瘤标准型(直径8mm)和新型小直径(直径6mm)放射性粒子植入、前列腺饱和穿刺活检、椎体转移瘤穿刺活检及粒子植入及各种消融手术(射频、微波、超声、氩氦刀、纳米刀等)以及小体腔穿刺引流、肝内胆管穿刺引流、细胞抽吸活检、神经根阻滞除痛等微创穿刺治疗手术、溶瘤病毒多靶点注射等。

(四)新型多功能数字信息微创治疗模板

这种新型多功能数字信息微创治疗模板设计是在一块传统平面模板中心部位叠加了一个小型正方形矩阵式等距离排列通孔。这个叠加的小型正方形矩阵式等距离排列通孔的特别之处在于在正方形矩阵式阵列通孔的平面模板的中心,在原有的每排模板X轴行列通孔中间又增加了数排与之等孔径的通孔。

其通孔排布形式:以模板中心点O为中心,在原正方形模板通孔上叠增一个小型正方形的矩阵式排列通孔。通孔位置恰好在原模板两排通孔中间、每相连四个通孔的对角线交点上。通过模板中心孔仍有一条符合一次正比例函数的数轴线,其上等距离镶嵌有可容穿刺针通过的金属空心管。

金属空心管排列特征:①在中心孔及通过中心孔X轴的左右两端,分别镶嵌一根金属空心管。②通过中心孔Y轴上下方向,分别镶嵌三根金属空心管,其间隔为1cm。③通过中心孔的模板第一、第三象限的对角线与X轴相交点的通孔上,分别镶嵌三根金属空心管(图2-8-36)。其排列的优点在于当患者行CT扫描时,根据金属管显影的排列特征及规律,可准确读取每一个扫描层面的数字信息,使术者能够准确判明模板行列和病变所在的CT层面。其在每5mm²模板上有5个穿刺通孔,既可以完成直径5~8mm的小微结节的穿刺活检取材,又可以用于放射性粒子植入手术中,相当于一块模板多种用途。

此模板采用特殊加工工艺,一次成型,质地透明,可看清模板下勾画的靶区范围、定位线标识。穿刺针孔光滑、顺畅,针孔内无拉丝残留。模板上具有进针层面金属管标识,可准确辨认穿刺平面及穿刺针间距。模板中心区域穿刺针通孔密集,每5mm²有5个穿刺针通孔。模板的材质可耐受一定

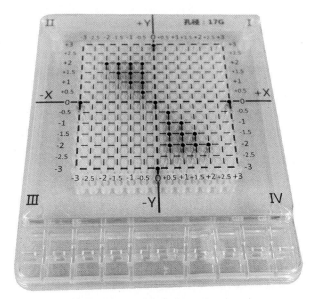

图2-8-36 新型数字信息行标模板

中低温度,使用低温等离子及环氧乙烷杀菌消毒不变形。

可应用于多项微创手术的精准定位,如小微结节肺癌的活检、小微结节的鉴别诊断;放射性粒子规范化植入操作射频、微波、冷冻等消融治疗;纳米刀手术中精确插针;外放疗设备射波刀治疗中的金标植入等。

(五) 4D 模板

模板导航的粒子植入技术已经成为粒子植入的重要工具。现有的穿刺导航方式主要有三种,分别为传统的徒手穿刺、共面模板和 3D 打印个体化非共面模板引导的穿刺。各类模板虽各有优势,但都有局限性。

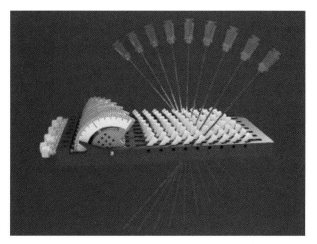

4D 模板(实时可调角度模板)是在 3D 打印模板的基础上,借鉴了共面模板的便捷性和 3D 打印非共面模板的角度多向性等优点,将模板的针道进行了改进,术中根据病变位置的变化,调节针道至最佳进针角度,实现了针道角度的实时可调,尽可能避开骨性结构和大血管(图 2-8-37)。

4D 模板相比共面模板,可在做针道计划时对针道角度做适度调节,可以避开病变不同层面的重要血管,减少骨性结构对穿刺的影响;面对突发情况,相较于 3D 打印非共面模板,4D 模板可实时调整进针角度,更有利于植入术的顺利完成。因此 4D 模板应用于放射性粒子治疗可实现剂量精准把控,具有很好的安全性,并在 2019 年写入《粒子治疗年鉴》,值得进一步推广。

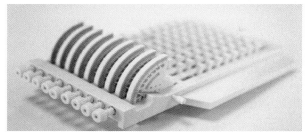

图 2-8-37 4D 模板

(六) 共面模板的优势与不足

目前,上市的共面模板有亚克力制式模板、3D 打印平共面模板、数字信息行标模板及新近研发的 4D 模板,可以涵盖大部分体部实体肿瘤。其与前列腺癌模板相比的优势在于模板由非金属透射线材料制造,可以看见模板下皮肤表面靶区标志线;模板摆放方式更加灵活,能确保进针倾角与 CT 机给出的角度完全一致;与 3D 打印非共面模板相比的优势在于当一个针孔出血时可在紧邻模板孔补加穿刺针植入粒子,并不影响肿瘤靶区剂量分布;处理术中气胸及肿瘤移位简单及时,可使肺快速复张,肿瘤复位后继续植粒子,不会浪费模板;经济适用。

共面模板的不足在于由于其穿刺孔是平行排列的,实体肿瘤有肋骨(如肺尖癌)或重要脏器(如纵隔广泛转移瘤尤其以 2、3、4R、4L、5、7 等组淋巴结融合成团时)遮挡进针通道时满足肿瘤剂量学要求有一定的困难。

(七) 不同制作工艺的模板对比

1. 亚克力制式模板　优势:①材质透明,可看到皮肤上的穿刺标记。②制作工艺简单。③可重复使用。不足:①因重复使用,需要反复清洗。②只能浸泡消毒,不耐高温、高压,有交叉污染的可能。③长时间使用,模板变色。④有偏针现象,激光打孔者尤甚。⑤形制单一、固定,不能适应特殊部位的定位要求。这种情况需要改为徒手穿刺,植入粒子。

2. 3D 打印树脂模板　优势:①形制规则,精度高,偏针现象少。②一次性使用,避免交叉污染。③可根据临床需要打印各种不同形制的个性化模板,满足不同部位、不同肿瘤的治疗需求。不足:①穿刺针孔内有拉丝残留,需要人工清除,有带入人体的可能。②打印周期及打印时间较长,难以形成工业化规模。③低温等离子消毒后,模板变形。

3. 虚拟注塑行标模板　优势:①形制规则,精度高,偏针现象少。②一次性使用,避免交叉污染,低温等离子消毒,模板不变形。③打印周期及打印时间较短,可以形成工业化规模。不足:①产品形制单一,不能紧跟临床需求。②模具设计,投入成本较大。

4. 4D打印模板 优势:每一排沿XZ面上的进针通道都设计为可以环绕不同的Y轴,作逆时针或顺时针旋转的活动Z轴,手术中可以根据不同的进针平面,随时改变进针方向,实时避开心脏、大血管等危险部位,精准刺中肿瘤。不足:术中要改变进针方向,需要术中计划以满足剂量学要求。

综上所述,共面模板在影像引导下的肺癌粒子植入中有独到优势。3D打印模板在解剖关系复杂、肿瘤相对固定、紧邻重要器官的靶区粒子植入中优势明显。徒手穿刺在特殊部位转移瘤的粒子植入中有优势。新型模板研发值得期待。

四、放射性粒子植入模板固位器的研发与应用

(一)人工手动操作固位系统

1. 一代粒子植入固位器 2009年适用于体部肿瘤的整套国产粒子植入固位器研制成功,这极大地提高了穿刺精度,缩短了操作时间,减少了患者在CT下植入粒子接受射线曝光次数。其结构由三个主要部分构成(图2-8-38):①支撑架,由立柱、升降组件、屈臂组件和转向组件组成,矩形矩阵内圆形可旋转式模板固定在支撑架的模板夹上,模板夹和支撑架可以上下、左右、前后三维立体方向调整,满足各种方向和角度的需要。②一块CT机检查床弧度相适形的可拆卸矩形底板以及固定束带组成固位装置,使用时将可拆卸矩形底板放置于CT机检查床和患者之间,利用患者身体自重压实矩形底板,再用固定束带将矩形底板与患者固定在一起,支撑架固定在矩形底板的螺钮上。③角度导航仪,用于测量倾斜角度,CT显示进针角度后,用倾角仪结合CT机上的激光定位线可一次性校准进针倾角,并与扫描断层面保持垂直。

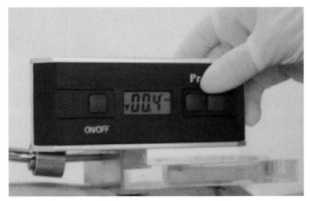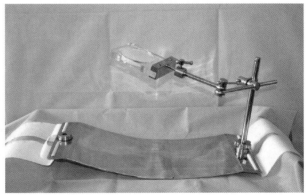

图2-8-38 第一代粒子植入固位器

2. 二代粒子植入固位系统 2013—2014年,引入三轴直角坐标系理念,研发的第二代定位导航系统,在普通CT床上加一块与之等大的碳纤维平板与CT机床固定,同时使用负压体位固定垫技术固定患者。该系统设计了连接平床板定位导航系统的定位底座,取代插接式弧形底座,定位底座上有一可水平移动的直角插榫,插接由模板夹、升降组件、屈臂组件和转向组件组成的支撑架,矩形模板固定在支撑架的模板夹上,模板夹上装有双轴数字显示倾角传感器,后面连接X轴和Y轴的转向轴,使模板可以在X和Y轴上旋转,支撑架可以上下、左右、前后三维立体多自由度调整,满足支架在X轴、Y轴、Z轴上各种方向和角度的需要,传感器由数据线连接到平面数字倾角显示屏上,术中调节模板倾角以满足手术中精确定位(图2-8-39)。

3. 三代粒子植入固位器 2018年发明了空间直角坐标式机械臂,又可分为三种形制。

(1)悬臂式三轴直角坐标模板固位器:该固位器主要结构是CT机平床板固连式固位器,称为空间正交直角坐标悬臂式机械臂,是由底座、升降关节Z轴(P)、水平移动X轴横向关节(P)、纵向移动Y轴关节(P)、手腕垂直弯转关节(R)和滚转关节(R)、固连共面模板夹组成的PPPRR型悬臂式三轴直角坐

标机械臂(图 2-8-40)。此固位器由钛合金材质制成,底座有两个快捷夹具沿边缘固连在 CT 平床板上,上由带有滑块的滑轨 P 组成,可做垂直升降滑动并固定;滑块链接水平滑轨 X 轴 P 可做水平滑动并固定,X 轴上安装纵向滑轨、滑块 Y 轴,可做纵向水平滑动,Y 轴远端连接一 Z 型臂,臂的远端连接一垂直弯转关节 R,用以调节 Y 轴角度,通常 Y 轴保持 0°,即与 CT 平床板保持平行;弯转关节连接一个滚转关节 R,以调整 X 轴及其远端锁紧的共面模板旋转倾角,使模板可以沿 XZ 轴面旋转,以改变经模板经穿刺孔刺入皮肤、皮下、肌肉的穿刺针的进针角度。

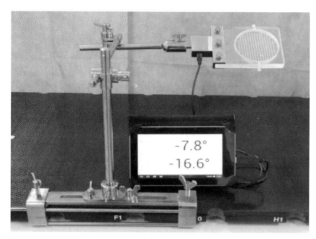

图 2-8-39　第二代粒子植入固位器

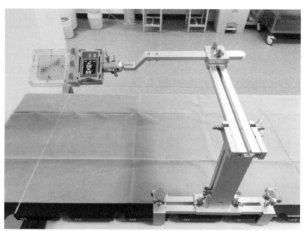

图 2-8-40　悬臂式三轴直角坐标模板固位器

(2) 可折叠悬臂式三轴直角坐标模板固位器:该型悬臂式三轴直角坐标模板固位器的主要改进是在升降关节 Z 轴(P)的顶端增加了一个弯转关节(R),其可以折叠地连接水平移动 X 轴横向关节(P)的 90° 弯转 PRPPRR 型模板固位器。手术结束时,整套固位器可在不拆卸状态下折叠成为一个二维平面结构放入手术器械箱内,X 轴和 Y 轴形成的直角关节合为一组,用一个旋钮一键锁紧(图 2-8-41)。

(3) 拱桥型悬臂式三轴直角坐标模板固位器:CT 连床拱桥型三轴直角坐标模板固位器是将拱桥型支架 P 固连于 CT 平床板两侧滑轨上。连接三轴直角滑轨、滑块,使其能在 X 轴 P(拱桥)上左右滑动。连接拱桥滑块使其垂直滑轨 Z 上,可上下滑动。Y 轴上安装滑块可在 Z 轴 P 上可做纵向前后水平移动,其后连接垂直弯转关节 R 和沿 Y 轴旋转的滚转关节 R 构成 PPPRR 型模板固位器,前端连接模板夹,用于紧固模板将肿瘤微创治疗共面模板精确移动到人体肿瘤靶区的皮肤投影区(图 2-8-42),此型正在申请专利阶段。

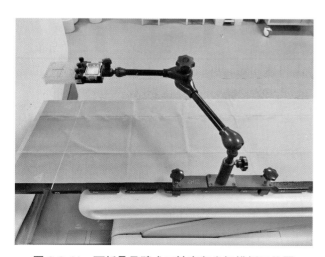

图 2-8-41　可折叠悬臂式三轴直角坐标模板固位器

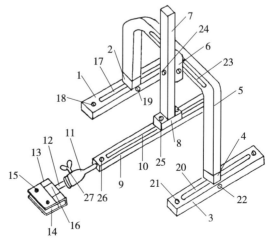

图 2-8-42　拱桥型悬臂式三轴直角坐标模板固位器

4. 串联式机械臂（PRRRR 型）粒子植入模板固位器 于 2018 年被发明，是一种由操作人员直接进行操作的具有几个自由度的加工装置，可进行三维空间方向运动，能在任意一个三维空间坐标制动、固定，又称万能魔术手（图 2-8-43）。日本工业机器人协会把这型固位器称为手动操作手，列为机器人六级中的第一级，美国、法国把机器人分为四级，手动操作手不属于机器人范畴。该模板固位器主要组件为：①底座，底座设计带有导向滑轨 P，固定于 CT 平床板一侧边缘似航母舰岛，可沿轨道水平移动；滑轨上安装立柱 Z 与球关节 R（肩关节）相连。②串联机械臂，由球关节（肩关节）R、弯转关节（肘关节）R、球关节（手腕关节）R 和滚转关节 R 组成，在弯转关节（肘关节）上有一个一键锁紧旋钮，旋转锁紧时可将肘关节联通两端的万向球关节（肩关节和手腕关节）同时锁紧固定；手腕关节由一个球关节和一个同轴滚转关节组成，手腕关节的同轴滚转关节可沿 Y 轴做顺时针或逆时针转动。③手腕关节最前端为模板夹，模板夹为一个矩形卵样凹槽窝，上有一紧固螺栓用于锁紧粒子植入模板。④模板夹连接双轴数字陀螺仪传感器模块盒，盒内镶嵌数字显示倾角仪。

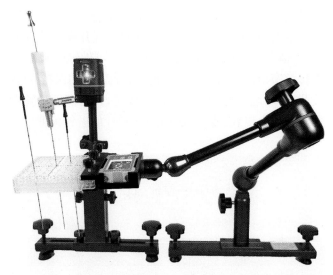

图 2-8-43 串联式机械臂（PRRRR 型）粒子植入模板固位器

串联式机械臂（PRRRR 型）粒子植入模板固位器适用于 CT 下定位靶点、靶区穿刺，与激光定位仪配合使用下固位器能协助操作者灵活控制穿刺角度，即松解弯转关节处螺栓，将串联机械臂移至患者皮肤肿瘤靶区投影区，同时将模板 Y 轴调整到 0°，按手术要求旋转 Y 轴，使模板倾角旋转至预定角度后一键锁紧肩关节、肘关节、手腕关节。

此型优点：与 CT 平床板固连、随其同步移位；操作简单、灵活，活动范围大，占用空间小，可深入相对狭小的 CT 机孔径中进行定位操作；任务单一，定位精度高。缺点：承重力较小，约 20kg，但能够满足微创穿刺的需要。

临床应用固位器操作过程应注意这五步：一牵、二重、三紧、四旋、五穿。"一牵"指松解固位器肘关节上大旋紧螺钮，把机械臂和模板牵拉到患者皮肤勾画的靶区，轻轻旋紧。"二重"指把行标模板上中心原点的 X 轴线和已经与 CT 机融合过的定位仪绿激光线"两线"重合。"三紧"指松解机械臂大旋钮，调整行标模板 Y 轴为 0°，右手将机械臂大紧固钮一键锁紧。"四旋"指轻轻旋转模板夹同轴滚转关节至模板 X 轴所需角度、锁紧。"五穿"指选择模板 X、Y 轴相交的原点 O，用一根穿刺针试穿，然后行 CT 扫描，确认进针方法精确指向靶区中心即肿瘤或小结节正中心。

（二）自动导航定位系统

近距离粒子植入手术对医生的经验和技术要求较高，且长时间操作易造成医生的疲劳和辐射伤害。若使用机器人辅助手术可以缩短手术时间，提高定位效率和穿刺准确度，并且克服医生易疲劳的问题。因此，关于使用机器人辅助医生完成经皮穿刺手术方面的研究已经开展了 20 多年，现在依然是国内外生物医学领域的研究热点。

截至目前，国际上关于代替医生完成肺部穿刺的机器人仍处于实验室研究阶段，还未有可以完全代替医生完成穿刺过程的机器人产品。现在全球唯一可用于此类手术中辅助定位和固定手术器械的辅助设备是德国 MDS 公司研制的 ROBIO EX 手术定位辅助系统（图 2-8-44）。

它的主要功能是协助临床医生对 CT 引导的经皮穿刺手术进行精准地靶向定位、工具置放和术后验证。它适用于穿刺活检手术、针吸细胞学检查、疼痛治疗、引流、肿瘤消融和放射性粒子植入等。就胸部肿瘤的粒子植入手术而言，它可以协助临床医生对肿瘤进行定位，对植入针精准植入并进行术前、术中计划。该系统的优势在于可以免去反复穿刺，完成术中的扫描监测，提高手术速度，减轻患者的痛苦，减少患者辐射损伤。

由于近年来肺癌的发病率持续升高,肺部穿刺手术机器人系统的研制是目前医用机器人领域的研究热点。依据机器人的驱动方式可以将此类机器人分为直接驱动型,远程驱动型两类。LPR 机器人是直接驱动型的代表(图 2-8-45)。它的主要特点为具有 CT 和 MRI 兼容性;采用气动作为驱动方式;整体置于床板上,结构紧凑且轻量化;独特的支撑结构可以消除外界意外情况的风险;夹持针的平台可以跟随患者的胸腹部表面做补偿运动。此外,LPR 机器人的角度调整精度小于 1°,且最终的穿刺精度小于 2mm,满足手术要求。

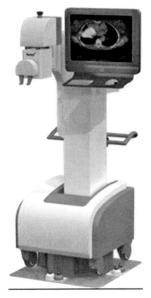

图 2-8-44　ROBIO EX 手术定位辅助系统

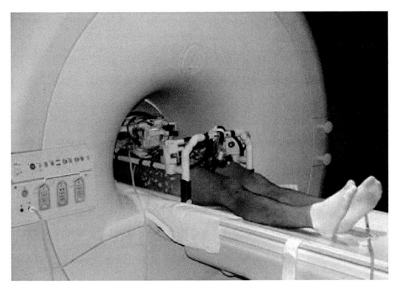

图 2-8-45　LPR 机器人

另外,远程驱动型中具有代表性的机器人是华盛顿大学研制的胸腹部穿刺机器人(图 2-8-46)。该机器人的支架部分放置于地板上,仅前端的穿刺机构延伸至 MRI 腔内部。本机器人为满足 MRI 兼容要求,同时缩减穿刺机械臂体积,本机器人的关节采用了远程驱动的方式,传动轴之间依靠万向关节连接,从而使运动的传递不受机械臂弯曲程度的影响。

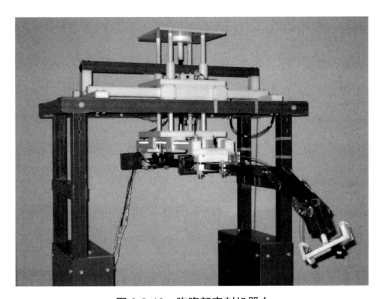

图 2-8-46　胸腹部穿刺机器人

天津大学、清华大学、上海交通大学、北京航空航天大学、哈尔滨工业大学、哈尔滨理工大学等高校都进行了粒子植入机器人相关技术和系统的研发,具有代表性的研究主要有两个。

1. 哈尔滨工业大学研制了 freehand 三维超声引导的穿刺手术机器人辅助系统(图 2-8-47)。该系统主要由 6-DOF 穿刺机器人、freehand 三维超声和电磁定位三个子系统组成,其中穿刺机器人可根据系统规划的运动步骤和计算的运动参数逐步完成穿刺手术,克服了临床手动穿刺中的人手抖动问题,提高了穿刺手术的准确性和稳定性,减轻了医生的劳动强度。

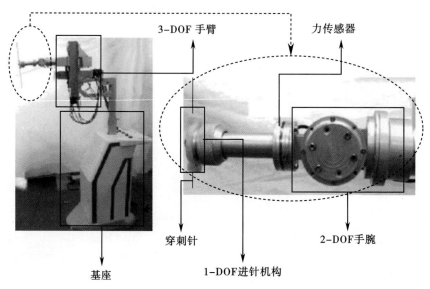

图 2-8-47 freehand 三维超声引导的穿刺手术机器人辅助系统

2. 天津大学、天津医科大学第二医院、北京大学第三医院联合开发了 CT 引导下的面向肺癌的粒子植入机器人系统(图 2-8-48)。该产品主要应用于胸腹部肿瘤的粒子植入和其他微创治疗,其结构分为三部分:弧形支架模块、三向平移模块和角度调整模块,有多个自由度,通过集成的运动控制器进行控制,可以通过调整机器人末端执行机构的位姿,实现从患者胸部体表任意部位和角度进针,并且定位精度高、速度快、操作方便,该装置能够辅助医生快速、准确、方便地完成手术。

该产品的先进性体现在三个方面:可以实现从患者仰卧、侧卧、俯卧位进针,为医生提供更多的路径选择;采用丝传动远程驱动方式,在满足驱动器兼容性的同时,减小了末端执行器所占空间体积,使整体结构更加灵巧;通过实验,测得机器人对固定目标

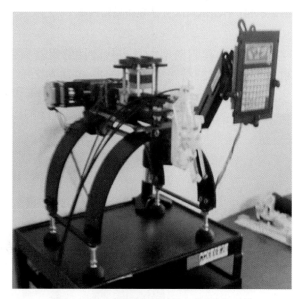

图 2-8-48 肺癌的粒子植入机器人系统

的定位及穿刺精度达到了国际上其他机器人系统的精度水平。

五、外激光(绿)定位仪研发

2017 年发明的外激光(绿)定位仪由底座移动(滑轨、滑块)关节 P,垂直升降关节 P,L 臂及其上安装的旋转云台 R 组成的 PPR 结构的三轴机械臂,旋转云台上装有外激光(绿)定位仪(图 2-8-49)。底座上的快捷夹具与 CT 机平床板一侧形成"航母舰岛"式固连。

激光定位仪应用:①在 CT 机平床板一侧安装外激光(绿)定位仪,打开绿激光灯;②CT 机扫描完

成后确定患者体内肿瘤的部位,肿瘤上、下缘以及肿瘤最大截面积所在的层面,并将其发射出的红色激光线定位在肿瘤最大截面积的扫描平面,用黑色油性记号笔在患者皮肤上沿红色激光线标记,然后勾画肿瘤靶区投影区的上下界范围;③移动外激光(绿)定位仪至CT机发射出的红激光处,调整外激光(绿)线,使其和CT机本机发出的红激光线完全融合,红、绿激光融合线变成一条黄色激光融合线,黄色激光融合线和患者皮肤画出的黑色标记线融合为一,实现"三线合一"的肿瘤精确定位(图2-8-50),此时的绿色激光线可以完全取代红色激光线;关闭CT机的红色内激光线,启动CT机床运动开关,将患者连同外激光(绿)定位仪同步移动到预定手术操作区,此时,绿激光线完全替代CT机的红激光线来定位靶区,并且与患者皮肤黑色标记线保持精准融合。

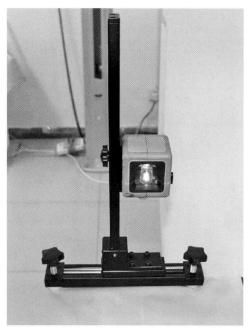

图 2-8-49　外激光(绿)定位仪

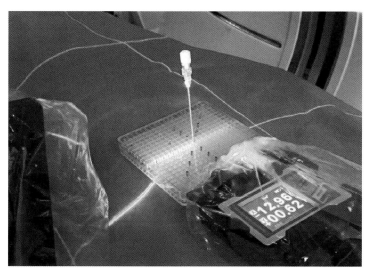

图 2-8-50　三线合一

六、粒子植入专用骨钻

无论使用徒手穿刺或使用模板,当穿刺针遇到肋骨阻挡时,术者便手握穿刺针针座用力加压旋转,强力钻穿肋骨,继续捻转直到刺入瘤体。这样的布针方式使穿刺针与肋骨"结合"紧密,提插困难。当退针式植入粒子时不得不使用血管钳拔针。

使用普通骨钻钻穿肋骨,拔出钻头后,换上穿刺针则往往难以找到肋骨钻孔,术者费时费力,常因找不到肋骨钻孔而倍感沮丧。

2011年起,天津医科大学第二医院开始对传统骨钻进行改进,经过三年近百次的实验,发明了粒子植入专用骨钻(图2-8-51)。它是在原有骨钻的基础上使用特制的快捷接头,将穿刺针针座"卡牢",把穿刺针当作"钻头",以取代传统的手术麻花钻头。用模板辅助固定后,开动手术钻,以慢速大扭矩开始,逐渐加速,用穿刺针自带限位钮作为"钻头"的限位器,以1.2~1.3cm深度钻穿肋骨。如遇骨质坚硬,可反复提插再钻,直至穿刺针顺畅通过肋骨钻孔。卸下接头,轻推穿刺针至瘤体中。

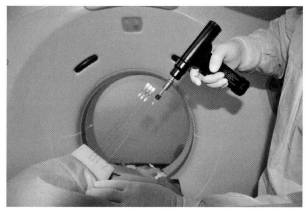

图 2-8-51　粒子植入专用骨钻

使用粒子植入专用骨钻肋骨钻孔技术,避免了沿肋间隙进针,穿刺针排布不合理状态。使穿刺针能够按照术前计划排布,术后质量验证与术前计划高度符合,肿瘤的治疗效果可以预判。

这种以穿刺针代替麻花钻头的方法有以下缺陷与不足:骨钻须配合共面模板使用,用骨钻经模板钻孔时,由于扭力过大,导致穿刺针与针座脱节;经模板钻孔时,横纹肌肌膜、肌纤维可绞缠在穿刺针上,造成钻孔失败。

七、负压体位固定垫技术

在普通 CT 床固定碳纤维平板上面加一真空负压体位固定垫,并连接负压真空泵。患者取适当手术体位卧于平床板及真空成形袋上并适形贴附,开动负压泵,将患者固定于负压垫中,以保持患者固定体位并与 CT 机床的相对位移为零,患者即和 CT 机床连为一体,取代固定束带(图 2-8-52)。这种固定体位在放射性粒子植入、3D 非共面模板制作前定位扫描中均很实用。

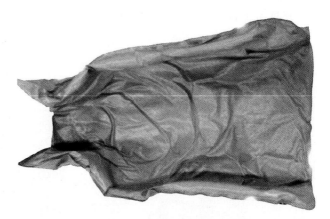

图 2-8-52 负压体位固定垫技术

八、放射性粒子食管支架的研发

2004 年前,天津医科大学第二医院采用的是用丝线将粒子捆绑在支架上,以外用手术膜粘贴固定的方法制成粒子支架。此方法费时、费力,粒子辐射暴露时间长。随后发明了将硅胶管一端封闭做成粒子仓,每个粒子仓间距 1.0cm,粘附在支架上,用环氧乙烷消毒灭菌,制成粒子覆膜支架(图 2-8-53)。使用时根据食管肿瘤长度,在无菌屏蔽状态下将放射性粒子镶入粒子仓内,植入食管肿瘤部位。

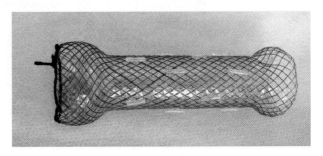

图 2-8-53 粒子覆膜支架

东南大学附属中大医院滕皋军、郭金和团队自 2003 年开展放射性食管粒子支架的研发,尝试将 ^{125}I 放射性粒子捆绑于食管支架上制成食管内照射支架,体外测试结构稳定,生物相容性好,剂量分布均匀;动物实验结果表明食管内照射支架植入术是安全可行的,对食管及周围组织损伤轻微可逆;临床应用随访结果表明内照射支架是安全的,对局部肿瘤组织有一定的抑制作用,延长了支架通畅时间和患者生存时间。

食管支架型号:长 80~120mm,直径 16~20mm,合金丝 0.24mm,编织头数 12,为机织捆绑覆膜支架。CIAE-6711 型 ^{125}I 密封粒子,应用硅胶管、PE 塑料管、TiNi 合金丝线、"三明治式"膜(硅胶 +PVA 发泡材料 + 硅胶)固定(图 2-8-54)。

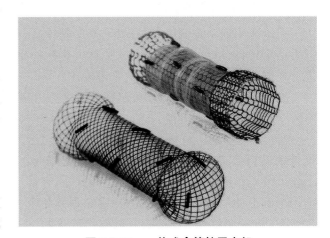

图 2-8-54 一体式食管粒子支架

九、纤维支气管镜下放射性粒子植入设备的研发

纤维支气管镜(flexible fiberoptic bronchoscopy,FFB)直视下放射性粒子植入设备也经历了从无到有的过程,刚开展时是将粒子预先逆行放入 FFB 操作孔远端,当镜身到达大气管肿瘤处时,用活检刷将粒

子推至肿瘤表面。天津医科大学第二医院设计的软管式 FFB 内植入器较简单(图 2-8-55),根据心导管内含金属中层强度适中,适合用于 FFB 下大气管内粒子植入的优点,将其远端 15cm 柔顺部分斜形剪断,形成"穿刺针"样斜面,借助 FFB 操作孔直达肿瘤表面,刺入瘤体固定,然后将心导管导丝掉头,即将其坚硬推送部分作为穿刺部,刺入瘤体制造植入通道,拔出导丝,将粒子送进导管,再用导丝推入粒子通道内,完成粒子植入。

十、连续负压吸引装置

肺癌放射性粒子植入术中出现气胸后,肿瘤发生移位,使穿刺靶区困难并影响粒子植入的精确度,同时会造成术中患者血氧饱和度下降,缺氧引发其他并发症的出现。这就需要及时、连续地抽吸胸腔内积气,使肺复张,肿瘤回归穿刺前位置,以保障穿刺到位,粒子植入准确。由于传统的胸腔穿刺装置无法适应植入术中的抽气,2003 年天津医科大学第二医院发明了连续负压吸引装置,它将一个负压吸引球连接在粒子穿刺针上,另一端接一个引流袋,便于收集抽气时连同抽出的胸腔内液体(图 2-8-56)。负压吸引球每挤压一次即可利用其负压吸出约 100mL 的胸腔内积气,反复挤压,气体很快被抽净,肿瘤回归原位,保证了操作顺利进行。

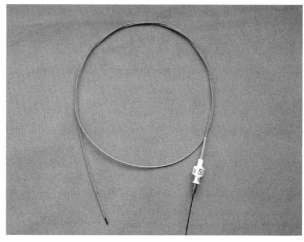

图 2-8-55 软管式 FFB 内植入器

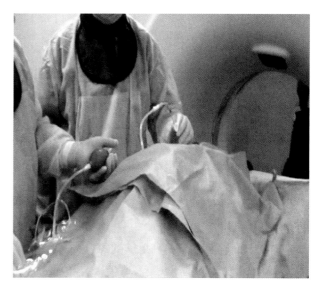

图 2-8-56 负压吸引装置

(柴树德 姜杉 霍彬 霍小东 黄新民 郑广钧 雷光焰 卢世一 郭金和 陆建)

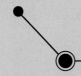

第九章

放射性粒子研发与应用

放射性粒子,也称"放射性密封籽源"或者"放射性种子源",是将吸附有放射性核素的物质(源芯)装入外壳内,两端密封的微型放射源。制备一个适合放射性粒子,要考虑合适的放射性核素、合适制备工艺和质量控制三个因素。

第一节　放射性核素的选择

1896 年法国物理学家贝克勒耳在研究各种物质的磷光时,发现铀盐能够发出眼看不见的、穿透力强的射线。自 1896 年居里夫妇发现了发现放射性核素钋 -210 和镭 -226 以来,至今已有 100 多年的历史,人类发现的放射性核素达到 2 500 多种,能够应用于医学研究、临床诊断和治疗的放射性核素仅仅上百种,而用于放射性粒子植入治疗仅有十几种。不同放射性核素物理特征相差很大,它们在组织间的剂量学分布也会有较大的不同,将直接影响对肿瘤的治疗效果。临床上对不同放射性核素的选择是综合核素自身特征和肿瘤细胞生长、修复等特征的因素而考虑的。适合于放射性粒子植入治疗的放射性核素必须满足:①对组织有足够的穿透力;②对放射性粒子易于防护;③半衰期不能太长;④易于制成微型源。常用的放射性核素有 ^{125}I、^{103}Pd、^{131}Cs、^{198}Au、^{169}Yb,它们的物理特性如表 2-9-1。

表 2-9-1　适合粒子植入治疗的放射性核素的物理特性

核素	半衰期	主要 β 射线 /Kev 与绝对强度 /%	主要 χ、γ 射线 /Kev 与绝对强度 /%	生成方式
^{125}I	60.2 天		35.49(6.67)	^{124}Xe(n,γ)^{125}Xe(ε)^{125}I
			XL:3.77(15.50)	
			XKβ:31.00(25.90)	
			XKα2:27.20(39.90)	
			XKα1:27.47(74.50)	
^{103}Pd	17 天		39.75(0.068)	^{102}Pd(n,γ)^{103}Pd
			357.45(0.022)	^{103}Rh(p,n)^{103}Pd
			XKα1:20.22(41.930)	
^{131}Cs	9.7 天		XL:4.11(9)	^{130}Ba(n,γ)^{131}Cs
			XKβ:33.60(13.91)	
			XKα2:29.46(21.09)	
			XKα1:29.78(39.13)	

核素	半衰期	主要 β 射线 /Kev 与绝对强度 /%	主要 χ、γ 射线 /Kev 与绝对强度 /%	生成方式
^{169}Yb	32 天		63.120(44.20)	^{168}Yb(n,γ)^{169}Yb
			109.78(17.5)	
			130.52(11.31)	
			177.21(22.20)	
			197.96(35.5)	
			307.74(10.05)	
			XKα1:50.741(93.80)	
^{198}Au	2.7 天	284.70(0.986)	411.80(95.58)	^{197}Au(n,γ)^{198}Au
		960.60(98.99)	675.88(0.80)	
		452.60(6.50)	1 087.68(0.16)	
			XKα1:70.819(1.38)	

第二节 放射性粒子的制备

放射性粒子的制备包括放射性粒子源芯的制备和外壳焊接技术。放射性粒子源芯的制备方法有很多，如电镀法、化学吸附、物理扩散法和化学自沉积法。其中，物理扩散法的优点是反应过程简单，工艺流程简单，但放射性核素利用率低，反应时间长，不易规模化生产；电镀法具有均匀性好、重复性相对较好和牢固性好的优点，但放射性核素的利用率较高，工艺流程繁杂，操作难度大，不宜规模化生产；化学自沉积法和化学吸附法是放射性粒子源芯制备最常采用的制备方法，工艺流程简单，放射性核素利用率高，设备简单，容易形成规模化生产。

外壳焊接技术主要有氩弧焊技术、电子束技术、等离子弧焊接技术和激光焊接技术。放射性粒子的焊接技术首选激光焊接技术，成品率高，外形美观，剂量分布均匀，长度均一，易实现自动化的生产线，但是设备昂贵；其次采用的是电子束焊接技术，成品率高，焊接速度较慢，外形美观，但剂量分布不太均匀。最后采用的是氩弧焊接技术或等离子弧焊接，设备便宜，成品率低，外形不美观，长度不一，焊接速度慢，不易形成自动化生产。

一、放射性 ^{125}I 粒子的制备

I(碘)密封籽源是放射性粒子植入治疗最常用的放射性粒子，国内外有很多公司提供该产品，制备方法各异。其制备方法一般多采用两步法，银棒与氧化剂(如次氯酸钠、氯酸钠、过氧化氢等)和盐酸等进行反应，在银棒的表面形成一层氯化银，然后将这些银棒与碘化钠和放射性碘化钠进行置换反应，制备出含放射性的 ^{125}I 银棒或源芯。将放射性 ^{125}I 源芯装入钛管，两端采用合适的焊接技术焊封(图 2-9-1)。

二、放射性 ^{198}Au 粒子的制备

^{198}Au(金)密封籽源由于发射的射线能量较高，植入过程不易防护，而且对正常组织辐射损伤大，主要用于空腔癌和鼻咽癌的植入治疗。其制备方法是将金丝切割成 2.0mm 的金棒，然后装入铂

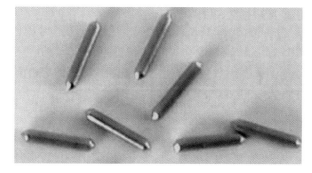

图 2-9-1 放射性粒子外形图

金管内,两端用氩弧焊机技术焊封。将制备好的金籽源装入铝罐内放入反应堆中进行堆照,即制备出该产品,制备过程中要根据制备的放射性活度来确定堆照时间和堆照孔道,制备出的产品需要放置一段时间,将产品中放射性杂质 ^{199}Au 衰变掉。

三、放射性 ^{103}Pd 粒子的制备

放射性 Pd(钯)是通过核反应 ^{102}Pd(n,γ),^{103}Pd 用反应堆或者核反应 ^{103}Rh(p,n),^{103}Pd 用加速器制备而来。将银棒置于由氯化钯(^{103}Pd)、稳定氯化钯、乙二胺四乙酸二钠、氢氧化铵、肼组成的混合溶液中,调节 pH=10,40℃水浴加热条件下搅拌反应 2 小时,使银棒表面均匀覆盖一层 ^{103}Pd,制备出放射性 ^{103}Pd 的源芯。将放射性 ^{103}Pd 的源芯装入钛管,两端采用合适的焊接技术焊封。

四、放射性 ^{169}Yb 粒子的制备

放射性 ^{169}Yb(镱)粒子用天然丰度的三氧化二镱通过特定磨具压制出长度为 3.0mm 和直径 0.8mm 的棒,然后在马弗炉烧结。将这些镱棒装入钛管或铂金管,两端焊封,制备出冷的镱密封籽源。这些冷源装入铝罐,放入反应堆堆照,制备 ^{169}Yb 密封籽源。制备过程中要根据制备产品的放射性活度来确定堆照时间和堆照孔道,堆照后的产品也放置一段时间,将其中放射性杂质 ^{175}Yb 衰变掉。

五、放射性 ^{131}Cs 粒子的制备

放射性 ^{131}Cs(铯)是通过核反应 ^{130}Ba(n,γ),^{131}Cs 在反应堆堆照碳酸钡或者氧化钡制备而来的。将陶瓷棒与 ^{131}Cs 和稳定的氯化铯溶液混合,在酸性条件下反应 1~2 小时,制备出 ^{131}Cs 源芯。将 ^{131}Cs 源芯装入钛管,两端采用合适的焊接技术焊封。

目前,放射粒子植入治疗最常使用的放射性粒子如表 2-9-2,放射性粒子最常见的结构图如图 2-9-2,见文末彩图。

表 2-9-2 放射性粒子植入治疗所用的放射性籽源的特性

籽源名称	平均光子能量 /Kev	活性区尺寸 /mm	外型尺寸 /mm	包壳	活度 /mCi	初始剂量 /Gy·h^{-1}
^{198}Au	412	0.5 × 2.0	Φ0.8 × 2.5	铂金	6.0~10.0	1.07
^{125}I	27	0.5 × 3.0	Φ0.8 × 4.5	钛	0.3~1.0	0.07
^{103}Pd	21	0.5 × 3.0	Φ0.8 × 4.5	钛	0.3~3.0	0.18
^{169}Yb	175	0.5 × 3.0	Φ0.8 × 4.5	钛或铂金	0.3~1.0	—
^{131}Cs	30	0.5 × 3.0	Φ0.8 × 4.5	钛	0.3~1.0	—

第三节 放射性粒子质量控制

放射性粒子的质量控制包括放射性粒子的外观、尺寸大小、表面污染、泄露和放射性表观活度。放射性粒子虽属于放射性药物,但它们是密封放射源,研制时还要进行安全性能检验,根据 GB 4075—2003 附录 C 补充件的规定:医疗间质植入和腔内的照射质量等级为 GB/C53211。根据 GB 4075—2003 附录 D(密封放射源质量检验标准)补充件之规定:温度检验五级为 –400℃(20 分钟)、+6 000℃(60 分钟)及 200~6 000℃的热冲击;压力检验三级由绝对压力 25kPa~2MPa;冲击二级为 50g 锤重,跌落距离 1m;振动和穿刺一级,均免检。

放射性粒子的外观一般通过放大镜等检验。放射性粒子的尺寸大小通过游标卡尺检测。

放射性表面污染检验是用酒精棉签擦拭放射性粒子的表面,用自动定标器测量棉签的放射性活度,若小于 185Bq,则判定放射性粒子是无污染的。

放射性泄露检验是将放射性粒子浸没在既不腐蚀源表面材料,又能有效去除所有痕量放射性物质的液体中,在 50±5℃条件下浸泡 4 个小时以上。取出放射性粒子,用自动定标器测量液体中的放射性活度,若小于 185Bq,则判定放射性粒子是密封的。

放射性粒子的活度测量,是放射性粒子质量控制的重要指标,直接影响放射性粒子植入治疗的效果。由于用于放射性粒子植入治疗的放射性核素基本上都属于低能量 γ 射线或者 X 射线,影响放射性活度测量的因素有很多,如测量容器、几何位置、测量数量等,如何准确测量放射性粒子的活度就非常重要。金小海等报道了用 CRC-15 放射性活度计测量放射性 ^{125}I 粒子的研究,提供了用 CRC-15 放射性活度计测量放射性 ^{125}I 测量的标准方法。具体方法:①测量前,先要检验电离室本身的自检系统是否正常,然后用标准源(如 ^{57}Co、^{137}Cs)校对;②选用材质为聚丙烯的标准尖底放免管(1mL)作为测量容器;③每次测量只能测量一个放射性粒子;④每次测量时,放免管要插入到电离室托盘的中心。

第四节　国内放射性粒子的生产与研制

在国内开展放射性粒子植入治疗的前期,放射性粒子从国外进口,影响了放射性粒子植入治疗在国内的临床应用。2000 年上海科欣公司从美国引进了放射性 ^{125}I 粒子生产线,开始了放射性粒子的国内生产。同时中国原子能科学研究院利用自身在核技术方面的优势,先后开始开展放射性 ^{198}Au 粒子、放射性 ^{125}I 粒子和放射性 ^{103}Pd 粒子的研究,2001 年成功研制出这三种放射性粒子,并建立了相应的规模化生产线,产品推向国内市场。此后天津赛德公司等也加入放射性 ^{125}I 粒子的研发,市场竞争使产品的制备技术不断提高。目前,国内公司的焊接技术基本上采用先进的激光技术或者电子束焊接技术,建立各自的具有知识产权的规模化生产线,产品质量达到国家同类产品的质量水平,实现了放射性 ^{125}I 粒子的国产化,满足了国内临床需要,估计年生产能力 50 万~100 万粒。

近几年国内在完善放射性 ^{125}I 粒子的国产化和规模化外,根据临床的使用要求积极开展新的放射性粒子(如 ^{125}I-^{103}Pd 复合放射性粒子)的研究,开始了该放射性粒子的动物实验、毒性试验和质量控制的研究。预期在不久的将来,我国将出现一些新的放射性粒子,进一步丰富放射性粒子治疗,推动该项治疗技术的发展。

(白红升)

参 考 文 献

[1] 王珂,任予,陈武科.恶性肿瘤的放射性粒子植入治疗.现代肿瘤医学,2004(5):485-487.

[2] DAVID A,PACHECO T,MARGOT A,et a1.Preparation of palladium and silver alloy membrane on a porous α-alumina tube via simultaneous electroless plating.Journal of Membrane Science,2005,247(1-2):21-27.

[3] NAVAEI A,REZA G,REZAEI M,et a1.Preparation and thermal treatment of Pd/Ag composite membrane on a porous α-alumina tube by sequential electroless plating technique for H_2 separation.J Nat Gas Chem,2008,17(4):321-326.

[4] 申文江.放射性粒子植入的现状与进展.中国微创外科杂志,2007,2(7):118-119.

[5] 孙亮,李君利,包雍镝,等.Monte—Carlo 方法确定 CS 1 型 ^{137}Cs 近距离放射治疗源剂量计算参数.原子能科学技术,2008,42(8):706-710.

[6] 王建华,邱小平,刘卫,等.(131)Cs,(125)I 和(103)Pd 近距离治疗源的径向剂量函数研究.核电子学与探测技术,2007(6):1223-1226.

[7] 金小海,白红升,樊红强,等.医用 ^{125}I 种子源表观活度的电离室测量.同位素,2004,17(1):43-46.

第十章

放射性粒子治疗胸部肿瘤引导设备的应用

第一节　CT 在放射性粒子治疗胸部肿瘤中的应用

一、胸部正常 CT 断面解剖

（一）主肺动脉

主肺动脉起自右心室底部，向上走行约 5cm 发出左、右肺动脉。主肺动脉为最靠前胸壁血管结构，在起始处常紧贴胸骨后，在同一平面位于升主动脉左侧。主肺动脉、左右肺动脉均位于心包内。

1. 左右肺动脉　右肺动脉在升主动脉后方、右主支气管前向右水平走行。左肺动脉为主肺动脉的延续，略向左及头侧走行呈弓形跨过左主支气管进入左肺门，两者直径相当，左侧略大于右侧。

2. 肺动脉分支　主肺动脉呈 2 分支型，两者直径相当。右肺动脉位于上腔静脉后、右主支气管前，首先分为前干支及叶间支，前干支供应右上叶尖段及前段，叶间动脉供应右中叶及下叶及上叶后段。左肺动脉在跨过左主支气管后延续为叶间动脉，分出上叶及下叶的段动脉分支。有时左肺动脉直接分出较短升支供应左上叶，血管变异较右肺动脉多。

（二）肺静脉

肺静脉位于小叶间隔，段及叶肺静脉在亚段、段或叶间走行，每侧常有 2 支上肺静脉及 2 支下肺静脉。右上肺静脉引流上叶及中叶，左上肺静脉引流左上叶，下肺静脉引流下叶。上肺静脉在肺动脉及支气管前方进入左心房，下肺静脉在下叶支气管及肺动脉后方进入左心房。

（三）肺门血管

肺门为叶及段（有时亚段）支气管、肺动脉、肺静脉、支气管动脉及静脉、软组织、淋巴结构成的复杂结构。认识横断面支气管解剖对评价肺血管非常重要。

1. 右肺门

（1）气管隆嵴及尖段支气管水平（图 2-10-1）：供应尖段的前干支的分支及引流尖段的肺静脉分支，动脉位于尖段支气管的内侧，静脉位于外侧。

（2）右上叶支气管水平（图 2-10-2）：前干支是右主动脉的第一分支，在心包内、右上叶支气管前，略向上可见前、后段肺动脉位于支气管内侧。在右上叶前后段分叉处，可见右上肺静脉分支——中心肺静脉。

（3）中间段支气管水平（图 2-10-3）：右上肺静脉位于叶间动脉前外侧，使肺门呈结节状，常可

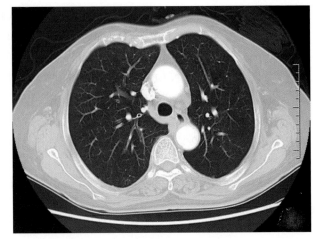

图 2-10-1　气管隆嵴及尖段支气管水平

见两个肺静脉,不要误认为淋巴结增大。叶间动脉到达中间段支气管外侧,常呈不规则、三角状形态,在背段肺动脉起始处,肺动脉形态像象头,象鼻代表下叶背段的动脉。

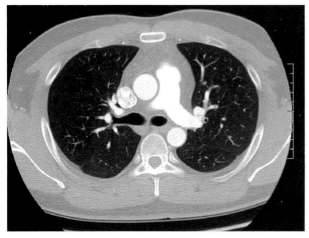

图 2-10-2 右上叶支气管水平

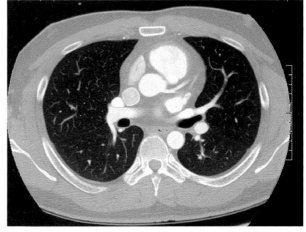

图 2-10-3 中间段支气管水平

(4)中叶支气管水平(图 2-10-4):叶间肺动脉位于中叶及下叶支气管的外侧,垂直于扫描层面呈椭圆形。

(5)基底段支气管水平(图 2-10-5):在中叶支气管下方,下肺动脉分成 2 支,接着分出 4 支基底段肺动脉,位于基底段支气管的后外侧,呈椭圆形。下肺静脉水平走行,通过下叶支气管后方进入左心房下部。

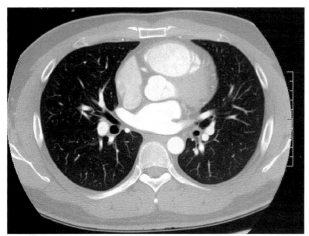

图 2-10-4 中叶支气管水平

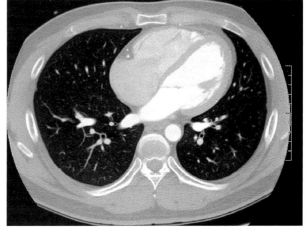

图 2-10-5 基底段支气管水平

2. 左肺门

(1)尖后段支气管水平:可见两根血管,即引流尖后段的左上肺静脉及上肺动脉。上肺动脉起自左主肺动脉,位于左上肺静脉后外侧,上肺静脉呈卵圆形位于纵隔与上肺动脉之间。

(2)上叶支气管上部水平:在上叶支气管后方,左肺动脉延续为叶间动脉,左上肺静脉在上叶支气管前方,向内进入左心房。

(3)左上叶支气管下部水平:左叶间肺动脉在舌段支气管的后外侧,下叶背段支气管的前外侧。

(4)下叶基底段支气管水平:与右侧相似。

(四)纵隔

1. 正常解剖 横断面影像是诊断的基础(图 2-10-6),薄层扫描可行冠状位及矢状位重建。

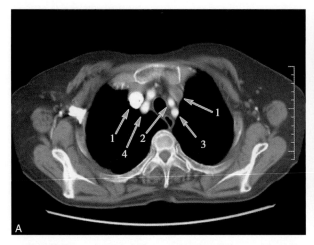

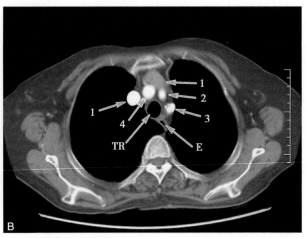

1. 头臂静脉;2. 左颈总动脉;3. 左锁骨下动脉;4. 无名动脉。

1. 头臂静脉;2. 左颈总动脉;3. 左锁骨下动脉;4. 无名动脉;TR. 气管;E. 食管。

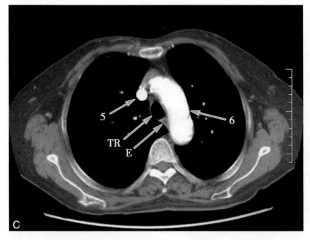

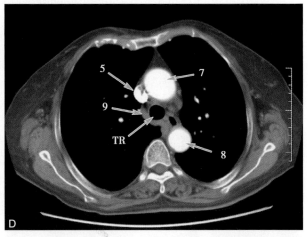

5. 上腔静脉;6. 主动脉弓;TR. 气管;E. 食管。

5. 上腔静脉;7. 升主动脉;8. 降主动脉;9. 奇静脉弓;TR. 气管;E. 食管。

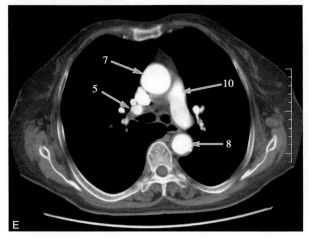

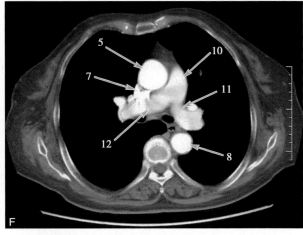

5. 上腔静脉;7. 升主动脉;8. 降主动脉;10. 肺动脉主干。

5. 上腔静脉;7. 升主动脉;8. 降主动脉;10. 肺动脉主干;11. 左主肺动脉;12. 右主肺动脉。

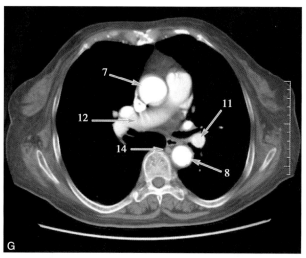

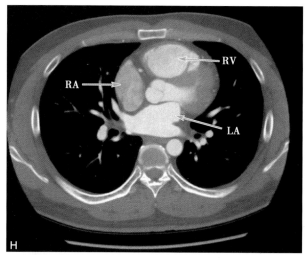

7. 升主动脉；8. 降主动脉；11. 左主肺动脉；12. 右主肺动脉；14. 奇静脉。

RA. 右心房；RV. 右心室；LA. 左心房。

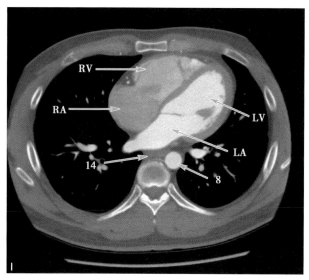

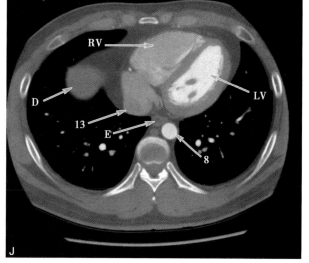

8. 降主动脉；14. 奇静脉；RA. 右心房；RV. 右心室；LA. 左心房；LV. 左心室。

8. 降主动脉；13. 下腔静脉；E. 食管；RV. 右心室；LV. 左心室；D. 膈肌。

图 2-10-6　纵隔横断面影像

　　主动脉弓以上纵隔，胸廓入口层面，纵隔前后径相对较窄，气管位于正中央，食管位于气管后方，常塌陷呈扁平软组织密度结构，有时管腔内见少量气体或气液平。除此之外，主动脉的大动脉分支（无名动脉、左颈总动脉、左锁骨下动脉）及头臂干静脉为最主要结构，头臂干静脉为最前外结构，位置相对固定，紧靠锁骨头后面，大动脉分支在静脉后邻近气管前外侧壁。在胸廓入口层面下，左头臂静脉自左向右水平横过纵隔走行，相对较长，水平段为前纵隔解剖标志，其上下变异较大，常位于大血管水平，有时也可在主动脉弓水平。无名动脉紧邻气管前壁，接近中线或略偏右，左颈总动脉在无名动脉左后外侧，在 3 个大动脉分支中直径最小，左锁骨下动脉相对偏后，位于气管左外侧，其外侧缘直接与纵隔胸膜相毗邻，可突入左上叶。

　　（1）主动脉弓 - 主肺动脉窗：主动脉弓前部分位于气管右前方，向左后走行，其后部分在脊柱前外方，自前向后略变细，由于主动脉硬化及纤曲，前后部分位置变异较大。上腔静脉位于气管前右侧，呈椭圆形。食管同上，位置略有变化，可略偏左侧。由主动脉弓、上腔静脉及纵隔胸膜、气管为界共同构成气管前间隙,其内包含脂肪、气管前淋巴结等,常可见正常大小淋巴结。大血管前方三角状间隙为血管前间隙(前纵隔),包含淋巴结、胸腺及脂肪。在年轻患者中,胸腺呈软组织密度。胸腺有左右两叶,常为左叶优势,胸腺呈三角状,厚度 1~2cm,分别与纵隔胸膜毗邻,左叶优势者,主要位于左侧,与主动脉弓平行。成年人胸腺逐渐萎缩,软组织被脂肪密度替代。主动脉弓略下层面,显示升主动脉与降主动脉,降主动脉直径较升主动脉小。接近隆突层面,气管有时呈三角状,在右侧奇静脉弓通过右主支气管上方汇入上腔静脉后壁,在以下层面后纵隔可见奇静脉,有时奇静脉弓呈结节状。在纵隔左侧,主动脉弓下方主肺动脉上方为主肺动脉窗,其内有脂肪、淋巴结、左喉返神经、动脉韧带,后两者一般不显示,淋巴结与气管前间隙相连通。主肺动脉窗层面显示心包一部分向上进入气管前间隙,紧靠升主动脉后方,称其为心包上隐窝,呈卵圆形或弧形,液体密度,以此与淋巴结相区别。

(2)隆突下及奇静脉食管隐窝:在隆突下层面,右肺内侧与后中纵隔奇静脉、食管紧密相邻。这部分纵隔结构为奇静脉食管隐窝。其外缘内凹,外凸应考虑肿块可能。由于与邻近的隆突下淋巴结、食管、主支气管关系密切,该结构较为重要。隆突下淋巴结常可见,较纵隔其他部位正常淋巴结大。

该层面主肺动脉分出左右支,左支较右支高 1cm 发出,直接向左后走行,右支与主肺动脉呈 90°,在隆突前自左向右横穿纵隔,构成气管前间隙的下界。奇静脉在纵隔右侧与食管平行,外侧与右下叶胸膜反折内侧直接相邻,构成奇静脉食管隐窝后内侧缘。

2. 转移性淋巴结肿大　全身许多脏器的原发恶性肿瘤均可转移至纵隔,引起单发或多发淋巴结肿大。最常见的原发恶性肿瘤为支气管肺癌,其次为乳腺、胃肠道上部、胰腺、肝、结肠、肾、前列腺、甲状腺及鼻咽等部位的原发恶性肿瘤。各种恶性肿瘤可经淋巴路从原发部位转移至纵隔淋巴结,也可先经血液循环转移至肺或纵隔间隙,再经淋巴引流转移至淋巴结。

纵隔淋巴结转移 CT 表现为单发或多发的淋巴结肿大,边缘清楚或不清楚。受累范围常局限于某一淋巴通路的淋巴结。肺癌常转移至同侧肺门和/或相应的纵隔淋巴结,但小细胞癌常引起肺门、纵隔淋巴结广泛转移,并互相融合形成不规则软组织结构,似恶性淋巴瘤。一般认为纵隔淋巴结直径大于 1cm 即表示为病理性肿大(图 2-10-7),依此标准判断纵隔淋巴结转移的敏感性为 95%,特异性为 65%。

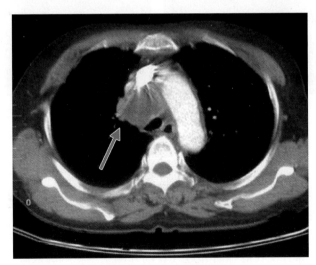

图 2-10-7　纵隔淋巴结肿大

二、肺癌 CT 断面表现

(一)中央型肺癌

CT 能显示中央型肺癌的一系列病理改变,主要有段以上支气管腔内肿块(图 2-10-8)、支气管壁增厚(图 2-10-9)、支气管腔狭窄与阻塞(图 2-10-10)、肺门区肿块(图 2-10-11)等肺癌直接征象。

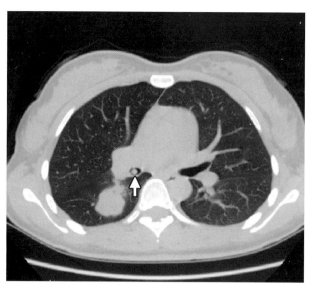 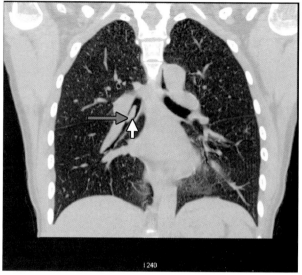

图 2-10-8 支气管管腔内肿物

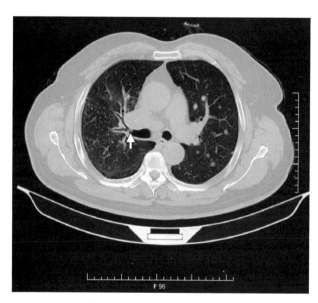

图 2-10-9 支气管管壁增厚

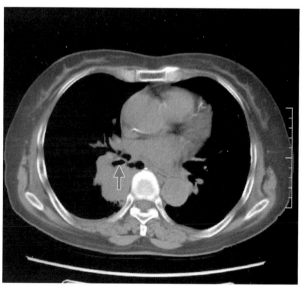

图 2-10-10 支气管腔狭窄与阻塞

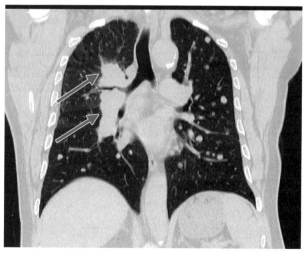

图 2-10-11 肺门区肿块

继发性改变有阻塞性肺炎、肺不张以及病灶附近和 / 或肺门的淋巴结肿大等。螺旋 CT,特别是多层面 CT,采用薄层扫描并冠状与矢状位重建可清晰显示支气管腔内沿管壁浸润的早期肺癌。

(二)周围型肺癌

周围型肺癌在 CT 上显示有一定特征,即使小于 2cm 的早期肺癌,也多有明确的恶性征象(图 2-10-12)。

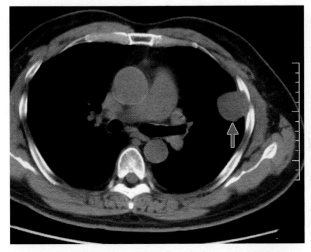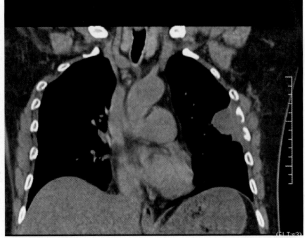

图 2-10-12 周围型肺癌

1. 肿瘤边缘征象特点
(1)分叶征:是周围型小肺癌最常见的基本征象(图 2-10-13)。

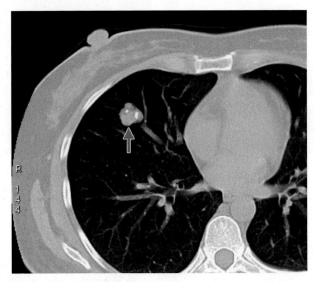

图 2-10-13 分叶征

(2)边缘毛糙:可见细短毛刺,棘状突起或锯齿状改变,此为肺癌的常见征象(图 2-10-14)。

2. 肿瘤内部的 CT 表现特点　多数周围型小肺癌的密度较均匀,但部分病例可有空泡征、细支气管充气征、蜂窝征及磨玻璃征,少数病例尚可见到钙化。

(1)空泡征:是指细节内小灶性透光区,其直径小于 5mm,借此与肺癌空洞区别,可单发或多发(图 2-10-15)。

(2)细支气管充气征:呈细条状,直径约 1mm 的空气密度影,为扩张的细支气管(图 2-10-16),见于细支气管肺泡癌或腺癌。

(3)蜂窝征:由多个小泡集成蜂窝状,大小比较一致(图 2-10-17)。此征仅见于肺泡癌。

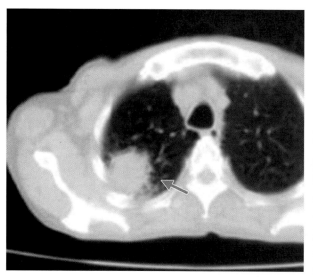
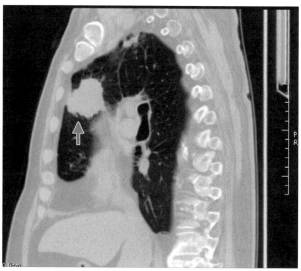

图 2-10-14 边缘细毛刺状改变

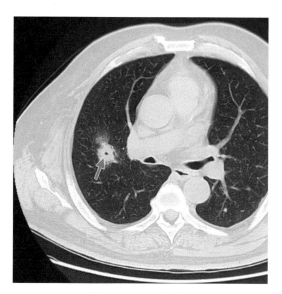

图 2-10-15 空泡征

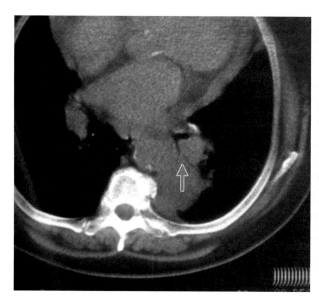

图 2-10-16 细支气管充气征

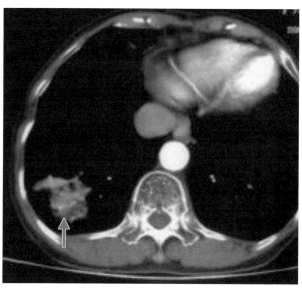

图 2-10-17 蜂窝征

三、CT 导向经皮穿刺在胸部肿瘤中的应用

CT 导向可用于肺及纵隔病变,常规 CT 设备即可满足胸部导向技术的需求。随着螺旋 CT 技术和软件的开发应用,CT 导向穿刺操作接近实时。它可安全、快速、准确、微创地进行介入性活检与治疗。

(一)CT 导向经皮穿刺活检器械

1. 抽吸活检针 用于胸部的穿刺针一般为 22G 活检针(图 2-10-18)。

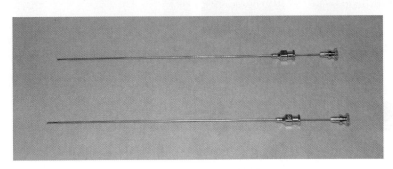

图 2-10-18 抽吸活检针

2. 切割针 取材量大可以用于组织学检查和特殊病理学检查,外径相对较粗,所取组织较多。优点在于组织标本完整,呈条状,根据需要可选择不同针槽大小的切割针。切割针基本结构分为三部分:头端带标本槽的针芯、切割外鞘和自动弹射装置。其取材过程简捷快速。切割针包括反复用切取器(图 2-10-19)、切割针(图 2-10-20)和一次性切割针(图 2-10-21)。

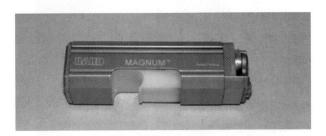

图 2-10-19 切取器

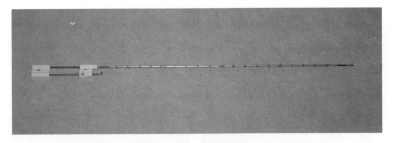

图 2-10-20 切割针

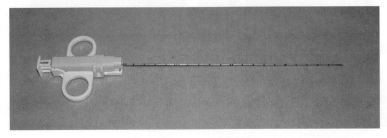

图 2-10-21 一次性切割针

（二）适应证

1. 需要明确诊断的患者。

2. 能够接受穿刺活检的患者。

（三）禁忌证

1. 严重的心功能不全。

2. 严重的肺气肿、肺纤维化并发肺功能不全者。

3. 穿刺一侧肺有可能发生气胸而对侧肺功能不全者。

4. 凝血功能障碍、有出血倾向者。

5. 体弱不能配合者。

（四）术前准备

1. 临床检查和实验室检查，如血常规，出、凝血时间及凝血酶原时间等。

2. 了解患者病史，影像学资料，尤其是胸部增强扫描 CT 资料，确定纵隔内或邻近纵隔和肺门病变的强化情况及其与大血管的关系。

3. 向患者及家属说明穿刺的目的、步骤及可能出现的并发症，签署特殊治疗同意书。

4. 抢救设备和药品要齐全。

5. 面罩吸氧，流量 5L/min。

6. 备齐各种急救用品、手术切开包及胸腔闭式引流包，负压吸引装置。

（五）活检方法和步骤

扫描确定病变最佳穿刺平面后，将病变定位在该平面，打开 CT 机器上红色纵、横定位光标，用颜色笔在皮肤上描记。以交点为中心，在 CT 屏幕上测量相应进针尺寸、方向及角度，再在体表横向标记线上标定，此点即为进针点。安放定位导航系统并调好进针角度，即为进针方向，深度为肿物边缘或中心至皮肤长度。

（六）纵隔病变的穿刺

纵隔内病灶与心脏大血管关系密切，穿刺活检应慎重。病灶较小时常被纵隔结构遮挡，缺少理想的穿刺通道。术前必须进行 CT 增强扫描以明确病灶与心脏大血管的关系，特别在使用自动切割针时，取材时针尖与切割外鞘会迅速向前刺入，有损伤前方组织结构的可能性。选择一次性切割针时，则是针切割外鞘管向前切割，而针尖则预先停在预定取材部位，故较为安全。使用粒子植入导航定位系统，可使穿刺的准确性和安全性得到很大提高。

（七）并发症及处理

1. 气胸 常见，发生率为 10%~30%，多数肺压缩在 10% 时，不需要处理或在结束操作时将气体抽净，然后观察。

2. 出血 大部分可自行吸收，少数患者有少量咯血，多在 24 小时内自行停止。

四、CT 下经皮穿刺放射性粒子植入治疗肺癌

CT 自 1972 年问世以来，经过三十多年的飞速发展，在扫描速度、图像质量、检查效率和操作方面作了很大的改进，由最初的单排（层）CT 到现在的 1 280 排 CT，以及各种后处理软件的成功开发使 CT 发生了质的飞跃。

随着介入医学的飞速发展，CT 以其准确的定位及超高的图像分辨力，成为现代医学不可或缺的先进诊断及治疗工具，在临床检查与治疗中发挥着非常重要的作用。本节以，美国通用电器公司 64 排 CT 为例，对在 CT 监控下经皮穿刺放射性粒子植入进行介绍与归纳。

（一）CT 引导粒子植入的优势

1. 植入粒子方便、迅速，易为患者接受。

2. CT 图像质量、密度分辨力高，解剖关系明确。

3. 增强扫描可准确判断病灶与周围血管的关系。

4. CT 导向下精确度高,增加可靠性、安全性。

5. 穿刺并发症全程在 CT 监控之下,处理及时。

(二)植入前的准备工作

由于 CT 检查时经常遇到炎症、外伤、结核等患者,所以在植入治疗前应对设备、环境进行消毒。先用毛巾和少量清水对扫描架和扫描床进行擦洗,毛巾不可太湿,以免水进入机器内部。然后使用含有效氯 2 000mg/L 的含氯消毒液对机器进行认真仔细的擦拭消毒,再用空气消毒机和紫外线灯对检查室消毒至少 30 分钟,这样可以清除大约 95% 的致病菌。

在日常工作中,CT 检查量较大,长时间负荷有时会导致计算机"死机"以及扫描床数值不能被识别等情况发生,而机器重启动至少需要 15 分钟左右的时间,有时甚至更长。如果在术中出现这种情况,会影响整个手术的连续性,增加手术风险。所以在手术前一定要对主机进行重新启动,对扫描架进行复位、校准。

(三)常规胸部扫描操作程序

1. 患者摆位　常规患者为仰卧位或按医生要求摆位。

2. 选择对应的扫描程序　各个品牌的机器都有编制好的扫描程序。

3. 扫描定位像。

4. 设置扫描范围和扫描参数　常规层厚为 5mm。

5. 获取图像　确认图像质量。

6. 扫描结束。

(四)粒子植入中的操作程序

1. 患者体位　根据病变部位,选择不同体位。肿瘤位于前胸部,选择平卧位,必要时伸展一侧上肢,侧胸部肿瘤取相应侧卧位,后胸部肿瘤取俯卧位或侧卧位。摆位既要方便临床医生的操作,也要考虑到患者的耐受性,体位不舒适会使年龄较大的患者无法坚持到手术结束,从而影响手术的进程,因此医生要指导患者术前的体位训练。目前,大多数品牌的 CT 机扫描孔径只有 70cm,所以在调整患者体位时要特别注意检查床的高度,尤其是采用侧卧位时,要将检查床位置尽量放低,为粒子植入导航定位系统和穿刺针留下足够的空间,防止检查床前进时穿刺针尾部碰触到扫描架,扫描床前进速度虽慢但力量较大,穿刺针碰到扫描架会导致进针深度发生变化,尤其是当病变位置靠近大血管时,就更加危险。

2. CT 定位扫描　定位像根据患者体位调整角度,保证获得的定位像始终是前后位,方便判断病变位置;扫描定位像后根据肿瘤位置、大小,以 5mm 层厚扫描肿瘤区域(图 2-10-22),设置扫描参数时需要注意一定要将扫描视野的空间位置(即中心坐标 R/L、A/P)设定为 0(图 2-10-23),并尽量缩小扫描范围,降低扫描条件,如果病变较小,可以改用轴扫方式,以满足定位需要为标准,尽量减少患者辐射量。

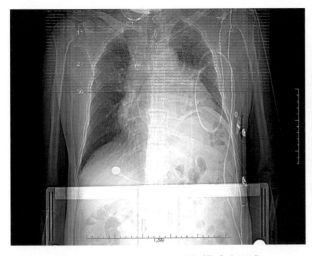

图 2-10-22　以 5mm 层厚扫描肿瘤区域

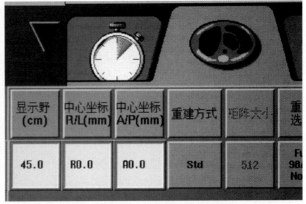

图 2-10-23　将中心坐标 R/L、A/P 设定为 0

3. 强化扫描　如肿瘤与血管相邻,则需要进行强化扫描,用高压注射器将80~100mL造影剂由静脉快速注入,运用智能追踪技术扫描,获得与肿瘤相邻血管的最佳显影效果,并在之后的布针过程中随时进行对比(图2-10-24)。

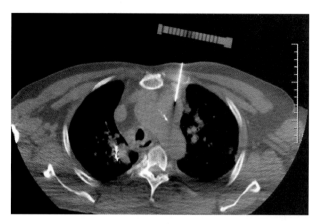
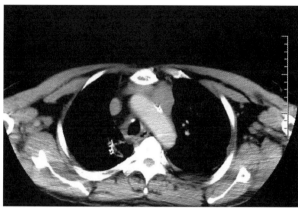

图2-10-24　如为中心型先行强化扫描,布针过程中随时进行对比

4. 确定植入平面　扫描完成后,反复审视各个扫描平面,选择肿瘤最佳层面,为第一个植入层,并预计需要植入的层面数;选定第一个植入层面后,记录层面数值,点击测量选项中的标尺开关,打开中央十字标尺,这条十字线与扫描架的激光定位线是重叠的(前提是设置扫描参数时将扫描野的中心坐标设置为0)。模拟测量进针点的位置与模板摆放角度:第一个植入层面的数值是S2.25;进针点与纵向激光线的距离是65mm;进针方向与垂直线的角度是14°(图2-10-25)。同时测量胸壁厚度,便于肋间神经的阻滞麻醉。

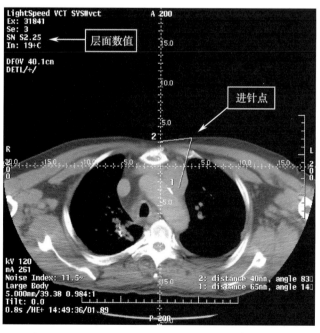

图2-10-25　测量进针点的位置与模板摆放角度

5. 实测定位针　当屏幕测量完成后,打开定位线,将扫描床移到选好的层面(图2-10-26),临床医生就可以开始进行工作了。当按照测量的数据将定位针穿刺完成后,进行一次扫描,观察定位针的位置、角度是否与之前的测量一致(图2-10-27)。

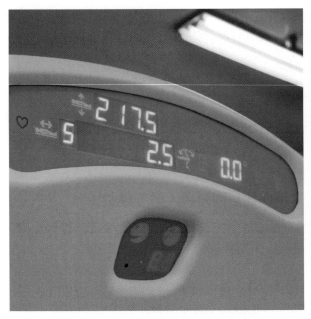

图 2-10-26　将扫描床移到选好的层面

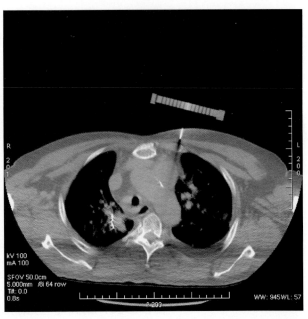

图 2-10-27　扫描观察定位针的位置、角度是否与之前的测量一致

6. 实测各层面植入针　定位针准确无误后,测量每个层面的进针深度(图 2-10-28),开始安放植入针。在安放植入针的过程中,依次扫描观察进针情况,如有偏差及时修正;全部植入针安放完成后,再扫描一次观察布针情况,决定是否需要调整或者补针(图 2-10-29),植入针全部到位后,开始依次测量每根针的退针距离(图 2-10-30),CT 技师将扫描信息传输到 TPS,由物理师进行术中剂量优化,详细记录后传至临床医生处,开始进行粒子植入;当肿瘤体积较大,植入针较多时,要注意多次、分层测量,做好记录,方便临床医生植入。

7. 扫描粒子排布情况　粒子植入完毕后,退针扫描观察粒子排布情况,需要补种的及时进行补种(图 2-10-31)。

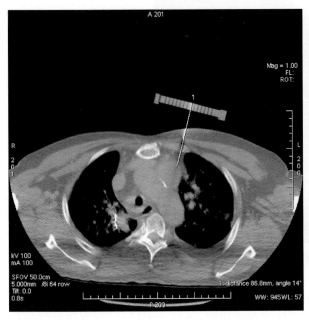

图 2-10-28　测量每个层面的进针深度

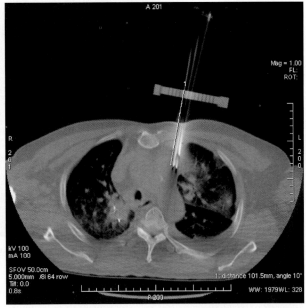

图 2-10-29　全部植入针安放完成后,再扫描一次观察布针情况

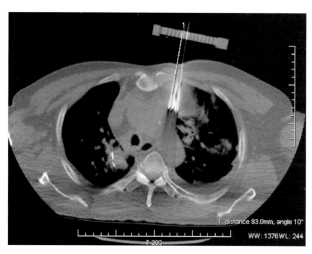

图 2-10-30　依次测量每根针的退针距离

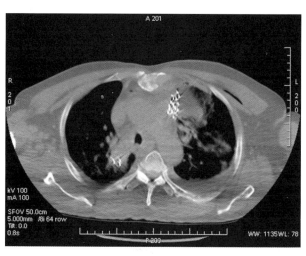

图 2-10-31　观察粒子排布情况

8. 观察并发症　粒子植入完成,拔除植入针后将患者调整为常规体位扫描检查粒子排布情况,有无气胸、血胸、粒子移位等情况(图 2-10-32)。出现气胸、血胸且需要处理时,选定胸穿层面和穿刺点,测量穿刺点至胸壁厚度,处理完成后再进行扫描观察。

(五) 注意事项

CT 下经皮穿刺放射性粒子植入过程中 CT 操作人员需要注意以下内容。

1. 进针点测量要准确,尤其是肿瘤靠近大血管,测量一定要仔细,在穿刺过程中,肿瘤位置可能发生变化,所以不要一次测量到最远端,要分次测量,分次进针,确保安全。

2. 对 CT 平扫显示的植入针位置,要清晰其三维立体空间位置,帮助临床医生准确判断植入针的走向,出现偏差及时纠正。

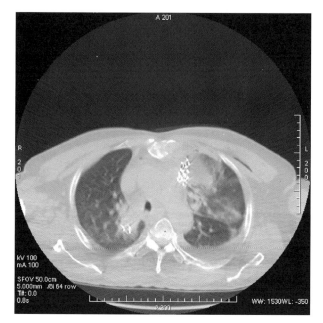

图 2-10-32　观察气胸及肺出血的并发症

3. 尽量降低射线量,包括小肿瘤可以用轴扫方式,降低管电压、管电流。缩小扫描范围等,尽量减少患者的辐射量。

4. 加强与临床医生的沟通,如血管强化造影,从何部位注射显影剂,需要显示的血管是动脉还是静脉系统,再计算 CT 扫描的时间等,以获得最佳的显影效果。

五、应用 CT 进行术后质量验证与随访

经皮穿刺 CT 监控下肺癌粒子植入术结束后,即可进行质量验证。将术中所植粒子进行 CT 扫描,输入 TPS 进行质量验证与术前计划对照,检验 D_{90}、D_{100}、V_{90}、V_{100}、V_{150}、V_{200} 等指标是否与术前计划相符,计算肿瘤平均照射剂量等,预测治疗效果。

粒子植入后,由于穿刺植入操作,肿瘤瘤体受到一定程度的损伤,如肿瘤出血、水肿、周围炎性细胞浸润等使肿瘤体积暂时增大。随着时间推移,出血、水肿逐渐消退,加之瘤体内放射性粒子释放的 γ 射线连续杀伤肿瘤细胞,有可能使瘤体缩小。粒子植入后 1 个月,可以观察肿瘤瘤体变化。^{125}I 粒子植入 2 个月后,经历第一个半衰期,其能量已释放 50%,对瘤体杀伤作用已明显发挥出来,此时胸部 CT 检查观察疗效,其杀伤效果常常预示着整个治疗的成效。如辐射剂量满足但瘤体仍然向外膨胀性增大,表明

该患者为进展期肺癌或对射线不敏感,预后不佳(图 2-10-33)。

粒子植入术后半年,^{125}I 核素第三个半衰期结束,能量已释放 80%~90%,该能量为 ^{125}I 粒子有效杀伤剂量。余下 10%~20% 的能量还需 220 天左右才能全部释放完毕,理论上已不具有对肿瘤细胞的有效杀伤。因此,术后 180 天,即 ^{125}I 粒子三个半衰期结束,胸部 CT 观察并测量瘤体大小,是 ^{125}I 粒子对肿瘤杀伤效果的最佳评价期。

患者粒子植入后可联合化疗、生物免疫、靶向治疗、中药等进行综合治疗。3~6 个月后行胸部CT 检查,观察肿瘤本身、双侧肺野、纵隔淋巴结有无变化,如近期疗效满意,可将随访时间延长为半年。

CT 复查观察肿瘤及周围肺组织、纵隔淋巴结是否有浸润性生长及转移性肿大。如仍有部分肿瘤存在,表示植入时存在剂量冷区或未覆盖肿瘤亚瘤床区。认真判别后,决定是否需要再次补种粒子、补充外放疗或其他治疗方法。

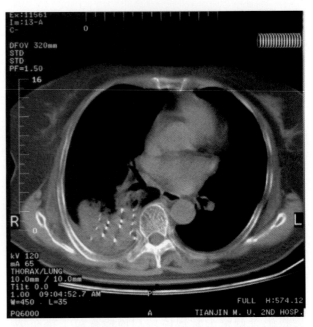

图 2-10-33　粒子植入 2 个月后,如瘤体周围向外膨胀性增大,表明为进展期肺癌

第二节　磁共振介入技术在胸部肿瘤诊治中的应用

一、概述

介入性磁共振(interventional magnetic resonance imaging, IMRI)技术指在磁共振成像导引和监控下利用磁共振(magnetic resonance imaging, MRI)兼容性设备进行的微创性诊断与治疗的手术介入操作,是具有前景的微创性无放射损伤的诊疗手段之一。低场磁共振引导下的介入技术相对较早地应用于临床工作中,近年高场强磁共振介入技术也开始发展。IMRI 需要快速成像技术。MRI 导引下的微创性诊断(获得病理组织学及细胞学结果)与治疗的手术是指将 MRI 用于引导治疗而非完全性诊断的一项新技术。

IMRI 融合介入诊断和治疗与 MRI 技术于一体,具有其他导引手段(如 CT、超声等)不可比拟的优势:① MRI 有更好的软组织对比度,可明确显示和分辨与病变相邻的重要血管和神经,了解病变和相邻组织的特性。② MRI 可显示和分辨 CT 平扫时难以显示的等密度病灶。③ MRI 扫描可提供多平面图像,不仅在横轴位,还可在冠状位及斜位引导穿刺活检。④ IMRI 可显示被治疗组织的药物弥散、灌注和病变温度变化等功能性改变,有利于监控介入性治疗。⑤ MRI 不用对比剂即可显示血流信号,在血管内介入治疗方面也有着广阔的前景。⑥ MRI 无放射性损害。

随着开放式磁场的不断改进(如专用于颅内介入的局部小磁场)、各种超高速扫描序列的开发和各种磁共振兼容性更好的器材的发明,使 IMRI 日益发展,从而成为当今介入医学中的一大热点。目前,IMRI 已成功应用于全身各系统病变的诊断和治疗领域。

磁共振微创诊疗中采用的是理想的导航技术,系统的组成主要有五部分:①专用于微创的 MRI 系统与线圈。②实时导航设备,是完善操作并保证微创过程安全性和准确性的关键部分。③微创治疗总控制台及显示设备,保证手术者可以瞬时了解手术信息并传达指令。④ MRI 兼容治疗设备与手术器械。⑤ MRI 兼容性监护设备。

随着科学技术的发展,新颖的开放型 MRI 系统已成功地将图像导引技术推广到入侵式微创介入过程,在这种系统中,医生可方便地在磁体旁的空间完成活检、治疗或手术操作。磁共振穿刺技术就是在 MRI 的导引下,利用穿刺针、导管、导丝等 MRI 兼容性特殊器械直接达到病变部位,取活检或在病变内进行治疗。MRI 导引技术包括 MRI 导引经皮活检和微创性介入治疗。MRI 导引与 CT 导引除了有相似的优点外,更具有其自身的优势:①明确显示和分辨与病变相邻的重要血管和神经,了解病变和相邻组织的特性。② MRI 有更好的软组织对比度,可显示和分辨出 CT 平扫时难以显示的等密度病灶。③ MRI 扫描可提供多平面图像,不仅在横轴位,还可在冠状位及斜位进行穿刺活检与微创介入治疗。④ MRI 的血管流空"黑血"技术或 / 和"亮血"技术特点,不需要注射对比剂即可清楚地了解病变的血供以及病变与血管的关系。⑤ MRI 导引做微创介入治疗时,可显示被治疗组织的药物弥散、灌注和病变物理性消融的温度变化等功能性改变,有利于监控微创性介入治疗的全部过程。⑥无放射性损害,低场系统允许每天在磁场中暴露的时间达 7 小时,手术者 1 天可多次操作,从而为患者和操作人员提供一个相对安全的诊疗环境。

二、磁共振介入设备要求

目前,大多数生产商都能够设计和生产可用于介入诊疗的 MRI 系统。该系统场强为 0.064~3T,磁体的外形从完全封闭到水平或垂直开放型。通常,MRI 系统可达到磁场均匀性与患者可接触性之间的平衡,外形越一致、场强及磁场均匀性越高,患者的可接触性就越差,反之亦然。MRI 诊断医师可较容易地接受这种平衡,但从介入诊疗的观点来看,还不尽如人意。

该系统大致可分为四种类型:①封闭和短孔磁体,通常场强 1~3T;②开放式立方形水平双平面磁体,场强 0.7~1.0T;③开放式 C 形水平双平面磁体,场强 0.2~0.5T;④垂直和水平通道混合式磁体,场强 0.5T。

随着开放式磁体(开放式低场、开放式中场、混合式高场)的出现,MRI 兼容性设备(包括监视器、麻醉机、手术显微镜、头架、穿刺针、导管等)的开发以及快速成像技术的发展,使磁共振介入由单纯的概念变为现实。1986 年,Mueller 应用 MRI 导引经皮头颈部活检为开端,由理论性实验研究转为临床诊疗应用。磁共振介入技术的发展到目前为止大致分为三个阶段:20 世纪 80 年代末至 90 年代初,早期的介入性磁共振成像仅限于在封闭式的磁体下利用穿刺针的被动成像,进行简单的穿刺活检和一些理论上的前景展望。20 世纪 90 年代中期,在美国、德国、芬兰、瑞典等国的一些研究机构和大学医院对从设备到介入方法、应用等方面进行了多方面研究和探索,取得了丰硕的成果。20 世纪 90 年代末期,磁兼容性介入设备进入商品化阶段,在 1999 年 11 月的北美放射学年会技术展览上,Marconi 推出了唯一商品化的主动式 MRI 导航介入系统——ipath200 型光学导航系统;GE 公司则展示了 C 型磁体超导 0.7T 机型,标志着该技术进入了临床实用阶段。

三、磁共振图像导引与导航技术

磁共振导引下的经皮穿刺不同于开放式和盲目的活检及其他穿刺方法,由于磁共振具有灵活的三维定位能力,可以利用磁共振机器本身所带的激光定位装置决定纵轴方向上的坐标,同时又可使用扫描层面上的栅栏定位标志进行 X 和 Y 轴定位。磁共振导引穿刺方法较多,现介绍四种最常用的技术。

1. MRI 透视技术 通过提高 MRI 设备的性能,缩短成像时间,如 SENSE 技术属快速成像技术,可使成像时间减少一半,甚至更少,从而实现实时成像和 MR 透视。开放式 MR 机扩大了操作空间,以每秒 20 帧的速度连续成像达到实时 MR 透视功能,有利于 MR 导引介入技术的操作;经皮微创介入操作中进针点的定位是 MR 导航介入手术中经常遇到的问题,最简单的办法是利用 MR 固有的"透视"选项将医生的手指与透视图像平面中患者的位置相对应,穿刺点通过手指标定技术来确定,第一视角的扫描平面经调整包括穿刺点和靶点,然而第二视角被定义为垂直第一视角。这种方式具有快速、可靠及安全的特点,但需要技术人员和介入医生之间有很好的沟通和配合。

2. MR 对比剂栅栏格定位技术 将 MR 对比剂灌满栅栏管状结构,间距 1cm,固定于管桩状构件上制成栅栏管定位器,使用时将栅栏格框架放置在患者的身旁,准备穿刺区域来获得定位图像,使栅栏条纵行与身体长轴一致,先进行磁共振扫描,然后根据病灶所在床位及所在栅栏的位置进行定位,确定穿刺点、进针角度及深度。

3. 主动式光学导引示踪技术 最常采用的是一种三维示踪系统，能够交互式控制 MR 扫描层面，借助数字器探头，方便、及时制订手术穿刺计划，并能快速确定最佳进针点和角度，称为"主动式光学导引示踪系统"，简称"光学追踪系统"。光学导引示踪技术导引 MR 扫描以微创手术器械的针尖为中心，将针平面以及沿垂直针的平面信息通过实时通信控制接口传输给医学成像设备（MRI），并及时控制 MRI 扫描，快速完成病灶和微创手术器械的空间关系成像。当直接在患者身体或在患者床上放置附加标记时，即使患者床已脱离磁体，依然可以使用光学示踪系统来导引介入手术的操作。

4. 内置式 MR 示踪技术 用磁共振扫描硬件追踪示踪器内的小线圈来达到局部交互成像功能，是主动显示技术的一种，利用安置在微创器械尖端的微小线圈对射频信号通过器械选择性地接受或发射。当对接受的 MR 信号进行频率分析时，在能量谱中会标记出单独的波峰，这个峰的频率指示出线圈在体内的位置，从而指明器械的位置所在。缺点是：①在 MRI 扫描时出现器械定位缺失；②会产生与光学示踪系统相似的问题，如由于器械弯曲可产生失真信号并需要独立的视线。

5. 多种影像图像融合技术 X 线、CT、超声、MRI 等多种影像采集手段的融合进行导航与监控，操作导引和导航系统需要多点采集的数据或有效且安全的成像方式，具有先进性的特点，如多模式叠置图层和可视性增强方式是更为重要的。IMRI 中操作器、驱动器及机器人设备的使用在不断增加，从传统的立体定向技术到现代定位导航技术的演进，最终人工智能机器人导航技术将成为一种必然趋势。

四、磁共振兼容性介入器械

磁共振兼容（magnetic resonance compatible）的介入设备和器材应符合磁共振使用环境标准设计，使用磁共振兼容特殊防磁材料制造。磁共振兼容介入手术器械及附件，应符合 GB 15982—2012 和 GB/T 16886.5—2003 的相关规定，能同时满足磁共振导引介入手术要求，完成穿刺活检、引流、肿瘤消融、血管腔内介入治疗等，并能保证患者在整个扫描诊断及介入手术全程中的安全。

（一）磁共振兼容穿刺针

磁共振穿刺针必须是由磁兼容性材料组成，由镍、铬、钼、铌、铁和碳等按比例组成的合金器械，不同成分制成的穿刺针可影响穿刺针直径伪影的大小。磁共振兼容穿刺针均为被动显示设计，即穿刺针是通过它本身的磁敏感性伪影来显示和定位的，它表现为一种线性信号缺失。穿刺针（needle）为最基本的介入器材，有用于血管与非血管之分。在磁共振微创手术操作中主要采用非血管性用途穿刺针，又分为软组织穿刺针与骨骼穿刺针（钻）。

1. 按照作用目的分类

（1）穿刺针：可直接穿入肿瘤或囊腔做抽吸、冲洗、引流、活检或消融等诊断与治疗，也可用于打开皮肤与血管的通道或颅脑、胆管、泌尿道、胃、脓腔与囊腔等组织，然后引入导丝、导管、引流管等进行治疗。

（2）粒子插植针：多为 MR 兼容性 18G 带刻度穿刺针，用于经皮在肿瘤内植入 ^{125}I 放射粒子源，行肿瘤组织间永久性近距放疗。

（3）消融电极针：包括射频消融电极针、微波固化电极针以及氩氦刀磁兼容性穿刺套管针。通常为 14~16G 带刻度穿刺针，经皮穿刺后，射频消融电极针可以打开子电极针，利用热凝固蛋白的原理，对肿瘤组织进行消融治疗。

2. 按照结构组成分类

（1）一部件前臂穿刺针：针由非铁磁性镍或钛合金材料制成，针尖锐利呈斜面，针柄部分可有不同形状，便于穿刺时握持和控制针的进退。针柄内腔光滑呈漏斗形，以便于插入导丝或内置探针。针长 8~15cm，常用外径为 14~18G。常用于皮下较表浅部位软组织病变的穿刺诊疗。

（2）二部件套管针：由外套管（鞘）和针芯构成。有两种类型：①针芯平钝，套管端尖锐，呈 45° 斜面，针芯稍短于外套管，如 Chiba 针；②针芯尖锐，外套管头端平钝，针芯露于外套管之外，如 MReye@ Chiba 活检针。针长 10~20cm，针径 12~23G，针柄内腔光滑，呈漏斗形。

3. 按规格大小分类 穿刺针外径以号（gaue，G）表示，如 18G 或 16G，号愈大，针外径愈小。应根据患者年龄、部位、病变大小不同选择不同穿刺针。

（二）磁共振兼容监护设备

专用性磁共振介入微创手术的兼容性监护仪，提供了在磁共振环境下影像监测和磁共振微创手术中对高危患者的安全监测，采用光学传感器（不含铁）、RF 屏蔽，不会对患者产生危害，也不会被 MRI 所影响，更不会影响 MRI 系统和图像质量，大屏幕彩色 TFT 显示，易于观察。

五、磁共振介入成像序列与示踪技术

磁共振介入可直接在诊断性 MRI 标准软件下进行操作，但是，如果使用专为磁共振介入设计的用户界面则更容易且更安全。这种类型的软件允许用预先设定的成像和图像窗技术方式来计划、成像和完成介入操作。它能对各种介入进行分类并提供各种预先编制好的成像序列。这种类型的软件通常配有能在扫描室监控操作过程的硬件和能在 MRI 环境下使用的用户界面。

专为磁共振介入设计的成像序列与诊断用的有些不同，这与快速成像和好的空间与时间分辨率之间的关系有关。在成像速度 - 信噪比 - 分辨率之间存在折中关系，要同时做好这些是困难的。因此，大部分用于 IMRI 的成像序列都是预先编制好的，并源于快速成像序列，包括各种短 TR 梯度回波技术，为了加快成像速度，采取一些不同于常规的 K- 空间取样步骤，包括 LoLo、keyhole、striped k-space 和微波编码数据接收技术。

磁共振介入扫描序列的目的就是尽可能地减少扫描时间并保证必要的影像质量，各种不同扫描序列如同常规磁共振图像一样，场回波（field echo，FE）或（gradient echo，GRE）序列、完全性平衡稳态梯度回波（completely balanced steady state，CBASS）或 true-FISP 和快速自旋回波（fast spine echo，FSE）是基本序列。当穿刺针的进路确定后，场回波序列显示穿刺针的伪影最大，用来快速显示针道轨迹；平衡稳态梯度回波序列扫描，便于术者快速辨认和明确穿刺针的空间位置，由于过细的穿刺针容易弯曲，采用二维或三维 CBASS 序列重复扫描两个交互垂直方位层面显示中等度放大的细针伪影；快速自旋回波可以显示细微的解剖结构，穿刺针轨迹伪影最小，这也是为什么穿刺开始时不选择此序列的缘故，但其对术后穿刺轨道的确认是一个很好的序列图像。

磁共振介入脉冲序列和扫描方法主要在以下方面起作用：改进速度、器械定位、解剖和 / 或损伤的区分鉴别、温度敏感测定。术中监控扫描图像应动态、实时、不间断，图像要有清晰的组织对比，以确定微创器械处于安全位置。

无论是微泡超声造影、三维超声还是以 CT、磁共振为基础的三维成像，都是借助病灶与正常组织之间的结构差异，建立更加真实具有三维空间结构的立体化病理器官图像。与超声、X 线、CT 等导引方式相比，MRI 导引与监控系统能够将介入手术器械的信息（包括位置、方向等）以虚拟针影的形式与病变实时显示在同一张 MRI 图像上，术者能够实时了解手术器械与靶区病灶位置关系，及时调整手术器械的进针点与进针方向，有效避开神经、血管等重要组织结构，从而降低穿刺过程中的风险，通过实时 MRI 成像技术，监控治疗过程中靶区病变的信号变化，有效判断、控制治疗范围，使治疗过程中的副损伤更小、预后更好。

MRI 具有良好的软组织对比分辨力，多平面成像能力，并可显示详尽的解剖特征，将诊断性 MRI 成像的所有功能应用于微创介入手术中，给临床工作带来极大的便利。其主要优势在于能够看到皮肤表面下方的结构，术中的 MRI 成像代替了以前的术后 MRI 成像，然而，只有医生在掌握了迅速选择能显示介入穿刺针的 MR 扫描序列和平面的能力后，才能完成真正意义上的 MRI 介入手术。

六、胸部主要结构解剖与 MRI

肺泡内质子密度很低，肺实质产生的信号非常弱，仅在肺门周围因支气管和血管壁能看到少数分支影像。

（一）肺段

肺叶的亚单位为肺段，它是每个肺段支气管及其所属肺组织的总称。MRI 图像上确定肺段的主要依据是肺段支气管,位于肺段的中心,肺裂和肺段静脉主支位于相邻肺段之间,构成肺段的边缘。

1. 经主动脉弓上方的层面　本层面及向上层面主要为两肺上叶尖段分布,其内走行支配上叶尖段的支气管血管束。

2. 经主动脉弓层面　两侧肺内近纵隔缘处有尖段支气管,肺野的前后方有支配前段和后段的支气管血管影,该层面可同时显示上叶的尖后前段,左肺野内还可见左下叶背或尖段。

3. 经左肺动脉层面　主要由两肺上叶的前后段和下叶背或尖段构成,右肺野内可显示上叶支气管干及前后段支气管长轴,后段静脉划分右肺上叶的前后段,左肺野基本同右肺。两侧斜裂位置前移,下叶背段面积增大。

4. 经右肺动脉干层面　两肺野前方有上叶前段静脉的段间支;右肺野前部水平裂和后部斜裂所围肺组织为中叶外侧段,左肺野中部有舌段支气管和血管;右肺内主要为上叶前段、中叶外侧段和下叶背段,左肺内主要为上叶前段和上舌段、下叶背段分布。

5. 经叶间动脉层面　右肺内有中叶支气管及其外、内侧段支气管的长轴,相应肺段动脉在外后、静脉在内前;左肺有上舌段支气管和血管干,两肺下叶上段达最大面积;右肺可见中叶外、内侧段及下叶上段,左肺可见上叶的上舌段和下叶上段。

6. 经两下肺静脉层面　右肺斜裂前方为中叶的外、内侧段分布,斜裂后方有下叶的内、前、外、后基底段;左肺斜裂前方有下舌段,后方为内、前、外、后基底段。

(二) 支气管

主支气管为气管分叉处至肺门间的一段,左右各一。左主支气管较细长,约第六胸椎体水平经左肺门入肺。右主支气管短粗陡直,为主气管的直接延续,约第五胸椎体水平经右肺门入肺。左右主支气管在肺门分出肺叶支气管,肺叶支气管入肺后反复分支形成支气管树。肺叶支气管右侧分 3 支,左侧分 2 支,肺叶支气管发出肺段支气管。气管和支气管腔内无质子,MRI 上表现为无信号影,管腔由周围脂肪的高信号衬托出。管壁通常不可见。

(三) 肺血管

肺具有两套血液供应系统:一套是组成肺循环的肺动脉和肺静脉,属于肺的功能性血管;另一套是构成体循环的支气管动脉和支气管静脉,为肺的营养性血管。一般来说,肺段动脉紧密伴行于同名支气管,多位于支气管的前、外或上方;肺段静脉主干则位于同名支气管的后、内或下方。肺血管在 MRI 上显示欠佳,或表现为低信号,或表现为高信号。在肺血管与支气管之间,由脂肪、结缔组织及淋巴组织融合而成的小结节状或条片状高信号影,其直径一般不超过 0.5cm。

(四) 纵隔

1. 气管与主支气管　气管与主支气管腔内无质子,MRI 上无信号,气管和支气管壁由软骨、平滑肌纤维和结缔组织构成,且质地较薄,通常也不可见,管腔由周围脂肪的高信号所衬托而勾画出其大小和走行。

2. 血管　血管腔因血流的流空效应通常为无信号,故血管腔与纵隔内脂肪的高信号形成鲜明对比,血管壁为介于脂肪和血管腔之间的中等强度信号,体静脉中管径较粗的如上腔静脉、下腔静脉、头臂干静脉、奇静脉等,在 MRI 上一般可见,主动脉弓上血管总能见到。但其起源不易识别,右肺动脉位于上腔静脉之后,奇静脉弓下方。肺动脉干与左肺动脉自前向后走行,位于左主支气管上方的左肺动脉弓也见于主肺动脉窗之后的冠状层面上,左上肺静脉见于左主支气管前方,左肺动脉下方。

3. 食管　胸段食管显示良好,特别是上三分之一段和下段往下直至食管胃连接处,食管壁的 MRI 信号强度与胸壁肌肉相似。主动脉和食管之间通常无脂肪相隔。

4. 胸腺　胸腺为一椭圆形结构,垂直径为 5~7cm,位于升主动脉和上腔静脉之前方,从甲状腺下极向下延伸至心包和上腔静脉与右房的连接处,MRI 上胸腺呈均匀信号结构,其信号强度在 T_1 加权上低于脂肪。

5. 淋巴结　淋巴结多易于显示,T_1WI 上表现为均质圆形或椭圆形结构,通常前纵隔淋巴结、右侧气管旁淋巴结、右气管支气管淋巴结、左上气管旁淋巴结、主动脉淋巴结、肺动脉淋巴结及隆突下淋巴结较易显示,左下气管旁淋巴结及左主支气管周围淋巴结不易显示。

(五)肺门

肺血管和支气管在肺门行程中呈现管状的无信号结构,肺叶动脉和主肺静脉几乎都能见到,肺段动脉和肺段内静脉不一定都能显示。中间段支气管总是可见的,叶支气管也经常能显示,但段支气管不容易显示。正常软组织影可见于该平面的血管与支气管之间,是由融合在一起的脂肪、结缔组织和淋巴结所组成,呈现高信号。

(六)胸壁

胸壁肌肉在 T_1WI 上因脂肪衬托而显示较清晰。肋骨、胸骨和脊椎的周围骨皮质内因质子密度低,显示低信号。其中心因含黄骨髓而呈现高信号。肋软骨能与软组织、肌肉和脂肪界面相鉴别,锁骨下动脉水平段跨越肺尖通常能见到。

(七)横膈

横膈为圆顶状肌性结构,大部分紧贴于相邻脏器如心脏、肝脾等,膈肌前方附着于剑突与两侧肋软骨上,横膈后下部形成两侧膈肌脚,为膈肌与脊柱前纵韧带相连续而形成,称膈脚。膈脚在横断面显示清楚,呈较纤细、向后凹陷的曲线状软组织信号影,前方绕过主动脉,止于第1腰椎椎体的外侧缘。冠状面及矢状面能较好显示横膈的高度和形态,横膈的信号强度低于肝脾的信号强度,表现为弧形线状影。

(八)乳腺

未生育的年轻妇女的乳腺呈圆锥状,位于胸骨两侧的胸大肌表面,上界为第2~3前肋,下达第6~7前肋,内侧缘在胸骨旁,外侧缘直至腋前线,并可向上突入到腋窝内,称为乳腺的腋尾部。已生育及哺乳后的妇女,乳腺多下垂且扁平,绝经期老年妇女乳腺趋向萎缩,体积缩小且松软。

在组织结构上,乳腺主要由输乳管、乳叶、乳小叶、腺泡以及间质(脂肪组织、纤维组织、血管及淋巴管等)构成。

乳腺组织位于皮下浅筋膜的浅层与深层之间。浅筋膜的浅层纤维与皮肤之间有网状束带相连,称为乳腺悬韧带,又称"Cooper 韧带"。在浅筋膜深层与胸大肌筋膜之间、组织疏松呈空隙状,称为乳腺后间隙。

乳腺的动脉血供主要来自三部分:由内乳动脉分出 1~4 支穿支供应乳腺的内侧;由腋动脉的胸最上动脉支、胸肩峰动脉的胸肌支和胸外侧动脉支(亦称外乳动脉)供应乳腺外侧部;由肋间动脉的乳房支,供应乳腺后部。

乳腺的静脉引流可分浅层和深层两种。浅层者位于皮下与浅筋膜的浅层之间,有横向走行型与纵向走行型。前者向胸骨旁走行,注入内乳静脉;后者则向锁骨上窝走行,注入颈下部的浅静脉,而后注入颈前静脉。深层静脉则有三组:第一组,内乳静脉的穿行支,多与动脉伴行,是乳腺内最大的静脉。此组静脉随后注入同侧无名静脉,瘤栓亦可经此路径抵肺,为乳腺癌肺转移的第一个途径。第二组,引流至腋静脉组。此组静脉的粗细及分布有相当变异。自腋静脉再经锁骨下静脉、无名静脉抵肺,是为瘤栓转移至肺的另一途径。第三组,乳腺静脉直接注入肋间静脉。此组静脉也甚重要,因为它与脊椎静脉相通,最后进入奇静脉。瘤栓可经此途径造成脊椎、颅骨、盆骨、脊髓等处的转移。另外,此组静脉血流亦可注入奇静脉,再经上腔静脉而到达肺部,故为造成乳腺癌肺转移的又一途径。

乳腺内部的淋巴管极其丰富,起始于腺泡周围的毛细淋巴间隙,引流方向与乳管系统排列相同,由腺泡沿各级乳管达乳晕下,组成乳晕下淋巴丛。其后即向乳腺的周围引流,主要引流到腋窝部淋巴结。乳腺内侧部则主要由内乳线路引流到内乳淋巴结,少数可引流到锁骨上淋巴组。腋窝淋巴结是乳腺癌最好发的转移部位。

乳腺脂肪组织在 T_1WI 及 T_2WI 上均表现为高信号,而在脂肪抑制序列上显示为低信号,增强后脂肪组织无强化。乳导管最终汇集于乳头,在 MRI 矢状位最清晰。根据乳腺实质类型不同,MRI 上亦有不同,脂肪型乳腺主要由脂肪组织构成,只残留一些索条状乳腺小梁,在 T_1WI 和 T_2WI 上均表现为低及中等信号。根据残留腺体量的不同,也可掺杂或多或少的中等信号腺体组织。致密型乳腺妇女中乳腺实质占乳腺的大部或全部,在 T_1WI 及 T_2WI 上表现为一致性低及中等信号,外围由高信号的皮下脂肪层围绕。中间型则介乎脂肪型与致密型之间,在高信号的脂肪组织中夹杂有斑片状中等信号腺体组织。

七、MRI 导引肺及纵隔病变穿刺活检术

经皮穿刺胸部活检为胸部介入放射学的重要内容之一,它和经纤维支气管镜活检相得益彰,成为获取胸部病变病理诊断资料的重要手段,尤其适合于周围型肺部病灶、胸膜、胸壁病变及纵隔肿块等病变的活检。20 世纪 70 年代 CT 问世,以其多维成像、解剖结构显示清晰、重复性好等优势而被用作导向工具。随着医学影像学技术的发展和介入操作的日新月异,目前已发展成了 CT、MRI 及超声导向下的血管外影像微创介入性诊断及治疗,广泛应用于全身多脏器病灶的活检,囊肿及脓肿的抽吸引流,肿瘤的介入治疗等。

（一）适应证与禁忌证

1. 适应证

（1）新发现的或逐步增大的孤立性肺部结节或肿块,诊断不明,尤其是疑为肺癌可能性较大的病例。

（2）诊断不明的纵隔肿块及纤维支气管镜活检结果阴性的肺门肿块,为了明确病理诊断。

（3）局灶性或多发性肺实变或脓肿,感染菌种不明者。

（4）无法手术处理的肿瘤,为了明确细胞类型以便制订合理的化疗或放疗方案,或检验肿瘤细胞对化疗、放疗的敏感性。

（5）定性困难的胸膜、胸壁及肋骨病变。

2. 禁忌证

（1）严重心、肺、肝、肾功能障碍患者。

（2）严重感染或败血症患者。

（3）全身状况差、恶病质患者。

（4）穿刺路径感染,不能避开。

（5）恶性肿瘤晚期全身多处转移、预期寿命极短且无治疗价值患者。

（6）患者不能配合或不能保持恒定的穿刺体位或不能屏气。

（7）神志不清或无法配合检查、手术患者。

（8）出、凝血功能障碍患者。

（9）体内永久性存在金属器械等患者,如心脏起搏器、人工金属关节置换后等。

（10）体内远处存在金属,虽不影响操作,但可能导致局部过热,须谨慎使用磁共振导引下微创介入治疗。

（11）幽闭恐惧症患者。

（二）操作方法与注意事项

1. 低场开放磁共振联合光学导航系统穿刺活检术

（1）根据病变位置及拟进针方向,患者取仰卧位、侧卧位或俯卧位。固定多功能线圈于拟进针点附近,将穿刺针针尖对准拟进针点,调整红外线立体相机,对准光学引导持针板及扫描机架上反光球,行定位扫描,选择适当的病变定位像层面,如冠状位、矢状位、轴位或斜位,依据目的不同选择最佳的快速成像序列。必要时,静脉注射磁共振造影剂,增强扫描以显示病变及其周围结构。

（2）由于计算机自动将穿刺针的空间定位信号叠加在图像上,屏幕上可显示蓝色条线,根据需要或病变强化情况,可在图像上确定穿刺靶点(红色圆点);调整针的角度,确定进针路径,并进行体表标记,模拟进针时要注意尽量避开正常肺组织、血管及神经等,并使皮肤进针点和靶点之间的直线距离尽可能短。

（3）在进行磁共振介入手术模拟操作过程中,术者身旁监视器大屏幕左上角有显示针靶关系的圆形靶环。当穿刺针方向偏离靶区时,红色的靶心就会偏离靶环中央,通过不断调整穿刺方向使靶心保持在靶环中央,进行穿刺;穿刺针越接近靶区,红色的靶心越大,穿刺针达到靶区时,靶心恰恰填满整个靶

环(图 2-10-34),此时根据不同的 MRI 切面确认针靶位置后,即可进行抽吸、活检、引流、注药、消融等治疗。而若穿刺针穿过了靶区时,红色靶心就会消失,转变成为蓝色靶环,把针撤回靶区时,它又重新出现;光学导航系统能自动跟踪穿刺平面,并实时地显示 MRI 解剖图像,同时又能让手术者实时了解在三维空间内进针方向是否正确,大大提高了操作的准确性,解决了穿刺过程中精细定位的困难,并能提高疗效和减少并发症的发生。

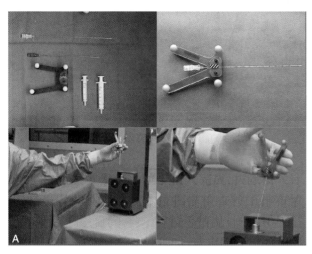
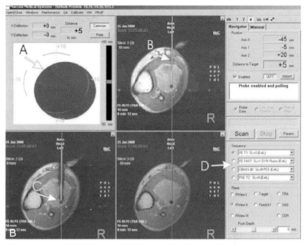

该持针板上有 4 个固定的发光二极管,另外 2 个固定螺丝可以改变穿刺针的长度使之与靶器官到穿刺点的距离相匹配(A),当穿刺针到达靶区时,红色靶心恰恰填满整个靶环(B)。

图 2-10-34 MR 兼容的穿刺针固定在光学引导持针板上

(4)皮肤常规消毒、铺洞巾、安置柔性多功能线圈(图 2-10-35)、局部及肋间神经阻滞麻醉。胸部操作时嘱患者屏住呼吸,然后进行光学导向操作。首先扫描一组快速自旋回波序列 5 或 7 层轴位和 / 或矢状位图像,显示靶病灶及其周围结构,明确进针路径有无血管流空信号,避开重要的结构;调整持针板的方向,使虚拟针的延长线在二维扫描图像上均指向靶点,在逐步进针过程中使用场回波或平衡稳态序列在一或两个方向上重复扫描成像,确定穿刺针的实际位置,到达靶点后再次扫描以确定针尖的位置,然后拔出针芯,采用相应规格切割枪对病灶进行切割。检查切割的病变组织,将其固定于 10%~20% 甲醛溶液的容器内,送病理涂片行细胞学检查。

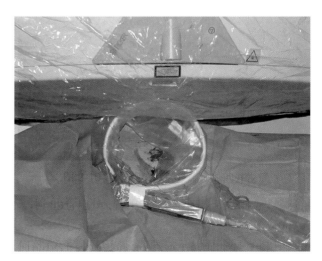

图 2-10-35 皮肤常规消毒、铺洞巾、安置柔性多功能线圈,采用一次性无菌塑料套防护多功能线圈

(5)拔针前行 MRI 扫描,确认针尖位置,拔针后再次扫描,确认有无出血、气胸;术后平卧,严密观察 4~6 小时。

2. 高场强开放磁共振体表定位或透视技术导引穿刺活检术 通过实时 MR 专用快速成像扫描(MR 透视技术)及体表对比剂栅栏格定位技术导引来调节导引套管针的入路、方向和深度。①做一个皮肤小切口,便于穿刺针顺利地穿过皮下区域;②通过观察实时图像扫描确认穿刺针的实际位置,并对体内器械进行控制;③快速实时成像扫描来控制和调整穿刺针的位置,直至穿刺针准确到达引导刺入肺内或纵隔内病灶靶区;④空针抽吸细胞学组织;⑤退针并检查抽吸组织标本,并将其固定于 1% 甲醛溶液中,细胞学标本则涂在玻片上(图 2-10-36~ 图 2-10-38,图 2-10-36、图 2-10-38 见文末彩图)。

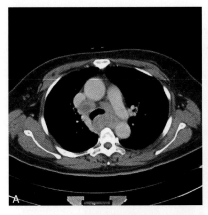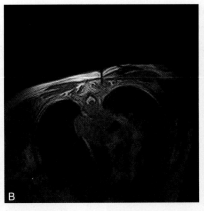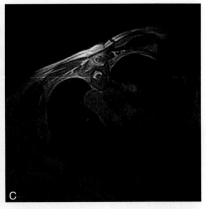

A. 胸部 CT 增强扫描示主肺动脉窗水平纵隔内占位性病变,病灶间分界不清,强化后密度不均匀;B. 低场介入性磁共振 FSE-T$_2$ 序列扫描,不用注射造影剂即能清晰显示病灶周围血管(流空影),方便、及时地引导穿刺避免伤及血管及气管(亦呈黑影);C. MR 导引下经脊柱右侧穿刺入纵隔内病灶,避免了穿伤肺组织及其可能引起的气胸。

图 2-10-37 MR 引导纵隔肿物穿刺术

(三)术后并发症及处理

1. 气胸 经皮肺或纵隔病变穿刺活检并发症中发生率最高的为气胸,发生率为 10%~35%,通常为少量气胸,临床无须特殊处理。对原有肺疾患而产生明显临床症状者和气胸超过 30% 者,采用抽气使肺复张,如仍不复张,行胸腔闭式引流。

2. 咯血及出血 术后少量咯血较常见,穿刺时损伤肺组织内微小血管,少量血液渗入肺泡腔及支气管腔内被咳出,往往表现为痰中带血,临床无须特殊处理。

3. 疼痛 穿刺活检后疼痛多为轻度,1~2 天内可自行消失。

4. 感染 穿刺术后应常规应用广谱抗生素 2~3 天预防感染。一旦出现感染应根据感染细菌类型选用敏感抗生素。

MRI 导引下的经皮穿刺不同于开放式和盲目的活检及其他穿刺方法,由于 MRI 具有灵活的三维定位能力。既可以利用 MRI 机器本身所带的激光定位灯决定纵轴方向上的坐标,同时又可使用扫描层面上的栅栏定位标志进行 X 和 Y 轴定位。MRI 图像病变信号分辨率高,对比度好,图像清晰,可清楚显示病变大小、外形、位置以及病变与周围结构的空间关系。MRI 的血管流空"黑血"技术和/或"亮血"技术特点,不需要注射对比剂即可清楚地了解病变的血供以及病变与血管的关系。

MRI 导引与监控系统主要由开放式 MRI 成像系统、光学导引系统两大部分组成,是目前用于导引与监控介入治疗的新兴技术。与超声、X 线、CT 等导引方式相比,MRI 导引与监控系统能够将介入手术器械的信息(包括位置、方向等),以虚拟针影的形式与病变实时显示在同一张 MRI 图像上,术者能够实时了解手术器械与靶区病灶位置关系,及时调整手术器械的进针点与进针方向,有效避开神经、血管等重要组织结构,从而降低穿刺过程的风险,通过实时 MRI 成像技术,监控治疗过程中靶区病变的信号变化,有效判断、控制治疗范围,使治疗过程中的副损伤更小、预后更好。

八、MRI 下胸部肿瘤的靶区勾画

粒子植入前要制订术前治疗计划,粒子植入完成后则应在 24 小时内进行验证。两者都需要准确勾画肿瘤靶区。以往及当前大部分胸部粒子植入治疗计划是在 CT 水平断层图像上进行肿瘤靶区的勾画。MRI 引导的胸部肿瘤粒子植入的靶区勾画可以直接在 MRI 图像上进行,其效果不逊于 CT,且节省了 CT 扫描过程。

(一)临床靶区勾画的原则

内照射 CTV 的制订既与外照射相通,又有自身的独特之处。应根据肿瘤大小、形状、类型、分期,治疗目的(根治或姑息治疗),进针路线,邻近危及器官等进行合理设计。应用 MRI 断层图像进行靶区勾画的一般原则如下。

1. CTV 勾画工作由放射治疗物理师完成,在此过程中应和实施手术的医师进行充分沟通。

2. 勾画 CTV 前应仔细了解患者病史,查看所有影像学资料,选择此病灶及其周围组织最佳显示 MR 序列。

3. 一般采用层间距加层厚等于 5cm 的标准轴位像进行 CTV 勾画,如有需要也可采用其他方向的层面。

4. CTV 为影像学边界外放 0.5~1.0cm。若同时具备 CT 图像作为参考,则 MRI 图像上的外放边界宽度应小于 CT 图像的。

5. 长径小于 3cm 的小肿块,其边界应适当扩大而不应限于 1cm 内。

6. 对于粒子植入,仅为了解除压迫、疼痛等症状的姑息治疗,CTV 勾画可以不考虑边界外放。

7. 如果肿瘤紧邻骨骼、血管等,且它们之间分界清楚,CTV 边界可以不外放或者外放在 0.5cm 内。

8. 如果肿瘤靠近体表,勾画的 CTV 应距体表皮肤 0.5~1.0cm 以上。

9. 肺内肿瘤伴肺不张或坏死时,应明确肿瘤实体和肺不张或坏死的界限,避免非瘤区域画入 CTV 内。

10. 肺部的大血管及胸段脊髓作为危及器官,应明确予以勾画。

（二）MRI 上勾画 CTV 的过程

一般由以下连续步骤完成。

1. 查看病史,明确诊断,重点了解肿瘤的性质、类型、分级、分期。

2. 仔细阅读影像学资料,明确肿瘤的位置、大小、与周围组织关系。

3. 选定能够清楚显示肿瘤的某一 MRI 序列进行勾画靶区。

4. 图像数字化,最好是直接拷贝的 MRI 影像。如果为胶片影像,则需要在扫描仪上进行数字化处理,存储格式由所采用的治疗计划系统（TPS）的要求而定,注意所采集的图像上应保留图像信息、患者信息和比例尺。

5. 图像调入治疗计划操作界面,设定标尺和层厚。

6. 勾画可以由计算机软件自动完成,也可以手工完成。建议手工完成,这样勾画的靶区比较准确。

7. 逐层依次勾画,注意肿瘤的上下界应包括完整,如果采用薄层勾画,最上和最下层面应以看不到肿瘤影像为止。

8. 仔细查看每一断层所勾画的靶区,注意边界尽量光滑,避免尖角和毛刺;通过三维显示查看各层靶区连续性,一旦发现断层现象立即修改。

（三）胸部常见肿瘤在 MRI 图像上的 CTV 勾画

胸部适于粒子植入治疗的恶性肿瘤种类较多,按器官、部位可分为肺癌和纵隔肿瘤。因为在制订粒子植入治疗计划前,病变的性质、部位及大小都已经明确,故靶区勾画的重点在于确定肿瘤的边界。以下分别介绍各种肿瘤在 MRI 图像上的靶区勾画。

1. 中心型肺癌 首先通过冠状面、矢状面和横断面 MRI 扫描,明确肺门部肿块与支气管的关系及纵隔、血管受累情况;肺癌肿块在 T_1WI 上呈中等均匀信号,在 T_2WI 上为高信号;纵隔、大血管在 MRI 上因流空效应而呈黑影,与肿瘤容易区分;DWI 上肿块的信号较高,而 ADC 值较低。常规勾画靶区时可在横断面上进行,采用 T_1WI 或 DWI 并结合 T_2 压脂像。

2. 周围型肺癌 肿块在 T_1WI 上呈中等均匀信号,在 T_2WI 上为高信号;当肿瘤发生坏死时,其信号常不均匀;常规勾画靶区时可在横断面上进行,采用 T_1WI 或 DWI（图 2-10-39,见文末彩图）。

3. 肺内转移瘤 靶区勾画同肺内原发肿瘤相同。

4. 胸膜转移瘤 MRI 平扫可见胸膜多发结节状病灶,如伴有胸腔积液则结节影显示更为明显,尤其在 T_2WI 上;MRI 增强检查可见胸膜结节明显强化,较 CT 增强检查表现更明确。靶区勾画可在 T_2WI 增强像上进行。

5. 胸腺瘤 需要粒子植入治疗的胸腺瘤一般为侵袭性的,MRI 影像表现为稍长 T_1 和长 T_2 信号,肿块边缘常不清,密度不均,勾画时靶区应在实体瘤影像边界的基础上外扩至少1cm(图2-10-40,见文末彩图)。

6. 畸胎瘤 恶性畸胎瘤包含三个胚层的组织,肿块成分复杂,MRI上常为混杂信号,根据MRI各序列对病灶的显示情况,选择采用T_1WI、T_2WI、DWI或压脂像勾画靶区。

7. 神经母细胞瘤 常伴大量钙化,T_1WI上呈低信号,增强像上呈中度不均匀强化,可选择采用T_1WI勾画靶区(图2-10-41,见文末彩图)。

九、MRI引导下胸部恶性肿瘤粒子植入治疗

(一)术前准备

1. 仪器与设备

(1)开放式磁共振扫描仪或大孔径闭合式磁共振扫描仪、磁共振兼容显示屏。

(2)磁共振兼容放射性粒子植入针、植入器、顶针等,磁共振兼容的心电监护仪。

(3)粒子治疗计划系统(TPS)。

(4)术中药物准备:利多卡因、止血药、镇咳药、降压药等。

(5)负压引流瓶等处理气胸。

2. 患者准备

(1)术前需要完善相关检查:血常规、生化、凝血功能、血型、心电图等,一般情况较差或年龄较大的患者,在条件允许的情况下行心肺功能检查。

(2)术前影像学检查:建议术前必须行胸部CT增强扫描、MRI,确定病变的大小、数目、部位,确定病灶与周围重要脏器的毗邻关系,并制订初步粒子植入治疗计划,避免进针路径有重要脏器、血管、肺大疱等。

(3)术前对症支持治疗:对于合并咳痰、咯血、胸闷、憋气等患者,积极给予气道解痉、雾化吸入等对症治疗以减轻患者症状,术前6小时禁饮食,保留静脉通道。

(4)患者配合:术前告知患者注意事项,并锻炼呼吸,使之术中与术者配合更佳,降低手术并发症,缩短手术时间。

(5)签署手术知情同意书:告知患者或家属手术的目的、操作方法、预期疗效、可能出现的并发症及出现后的治疗措施、可替代方案等,取得患者及家属信任及同意。

3. 术前计划

(1)PD:110~160Gy。

(2)放射性粒子的选择:放射性^{125}I粒子,活度为1.85×10^7~2.96×10^7Bq(0.5~0.8mCi)。

(3)制订TPS计划:根据术前影像学检查制订TPS治疗计划(图2-10-42,见文末彩图),设计进针方向、路径、植入针的数目、粒子个数和DVH图(图2-10-43),订购粒子。

4. 磁共振扫描序列

(1)对于胸壁及肺周围型病变,质子加权像(proton density weighted imag,PDWI)为优选序列。

(2)靶病变为中心型肺癌,PDWI及T_2WI为优选序列,当伴有肺不张时,T_2WI为第一选择。

(3)病灶位于中、下肺时,可应用呼吸门控技术以减少呼吸伪影对病灶显示的影响。

(二)操作过程

1. 连接心电监测仪,监测患者生命体征,同时建立静脉通路,准备术中使用物品等。

2. 根据肿瘤的位置,确定穿刺路径,拟定进针的方向后,固定患者体位,常见的体位有仰卧位、俯卧位、侧卧位。

3. 定位 根据术前影像学检查,在预计手术野行鱼肝油栅栏定位,行术前常规序列扫描(层厚5mm),根据图像再次确认进针点位置、进针路径、进针角度、深度、预估进针数量等,在体表进针点作"+"标记,必要时在标记点处放置鱼肝油,并再次扫描确认进针点无误;进针点及路径的选择避开肋骨、胸骨、肩胛骨等骨性组织及血管等危险器官。

患者姓名		患者性别		患者年龄	
治疗计划编号	151102	粒子计划编号	151102	图像类型	CT1679847
诊断医生		诊断时间	2015-11-3	治疗时间	2015-11-3
粒子总数	43	处方剂量	12000　cGy	粒子类型	InterSource125
诊断信息					

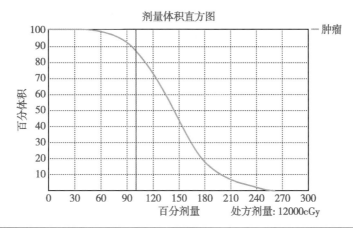

ROI名称	总体积	V200	V150	V100	V80	V50	D100	D90	D80	最小剂量	最大剂量	平均剂量
肿瘤1	76.7cm³	8.7%	42.8%	86.2%	94.7%	99.3%	28%	92.7%	109.6%	3456cGy	32071cGy	17239cGy

图 2-10-43　TPS 导出 DVH 图

4. 常规消毒　采用碘附及酒精消毒,铺无菌洞巾,在皮肤进针点采用 1%~2% 利多卡因麻醉。

5. 分步进针　根据提前定好的角度及深度进针,在未进入脏层胸膜时再次进床扫描,观察穿刺的位置与进针角度,必要时在体外调整进针方向,并再次测量预计进针深度。

6. 再次注入利多卡因充分麻醉胸膜,避免咳嗽,减少疼痛。缓慢进针直至针尖达肿瘤远端边缘,必要时行重复扫描以保证进针方向及位置的准确性。

7. 采用上述方法将其他粒子植入针尽可能平行地植入肿瘤靶区内(图 2-10-44)。

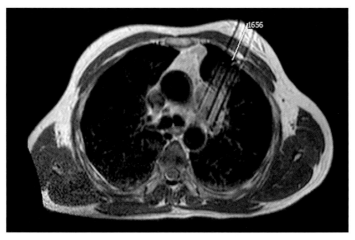

图 2-10-44　MRI 引导下穿刺

8. 确认所有粒子植入针位置、深度、方向均位于理想状态时,根据术前 TPS 计划依次植入粒子。

9. 粒子植入完成后,缓慢依次撤除粒子植入针,撤针时沿针道注入少量生理盐水或利多卡因、止血药等用于封锁针道,降低气胸及出血的概率。

10. 用酒精纱布清理创面,按压穿刺点确认无出血后,无菌敷盖敷贴;再次测量患者血压、心率、血氧饱和度等,确认生命体征稳定,患者无不适后送返病房。

11. 采用射线监测仪检测操作台、地面、手术使用器械、纱布等有无放射性粒子残留,若有残留,按国家放射性物质使用规定及流程进行处理。

12. 术后 24 小时内行胸部 CT 扫描,查看有无气胸,并确认植入放射性粒子的分布情况,若分布理想则立即行 TPS 质量验证(图 2-10-45、图 2-10-46,图 2-10-45 见文末彩图),若有粒子稀疏区域,即"冷区",则对"冷区"进行补种粒子,直至粒子分布理想并再次行 TPS 质量验证。

患者姓名		患者性别		患者年龄	
治疗计划编号	151102	粒子计划编号	151102	图像类型	CT1679847
诊断医生		诊断时间	2015-11-3	治疗时间	2015-11-3
粒子总数	43	处方剂量	12000　cGy	粒子类型	InterSource125
诊断信息					

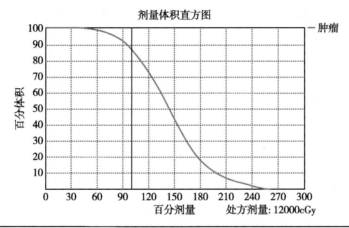

ROI名称	总体积	V200	V150	V100	V80	V50	D100	D90	D80	最小剂量	最大剂量	平均剂量
肿瘤1	76.7cm³	8.7%	42.8%	86.2%	94.7%	99.3%	28%	92.7%	109.6%	3456cGy	32071cGy	17239cGy

图 2-10-46　术后 DVH 图

(三)术后处理

1. 术后护理　术后给予持续心电监测 24~48 小时,待患者生命体征平稳后撤离。定期监测患者有无胸痛、胸闷、憋气、咳痰、咯血等不适,穿刺进针点有无渗血、皮下血肿等。

2. 粒子防护　手术野覆盖 0.25mm 铅当量的铅单,防止对周围人群的辐射。

3. 药物处理　继续给予患者对症支持治疗,如祛痰止咳、止血、吸氧等治疗,根据情况必要时给予短期抗感染治疗。

4. 术后复查胸部 CT 或者 X 线片,观察有无皮下气肿、气胸或皮下气肿,气胸有无增大。如若气胸增大,患者伴有不适症状,可给予胸腔闭式引流治疗。

5. 告知患者需要注意事项,拟定下一步随访、治疗方案。

第三节　正电子显像在放射性粒子治疗肺癌中的应用

一、概述

医学影像技术基本可以分为两大类:一类是以显示解剖结构为基础的形态学成像技术,如 X 线、CT、MRI、超声及血管造影等,它们具有很高的物理分辨率,可以清醒地显示器官和组织的解剖结构,但缺乏生理、生化及代谢等生命信息。另一类是反映脏器功能、血流及组织生化代谢变化的功能代谢成像技术,即核医学核素显像技术,如探测体内单光子的单光子发射式计算机断层显像(single photon emission computed tomography,SPECT)技术和探测体内正电子的正电子发射式计算机断层显像(positron emission computed tomography,PET)技术,它们检测活体内组织器官的功能代谢变化的灵敏度很高,能够从细胞甚至分子水平揭示疾病发生发展的规律。在疾病的早期,即解剖结构发生变化之前,即可作出相应的诊断。尽管核医学显像(特别是PET)具有很高的对比分辨率,但存在空间分辨率低(4~6mm)、对解剖形态识别能力低等特点,这可能导致在病灶定位上存在不正确生长错误。虽然功能代谢影像更能够反映疾病本质,在肿瘤的诊断、治疗计划、疗效评价及随访等临床处置上具有明显的优势,但没有清晰、明确的解剖定位信息也是无法操作的。将CT和PET整合在一起使用,使它们单独使用时的局限性能够被互相补偿,即把CT的高空间分辨率与PET卓越的功能代谢影像相结合,同时获得解剖结构和功能代谢的信息,可取得1+1>2的效果。

PET发明于20世纪70年代初期,与CT的问世时间相差不长,但其当时主要用于科研,对与生命活动有直接关系的糖、氨基酸、脂肪、核酸等体内活性生物物质进行体外成像,直到20年后的90年代,其卓越的临床价值才被国外发达国家所接受,特别是反映糖代谢的正电子显像剂 ^{18}F-FDG(氟代脱氧葡萄糖)的使用,为肿瘤显像解决了大量的临床疑难问题,使得正电子显像终于走出科研单位,来到临床中心。用PET-CT和CT鉴别纵隔阴影和肿块良、恶性的诊断效能灵敏度为92.2%与62.5%,特异性为89.5%与64.5%,准确率为91.1%与61%,改变了30%左右的肿瘤临床处置方案,使PET成为现代医学影像的宠儿,加速了其进入临床领域的步伐。但是,PET设备价格昂贵阻碍了临床大规模使用,故于1995年推出双探头带符合线路的SPECT或PET,这种设备既可以采集单光子信号,又能采集正电子湮没辐射产生的双光子信号,完成正电子显像。为了达到解剖结构和代谢图像的精确融合,带有CT的经济型PET(又称多功能ECT或SPECT)和PET-CT分别于1999年和2001年被研制成功并进入医疗市场。这种混合型PET-CT的作用远远大于单独两种设备的作用,不仅在临床方面被迅速普及,而且成为功能分子影像研究的主要设备。

目前,正电子显像的临床应用主要集中于肿瘤学领域。肿瘤组织中普遍存在细胞快速增长、细胞膜葡萄糖载体增多和细胞内磷酸化酶的活性增高等生物学特征,使肿瘤细胞内的糖酵解代谢率明显增加。因此,^{18}FDG在细胞内的浓聚程度与细胞内葡萄糖的代谢水平呈正相关,一般说来,肿瘤恶性程度越高,^{18}FDG摄取越明显。故PET-CT作为一种新的无创性影像学技术,对于肿瘤的良恶性鉴别、肿瘤分期、复发和转移的早期诊断、坏死与存活组织的鉴别、指导活检部位、确定肿瘤的生物学范围、帮助制订放疗计划、早期监测治疗效果、随访监测治疗后患者体内有无复发或残存的肿瘤等方面均具有重要意义(图2-10-47,见文末彩图)。

为了提高肺癌的治疗效果,术前对肿瘤进行准确分期非常重要。特别是在判定淋巴结有无转移时,PET-CT显示了很高的临床价值(图2-10-48,见文末彩图)。目前,常规形态学影像,如CT对淋巴结的分期是非特异性的,在观测淋巴结有无转移的判别时,淋巴结增大超过1cm认为发生转移,但组织病理学发现小于1cm的淋巴结也常有转移发生;增大的淋巴结虽经过治疗缩小到1cm以内,但仍可有存活的肿瘤;另外,组织病理学还发现60%肿大的淋巴结是良性的。故单凭形态学标准鉴别反应性淋巴结肿大与肿瘤淋巴结浸润,误诊率可达20%~40%,使在此标准下接受原发灶治疗的肿瘤患者常发生局部复发和远隔转移,降低生存期。正电子显像对淋巴结是否发生转移的判定,主要观察其摄取 ^{18}FDG的情况,是基于淋巴结代谢的改变。如果在正常大小的淋巴结里有 ^{18}FDG摄取,那么就必须考虑有肿瘤侵犯淋巴结的可能。因此,以功能代谢为依据判读CT结果,就能明显提高准确性。另外,在放射性粒子植入前,为了得到准确的肺部肿块组织病理学诊断信息,需要对病灶进行活检时,PET-CT在活检部位的确定上具有常规形态学影像不可替代的临床应用价值。

放射性粒子植入治疗属于局部适形内照射治疗,术前治疗计划的制订须将CT影像信息输入TPS以进行精确的剂量学计算,进而确定手术中植入放射性粒子的数量和位置。对于周围性肺癌,常规CT平扫和增强扫描能够较客观地反映肺部肿块的位置和范围,并能客观提供肿块内部的继发改变。但对于中心性肺癌伴发阻塞性肺不张的患者,常规CT平扫和增强扫描往往不能够从不张的肺组织内准确地勾画出肿瘤的边缘,有时只能凭借临床经验标定肿瘤范围,进行粒子植入,影响治疗效果。基于恶性肿瘤组织的功能代谢明显高于肺不张内非肿瘤组织,正电子显像在显示肺不张内的肿块上具有明显优势(图 2-10-49)。

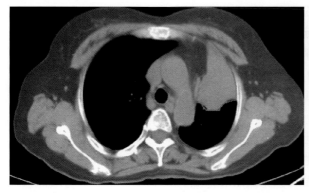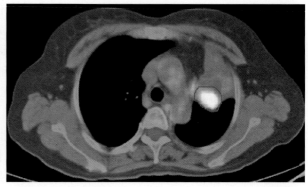

图 2-10-49　PET-CT 确定肺癌肺不张内的肿块

在评价放射性粒子植入治疗肺癌的治疗效果、评估预后和术后随访上,正电子显像也显示了巨大的临床应用价值(图 2-10-50,见文末彩图)。目前,通过 CT 等形态学影像观测实体肿瘤大小的变化是评估肿瘤放、化疗治疗效果和评估预后的常规方法,并相继建立了 WHO 标准、RECIST 标准和 RECIST1.1 标准。其主要特点为通过测量治疗前、后肿瘤两个垂直的径线或最大径的变化评价其有效性和预测生存率,但局限性显而易见。以非肿瘤为例,病灶周围的并发改变、放射治疗后的继发性炎症等都可影响对病灶大小的准确测量。当肿瘤进展较慢时,须在数月中多次测量以评价肿瘤大小的变化;已得到有效控制的肿瘤,尤其是生物靶向治疗后肿瘤在大小上可不发生变化;经放疗、化疗后,肿瘤变大但组织密度降低或肿瘤变小但组织密度增加时,均给评价带来困难。而基于存活肿瘤组织与坏死瘢痕组织的代谢具有明显区别及肿瘤放、化疗后代谢变化明显早于形态学改变这一特征。临床应用研究表明,正电子影像在肿瘤放、化疗疗效评价和预后评估方面的突出优势是在治疗后早期显像即可提供重要的相关信息。^{18}FDG 摄取情况可有效预测治疗效果并早期鉴别治疗后的瘢痕形成、坏死和复发,提高了放射性粒子植入治疗肺癌早期疗效评价和预后的准确性。基于同样的显像原理,在放射性粒子植入治疗肺癌的随访上,正电子显像同样具有很高的临床应用价值。

二、PET-CT 及 SPECT 装置工作原理

放射性核素示踪技术是核医学显像设备的基本原理。根据体外探测放射性显像剂发出射线种类的不同可分为正电子显像设备(PET)、单光子显像设备(SPECT)以及兼具两者功能的符合线路 SPECT 设备(又称 SPECT-PET-CT 或多功能 ECT)。核医学显像设备同机配备 CT(即 PET-CT 和 SPECT-CT),采用图像融合技术,联合功能代谢影像和解剖结构影像两种设备优点,提高疾病诊治的准确性是现代医学影像设备研发、应用的历史性飞跃。以下着重介绍对放射性粒子植入治疗肺癌疗效、评估预后和术后随访具有重要临床价值的正电子显像设备 PET-CT 和 SPECT-PET-CT。

(一) PET-CT 显像基本原理

PET-CT 系统的 CT 和 PET 前后排列在同一扫描轴上,采用同一机架和检查床,几乎同时完成功能代谢影像和解剖结构影像的采集,图像数据由同一工作站完成同机图像融合。并且 PET-CT 的整体设计中保留了 PET 和 CT 各自独立的功能,以满足临床诊治的需要。PET 部分主要包括环形探测器和电子线路,机架、检查床、图像采集工作站和图像处理工作站与 CT 共用。环形探测器是 PET 的核心部分,多由锗酸铋(BGO)小晶体组成环形结构,其后与电子线路相连。

PET-CT 图像采集过程:将发射正电子的放射性核素(如 ^{11}C、^{13}N、^{15}O、^{18}F)标记到能够参与人体组织细胞代谢过程的化合物上,把标有正电子核素的化合物示踪剂注射到受检者体内。让受检者在 PET 的

有效检查野范围进行显像。放射性核素发生 β+ 衰变,发出的正电子在体内移动大约 1mm 后与组织中的电子作用发生湮灭辐射,产生两个能量相等(511keV)、方向相反(呈 180°)的 γ 光子。由于两个 γ 光子在体内的路径不同,到达两个探测器的时间也有一定的差别。如果在规定的时间窗内(<15ns),探测器探测到的这两个光子即为一个符合事件。探测器上的晶体将高能 γ 光子转换为可见光,再被与晶体相连的光电倍增管转换为电信号,电信号又被转换成脉冲信号,探测器间符合线路对每个信号的时间耦合进行检验判定,排除其他来源射线的干扰,经运算给出正电子的位置信息,计算机采用散射、偶然符合信号校正及光子飞行时间计算等技术,完成在线图像重建,然后与同时采集到的 CT 信息完成图像融合重建,得到患者受检部位横断面、冠状面和矢状面影像。

PET-CT 两种不同成像原理的设备同机组合,不是其功能的简单相加,而是在此基础上进行图像融合,融合后的图像既有精细的解剖结构,又有丰富的生理、生化功能信息,能为确定和查找肿瘤及其他病灶的精确位置及定量、定性诊断提供依据,并可用 X 线对核医学图像进行衰减校正。PET-CT 的核心是融合。图像融合是指将相同或不同成像方式的图像经过一定的变换处理使它们的空间位置和空间坐标达到匹配,图像融合处理系统利用各种成像方式的特点对两种图像进行空间配准与结合,将影像数据注册后合成为一个单一的影像。PET-CT 同机融合(又称硬件融合、非影像对位)具有定位坐标系统,患者在扫描时不必改变位置,即可进行 PET-CT 同机采集,避免由于患者体位移动造成的误差。采集后两种影像不必进行对位、转换及配准,计算机图像融合软件便可方便地进行 2D、3D 的精确融合,融合后的图像同时显示人体结构和器官的代谢活动,大大简化了整个图像融合过程中的技术难度,避免了复杂的标记方法和采集后的大量运算,并在一定程度上解决了时间、空间的配准问题,图像的可靠性大大提高。

正电子显像过程中由于受到康普顿效应、散射、偶然符合事件、死时间等衰减因素的影响,采集的数据与实际情况并不一致,图像质量失真,必须采用有效措施进行校正,才能得到更真实的医学影像。PET-CT 有区别于传统 PET 的特点:① PET-CT 中的 PET 图像分辨率高于传统 PET 图像。PET-CT 用CT(即 X 线法)进行衰减校正,得到 1mm 的图像分辨率,而传统 PET 用同位素穿透源进行衰减校正,其图像系统分辨率一般约为 12mm,故前者的图像分辨率高于后者。② PET-CT 衰减校正耗时短于传统PET。传统 PET 扫描时约一半时间用于同位素透射扫描,然后把透射扫描图像用于 PET 图像的衰减校正,而 PET-CT 中螺旋 CT 采集时间却非常短,PET-CT 可比传统 PET 节省近 80% 的衰减校正时间。衰减校正后的 PET 图像和 CT 图像进行融合,经信息互补后得到更多的解剖结构和生理功能关系的信息,对于肿瘤患者的手术和放射治疗定位具有极其重要的临床意义。

(二) PET-CT 及 SPECT 显像基本原理

PET-CT 价格昂贵,短时间难以在基层医疗单位广泛推广应用,针对中型综合医院的患者就诊量,兼具正电子显像和单光子显像功能的过渡型、多功能的 ECT(符合线路 SPECT 或 SPECT-PET-CT)应运而生。SPECT-PET-CT 是在 SPECT-CT 原有单光子探测的基础上,添加了符合探测功能,可探测正电子湮没辐射产生的双光子信号,即添加 PET 功能,一般是两个探头,个别为多个探头,这一点不同于 PET-CT 的环形探头。该类型设备的 PET 部分的空间分辨率和符合探测率不如临床 PET-CT,但是其性能基本能够满足临床需求。

SPECT-PET-CT 亦是将功能代谢显像和解剖结构显像整合在一套系统中,与 PET-CT 一样,使患者在一次检查中可得到核素和 CT 两种影像,给患者和医生都带来很大方便,其临床诊断价值已被充分肯定。PET-CT 与 SPECT-PET-CT 的显像原理基本相同,均使用了符合探测技术,采用 X 线进行衰减校正,两者主要区别:①组合单元中均配备了诊断级别 CT,PET 正电子探测核心部分采用多组环形探头,而SPECT-PET-CT 一般采用双探头,个别为三个探头的滑环结构。② PET-CT 多使用 BGO、LSO、GSO 等晶体,它们的能量转换率高,但是价格贵。SPECT-PET-CT 使用 NaI(T1)晶体,价格便宜,容易加工,但探测效率低。③ PET-CT 显像系统是 360° 采集,使用电子时间窗准直,可处理高于 $1 \times 10^6/s$ 的计数速率。SPECT-PET-CT 双探头结构是 180° 采集,符合计数率在 $1 \times 10^3/s$。

综合以上几点,PET-CT 探测效率、空间分辨率优于 SPECT-PET-CT,患者检查时间前者短于后者,但 SPECT-PET-CT 价格便宜,其设备性能也能满足临床工作需要,在 PET-CT 全面普及前还是具有广阔的应用前景。

三、PET-CT 及 SPECT 在肺癌诊断及分期中的价值

肺癌发病率和死亡率在很多国家居恶性肿瘤之首,如何对肺癌进行早期诊断、精确分期以及合理治疗是一个医学难题。随着诊断技术(如 CT、MRI、FFB、纵隔镜、PET 等)的发展,使大部分肺癌都能得到及时、准确的诊断。PET-CT 显像作为一种功能和代谢成像技术,能检出早期小肺癌,全面了解病变累及范围,较准确地进行临床分期。肺癌的原发肿瘤、淋巴结、远处转移分期是肺癌诊断中的一个非常关键的步骤,它与 CT 结合,使 CT 提供的解剖信息与 PET 提供的理化信息结合在一起,能精确区分肿瘤的边缘、大小、形态及与周围毗邻关系,可更为精确地作出定位和定性诊断,Antoch 等对 27 例肺癌患者分别进行 PET-CT、PET、CT 扫描,并行原发肿瘤、淋巴结、远处转移分期,结果显示:对原发肿瘤的临床分期,PET-CT 明显优于后两者,其差异有明显统计学意义(PET-CT/PET:$P=0.031$;PET-CT/CT:$P=0.008$)。

(一)原发肿瘤分期

原发肿瘤分期即 T 分期,主要依靠提供精细解剖结构的 CT 检查。PET 虽可反映肿瘤的代谢情况,但空间分辨率低,而 PET-CT 提供的生物学信息,提高了 T 分期的准确性。Lardinois 等报道 40 例癌患者用 PET-CT 诊断准确率为 98%,由于 CT、PET、PET 和 CT 联合诊断。Halpem 等研究证明 PET-CT 对 T 分期的优越性,准确率为 97%,明显高于单独 PET 的 67%。Antoeh 等报道,16 例肺癌患者中,PET-CT 准确分期 15 例,而 PET 和 CT 均仅准确分期 12 例,证实 PET-CT 肺癌的 T 分期比单独 PET 或 CT 更为精确。PET-CT 能显示肺癌原发灶及其与支气管、纵隔、大血管及胸膜等的毗邻关系和侵犯情况,这使肺癌的 T 分期更准确,有助于临床治疗方案的确立。

(二)淋巴结分期

肺癌容易较早发生转移,主要途径是通过淋巴转移和血行转移,最常见的是肺门淋巴结转移和纵隔淋巴结转移,有无淋巴结转移是确定肺癌分期、决定治疗方案和推测预后的重要因素。传统检查(如 CT 或 MRI)均依据淋巴结的大小判断淋巴结的情况,其判断标准是淋巴结短径 >1cm,结果发现其假阳性及假阴性率较高,即正常大小的淋巴结可能已经转移,而肿大的淋巴结可能是某些良性原因所致。PET 在诊断肺门、纵隔淋巴结转移方面的敏感度、特异度和准确度均较 CT 高,因为 PET 可在其形态结构改变之前,通过观察组织内葡萄糖代谢变化而早期发现原发肿瘤及其转移灶。PET-CT 比单纯 PET 具有更高的敏感度,因为其利用 CT 图像对 ^{18}FDG 浓聚灶进行解剖定位和鉴别诊断,弥补单纯 PET 空间分辨率低的不足,能够更多地发现更小的病灶,降低了假阴性率。Cerfolio 等报道,用 PET-CT 与 PET 对 129 例肺癌的纵隔淋巴结分期进行对比,PET-CT 的 N1 和 N2 分期的准确性分别为 90%、96%,而单纯 PET 则为 80%、93%,尤其是对第 4 组、第 5 组、第 7 组、第 10 组和第 11 组淋巴结的敏感度,PET-CT 明显高于单纯 PET。

(三)远处转移

准确判断有无远处转移对肺癌患者的治疗及预后是相当重要的。肺癌远处转移部位主要集中于骨、脑、肾上腺和肝脏等,为明确是否有远处转移,过去常需要结合多种检查,如脑 MRI、腹部超声、骨扫描等。而 PET-CT 可做非选择性的全身检查,全面观察机体各部位的代谢情况,结合 CT 图像的解剖定位和鉴别诊断,具有较高的检查率,是发现肺癌胸外转移的一种很有效的方法。Hany 等对 53 例肺癌患者进行 PET-CT 全身扫描,结果显示 PET-CT 对远处转移的敏感度和特异度分别为 90% 和 99%。

全身骨扫描是检测全身骨骼转移灶的常规检查方法,其敏感度高,但特异度稍差,分别为 90% 和 61%,而 PET-CT 在检出骨转移方面与 SPECT 骨扫描敏感度相近,但特异度较高,分别达 92%、99%。

在脑转移灶的发现上,PET-CT 比 CT 或 MRI 成像低,只有 60%。PET 在检测肺癌脑转移方面较 CT 差,主要由于脑部生理学摄取高。当转移灶较小或代谢率不高的时候,PET 表现为局限性低代谢而缺乏特异性。Griffeth 等报道,未经治疗的不同类型肿瘤脑转移瘤的 PET-CT 显像,约 1/3 患者脑转移灶不能清晰显示,特别是当小的病灶位于脑灰质时。

肾上腺恶性转移瘤与良性腺瘤的表现有重叠,常规强化 CT 所发现的肾上腺占位很难明确诊断。

行 PET-CT 检查,可见肾上腺高功能组织或肿瘤摄取 ^{18}FDG 明显增高,从代谢角度为是否转移提供有力证据。Erasmus 等对 27 例肺癌患者进行 CT 检查发现 33 个肾上腺肿块,再行 PET 检查,所有结果与术后病理对照,得出 PET 在诊断肾上腺转移癌的敏感度是 100%,特异度是 80%。

四、PET-CT 及 SPECT 在肺癌放射治疗靶区勾画中的价值

NSCLC 患者行放射治疗时,靶区确定常以 CT 检查的结果进行 GTV 的勾画。在合并肺不张的 NSCLC 患者进行放射治疗时,CT 扫描对病变靶区的界定具有一定的局限性,可能会导致靶区勾画的不精准,尤其是当原发灶伴有肺不张、阻塞性肺炎或纵隔淋巴肿大时。

PET-CT 显像的基础是 ^{18}FDG 在不同组织浓聚程度的差异,其浓聚程度与细胞内糖酵解水平高低成正相关。肺不张组织是正常组织,其糖酵解水平远低于肺癌组织,因此 PET-CT 可将肺不张与肿瘤区别。有文献报道,NSCLC 合并肺不张患者利用 PET 图像显示肿瘤体积比 CT 所显示的肿瘤体积平均减少 17.7%,能显著提高 3DCRT 靶区勾画的抑制性及准确性。同样,对确定放射性粒子植入肿瘤靶区也有重要意义。需要注意的是阻塞性肺炎在 PET 中会呈假阳性。PET 诊断 NSCLC 淋巴结的假阴性率为 5%~10%,而假阳性率高达 39%。

NSCLC 局部未控制仍然是患者死亡的主要原因。提升局部病灶的照射剂量,无疑能提高疗效。Nesde 等对 18 项临床研究中 661 例 NSCLC 患者的情况进行总结,发现 PET 与 CT 的视觉融合、软件融合和硬件融合均显著改变了 CT 勾画靶区,引起靶区显著变化的主要原因是 PET-CT 对阳性纵隔淋巴结的识别以及对肿瘤与肺不张的区分。事实上,无论靶区增大还是减小,都会对局部控制率产生明显影响。靶区增大将减少病理组织的漏照,靶区减少则可通过控制正常组织损伤而提高照射剂量。

Vanuytsel 等在研究中发现,PET-CT 与 CT 相比,PTV 缩小了 29% ± 18%(P=0.002)。Vail Der 等分析了 21 例 NSCLC 患者,其中 5 例(19.2%)患者合并肺不张及阻塞性肺炎,GTV 由 CT 勾画的是 $(13.7 ± 3.8)\,cm^3$,由 PET-CT 勾画是 $(9.9 ± 4.0)\,cm^3$,较 CT 组减少了 12.17%(P=0.011),植入粒子数减少了 11.28%($P<0.005$)。柴树德等选择了 26 例 NSCLC 合并肺不张患者行 CT、PET-CT 检查,分别用 PET-CT 和 CT 图像做术前计划,比较 GTV 和计划粒子数。结果 PET-CT 组和 CT 组肺癌 GTV 分别为 $(51.03 ± 16.02)\,cm^3$、$(58.10 ± 19.11)\,cm^3$,两组应植入粒子数分别为$(43.88 ± 12.30)$个和$(49.46 ± 14.74)$个(图 2-10-51,见文末彩图),GTV 的 PET-CT 组较 CT 组减少 12.17%,植入粒子数减少 11.28%,差异有统计学意义($P<0.001$)。这说明在勾画 NSCLC 靶区时,对于合并肺不张、阻塞性肺炎者,应尽量行 PET-CT 检查。PET-CT 能准确提供原发灶、区域转移淋巴结及远处转移灶的解剖和功能信息,极大提高了诊断的准确性、敏感性和特异性。根据 PET-CT 检查结果勾画靶区,其可靠性及临床意义更大。

五、PET-CT 及 SPECTCT 在肺癌疗效及预后判断中的应用

肺癌经手术、放疗、化疗等治疗后是否有残留、复发和转移,对于判断治疗效果及预后十分重要,而肺癌经过治疗后往往形成纤维化、坏死及瘢痕组织,依靠 CT、MRI 等很难从形态学上与肿瘤的残留、复发鉴别。PET 利用肿瘤组织葡萄糖代谢旺盛、坏死纤维化葡萄糖代谢极低甚至没有的特点,能较好地鉴别,及时发现复发、转移,调整治疗方案。在部分小细胞肺癌中,某些化学药物的治疗可导致癌细胞产生抗药性,这类患者在化疗后虽然胸部 X 线片可现实肿瘤范围的缩小,但如果 FDG 在肿瘤局部的摄取异常增高,常提示化疗无明显效果,并可能产生肿瘤的抗药性;相反,另一些患者在化疗后肿瘤范围未见明显变化,但局部 FDG 摄取明显减低,仍提示治疗方案有良好的效果。在肺癌放射治疗后出现肺纤维化时,CT 检查较难与肿瘤的残余或复发进行鉴别,PET-CT 有助于两者鉴别。Akhurst 等报道,对远处转移灶诊断灵敏度达 100%。实践证明,如果放疗后短期内即做 PET-CT 检查,由于放射性肺炎或肿瘤坏死组织中巨噬细胞糖酵解的影响,可能出现假阳性结果。即便在放疗后 1 个月时进行早期 PET-CT 检查,检测到残存肿瘤的阳性预测值也接近 90%,而其阴性预测值相对偏低,在治疗 3~4 个月后则与阳性预测值接近。因此,首先在治疗后 1 个月做一次 PET-CT 检查,虽然只能检测到 50% 的残存肿瘤,但可以对残存肿瘤进行技术治疗;间隔 3~4 个月时进行第二次检查,如发现 PET-CT 阳性显像,则有针对性地

进行放疗,以提高放疗的中远期疗效。PET 体内评价 NSCLC 的葡萄糖代谢率是一个独立的预后指标,这可能由于 NSCLC 的 FDG 代谢与肿瘤细胞的生长率和增殖能力相关。

六、PET-CT 及 SPECT 对确定生物学靶区的意义

生物靶区(biological target volume,BTV)概念随功能代谢影像技术或分子影像技术的发展而产生。生物靶区是指由一系列肿瘤生物学因素决定的治疗靶区内放射敏感性不同的区域。这些因素包括乏氧及血供,细胞增殖、凋亡及细胞周期调控,癌基因和抑癌基因改变,浸润及转移特性等。生物靶区既包括肿瘤区内的敏感性差异,又考虑了正常组织的敏感性差异。而这些,采用传统的解剖结构影像勾画靶区不能达到要求,只有借助功能代谢显像才能达到生物靶区勾画、精确放疗的目的。

正电子显像可借助不同类型的显像剂来区分肿瘤组织内不同的活性区域,比如肿块高活性区域、乏氧区域、坏死区域、正常组织等范围,据此勾画靶区才能真正达到精确放疗目的。PET-CT 显像是生物靶区适形放疗计划实施的基础,PET-CT 显像可以修改和确定放疗计划方案,对肿瘤的放疗决策具有重要意义。Dizendorf 等报道了 ^{18}FDG PET-CT 显像对 202 例不同类型恶性肿瘤放射治疗策略的影响。其中 55 例患者(27%)的放疗策略发生改变,18 例(9%)改行其他治疗,21 例(10%)改行姑息性放疗,6 例(6%)改变了照射靶区,25 例(12%)调整了剂量。

PET-CT 显像作为生物靶区在肿瘤放射治疗计划制订上有很多潜在的优势,但还有一些亟待解决的问题,例如体位的固定与复位、PET-CT 影像与放疗计划软件的对接、检查和定位时间的安排等。

总之,PET-CT 将形态学与功能图像相融合,使双方的信息能够互补,在肺癌的诊断、分期、治疗及预后判断上有明显优势,但也存在一些不足之处。由于受到空间分辨率的限制,PET-CT 对小于 5mm 的原发灶和淋巴结内的微转移灶不敏感造成假阴性结果,对于活动性肺结核、肉芽肿等病变可能会造成假阳性。确定 GTV 时,由于注射核素药物的多少和计数时间的长短不同都会影响图像的质量,对病灶边界的确定存在一定误差,也存在下肺图像失真等情况,造成假阳性或假阴性的诊断结果。随着技术的发展,特异显像剂广泛应用于临床,可从不同方面反映人体的病理、生理变化,使 PET-CT 的发展具有更强大的生命力,势必将推动肺癌的诊断、治疗上一个新台阶,使更多的肺癌患者从中受益。

第四节 介入性 B 超在放射性粒子治疗胸部肿瘤中的应用

介入性 B 超是 1983 年在哥本哈根召开的世界介入性超声学术会议上被正式确定的,属于现代超声医学的一个分支。它是在超声显像基础上为进一步满足临床诊断和治疗的需要而发展起来的一门新技术。其主要特点是在实时超声的监视和引导下,完成各种穿刺活检、X 线造影以及抽吸、插管、注药治疗等操作,特别是针对近年开展的 ^{125}I 放射性粒子植入新技术,利用实时超声的监视和导航,将 ^{125}I 放射性粒子准确地植入肿瘤病变中,可以避免某些外科手术,达到与外科手术相媲美或完成外科手术不能完成的治疗。此外,术中超声和内镜超声将超声探头伸入体内,用以完成各种特殊的诊断和治疗。

同时,介入性超声也是放射学的组成部分。临床医师可根据不同情况,选用不同影像技术进行监视,如 X 线、CT、磁共振或超声以完成多种介入性操作。由于超声显像具有实时显示、灵敏性高、精确导航、无 X 线损伤、无须造影剂、操作简便、费用低廉许多优点,从而使介入性超声得以迅速发展,应用极为普遍,在现代医学中占有重要地位。

一、B 型超声监测下经皮穿刺活检

早在 20 世纪 60 年代,Berlyne 用 A 型超声探伤仪和普通单探头在肾病患者尸体上进行肾定位和穿刺研究。20 世纪 70 年代,Holm 和 Goldberg 几乎同时成功研制带有中心孔的穿刺针头,首次使在 B 型超声图像中能够同时清晰地显示出病灶和穿刺针头,显著提高了穿刺的准确性,这是临床超声引导穿刺术开端的标志。20 世纪 80 年代,Isler 等首先报道超声引导组织切割细针(22G)的临床应用,使细针穿刺活检技术提高到组织学诊断水平,这是超声引导细针穿刺活检的重大革新。近年来,已有穿刺针自动

弹射装置,亦称活检枪(biopsy gun)问世。用这种装置穿刺,既准确又简便。

我国介入性超声始于 20 世纪 60 年代,自 1986 年以来,黄燮民等报道了介入性超声在胸膜腔以及肺的成功应用。同期刘英棣等研制的超声导向器分别获得专利,使得介入性超声在我国能够普及。

(一)超声引导下穿刺技术原则

在超声引导穿刺时,穿刺针几乎与声束平行。为了使穿刺针显示得更清楚,可采取以下方法。

1. 尽可能加大穿刺针与声束之间的夹角。

2. 把穿刺针尖部位打磨粗糙以增加显影效果。但粗糙的表面会增加对组织的损伤。

3. 将穿刺针的内面或针芯打磨粗糙同样能达到增强其回声的效果。又不增加对组织的损伤。

4. 目前设计了一种专为超声显像用的穿刺针。其表面有一薄层聚四氟乙烯。在超声引导下很容易看到整个针的轮廓。并且不会造成对组织的更大创伤。

(二)穿刺途径的选择

选择恰当的穿刺途径,能缩短穿刺距离,提高命中率,降低并发症。

1. 选择最短途径　选择自体表至病变的最短途径作穿刺,可使穿刺成功率大为提高,操作更为简便,并减少对周围组织的损伤。

2. 避开周围血管等重要脏器　不论是体表病变或是体内病变,选择超声引导穿刺时应随时避开周围血管、重要脏器等。

(三)影响穿刺准确性的因素

在超声引导穿刺中,除了超声仪的三维空间分辨力的限制以外,影响穿刺准确性的因素如下。

1. 导航器或引导针的配置不当　应按照说明书将导航器正确装于穿刺探头上,针槽板、引导针与穿刺针的型号应当匹配。

2. 呼吸造成的移动　随着呼吸,胸、腹部脏器有不同程度的移动,平静呼吸时,膈肌和肺脏可上下移动 2~3cm,深呼吸时移动度更大,可达 6~7cm,为减少或限制这种移动对穿刺的影响,一般应禁止患者深呼吸,在准备进针时要求患者平静呼吸,然后嘱患者屏气,并迅速进针;患者呼吸的控制和操作者穿刺动作的协调配合对于准确穿刺小的肿块尤为重要,必要时应在穿刺前对患者作控制呼吸的训练,完全无法控制喘气的患者则属于相对禁忌证;此外,穿刺皮肤或胸壁组织时,疼痛刺激可能使患者出现反射性地突然喘气,故使用局部皮下浸润加肋间神经阻滞麻醉很重要,咳嗽患者应于术前服用镇咳药。

3. 穿刺造成的移动　当穿刺针接触到靶器官时,该器官多少会向对侧移位,因而其内的病变可能偏离穿刺路线,尤其是病变在脏器内不太固定且质地坚韧,或是肿块较硬而穿刺针粗钝、进针速度较慢时,则更容易发生偏离,穿刺针的锋利和操作者的技术可以减少这一影响。

4. 针尖形状的非对称性　针尖形状的非对称性会在穿刺过程中产生偏离穿刺方向的分力而引起针的偏移。针尖面斜度越大,穿刺距离越远、组织越硬时则针的偏移越大,若针尖形状不对称,采用边旋转边进针的方式可以减少这种偏移作用。

5. 组织的阻力过大或阻力不均衡也是造成针偏移的因素。

(四)安全性和并发症

多年来,国内外对细针穿刺活检的危险性和出现的并发症做了大量研究,并且积累了数万例资料,充分证明这是临床获得病理诊断的一种安全、可靠、有效的方法。

1. 细针穿刺活检的安全性　现代医学影像技术是细针穿刺活检在临床获得广泛应用的基础,尤其是高分辨率实时超声仪的应用,使在穿刺过程中,不仅能清晰地显示体内脏器的结构和病变,并且能够动态地监视针尖的移动过程,因而极大地提高了穿刺的准确性和安全性,目前最常用的有 18G 细针与 16G 粗针穿刺。对于占位性病变,影像引导下的细针穿刺活检诊断率高且并发症低,十分安全。细针与粗针穿刺活检的比较如表 2-10-1。

2. 细针穿刺活检的并发症　自 20 世纪 70 年代以来,对细针穿刺活检并发症的研究表明,其并发症是很低的。为了研究细针穿刺活检的并发症,Smith 对美国大学医院和 200 张床以上的大医院进行调查,应用 22G 或 23G 的细针,其并发症统计结果如表 2-10-2。

表 2-10-1　细针与粗针穿刺活检的对比

穿刺活检方法	针号 /Gy	针直径 /mm	占位病变阳性率 /%	重度并发症率 /%	死亡率 /%
细针穿刺活检	18~23	0.6~1.2	86.7	0.05~0.16	0.006~0.008
粗针穿刺活检	12~16	1.6~2.6	26.7	10.00~20.00	0.190~0.510

表 2-10-2　细针吸取活检并发症发生率

发生症	例数	发生率	近似值
死亡	4	0.6∶10 000	1∶16 000
针道种植	3	0.5∶10 000	1∶21 000
出血	27	4.0∶10 000	1∶2 300
胆汁瘘	51	8.0∶10 000	1∶1 250
感染	16	2.5∶10 000	1∶4 000
合计	101	16∶10 000	1∶625

以上结果表明,细针活检的并发症发生率仅为 0.15%,死亡率仅为 0.006%,因而是安全的。其并发症主要有如下表现。

（1）肿瘤的扩散:在近 10 年细针穿刺活检病例的随访研究证明,由此引起肿瘤的播散或种植的发生率极低。

（2）出血和血肿:细针穿刺活检后引起出血的发生率很低,在 Smith 统计的 63 108 例患者中发生27 例,占 0.04%。

（3）气胸:对于肺癌特别是中心型患者,细针穿刺活检可引起气胸。发生气胸后,如果为少量,肺压缩 30% 以下,可行胸穿抽气,如果大量气胸漏气或持续漏气,则应做胸腔闭式引流术。

（4）感染:细针穿刺活检后引起感染或感染扩散的病例极罕见,Smith 所调查的 63 108 例中感染者为 16 例,仅占 0.025%。当然,无菌概念仍是重要的,操作中必须遵守以下原则:①遵守无菌操作规则;②穿刺途径尽可能避开消化道,尤其是结肠;③对感染病灶的进针次数应尽量少。

二、胸部介入超声穿刺的应用

超声显像在胸部的应用因肋骨遮挡以及肺内气体的干扰会受到很大限制。近年由于高分辨率实时超声仪的发展以及扫描技术的提高,对于胸壁、胸腔以及外周型的肺内病变的超声诊断有了较大进展。尤其是当病变引起肺内气体减少、消失或胸腔大量积液时,积液和不张的肺组织则会成为良好的声窗,大大改善病变的显示条件,提高了显示率。

（一）检查方法

1. 患者体位　根据 X 线片选择患者体位。采取仰卧位肋间扫描时,嘱患者双手抱头;采取俯卧位肋间扫描时,嘱患者双手抱床,使肋间得以充分展开;对腋中线前后及纵隔的扫描,则选用侧卧位;为显示少量胸腔积液,患者取坐位,从背部扫描观察肋膈角。此外,改变患者体位,观察胸腔积液有无移动。

2. 扫查方法

（1）首先根据 X 线片及胸部检查的提示,选择扫查范围。

（2）胸腔病变主要在各个肋间扫查,常用的途径是从锁骨上窝、胸骨上窝以及剑突下扫查,后三处可用扇形或凸形探头,以上途径可依病变部位单独选用或联合应用。为了观察横膈及其附近的病变,在经胸部途径受气体干扰而发生困难时,可选用肋缘下经肝脏途径。

（3）肋间扫查要求双手持探头，从肋间上缘向足侧变动角度扫查，然后嘱患者缓慢呼吸，防止遗漏肋骨后方的病变，扫查时探头应缓慢顺肋间滑行移动。

（4）为观察纵隔病变，宜在患者呼气后的屏气状态下扫查，可减少肺内气体的干扰，肋间宽度、肺内含气量均与呼吸动度有关，扫查中充分利用吸气、呼气的不同状态进行观察也很重要。

（二）胸腔积液

胸部X线片对范围较广的不透X线致密阴影，难以显示其内部的结构，而超声可较好地显示其内部病变，故有助于诊断。

超声显示胸腔积液灵敏而准确，它能显示很少量胸腔积液，大致估计积液量，确定积液部位，协助穿刺定位。此外，还可以通过积液观察胸膜的状态，有无增厚、絮状物、肿瘤浸润等。其声像特征如下。

1. 少量胸腔积液　积聚于胸腔最低部位即肋膈窦。患者取坐位，从肩胛线或腋后线肋间扫查；或仰卧位，探头与床面平行，作腋中线冠状切面扫查；在肝脏隔膜上可见三角形无回声暗区，与胸廓的交角呈锐角；需要注意与腹水及膈下积液鉴别，改变体位观察液体范围的变化有助于鉴别。

2. 血性胸腔积液或脓胸　常可见液性暗区内有细点状回声或条带状回声，胸腔积液内蛋白纤维结构显示为多数细回声带与胸膜相连，并互相粘连呈不规则蜂窝状，在液体中浮动。

3. 包裹性积液　在胸腔的任何部位均可发生，肋间切面呈现不规则形或椭圆形无回声暗区，局部胸膜常显示增厚，达5mm以上，液体无流动性表现。

4. 肺下积液　可见液体位于肺底膈上，声像图表现具有特征性。

5. 通过胸腔积液观察胸膜、膈肌形态和随呼吸的移动性　胸腔积液时，胸膜增厚显示较清晰，与健侧对比扫查更有助于判断：正常膈肌的呼吸移动幅度为1~2.5cm，右侧高于左侧，大量胸腔积液可致膈肌位置下移，肺不张继发胸腔积液时膈肌位置亦可无明显变化，肺组织明显受压萎陷，则横膈上移右侧达第4肋间或以上，左侧第5肋间或以上。实时超声显示膈肌运动清晰而简便，可用于观察多种病变所引起的横膈移动受限。

（三）周围型肺癌

超声可见肿瘤位于肺周围近胸壁，多呈类圆形，手术见到的分叶状肿瘤由于含气肺对肿块周边的遮掩，亦可显示为类圆形；内部呈弱至强回声，若发现气体强回声或小管样结构，则提示病变来自肺组织。因肺肿瘤发生的位置与胸膜、胸壁的关系和病变类型不同，声像图表现也有差异，分别阐述如下。

1. 外周型肺肿瘤未侵及胸膜　在病变区扫查，显示肿瘤较X线片及CT所见小，较小的肿瘤常随呼吸时隐时现，较大的肿瘤因气体遮掩干扰，超声显示时大时小，肿瘤的表面可见胸膜细带状回声呈弧形，并与肿瘤及后方含气肺随呼吸上下移动，高频率探头观察常可见肿瘤近旁胸膜欠平整。

2. 外周型肺肿瘤侵及脏层胸膜　肿瘤与胸壁有分界，其间常伴有少量胸腔积液无回声区，肿瘤两侧可见脏层胸膜细带状回声，至肿瘤近旁逐渐增厚不平整并向内凹陷，模糊不清，肿瘤及胸膜、含气肺随呼吸上下同步移动。

3. 外周型肺肿瘤侵及胸壁　可累及邻近肋骨与胸膜，出现胸膜外征，肿瘤一般较大，形态不规则，内部回声不均匀，位于胸壁下，肿瘤两侧可见脏层胸膜带状回声欠平整或增厚，至肿瘤近旁逐渐模糊、残缺中断，并可见少量胸腔积液无回声区位于肿瘤旁侧脏层胸膜前方；呼吸运动时，肿瘤上下的胸膜及周围后方的含气肺活动受限或固定不动，说明肺周边肿瘤与胸壁有不同程度的粘连、浸润。肿瘤常累及邻近肋骨，受侵局部可显示在不完整的双带状回声内见不规则的弱回声区。

（四）肺不张

由于支气管内阻塞及外压性病变或者大量胸腔积液等原因压缩肺组织，造成肺内完全无气体及部分无气体而导致不张或膨胀不全，肺体积不同程度缩小，用超声可清晰观察到萎陷肺的内部结构。其声像图特征如下。

1. 一侧肺不张　可见一侧肺各叶明显缩小，回声类似肝实质，呈弱回声，内有清晰的小气管引起的管状回声，说明一侧肺完全不张；肺叶的大小形态因肺萎陷的程度、范围和病程的长短而不同。萎陷肺的底部断面呈锐角，常伴有多量胸腔积液。

2. 一叶或部分肺不张伴有胸腔积液　病变区呈弱回声,局部脏层胸膜不光整或内陷,尤以下叶肺不张显示较清晰,采取腋中线或腋后线在冠状切面扫查时易显示。

3. 肺膨胀不全　回声水平较肝脏强,内有散在的强回声斑点闪动,随呼吸肺叶体积有改变,吸气状态扫查体积增大,气体强回声范围亦增大,说明支气管尚通或未完全阻塞;去除病因或抽出积液后易使肺重新充气张开,声像图可显示气体强回声逐渐增多、肺体积逐渐增大。

4. 癌性胸膜炎或肿瘤合并肺不张　由于多量胸腔积液,显示从胸壁向腔内有突起的不规则转移病灶或位于不张肺内的肿瘤,可呈弱 - 等 - 强多种回声,胸膜表面增厚多呈结节状弧形隆起。

5. 肺与胸膜粘连　显示肺组织局部或广泛与胸膜粘连,呼吸移动一致,改变体位扫查,可见相连部位不受胸腔积液影响,不变动。

三、肺肿块穿刺活检

随着影像检查技术的进展和细胞学诊断技术的提高,经皮肺穿刺活检在临床工作中受到重视,目前已成为对肺外周型肿块定性诊断的重要检查方法。超声引导经胸壁肺穿刺活检常能迅速获得病理诊断,其方法简便、安全、准确、非常实用。

(一)适应证

一般来说,凡是超声能够显示的各种肺部占位性病变,均可作超声引导穿刺活检,以下几种情况尤为适用。

1. 肺外周型肿块行纤维支气管镜活检结果为阴性或检查失败者。

2. 对于肺部肿块患者,由于有远处转移或合并其他疾病,不宜手术或拒绝手术治疗,临床选择化疗或放疗方案需要明确病理组织学分类者。

3. 原发部位不明确的肺转移癌,穿刺活检了解转移瘤的组织来源者。

4. 肺部炎性肿块(如肺炎性假瘤、肺化脓症、结核球等)临床治疗前需要明确诊断者。

5. 超声引导穿刺向肺癌癌块内直接注射化疗药物者。

(二)禁忌证

1. 有严重出血倾向者。

2. 近期内严重咯血、呼吸困难、剧烈咳嗽或不能合作者。

3. 有严重肺气肿、肺瘀血和肺源性心脏病者。

4. 肺部肿块声像图显示不清晰者。

(三)针具和术前准备

1. 针具

(1)细胞学检查选用 22G 或 23G 细针,长度以 12cm 和 15cm 较适用。

(2)组织学检查选用切割细针 23G。

2. 术前准备

(1)检查血常规、血小板和出凝血时间,必要时查凝血酶原时间。

(2)根据胸部 X 线片或 CT 显示的病变位置,选择靠近病变处肋间隙进行超声扫查。在显示肿块后,从不同角度进行全面扫描,再自上而下顺每一肋间隙逐一扫查,了解病灶范围、形态、内部结构与周围脏器以及血管的关系等,决定穿刺部位。

(3)术前向患者进行必要的解释工作,使之配合,如教患者学会浅呼吸和短暂屏气动作等;对于过分紧张的患者,术前半小时注射地西泮 10mg。

(四)操作方法

病变位于前胸者通常取仰卧位或侧卧位,以充分展开肋间隙,良好地显示病灶,经前胸壁穿刺。病变位于后胸时,经后胸壁穿刺。若后胸壁穿刺遇及肩胛骨,则改为前壁进针。遇到多发肺病变时,应选择靠近外周较大的病变进行活检。

穿刺区域常规消毒后,铺盖无菌手术巾,换上无菌的穿刺探头,再次确定穿刺靶区,并测量皮肤表面至穿刺靶区的距离。皮肤局部用1%利多卡因进行浸润麻醉,避免麻醉时麻醉药进入肋间血管,注意勿伤及肺脏。

1. 抽吸活检　针吸细胞学检查时,将穿刺针沿探头孔槽刺入,并在超声引导下缓慢进针,直至进入预定穿刺目标;拔取针芯,接上10mL注射器,在保持负压状态下使针尖在病灶内作小幅度来回提插2~3次;然后去掉负压拔针,迅速将抽吸物推置于玻片上,涂片后立即用95%乙醇溶液固定,送细胞室检查。

2. 切割细针穿刺活检　用23G针切割活检时,首先将引导针经皮穿入胸腔,然后在超声引导下,将切割细针穿刺插到肿块边缘即停针,再提拉针栓并锁住于负压状态。此时针芯回缩露出针尖切割缘,针尖亦空出前端3cm长,整个针尖呈打孔器状,然后把针推入肿块内并旋转以断离组织芯,出针后将所取的组织芯推置于一小块消毒纸片上,使其呈直线状,尽量避免卷曲破裂,然后把该纸片置于中性缓冲甲醛溶液中,固定4小时后取出,将组织块从纸片上刮下,置于两层纱布之间。脱水后作石蜡包埋、切片,染色后显微镜下观察。

(五) 注意事项和并发症

1. 注意事项

(1) 准确的超声定位,选择最佳进针途径与穿刺部位是成功的关键,尤以较小的肺部肿块更为重要。

(2) 为避免气胸、出血等并发症的发生,穿刺尽可能选用细针,原则是病变较小,距体表较远则宜采用细针22G或23G。若病变较大,靠近体表也可用19G或18G粗针。

(3) 尽量减少穿刺次数,细针一般以穿刺4针为限。粗针活检原则上只要获得足够的组织块则不作第2针活检。第1针不满意时亦以2针为限;组织学活检也可一针两用,即针腔推出组织碎片后,其内血性内容物作涂片检查。

(4) 肋间穿刺时,选择肋骨上缘进针,以免刺伤肋间动、静脉。

(5) 穿刺针通道力求少损伤正常肺组织,以减少气胸发生。

(6) 当针尖显示不清时,切忌盲目进针。此时,可稍调整探头角度,在针尖显示后再穿刺,当针尖强回声与肺肿块内气体回声混淆时应稍上下提插穿刺针,有助于确认针尖。

(7) 进针与拔针宜在平静呼吸中自然屏气状态下进行,不必强求患者用力屏气,以免造成大口喘气而致穿刺失败。

(8) 穿刺针在肿瘤实质性区域才能获得满意的结果。

(9) 较坚硬的肿块,往往抽吸费力,应注意反复提插,动作要轻柔,抽吸负压不宜过大,否则抽吸血量过多会冲淡细胞,影响诊断。

(10) 穿刺全过程最好有临床科室和超声科医师联合工作。

(11) 涂片一定要均匀,范围不宜过大。

2. 并发症

(1) 由穿刺引起肿瘤的播散或种植的发生率极低。

(2) 细针穿刺活检后引起出血的发生率很低。

(3) 对于肺癌特别是中心型者,细针穿刺活检可引起气胸。发生气胸后,如果为少量,肺压缩30%以下,可行胸穿抽气,如果大量气胸漏气或持续漏气,则应做胸腔闭式引流术。

(4) 细针穿刺活检后引起感染或感染扩散的病例极罕见,为慎重起见,对感染病灶的进针次数应尽量少。

四、B超导航架在放射性粒子植入中的应用

超声探头的扫描厚度仅数毫米,穿刺时穿刺针稍微偏离扫描平面,屏幕上即不能显示出针体反射,所以徒手操作难以准确地掌握穿刺角度和厚度。在探头上附加导航架,即可保证穿刺针能沿预定的穿刺角度和深度,进入扫描平面,刺中靶区,并可实时监视全过程,从而提高了穿刺的准确性和可靠性,保证了粒子植入肿瘤内,且有良好的空间分布。导航架须具备以下条件。

1. 针槽长度大于3cm,以保证穿刺针不偏移。

2. 针槽口径须能符合不同规格的穿刺针。穿刺针移动时,不能有晃动或阻力感。

3. 针槽装置有四种类型

(1)导航架附有不同规格的针槽,使用某种规格的穿刺针,则选用相应规格的针槽置入导航架。

(2)导航架附有数条平行的针槽(监视屏幕上分别有相应的引导线),穿刺时,只须将穿刺针插入相应规格的针槽。

(3)导航架的针槽口径可按需调节。

(4)导航架的针槽盘含多条不同规格的针槽,针槽盘可旋转,按需要将与穿刺针相应规格的针槽转入针道。

4. 角度控制调节装置有两类　一类是固定式,即只有一种进针角度;另一类是可调式,即可选择不同角度进针,粒子植入时选用后者。

5. 容易将针插入及卸离导航架。

B超下放射性粒子植入治疗胸部肿瘤主要针对浅淋巴结转移瘤和部分胸壁肿瘤。经B超扫描肿瘤部位,选择穿刺角度,注意肿瘤内血供及周围血管。常规消毒麻醉后安装导航架,在B超显示屏上显示进针轨道。经导航架针孔进植入针后,动态查看进针情况,以便随时进行矫正,保证植入针在轨道中由浅入深到达距瘤体远端0.5cm。粒子植入时继续动态查看退针情况,当植入针尖在距瘤体近端0.5cm处植入最后1颗粒子。

五、术后质量验证和随访

(一)质量验证

植入粒子后必须进行剂量验证。

1. 粒子植入术后即刻或术后1天复查CT,确认植入粒子的数目和空间分布。

2. 将CT片,输入TPS行质量验证。如存在剂量冷区应及时补种粒子。

(二)随访

术后短期随访时间为粒子植入后1个月、2个月、6个月。B超或CT检测肿瘤大小变化,根据国际标准判定其疗效。

B超引导下经皮穿刺^{125}I粒子植入治疗胸部肿瘤,特别是浅淋巴结转移瘤已普遍应用,具有微创、适时监控、不良反应少、疗效确定等优势。不足之处是与CT引导下粒子植入相比,存在植入层面不精确及通道针距有误差,不能完美达到粒子在瘤体内剂量学排布。

第五节　纤维支气管镜在放射性粒子治疗胸部肿瘤中的应用

一、纤维支气管镜的构成及用途

纤维支气管镜(flexible fiberoptic bronchoscopy,FFB)是利用导光玻璃纤维可曲性和纤维光束亮度强的特点,将其制成可弯曲的内镜,进入各种有角度的腔道,看清病变,用以诊断和治疗疾病。

(一)组成与性能

1. 纤维内镜　由导光束和镜体组成,导光束将冷光源发出的光束导入镜体之导光纤维用作照明,镜体包括操纵部、软镜身及可弯曲部,其远端可弯曲部可作不同角度弯曲,视野75°直视;气、水及器械通道的内镜在2.8mm时,做治疗更为适宜。

2. 冷光源　为内镜提供光源,经反光镜和聚光镜系统,射入导光束,导入体腔内。

3. 附件　①观察和记录装置,摄像机、监视器、电脑工作站等;②诊断、治疗附件;③清洗消毒、维修附件等。

（二）优点

可看清肺叶、肺段各支气管细微结构与病变,钳取标本、细胞学涂片、吸痰、取异物,治疗病变。

（三）适应证

1. 用于诊断　如长期不明原因的咯血,痰中发现肿瘤细胞,为进一步确定其性质、部位、范围,用于肺与支气管病变诊断、术后随访观察等。

2. 用于治疗　①吸出气管内分泌物、解除阻塞,如肺手术后肺不张;②摘除气管内良性病变、肿瘤、肉芽肿;③取异物;④治疗大气管内恶性肿瘤;⑤用于放射性粒子植入。

（四）禁忌证

严重心肺功能不全,急性上呼吸道炎症,结核、哮喘发作、高血压、大咯血、全身衰竭,大气管肿物阻塞管腔或外压致气管严重狭窄并发呼吸衰竭。

二、纤维支气管镜检查方法

（一）术前准备

1. 了解病史,复查胸部 X 线片、CT 等资料及查体。

2. 术前禁食水,术前半小时阿托品 0.5mg 皮下注射,地西泮 10mg 肌内注射,取下活动义齿。

（二）麻醉

一般采用局部黏膜麻醉,个别患者可采用全身麻醉。

（三）患者体位

根据术者习惯及患者情况,取坐位、半卧位或平卧位。

（四）纤维支气管镜的导入

麻醉满意后,患者取坐位,接心电、血氧监测,一侧鼻导管吸氧,镜身通过已麻醉的另一侧鼻孔导入声门时,继而令患者吸气,声门开放,继续进镜至隆突摄片。先观察健侧气管,摄片后再进入病变侧气管,寻找病变。

（五）取病理

通常采用活体组织钳咬取,细胞刷片。看清病变后,术者将活检钳由器械孔进入镜体,伸出镜体远端 0.5~1.0cm,助手张开钳口,术者抵住肿物或病变,助手闭钳、夹住,术者抽钳,取出标本,甲醛溶液固定后送病理检查。细胞涂片,将细胞刷浸生理盐水由活检孔伸至病变反复涂擦,取出刷子,涂在玻片上,固定后送检。

（六）注意事项

最重要的是观察患者心律及血氧变化,术中经一侧鼻孔给氧,流量为 5L/h 左右。发现异常情况时,立即暂停操作,并作相应处理。

三、纤维支气管镜检查麻醉方法

麻醉对纤维支气管镜检查能否顺利进行关系很大,插入纤维支气管镜的过程会对呼吸道产生刺激,通常引起患者恶心、咳嗽,甚至强烈抵抗会导致插镜失败。所以必须要有良好的麻醉,一般多采用局部黏膜表面麻醉。少数特殊病例或小儿可用全身麻醉。

上呼吸道的感觉神经由脑神经及其分支支配。上呼吸道麻醉无明确的定位,支配上呼吸道的脑神经极难选择性麻醉。

国内对呼吸道的麻醉常用的方法主要有喷雾法、雾化法、气管内滴注法、环甲膜穿刺法和局部神经阻滞法,各有其优缺点。因喷雾法和气管内滴注法简便易行,患者痛苦小,目前常用。另 3 种方法由于麻醉不彻底,镜头进入鼻腔、咽喉部、声门下及支气管时还要用 1% 丁卡因、2% 利多卡因加深麻醉。特别是环甲膜穿刺和局部神经阻滞法需要有经验的专科医生或麻醉师来实施,因此不作首选。

天津医科大学第二医院采用喷雾法和滴注法相结合的麻醉方法。一般先用 1% 麻黄素和 1% 丁卡因在双侧鼻腔各喷 2 次,再向咽后壁喷一次 1% 丁卡因,喷咽后壁的同时嘱患者发出"啊"的声音,使咽后壁充分暴露,以便麻醉药在咽后壁均匀分布,观察患者片刻,是否有反应,如果没有反应,则用棉签裹上棉片,滴上 1% 麻黄素和 1% 丁卡因数滴,用间接鼻镜把鼻孔撑开,在头镜直视下把棉片顺下鼻道放在较宽敞的一侧鼻孔,直到后鼻孔,使整个鼻道达到麻醉效果,然后把麻醉用的喷子向下达 45°,再将喷子的前端伸向喉部,右手捏皮球喷出 1% 丁卡因,每次 4~5 喷,喷完后令患者吐出残余的麻醉药,以便把麻醉药控制在最小量。这样还有一个优点是,因咽后壁喷的麻醉药较少,在向外吐的同时又让咽后壁加深麻醉,称为反向麻醉或逆向麻醉。这样反复 4~5 次,每次间隔约 1 分钟,再用 2.5mL 注射器抽取 1% 丁卡因 1mL,插在金属制麻醉滴管上,令患者用纱布拽出自己舌头,麻醉者左手持间接喉镜对准患者的声门在额镜直视下,用金属制麻醉滴管挑起患者的会厌,让患者发出"咿"或"唉"的声音,同时把注射器里的麻醉药缓慢滴在声带上,立刻令患者吸气,麻醉药同时进入声门下,这时患者会发生呛咳,说明麻醉药已经到位,在这里要强调滴入麻醉药时一定要缓慢,否则会引起喉痉挛。发生喉痉挛时嘱患者不要紧张,保持安静,做吞咽动作,一般会缓解。如果患者舌根较厚,咽腔较小而间接喉镜窥视不满意者,就在下气管镜到达声门时用麻醉滴管从气管镜管腔内伸出对准声门滴入 1% 丁卡因 1mL 即可。

一般采用经鼻进镜,因为经鼻进镜可以达到固定镜体的作用,减少对咽部的刺激,减少患者的恶心,方便操作。气管镜到达声门时用 2% 利多卡因 10mL,在声门处用 1mL 强化麻醉,患者吸气的同时将气管镜进入气管内,随着镜体推进再把 2% 利多卡因 2mL 滴入,到达隆突时左右主支气管内各滴入 2% 利多卡因 1mL,然后左右支气管内各叶口分别滴入 2% 利多卡因 1mL。如果遇到肿瘤的瘤体容易出血而又要取活检时,则将 1 滴肾上腺素滴入 2% 利多卡因 8mL 中摇匀,取其稀释液 2mL 滴在瘤体表面或用气管镜内专用穿刺针于 1 点或 2 点位置穿进瘤体注入 0.25mL,瘤体变为苍白色时活检,可明显减少出血。

这样的麻醉方法可以持续 40~60 分钟。对粒子植入、手术、活检都能顺利完成。丁卡因建议采用 1% 浓度,总量控制在 6mL 以内。

麻醉滴管为塑料制品,不能用高压消毒,常规用 2% 戊二醛溶液浸泡 20 分钟。使用时必须先用清水冲洗干净,抽吸 2% 利多卡因 2mL 冲洗腔内残存的消毒液。要求一人一管,杜绝交叉感染。

四、中心型肺癌的纤维支气管镜下所见

中心型肺癌专指生长在段以及段以上支气管的癌肿。一般都可通过 FFB 发现,通常根据有无瘤体发现分为两大特征。

1. 直接象征 在纤维支气管镜下可见瘤体,依其生长特性,又分为以下两种。

(1)增生性改变:肿物镜下呈结节样、菜花样、息肉样、乳头样。有时瘤体覆盖白色坏死组织的"假膜",常向管腔突出,导致管腔不同程度阻塞。

(2)浸润性改变:癌肿在支气管黏膜层或黏膜下层浸润生长,可见黏膜粗糙不平,局部增厚隆起,触之易出血,管腔呈不同程度的狭窄、阻塞。

2. 间接象征 在纤维支气管镜下未见明确肿物,为癌组织穿透支气管壁外膜层,向肺内生长形成肺门肿块,管腔仅表现为黏膜充血、水肿、糜烂、溃疡、增厚、僵硬、嵴增宽变平、管腔受压变窄。

五、纤维支气管镜对肺癌和支气管转移瘤的鉴别诊断

很多恶性肿瘤,诸如乳癌、肺癌、胃癌、子宫癌、卵巢癌、肾癌、结肠癌、直肠癌、肝癌、颌下腺癌、恶性纤维组织细胞瘤、横纹肌肉瘤、脑瘤等均可在晚期发生肺转移。病灶常为多发,单一转移性结节少见。常用的方法是在镜检时肿物活检或刷检,送病理检查以确定病变的组织起源。但转移癌是由血行转移至肺内,经 FFB 检查常为阴性,鉴别意义往往大于诊断意义。

六、纤维支气管镜在肺癌治疗中的应用

(一)经纤维支气管镜的激光治疗肺部肿瘤

掺钕钇铝石榴石激光主要应用于突入支气管腔内,是对气道狭窄所致高度呼吸困难肺癌患者的一

种紧急措施。目的是解除呼吸道梗阻,改善通气和缓解缺氧状态,是一种姑息性治疗。目前此种治疗方法在临床工作中已应用不多。并发症主要有以下几种。

1. 出血 为肿瘤本身引起,多不严重。

2. 穿孔 激光功率高,照射时间长可引起支气管壁穿孔。

3. 肺感染。

4. 哮喘。

(二)纤维支气管镜冷冻治疗肺部肿瘤

使用一氧化氮作为制冷源,经 FFB 导入冷冻探头,使其顶端形成冰球与肿瘤接触或插入瘤体内进行冷冻,必要时可反复冻融。术后 4~6 天行 FFB 复查,1~2 个月后再行 FFB 随访。此种治疗方法目前只有少数医院在应用,未得全面推广。

(三)纤维支气管镜介入腔内后装机放射治疗肺癌

1. 方法 用聚乙烯细导管经 FFB 放入支气管,称为导源管。将放射源 ^{192}Ir 经导源管放入支气管腔进行内放射治疗,称为后装放射治疗。

2. 适应证 近距离后装放射治疗主要适用于局部,对放疗敏感的肿瘤,尤以各种中心型肺癌最为适宜,可解除气道阻塞,改善通气,缓解阻塞性肺炎症状。

3. 并发症 最严重的并发症是气管瘘形成及致死性出血。这是由于腔内放疗后肿瘤组织坏死血管破裂所致,给予准确的剂量测定,可减少此并发症发生;还有放射性气管炎和气管狭窄,以及由此而引起的刺激性咳嗽,活动后气促,严重者可导致肺间质纤维化,放射性食管炎是后装放射治疗的另一并发症。

(四)纤维支气管镜介入微波治疗肺癌

目前,微波的局部高热作用已逐步应用于临床治疗。其选择性杀伤肿瘤细胞,使原发肿瘤迅速缩小,解除气道阻塞,改善呼吸困难症状,利于阻塞性肺炎消散。目前相关报道不多。

1. 适应证 经病理证实的各种类型的中心型肺癌、晚期肺癌、失去手术机会或不耐受手术者。

2. 并发症 最常见的严重并发症为支气管壁穿孔,并发各种瘘形成。可侵及周围器官,引起相关严重症状。有出血发生时,可出现咯血,严重时可发生窒息。

(五)纤维支气管镜下瘤体内注射无水乙醇治疗晚期肺癌

用导管注射针直视下刺入瘤体缓慢注入无水乙醇 7~20mL。每周或 10 天重复注射一次,4 次为一疗程。

(六)经纤维支气管镜光动力学治疗肺部肿瘤

肿瘤光敏剂是由多种卟啉衍生物组成的混合物,其中某些成分能被肿瘤组织选择性聚积并潴留,在特定波长的光刺激下,可发生一系列光动力学作用。卟啉分子通过能量转移产生单态氧,氧化敏感的结合物,发生细胞毒作用,起到杀死癌细胞的作用。适用于不能手术的中心型肺癌、肺癌术后残端复发癌或气管内转移癌患者,可改变患者气道阻塞等症状。

(七)经纤维支气管镜行局部化疗

常用药物有丝裂霉素、5-氟尿嘧啶、多柔比星、顺铂等。主要适用于晚期不能手术治疗的中心型腔内生长的恶性肿瘤。使用 FFB,将注射针头刺入瘤体中心,注入化疗药物,消除肿块,改善通气,提高生活质量。

(八)经纤维支气管镜直视下植入放射性 ^{125}I 粒子治疗大气管内肿瘤

放射性 ^{125}I 粒子以其局部高剂量、周围组织低剂量、半衰期长、并发症少等优点在肿瘤近距离组织间治疗中发挥越来越重要作用。这项技术是在支气管镜局部化疗基础上发展起来的。

方法是经 FFB 检查,明确气管腔内型肿物部位、活检病理证实肿瘤类型后,在 FFB 直视下,用特制导管、导丝在肿瘤瘤体上刺出粒子植入通道,然后按术前计划治疗系统所计算的粒子数,选择合适活度的粒子,按一定立体排布植入瘤体当中,一般为 8~12 颗粒子。分别于术后 1 个月、2 个月、6 个月行 FFB 和 CT 复查,验证治疗效果。此项技术需要 FFB 器械孔直径为 2.8mm,大多数内科用于诊断的 FFB 器械孔直径为 2.0mm，不适用于粒子植入，影响了该项技术的推广应用。

第六节　胸腔镜在放射性粒子治疗胸部肿瘤中的应用

胸腔镜是 20 世纪 90 年代初开创的一种全新的胸外科手术技术，具有创伤小、痛苦轻、恢复快、疗效可靠，符合现代微创的优点而得以迅速发展。^{125}I 放射性粒子是一种低能射线的放射性核素，将其植入瘤体内治疗恶性肿瘤是近几年国内兴起的新疗法。胸腔镜开始应用于胸外科是在 1910 年，由瑞典内科医生 Jacobaeus 首次应用在胸腔粘连烙断术，一开始胸腔镜主要用于肺结核的治疗，迄今已经有一个多世纪的历史。直到 20 世纪 80 年代，随着光学技术的发展，尤其是内镜视频技术的进步，胸腔镜及其配套设备日臻完善，使得传统胸腔镜外科逐渐发展为一门独立的手术技术——电视胸腔镜技术。电视胸腔镜手术（video-assis-ted thoracoscopic surgery，VATS）是一种在电视影像监视引导下辅助完成一系列手术操作的胸部微创手术，具有手术切口小、术后疼痛轻、并发症少、恢复快、住院时间短等优点。

随着内镜手术适应证的不断扩大，过去一些只能通过开胸才能完成的手术已完全可以在电视胸腔镜下完成，电视胸腔镜手术的种类和数量在逐年增加。电视胸腔镜手术在肺癌治疗中逐步得到应用。目前的胸腔镜微创手术是一种安全有效的治疗方法，并在外科医生的努力下，不断完善成熟，通过胸腔镜可以治疗大多数的胸外科疾病，NSCLC 患者同样可以在胸腔镜下完成手术治疗。胸腔镜手术与普通开胸手术相比最大优势在于创伤小、术后恢复快、住院时间短。采用胸腔镜辅助小切口行恶性肿瘤 ^{125}I 粒子植入术的优点是靶区定位准确、视野清晰，又同时可以行肿物探查，切除与活检。

一、胸腔镜观察方法

通过胸腔镜观察胸部解剖结构与传统开胸直视下手术有很大不同，同一胸内器官在不同角度的胸腔镜视野中其荧光屏上的位置和形态差别很大。进行胸腔镜检查要掌握胸腔镜观察的共同特点。当胸腔镜位置放正后，胸腔镜头顶端光线照射区即显示在荧光屏的上部，镜头下端光线照射区投影在下部。

1. 常用的胸腔镜观察视野是经背部套管中放置胸腔镜观察整个胸腔，此时在监视器上显示的胸内脏器位置关系基本同常规后外侧切口开胸所见。以左胸为例，此时前胸壁结构显示在监视器上部，后胸壁器官显示在监视器底部，胸底部器官在荧光屏左侧，胸顶部器官在右侧。

2. 第二种常用的观察视野是经腋中线最下套管置入胸腔镜进行胸腔观察，胸顶部结构显示在监视器上部，胸底部结构在底部，前胸壁结构在左边，后胸壁结构在右边（以右胸为例），这种视野适合做胸顶部的手术及探查。

3. 此种较常用的胸腔镜观察术野与第二种相反，荧光屏图像与第二种颠倒，主要用于肺及胸底部病变的手术操作，只要掌握了这些胸腔镜观察的基本原则，才可以按照手术需要随时选择最理想的观察视野。

二、胸腔镜探查术

1. 适应证　经过无创检查、FFB 检查、胸腔积液细胞学检查仍无法确诊的胸部肿块以及肺部小微结节的患者，可行胸腔镜探查术，待快速病理报道证实诊断后，可考虑同时行肺楔形切除、亚肺叶切除、肺叶切除、^{125}I 放射性粒子植入、胸膜固定、心包引流等手术。

2. 麻醉　通常采用双腔气管插管，静脉复合麻醉，健侧肺通气。

3. 体位与切口　肺肿瘤和纵隔肿瘤患者通常选用健侧卧位，传统采用 3 个切口，第 1 切口按常规取腋中线第 6 或第 7 肋间，第 2 切口位于腋前线第 4 或第 5 肋间，第 3 切口可根据实际需要按三角形原则确定；关于手术辅助，小切口位置应按实际需要而定，多在第 4 或第 5 肋间。随着技术的进步，切口逐渐减少，2 个切口应用较为普遍。目前，单孔胸腔镜技术也得到越来越多的应用。单孔切口位于腋前线与腋中线间第 4 或第 5 肋间，长 3~5cm，切口使用中号切口保护套保护。

4. 胸内及肺内肿物定位与探查

（1）胸腔镜直接观察：肺内肿物起源于肺表面或侵及脏层胸膜时，胸腔镜可直视到肿物或肿物样特征，如癌脐、胸膜凹陷征；当肿物较大时，肺完全萎陷后也可直接看到肿物的突起。

（2）器械探查：肿物小于 1cm 或肿块位于肺实质内，胸腔镜无法观察，就需要借助手术器械来明确肿块部位及大小，可用卵圆钳推挤或夹提，推挤是用卵圆钳头部推挤可疑肺组织，若遇肿物会有明显的阻挡感，直径大于 1cm 的肺实质肿物，此法可明确病变位置。夹提法是用卵圆钳轻夹或抓提可疑肺组织，若抓提到肿物会有明显的肿物阻力，上述两种方法结合应用，在可疑肺组织内多会找到肿物。

（3）手指探查：当上述方法无法确诊时，我们可将距可疑肺组织较近的胸壁套管拔除，经该切口进入一个手指探查该处肺组织，若手指触诊不满意时，可以用卵圆钳提起可疑肺组织，并将其推向手指处，协作指诊，当辅助小切口时，手指探查更容易。

（4）术前胸部 CT 或 B 超指引下细针定位：术前胸部 CT 或 B 超对病灶的定位和定量是最基本的要求，这一定位对第 2、第 3 切口的选择和术中能否扪及肿物有决定作用。对于直径小于 2cm 的小微结节，可在 CT 定位下，用细钩针（即 Hook-wire 定位技术）经皮肿物旁穿刺定位，定位满意后进手术室手术；B 超定位仅适用周围型肺癌紧贴胸壁者。

（5）术前胸部 CT 或 B 超引导下用亚甲蓝或医用胶水注入行病灶定位：使用亚甲蓝是利用其染色的特点便于术中定位，而使用医用胶水注射，是利用其在肺内形成硬节便于术中触诊定位。

（6）内腔镜 B 超辅助小切口术中定位：术中当患肺完全萎陷后，可采用内腔镜 B 超，或其专用探头紧贴萎陷肺脏进行探测，必要时采用生理盐水增强清晰度，常触发现直径小于 1cm 的深部肿瘤。

总之，术中探查及定位的方法有很多，目前以细针钩（Hook-wire）定位技术为主。探查的内容除了要确定肿瘤的位置、大小外，还要探查胸腔积液、肺不张、肺门及纵隔淋巴结、肿瘤周围情况，以选择采用手术切除或 ^{125}I 粒子植入术等最佳治疗方案。

三、胸腔镜常用手术

（一）早期非小细胞肺癌肺叶切除术

根据切口大小分为全胸腔镜下肺叶切除术和胸腔镜辅助小切口肺叶切除术。目前，全胸腔镜下肺叶切除治疗早期 NSCLC 的技术已渐成熟，全胸腔镜下肺叶切除术的五年生存率与胸腔镜辅助小切口和开胸手术治疗早期 NSCLC 无统计学差异。手术多为解剖性肺叶切除，手术原则和切除彻底性与传统开胸肺叶切除相同。均采用双腔气管插管全身麻醉，单肺通气，健侧卧位，适当前倾，肩下垫枕。胸腔镜套管切口位于第 8 肋间腋后线，长 1.5cm，肩胛下角线第 8 肋间做 1.5cm 切口为辅助操作孔，第 5 肋间腋前线做小切口长约 4cm 作为操作孔，此操作孔仅供进出器械和取出标本使用，无须放置开胸器，不牵开肋骨。所有操作过程均在胸腔镜下进行，不借助前侧小切口进行观察。通常是经叶间裂分别处理血管和支气管，如遇到叶间裂分化不全者，先处理肺静脉，再切断支气管，最后分别处理肺动脉各分支，然后将肺叶放回适当位置，沿分裂不全的肺叶裂处用内镜直线缝合切开器将肺叶切除，并放入标本袋中，自前侧操作孔中取出。肺叶完整切除后进行系统性纵隔和肺门淋巴结清扫，右侧清扫 2R、3R、4R、7、8、9、10 组淋巴结，左侧清扫 3、5、6、7、8、9、10 组淋巴结，达到了完全性切除的标准。

（二）胸腔镜胸膜固定治疗恶性胸腔积液

肺癌晚期患者常合并大量胸腔积液，这种恶性胸腔积液的治疗方法有多种，包括机械法、滑石粉法、化学法、激光法、胸膜剥脱术等。

手术时在后胸壁肩胛骨下切一长 1cm 的切口，配合第三切口进行肺牵引以便更好地显露胸膜，再用卵圆钳夹箔金属球或干纱布放入胸腔内，对壁层胸膜用翻滚式手法反复摩擦胸膜，上至胸顶，下至膈肌以上壁层胸膜，以第 5 肋以上壁层胸膜为重点；摩擦程度以镜下看到胸壁出血和少量渗血为止。注意检查胸壁有否活动性出血，必要时用电凝止血。随后将金属细管放入胸腔内，通过金属细管将 3~10g 滑石粉均匀地喷洒在壁层胸膜上。

术后 2% 的患者诉胸壁僵硬。5% 的患者出现术侧胸壁疼痛、发热，可给解热镇痛对症治疗。术后患者生存期为 1~60 个月,中位生存期为 5 个月,平均 12.4 个月,35% 的患者生存期超过 2 年。患者伴肺内肿块的,可同时行胸腔镜下 ^{125}I 粒子植入术。

(三)胸腔镜心包开窗术

肺癌晚期,病变侵及心包会引发大量心包积液,导致不同程度的心脏压塞,常危及生命。已有大量文献证明,经胸腔镜做心包开窗引流是治疗顽固性恶性积液的一种安全有效的方法。可及时有效地排除引流心包腔内积液、解除对心腔压迫,同时能可靠地帮助明确病理诊断。该技术比经剑突下路径心包开窗术可以做到更广泛的心包切除,对合并存在的胸膜或肺内病变也可同期经胸腔镜处理。术后积液引流效果好,复发率低,是治疗恶性心包积液的良好选择。

通常采用的手术方法如下。

1. 自腋后线第 6 肋间做第一个切口 1cm,向前方向置入套管,以增加与心包之间的距离,减少心脏损伤可能性。

2. 由套管内置入胸腔镜,探查心包积液情况并确定膈神经走行位置。

3. 分别于腋前线第 3 肋间及第 7 肋间做第 2、第 3 切口。

4. 由第 2 切口置入抓钳,由第 3 切口置入电刀。

5. 于膈神经前方用抓钳提起心包,用电刀切开心包,吸除心包内液体,探查心包及心包腔情况。

6. 可用电刀切除膈神经前方部分心包,如心包内有分隔腔存在,应同时切除膈神经后部分心包,在分离心包与心外膜间粘连时,应注意避免损伤冠状血管及左心房壁。

7. 心包切除缘充分止血。

8. 术后常规放置闭式引流管,术后 3~5 天行胸部 X 线片,证实肺恢复膨胀时拔管。

四、胸腔镜下放射性粒子植入

(一)适应证

1. 周围性肺癌或中心型肺癌诊断明确者。

2. 诊断不清的肺部肿块,可术中探查并取活检,待冰冻活检报告证实恶性肿瘤后行 ^{125}I 粒子植入术。

3. 同侧肺多发疾病,病变个数 ≤3 个,伴有或不伴有纵隔,肺门淋巴结肿大时,多个病变部位可同时植入粒子。

(二)禁忌证

1. 呼吸系统不能耐受单肺通气,有人认为健侧肺功能 $FEV_1 \leqslant 800mL$ 为胸腔镜手术禁忌证。

2. 近期有严重心绞痛发作及急性心肌梗死及严重的室性心律失常。

3. 小于 6 个月,体重低于 8kg 的婴幼儿。

4. 合并严重的传染性疾病。

5. 凝血机制障碍。

6. 严重的胸膜粘连、气管支气管严重畸形。

7. 恶病质。

(三)TPS 应用

在整个粒子植入治疗过程中,治疗计划和方案的制订是至关重要的环节。它直接影响治疗效果,同时也决定了治疗的成败。术前将患者胸部 CT 勾画肿瘤靶区后输入 TPS,PD 120Gy,^{125}I 粒子活度 $2.59 \times 10^7 Bq(0.7mCi)$,设计进针通道,计算粒子总数。术中根据肿瘤切除的实际情况,调整计划。术后胸部 CT 扫描,进行质量验证。

(四)麻醉

常规采用双腔管气管插管静气复合麻醉。

(五)体位与切口

体位为健侧卧位。三个小切口,第一个小切口可造在第 6、第 7 肋间,第二个切口视肿物部位而定,必要时辅以 6~8cm 小切口,第三个切口定于第二个切口对侧。

（六）手术方法

1. 周围性肺癌　①周围性肺癌当肿物 <3cm 时,可采用胸腔镜辅助小切口下肺楔行切除,瘤床内 [125]I 粒子块植入术,这种手术适合于年老、心肺功能差、不能耐受肺切除的患者;胸腔镜下多辅助 6~8cm 小切口,对诊断不明的肺肿块,可以术中切除肿瘤,送冰冻病理。②肺转移癌大多数位于肺外周 1/3,以胸膜下常见,适合做肺楔形切除,其多为血行转移,肺内多发病灶可一次完成。

早期周围性肺癌（T1N0M0）局部切除的治疗效果是一个有争论的话题。Miller 等报道一组 NSCLC 周围型行局部切除后,术后复发率为 20%,若再行术后放疗,则复发率下降到 6%。Colonias 等报道 145 例因心肺功能差无法行肺叶切除的 NSCLC 患者,进行局部切除周边加粒子植入治疗,结果 3 年和 5 年生存率分别为 65% 和 35%。Mutyala 等报道 59 例术中切缘阳性或切缘邻近肿瘤的胸部肿瘤患者,行术中粒子植入后 1 年和 2 年局部控制率分别为 80.1% 和 67.4%,1 年和 2 年生存率分别为 94.1% 和 82.0%。Lee 等报道 33 例无法根治切除的 NSCLC 进行局部切除周边加粒子植入治疗,结果 T1N0 和 T2N0 期 5 年生存率分别为 67% 和 39%。说明永久植入放射性 [125]I 粒子治疗 NSCLC 可以对残存癌组织和瘤床潜在癌变区有很好的局部控制作用,能提高患者的生存率,已越来越广泛地应用于临床。

天津医科大学第二医院采用胸腔镜下肺楔行切除,瘤床放入 [125]I 放射性"三明治"粒子块,共 9 例,两年内未见局部复发。方法为术中肿物定位后,用肺钳或卵圆钳将肿物夹持提起,然后从肿瘤下方置肺切开缝合器,距肿物 2cm 处行一次或多次钳夹楔行切除肺组织,将"三明治"粒子块嵌入肺楔行切缘内,褥式缝合加生物胶固定完成手术。

2. 中晚期周围型肺癌　周围型肺癌中晚期（Ⅲ 期、Ⅳ 期）,不能手术根治或不能耐受肺切除术患者,可行胸腔镜下 [125]I 粒子植入术;手术辅助 6~8cm 小切口,切口位置应距肺癌较近,便于术者右手进入。首先探查肿物大小、位置、形状和与周围器官的关系,与术前 CT 片显示是否吻合,尽量分离粘连,将肿物及肺组织游离,暴露在切口最近位置,术者右手进入固定肿物,左手持植入针垂直刺入肿物,按术前 TPS 计划布针,针距 1cm,深度应穿过癌体中心距外缘 0.5cm,肿物较深时尽量选择对正常肺组织损伤较小的角度进行;穿刺针如遇瘤内出血时,少许退针后观察,布针可一次完成也可分次完成,布针时一定要避开周围重要脏器及血管,布针应均匀、适形、不留冷区,防止术后复发;退针时每间隔 1cm 布 1 颗粒子（图 2-10-52~ 图 2-10-57）。拔针后针眼压迫止血 5~10 分钟,再用生物蛋白胶喷洒封闭。手术结束时应反复吸痰、膨肺,常规行胸腔闭式引流,术后 2~3 天患侧肺膨胀并停止漏气后拔除引流管。

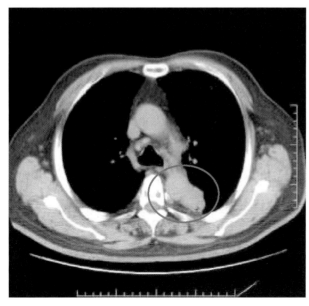

图 2-10-52　（病例 1）术前降主动脉后肺癌

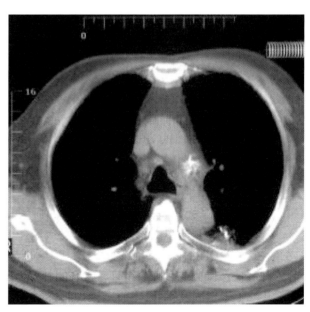

图 2-10-53　胸腔镜下粒子植入术后 1 个月 PR

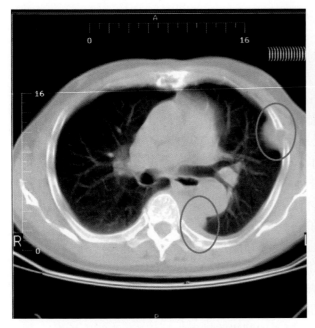

图 2-10-54 （病例 2）术前左肺多发肿物

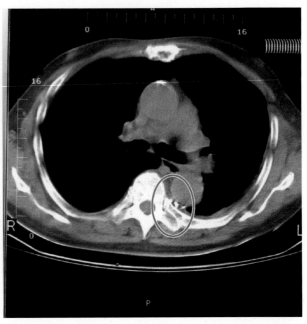

图 2-10-55 胸腔镜下切除胸壁肿物、左胸椎旁肿物粒子植入术后 2 个月 CR

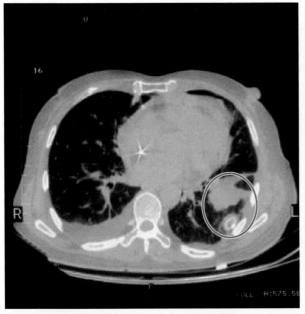

图 2-10-56 （病例 3）术前左肺肿物

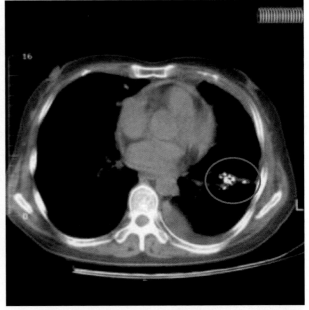

图 2-10-57 胸腔镜下粒子植入术后 2 个月 CR

3. 中心型肺癌 ^{125}I 粒子植入术 胸腔镜辅助小切口粒子植入治疗中心型肺癌手术,具有探查性质和多项手术一次完成的目的,如合并心包积液须行心包开窗引流术等手术要具备下列特征。

（1）肿物位置深,暴露困难。

（2）病变位于肺门,向纵隔转移导致纵隔淋巴结肿大或与之融合成一团块。

（3）肿物与肺门、纵隔、心脏大管浸润固定。

术中仔细分离粘连将肿物尽可能暴露,暴露在切口下方:右手通过小切口进入胸腔固定肿物,左手经皮穿刺,刺中肿瘤布植入针,最好一次性多排布针后胸腔镜直视下逐层植入粒子;如条件许可术中在B超探头引导下穿刺,可最大限地地避开血管,将粒子准确无误地植入瘤体内,B超引导粒子植入的缺点是由于探头切入方向及角度的频繁改变,使粒子植入欠均匀,B超引导粒子植入要求患肺完全萎陷,探头紧贴萎陷肺才能探及肿物,必要时使用生理盐水增强清晰度;术后针孔应用纱布垫压迫止血 5~10 分钟,并常规进行胸腔闭式引流(图 2-10-58、图 2-10-59)。

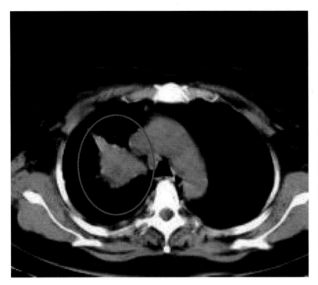

图 2-10-58　术前右中心型肺癌

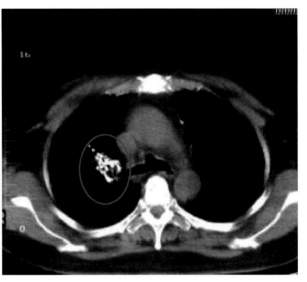

图 2-10-59　粒子植入术后 6 个月 CR

(七)术后处理

1. 常规胸腔镜术后处理,术后第 2 天床旁胸片观察肺膨胀及粒子分布情况。

2. 患者出现痰中带血,偶有大口血痰,治疗措施为止血、化痰,鼓励咳痰,预防性应用抗生素。

3. 常规辐射防护,如佩戴防辐射背心等。

(八)术后并发症及处理

1. 皮下气肿　发生胸壁、颈部皮下气肿而出现呼吸困难,术中出现时应放置胸腔引流管。

2. 痰中带血　一般在术后 1~5 天内发生,偶有大口血痰,治疗措施为止血、祛痰、鼓励咳痰或预防性使用抗生素。

3. 粒子游走　在粒子植入后粒子可能游走至其他部位,无须处理。

第七节　电子胃镜在放射性粒子治疗食管癌中的应用

一、电子胃镜的构成及用途

(一)组成与性能

电子胃镜主要由三部分组成:内镜、视频处理器和电视监视器。它无光导纤维导像束,导像系统由光电耦合器(charge coupled device,CCD)和电缆代替,不像光导纤维容易折断,因而更加耐用。电子胃镜可获得高清晰度的图像,通过计算机可以进行各种图像处理,进行三维显像、测定黏膜血流、黏膜局部血红蛋白含量及局部温度等。电子内镜的构成除了内镜、电视信息系统中心和电视监视器三个主要部分外,还配备了一些辅助装置,如录像机、照相机、吸引器以及用来输入各种信息的键盘和诊断治疗所用的各种处置器具等。具有操作简单、灵活、方便、诊断能力高等优势。目前,内镜检查技术包括普通白光内镜、电子染色内镜、放大内镜、共聚焦激光显微内镜、自发荧光内镜。

(二)适应证

1. 有上消化道症状,包括上腹不适、胀、痛、胃灼热及反酸、吞咽不适、哽噎、嗳气、呃逆及不明原因食欲不振、体重下降、贫血等。

2. 上消化道钡餐造影检查不能确定病变或症状与钡餐检查结果不符者。

3. 原因不明的急（慢）性上消化道出血，前者可行急诊胃镜检查，以确定病因并进行止血治疗。

4. 需要随访的病变，如溃疡病、萎缩性胃炎、癌前病变、术后胃出现症状等。

5. 高危人群（食管癌、胃癌高发区）的普查。

6. 适于胃镜下治疗者，如胃内异物、胃息肉、食管贲门狭窄等。

7. 使用胃镜进行食管粒子覆膜支架植入术，治疗食管恶性肿瘤。

（三）禁忌证

1. 绝对禁忌证

（1）严重心脏病，如严重心律失常、心肌梗死活动期、重度心力衰竭。

（2）严重肺部疾病：哮喘、呼吸衰竭不能平卧者。

（3）严重高血压、精神病及意识明显障碍不能合作者。

（4）食管、胃、十二指肠急性穿孔。

（5）急性重症咽喉部疾患胃镜不能插入者。

（6）腐蚀性食管损伤的急性期。

2. 相对禁忌证　急性或慢性病急性发作，经治疗可恢复者，如急性扁桃体炎、咽炎、急性哮喘发作期等。

（四）并发症

1. 心脏意外。

2. 肺部并发症。

3. 穿孔。

4. 感染。

5. 出血。

6. 下颌关节脱臼。

7. 喉头痉挛。

8. 腮腺肿大。

9. 其他。

二、纤维胃镜食管癌检查

（一）检查前准备

1. 为避免交叉感染，制订合理的消毒措施，患者检查前需做 HbsAg、抗 HCV、抗 HIV 等检查。

2. 检查前禁食 6~8 小时，在空腹时进行检查，如胃内存有食物则影响观察；已做钡餐检查者须待钡剂排空后再做胃镜检查；幽门梗阻患者应禁食 2~3 天，必要时术前进行洗胃，将胃内积存的食物清除。

3. 口服去泡剂 2~3mL，如西甲硅油，有去表面张力的作用，使附于黏膜上的泡沫破裂消失，视野更加清晰。

4. 咽部麻醉，目的是减少咽部反应，使进镜顺利，减少患者痛苦。有麻醉药物过敏史可不予麻醉。有两种方法：①喷雾法，术前 15 分钟用 1% 丁卡因或 2% 利多卡因等咽部喷雾麻醉，每 1~2 分钟 1 次，共进行 2~3 次；②麻醉制剂口服法，术前吞服即可检查，此法简单省时。

5. 镇静解痉药　一般患者不必使用，对精神紧张的患者，在检查前 15 分钟肌内注射或缓慢静脉注射地西泮 10mg，以消除紧张；在检查前 15~30 分钟肌内注射阿托品 0.5mg，可减少胃蠕动及痉挛，便于观察，但要注意其不良反应。

6. 嘱患者松解领口及裤带，如患者有活动义齿宜取出，轻轻咬住牙垫；取左侧卧位躺于检查床上，头部略向前倾，身体放松，双腿屈曲；口侧垫上消毒巾，消毒巾上放置弯盘，以承接口腔流出的唾液或呕出物。

（二）食管癌的纤维胃镜下所见

1. 食管癌主要是黏膜改变　早期食管癌在纤维食管镜下表现如下。

（1）肿物呈结节状、乳头状或小息肉状突向食管腔内，表面有糜烂或浅表溃疡存在。

（2）病变黏膜粗糙，呈橘皮状，色苍白或白斑样改变。

（3）病变处黏膜糜烂，有小凹陷，上覆白色或灰白色分泌物。

（4）黏膜斑片状充血与正常黏膜界限不清。若不见病变，为提高检出率，对可疑病变可用1%甲苯胺蓝（正常黏膜不着色，肿瘤染蓝色）或 Lugol 液 3%~5%（正常黏膜染棕色而肿瘤不着色）染色，对辨识病灶及指导内镜下活检有一定的帮助。

2. 病变内镜下分型　依照2002年巴黎分型标准和2005年巴黎分型标准更新版表浅型食管癌及其癌前病变（Type 0）分为隆起型病变（0-Ⅰ型）、平坦型病变（0-Ⅱ型）和凹陷型病变（0-Ⅲ型）。0-Ⅰ型又分为有蒂型（0-Ⅰp型）和无蒂型（0-Ⅰs型），0-Ⅱ型根据病灶轻微隆起、平坦、轻微凹陷分为0-Ⅱa型、0-Ⅱb型和0-Ⅱc型三个亚型；0-Ⅰ型与0-Ⅱa型病变的界限为隆起高达1.0mm（与张开活检钳单个钳片厚度1.2mm比较）；0-Ⅲ型与0-Ⅱc型界限为凹陷深达0.5mm（与张开活检钳单个钳片厚度的一半0.6mm比较），同时具有轻微隆起和轻微凹陷的病灶根据隆起/凹陷比例分为0-Ⅱc+Ⅱa型和0-Ⅱa+Ⅱc型；凹陷和轻微凹陷结合的病灶根据凹陷/轻微凹陷比例分为0-Ⅱc+Ⅲ型和0-Ⅲ+Ⅱc型。我国学者将早期食管癌病理形态分为隐伏型（充血型）、糜烂型、斑块型和乳头型。隐伏型多为原位癌；糜烂型大部分为原位癌，部分为早期浸润癌，癌细胞分化较差；斑块型最多见，大部分为早期浸润癌，癌细胞分化较好；乳头型主要为早期浸润癌，癌细胞分化一般较好。

3. 进展期食管癌　胃镜观察，轻者表现为食管黏膜有局限性或大片状糜烂或斑块状病灶，其间有大颗粒和乳头状突起病灶；重者则癌组织向管壁和官腔发展，主要分为以下四型。

（1）髓质型：癌组织在食管壁内弥漫浸润，使管壁明显增厚并向腔内外扩展，癌瘤的上下端边缘呈坡状隆起，多数累及食管周径的全部或绝大部分，切面呈灰白色，为均匀致密的实体肿块。

（2）蕈伞型：瘤体呈卵圆形扁平肿块状，向腔内呈蘑菇样突起，故名"蕈伞"。隆起的边缘与其周围的黏膜境界清楚，瘤体表面多有浅表溃疡，其底部凹凸不平。

（3）溃疡型：瘤体的表面呈深陷而边缘清楚的溃疡，溃疡的大小和外形不一，边缘不整齐，深达肌层，阻塞程度较轻。

（4）缩窄型（即硬化型）：瘤体在食管壁内弥漫浸润，常累及食管壁全周，形成明显的环行狭窄，较早出现阻塞。

（三）纤维胃镜对食管肿瘤的鉴别诊断

1. 贲门痉挛　也称贲门失弛缓症，胃镜检查可排除器质性狭窄或肿瘤。在内镜下贲门失迟缓症表现特点：①大部分患者食管内见残留中量到大量的积食，多呈半流质状态覆盖管壁，且黏膜水肿增厚致使失去正常食管黏膜色泽；②食管体部扩张，并有不同程度扭曲变形；③管壁可呈节段性收缩环，似憩室膨出；④贲门狭窄程度不等，直至完全闭锁不能通过。应注意，有时检查镜身通过贲门感知阻力不甚明显时易忽视该病。

2. 食管炎　食管裂孔疝并发反流性食管炎，有类似早期食管癌的刺痛或灼痛，可见食管黏膜充血、水肿、表面糜烂及浅小溃疡，有时可见食管狭窄，内镜通过受阻。

3. 食管静脉瘤　食管静脉瘤呈青蓝色或紫蓝色圆形或卵圆形扁平状隆起，表面黏膜完好，无新近或陈旧性出血灶，无搏动，边界清楚。

4. 食管息肉　食管息肉在食管良性肿瘤中居第2位，其发生率仅次于食管平滑肌瘤。由于食管息肉的瘤体由数量不等的纤维血管组织、脂肪组织以及来自食管黏膜和黏膜下组织的基质构成，表面覆盖有正常的食管黏膜，容易继发溃疡和出血，瘤体的纤维成分为疏松纤维组织或致密胶原纤维组织，故又称纤维血管瘤、纤维脂肪瘤、黏液纤维瘤或有蒂脂肪瘤等。Bematz 等认为将食管息肉命名为"纤维脂肪瘤"（fibrolipoma）较为合适，但临床仍习惯称为食管息肉。纤维食管镜检查对食管息肉的诊断具有重要价值，通过此项检查，一般能明确诊断，并有可能发现息肉蒂的部位，有助于治疗，有的病例在做内镜检查时不易发现息肉的蒂部，因食管息肉在食管腔内的位置往往与食管纵轴平行，表面为正常的食管黏膜，在息肉表面咬取活体组织进行病理检查，也往往报道为正常食管黏膜组织，因此要加以注意，以免延误诊断与治疗。

5. 食管憩室　可以发生在食管的任何部位，较常见的为牵引性憩室，初期多无症状，以后可表现不同程度的吞咽困难及反流，于饮水时可闻"含漱"声响，有胸闷或胸骨后灼痛、胃灼热或进食后异物感等症状，因食物长期积存于憩室内可有明显口臭，有时因体位变动或夜间睡眠发生憩室液误吸、呛咳。

6. 食管良性狭窄　患者既往多有吞酸、碱等化学物质后的灼伤史，X线检查可见食管狭窄，黏膜皱褶消失，管壁僵硬，狭窄与正常食管段逐渐过渡。临床上要警惕在长期炎症基础上发生癌变的可能。

7. 食管良性肿瘤　一般病程较长，进展慢，症状轻，多为食管平滑肌瘤，典型病例吞咽困难症状轻，进展慢，X线和食管镜检查见表面黏膜光滑的隆起肿物，圆形或"生姜"样充盈缺损，表面黏膜展平呈"涂抹征"，但无溃疡。局部管腔扩张正常，内镜可见隆起于正常黏膜下的圆形肿物，在食管蠕动时可见在黏膜下"滑动"现象，有时不易与生长在一侧壁、主要向黏膜下扩展的表面黏膜改变轻微的食管癌相区别，但后者在内镜下见不到"滑动"；大部分平滑肌瘤可经过食管钡餐诊断，加上纤维食管镜（实际上常用纤维胃镜）检查，检查准确率可达90%以上，可了解肿瘤的部位、大小、数目及形状等，镜下能见到突出食管腔的肿物，表面黏膜完整光滑平展，皱襞消失，呈淡红色半透明，肌瘤边缘隐约可见，吞咽活动时，可见肿物上下轻度活动，管腔狭窄的不多。

8. 食管平滑肌肉瘤　大体所见有两种形态，一种为息肉型，另一种为浸润型。息肉型在食管腔内可见结节状或息肉样肿物，肿物周界清楚，隆起、外翻，中央有溃疡，溃疡面高低不平，肿物也向腔外突出。X线表现为息肉型在食管腔明显扩张，腔内有巨大肿块时，多数呈大小不等的息肉样充盈缺损，黏膜破坏中有龛影，钡流不畅，管腔受压移位，管腔外常见软组织肿块影，很像纵隔肿瘤，但食管造影时可见该肿块与食管壁相连而明确诊断，浸润型的X线表现与食管癌相似。

（四）活体组织检查及细胞学检查

内镜下发现可疑病变应行活检，活检的块数根据病变的范围和大小确定。提倡应用色素内镜、新型内镜技术进行指示性活检。黏膜活检取材要求标本应足够大，深度尽可能达到黏膜肌层。与术后病理诊断相比较，活检病理诊断存在一定比例的诊断误差（绝大部分为诊断不足），经仔细评估必要时可进行内镜下诊断性切除。选择活检部位发现病灶后先做全面仔细的观察，初步了解病变性质，确定活检部位，调节好胃镜的方向，使病灶置于视野正中部位，并使活检钳尽可能垂直地指向活检部位，胃镜的头端离病灶的距离适中（3~5cm）。隆起病灶应取其顶部（易发现糜烂、恶变等）及其基底部的组织；糜烂、微凹或黏膜粗糙、色泽改变等平坦性病灶应在病灶周边黏膜皱襞中断处及中央处取活检；胃癌时以溃疡凹陷性病灶最常见，应在溃疡隆起边缘，特别是在结节性隆起及溃疡边缘内侧交界处下钳以提高阳性率，在胃癌的组织坏死处取材阳性率较低。

活检取材量因用途而不同。早期胃癌的活检次数与阳性率成正比，在多块活检标本中只有一块，甚至只有一块中的小部分为胃癌组织的情况并不少见，一般活检数为4~8块；慢性胃炎在用于研究时活检部位定位为5点，而用于临床时只需要3点。不同部位的活检标本应分装在不同的试管中，标本应注意及时浸入甲醛固定液中。

三、纤维胃镜在支架置入治疗食管癌中的应用

自1990年Domschko报道行扩张管治疗晚期食管癌伴狭窄的患者以来，食管癌支架置入作为治疗中、晚期食管癌伴狭窄或瘘的一种有效的姑息性方法，逐渐被推广应用。目前支架管置入的方法主要有三种：一种是在胃镜下放入导丝后扩张狭窄部并置入支架置入器，凭手感推出支架。其缺点为支架置入后的位置不易控制，1周后支架移位率在5.7%~10%。第二种是在X线监视下放置导丝并监视支架置入，支架到达预定位置准确性高，缺点为导丝通过狭窄部会出现与操作有关的食管穿孔、出血等并发症，发生率为17%。第三种是先用胃镜放入导丝后在X线监视下支架置入，可提高支架置入的准确性，但实际操作中过程较烦琐。

记忆合金支架置入治疗食管狭窄梗阻取得了较好的近期临床效果，但其短期内产生的肉芽肿和肿瘤复发可再次梗阻，特别是肿瘤继续生长侵犯血管造成大呕血而致死亡，使远期效果并不理想。粒子支

架的置入既可以马上解除食管梗阻,改善机体营养状态,又可以对肿瘤细胞实施内放射治疗,减少再梗阻的发生,提高局部控制率而延长患者的生命,相对外放疗而言减少了放疗引起的不良反应。

(一)术前准备

1. 术前患者应禁食≥6 小时,禁水 >2 小时,有梗阻或不全梗阻症状的患者应延长禁食、禁水时间。

2. 术前应取得知情同意,并向患者做好解释工作,消除患者的恐惧感,嘱其平静呼吸、不要吞咽唾液,避免不必要的恶心反应。

3. 术前 10~20 分钟可给予患者黏液祛除剂(如链酶蛋白酶)及去泡剂(如西甲硅油)口服,清除上消化道内黏液与气泡,改善视野,提高微小病变的检出率。

4. 术前 5 分钟给予 1% 盐酸达克罗宁胶浆或 1% 利多卡因胶浆 5~10mL 含服,或咽部喷雾麻醉;有条件的单医疗机构可在麻醉师的配合下使用静脉镇静或麻醉,提高受检者内镜检查的接受度。

5. 术前常规食管钡餐以了解病变长度或食管瘘的位置。

6. 分别选择上下端至少超过病变长度 2cm、1cm 的支架。

7. 选择支架的种类:①单纯缓解梗阻选择普通支架;②食管瘘选择覆膜支架;③缓解梗阻并治疗肿瘤选择粒子支架。

8. 检查支架复张情况及支架置入器的灵活度。

9. 将支架放入置入器,粒子支架需要放置于小铅桶。

10. 准备 Savary 扩张器。

(二)操作方法

1. 狭窄部位　胃镜检查,找到狭窄上口将导引钢丝自胃镜插入,通过狭窄部位到达胃腔,然后配合医生将胃镜徐徐退出而引导钢丝仍留在其中,选择粗细适当的 Savary 扩张器,将其沿引导钢丝通过狭窄的部位,由小到大至 12.8mm 或 14mm 的扩张器通过为止。

2. 支架置入　定位后,退出胃镜经导丝插入支架安装系统,以最狭窄处为中点,位置正确后,打开安全阀,退出保护性外壳,释放支架。

3. 胃镜再次进入检查支架位置或在 X 线下进行检查。

(三)术后并发症

1. 反流性食管炎　患者表现为胸痛、反酸,加用胃肠动力药、黏膜保护剂和抑酸药物后常能缓解。

2. 发热　常为低热,于术后次日发生,一般经抗生素治疗 2~7 天体温降至正常。

3. 术后再狭窄　表现为肿瘤复发入网、肉芽组织入网、支架扩张不良。一般发生于术后 1~2 周。肿瘤及肉芽组织长入者可行电凝治疗。

4. 吸入性肺炎　一般经抗感染治疗,1 周后治愈。

5. 胸痛　多为支架扩张导致,镇痛处理。

第八节　光学导航系统在放射性粒子植入中的应用

一、光学导航系统的概述及原理

随着计算机技术在医学领域中应用的深入发展,计算机集成外科手术(computer-integrated surgery)成为研究和临床应用热点。计算机集成外科技术是集数字图像处理、计算机视觉、网络通信、解剖学和外科学等诸多学科于一体,从生命科学与工程学理论和方法的角度,将传统医疗器械与信息技术相结合的产物,是多学科交叉的新型研究领域。其中,手术导航系统(surgical navigation system)又称图像引导手术导航系统(image-guided surgical navigation system),是计算机集成外科手术的核心部分。它的工作原理是利用数字化扫描技术在手术前获得患者的影像学信息(如 CT、MRI、PET-CT 等),然后在电子计算机上对获取的二维影像信息进行快速的三维重建及可视化,之后手术医生便可通过操作相关软件在此影像基础上进行术前路径的规划并模拟路径的执行进程,实际手术过程中通过特殊的定位导航设备动态追踪手术器械与手术患者特定解剖结构的相对位置,并显示在患者的二维、三维影像资料上,手术医生通过显示屏从各个方位观察当前手术器械的切入口及角度、深度等参数,从而最大限度地避开危险区,在最优化的路径和最短的时间内到达靶点病灶,大大提高了手术的精确性,减少了并发症的发生,实现了真正意义上的微创手术。根据定位传感器的不同,导航系统主要分为机械导航系统、超声波导航系统、电磁波导航系统和光学导航系统。其中光学导航系统采用光学定位法,分为主动式和被动式两种。主动式光学导航系统在手术器械上安装红外发光二极管,其发出的红外光被摄像机采集;被动式光学导航系统在摄像机周围安装红外光源,在手术器械上安装红外反光小球,由它们反射的红外光被摄像机采集,根据立体视觉原理实时追踪手术器械位置。光学定位法是目前使用最广泛、精度最高的一种定位方法。

二、导航系统的临床应用

1990年,美敦力公司推出全球第一台光学手术导航系统 stealthstation 后,导航系统的应用迅速发展。手术导航系统最早应用于神经外科领域,近年来随着导航技术不断发展,其临床应用范围已经逐步扩展到骨外科、腹部外科、整形外科及口腔颌面外科等领域,例如在口腔颌面外科的具体应用包括导航系统引导的牙种植外科、正颌外科、颅底肿瘤的穿刺活检及手术切除、三叉神经半月神经节射频温控热凝术等,实现了术中患者与三维重建图像的交互,使术者能实时了解手术器械的三维位置与术区及周围解剖结构的关系,提高了手术的精确性与安全性。

目前,国内外学者少量报道了应用导航系统引导放射性粒子植入治疗肿瘤。Bale 等报道了早期导航系统引导下的 12 例头颈部肿瘤近距离治疗,在导航系统引导下 20 个插植针植入至头颈部,测得偏移量为 1~15。Zhang 等首次报道了光学导航系统联合个体化模板引导头颈深部肿瘤的近距离放疗,成功完成了头颈深部的 58 个穿刺针的引导下穿刺,术中和术后未发生不良反应,证明了光学导航系统的可行性、安全性和精准性。Ji 等报道了导航系统引导下胸部、头颈部、盆腔、腹部等部位肿瘤的穿刺针插植和放射性粒子植入,通过术前计划和术后实际治疗参数的比较,证明了导航系统引导的精准性。

三、光学导航系统引导下放射性粒子植入的工作流程

(一)术前计划

治疗前,进行 CT 检查并将数据以 DICOM 格式导出。采用近距离放疗治疗计划系统读取患者 CT 图像,勾画大体肿瘤范围(GTV)、临床靶区(CTV)范围包含 GTV 及其周围亚临床病灶。根据靶区位置及周围解剖结构特点,设计插植针植入针道及粒子排布位置,使针道避开重要的血管、组织器官,且粒子剂量场与靶区高度适形,均匀分布,周围组织所受剂量达到最小。设计完成后将治疗计划数据导出。

(二)模板数字化设计

对于行导航联合模板引导的病例,采用数字化方法设计个体化穿刺引导模板。导入患者 CT 图像至三维重建软件中,重建患者皮肤表面三维外形模型。之后将治疗计划数据和患者皮肤外形模型文件导入逆向工程软件中。根据患者皮肤外形及治疗计划中插植针空间位置设计穿刺引导模板数字化模型,并应用三维快速成型设备和医用半透明树脂材料将其打印成形。穿刺引导模板含有治疗区域皮肤表面特征信息和预计划的针道信息,前者用于引导模板的就位,后者用于引导插植针插植。将所设计的穿刺引导模板的数字化模型及设计的针道与患者 CT 数据融合。

(三)导航系统准备

将融合模板信息及穿刺针道信息后的 CT 图像导入导航设计软件中并输出导航文件。于手术室装配导航系统并将导航文件导入,进行设备调试。光学导航系统包含定位系统和带有显示屏的计算机平台两部分。其中定位系统的主要部分为两个可以发射红外线的摄像头,其可通过接收反射的红外线实时定位固定于穿刺针、导航棒和头架上的反光球的位置,进而实时定位穿刺针、导航棒和头架。全身麻醉后,进行导航系统的注册,使得患者实际的靶区位置与导航系统中患者靶区的 CT 图像位置被统一至同一坐标系。导航系统的计算机平台显示屏可实时显示包含术前计划针道和穿刺引导模板位置信息的

CT 图像、导航定位棒的位置和穿刺针位置（图 2-10-60，见文末彩图）。

（四）导航引导下操作

将穿刺引导模板在皮肤表面进行就位，并在导航的实时引导下进行模板位置的精细调整和确定。完成后，在导航系统的实时可视化引导和穿刺引导模板中的针道立柱共同引导下进行插植针穿刺。根据显示屏中计划穿刺针道位置和实际穿刺针位置实时调整进针方向，当穿刺针抵达目标点后停止进针。之后按照术前计划行放射性粒子植入，在粒子植入完成后再次拍摄头颈部 CT 以核准粒子植入的位置。

（五）术后剂量学评价

将植入完成后所拍摄的 CT 导入近距离放疗治疗计划系统中进行剂量验证，采用的剂量学评价包括 D_{90}、V_{100}、V_{150} 等指标。

（柴树德　李亮　刘美洲　薛新生　宋扬　李成利　柳明　张遵城　吴会静　王冠　王长利　牛立志　毛玉权　张建国　黄明伟　黄学全　何闯）

参 考 文 献

[1] 林祥通，赵军.PET 在肺癌诊断和分期中的应用.中国癌症杂志,2003,13（5）:402-404,415.

[2] LARDINOIS D,WEDER W,HANY T F,et al.Staging of non-small-cell lung cancer with integrated positron-emission tomography and computed tomography.N Engl J Med,2003,348（25）:2500-2507.

[3] ANTOEH G,STATTAUS J,NEMAT AT,et al.Non-small cell lung cancer:dual modaltity PET/CT in preoperative staging. Radiology,2003,229（2）:526-533.

[4] LARDINOIS D,WEDER W,HANY T F,et al.Staging of non-small-cell lung cancer with integrated positron-emission tomography and computed tomography.N Engl J Med,2003,348（25）:2500-2507.

[5] HALPERN B S,SCHIEPERS C,WEBER W A,et al.Presurgical staging of non-small cell lung cancer:positron emission tomography,integrated positron emission tomography/CT,and software image fusion.Chest,2005,128（4）:2289-2297.

[6] ANTOCH G,STATTAUS J,NEMAT A T,et al.Non-small cell lung cancer:dual-modality PET/CT in preoperative staging. Radiology,2003,229（2）:526-533.

[7] CERFOLIO R J,OJHA B,BRYANT A S,et al.The accuracy of integrated PET-CT compared with dedicated PET alone for the staging of patients with nonsmall cell lung cancer.Ann Thorac Surg,2004,78（3）:1017-1023.

[8] HANY T F,STEINERT H C,GOERRES G W,et al.PET diagnostic accuracy:improvement with in-line PET-CT system: initial results.Radiology,2002,225（2）:575-581.

[9] KAO C H,HSIEH J F,TSAI S C,et al.Comparison and discrepancy of 18F-2-deoxyglucose positron-emission tomography and Tc-99m MDP bone scan to detect bone metastases.Anticancer Res,2000,20（3B）:2189-2192.

[10] MAROM E M,MCADAMS H P,ERASMUS J J,et al.Staging non-small cell lung cancer with whole-body PET.Radiology, 1999,212（3）:803-809.

[11] GRIFFETH L K,RICH K M,DEHDASHTI F,et al.Brain metastases from noncentral nervous system tumors:evaluation with PET.Radiology,1993,186（1）:37-44.

[12] ERASMUS J J,PATZ E F Jr,MCADAMS H P,et al.Evaluation of adrenal masses in patients with bronchogenic carcinoma using 18F-fluorodeoxyglucose positron emission tomography.AJR Am J Roentgenol,1997,168（5）:1357-1360.

[13] 张碧媛，傅小龙，吴开良，等.氟脱氧葡萄糖 γ- 相机型 PET 显像对非小细胞肺癌临床治疗的影响.中华放射肿瘤学杂志,2005,14（1）:19-23.

[14] ROBERTS P F,FOLLETTE D M,VON HAAG D,et al.Factors associated with false-positive staging of lung cancer by positron emission tomography.Ann Thorac Surg,2000,70（4）:1154-1159.

[15] NESTLE U,KREMP S,GROSU AL.Practical intergration of［18F］-FDG-PET and PET-CT in the planning of radiotherapy for non-small cell lung cancer（NSCLC）:the technical basis,ICRU target volumes,problems,perpectives.Radiother Onco,

2006,81(2):209-225.

[16] VANUYTSEL L J,VANSTEENKISTE J F,STROOBANTS S G,et al.The impact of(18)F-fluoro-2-deoxy-D-glucose positron emission tomography(FDG-PET)lymph node staging on the radiation treatment volumes in patients with non-small cell lung cancer.Radiother Oncol,2000,55(3):317-324.

[17] 霍小东,柴树德,郑广均,等.PET-CT 在 ^{125}I 放射性粒子植入治疗肺癌中的作用.中国临床医学影像杂志,2011,22(9):616-618.

[18] AKHURST T.Lessons from the old masters:pragmatism or purity,FDG PET SUV,serum glucose and prediction of nodal status in non-small cell lung cancer.J Surg Oncol,2006,94(7):547-548.

[19] 田嘉禾.PET、PET/CT 诊断学.北京:化学工业出版社,2007,395-396.

[20] CHEN D,MAO R,KADEER X,et al.Video-assisted thoracic surgery is an optimal alternative to conventional thoracotomy for reoperations for ipsilateral pulmonary lesions.Thorac Cancer,2018,9(11):1421-1428.

[21] MILLER J I.Limited resection of bronchogenic carcinoma in the patient with impaired pulmonary function.Ann Thorac Surg,1993,56:769-772.

[22] COLONIAS A,BETLER J,TROMBETTA M,et al.Mature follow-up for high-risk stage I non-small-cell lung carcinoma treated with sublobar resection and intraoperative iodine-125 brachytherapy.Int J Radiat Oncol Biol Phys.2011,79(1):105-109.

[23] MUTYALA S,STEWART A,KHAN A J,et al.Permanent iodine-125 interstitial planar seed brachytherapy for close or positive margins for thoracic malignancies.Int J Radiat Oncol Biol Phys.2010,76(4):1114-1120.

[24] LEE W,DALY B D,DIPETRILLO T A,et al.Limited resection for non Small cell lung cancer oberserved local control with implantation of I-125 braehytherapy seeds.Ann Thorae Surg.2003,75(1):237-243.

[25] 赵志泉,施瑞华,吕秀珍,等.国产 TiNi 合金食管支架临床应用(附 108 例报告).中国内镜杂志,1997,3(1):7-9.

[26] 中华医学会消化内镜学分会消化系早癌内镜诊断与治疗协作组,中华医学会消化病学分会消化道肿瘤协作组,中华医学会消化病学分会消化病理学组.中国早期食管鳞状细胞癌及癌前病变筛查与诊治共识.中华消化内镜杂志,2016(1):3-18.

[27] KIM J Y,KIM S G,LIM J H,et al.Clinical outcomes of esophageal stents in patients with malignant esophageal obstruction according to palliative additional treatment.J Dig Dis,2015,16(10):575-584.

[28] BALE R J,FREYSINGER W,GUNKEL A R,et al.Head and neck tumors:fractionated frameless stereotactic interstitial brachytherapy-initial experience.Radiology,2000,214(2):591-595.

[29] ZHANG G H,LV X M,WU W J,et al.Evaluation of the accuracy of computer-assisted techniques in the interstitial brachytherapy of the deep regions of the head and neck.Brachytherapy,2019,18(2):217-223.

[30] JI Z,JIANG Y,SUN H,et al.3D-printed template and optical needle navigation in CT-guided iodine-125 permanent seed implantation.J Contemp Brachytherapy,2021,13(4):410-418.

[31] HUANG M W,ZHANG J G,ZHENG L,et al.Accuracy evaluation of a 3D-printed individual template for needle guidance in head and neck brachytherapy.J Radiat Res,2016,57(6):662-667.

第三篇

治 疗 各 论

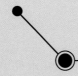

第十一章

放射性粒子治疗相关的胸部解剖及病理生理学

第一节　胸部应用解剖

1. 骨性胸廓　骨性胸廓是一个不典型的类圆锥形,前后径窄,左右径宽,顶部窄底部宽,行粒子植入时应注意这一特点。

2. 肋骨　肋骨走行基本特点是在后胸部至肋骨角近乎水平,在侧胸部斜向下行,行至前胸部时转而向上,这一特点在植入时应充分考虑。后肋骨皮质较厚,截面呈类圆形,行肋骨钻孔时不容易钻穿,且有可能使穿刺针座与针管脱离,导致钻孔失败。

3. 肋间隙　肋间隙从后向前逐渐变宽,上胸部较下胸部宽,前部较后部宽,并可随体位改变。

4. 肋间神经与血管　肋间神经、血管在肋间隙后部肋骨角内侧行走于两肋骨中间,其排列次序不定;在前部(肋骨角外侧)紧贴肋沟前行,依次为静脉、动脉和神经,神经一直沿其下缘前行;从解剖层次上看,肋间神经与血管位于肋间内肌两层之间(图 3-11-1),但其内层菲薄或并不是完整的一层,或称其内层为胸膜外脂肪。

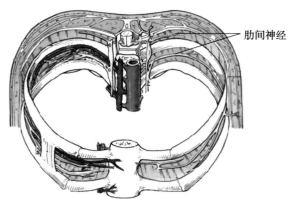

图 3-11-1　肋间神经与血管

5. 内乳动脉　内乳动脉又称胸廓内动脉,其走行的解剖学投影距胸骨外缘 1.0~1.5cm,穿刺时将其误伤可导致大量胸腔内出血。当肿物位于内乳动脉投影下方的肺或纵隔内时,垂直进针可伤及该动脉,解决的方法是将植入模板沿 Y 轴旋转,使其内缘(胸骨缘)与胸壁成 15° 左右夹角,然后再距胸骨缘 2.0cm 外进针,方向为斜行刺入瘤体,即可避开内乳动脉。在经皮穿刺粒子植入治疗肺癌时,使患者在无痛状态下接受手术,是确保手术顺利进行的重要环节,麻醉范围不足,肋间神经阻滞不完全,患者会感到难以忍受的疼痛,甚至感到胸闷、憋气、血压下降、心动过缓、心律失常、血氧饱和度下降乃至烦躁不安,有时不得已停止操作,终止手术。因此,局部皮下浸润和穿刺区肋间神经阻滞麻醉是非常重要的,不能轻视。术中,麻醉针尖一定要穿刺停留在肋间内肌的两层肌肉之间,即在胸膜外脂肪层中,缓缓注入麻醉药并反复抽吸,避免麻醉药误入血管或胸膜腔内,以期在胸膜外脂肪层中浸润成团,并使麻醉药在脂肪层内扩散,将肋间神经浸润,从而阻断其传导,达到无痛状态。此点应牢记在心,也可以采用一种更准确、直观的肋间神经阻滞方法,即先将皮肤局部浸润后,在模板引导下将穿刺针推进胸壁 4~5cm,然后用 CT 扫描穿刺针,测量针尖到壁层胸膜的距离,继续进针到距离壁层胸膜 0.5cm 处,拔出针芯,连接注射器,推注 1% 利多卡因 0.5~1.0mL,将肋间神经准确阻滞,患者即可达到完全无痛状态。不少报道显示,患者穿刺过程中出现所谓"胸膜反应",其实质是肋间神经阻滞不充分。

第二节 纵隔淋巴结 CT 分区与粒子植入

人体断层解剖学是用断层方法研究和表达人体正常形态结构和基本功能的科学。人体断层标本采用冰冻切片技术制作,层厚 1.0cm。胸部 CT 断层为螺旋 CT,层厚 0.5cm,连续扫描获得图像。研究胸部肿瘤的放射性粒子治疗,离不开影像学的正常解剖与相应病变的对照研究,特别是在影像学引导下的放射性粒子植入,更要与人体解剖断层及 CT 影像学断层图像时时对照。精确了解肿瘤导致的 CT 改变与正常解剖断面之间的关系,以准确判明肿瘤对器官的侵袭、压迫所造成的正常和受侵器官的移位与变形。只有熟练掌握两者之间的成像关系并熟记于心,在临床阅片与实际操作中正确判断,灵活运用,经过反复多次的临床实际操作,才能在影像学引导下将放射性粒子精确植入肿瘤内部而不损伤正常的脏器。

一、胸部 CT 淋巴结分组

1996 年美国癌症联合委员会(American Joint Committee on Cancer,AJCC)提出胸内淋巴结的 14 组新分类法,同年在国际抗癌联盟(Union for International Cancer Control,UICC)通过,即 1996 AJCC-UICC 分类标准。1997 年获国际 TNM 分期委员会正式确认,成为国际权威标准。

1. 上纵隔淋巴结

(1)最上纵隔。

(2)上气管旁。

(3)血管前(3A)和气管后(3P)。

(4)下气管旁(包括奇静脉淋巴结)。

2. 主动脉淋巴结

(1)主动脉下(主 - 肺动脉窗)。

(2)主动脉旁(升主动脉或膈神经旁)。

3. 下纵隔淋巴结

(1)隆突下。

(2)食管旁(隆突水平以下)。

(3)肺韧带。

4. N1 淋巴结

(1)肺门。

(2)叶间。

(3)叶。

(4)段。

(5)亚段。

以纵隔胸膜返折点作为 N1 与 N2 的分界,其中第 1~9 组属 N2 淋巴结,当有锁骨上或对侧淋巴结转移时为 N3;第 10~14 组属 N1 淋巴结。

1996 年新标准使用了 CT 上较明显的解剖结构作为分界标准,因而在横断面的 CT 图像上淋巴结定位更为容易和准确(图 3-11-2)。在 CT 图像上,可根据假定的 6 条解剖水平线划出的 CT 断面,方便地将 14 组淋巴结归入其中。

第 1 线:左头臂静脉上缘(图 3-11-3);第 2 线:主动脉弓上缘(图 3-11-4);第 3 线:右上叶支气管开口上缘(图 3-11-5);第 4 线:左上叶支气管开口上缘(图 3-11-6);第 5 线:气管隆突角(图 3-11-7);第 6 线:右中叶支气管开口上缘(图 3-11-8)。

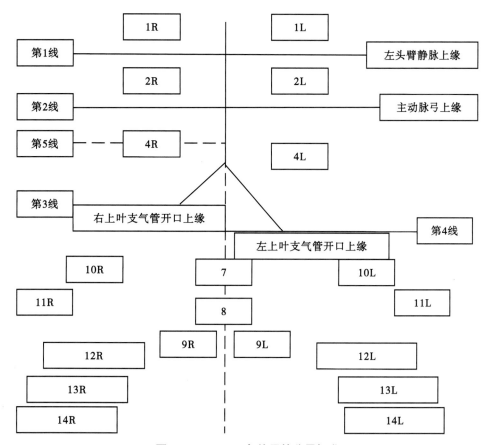

图 3-11-2　1996 年使用的分界标准

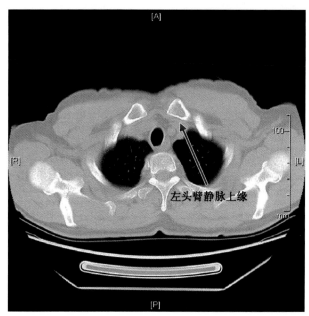

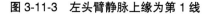

图 3-11-3　左头臂静脉上缘为第 1 线

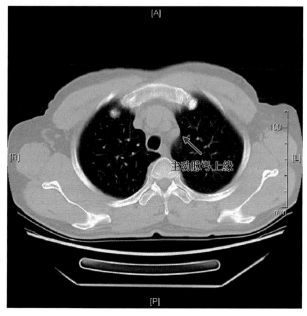

图 3-11-4　主动脉弓上缘为第 2 线

　　第 1 线以上为第 1 区(图 3-11-9);第 1、2 线之间为第 2 区(图 3-11-10);血管前、气管后为第 3 区,以升主动脉前缘和气管后缘为界(图 3-11-11)。第 2~4 线之间为第 4 区,第 2~3 线之间中线右侧为 4R区,第 2~4 线之间中线左侧为 4L 区(图 3-11-12);在主肺动脉窗内靠外侧者为第 5 区、靠内侧者属 4L区(图 3-11-13);第 2 线下方升主动脉、主动脉弓或无名动脉前、外侧者为第 6 区(图 3-11-14);第 5 线以下至中叶开口处之隆突下为第 7 区(图 3-11-15),第 6 线以下为第 8 区(图 3-11-16);肺韧带以下为

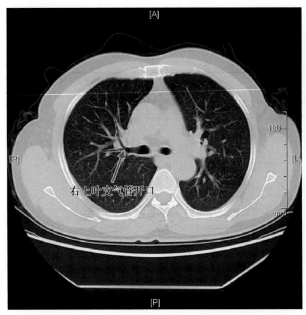

图 3-11-5 右上叶支气管开口上缘为第 3 线

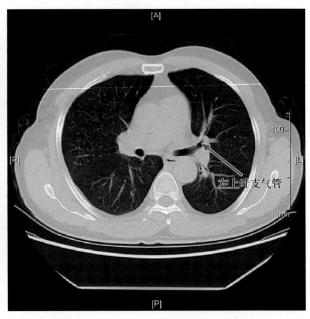

图 3-11-6 左上叶支气管口上缘为第 4 线

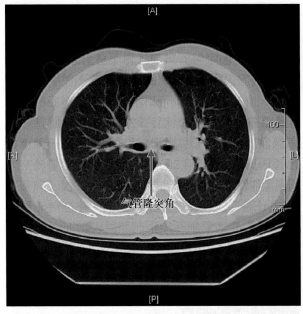

图 3-11-7 气管隆突角为第 5 线

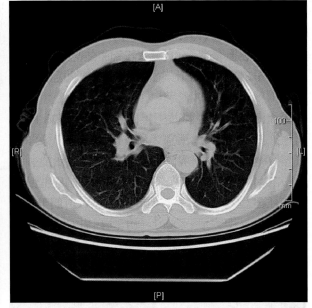

图 3-11-8 右中叶支气管开口上缘为第 6 线

第 9 区(图 3-11-17);肺门增大时可能为第 10 区(图 3-11-18)或第 11 区淋巴结共同增大(图 3-11-19);第 12 区邻近叶支气管远端的淋巴结为右 / 左叶内组(图 3-11-20);第 13 区肺段淋巴结位于后基底段支气管的前方(图 3-11-21);第 14 区肺亚段淋巴结位于亚段支气管(弯箭)附近(图 3-11-22)。上述 14 区中的第 1~4 区为上纵隔淋巴结,第 5、6 区为主动脉淋巴结,第 7~9 区为下纵隔淋巴结,它们均位于纵隔内,属于 N2 淋巴结,当有对侧或锁骨上淋巴结时为 N3 淋巴结。第 10~14 区淋巴结都位于纵隔胸膜反折外,属于 N1 淋巴结,第 10 区为肺门淋巴结,第 11~14 区为肺内淋巴结,当胸片上见到肺门增大时可能为第 10 区和第 11 区淋巴结共同增大结果。除第 1 区、第 7 区、第 8 区、第 9 区外,其他各区都要分为右(R)和左(L)侧,位于中线上的不分侧别的淋巴结(如第 3 区)则认为是与原发肿瘤同侧的淋巴结。

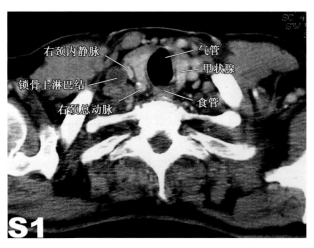

图 3-11-9　第 1 区，最上纵隔淋巴结，淋巴结位于左头臂静脉上缘水平线上方，即左无名静脉向上、向左行走跨越气管前方的中线处，该静脉上缘水平以上

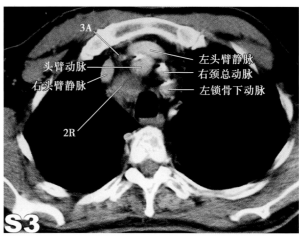

图 3-11-10　第 2 区，上气管旁组淋巴结，淋巴结（2R）位于主动脉弓（第 2 线）上缘水平线以上，前述第 1 线以下，即第 1 线和第 2 线之间

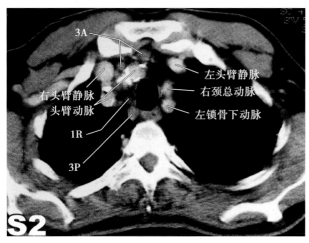

图 3-11-11　第 3 区，血管前（3A）气管后（3P），位于中线的淋巴结应属于同侧的淋巴结

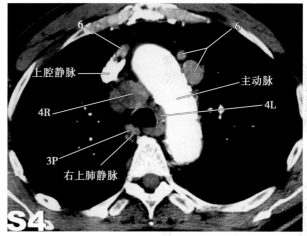

图 3-11-12　第 4 区，下气管旁组淋巴结，右侧（4R）:位于第 2 线与第 3 线（右上叶支气管上缘和右主支气管相交处水平线之间），气管中线的右侧；左侧（4L）:位于第 1 线与第 3 线（左上叶支气管上缘和左主支气管相交水平线），气管中线之左侧

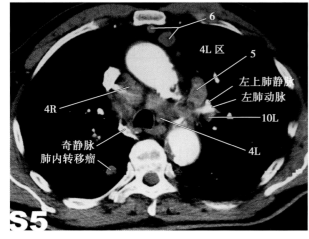

图 3-11-13　第 5 区，主动脉弓下淋巴结（主肺动脉窗淋巴结），淋巴结位于动脉韧带、主动脉和左肺动脉的外侧，左肺动脉第一分支的近侧，并位于胸膜反折点以内

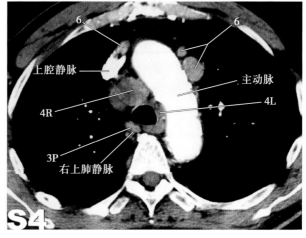

图 3-11-14　第 6 区，主动脉弓旁淋巴结（升主动脉、膈神经）淋巴结位于第 1 线以下，升主动脉、主动脉弓及无名动脉的前方或外侧

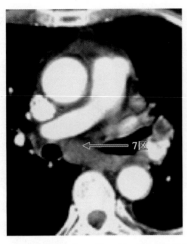

图 3-11-15　第 7 区,隆突下淋巴结,淋巴结位于气管隆突下方,但和肺内的下叶支气管和动脉不相连

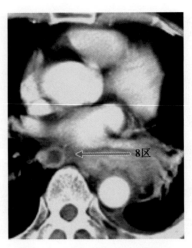

图 3-11-16　第 8 区,食管旁淋巴结,隆突水平以下,淋巴结位于食管两侧,邻近食管壁,不包括隆突下淋巴结

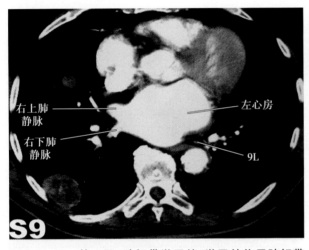

图 3-11-17　第 9 区,肺韧带淋巴结,淋巴结位于肺韧带内,包括位于下肺静脉后壁和下部的淋巴结

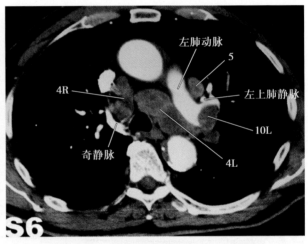

图 3-11-18　第 10 区,肺门淋巴结指叶近端部淋巴结,位于纵隔胸膜返折外,右侧还包括邻近中间段支气管的淋巴结。从 X 线片上可以看出,肺门和叶间淋巴结增大均可使肺门阴影增大

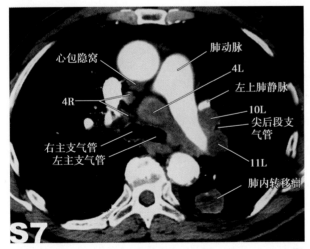

图 3-11-19　第 11 区叶间淋巴结,淋巴结位于叶支气管之间

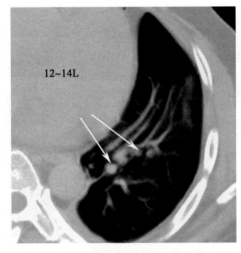

图 3-11-20　第 12 区邻近叶支气管远端的淋巴结为右 / 左叶内组(12R/L 组)

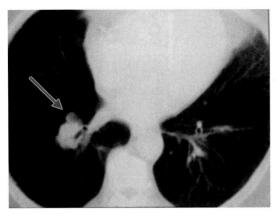

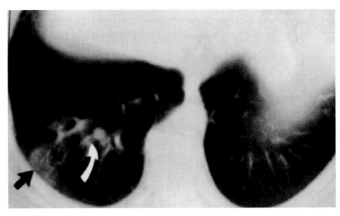

图 3-11-21　第 13 区肺段淋巴结位于后基底段支气管的前方　　　图 3-11-22　第 14 区肺亚段淋巴结位于亚段支气管（弯箭头）附近

二、美国癌症联合委员会淋巴分组与粒子植入

根据放射性粒子植入治疗胸部肿瘤的特点,使读者在阅读相应 CT 片时,对淋巴分区有一个更加直观的层面比对,利于提高粒子植入的疗效和减少并发症。

1. 左头臂静脉上缘与肺尖部断层　此层面属最上纵隔,其淋巴结为 1 区,与临床密切相关的是转移淋巴结和肺尖癌的放射性粒子植入。淋巴结发生转移时可经前正中穿刺路径行粒子植入。肺尖癌粒子植入时,进针通道因前由胸部血管走行遮挡,后由背部肩胛骨掩盖,只能采用单针多角度或多针多角度后背侧入路。同时,因为肺尖部肿瘤活动度小,这种情况很适合 3D 打印非共面模板引导下的粒子植入手术(图 3-11-23,图中箭头所指方向为进针方向和穿刺淋巴结的分组部位,下同)。

2. 主动脉弓上缘及上腔静脉上缘　此组属 2 区,以正中线分左右,称为 2R 和 2L。发生淋巴结转移时,可经前胸垂直进针或斜行进针,注意内乳动脉走行距离胸骨外缘 1.0~1.5cm,应避开,勿损伤(图 3-11-24)。

3. 主动脉弓上缘至上叶支气管开口层面　此区属 4 区,位于主动脉弓上缘与右上叶支气管开口上缘平面之间,中线右侧为 4R 区;主动脉弓上缘与左上叶支气管开口上缘平面之间,中线左侧为 4L 区。4 区解剖关系较为复杂,重要器官有上腔静脉、主动脉弓、肺动脉、大气管和食管,多组淋巴结与大血管、气管关系密切。

4R 区与放射性粒子植入密切相关的有三组淋巴结,据其位置习惯分为以下几种。

(1) 上腔静脉下淋巴结,常称上腔静脉后淋巴结。

(2) 上腔静脉外淋巴结。

(3) 上腔静脉内淋巴结。

当发生转移性肿大时,粒子植入通道有三个

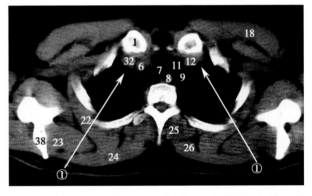

1. 锁骨胸骨端;6. 头臂干;7. 气管;8. 食管;9. 左锁骨下动脉;11. 左颈总动脉;12. 左头臂静脉。肺尖癌患者俯卧或侧卧位,从背部进针粒子植入(①箭头所指方向为进针方向和穿刺淋巴结的分组部位,下同)。

图 3-11-23　肺尖部解剖断层对应的 CT 断层

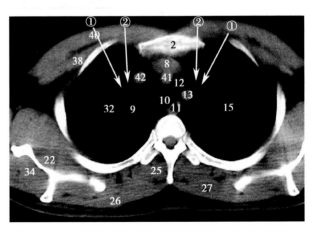

图 3-11-24　经第 1 肋胸肋结合的解剖断层对应的 CT 断层

方向、四条路径(图 3-11-25):①上腔静脉下淋巴结可由前胸部斜行入路;②上腔静脉外淋巴结可由侧胸部入路;③上腔静脉内淋巴结穿刺植入路径有两条,一条是当淋巴结增大明显,造成上腔静脉与主动脉弓"分离"出一间隙时,将针由斜上方经上腔静脉与主动脉弓的"间隙"穿过,刺入瘤体;另一条路径是经后胸背部沿胸椎锥体斜行进针,刺入瘤体。

4L 区转移淋巴结穿刺有其独特性。穿刺路径因其与大气管位置关系分为两条:第一条是当淋巴结位于大气管前方偏左时,山东聊城王德祥首创由侧卧位后胸背部斜行入路,穿过右侧主气管刺入瘤体;第二条路径是经左前胸斜行经主-肺动脉窗刺入瘤体,因穿刺针经主-肺动脉窗时危险性大增,最好是主-肺动脉窗淋巴结(第 5区)同时发生转移性肿大时采用这一穿刺路径(图 3-11-26)。

4. 隆突下淋巴结 此组淋巴结属 7 区,是肿瘤转移性淋巴结经常侵袭的部位。进针路径为经右后胸部进针,以椎体为屏障,斜行刺入瘤体(图 3-11-27)。

5. 食管旁淋巴结 此组淋巴结属 8 区,位于下肺静脉水平,左心房后、食管旁。发生淋巴结转移时,肿大淋巴结可向前推挤左心房,但与左心房之间因心包阻隔,常有间隙存在,进针方向同隆突下淋巴结穿刺途径(图 3-11-28)。

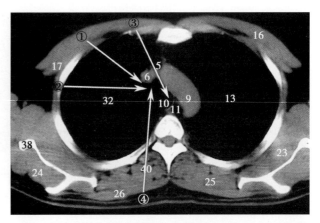

图 3-11-25 与经主动脉弓上的横断层对应的 CT 断层

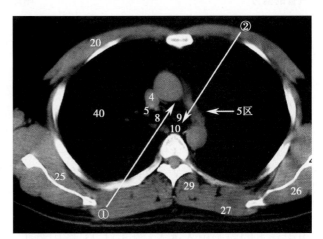

图 3-11-26 与经主动脉弓下的横断层对应的 CT 断层
①侧卧位后胸背部斜行入路,穿过右侧主气管刺入 4L 淋巴结;②经左前胸斜行经主-肺动脉窗刺入 4L 淋巴结。

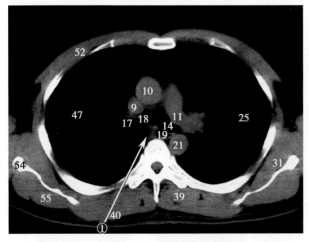

图 3-11-27 与经左肺动脉的横断层对应的 CT 断层
隆突下淋巴结属 7 区,经右后胸部路径进针。

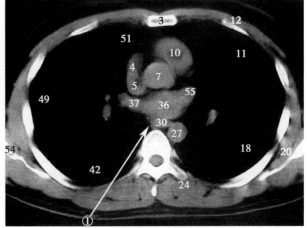

图 3-11-28 与经右上肺静脉的横断层对应的 CT 断层
食管旁淋巴结属 8 区,位于上肺静脉水平,经右后胸部路径进针。

6. 肺韧带淋巴结 此组淋巴结属 9 区,位于下肺韧带,下段食管周围。穿刺路径同隆突下淋巴结(图 3-11-29)。

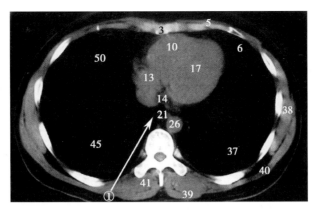

图 3-11-29 与经第 8 胸椎椎体的横断面对应的 CT 断层

肺韧带淋巴结属 9 区,位于下肺韧带,下段食管周围,经右后胸部路径进针。

7. 主肺动脉窗淋巴结 此组淋巴结属 5 区,位于主肺动脉窗内及左侧纵隔内。当转移淋巴结肿大到 1.5~2.0cm 以上时,可经左前胸部斜行穿刺,经主动脉弓下缘及肺动脉上缘刺入其间的瘤体(图 3-11-30)。

8. 主动脉淋巴结 此组淋巴结属 6 区,紧邻主动脉。穿刺要点是进针方向与主动脉弓走行方向平行,而与所穿刺的淋巴结成切线位,即使穿刺针滑过淋巴结,也不会误刺中主动脉(图 3-11-31)。

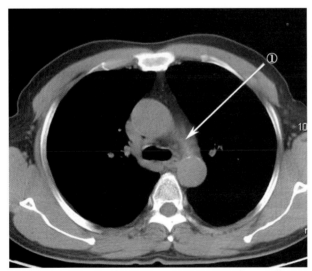 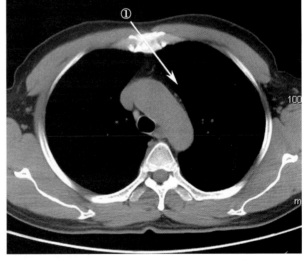

图 3-11-30 主肺动脉窗淋巴结属 5 区,位于主肺动脉窗内及左侧纵隔内

可经左前胸部斜行穿刺,经主动脉弓下缘及肺动脉上缘刺入其间的淋巴结。

图 3-11-31 主动脉淋巴结属 6 区,紧邻主动脉,进针方向与主动脉弓走行方向平行,与所穿刺的淋巴结成切线位

9. 肺门淋巴结 此组淋巴结属 10 区,由环绕肺门的淋巴结在肺门部形成肿块。这一肿块同时可由中心型肺癌或纵隔内淋巴结(N2)共同组成。穿刺部位要依据肿瘤所生长部位不同而分别采用前胸、后背和侧胸不同入路(图 3-11-32)。

10. 肺内淋巴结 此组淋巴结属 11 区,右侧常与下肺动脉、下肺静脉包绕在一起,形成一个类似"象鼻"的团块。左侧除包绕肺门成团块外,有时会在下肺动脉与降主动脉之间的"夹角"内有转移性淋巴结肿大。穿刺进针前务必先行血管内强化,避免损伤周围血管,穿刺路径依肿瘤占据的位置多采用后背和侧胸入路(图 3-11-33)。

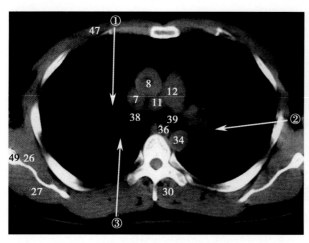 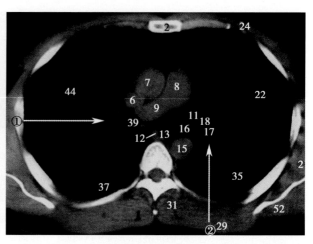

图 3-11-32　与经肺动脉叉的横断面对应的 CT 断层
肺门淋巴结属 10 区，依据肿瘤所生长部位不同分别采用前胸①、侧胸②和后背③不同入路。

图 3-11-33　与经右肺动脉的横断面对应的 CT 断层
肺内淋巴结属 11 区，依肿瘤所占据的位置多采用侧胸①和后背②入路。

11. 肺内淋巴结　此组淋巴结属 12 区，邻近肺叶支气管远端的淋巴结为右 / 左叶内组（12R/L 组），穿刺进针前务必先行血管内强化，避免损伤周围血管，穿刺路径依肿瘤所占据位置多采用后背和侧胸入路（图 3-11-34）。

12. 13 区　13 区肺段淋巴结位于后基底段支气管的前方。穿刺进针前务必先行血管内强化，避免损伤周围血管，穿刺路径依肿瘤所占据位置多采用前侧和侧胸入路（图 3-11-35）。

13. 14 区　肺亚段淋巴结位于亚段支气管（弯箭）附近。穿刺进针前务必先行血管内强化，避免损伤周围血管，穿刺路径依肿瘤所占据位置多采用侧胸和后背入路（图 3-11-36）。

纵隔内淋巴结是肺癌最常见的转移部位。转移淋巴结常常会同时侵犯肺门、纵隔多组淋巴结且融合成团，粒子植入在选择进针通道上常存在困难。使用共面模板引导时常因为心脏、大血管等重要器官阻挡而无法达到粒子完全、合理的空间

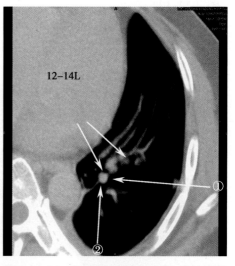

图 3-11-34　肺内淋巴结属 12 区，依肿瘤所占据位置多采用侧胸①和后背②入路

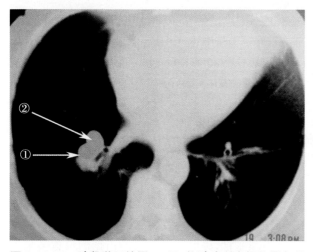 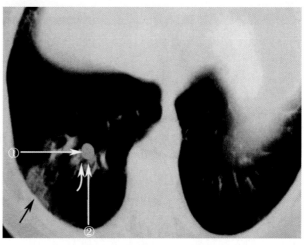

图 3-11-35　肺段淋巴结属 13 区，依肿瘤所占据位置多采用侧胸①和前侧胸②入路

图 3-11-36　肺亚段淋巴结属 14 区，依肿瘤所占据位置多采用侧胸①和前侧胸②入路

排布而导致剂量学分布不合理,无法保证肿瘤有效剂量的完全覆盖,从而造成肿瘤不能完全杀灭、残留,乃至复发。解决方法有两个:一是选择 CT 引导下徒手、多针、多方向、多体位反复进针,分别植入粒子,以保证剂量学满意为止;二是选择适当剂量的适形外放疗。

第三节　胸部病理生理学特点

胸廓在吸气时由于胸壁、肋间肌、肩胛带肌肉、膈肌等呼吸肌收缩,使胸腔体积增大,同时与肺组织的弹性回缩相互作用,而产生胸膜腔负压,进而使肺体积增大,空气经鼻孔进入肺内。肺部组织随肺的体积增大,产生 1~2cm 的移动,呼气时肺组织恢复原位造成肺内肿瘤会随呼吸而发生 1~2cm 的移位,这使经皮胸壁穿刺肿瘤的精确度产生一定困难,特别是 1~2cm 小肿瘤更加明显。

胸部肿瘤行经皮穿刺 ^{125}I 粒子植入术中最常见的并发症是气胸。穿刺肺组织,造成针道漏气,发生气胸,肺组织萎陷,肿瘤移位,使进针方向偏离瘤体,导致植入困难。发生气胸时应快速将胸腔内积气抽出,使肺复张,肿瘤回归原位,方能继续操作。肺压缩在 10% 时可不用抽气,观察,术后待其自行吸收。肺压缩在 30% 以上,经胸穿抽气,肺短暂复张,很快又萎陷,说明肺漏气严重,须行闭式引流术。

在临床实践中有两个问题需要注意。

1. 当肿瘤侵犯上纵隔,压迫、浸润甚至侵入上腔静脉后,会导致上腔静脉回流障碍,继而引起上身静脉血液回流受阻,静脉迂曲扩张,静脉压升高。患者面部、舌部、眼结膜因静脉回流不畅而变成蓝紫色,此时,禁止在上肢静脉穿刺输液。

2. 当肿瘤侵犯上纵隔,采用常规外放疗,特别是多次外放疗后,会使上腔静脉变得狭窄,且病变长度较长,同样导致静脉回流不畅,时间延长,使患者胸壁、肩胛部肌肉及皮下浅静脉迂曲扩张,且经由肌肉、皮下浅静脉与腹壁静脉沟通,使静脉血转而经下腔静脉回流入右心,更有甚者血管可借胸膜间粘连与肺内静脉连通而直接回流入左心。

上述情况会给粒子植入带来很大麻烦与风险,常见情况有两种:一种是当针穿过胸壁时会伤及迂曲扩张静脉,使压力高的血流进入胸膜腔造成血胸;另一种是当针穿刺进入肺组织内将扩张静脉与肺内支气管贯通而发生术中咯血。当植入完成后将植入针完全拔除,压力高的静脉血流会通过贯通的支气管直接大量涌入大气管内,造成严重大咯血,甚至危及患者生命。遇此情况,需要仔细询问病史,特别是外放疗史,术前先行 CT 血管强化并行血管三维重建,判断侧支循环形成的严重程度,审慎评估术中及术后发生出血的概率以及大咯血、血胸带来的风险。

(柴树德　霍小东　霍彬)

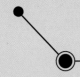

第十二章

放射性粒子植入治疗支气管肺癌的原则

第一节 概 述

国外从 20 世纪 70 年代末开始应用放射性粒子植入治疗肺癌,主要是针对Ⅰ~Ⅱ期肺癌手术楔形切除、亚肺叶切除后切缘种植,以减少局部复发率。曾有个别学者尝试过 CT 引导下经皮穿刺种植,用于无法接受手术切除的Ⅰ~Ⅱ期肺癌患者,也取得了理想的局部控制效果。

21 世纪初,放射性粒子植入治疗肿瘤进入国内,标准化粒子植入治疗前列腺癌手术迅速开展,但放射性粒子植入治疗肺癌,特别是 CT 引导下经皮穿刺种植,无论是基础研究、剂量学研究、植入方法及植入器械、标准化粒子植入模式、辐射防护以及并发症识别和处理等方面都无经验可借鉴。通过国内学者二十余年的不断探索和临床研究,形成专家共识,建立了相应的规范和标准化操作流程,使粒子植入治疗肺癌逐步走向规范化和标准化道路。

基础研究方面,主要针对体内体外肿瘤细胞在放射性粒子不同剂量辐射下的凋亡以及肿瘤周围正常组织细胞反应和修复,但相对于粒子治疗前列腺研究的深度和广度仍有较大差距。

剂量学研究方面,自 2002 年开始,在我国著名放射肿瘤专家申文江教授的指导下,天津医科大学第二医院开始了针对肺癌的放射性粒子治疗应用研究,开始将 PD 设定为 80Gy,逐步提高到 90~110Gy,短期局部控制率提高,2 年后复发率降低。部分患者术后 2 年随访可见肿瘤周围 1cm 处有放射性损伤影,穿刺活检证实为局部肺组织纤维化改变,2012 年至今,又将 PD 提高到 120~160Gy,疗效明显提高。目前,国内专家建议肺癌治疗的 PD 给予 110~160Gy,低分化腺癌和中低分化鳞状细胞癌给予 110~130Gy,中高分化腺癌和高分化鳞状细胞癌给予 150~160Gy,肺转移给予 140~160Gy。

借鉴放射性粒子植入治疗前列腺癌相关成套成熟设备,包括 TPS、植入模板和步进校准系统、植入器械等,国内科研人员和临床学者共同研发并不断更新了具有我国独立自主知识产权、适用于肺癌及体部肿瘤(包括空腔脏器)粒子植入治疗的 TPS、植入模板和模板固位器、植入器械、粒子等设备,不仅扩大了治疗范围,而且加快了国内粒子植入治疗肿瘤走向规范化和标准化道路的步伐。

放射性粒子植入治疗肺癌的规范化和标准化应该具备下列条件:①病例选择适当;②肿瘤靶区勾画准确;③选择适当的 PD 和粒子活度;④ TPS 制订术前计划,计算植入粒子总数、预设植入通道,导出 DVH 图、最大与最小照射剂量、平均照射剂量、D_{90}、D_{100}、V_{90}、V_{100}、V_{150}、V_{200}、CI、EI、HI 等客观评估数据;⑤使用植入模板,遵循"外周密、中间稀、非等距离"植入原则,进行术中剂量优化;⑥术后进行质量验证;⑦定期随访。

由于肺癌病理、部位的多样性,以及胸廓、纵隔、食管、心脏大血管、肺本身受呼吸的影响,并发症如气胸、咯血、心律失常等因素,使 CT 引导经皮穿刺放射性粒子植入治疗肺癌较其他部位肿瘤的粒子植入更为复杂,这就需要建立肺癌放射性粒子培训基地和举办培训班,进行规范化、标准化操作培训,不断提高专业理论水平和同质化操作方法。

第二节　肺癌 TNM 分期

一、原发肿瘤（T）

TX　原发肿瘤无法评估,或通过痰细胞学或支气管灌洗发现癌细胞,但影像学及支气管镜无法发现。

T0　无原发肿瘤证据。

Tis　原位癌。

原位鳞状细胞癌

原位腺癌（纯贴壁生长,肿瘤最大径≤3cm）

T1　肿瘤最大径≤3cm,周围包绕肺组织或脏层胸膜,支气管镜见肿瘤侵犯未超出叶支气管（未侵及主支气管）。

T1a（mi）　微浸润性腺癌:肿瘤最大径≤3cm,以贴壁为主以及浸润灶最大径≤5mm。

T1a　肿瘤最大径≤1cm。肿瘤浅表、任何大小、侵犯局限于支气管壁的,可延长至近主支气管,也可归类于 T1a,但是这些肿瘤罕见。

T1b　1cm< 肿瘤最大径≤2cm。

T1c　2cm< 肿瘤最大径≤3cm。

T2　3cm< 肿瘤最大径≤5cm;或有以下特征任意之一:①侵犯主支气管,但未侵及隆突;②侵及脏层胸膜;③累及肺门的阻塞性肺炎或者部分或全肺不张。

T2a　3cm< 肿瘤最大径≤4cm。

T2b　4cm< 肿瘤最大径≤5cm。

T3　5cm< 肿瘤最大径≤7cm;或者侵及以下任何一个器官,包括胸膜、胸壁、膈神经、心包;或者同一肺叶出现孤立性癌结节。

T4　肿瘤最大径 >7cm;或者无论大小,侵及以下任何一个或多个器官,包括纵隔、心脏、大血管、主气管、喉返神经、食管、椎体、膈肌;或者同侧不同肺叶出现孤立癌结节。

二、区域淋巴结（N）

NX　区域淋巴结不能评估。

N0　无区域淋巴结转移。

N1　转移至同侧支气管旁淋巴结和 / 或同侧肺门淋巴结,和肺内淋巴结,包括原发肿瘤直接侵犯。

N2　转移至同侧纵隔和 / 或隆突下淋巴结。

N3　转移至对侧纵隔、对侧肺门淋巴结、同侧或对侧斜角肌或锁骨上淋巴结。

三、远处转移（M）

M0　无远处转移。

M1　有远处转移。

M1a　原发肿瘤对侧肺叶内有孤立的肿瘤结节;胸膜播散（胸膜结节或恶性胸腔积液或心包积液）。

M1b　远处单个器官单发转移（包括单个非区域淋巴结的转移）。

M1c　多个器官或单个器官多处转移。

四、肺癌 TNM 分期

肺癌 TNM 分期如表 3-12-1。

表 3-12-1　肺癌 TNM 分期(第八版)

	N0	N1	N2	N3	M1a 任意 N	M1b 任意 N	M1c 任意 N
T1a	ⅠA1	ⅡB	ⅢA	ⅢB	ⅣA	ⅣA	ⅣB
T1b	ⅠA2	ⅡB	ⅢA	ⅢB	ⅣA	ⅣA	ⅣB
T1c	ⅠA3	ⅡB	ⅢA	ⅢB	ⅣA	ⅣA	ⅣB
T2a	ⅠB	ⅡB	ⅢA	ⅢB	ⅣA	ⅣA	ⅣB
T2b	ⅡA	ⅡB	ⅢA	ⅢB	ⅣA	ⅣA	ⅣB
T3	ⅡB	ⅢA	ⅢB	ⅢC	ⅣA	ⅣA	ⅣB
T4	ⅢA	ⅢA	ⅢB	ⅢC	ⅣA	ⅣA	ⅣB

第三节　支气管肺癌的诊断

肺癌发生隐匿,早期并无特殊临床表现,多数患者在健康体检时发现。若出现明显症状,病变多为晚期。根据统计,大约 80% 的肺癌患者就诊时已属晚期。诊断依据有以下几个方面。

1. 病史　患者男性多于女性,40 岁以后多发,多有吸烟史。

2. 症状　发热、胸痛、咳嗽、咯血或痰中带血。肿瘤生长于大气管或支气管腔内时,咳嗽常为刺激性干咳或痰中带血,并发阻塞性肺炎时,可有高热、胸痛甚至咳脓性痰。侵犯喉返神经时可致声音嘶哑。

3. 查体　多数患者无明显阳性体征,伴有阻塞性肺不张时,患侧听诊时呼吸音减弱或为管型呼吸音。当有胸腔积液时,患侧叩诊为浊音;发生淋巴结转移时,锁骨上、腋下淋巴结肿大,阻塞或压迫上腔静脉时,出现上腔静脉综合征,表现为上胸部浅静脉、颈静脉怒张。

4. 辅助检查　MRI、FFB、CT、PET-CT、SPECT-CT、骨扫描、肿瘤标志物等。

5. 细胞病理学检　痰检、胸腔积液找瘤细胞、纤维支气管镜下取活检、肿物穿刺活检等。

6. 筛查　随着健康意识的增强,体检时应用低剂量 CT(LDCT)筛查,可发现早期病变,如肺小微结节、磨玻璃样变等改变,经活检证实诊断。

第四节　肺癌治疗原则

一、肺癌的综合治疗原则

根据美国 NCCN 指南及中国原发性肺癌诊疗规范,肺癌应当采取综合治疗的原则。根据患者的机体状况,肿瘤的细胞学、病理学类型,侵及范围(临床分期)和发展趋向,采取多学科综合治疗(multidisciplinary treatment,MDT)模式,有计划、合理地应用于手术、化疗、放疗、靶向治疗、免疫治疗等治疗手段,以期达到根治或最大程度控制肿瘤,改善患者的生活质量,延长患者生存期。目前,肺癌的治疗仍以手术治疗、放射治疗和药物治疗为主。

二、肺癌的放射性粒子治疗原则

1. Ⅰ期、Ⅱ期、Ⅲa 肺癌患者　在选择手术治疗、外放疗 + 化疗 + 靶向治疗的同时,经患者同意并签署知情同意书后可进行放射性粒子植入治疗。

2. Ⅲb、Ⅳ期无法手术切除的肺癌患者　在选择外放疗 + 化疗 + 靶向治疗同时,可行放射性粒子植入。特别是当患者全身情况差或合并心、肺、脑等疾病不能或不愿接受放疗、化疗治疗,以及放疗、化疗治疗失败者可进行放射性粒子植入治疗。

3. 纵隔淋巴结转移灶 可谨慎实行放射性粒子植入治疗,但是,当穿刺路径受限使靶区接受的放射剂量达不到处方剂量时,可在放射性粒子植入后加外放疗补充剂量。

4. 无法手术切除或放疗、化疗等一线治疗失败的非原发性肺肿瘤患者 可行放射性粒子植入治疗。

5. 预计生存时间应在 6 个月以上,肿瘤最长径≤7cm 的肺癌患者 可行放射性粒子植入治疗。

6. 实施粒子植入术者应在术前与肿瘤外科、内科、医学影像科、核医学科、放射物理室等相关科室共同讨论治疗方案(MDT),内容包括伦理学、剂量学、方法学、适应证、并发症等。

三、肺癌治疗的规范路径

1. 设定 PD,选择粒子活度。

2. TPS 制订术前计划,规划粒子植入通道,计算所需粒子数及多项参数。

3. CT 影像引导技术。

4. CT 机连床及真空成形袋体位固定技术。

5. 植入模板及支架固定,实时倾角显示穿刺技术。

6. 术中肋骨钻孔技术。

7. 采用术中 TPS 剂量优化,使粒子空间排布符合外周密集、中间稀疏、非等距离分布原则。

8. 术中气胸连续负压抽气技术。

9. 术后即刻质量验证技术。

第五节　放射性粒子植入治疗肺癌的适应证和禁忌证

一、适应证

1. 非小细胞肺癌

(1)非手术适应证患者。

(2)不能耐受手术和放疗、化疗的患者。

(3)拒绝手术和放疗、化疗的患者。

(4)手术后复发不能再次手术的患者。

(5)放疗、化疗失败的患者。

(6)无全身广泛转移的患者。

(7)KPS(karnofsky performance status)评分 >60 分,预期存活 >6 个月。

(8)肿瘤直径≤7cm。

2. 对放疗、化疗不敏感或放疗、化疗后复发的小细胞肺癌可试用。

3. 肺转移瘤 ①单侧肺病灶数目≤3 个。②如为双侧病灶,每侧肺病灶数目≤3 个,应分侧、分次治疗。

二、禁忌证

1. 恶病质。

2. 不能耐受经皮穿刺手术。

3. 严重心肺功能不全。

4. 重度上腔静脉综合征及广泛侧支循环形成。

三、相对禁忌证

肿瘤直径≥7cm 时,应征得患者同意并签署同意书。

第六节　放射性粒子植入治疗肺癌的术前检查和准备

一、术前检查

1. 病史　重点询问心、脑血管病史及了解已接受的治疗情况。

2. 查体　重点评价 KPS 评分,应≥60 分。

3. 实验室检查　血常规、出凝血时间、肝肾功能、电解质、血糖;肿瘤学检查包括癌胚抗原(carcinoembryonic antigen,CEA), 糖类抗原 125(carbohydrate antigen 125,CA125), 糖类抗原 15-3 (carbohydrate antigen 15-3,CA15-3), 铁蛋白、鳞状细胞癌(squamous cell carcinoma,SCC), 神经元特异性烯醇化酶(neuron specific enolase,NSE), 细胞角蛋白 19 片段、细胞角质蛋白 19 片段抗原 21-1(cytokeratin 19 fragment antigen 21-1,CYFRA21-1), 糖类抗原 72-4。

4. CT　必要时做强化检查。

5. FFB　中心型肺癌及伴气道梗阻者。

6. MRI　中心型肺癌合并肺不张,CT 不能明确肿瘤靶区者。

7. SPECT-CT 及 PET-CT　CT 和 MRI 不能明确肿瘤靶区者。

8. ECT 骨扫描　可疑骨转移者。

9. 心电图或彩超　常规心电图检查,如异常行超声心动图检查。

10. B 超　常规颈部、腹部检查。

11. 组织病理学检查　包括组织活检、FFB 刷取细胞或胸腔积液、痰检。

二、术前准备

(一)患者准备

1. 改善全身状况,如营养、水电平衡,改善心肺功能,有炎症者需要控制感染。

2. 粒子植入术前需要进行体位及呼吸训练。

3. 根据粒子植入方式不同决定术前禁食水的时间。

4. 术前排空大小便。

5. 留置输液针。

6. 粒子植入区域备皮。

7. 给予相应的药物,如地西泮、阿托品、可待因等。

8. 签署粒子植入治疗知情同意书。

(二)医务人员准备

1. 确定靶区、手术体位和进针路径及使用模板种类。

2. 制订术前计划,PD 110~160Gy、粒子活度 2.22×10^7~2.96×10^7Bq(0.6~0.8mCi),计算所需粒子数。

3. 订购粒子、数量在计算所需粒子数上增加 10%。

4. 粒子装入弹夹消毒,植入器械清洗、打包、消毒。

5. 药品、植入设备、监护仪器、氧气、气胸抽气及胸腔闭式引流装置、抢救器材的准备。

（柴树德　霍彬）

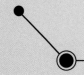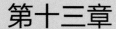

第十三章

CT 引导下放射性粒子植入治疗肺癌标准化流程

第一节　共面模板辅助标准化流程

一、技术流程图

共面模板辅助标准化技术流程图如图 3-13-1。

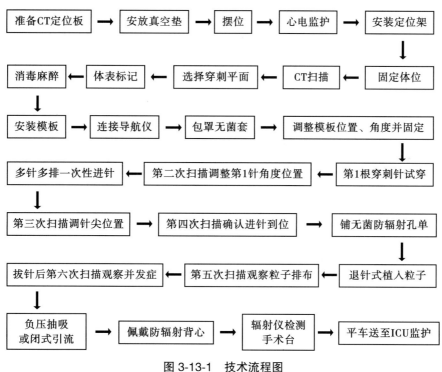

图 3-13-1　技术流程图

二、操作技术流程

（一）术前

1. 术前计划

（1）根据胸部 CT 肺窗勾画 PTV，肺门和纵隔转移瘤可根据纵隔窗勾画 PTV。

（2）选择 PD 110~160Gy、粒子活度 2.22×10^7~2.96×10^7Bq（0.6~0.8mCi），输入 TPS 设计植入通道、粒子位置和计算粒子数；计算等剂量曲线及 DVH 图，获得 D_{90}、D_{100}、V_{90}、V_{100}、V_{150}、V_{200} 和邻近危险器官受量等参数，以及计算 CI、EI、HI 等参数。

2. 术前准备

（1）订购粒子、行粒子质量和活度抽检、消毒。

（2）准备植入器械、辅助植入设备及辐射防护物品、检测设备,准备抢救设备和药品。

（3）CT室进行紫外线消毒。

（4）患者准备。

（二）术中规范化操作技术流程

1. 安放CT平床定位板,并进行激光校准(图3-13-2)。

2. 安放负压体位固定垫,连接真空负压泵(图3-13-3)。

3. 摆放患者体位(图3-13-4)。

4. 面罩吸氧(5L/m)、心电血压监护、接连静脉通道(图3-13-5)。

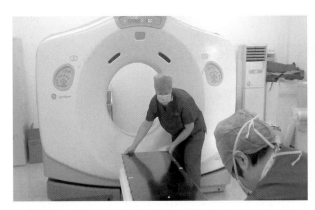
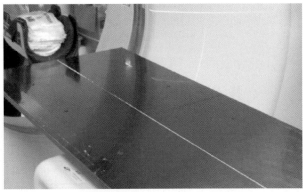

图 3-13-2　安放CT平床定位板,并进行激光校准

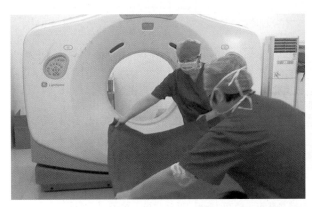
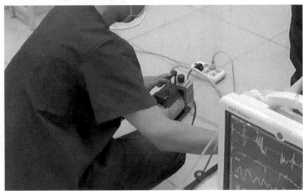

图 3-13-3　安放真空成形袋,连接真空负压泵

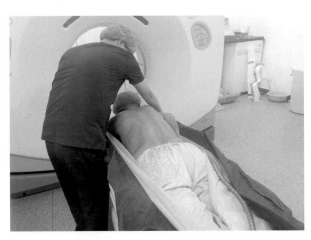
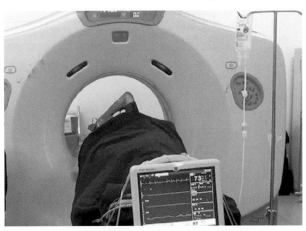

图 3-13-4　摆放患者体位　　　　图 3-13-5　面罩吸氧、心电血压监护、接连静脉通道

5. 安放定位导航仪底座,将定位导航支撑架与底座插接、固定(图 3-13-6)。

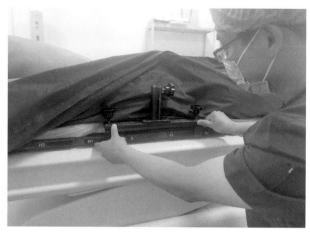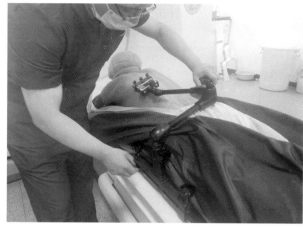

图 3-13-6　安放定位仪底座及支撑架

6. 行第一次 CT 扫描(层厚 0.5cm),确定肿瘤部位和范围(图 3-13-7)。

7. 按"进针三要点"原则,即以最大的肿瘤截面积、最宽的肋间隙、最近且安全的穿刺通道确定肿瘤首选穿刺平面,以 CT 十字光标线交叉点为基准点,确定首选穿刺层面上模拟定位进针点和进针倾角(图 3-13-8)。

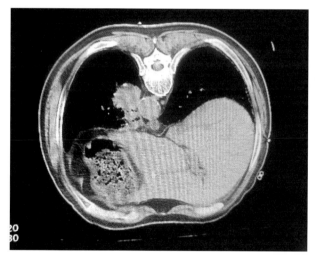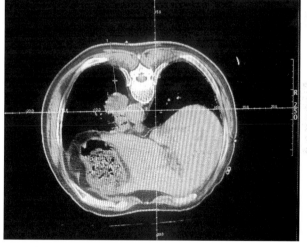

图 3-13-7　第一次 CT 扫描,确定肿瘤部位和植入层面　　图 3-13-8　按"进针三要点"确定首选穿刺平面,模拟定位进针点和进针倾角

8. 将 CT 十字光标线定格在首选穿刺层面并用黑色油性记号笔标记于患者体表皮肤上,勾画出靶区在皮肤上的投影区域(图 3-13-9)。

9. 常规消毒靶区投影区皮肤(图 3-13-10)。

10. 用 1% 利多卡因局部浸润及肋间神经阻滞麻醉(图 3-13-11)。

11. 安放共面植入模板(图 3-13-12)。

12. 用无菌护套将导航支架包罩(图 3-13-13)。

13. 松解机械臂肘关节上的大旋钮,灵活旋转机械臂的肩、肘、手腕关节,将手腕关节 Y 轴调至 0°,将模板移至靶区投影区进行预固定(图 3-13-14)。

14. 在靶区中心点处试穿第一针至肿瘤边缘,第二次 CT 扫描整个靶区,观察针尖位置并逐层测量模板至肿瘤外缘各层面的距离,逐层详细记录(图 3-13-15)。

15. 依据测量的进针距离以 1.0cm 间距多针多排一次性将穿刺针经模板刺中瘤体(图 3-13-16);如遇肋骨阻挡,使用骨钻经模板钻穿肋骨,将植入针经钻孔刺入瘤体(图 3-13-17)。如遇针道出血,则在紧邻其 0.5cm 处另加一针作为植入针,出血针不要拔出,以免继续出血或造成气胸。

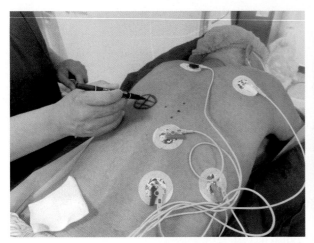

图 3-13-9 勾画肿瘤靶区体表投影

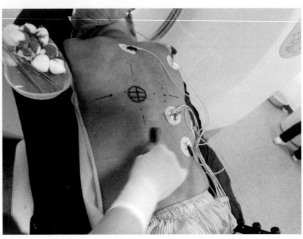

图 3-13-10 常规消毒

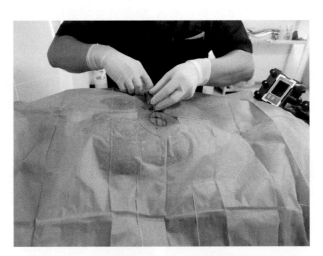

图 3-13-11 常规消毒,局部浸润麻醉及肋间神经阻滞

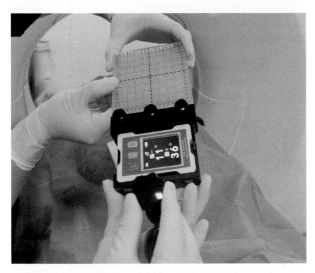

图 3-13-12 安装共面模板

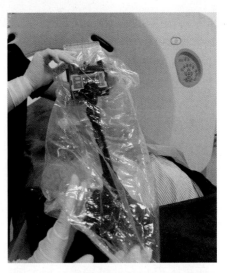

图 3-13-13 用无菌护套将导航支架包罩

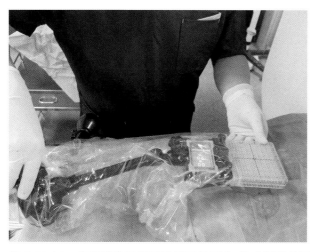
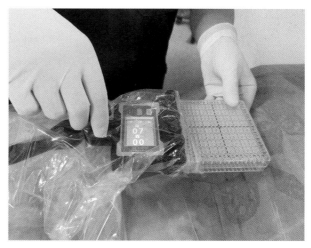

图 3-13-14 将模板移至靶区投影区并固定,依次调整并固定 Y 轴为"0",再将 X 轴旋转至 CT 模拟定位给出的进针角度,最后调整 Z 轴为"0"

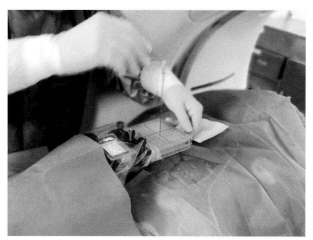
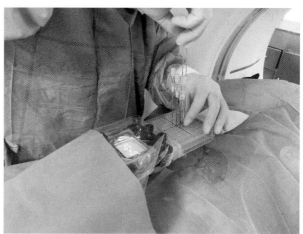

图 3-13-15 在靶区中心点处试穿第一针,第二次 CT 扫描整个靶区,观察针尖位置并逐层测量

图 3-13-16 依据测量的进针距离多针多排一次性将穿刺针经模板刺中瘤体

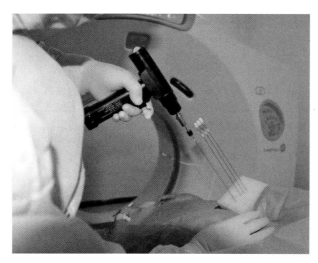
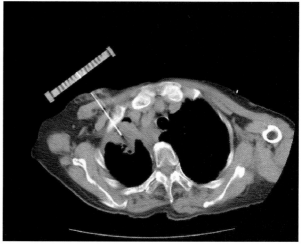

图 3-13-17 如遇肋骨阻挡,使用骨钻经模板钻穿肋骨,将植入针经钻孔刺入瘤体

16. 第三次 CT 扫描,调整针尖距肿瘤外缘 0.5cm(图 3-13-18)。

17. 将 CT 扫描信息输入 TPS,进行术中剂量优化,优化原则是在真实的进针轨迹上模拟排布粒子,然后手动调整粒子的位置,以该扫描平面 D_{90} 剂量能覆盖 90% 的靶区即为满意,优化后的粒子排布表现为"外周密集中间稀疏的非等距离"空间排布,称之为"改良式非等距离粒子空间排布"(图 3-13-19)。

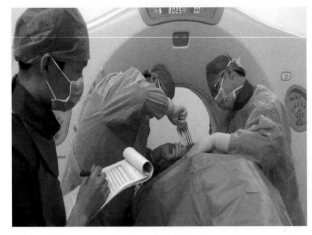
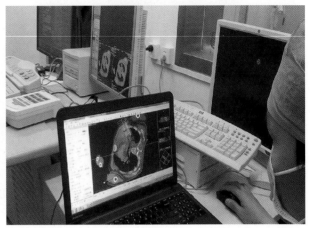

图 3-13-18　第三次 CT 扫描,调整针尖距肿瘤外缘 0.5cm　　图 3-13-19　将 DICOM 数据导入 TPS,进行术中剂量优化

18. 第四次 CT 扫描,确认每根针针尖准确到位,铺无菌防辐射孔单,屏蔽操作术中可能的射线损伤(图 3-13-20)。

19. 以退针方式按术中剂量优化方案植入粒子,针退至肿瘤外缘 0.5cm 处停止操作(图 3-13-21)。

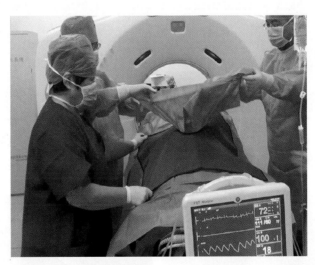

图 3-13-20　第四次 CT 扫描,确认每根针针尖准确到位,铺无菌防辐射孔单,屏蔽操作术中可能的射线损伤

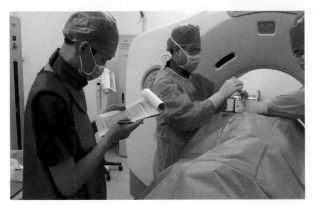
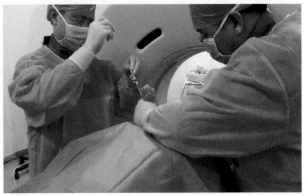

图 3-13-21　以退针方式技术中质量优化方案植入粒子,针退至肿瘤外缘 0.5cm 处停止操作

20. 第五次 CT 扫描,观察粒子排布是否符合术中计划的优化排布,如有疏漏,立即补种。除预留 1 根针作气胸抽气使用外,将其余针拔出,同时观察有无气胸、肺内及胸膜腔出血发生(图 3-13-22)。

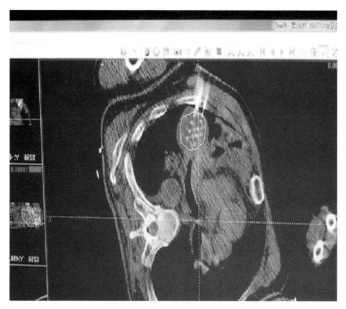

图 3-13-22 第五次 CT 扫描,观察粒子排布是否符合术中计划的优化排布,如有疏漏,立即补种

21. 第六次 CT 扫描,拔针后 5 分钟再行扫描,观察有无气胸及出血,如有发生则观察气胸或出血有无加重。如有气胸,使用负压吸引抽吸装置,抽净胸膜腔气体(图 3-13-23);经反复抽吸,CT 扫描肺仍不复张,立即行胸腔闭式引流术;肺内出血无须处理,胸膜腔出血视出血量、出血速度及患者循环状态改变,决定分别使用负压吸引抽吸、胸腔闭式引流术或开胸止血(图 3-13-24)。

22. 患者术后佩戴防辐射背心,测量放射剂量率(图 3-13-25);清点物品,用便携式表面沾污仪检测有无粒子遗漏。

23. 将患者平移至平车上,不能使用轮椅,使用氧气袋、鼻导管吸氧,医护人员全程护送至 ICU 监护 12 小时(图 3-13-26)。

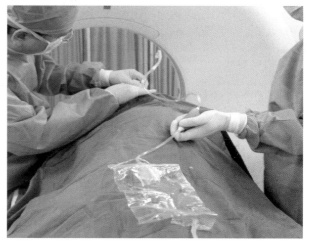

图 3-13-23 第六次 CT 扫描,预留一针,拔针后 5 分钟再行扫描,观察有无气胸及出血

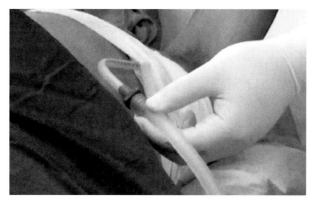

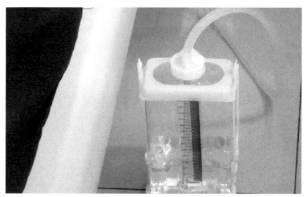

图 3-13-24 经反复抽吸,CT 扫描肺仍不复张,立即行胸腔闭式引流术

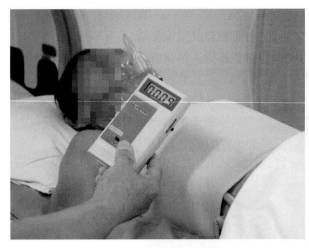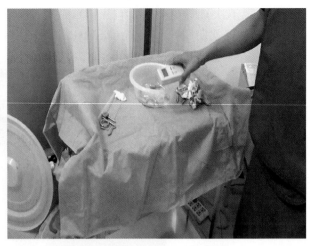

图 3-13-25 患者术后佩戴防辐射背心。清点物品,用便携式表面沾污仪检测有无粒子遗漏

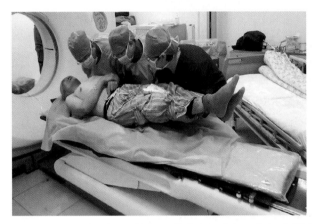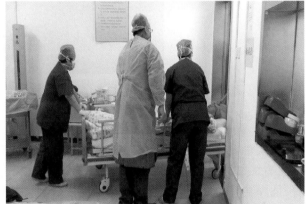

图 3-13-26 将患者平移至平车上,不能使用轮椅。医护人员全程护送至 ICU 监护

(三) 术后剂量验证

1. 根据术后即刻 CT 扫描图像,分层捡拾植入的粒子,输入 TPS 进行剂量评估。

2. 根据术后验证的 DVH 图所计算出的数据,判断粒子植入手术的质量,预判粒子植入后的治疗效果。

第二节 非共面模板辅助标准化流程

一、技术流程图

技术流程图,如图 3-13-27。

二、操作技术流程

(一) 术前

1. 计划前定位 术前 2~5 天按手术体位摆放患者,用真空成型袋塑形固定(图 3-13-28),行 CT 增强扫描,扫描层厚均为 5mm,重建间距 1.25mm(图 3-13-29)。扫描数据以 DICOM 格式导出储存。体表用激光定位线标定,用于术中体位及模板复位(图 3-13-30)。

2. 术前计划 扫描数据导入 TPS,根据胸部 CT 肺窗勾画 PTV,肺门和纵隔转移瘤可根据纵隔窗勾画 PTV(图 3-13-31,见文末彩图)。选择 PD 110~160Gy、粒子活度 2.22×10^7~2.96×10^7Bq(0.6~0.8mCi),TPS 设计植入通道,计算粒子数(图 3-13-32,见文末彩图),等剂量曲线及 DVH 图(图 3-13-33),获得 D_{90}、D_{100}、V_{90}、V_{100}、V_{150}、V_{200} 及邻近危险器官受量等参数以及计算 CI、EI、HI 等参数。

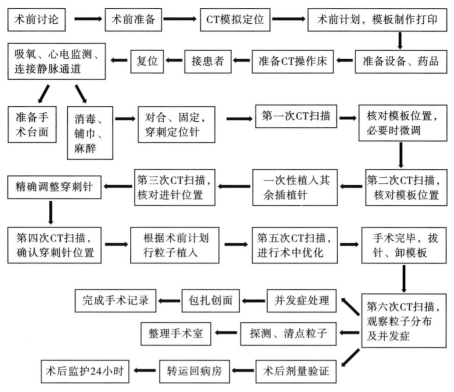

图 3-13-27　3D 打印非共面模板辅助技术流程

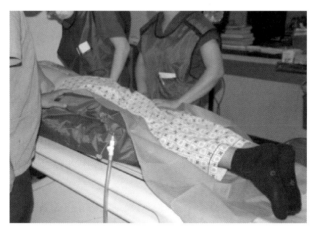

图 3-13-28　术前 2~5 天按手术体位摆放患者,真空成型袋塑形固定

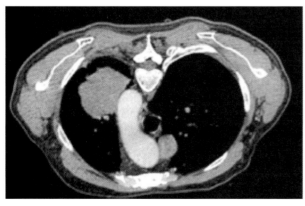

图 3-13-29　行 CT 增强扫描,扫描层厚均为 5mm,重建间距 1.25mm

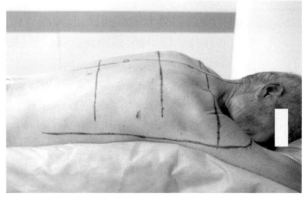

图 3-13-30　体表用激光定位线标定,用于术中体位及模板复位

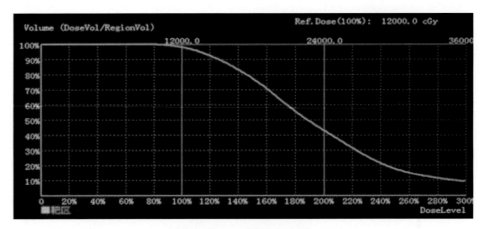

图 3-13-33　术前 DVH 图

3. 将 TPS 导出的含植入针及相关体表标记信息的数据导入 3D 打印机, 打印 3D 非共面模板 (图 3-13-34), 模板含有患者体表定位线(或定位点)信息、预计划的模拟针道信息、备用针道信息、体表固有标记信息及医院患者住院信息等。

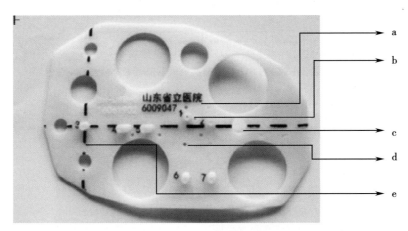

图 3-13-34　打印 3D 非共面模板

4. 术前准备

(1)订购粒子、行粒子质量和剂量抽检、消毒。

(2)准备植入器械、辅助植入设备及辐射防护物品、检测设备,准备抢救设备和药品。

(3)CT 室进行紫外线消毒。

(4)患者准备。

(二)术中规范化操作技术流程

1. 安放负压体位固定垫,连接真空负压泵;按术前模拟定位摆放患者体位,参照 CT 模拟定位标记的激光定位线体位与体表标记线复位,力保定位体位和术中体位一致(图 3-13-35)。

2. 面罩吸氧(5L/min)、心电血压监护、接连静脉通道。

3. 将负压体位固定垫与患者紧密贴附,开启负压泵抽气,至负压达到 10kPa 时固定患者。

4. 消毒、铺巾、麻醉、准备手术器械台(图 3-13-36)。

5. 模板对位固定参照 CT 模拟定位标记的激光定位线体位、模板上定位标记与体表标记线实施(图 3-13-37),对位后插入定位针固定(图 3-13-38)。

6. 第一次 CT 扫描,判断是否精确复位(图 3-13-39)。

7. 按术前计划植入所有穿刺针(图 3-13-40)。

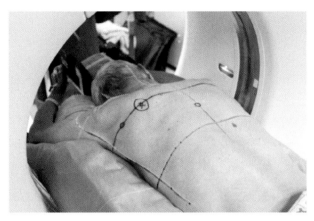

图 3-13-35　参照 CT 模拟定位标记的激光定位线体位复位

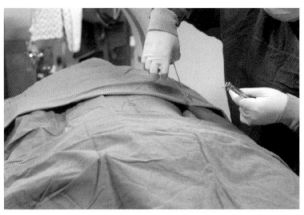

图 3-13-36　消毒、铺巾、局部麻醉

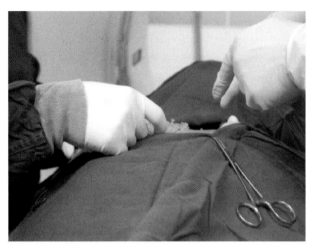

图 3-13-37　模板对位固定

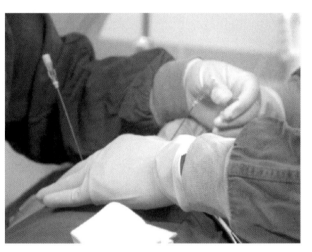

图 3-13-38　模板对位后插入定位针固定

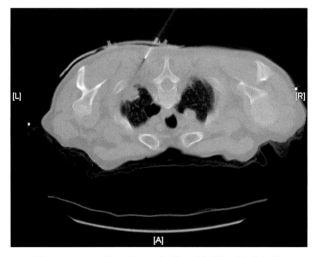

图 3-13-39　第一次 CT 扫描,判断是否精确复位

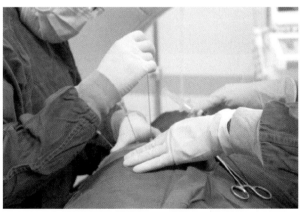

图 3-13-40　按术前计划植入所有穿刺针

8. 第二次 CT 扫描,对比术前计划调整每根针的位置、深度(图 3-13-41)。

9. 第三次 CT 扫描,确认全部植入针精确到位(图 3-13-42)。

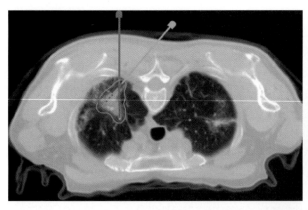
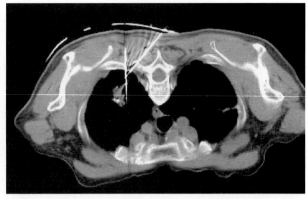

图 3-13-41　第二次 CT 扫描,对比术前计划调整每根针的位置、深度

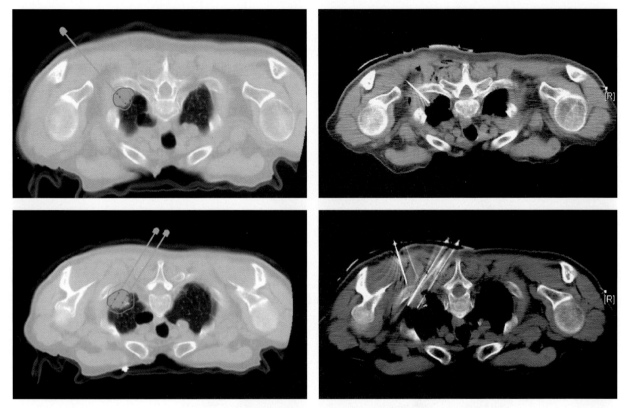

图 3-13-42　第三次 CT 扫描植入针全部到位

10. 按照术前计划进行粒子植入(图 3-13-43)。

11. 第四次 CT 扫描,观察粒子分布,必要时进行术中优化,根据具体情况补植粒子(图 3-13-44)。

12. 粒子植入完毕,拔出植入针,移除模板,CT 扫描,观察有无并发症并处理;留取图像行剂量验证(图 3-13-45)。

13. 患者术后佩戴防辐射背心,测量放射剂量率。清点物品,用便携式表面沾污仪检测有无粒子遗漏。

14. 将患者平移至平车上,使用氧气袋、鼻导管吸氧,医护人员全程护送至 ICU 监护 12 小时。

（三）术后剂量验证

1. 根据术后即刻 CT 扫描图像,分层捡拾植入的粒子,输入 TPS 进行剂量评估(图 3-13-46)。

2. 根据术后验证的 DVH 图所计算出的数据,判断粒子植入手术的质量,预判粒子植入后的治疗效果。

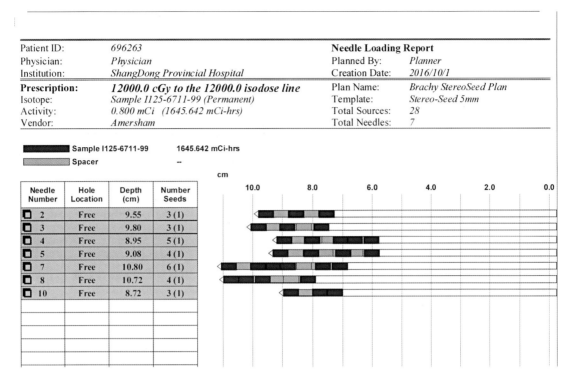

Patient ID:	696263			**Needle Loading Report**	
Physician:	*Physician*			Planned By:	*Planner*
Institution:	*ShangDong Provincial Hospital*			Creation Date:	*2016/10/1*
Prescription:	**12000.0 cGy to the 12000.0 isodose line**			Plan Name:	*Brachy StereoSeed Plan*
Isotope:	*Sample I125-6711-99 (Permanent)*			Template:	*Stereo-Seed 5mm*
Activity:	*0.800 mCi (1645.642 mCi-hrs)*			Total Sources:	*28*
Vendor:	*Amersham*			Total Needles:	*7*

Sample I125-6711-99　　1645.642 mCi-hrs

Spacer　　--

Needle Number	Hole Location	Depth (cm)	Number Seeds
2	Free	9.55	3 (1)
3	Free	9.80	3 (1)
4	Free	8.95	5 (1)
5	Free	9.08	4 (1)
7	Free	10.80	6 (1)
8	Free	10.72	4 (1)
10	Free	8.72	3 (1)

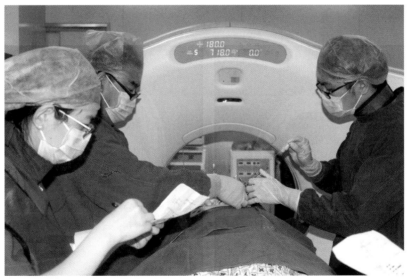

图 3-13-43　按照术前计划进行粒子植入

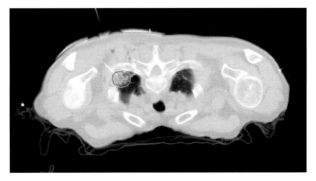

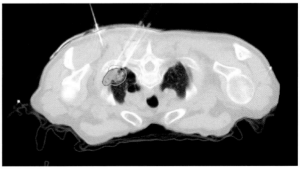

图 3-13-44　第四次 CT 扫描,观察粒子分布,必要时进行术中优化,根据具体情况补植粒子

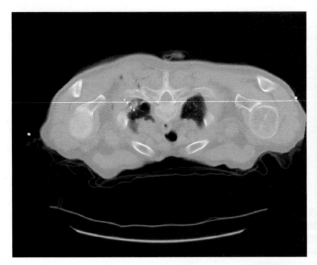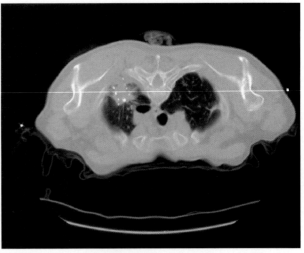

图 3-13-45 粒子植入完毕,拔出植入针,移除模板,CT 扫描,观察有无并发症并处理

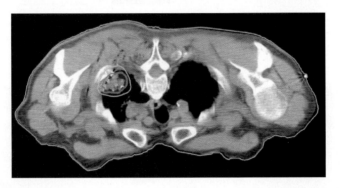

Dose Volume Histogram

Panther Brachy v 5.00

Patient Name:	
Patient ID:	*696263*
Physician:	*Physician*
Institution:	*ShangDong Provincial Hospital*

Plan Name:	*Brachy Post Plan #1*
Anatomical Site:	*Anatomical Site*
Dosimetrist:	*Planner*

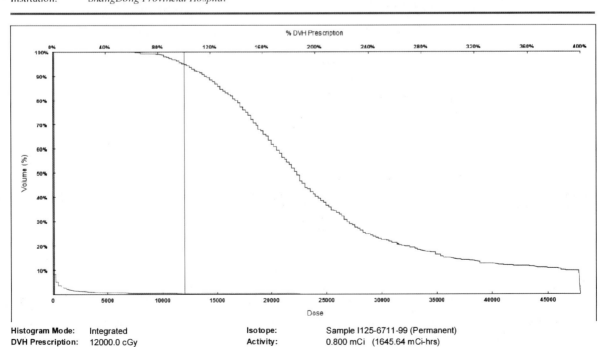

Histogram Mode:	Integrated
DVH Prescription:	12000.0 cGy
Dose Level:	100.0 cGy

Isotope:	Sample I125-6711-99 (Permanent)
Activity:	0.800 mCi (1645.64 mCi-hrs)

图 3-13-46 粒子植入完毕,拔出植入针,移除模板,CT 扫描,观察有无并发症并处理

第三节　共面模板辅助标准化流程的临床应用

CT 引导放射性粒子植入治疗肺癌,疗效确切,但临床推广应用进展缓慢。肺癌解剖结构复杂、肿瘤靶区形态多数不规则、术中体位变化等多种原因导致无法完全按照术前理想计划实施,多数依靠个人经验徒手插植布针和植入粒子,使实际术中植入与术前治疗计划相差较远。^{125}I 粒子能量低,释放的射线在较短距离内成平方反比梯度衰减,因而粒子在靶区内的空间位置排布十分关键。穿刺和粒子植入的盲目性,无法保证剂量要求,局部易出现冷区和热区,直接导致较高的肿瘤复发率和增加不良反应。如何在术中准确实现术前 TPS 治疗计划的目标,也成为近年来放射性粒子植入技术研究的主要方向之一。以共面模板为中心的标准化流程的应用,是以剂量学为依据指导术中穿刺布针和粒子植入,为肺癌放射性粒子植入精准性和规范化提供了可靠保障,使近距离治疗做到靶区剂量可控。一次性使用的模板消除了劳动密集型清洗、浸泡和重复消毒的需要,同时减少了生物及化学污物残留以及不同患者反复使用造成交叉感染的风险。

2015 年 1 月—2016 年 6 月,在天津医科大学第二医院接受共面模板引导放射性粒子植入治疗的肺癌患者为 21 例。植入前行胸部 CT 扫描获得医学数据成像信息(DICOM),导入近距离治疗计划系统(TPS)进行预计划,PD 120Gy。除常规针道设计外,对于因肋骨遮挡产生剂量冷区的靶区层面模拟经肋骨预置针道,术中采用肋骨钻孔技术建立真实进针通道,21 例肺癌患者均完成放射性粒子植入。术后剂量验证靶区的体积、粒子数、针数、D_{90}、V_{100} 及 V_{200} 的平均值分别为 47.6mL、33 颗、10 支、12 765.1cGy、92.6%、34.8%,术前计划分别为 46.4mL、33 颗、10 支、12 433.8cGy、95.2%、28.8%(P 值分别为 0.012、0.930、0.267、0.179、0.032、0.003)。术后质量验证满意率为 90.5%(19/21)。气胸发生率为 19%(4/21),肺内出血率为 9.5%(2/21),胸膜腔内积血率为 4.7%(1/21),痰中带血率为 19%(4/21),无大咯血。粒子移位发生率为 9.5%(2/21)。未观察到其他严重并发症。

21 例患者术后剂量验证与术前 D_{90}、插植针数及植入粒子数比较差异无统计学意义,术后与术前规划的 TPS 参数一致性良好,基本实现了实现术前计划(表 3-13-1)。霍彬等报道肺癌放射性粒子植入按经验徒手穿刺植入粒子,术后质量验证满意率不足 40%,本组患者采用 3D 打印共面模板,术后剂量验证满意率为 90.5%,远高于按经验徒手穿刺植入粒子模式。本组中有 2 例剂量验证不满意患者,1 例为术中出现大量气胸,导致靶区移位,部分粒子未植入预定位置。1 例为靶区中心部分坏死,导致部分植入的粒子移位聚集。国内外已开展粒子链技术的研发,有望解决植入后粒子移位问题。霍小东等报道对接受放射性粒子植入治疗的 821 例肺癌患者病例资料进行回顾性分析,术后 CT 发现气胸 198 例,发生率为 24.1%。本组研究使用 3D 打印共面模板,气胸发生率为 19%,并未增加气胸发生的概率。柴树德等报道肺癌放射性粒子植入肺内出血发生率为 10%~20%。本组在患者肺内出血发生率为 9.5%,胸膜腔内积血发生率为 4.7%,痰中带血发生率为 19%,无大咯血。本组在增加术后剂量验证满意率的同时,并未增加气胸、出血等相关并发症的风险。

表 3-13-1　21 例放射性粒子植入肺癌患者术前与术后剂量学参数

病例编号	靶体积 /mL		粒子数 / 颗		针数 / 支		D_{90}/cGy		V_{100}/%		V_{200}/%	
	术前	术后	术前	术后	术前	术后	术前	术后	术前	术后	术前	术后
1	19.4	19.7	20	19	6	6	13 310	13 220	97.1	97.6	30.3	29.7
2	39.1	40.4	30	33	12	12	13 530	13 320	98.1	96.0	29.8	30.7
3	110.2	113	67	69	13	13	12 600	12 510	95.5	94.7	20.1	28.9
4	101	103.6	61	53	15	14	12 047	9 230	91.5	76.3	23.5	23.7
5	20.3	20.5	22	23	6	6	12 980	13 020	97.6	97.9	20.0	35.6
6	58.5	59.5	40	41	9	8	12 330	12 220	91.3	90.8	21.6	31.4

续表

病例编号	靶体积 /mL		粒子数 / 颗		针数 / 支		D_{90}/cGy		V_{100}/%		V_{200}/%	
	术前	术后	术前	术后	术前	术后	术前	术后	术前	术后	术前	术后
7	35.1	36.8	26	27	8	7	12 440	12 165	91.8	92.6	27.3	38.5
8	11.2	15.1	16	16	6	6	12 870	13 019	97.1	96.8	21.3	43.6
9	58.1	58.4	37	38	13	13	12 320	12 563	94.7	93.6	27.6	36.7
10	82.9	88.5	53	50	16	15	12 013	8 790	91.4	73.3	30.0	29.4
11	24.5	25.3	26	25	13	13	13 970	12 320	98.9	95.0	45.7	39.8
12	42	42.4	32	34	10	10	13 860	12 136	96.7	90.3	43.1	28.9
13	6.5	6.6	11	11	5	5	13 260	13 957	93.1	94.2	39.3	46.1
14	50.1	51.2	35	34	13	13	12 210	12 660	94.4	92.8	36.2	36.5
15	56.1	57.4	38	36	13	12	12 860	12 770	98.9	93.3	23.9	35.1
16	50.1	53.4	34	35	10	11	12 100	12 770	94.9	92.8	21.7	37.1
17	27.4	27.6	25	23	13	13	13 310	13 220	96.8	95.3	30.0	34.7
18	55.4	53.9	39	41	9	9	12 220	12 890	91.6	92.7	20.0	23.6
19	46.3	46.9	35	35	10	10	12 460	12 900	96.0	96.3	46.1	48.9
20	23.7	20.3	23	25	6	7	12 980	13 020	97.6	97.9	20.0	35.6
21	57.2	58.4	40	42	13	13	12 398	12 410	94.7	95.3	27.6	36.7

综上所述,以共面模板为中心的标准化流程的建立和应用可以可显著提高术前计划在术中实施的复合度以及术后剂量验证的满意率,避免徒手操作的盲目性,使质量控制得到保障,对保证肺癌放射性粒子植入技术的规范化和标准化具有重要价值。后续研究也将继续扩大病例数量和加强深入随访,在临床数据方面进一步明确其疗效。

第四节 非共面模板辅助标准化流程的临床应用

放射性粒子植入的关键是准确的剂量分布。这在很大程度上取决于粒子的空间位置排布。依靠操作者的经验和图像引导技术进行插植操作存在很大的随意性和不确定性。前列腺癌粒子植入采用的模板技术可以很好地控制植入针的间距和平行度。我国学者把模板技术引入体部肿瘤植入治疗,取得了良好效果。在部分病例的应用中,模板由于其制式结构不能适用。3D 打印非共面模板的研发成功,较好地解决了这一问题。

3D 打印非共面模板含有个体化模拟插植的针道信息和患者体表的标记信息,具备了据患者特征的定位和定向功能,并通过预计划中对模拟插植及粒子排布准确设计达到对剂量的良好控制。

3D 打印非共面模板辅助标准化流程的临床应用要注意以下几点。

1. 模拟进针路径设计间距 1~1.5cm,同一层面尽量保持平行排列,保护和避让神经、大血管、空腔脏器等重要组织结构,尽量避让穿刺路径上的骨骼阻挡;计算使用粒子数目和粒子空间位置分布,再将含植入针道位置、方向、间距以及相关体表标记等信息导入 3D 打印机,打印个体化模板,3D 非共面化模板含有患者体表定位激光线(或定位点)信息、预计划的模拟针道信息、备用针道信息、体表固有标志信息及医院患者住院信息等。

2. 按术前模拟定位情况安置患者,3D 打印非共面模板对患者术中复位(包括患者体位的复位及模板与靶区的复位)要求较高,其中体位的复位通过负压体位固定垫及激光标记线已得到一定程度的解决,但模板与靶区的复位仍存在一定的不足,所有器官均存在一定的相对位移,3D 打印非共面模板基于体表靶区投影区打印制成,模板与体表的对合及靶区与体表的相对位移均是影响个体化模板引导能否成功实施的重要因素。

3. 3D打印非共面模板对位后,插入固定针行CT扫描,若与术前计划存在偏差,需要测量误差范围并实时校正,若对位准确,按计划植入粒子,CT扫描确认粒子空间分布并导入TPS行术后质量验证。

4. 粒子植入质量评价标准采用英国哥伦比亚癌症研究中心粒子植入质量评价标准,根据术后即刻验证靶区 D_{90}、V_{100} 评价为优、良、中、差4组。优:$V_{100} \geqslant 90\%$,$100\% \leqslant D_{90} \leqslant 125\%$;良:$85\% < V_{100} < 90\%$,$90\% < D_{90} < 100\%$;中:$75\% \leqslant V_{100} \leqslant 85\%$;$80\% \leqslant D_{90} \leqslant 90\%$,或 $D_{90} > 125\%$;差:$V_{100} < 75\%$,$D_{90} < 80\%$。术后验证靶区剂量参数达到上述优、良指标,为技术成功。

5. 术后随访2个月、4个月、6个月复查CT检测肿瘤大小变化,以判定局部控制率及中、远期并发症,客观疗效的评价参考实体瘤的疗效评价标准(RECIST 1.1)。完全缓解(complete response,CR):靶区病灶消失,且无新病灶出现,至少维持4周;部分缓解(partial response,PR):靶区病灶最大径之和减少 $\geqslant 30\%$,至少维持4周;稳定(stable disease,SD):靶区病灶最大径之和缩小未达PR,或增大未达PD;进展(progressive disease,PD):靶区病灶最大径之和增加 $\geqslant 20\%$,或其绝对值增加5mm,或有新病灶出现;局部控制率(local control rate,LCR)为(CR+PR+SD)病例数 / 目标病灶总数 × 100%。

3D打印个体化模板在 ^{125}I 粒子植入治疗肺癌的应用中存在一定局限性:① 3D打印个体化模板对患者术中复位要求较高,因此对于活动度较大的病灶该项技术是否适合或是否存在解决器官相对位移的方法有待进一步讨论;②肿瘤自身体积的变化影响计划的实施,3D打印个体化模板从预计划设计至粒子植入治疗的实施需要一定时间,存在如肿瘤生长体积增大或因联合其他抗肿瘤治疗肿瘤体积缩小至计划不能实施;③肺部病灶,术中发生气胸、靶区移位,影响计划实施;④预计划设计中粒子间距与手术实施过程中真实粒子间距存在一定差异;⑤术中优化的方式及时机需要讨论;⑥不同手术部位的备用针道的设计需进一步探讨;⑦模板的设计是否合理,设计者对靶区、危及器官的理解是决定性因素,术前计划需临床医师、物理师及技师共同完成。

3D打印非共面模板辅助标准化流程的建立和应用提高了粒子植入的剂量准确性。其计划设计及适应证选择需要进一步经验总结及讨论。

(柴树德　霍小东　霍彬　韩明勇　袁苑　张颖　王海涛　侯定坤)

参 考 文 献

[1] MARTÍNEZ-MONGE R,GARRÁN C,VIVAS I,et al.Percutaneous CT-guided ^{103}Pd implantation for the medically inoperable patient with T1N0M0 non-small cell lung cancer:a case report.Brachytherapy,2004,3(3):179-181.

[2] MARTÍNEZ-MONGE R,PAGOLA M,VIVAS I,et al.CT-guided permanent brachytherapy for patients with medically inoperable early-stage non-small cell lung cancer(NSCLC).Lung Cancer,2008,61(2):209-213.

[3] RICKE J,WUST P,WIENERS G,et al.CT-guided interstitial single-fraction brachytherapy of lung tumors:phase I results of a novel technique.Chest,2005,127(6):2237-2242.

[4] 柴树德,郑广钧,毛玉权,等.CT引导下经皮穿刺种植放射性 ^{125}I 粒子治疗晚期肺癌.中华放射肿瘤学杂志,2004,(4):49-51.

[5] YANG R,WANG J,ZHANG H.Dosimetric study of Cs-131,I-125,and Pd-103 seeds for permanent prostate brachytherapy.Cancer Biother Radiopharm,2009,24(6):701-705.

[6] 王俊杰.影像引导组织间介入近距离治疗肿瘤概念的提出与实践.中华放射医学与防护杂志,2014,34(11):801-802.

[7] 王俊杰.中国大陆地区影像引导介入近距离治疗学发展概述.中华放射肿瘤学杂志,2016,25(4):301-303.

[8] HEU R,POWERS A,MCGEE H,et al.SU-F-T-44:A comparison of the pre-plan,intra-operative plan,and post-implant dosimetry for a prostate implant case using prefabricated linear polymer-encapsulated Pd-103.Medical Physics,2016,43(6):

3471-3476.

［9］MULLOKANDOV E,GEJERMAN G.Analysis of serial CT scans to assess template and catheter movement in prostate HDR brachytherapy.Int J Radiat Oncol Biol Phys,2004,58(4):1063-1071.

［10］AGRAWAL P P,SINGHAL S S,NEEMA J P,et al.The role of interstitial brachytherapy using template in locally advanced gynecological malignancies.Gynecol Oncol,2005,99(1):169-175.

［11］霍彬,侯朝华,叶剑飞,等.CT引导术中实时计划对胸部肿瘤 125I 粒子植入治疗的价值.中华放射肿瘤学杂志,2013,22(5):400-403.

［12］HINNEN K A,MOERLAND M A,BATTERMANN J J,et al.Loose seeds versus stranded seeds in I-125 prostate brachytherapy:differences in clinical outcome.Radiother Oncol,2010,96(1):30-33.

［13］石峰,柴文文,曾理,等.125I 辐照的聚醚醚酮粒子链的生物安全性.中国组织工程研究,2016,20(38):5716-5721.

［14］霍小东,杨景魁,闫卫亮,等.CT引导下 125I 粒子植入治疗肺癌术后气胸发生率的相关因素分析.中华放射医学与防护杂志,2014,34(12):912-915.

第十四章

放射性粒子植入治疗周围型肺癌

第一节 CT 引导下放射性粒子植入治疗周围型肺癌

周围型肺癌生长于肺叶周边小支气管黏膜上皮,早期呈节样生长,生长速度较中心型慢。相对中心型肺癌而言,周围型约占 30%,放射线检查可较早发现,90% 早期无症状。

一、治疗流程

1. 首先取得组织学证据。

2. 选择 ^{125}I 粒子活度 通常选用国产粒子,半衰期 60.2 天,活度为 $2.22 \times 10^7 \sim 3.0 \times 10^7 Bq$ (0.6 ~ 0.8mCi),γ 射线能量 27~35keV。

3. 选择 PD 120~160Gy。

4. 选择模板 通常选用共面粒子植入模板。

5. 制订治疗计划 将 CT 采集到的肿瘤靶区图像、粒子活度、PD 输入 TPS,模拟粒子进针方向及通道,计算出所需粒子颗数,导出 DVH 图,计算出肿瘤靶区最大照射剂量、平均剂量及 D_{90}、D_{100}、V_{90}、V_{100}、V_{150}、V_{200}、CI、HI、EI 等参数。

6. 与患者或家属签署手术知情同意书。

7. 订购粒子,要求订购粒子数比计划数多出 10%。使用前抽检其中 10% 的粒子,活度约 $2.59 \times 10^7 Bq$ (0.7mCi)。

8. 患者术前准备。

9. 按粒子植入标准化操作流程植入粒子。

10. TPS 术后剂量评估。

二、周围型肺癌粒子植入时特殊情况的处理

1. 小肿瘤紧贴肋骨下粒子植入 解决紧贴肋骨下直径 1cm 左右的小肿瘤,要分别做呼气相和吸气相肿瘤 CT 扫描,观察肿瘤随呼吸时位置移动,是否在某一时相内居于肋间隙当中。

（1）穿刺时利用这一位移,在穿刺针进入胸腔肺组织前,令患者呼气或吸气末屏气,快速进针达预测之深度,即能一针刺中肿瘤。此时加之模板固定,刺中之肿瘤便停留在肋间隙中不再随呼吸移动,然后再在其上、下、左、右布针,直至满意后,再植入粒子（图 3-14-1、图 3-14-2）。

（2）也可以适当调整 CT 机及模板 X 轴倾角,经肋间隙斜行进针,刺入瘤体植入粒子。

（3）使用专用肋骨骨钻,用定位细针先行肿瘤定位,扫描,然后经定位点以穿刺针代替骨钻钻穿肋骨,刺中肿瘤,视肿瘤大小,多针穿刺、钻孔、植入粒子。

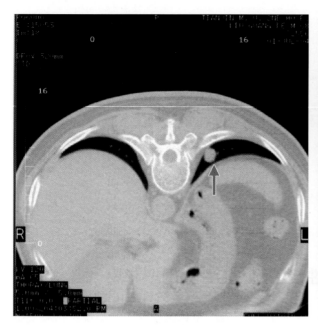
图 3-14-1 小肿瘤紧贴肋骨下

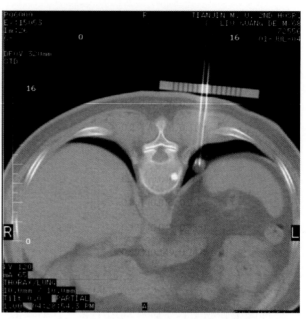
图 3-14-2 穿刺时利用呼吸肺位移至肋间隙时屏气进针

2. 受肋骨遮挡距胸壁有一定距离的肺内小肿瘤 令患者吸气,CT 扫描,观察肿瘤的位置,决定从肋骨上缘或下缘穿刺;水平置放模板后测量模板至肿瘤中心直线距离,然后经过肋间隙另做一斜线至肿瘤中心,测量两线形成之夹角,即为模板上的 Y 轴倾角(YZ 面),调整 Y 轴倾角使模板倾斜至测量的角度,固定 Y 轴旋钮,按测定的 Y 轴角度调整 CT 机机架(YZ)面,倾斜的穿刺针经倾斜的模板置入至皮下,令患者吸气将穿刺针经模板由肋间倾斜行刺入瘤体,刺中后,继续在肿瘤左、右和下、上方多根布针,植入粒子(图 3-14-3、图 3-14-4)。

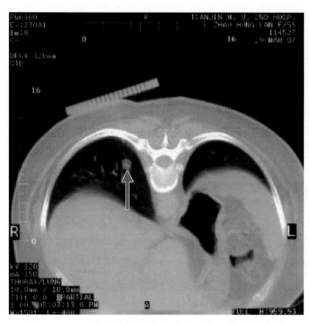
图 3-14-3 受肋骨遮挡离胸壁有一定距离的小肿瘤

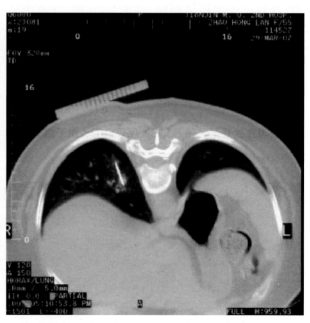
图 3-14-4 穿刺针由肋间倾斜刺入瘤体上缘

3. 肿瘤移位时粒子植入 发生这种情况是因为穿刺针导致肺漏气而致气胸,肿瘤移位,尤其是老年人,肺的质量差或有肺大疱存在。若漏气过快可发生肿瘤明显移位,无法精确穿刺肿瘤体。解决方法：及时使用负压引流装置,连续抽吸将气体快速抽出,使肿瘤归回原位,继续完成植入手术(图 3-14-5、图 3-14-6)。

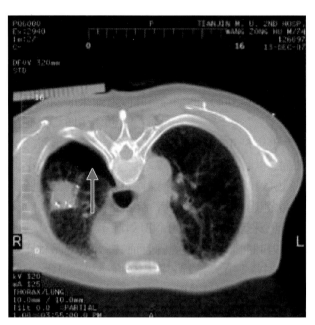

图 3-14-5　穿刺导致气胸,肿瘤移位

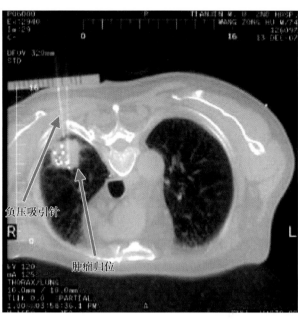

图 3-14-6　使用负压引流装置,将气体快速抽出,肿瘤归位后完成植入

三、典型病例

66 岁女性患者,CT 显示为周围型肺癌,组织病理学为腺癌。2003 年行植入粒子,到 2011 年 5 月生存 7 年(图 3-14-7~ 图 3-14-17)。

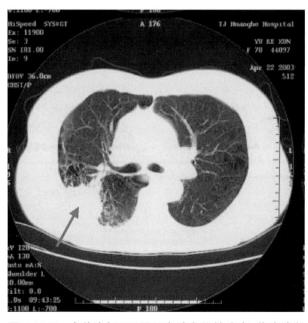

图 3-14-7　术前胸部 CT 显示右肺占位性病变,临床诊断右周围型肺癌(腺癌)

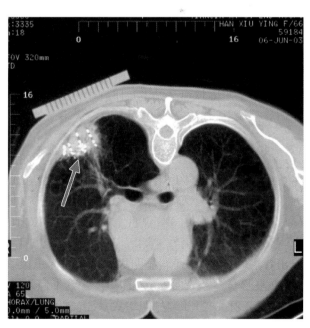

图 3-14-8　2003 年 6 月 CT 引导下粒子植入

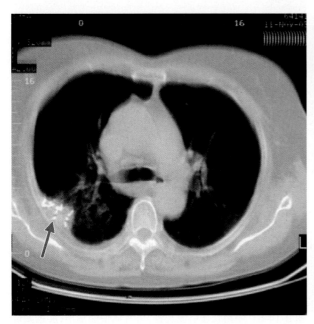

图 3-14-9　2003 年 11 月术后近半年胸部 CT 显示肿瘤 PR

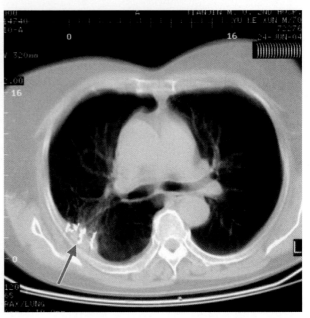

图 3-14-10　2004 年 6 月术后 1 年胸部 CT 显示肿瘤 CR

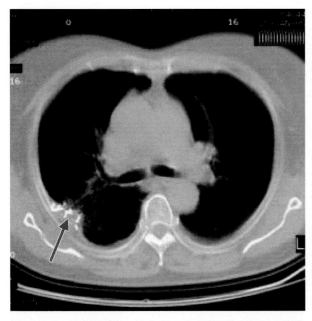

图 3-14-11　2005 年 1 月术后 1 年半胸部 CT 显示肿瘤 CR,同时行局部切除,瘤床粒子植入术

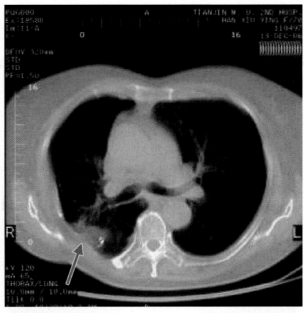

图 3-14-12　2006 年 12 月瘤床植入粒子术后 2 年复查胸部 CT,显示瘤床无变化

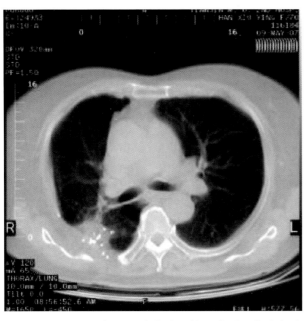

图 3-14-13 2007 年 5 月瘤床植入粒子术后 2 年半复查胸部 CT,显示瘤床无变化

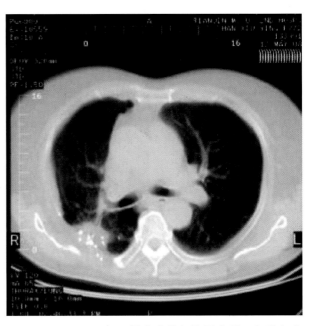

图 3-14-14 2008 年 5 月瘤床植入粒子术后 3 年半复查胸部 CT,显示瘤床无变化

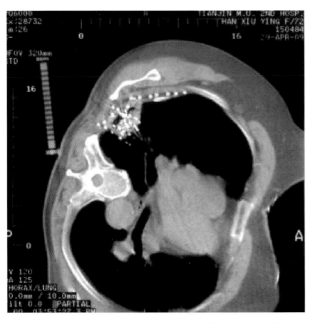

图 3-14-15 2009 年 4 月瘤床植入粒子术后 4 年半复查胸部 CT,显示胸壁转移,给予胸壁和瘤床同时植入粒子

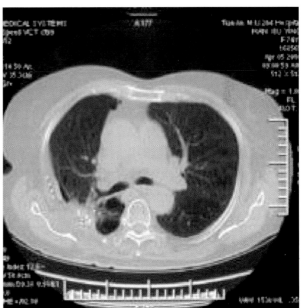

图 3-14-16 2010 年 4 月瘤床植入粒子术后 5 年 3 个月复查胸部 CT 显示,胸壁转移灶和瘤床无变化

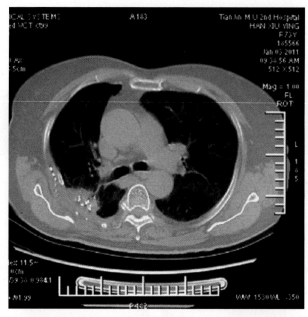

图 3-14-17 2011 年 1 月瘤床植入粒子术后 6 年复查胸部 CT 显示,胸壁转移灶和瘤床无变化

第二节 开胸术中放射性粒子植入治疗肺癌

一、概述

恶性肿瘤手术治疗失败的原因是局部复发和远处转移,而局部复发更为重要。肿瘤已有外侵或/和局部淋巴结转移者,放疗可显著提高生存率。

肿瘤组织累及重要脏器(如心脏、大血管、大气管、骨骼或其他脏器)而无法彻底切除,是造成术后肿瘤局部复发的重要因素。通常治疗术后残存肿瘤的方法是外照射。但是外照射对正常组织的损伤大,对瘤组织的放射剂量不足,局部控制率并不令人满意。以食管癌为例,国内大多数学者对于食管癌术后大血管或吻合口有肿瘤残留、肿瘤明显外侵或淋巴结有转移,仍坚持术后放射治疗以巩固疗效。对于手术后瘤床有肿瘤明显残存而术前未行 CT 检查者,多数凭经验设计前后野对穿照射。术后放射治疗照射范围通常包括瘤床、吻合口及淋巴引流区,难以避开脊髓,因此,达不到根治剂量。

利用放射性 ^{125}I 粒子的放射物理学特点进行瘤床种植具有靶区准、持续照射、全身反应小等优点,作为手术和外放疗的补充和延伸,是中晚期肿瘤手术后的一种理想的综合治疗方法。

国外学者从 20 世纪 90 年代开始尝试外科手术、术中放射性粒子植入和术后外照射联合治疗 III 期、有纵隔淋巴结转移的肺癌患者以及肺癌手术切除联合切缘边种植放射性 ^{125}I 粒子治疗 I 期 NSCLC,有效地控制了局部复发率。2005 年,柴树德等报道的"三明治"粒子块瘤床植入,也提示可以降低局部复发率。

术中植入 ^{125}I 粒子对附近的外科吻合口愈合是否会有影响,是手术医生极为关注的问题。从动物实验吻合口愈合情况及术后 7~14 天吻合口胶原含量和组织学观察均证明,术中植入 ^{125}I 对附近吻合口是安全的。骆永基等报道 28 例消化道吻合口及支气管残端均愈合良好。手术切除加切缘种植或瘤床"三明治"粒子块植入,既可将放射性粒子稳固于瘤床,避免粒子移位、游走,又可达到高度适形的内放疗。

二、放射性粒子选择和剂量

^{125}I 和 ^{103}Pd 是两种常用的永久性植入粒子,能量分别为 0.028MeV 和 0.021MeV,半衰期分别为 60 天和 17 天。初始剂量率分别为 7~8cGy/h 和 20cGy/h。

在生物有效剂量和癌细胞杀伤方面，^{103}Pd 对生长快的肿瘤（T_p<10 天），特别是 T_p<5 天者非常有效，而对 T_p>15 天者疗效差。^{125}I 对生长慢的肿瘤（T_p>10 天）更有效，而对 T_p<5 天者疗效差。原发肺鳞癌和腺癌的 T_p 分别为 15 天和 17 天，应选 ^{125}I 粒子。小细胞癌和大细胞癌的 T_p 分别为 4 天和 5 天，应选 ^{103}Pd 粒子。

肺癌术中植入通常选择 2.59×10^7Bq（0.7mCi）的 ^{125}I 粒子，推荐 PD 为 140~160Gy。术前应用 TPS 计算出 ^{125}I 粒子剂量分布。手术切除肿瘤后测量肿瘤瘤床的长度和宽度，计算粒子种植的面积图。

对手术中肿瘤组织残留厚度 <1.0cm 者，仅需平面植入（planar implant）。根据临床经验和放射生物学假设，对极小体积肿瘤，100% 治愈所需剂量相当小，对术中无明显肉眼可见残留的肿瘤瘤床或已切除转移淋巴结的淋巴床，植入的粒子剂量可适当减低。

三、方法

（一）开胸术中直视下及超声引导下插植

当探查证实肺癌已属晚期，转移广泛、固定、无法切除时，以及肺叶切除后，肺门或纵隔淋巴结肿大、融合、固定并侵及相邻脏器时，在淋巴结上取标本送快速病理，诊断明确后，均可采用本方法。方法：测量肿瘤的体积，用简易粒子植入公式算出粒子植入数量（根据临床实践，实际植入的粒子数要大于公式计算的粒子数），即肿瘤（长 + 宽 + 高）÷ 3 × 5 ÷ 粒子活度 = 粒子个数。以间隔 1cm 间距插入植入针至肿瘤预定深度，以 1cm 退针深度植入粒子（图 3-14-18）。有条件时，最好应用术中 B 超实时监控，使植入粒子排布更准确。

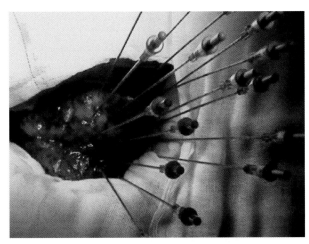

图 3-14-18　术中直视下插植粒子

（二）淋巴床粒子植入术

肺叶或全肺切除术后，发现并证实肺门或纵隔淋巴结虽有转移，但尚未融合成团，且未与重要脏器浸润固定时，可在术中将淋巴结一一清除，行淋巴床内放射性粒子植入术。方法：将吸收性明胶海绵修剪成 1cm 见方的海绵块，在放射屏蔽的条件下，按无菌操作原则，将 1~2 颗放射性 ^{125}I 粒子插入吸收性明胶海绵中。待肿大淋巴结清除后，用干纱布将淋巴床拭干，以长镊夹持将粒子块植入淋巴床中，用生物蛋白胶黏附，再用细丝线缝合胸膜固定。

（三）瘤床残存肿瘤平面插植术

当肿物位于肺根部与纵隔浸润，切除标本后，纵隔面仍有肿瘤组织残留时，残留瘤组织厚度达 1cm 左右，以每间隔 1cm 间距植入 1 颗粒子，再用生物蛋白胶涂布、固定。

（四）肺楔形切除断面粒子块植入术

肺楔形切除适用于患者年龄高、心肺功能不佳、病灶位于周边或对侧已行肺叶或全肺切除的早期肺癌。这类患者行肺楔形切除后，肺断面淋巴管、血管等可能有转移性癌栓残留，易导致复发。肺断面用粒子块植入。方法：将切除的肺断面拭净，用生物蛋白胶涂布，将预先缝制好的放射性粒子块"嵌"入肺断面中，稍加压数分钟，然后将肺两断面连同粒子块一起用细丝线缝合固定，或将粒子相距 1cm 固定于 VICRYL 网，缝于切缘（图 3-14-19）。

（五）放射性粒子块贴附术

当肿物切除后，残留肿物紧贴心包、主动脉等大血管时，残留瘤组织厚度不足 1cm，穿刺植入粒子会发生严重出血危险。此时，将瘤体面积大小测量后，在无菌和防辐射屏蔽条件下将吸收性明胶海绵修剪成与瘤床适形大小，用植入器将 ^{125}I 粒子相距 1cm 种植在吸收性明胶海绵中，用可吸收织布 Dexon 片或止血纱布包被吸收性明胶海绵，缝合制成"三明治"粒子块，然后在瘤体上涂布生物蛋白胶或化学胶，将预制的"三明治"粒子块（图 3-14-20）贴于瘤体，加压片刻，然后将粒子块周边与纵隔胸膜间断缝合固定。当肿瘤与胸壁浸润、切除不完整时，也可应用粒子块，周边再用细丝线与壁层胸膜缝合固定（图3-14-21）。

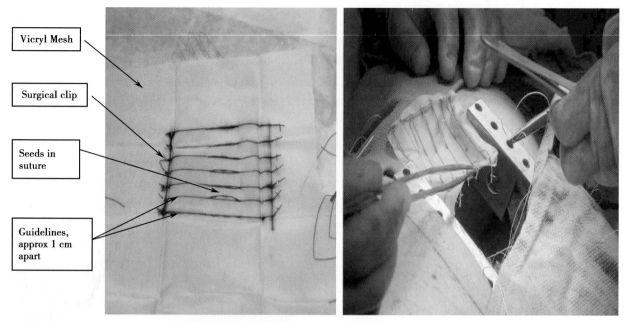

图3-14-19　将粒子固定于VICRYL网后缝于切缘

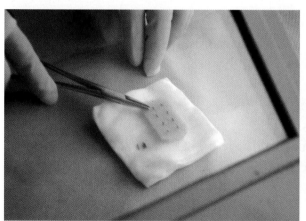

图3-14-20　制作"三明治"粒子块

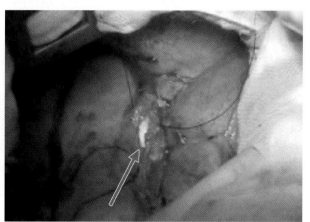

图3-14-21　放射性粒子块贴附术

四、术中防护问题

监测结果显示 ^{125}I 源在空气介质中近距离处辐射量较高。因此，操作时，应穿防护衣、戴防护镜或在铅屏后操作，取放粒子要用8cm长镊子或简易机械手。术中医务人员最大辐射剂量位（主刀）虽未超过国际标准的放射工作人员限值（25μSv/h），但为了使术者尽可能少受辐射，建议手术者也穿防护衣、戴防护镜。术后患者穿戴防辐射背心可屏蔽 ^{125}I 粒子 90%~99% 的辐射量。

第三节　放射性粒子植入治疗早期肺癌疗效观察

一、早期肺癌治疗的现状

肺癌是全世界恶性肿瘤致死的头号杀手，其发病率和死亡率仍逐年上升，NSCLC约占80%。

NSCLC 患者的预后和分期密切相关，Ⅰ期肺癌患者 5 年生存率达 70% 左右，所以"早发现、早治疗"是降低肺癌死亡率的有效手段。近年来，因新一代螺旋 CT 在肺癌筛查和健康体检人群中的广泛应用，早期肺癌的发现率逐年升高。

目前，手术是早期 NSCLC 最有可能治愈的治疗方式，公认的标准手术方式是根治性肺叶切除加淋巴结清扫术。手术方式包括开放性手术与创伤较小的胸腔镜手术。胸腔镜手术（video-assisted thoracic surgery，VATS）已普及，临床Ⅰ期的周围型 NSCLC 是 VATS 最佳适应证，其手术的安全性与疗效不劣于传统开胸手术。而对于一些身体状态较差，并发症较多的早期肺癌患者，在手术安全可行的前提下，亚肺叶切除如果能达到和"金标准"肺叶切除类似的肿瘤学效果，则减少肺切除范围保留更多的肺功能，是肺癌微创手术的另一种体现。

近年来，随着胸部低剂量螺旋 CT 筛查出大量肺毛玻璃样病灶（ground-glass opacity GGO）和肿瘤较小的早期肺癌（直径≤2cm），使亚肺叶切除特别是解剖性肺段切除的临床地位越来越得到重视并且得到重新肯定。最近有较多研究证实，肺段切除可以作为心肺功能正常而直径≤2cm 的ⅠA 期周围型 NSCLC 患者根治性的治疗选择。而楔形切除治疗上述患者的肿瘤学效果劣于肺段切除。随着胸腔镜的普及，胸腔镜下肺段切除也逐渐开展起来，但由于胸腔镜下解剖性肺段切除对胸腔镜操作技术以及对镜下解剖要求较高，而且胸腔镜下解剖性肺段切除还有手术时间延长、术后肺断面漏气、淋巴结清扫不彻底、术后复发率高等因素，所以，只在少数医学中心开展。更多文献报道显示，胸腔镜肺段切除安全可行。有丰富胸腔镜手术经验的外科医生可逐渐开展胸腔镜肺段切除术，对经过严格选择的患者，胸腔镜肺段切除可以取得和胸腔镜肺叶切除相似的肿瘤学效果。

如果因为疾病原因，如肺功能不良、一般状况较差、并发症等不能手术，或患者拒绝手术，可以采取非血管介入手术治疗包括射频消融（radiofrequency ablation，RFA）、微波消融（microwave ablation，MWA）、经皮冷冻消融治疗（percutaneous cryoablation therapy，PCT）、光动力治疗（photodynamic therapy，PDT）、外照射治疗（external beam radiation therapy，EBRT）、放射性粒子植入治疗等。

放射性 ^{125}I 粒子植入治疗肺癌的方式有两种：一种是术中在手术区肿瘤残余部位及可能发生转移处植入放射性粒子；另一种方法是在 CT、超声、FFB 和胸腔镜导引下把放射源直接植入肿瘤实体内或周围组织。

二、亚肺叶切除术后 ^{125}I 粒子植入治疗早期肺癌的研究

早期研究证实，亚肺叶切除术后患者局部复发率较高，为了降低患者的局部复发率，可行术后外放射治疗。但因术后辅助外放疗的治疗次数多，住院时间长，放射剂量及辐射范围等原因常导致心肺功能进一步恶化而禁用于此类患者。放射性 ^{125}I 粒子植入在肿瘤组织中辐射剂量较高而对周围正常组织的辐射量明显减少，可用于心肺功能较差的早期 NSCLC 患者。作为一种微创技术，^{125}I 粒子植入已经应用于肺癌的治疗，且每年治疗的人数明显增加。

（一）亚肺叶切除术后联合 ^{125}I 粒子植入对比单独的亚肺叶切除

2003 年，Santos 等比较了单独的亚肺叶切除（$n=102$）对比亚肺叶切除联合 ^{125}I 粒子植入（$n=101$）治疗肺功能储备不足的早期 NSCLC 患者的疗效。两组患者围手术期死亡率及住院天数无明显差别。此外，开放性手术切除与胸腔镜手术切除的患者分别随访 29 个月与 24 个月后，有 19 例患者（18.6%）局部复发，29 例患者（28.4%）出现区域复发/远处转移，且患者术后的 1 年、2 年、3 年、4 年存活率分别为 93%、73%、68% 和 60%。相比之下，联合 ^{125}I 粒子治疗组患者的局部复发明显降低，仅有 2 例患者出现局部复发，22 例患者（23%）出现区域复发/远处转移，术后 1 年、2 年、3 年、4 年的存活率分别是 96%、82%、70% 和 67%。相关分析结果显示，^{125}I 粒子植入组患者的局部复发率明显降低（2%~18.6%），但两组患者的区域复发/远处转移及远期总生存无明显差异。此外，所有粒子植入的患者术后 6 个月复查，肺功能均无明显异常。断层 CT 扫描显示虽然粒子植入部位的肺组织有纤维化，但无放射性肺炎及粒子移位的发生。

2005 年，Fernando 等回顾性分析了 124 例亚肺叶切除术及 167 例肺叶切除术治疗的ⅠA 期 NSCLC

患者的疗效。124 例亚肺叶切除术后的患者,有 60 例患者接受 ^{125}I 粒子植入术。结果显示进行肺叶切除术的患者年龄较大(68.4~66.1 岁,$P=0.018$),肺功能较差(1 秒内的强制呼气量为 53.1%~78.2%,$P<0.001$)。平均随访 34.5 个月,近距离治疗后患者的局部复发率明显降低,从 17.2%(11/60)到 3.3%(2/60)。此外,对于最大直径 <2cm 的肿瘤,亚肺叶切除术与肺叶切除术组患者的生存无明显差异。而最大直径为 2~3cm 的肿瘤患者,肺叶切除治疗组患者的中位生存期更长(70 个月与 44.7 个月,$P<0.003$)。综合实验结果,他们得出以下结论:近距离放射治疗可用于最大直径 ≤2cm 的周围性 ⅠA 期 NSCLC 患者。

2010 年,曾庆武等回顾性分析肺楔形切除 + 纵隔淋巴结清扫术及行肺楔形切除 + 纵隔淋巴结清扫术 +^{125}I 粒子植入术两种治疗方式对 63 例 Ⅰ 期高危 NSCLC 患者的临床疗效。63 例患者中,28 例接受肺楔形切除 + 纵隔淋巴结清扫术,35 例接受肺楔形切除 + 纵隔淋巴结清扫术 +^{125}I 粒子植入术。术后随访结果显示:单纯手术组与手术 +^{125}I 植入组患者的 3 年累计局部控制率(local control,LC)分别为 69.5%、93.5%,两组之间差异有统计学意义($\chi^2=4.655$,$P=0.031$),单纯手术组 3 年局部复发控制率低于手术 +^{125}I 植入组;3 年累计远处控制率(distant control,DC)分别为 76.9%、75.4%,两组之间差异无统计学意义($\chi^2=0.096$,$P=0.757$);3 年累计生存率分别为 80.9%、75.4%,两组之间差异有统计学意义($\chi^2=0.189$,$P=0.664$)。此外,单纯手术组术后住院时间为(8.79 ± 2.1)天,手术 +^{125}I 植入组术后住院时间为(9.43 ± 2.24)天,两组之间差异无统计学意义($t=1.16$,$P=0.249$),两组患者术中无死亡病例,术后均未出现肺不张、放射性肺炎等并发症。其中有 5 例患者粒子存在移位现象,但均未穿透纵隔移至对侧胸腔。总而言之,肺楔形切除 +^{125}I 粒子植入术较单纯肺楔形切除具有更佳的肿瘤局部复发控制作用,是一种既可以保护肺功能又安全的内放射治疗方式。

美国外科学院肿瘤学组(American College of Surgeons Oncology Group,ACOSOG)Z4032 试验是一项前瞻性随机临床试验,该试验比较了亚肺叶切除术联合术中近距离放射治疗比单独的亚肺叶切除术治疗早期肺癌的疗效。该研究于 2006 年 1 月开始,2010 年 1 月完成。共纳入 224 例患者,中位年龄为 71 岁(49~87 岁),所有患者基线特征无差别。222 例患者接受治疗,10 例患者不符合评价标准,212 例患者纳入最终的评估中。所有入选的患者均为组织学确诊的最大直径 ≤3cm 的 Ⅰ 期 NSCLC,并且经 ACOSOG 批准的胸外科医生证实为不宜行肺叶切除或者不能进行手术的患者。所有 PET-CT 或者 CT 增强扫描上发现的可疑淋巴结均需在支气管镜、胸腔镜或者纵隔镜下进行活检。所有入组患者随机分组,肺叶切除术可以是胸腔镜辅助手术,也可以是开胸术。主要的研究终点:患者术后局部复发的时间及复发的类型。LR 定义:原发性肿瘤的区域(局部进展)及同一叶内及肺门淋巴结的复发。区域复发定义:在与切除肺叶在同侧但不同叶或者子淋巴结内的复发。远处转移定义:对侧肺组织,纵隔或门静脉淋巴结内的复发,或者远处转移性疾病。随访包括切除术后的第 3 个月、6 个月、12 个月、18 个月、24 个月、36 个月复查影像。如果疑似 LR,强烈推荐组织诊断。如果不可行,然后获得 PET 扫描。在没有组织学诊断的情况下,连续几次 PET-CT 或者 CT 增强扫描均显示患者的肿瘤较前增大,可以诊断为复发。中位随访 4.38 年(0.04~5.59 年),两组患者术后 30 天与 90 天的局部复发情况类似,差异没有统计学意义。此外,两组患者的 LR 时间、复发类型及 3 年总生存率差异均无统计学意义。有潜在风险边缘的患者(边缘 ≤1cm、边缘 - 肿瘤比率 ≥1、吻合缘细胞学检查阳性、楔形切除、肿瘤最大直径为 2.0cm),尽管近距离放射治疗有降低患者局部复发的趋势,但差异没有统计学意义。但是,对于 14 个吻合缘细胞学检查阳性的患者,近距离放射治疗可以明显降低患者的局部复发率($HR=0.22$,$P<0.24$)。该实验研究结果发现,近距离放射治疗并没有降低亚肺叶切除术后患者的局部复发率。

综合分析以上四个研究,前三个研究证实 ^{125}I 粒子植入可以降低亚肺叶切除术后早期 NSCLC 患者的局部复发率,而最后一个研究结果是阴性的。造成此差异的原因可能是前三个研究均为回顾性研究,而最后一个研究为前瞻性研究。回顾性研究中,患者可能没有及时发现复发征象,而前瞻性研究中患者规律复查,且胸外科医生参与手术评估,能及时发现患者的局部复发情况。此外,该 Ⅲ 期随机对照试验的术前评估及入选标准极为严格,胸外科医生参与研究讨论,更多关注手术边缘大小,这些均是造成近距离放射治疗组患者与 SR 组患者的局部复发率相近的原因。但是,对于 14 例吻合钉处细胞学检查阳性的患者可以明显从 ^{125}I 粒子中获益,所以,虽然最终的Ⅲ期随机对照试验不能证实近距离放射治疗可以降低患者的局部复发情况,但对于一些吻合钉处细胞学检查阳性的患者,还是可以考虑近距离放射治疗。

(二)亚肺叶切除术后 ^{125}I 粒子植入的单臂研究

此外,还有 12 个单臂研究描述了亚肺叶切除术后 ^{125}I 粒子植入治疗早期肺癌的疗效。Pisch 等回顾分析了 433 例 NSCLC 患者,有 13 例Ⅰ期肺功能不全,不宜行根治性手术切除的患者,行 ^{125}I 粒子植入治疗后,3 年的总体局部控制率可以达到 85%。随访 3 年后,有 7 例患者(53.8%)仍然存活,1 例患者(8%)无法进行随访,3 例患者(23%)虽然发生脑转移性病变,但肺部仍能获得局部控制;3 例患者因病情进展发生死亡。可见, ^{125}I 粒子植入可以有效治疗不能耐受手术的早期 NSCLC 患者。Lee 等回顾性研究分析了 35 例亚肺叶切除术联合 ^{125}I 粒子植入后患者的局部复发情况。随访 20~98 个月(中位数为 51 个月),所有患者的 5 年生存率为 47%。对于 T1N0 肿瘤患者 5 年生存率为 67%,对于 T2N0 肿瘤患者 5 年生存率为 39%。10 例复发,2 例局部复发(切缘)和 6 例区域复发(5 例纵隔,1 例胸壁)。可见,沿着肺叶切除术的边缘植入 ^{125}I 粒子不仅可以降低患者的局部复发情况,而且有望延长患者的远期生存时间。2005 年,Voynov 等研究发现,存在高复发风险的Ⅰ期 NSCLC 患者,亚肺叶切除术后植入 ^{125}I VICRYL 网可以有效降低患者的局部复发情况,提高局部控制率。2008 年,Martinez-Monge 等研究发现 7 例不宜行手术切除的早期 NSCLC 患者,CT 引导下经皮植入 ^{103}Pd 或 ^{125}I 粒子治疗后,2 例患者出现气胸和血气胸,1 例患者在手术后 3 个月发展为局灶性肺炎。中位随访 13 个月(4.6~41.0 个月)后,没有 1 例患者发生局部或区域复发。Bigdeli 等评估了亚肺叶切除术后 ^{125}I VICRYL 网植入的早期 NSCLC 患者的安全性,结果显示:沿着楔形切除缝线放置的 ^{125}I 粒子既不与放射性肺炎的发生相关,也不影响患者术后的肺功能,是一种合理且安全的方法。Manning 等发现肺楔形切除术后联合 ^{125}I 粒子植入,患者耐受性良好,且可以降低患者术后的局部复发情况。Khuntia 等评估了具有高复发风险的Ⅰ期 NSCLC 患者行楔形切除术联合 ^{125}I VICRYL 网近距离放射治疗的急性毒性和疗效结果。结果显示:中位随访 7.3 个月(1~37 个月),28 例患者无一例出现局部复发,也未观察到辐射相关毒性。可见, ^{125}I 近距离放疗是不能接受肺叶切除术的Ⅰ期 NSCLC 患者的一个合理选择。Colonias 等同样证实了高危Ⅰ期 NSCLC 患者接受亚肺叶切除术联合术中 ^{125}I VICRYL 网状近距离放射治疗可以提高患者的局部控制率。Isaac 等研究发现心肺功能较差不宜行根治性手术切除的Ⅰ期 NSCLC 患者可行亚肺叶切除联合 ^{125}I 近距离放射治疗,其局部控制率可达 96%。对于ⅠA 期 NSCLC 和显著肺功能障碍的患者,2 年局部控制率较高。Manning 等研究发现,对于肺功能障碍的ⅠA 期 NSCLC 患者,亚肺叶切除联合粒子植入可以提高术后 2 年的局部控制率及无进展生存期(PFS)。此外,联合粒子组患者的急性并发症与肺叶切除组患者相似,而晚期并发症较肺叶切除组发生罕见,患者耐受性高。近来,Evans 等研究发现亚肺叶切除联合机器人辅助粒子植入可以提高早期肺癌患者的局部控制率,较少住院时间,降低术后并发症发生率,是一种可以选择的术式。

总而言之, ^{125}I 粒子植入治疗不宜行肺叶切除的早期 NSCLCL 患者疗效安全且有效,可以降低患者的局部复发率。这 9 个单臂研究均报道了亚肺叶切除联合 ^{125}I 粒子植入治疗早期肺癌的局部复发及区域复发/远处转移情况,各研究间无统计学异质性。用固定效应模型进行统计分析结果显示:亚肺叶切除联合 ^{125}I 粒子植入治疗早期 NSCLC 的局部控制率高达 96.1%(图 3-14-22),区域复发或远处转移的概率为 19.1%(图 3-14-23),可见 ^{125}I 粒子可以有效控制早期肺癌患者局部病灶病情的进展。

(三)术中粒子植入技术

2003 年,Lee 等描述了 ^{125}I 粒子植入的过程:亚肺叶切除术后,用 VICRYL 缝合线将 ^{125}I 粒子缝合于一块聚葡萄糖酸酯网上,以深度 0.5cm,100~120Gy 的 PD 为宜。粒子之间的间距参照标准化的诺模图。肿瘤学专家制作 ^{125}I VICRYL 网后(图 3-14-24),通过胸腔镜或开胸手术将 ^{125}I VICRYL 网引入肋间,并将其固定在吻合线上(图 3-14-25)。植入物距离缝合线 2cm,然后用 3.0 丝线将网缝合到内脏胸膜上。然后自肋间放置一根 28F 胸腔管。

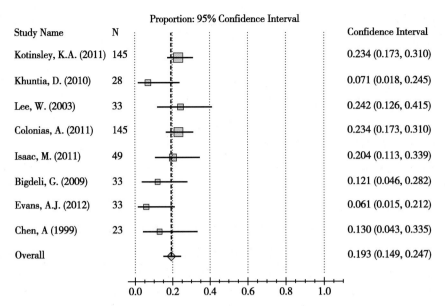

图 3-14-22　固定效应模型统计分析结果显示亚肺叶切除联合 ^{125}I 粒子植入治疗早期 NSCLC 的局部控制率 96.1%

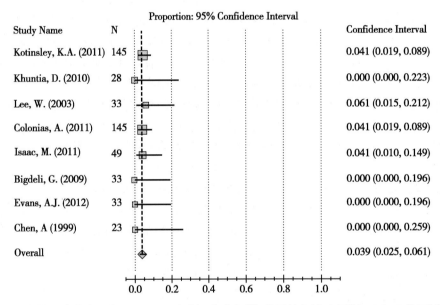

图 3-14-23　固定效应模型统计分析结果显示:亚肺叶切除联合 ^{125}I 粒子植入治疗早期 NSCLC 的区域复发或远处转移的概率为 19.1%

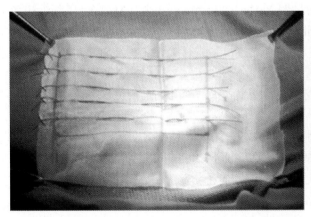

图 3-14-24　^{125}I 粒子网距离缝合线边缘至少 2cm

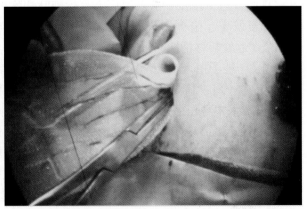

图 3-14-25　通过肋间将 ^{125}I 粒子植入胸内

2005 年，Voynov 等描述了 ^{125}I 粒子植入的过程：亚肺叶切除术切除肿瘤后，均要经病理学证实为恶性肿瘤，且手术切缘均为阴性。此外，所有患者均没有内脏胸膜的转移。满足以上几个条件，可行单平面永久性低剂量的 ^{125}I 粒子植入术，具体步骤：用 VICRYL 缝合线将 ^{125}I 粒子以 1cm 的间距缝合于聚乙二醇网上。为了使粒子的剂量分布均匀，应基于粒子的活性及标准化的诺模图，调整缝合线之间的距离为 0.7~1.8cm。粒子植入于一个包含缝合线及距内脏胸膜边缘 2cm 的平面上。根据吻合线的长度及胸外科医生、放射治疗专家评估的术后复发风险程度，确定粒子植入范围：(4.5cm×5.0cm)~(5.0cm×10.0cm)。粒子植入活度为 0.19~0.73mCi，总的植入活度为 10.7~29.5mCi。将植入物通过手术切口缝到内脏胸膜上，以粒子植入区 0.5cm 处接受 100~120Gy 的剂量为宜（图 3-14-26，见文末彩图）。

三、CT 引导下 ^{125}I 粒子植入术治疗早期 NSCLC

Martinez-Monge 等研究报道，7 个有手术禁忌证的早期 T1N0M0 NSCLC 患者行 CT 引导下经皮植入 ^{103}Pd 或 ^{125}I 粒子。2 例患者出现气胸和血气胸，胸腔引流后明显好转；1 例患者在术后 3 个月进展为局灶性肺炎。中位随访 13 个月（4.6~41.0 个月）后，所有患者均未发现区域复发或远处转移。柯明耀等探讨了经皮植入 ^{125}I 放射性粒子治疗 16 例老年 I 期周围型 NSCLC 的临床疗效。平均每例植入 21.1 颗粒子，CR 12 例，PR 4 例，有效率为 100%。随访 10~56 个月，随访率 100%，随访 1 年、2 年、3 年、4 年者分别为 15、13、8、6 例。局部控制时间中位数为 14 年。1 年、2 年、3 年、4 年生存率分别为 60%、54%、50%、33%，生存时间中位数为 14 年。7 例死于非肿瘤因素，5 例死于肿瘤广泛转移。粒子植入过程中和以后均未发现严重并发症。天津医科大学第二医院治疗 NSCLC（T1~T2）的患者 18 例，处方剂量 110Gy，粒子活度 0.7mCi（$2.59×10^7$Bq），瘤体接受的平均照射剂量（145.7±5.3）Gy，D_{90}（113±3.7）Gy。术后 6 个月胸部 CT 显示 CR 38.9%（7/18），PR 50.0%（9/18），SD 11.1%（2/18），PD 0（0/18），有效率（CR+PR）92.9%（16/18），1 年局部控制率 92%。1 年累计生存率 94.4%，2 年累计生存率 72.2%，3 年累计生存率 66.7%，5 年累计生存率 27.8%，7 累计生存率 5.6%。中位生存期 39 个月，失访 1 例，失访率 5.6%。吉喆等报道 5 个治疗中心接受粒子植入治疗的 39 例早期 NSCLC 患者的数据，病灶直径 1.1~6.0cm，中位直径 2.7cm；病灶体积 2.0~60.1cm³，中位体积 13.8cm³。给予 PD 100Gy 以上，植入粒子 12~100 颗，中位数为 30 颗；粒子活度 0.6~0.8mCi。术后 D_{90} 110.4~278.8Gy；中位数 159.9Gy；中位随访时间 29 个月，全组患者死亡 10 例（25.6%），存活 29 例（74.4%）；总体的 1 年、3 年、5 年局部控制率分别为 89.5%、79%、79%；中位生存时间 30.2 个月，1 年、3 年、5 年生存率分别为 100%、74.8%、49.9%。13 例患者治疗失败，其中局部复发 5 例（12.8%），区域复发 1 例（2.6%），远处转移 4 例（10.3%），局部复发合并远处转移 2 例（5.1%），区域复发合并远处转移 1 例（2.6%）。放射性不良反应方面：1 例 2 级放射性肺炎（2.6%），未观察到皮肤反应、食管炎、脊髓炎等不良反应。

近年来种植放射性 ^{125}I 粒子治疗早期周围型肺癌，经剂量爬坡实验，将早期肺癌 PD 提高到 140~160Gy，未见严重不良反应，肿瘤预期可达到根治效果。

总之，^{125}I 粒子植入可以明显降低亚肺叶切除术后早期肺癌患者的局部复发率。对于老年、高复发风险、不愿意接受手术、不宜行手术切除的早期肺癌患者，^{125}I 粒子植入也能起到一定的疗效，为此类患者增加了一种治疗选择，对以后开展大规模的临床随机对照研究提供了一定的数据支持，具有一定参考意义。

第四节　放射性粒子植入治疗晚期肺癌疗效观察

手术治疗是治疗早期肺癌的最佳方法，但肺癌初期治疗时仅有 30% 左右的患者具有手术指征，其中 45% 为 III 期肺癌，手术治疗难以达到根治效果，术后易出现复发。而 70% 的病例为不适宜手术的 IIIB 及 IV 期癌症患者。对于 70% 的中晚期肺癌患者，目前临床上多使用外放疗与全身化学、靶向治疗相结合的综合治疗模式及最终的姑息对症支持治疗，但总体治疗效果不佳，对患者因肿瘤引起的相关症状的缓解作用较少，对生活质量和总生存率无较大改善，处于目前的瓶颈期。

晚期肺癌患者相对一般状况差，^{125}I粒子植入治疗晚期肺癌具有微创、安全、快速的优点，对于晚期患者是一种可供选择的治疗模式。但是由于国内在这一方面的使用系统不完善、前瞻性研究较少，目前在临床数据统计、技术应用方面还有较多需要完善之处。

天津医科大学第二医院对2002年6月—2009年6月经放射性粒子植入治疗的247例NSCLC患者病历资料进行回顾性分析，评估治疗效果及可能影响预后的因素。

247例病例中，男性147例，女性100例，年龄35~89岁，中位年龄70岁。中央型158例，周围型89例。鳞癌134例（54.3%），腺癌105例（42.5%），大细胞癌3例（1.1%），未区分类型5例（2.1%）。ⅢA期患者39例，ⅢB期患者208例，卡氏评分80~100分为134例，60~70分为113例。65例接受单纯粒子植入治疗，182例接受粒子植入+化疗，化疗方案为吉西他滨+顺铂（GE）。PD 80Gy 125例，D_{100}（82.31±9.3）Gy，D_{90}（94.6±10.0）Gy，平均剂量（156.2±17.5）Gy；PD 110Gy的122例，D_{100}（112.6±13.3）Gy，D_{90}（151.7±21.7）Gy，平均剂量（244.9±12.1）Gy。

全组患者治疗后，CR 16.2%（40/247）；PR 69.2%（171/247）；SD 11.7%（29/247）；PD 2.8%（7/247），总有效率（CR+PR）85.4%（表3-14-1）。1年、3年、5年生存率分别为82.8%、23.8%、11.5%（图3-14-27）；中位生存期24.8个月。ⅢA期5年生存率14.7%，中位生存时间29.7个月；ⅢB期5年生存率11.2%，中位生存时间24.0个月。1年、3年、5年局部控制率分别为92.2%、63.8%、25.7%。单因素分析表明影响预后的因素有年龄、病程、治疗前血红蛋白水平、临床分期、瘤体最大直径、PD、术后平均剂量、术后D_{100}及治疗模式。根据文献报道和本组病例单因素分析的结果，将以上影响预后的单因素纳入Cox回归模型进行多因素分析，结果显示：瘤体最大直径、术后D_{100}及治疗前血红蛋白值为影响Ⅲ期NSCLC预后的独立影响因素（表3-14-2、图3-14-28~图3-14-30）。

表3-14-1 粒子植入247例病例疗效分析　　　　　　　　　　　单位:例（%）

期别	疗效			
	CR	PR	SD	PD
ⅢA	11（28）	25（64）	2（5）	1（3）
ⅢB	29（14）	146（70）	27（13）	6（3）
总计	40（16）	171（69）	29（12）	7（3）

注:总有效率（CR+PR）ⅢA高于ⅢB（92% *vs.* 84%，χ^2=2.47，$P<0.001$）。

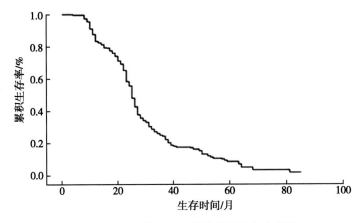

图3-14-27 全组247例患者总生存曲线图
1年、3年、5年生存率分别为82.8%、23.8%、11.5%，中位生存期为24.8个月

表 3-14-2　粒子植入 247 例 Ⅲ 期 NSCLC 多因素生存分析

影响因素	回归系数	标准误	统计量	P 值	优势比	95% 置信区间	
						下限	上限
治疗前 Hb/($g \cdot L^{-1}$)	0.643	0.381	5.268	0.023	1.773	1.287	3.169
术后 D_{100}/Gy	0.933	0.229	11.310	0.001	2.649	1.504	3.835
肿瘤直径 /cm	0.843	0.281	7.068	0.004	2.275	1.088	3.493

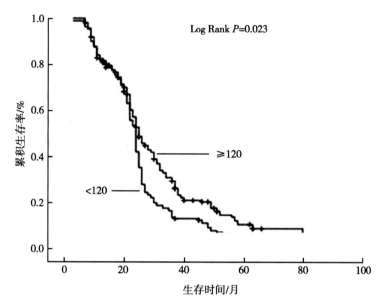

图 3-14-28　放射性粒子植入前血红蛋白(Hb)水平 <120g/L 的 99 例患者,其 1 年、3 年、5 年生存率显著低于 Hb 水平 ≥120g/L 的 148 例患者(P=0.023)

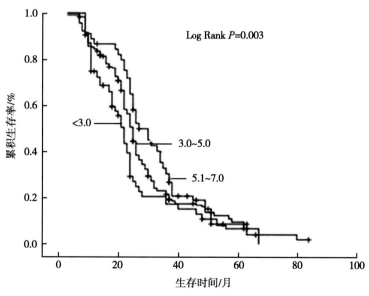

图 3-14-29　按肿瘤最大直径分为 3 组:<3.0cm 组,52 例患者;3.0~5.0cm 组,127 例患者;5.1~7.0cm 组,68 例患者。1 年、3 年、5 年生存率差异有统计学意义(P=0.003)

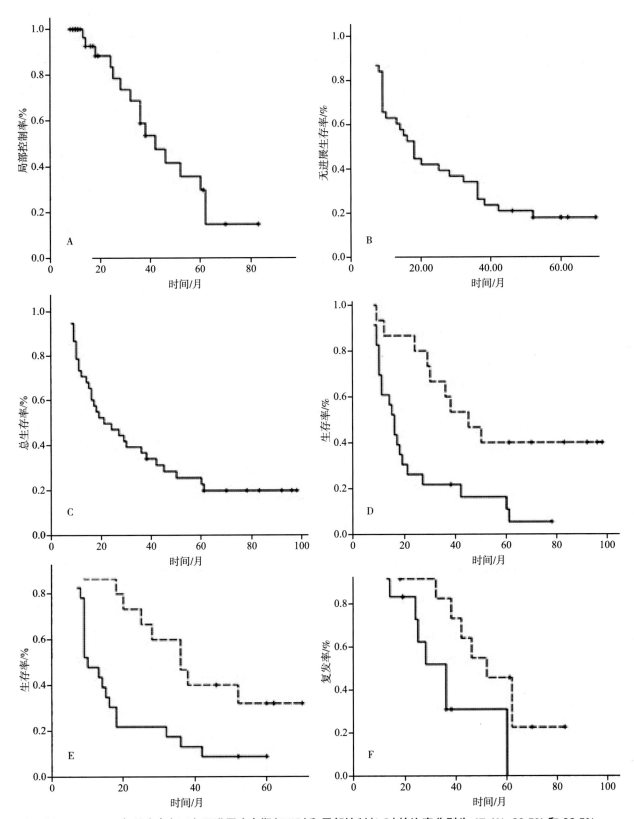

图 3-14-30 2 年总生存（OS）、无进展生存期（PFS）和局部控制（LC）的比率分别为 47.4%，39.5% 和 83.5%

　　肺癌不能手术的ⅢA 期 +ⅢB 期约占 60%，ⅢA 期 5 年生存率为 11%~13%，中位生存时间为 9.5~19.0 个月，ⅢB 期 5 年生存率为 3%~8%，中位生存时间为 7~13 个月。化疗、放疗综合治疗模式是近 20 年来晚期 NSCLC 治疗模式的主要演变方向。近十年，又增加了靶向治疗及免疫治疗。

　　Casas 报道同步放化疗治疗Ⅲ期 NSCLC 中位生存时间为 16.9 个月，5 年、10 年生存期为 25%、

17.5%。本组 247 例患者接受 ^{125}I 近距离放疗,1 年、3 年、5 年生存率分别为 82.8%、23.8%、11.5%,中位生存期为 24.8 个月。其中ⅢA 期 5 年生存率为 14.7%,中位生存时间 29.7 为个月,其中ⅢB 期生存率为 11.2%,中位生存时间为 24.0 个月。远期生存率略低于文献,可能与ⅢB 期患者较多,部分患者没能行正规化疗有关,但中位生存时间可喜,10 年生存情况仍需要进一步随访观察。目前,国内对放射性肺癌粒子植入肺癌近期疗效报道较多,效果显著,远期疗效报道甚少。本组患者近期疗效较高,中位生存期偏长,可能原因:①本组患者通过使用植入模板严格遵循放射性粒子植入等距离原则;②中位剂量明显高于生物有效剂量。

　　Ⅲ期 NSCLC 患者的预后影响因素较多。Langendijk 等对 526 例 NSCLC 患者的临床资料进行了多因素分析认为,治疗前血红蛋白值是影响患者治疗效和肿瘤局部控制率的独立预后因素。Stinchcombe 报道不能手术的Ⅲ期 NSCLC 患者 Hb<130g/L 是预后因素之一。本组研究结果显示,放射性粒子植入前 Hb<120g/L 的 99 例患者,其 1 年、3 年、5 年生存率显著低于 Hb>120g/L 的 148 例患者,且多因素分析表明它为患者的独立预后影响因素。血红蛋白水平较高者预后好可能与充足氧供应时肿瘤放射敏感性高,相同剂量下更容易杀灭肿瘤细胞有关,这与贫血患者放疗效果差的临床现象是一致的。

　　Stinchcombe 报道对 102 例Ⅲ期 NSCLC 患者化疗前、化疗后的 GTV 与生存期进行协变量分析认为,化疗前的 GTV 对生存期有很好的预测价值。Durmus 报道 147 例接受根治性放疗的 NSCLC 患者,将肿瘤体积分为 ≤80cm^3 和 >80cm^3,两组中位生存期分别为 21 个月和 11 个月,差异有统计学意义且是独立性预后影响因素。Werner-Wasik 报道经非手术治疗后,肿瘤体积的减少与肿瘤患者局部控制率增高、中位生存期的延长有关。本研究中,病例按肿瘤最大直径分为 3 组,1 年、3 年、5 年生存率差异有统计学意义,多因素分析也显示其为独立性预后影响因素。研究认为肿瘤大小与肿瘤干细胞数有关,较大的肿瘤含干细胞多,增殖较快,瘤负荷较大,放射性粒子植入后不易控制或容易复发,从而降低了患者生存率。术后 D_{100} 按 ≤80Gy、80~110Gy、>110Gy 分为三组,1 年、3 年、5 年生存率差异有统计学意义,多因素分析也显示其为独立性预后影响因素。术后 D_{100}>110Gy 预后较好,提示可以对Ⅲ期肺癌患者受益。Tepavac 通过多变量分析认为肺不张为 NSCLC 生存期较好的预后因素。本组病例未发现肺不张为独立的预后因素。

　　CT 引导下粒子植入治疗肺癌,气胸是最常见的并发症,发生率为 10%~30%。Lee 认为 ^{125}I 粒子植入对晚期 NSCLC 近期疗效明显,并发症主要是血痰、气胸等。本组 37 例患者出现气胸,发生率约为 14.9%,与文献报道接近。37 例气胸患者均有不同程度肺气肿,可见肺气肿患者粒子植入后气胸发生率较高,所幸没有对患者产生明显的影响,因为气胸在植入过程中已经被诊断,且立即处理并进行密切监护。22 例患者出现咯血,占 9%,给予止血药物治疗,其中 1 例出现术后大咯血,给予输血治疗。

　　总之,Ⅲ期 NSCLC 的预后影响因素诸多,本研究结果认为治疗前 Hb 值、GTV 大小、术后 D_{100}(Gy)、肿瘤直径(cm)是极为主要的影响因素。放射性粒子植入治疗Ⅲ期 NSCLC 显示了较好的疗效,怎样依据患者的个体差异结合化疗是目前临床研究的重点。目前永久性植入 ^{125}I 技术在 NSCLC 治疗的临床应用尚处于起始阶段,且主要用于不能手术治疗的晚期病例,但仍有较好的近期疗效和非常理想的局部控制率。随着相关方面研究的逐步深入、定位技术的逐步提高和植入器械的不断改良,特别是与手术治疗相结合,^{125}I 粒子植入将为 NSCLC 的治疗提供新的发展空间。

第五节　放射性粒子植入治疗肺癌切除术后局部复发疗效观察

　　大量 NSCLC 患者肺癌根治术后出现局部复发。肺癌Ⅰ期患者切除术后局部复发率为 6%~10%;肺癌Ⅱ期和ⅢA 期患者切除术后局部复发率为 28%~47%。对于局部复发病灶,少数患者可接受再次手术切除,大部分患者只能接受外放射治疗,很多患者由于心肺功能差等原因无法完成全程放疗或发生放射损伤。^{125}I 粒子在肿瘤组织间植入为局部复发患者提供了一种有效的治疗方法。

　　孙启和等报道,38 例肺癌患者 ^{125}I 粒子植入术后 1 年的总有效率为 86.8%。Colonias 等报道,145 例因心肺功能差无法行肺叶切除的 NSCLC 患者行局部切除周边加 ^{125}I 粒子植入治疗,结果显示,3 年和

5 年生存率分别为 65% 和 35%。Mutyala 等报道,59 例术中切缘阳性或切缘邻近肿瘤的肺癌等患者,行术中粒子植入后 1 年和 2 年局部控制率分别为 80.1% 和 67.4%,1 年和 2 年生存率分别为 94.1% 和 82.0%。Lee 等报道,33 例无法根治切除的 NSCLC 患者,行局部切除周边加粒子植入治疗,结果 I A 期和 I B 期患者 5 年生存率分别为 67% 和 39%,疾病特异生存率分别为 77% 和 53%,与根治性切除的疗效相同。这些研究说明,永久植入 ^{125}I 粒子治疗 NSCLC 可以对癌组织和瘤床潜在癌变区有很好的局部控制作用,能提高患者的生存率。王锡明等报道,CT 引导 ^{125}I 粒子植入治疗 31 例肺癌患者,6 个月的总有效率为 90.32%。王俊杰等采用 ^{125}I 粒子 CT 引导放射性粒子组织间植入治疗 16 例复发或转移肺癌患者,1 年局部控制率为 93.8%,疗效突出。这些研究证明,应用 CT 引导下经皮穿刺植入的方法治疗 NSCLC 有很好的局部控制作用,能提高患者的生存率。

对于肺癌患者手术后局部复发,再次手术是一种治疗方法,但复发患者经第一次手术损伤,术后放疗、化疗后,肺功能会有所下降,因此术前需排除全身脏器血行转移,并分析纵隔淋巴结情况。余肺切除手术相对复杂,Massard 等曾统计,余肺切除术患者胸膜粘连率达 84.5%,足量放疗后,患者胸膜粘连尤为严重,再次手术风险增加,并发症多,手术适应证相对严格。术前应充分评估患者心肺和全身状况,大部分手术后局部复发者达不到再次手术的要求。肺癌术后复发再次手术切除治疗的 1 年生存率为 71.4%~80%,本组病例 1 年生存率为 81.3%,高于再次手术的 1 年生存率。胸膜粘连不会对粒子植入术带来障碍,反而会减少气胸的发生和其他术后并发症,降低了手术风险,提高了患者的生存质量。对不能再次手术或再次手术存在高风险的患者而言,粒子植入术是一种有效的治疗方法。

患者手术后局部复发可以选择外放射治疗。美国放射治疗肿瘤协作组研究认为,常规分割放疗的 PD 为 40~50Gy,不能完全控制肿瘤。放射治疗效果与肿瘤接受的放射剂量密切相关,需要提高剂量,但放射治疗剂量与放射性肺炎发生的关系呈正相关。外照射放疗后,放射性肺炎的发生率通常为 6.2%~29.8%。谢伟国等报道,放射剂量 >65Gy 的放射性肺炎发生率为 26.09%,明显高于剂量 <65Gy 的肺炎发生率(14.29%)。张矛等报道放射剂量 >50Gy 的放射性肺炎发生率为 14.6%,明显高于剂量 <50Gy 的肺炎发生率(6.2%)。晚期中心型肺癌常规外放射治疗总剂量为 60~70Gy,适形调强放射治疗或 γ 刀、X 刀可以部分提升剂量,但难以超过 100Gy。肺癌切除术后,患者肺容量减小,更需要减少放射性肺炎的发生,因此外放射治疗提高到局部完全控制的剂量有一定难度。^{125}I 粒子剂量随距离增加呈梯度衰减,因此具有靶区受照剂量高而周围正常组织受量较低的优点,同时避免了随呼吸动度造成的靶区移动,最大限度地保护了正常肺组织。Johnson 等采用手术中植入 ^{125}I 粒子植入治疗 NSCLC,处方剂量 100~120Gy,随访未发现放射性肺炎及肺功能损失。放射性粒子植入需要严格的剂量学保证,应用 TPS 的目的首先是使重叠的 γ 射线能量可以有效覆盖全部肿瘤以及与肿瘤边缘接壤的亚肿瘤区域;其次是术后验证实际植入的粒子数量、位置及产生的治疗作用。本组植入粒子数和 TPS 计算粒子数相符程度达 90.6%,表明植入的粒子分布适宜。术后验证 D_{90}>mPD,从而保证了杀灭肿瘤细胞的剂量学要求。

天津医科大学第二医院总结了 2001—2008 年接受经皮穿刺 CT 引导下肺癌术后局部复发 ^{125}I 放射性粒子植入治疗的 38 例患者的情况,其中 15 例接受 1~6 周期含铂方案化疗。粒子植入后质量验证结果 V_{100} 为 96.3%(90.1%~123.5%),D_{90} 为 124.8Gy(116.0~130.7Gy)。中位随访时间为 22.5 个月(8~98 个月)。粒子植入后 2 个月 CR 50%,PR 37% 和 PD 8%。中位生存期为 21 个月,2 年总生存(OS)、无进展生存期(PFS)和局部控制(LC)的比率分别为 47.4%,39.5% 和 83.5%。

综上所述,在 CT 引导下永久性植入 ^{125}I 粒子治疗肺癌切除术后局部复发的 NSCLS 患者,避免了再次切除手术创伤大、操作困难、不易彻底切除等缺点,同时也避免了外照射局部剂量提升困难和对正常肺组织损伤大的缺点;影像引导确保了粒子的高度适形和正常组织最小化损伤;粒子植入后有较高的局部控制率和生存率。该治疗方法具有微创、定位准确、近距离、局部高度适形、靶区高剂量而周围正常组织受量较低的优点,为肺癌手术切除术后复发,特别是为无法再次手术切除的患者提供了一种有效的治疗途径。

(柴树德　郑广钧　霍小东　霍彬　牛立志　王春利　张双平　王丽丽　梁吉祥)

参 考 文 献

［1］HILARIS B S,NORI D,BEATTIE E J Jr,et al.Value of perioperative brachytherapy in the management of non-oat cell carcinoma of the lung.Int J Radiat Oncol Biol Phys,1983,9(8):1161-1166.

［2］JOHNSON M,COLONIAS A,PARDA D,et al.Dosimetric and technical aspects of intraoperative I-125 brachytherapy for stage I non-small cell lung cancer.Phys Med Biol,2007,52(5):1237-1245.

［3］柴树德,毛玉权,闫卫亮,等.三维立体定向种植放射性粒子近距离治疗肿瘤.临床肿瘤学杂志,2005,10(1):77-79.

［4］马旺扣,骆永基,曹钟华,等.125碘粒子组织内放疗在肿瘤外科中的应用.陕西肿瘤医学,2002,10(4):241-242,245.

［5］JONES G C,KEHRER J D,KAHN J,et al.Primary Treatment Options for High-Risk/Medically Inoperable Early Stage NSCLC Patients.Clin Lung Cancer,2015,16(6):413-430.

［6］OKADA M,KOIKE T,HIGASHIYAMA M,et al.Radical sublobar resection for small-sized non-small cell lung cancer:a multicenter study.J Thorac Cardiovasc Surg,2006,132(4):769-775.

［7］ZHONG C,FANG W,MAO T,et al.Comparison of thoracoscopic segmentectomy and thoracoscopic lobectomy for small-sized stage IA lung cancer.Ann Thorac Surg,2012,94(2):362-367.

［8］焦德超,张福君,陆郦工,等.^{125}I粒子组织间植入治疗肺恶性肿瘤.介入放射学杂志,2008,17(3):190-193.

［9］李玉亮,王永正,张福君.CT引导下经皮穿刺植入^{125}I粒子治疗老年中心型肺癌近期疗效分析.中华肿瘤防治杂志,2007,14(23):1818-1820.

［10］SANTOS R,COLONIAS A,PARDA D,et al.Comparison between sublobar resection and 125Iodine brachytherapy after sublobar resection in high-risk patients with Stage I non-small-cell lung cancer.Surgery,2003,134(4):691-697.

［11］CHEN A,GALLOWAY M,LANDRENEAU R,et al.Intraoperative ^{125}I brachytherapy for high-risk stage I non-small cell lung carcinoma.Int J Radiat Oncol Biol Phys,1999,44(5):1057-1063.

［12］D'AMATO T A,GALLOWAY M,SZYDLOWSKI G,et al.Intraoperative brachytherapy following thoracoscopic wedge resection of stage I lung cancer.Chest,1998,114(4):1112-1115.

［13］FERNANDO H C,SANTOS R S,BENFIELD J R,et al.Lobar and sublobar resection with and without brachytherapy for small stage IA non-small cell lung cancer.J Thorac Cardiovasc Surg,2005,129(2):261-267.

［14］曾庆武,刘俊.肺楔形切除联合^{125}I粒子植入治疗高危I期非小细胞肺癌的临床研究.中国医药指南,2010,20:99-101.

［15］FERNANDO H C,LANDRENEAU R J,MANDREKAR S J,et al.Impact of brachytherapy on local recurrence rates after sublobar resection:results from ACOSOG Z4032(Alliance),a phase Ⅲ randomized trial for high-risk operable non-small-cell lung cancer.J Clin Oncol,2014,32(23):2456-2462.

［16］Pisch J,Harvey JC,Panigrahi N,et al.Iodine-125 volume implant in patients with medically unresectable stage I lung cancer.Endocurietherapy/Hyperthermia Oncology,1996,12(3):165-170.

［17］LEE W,DALY B D,DIPETRILLO T A,et al.Limited resection for non-small cell lung cancer:observed local control with implantation of I-125 brachytherapy seeds.Ann Thorac Surg,2003,75(1):237-242.

［18］VOYNOV G,HERON D E,LIN C J,et al.Intraoperative(125)I Vicryl mesh brachytherapy after sublobar resection for high-risk stage I non-small cell lung cancer.Brachytherapy,2005,4(4):278-285.

［19］MARTÍNEZ-MONGE R,PAGOLA M,VIVAS I,et al.CT-guided permanent brachytherapy for patients with medically inoperable early-stage non-small cell lung cancer(NSCLC).Lung Cancer,2008,61(2):209-213.

［20］BIGDELI G,ADURTY R,KAPLAN P,et al.Radiographic changes after wedge resection and intraoperative ^{125}I brachytherapy in stage I lung cancer.Chest,2009,136(4):230-231.

［21］MANNING MA,MOHAMED M,BURNEY DP.Sublobar resection with I-125 brachytherapy for early-stage non-small cell lung cancer(NSCLC)using prefabricated mesh.Journal of Clinical Oncology,2009,27(15):7586.

［22］KHUNTIA D,WEIGEL TL,ORCUTT KP,et al.Intraoperative ^{125}I mesh brachytherapy after wedge resection for medically high risk stage I non-small cell lung cancer:The University of Wisconsin experience.Brachytherapy,2010,9:S84-S85.

［23］COLONIAS A,BETLER J,TROMBETTA M,et al.Mature follow-up for high-risk stage I non-small-cell lung carcinoma treated with sublobar resection and intraoperative iodine-125 brachytherapy.Int J Radiat Oncol Biol Phys,2011,79(1):105-109.

［24］ISAAC M,KAMINSKY A,ONUFREY VG,et al.Intraoperative ^{125}I brachytherapy mesh after sublobar resection in early stage high risk non small cell lung cancer.Brachytherapy,2011,10:S23-S24.

［25］MANNING M,SINTAY B,WIANT D,et al.An overall survival comparison of sub-lobar resection with brachytherapy versus stereotactic body radiation therapy for early-stage non-small cell lung cancer.International Journal of Radiation Oncology Biology Physics,2013,87(2):S544.

［26］EVANS AJ,CONNERY C,BHORA F,et al.Sublobar resection and robotic interstitial brachytherapy for early stage non small cell lung cancer.Journal of Thoracic Oncology,2012,7(9):S293.

［27］柯明耀,雍雅智,罗炳清,等.经皮植入 ^{125}I 放射性粒子治疗老年 I 期周围型非小细胞肺癌探讨.中华放射肿瘤学杂志,2011,20(5):394-396.

［28］吉喆,霍彬,邢超,等.^{125}I 粒子植入治疗早期非小细胞肺癌的临床效果和预后分析.中华放射医学与防护杂志.2021,41(1):31-36.

［29］PAULSON D L,REISCH J S.Long-term survival after resection for bronchogenic carcinoma.Ann Surg,1976,184(3):324-332.

［30］DAUTZENBERG B,ARRIAGADA R,CHAMMARD AB,et al.A controlled study of postoperative radiotherapy for patients with completely resected nonsmall cell lung carcinoma.Groupe d'Etude et de Traitement des Cancers Bronchiques.Cancer,1999,86(2):265-273.

［31］NESBITT J C,PUTNAM J B Jr,WALSH G L,et al.Survival in early-stage non-small cell lung cancer.Ann Thorac Surg,1995,60(2):466-472.

［32］孙启和,孙彬,杨永青.术中 ^{125}I 粒子植入治疗肿瘤的临床应用.国际放射医学核医学杂志,2010,34(2):102-104.

［33］MUTYALA S,STEWART A,KHAN A J,et al.Permanent iodine-125 interstitial planar seed brachytherapy for close or positive margins for thoracic malignancies.Int J Radiat Oncol Biol Phys,2010,76(4):1114-1120.

［34］王锡明,李振家,武乐斌,等.CT 引导下组织间置入 ^{125}I 粒子治疗肺癌的临床应用.中华放射学杂志,2005,39(5):490-492.

［35］MASSARD G,LYONS G,WIHLM J M,et al.Early and long-term results after completion pneumonectomy.Ann Thorac Surg,1995,59(1):196-200.

［36］张灿斌,曹凤云.全肺切除治疗肺癌术后复发 7 例分析.中国误诊学杂志,2004,4(1):132-133.

［37］杜开齐,张锦贤,胡瑞行,等.肺癌术后复发的再手术治疗 18 例报告.武警医学,2002,13(2):93-94.

［38］何枝生,匡裕康,曾来铎,等.肺癌术后余肺切除 15 例临床分析.实用癌症杂志,2007,22(6):662-663.

［39］李拥军,尹宜发,熊刚,等.肺癌放疗致放射性肺炎的多因素分析.实用肿瘤杂志,2006,21(4):302-305.

［40］邓涤,周云峰,戈伟.肺癌放射治疗致放射性肺炎的临床分析.中国肿瘤临床,2002,29(12):866-868.

［41］李而周,夏丽天,刘雅洁,等.引起放射性肺炎的相关因素及 HRCT 表现与预后的关系.中国医学影像学杂志,2003,11(5):327-329.

［42］谢伟国,江莲,侯昕珩.急性放射性肺炎 30 例临床分析.临床肺科杂志,2009,14(11):1468-1469.

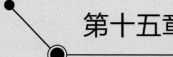

第十五章

放射性粒子植入治疗中心型肺癌

中心型肺癌是指相对于肿瘤位于肺组织边缘的周围型肺癌而言,肿瘤位于肺门部中心位置,肺癌发生于肺段和亚肺段支气管开口,其次为主支气管。肿瘤一部分在主支气管腔内生长,一部分在支气管壁或穿过气管壁,在肺间质内沿淋巴间隙生长。中心型肺癌较周围型多见,占75%~85%,其中约65%为未分化癌,30%为鳞癌。

第一节　CT引导放射性粒子植入治疗中心型肺癌

一、治疗流程

1. 首先取得组织学证据。

2. 选择^{125}I粒子活度　通常选用国产粒子,半衰期60.2天,活度为2.22×10^7~2.96×10^7Bq(0.6~0.8mCi),γ射线能量27~35KeV。

3. 选择PD　120~160Gy。

4. 选择模板。

5. 制订治疗计划　将CT采集到的肿瘤靶区图像(血管强化)、粒子活度、PD输入TPS,模拟粒子进针方向及通道,计算出所需粒子颗数,导出DVH图,计算出肿瘤靶区最大照射剂量、平均剂量及D_{90}、D_{100}、V_{90}、V_{100}、V_{150}、V_{200}、CI、HI、EI等参数。

6. 与患者或家属签署手术知情同意书。

7. 订购粒子,要求订购粒子数比计划数多出10%。使用前抽检其中10%粒子,活度约2.59×10^7Bq(0.7mCi)。

8. 患者进行术前准备。

9. 按粒子植入标准化操作流程植入粒子。

10. TPS术后剂量评估。

二、中心型肺癌放射性粒子分区治疗形式

中心型肺癌病变位于肺门部,与肺门及纵隔重要脏器关系密切,有时浸润成团,无论手术、外放疗都存在困难。放射性粒子植入治疗同样存在诸多的难点,如肿瘤生长在不同的部位,治疗方法、患者体位、进针通道应因人而异。在临床上没有两个生长完全相同的肿瘤,必须依肿瘤的生长部位特征,制订个性化治疗方案。概括而言,根据肿瘤生长部位不同,分为几种特殊的治疗分区。

1. 锁骨区　该区位于胸腔最上部,肿物位于锁骨下,因锁骨遮挡,穿刺针多不能由前胸入路,只能改为由后胸背穿刺入路。患者宜取俯卧位,肩胛骨外展,选择椎体横突与肩胛骨内侧缘之间,经肋间进针,也可使用导航定位架、模板,应用骨钻肋骨钻孔技术,经肋骨进针和肋间进针植入粒子。肿物生长

于右上叶尖段紧贴纵隔面的纵隔型肺癌,与右侧纵隔紧密相邻,甚至与上腔静脉、大气管等重要脏器浸润,粒子植入时要特别注意保护上腔静脉、大气管,穿刺入路要避开内乳动、静脉,避免发生血管损伤造成大出血。植入时,先行血管强化,仔细辨明肿瘤与血管之间界限,当肿物位于第一肋间时可采取经前胸部取距胸骨右缘 2~3cm 斜行进针,以避开内乳动、静脉(图 3-15-1~ 图 3-15-6)。

2. 气管分叉区肺癌 生长于气管分叉区的中心型肺癌,与上腔静脉,奇静脉关系密切,肿物开始生长于右主支气管或右上叶支气管及其分叉,向腔内生长时形成菜花样肿物,肿瘤继续生长穿过支气管壁向外可形成包绕支气管和肺血管的肿物,继而压迫气管使其变得狭窄,两者均可造成支气管阻塞而致阻塞性肺炎、肺不张。粒子植入针穿刺前先行血管强化造影,辨认上腔静脉、奇静脉、上叶肺动、静脉及其分支,如肿物融合成团时,可能仅辨认出上腔静脉,而奇静脉、上叶肺动静脉受挤压变形而无法辨认。术中患者可取平卧位,右上臂上举,从前胸进针,或是取与上腔静脉成切线位进针,植入粒子,减少误伤血管的机会(图 3-15-7~ 图 3-15-13)。

3. 右肺动脉干区 肿物位于右肺动脉干周围,可与肺动脉干、右上肺动静脉融合成团,继而压迫、侵及右主支气管和 / 或上叶支气管、中间段支气管。患者宜取左侧卧位,右上臂上举、屈曲,穿刺要求进针角度、深度准确,勿伤及右肺动脉干及右上肺动、静脉(图 3-15-14~ 图 3-15-16)。

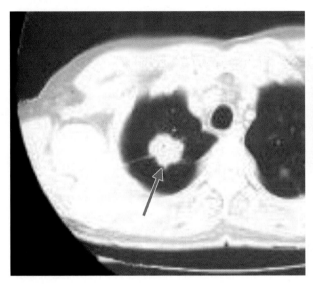

图 3-15-1 肿物位于右肺尖部

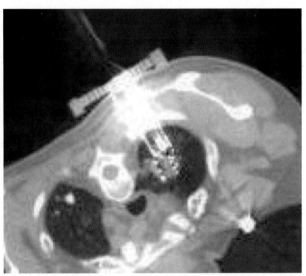

图 3-15-2 后胸背穿刺入路,椎体横突与肩胛骨内侧缘之间,经肋间隙进针

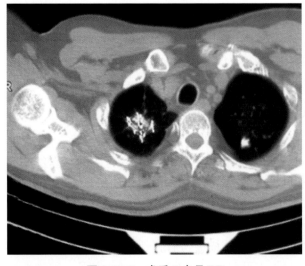

图 3-15-3 术后 6 个月 PR

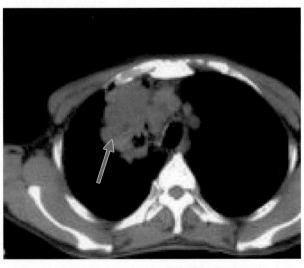

图 3-15-4 肿物生长于右上叶尖端紧贴纵隔面的纵隔型肺癌

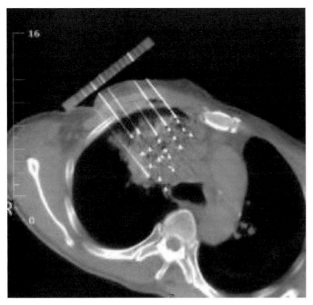

图 3-15-5　取距胸骨右缘 3cm 以外,斜行进针,避开内乳动脉

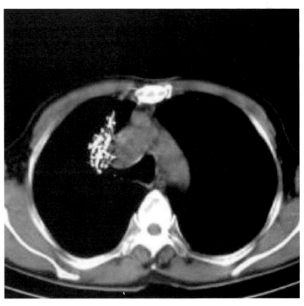

图 3-15-6　术后 6 个月 CR

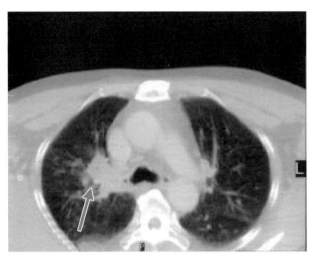

图 3-15-7　穿刺前先行血管强化造影

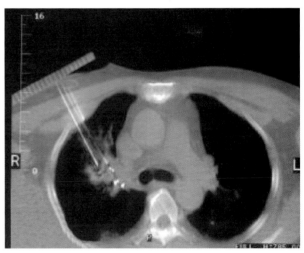

图 3-15-8　患者取平卧位,右上臂上举,从前胸进针

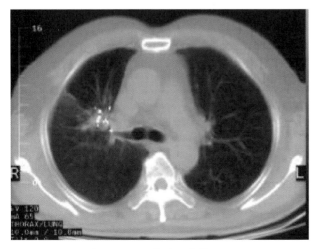

图 3-15-9　术后 6 个月 CR

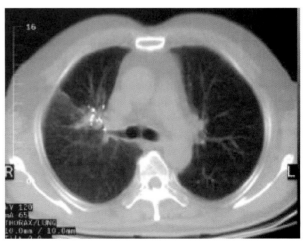

图 3-15-10　术后 26 个月 CR

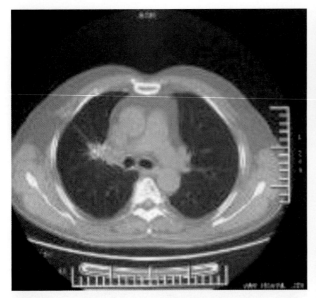

图 3-15-11 术后 46 个月 CR

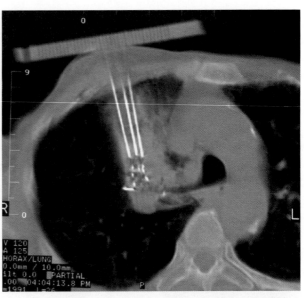

图 3-15-12 患者取平卧位,与上腔静脉成切线位进针植入粒子

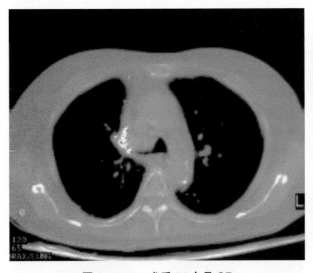

图 3-15-13 术后 24 个月 CR

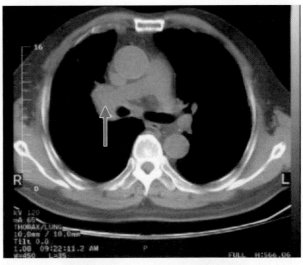

图 3-15-14 右肺动脉干区肺癌

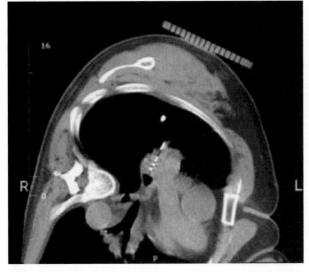

图 3-15-15 患者宜取左侧卧位,右上臂上举,屈曲,从侧胸壁进针

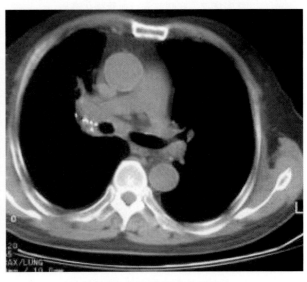

图 3-15-16 术后 2 个月 PR

4. 右肺门区　肿物生长于右肺门部,与肺动脉干、上腔静脉、右主支气管浸润成团,可压迫气管。如肿物向腔内生长,CT扫描有气管截断现象,治疗可先行 FFB 直视下粒子植入,然后以此为指引,再行 CT 下粒子植入即所谓粒子"会师术"。粒子植入时,可采取俯卧位,从前胸部进针,也可取左侧卧位,右上臂外展上举,由侧面垂直方向进针(图 3-15-17~ 图 3-15-21)。

5. 下肺静脉区　此区包括中叶支气管、下叶及基底段支气管,当肿物与下肺静脉,中、下叶支气管浸润融合而将肺静脉包绕其中成团时,先行血管强化,以避开下肺静脉。患者可取侧卧位,稍向前倾斜(左后斜位),由后背部斜行进针。也可取俯卧位,从胸背部进针(图 3-15-22~ 图 3-15-26)。

6. 下腔静脉区　肿物生长于下叶后基底段,与下腔静脉紧邻,经下肢静脉强化后,可显示下腔静脉与肿物的关系。粒子植入时,患者取侧卧位,由背部成倾角进针(图 3-15-27~ 图 3-15-29)。

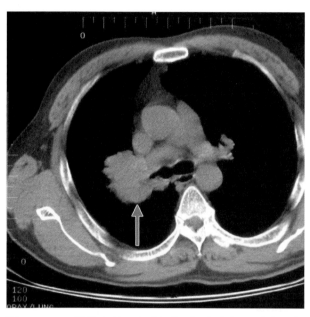

图 3-15-17　肿物生长于右肺门部,与肺动脉干、右主支气管浸润成团

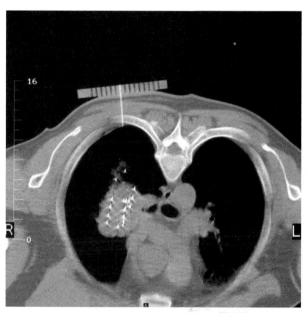

图 3-15-18　可采取俯卧位,从胸背部进针行粒子植入

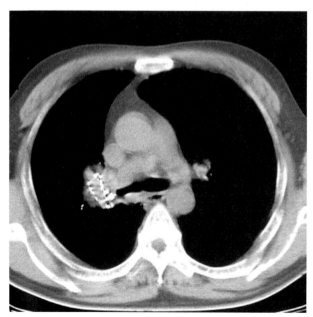

图 3-15-19　术后 2 个月 PR

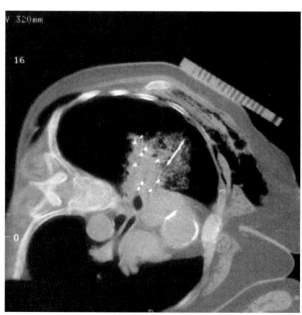

图 3-15-20　肺门肿物也可取左侧卧位,右上臂外展上举,由侧面垂直方向进针

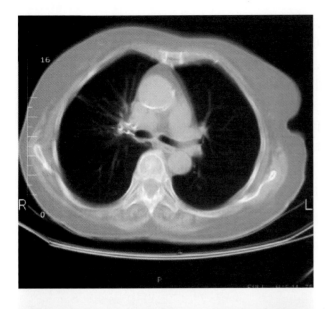

图 3-15-21 术后 1 个月 CR

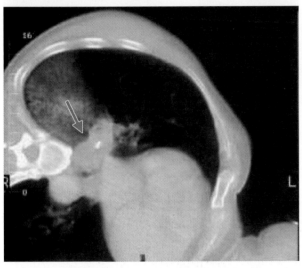

图 3-15-22 下肺静脉区肿瘤

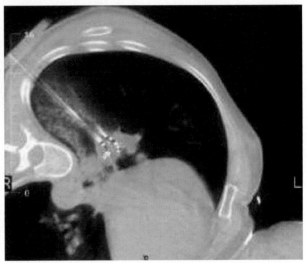

图 3-15-23 患者可取侧卧位或稍向前倾斜,由后背部斜行进针

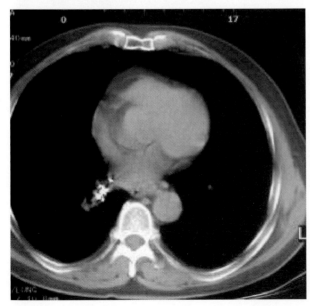

图 3-15-24 术后 32 个月 CR

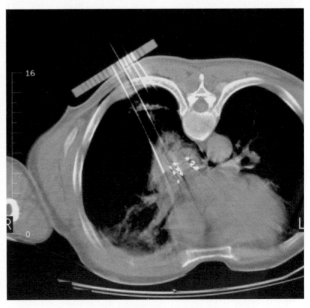

图 3-15-25 也可取俯卧位,从胸背部进针植入粒子

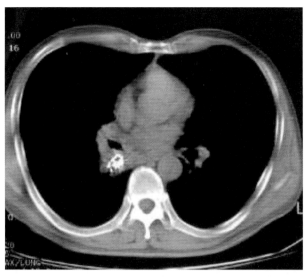

图 3-15-26　术后 6 个月 PR

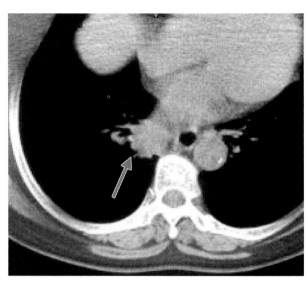

图 3-15-27　下腔静脉区肿瘤

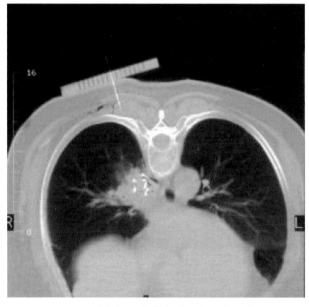

图 3-15-28　取侧卧位,由背部成倾角进针行粒子植入

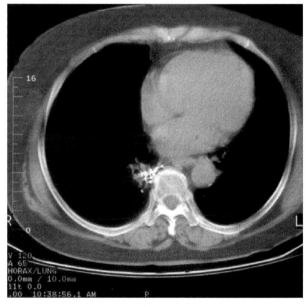

图 3-15-29　术后 3 个月 CR

7. 肋膈角区　此区位于下叶肺边缘,呼吸时肺移动度大,肺底部与隆起的膈肌紧邻,穿刺不慎,容易损伤膈肌,甚至肝脏。粒子植入时,当穿刺针穿过胸壁全层时应稍事停顿,认真测量肿物距胸壁或模板距离,在精确测量长度后,嘱患者平静呼吸再继续进针至测量深度,及时扫描观察针尖位置(图 3-15-30~ 图 3-15-32)。

8. 左头臂静脉区　此区相当左头臂静脉水平,肿物紧邻大气管、头臂静脉或左锁骨下动脉。粒子植入时,先血管强化,取俯卧位由后方进针(图 3-15-33~ 图 3-15-35)。

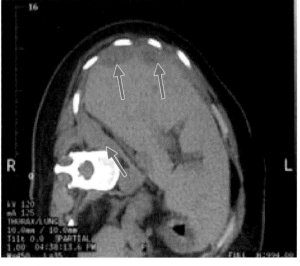

图 3-15-30　肋膈角区肿瘤

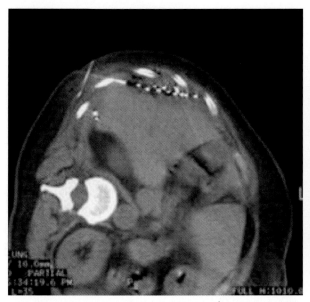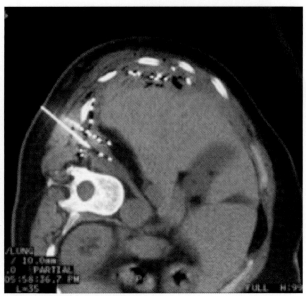

图 3-15-31 肋膈角区肿瘤进针粒子植入

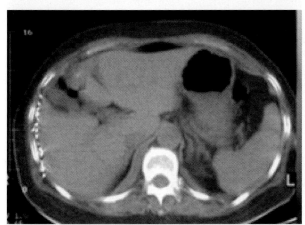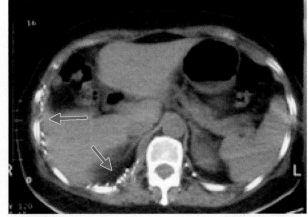

图 3-15-32 术后 4 个月 CR

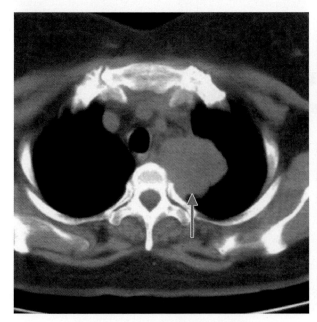

图 3-15-33 左头臂静脉水平肿瘤

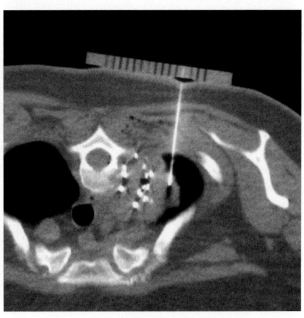

图 3-15-34 俯卧由后方可进针粒子植入

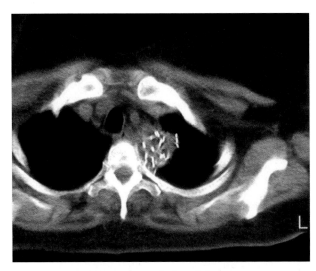

图 3-15-35　术后 1 个月 PR

9. 主动脉弓上区　肿瘤紧邻主动脉弓上区前胸部、中部或气管后部生长。粒子植入术前应根据不同生长部位采取仰卧位或侧卧位，由前胸或后背部进针，注意强化的主动脉与肿物的毗邻位置关系（图 3-15-36~ 图 3-15-38）。

10. 主动脉弓水平　此区主动脉呈弓形，其中外缘有左肺上叶动、静脉分支走行，肿物紧贴主动脉弓生长，与其紧密相连无间隙时，应先行血管强化 CT 扫描，患者取仰卧位，进针方向自前胸斜行穿刺，针尖距主动脉弓 1.0cm 左右植入粒子（图 3-15-39~ 图 3-15-42）。

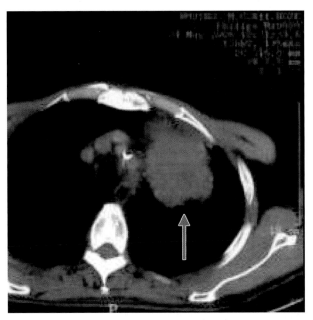

图 3-15-36　主动脉弓上区肿瘤

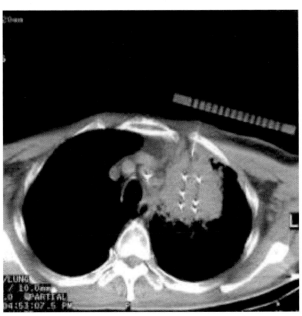

图 3-15-37　仰卧位，由前胸进针植入粒子

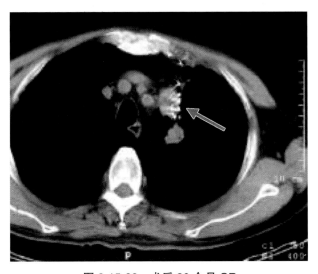

图 3-15-38　术后 30 个月 CR

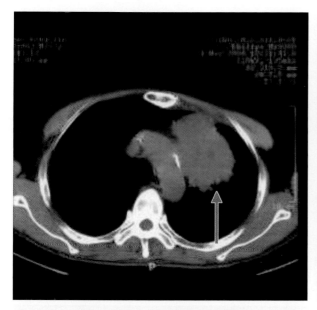

图 3-15-39　主动脉弓水平肿瘤

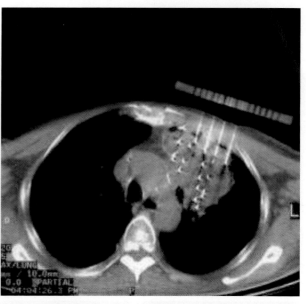

图 3-15-40　患者取仰卧位,进针方向自前胸斜行穿刺植入粒子

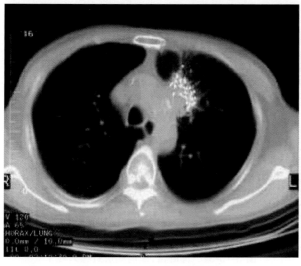

图 3-15-41　术后 6 个月 PR

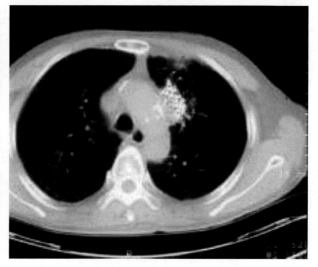

图 3-15-42　术后 24 个月 CR

11. 主肺动脉窗水平　正常主动脉弓下缘与肺动脉紧邻,其间有动脉导管的遗迹,喉返神经绕行及淋巴结存在,外侧为左肺上叶多条动脉静脉穿行。此区肺内肿物可向主肺动脉窗内淋巴结转移而融合成团,增加粒子植入风险,进针时要时时观察深度及针尖位置及有无上下偏移,以免损伤主动脉和肺动脉(图 3-15-43~ 图 3-15-45)。

12. 左肺门水平　左肺动脉分出上叶分支后绕过上叶支气管下行,在 CT 断面上可见气管下方呈现一圆形血管截面影,肺门区肿物常常与之融合成团。粒子植入时,患者取平卧位,在针尖距血管截面 1.0cm 处植入粒子,也可取右侧卧位,垂直进针植入粒子,左肺门区肿瘤也可以采取平卧位,水平进针植入粒子(图 3-15-46~ 图 3-15-53)。

13. 降主动脉 - 左肺动脉夹角水平　肿物生长于肺门部,恰处于降主动脉与左肺动脉圆形截面形成的夹角内。粒子植入时宜取俯卧位,血管强化 CT 扫描后,由后背部斜行进针,两血管之间布针、植入粒子(图 3-15-54~ 图 3-15-56)。

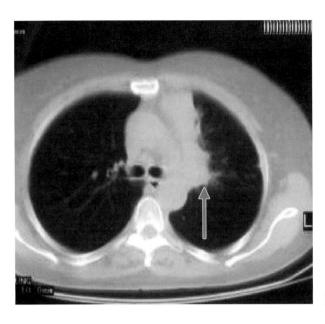

图 3-15-43　主肺动脉窗水平肿瘤

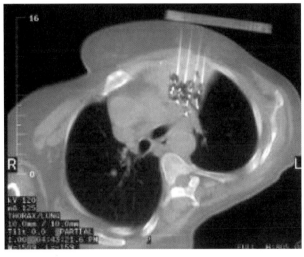

图 3-15-44　患者取仰卧位,左侧垫高,自前胸斜行穿刺植入粒子

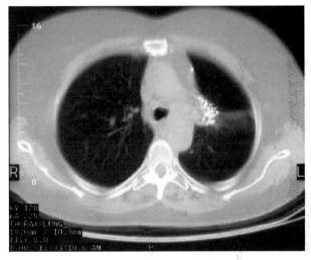

图 3-15-45　术后 24 个月 CR

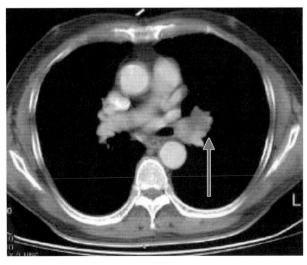

图 3-15-46　左肺门水平肿瘤

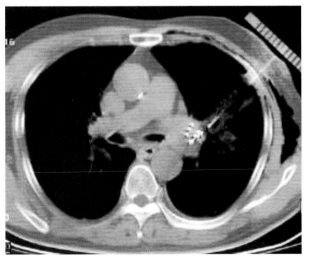

图 3-15-47　患者取平卧位,在针尖与血管截面 1.0cm 处植入粒子

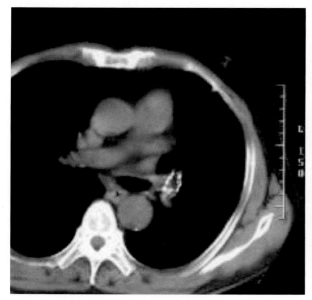

图 3-15-48 术后 2 个月 CR

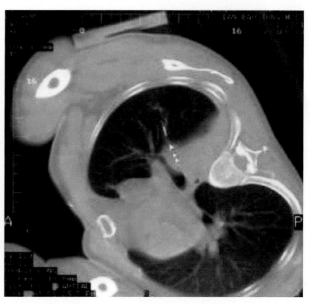

图 3-15-49 取左侧卧位,垂直进针植入粒子

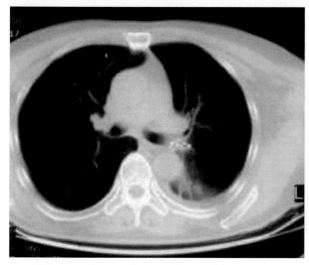

图 3-15-50 术后 12 个月 CR

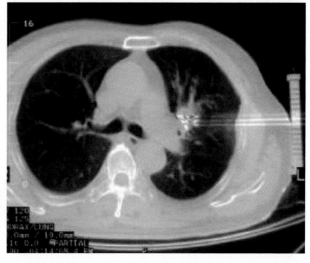

图 3-15-51 采取平卧位,水平进针的方法植入粒子

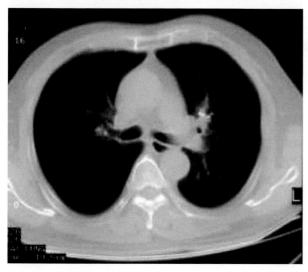

图 3-15-52 术后 9 个月 CR

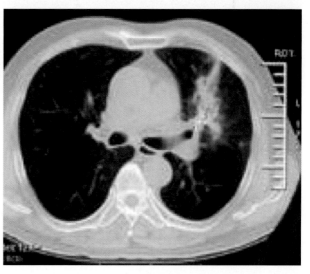

图 3-15-53 术后 31 个月 CR

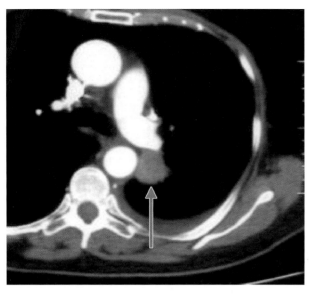

图 3-15-54 肿物生长于降主动脉与左肺动脉圆形截面形成的夹角内

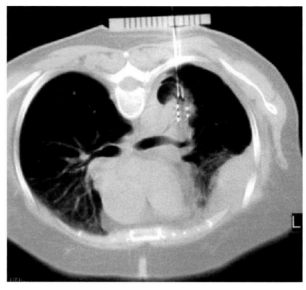

图 3-15-55 取俯卧位,血管强化 CT 扫描,由后背部斜行进针,两血管之间布针,植入粒子

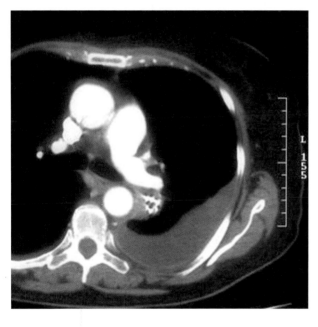

图 3-15-56 术后 2 个月 PR

14. 降主动脉 - 左下肺静脉水平 此区在正常解剖情况下,降主动脉与左下肺静脉之间有一定距离,当肿物生长或转移至此时,可与降主动脉、左下肺静脉紧密相邻或融合、浸润。粒子植入时,患者取右侧卧位,血管强化 CT 扫描后,由后背部斜行进针,进针通道要精确在这两条血管之间,并与之相距0.5~1.0cm(图 3-15-57~ 图 3-15-59)。

15. 左肋膈角区 粒子植入注意点与右肋膈角相同(图 3-15-60),注意膈下为脾脏及胃底。

三、放射性粒子植入治疗中心型肺癌的操作要点及注意事项

1. 熟悉人体断层解剖中相应层面,重点是与肿瘤生长的几个分区相对应的解剖层面,普通 CT 扫描平面及血管强化层面之间的解剖对应关系。

2. 认清肿瘤与血管及重要脏器的解剖关系,血管强化造影是必要的。

3. 当肿瘤伴阻塞性肺炎、肺不张时,普通 CT 扫描不容易显示肿瘤靶区,须行 MRI 检查或 PET-CT、SPET-CT 检查,PET-CT 可显示生物靶区,对术前治疗计划制订和术中靶区确定有指导作用。

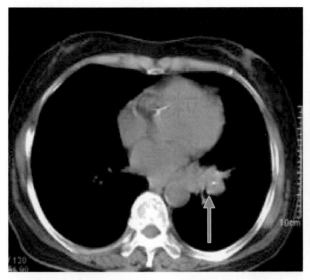

图 3-15-57 降主动脉 - 左下肺静脉水平肿瘤

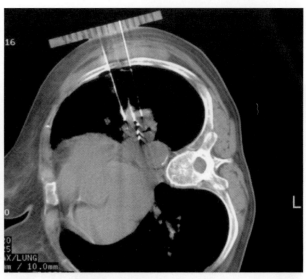

图 3-15-58 患者取右侧卧位,血管强化 CT 扫描,由后背部斜行进针行粒子植入

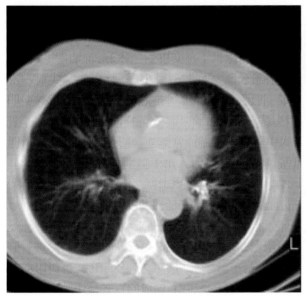

图 3-15-59 术后 10 个月 CR

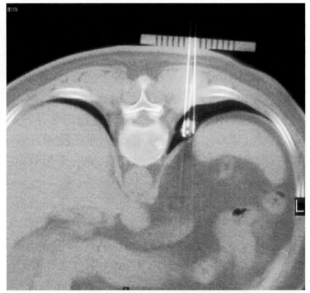

图 3-15-60 左肋膈角区肿瘤行粒子植入时注意勿伤脾脏

4. 术前取得组织学证据。

5. 患者植入时,体位对整个粒子植入过程的精确度有重要关系,有时甚至影响粒子植入的疗效与成败,术前一定要反复阅读胸部 CT 片,正确选择患者体位及模拟进针通道。

6. 在粒子植入前,应预先安放好植入导航定位系统,位置恰当,依据 CT 机给出的进针倾角调整模板的 X、Y 及 Z 轴角度,精确定位肿瘤穿刺区域及穿刺点。

7. 中心型肺癌穿刺路径长,经皮穿刺时,穿刺针容易发生偏移,虽有 CT 监测,仍需要小心谨慎,由浅入深,且时时与强化的影像相对照。每进针一定深度,都要再次确认针尖的位置,千万不可"一步到位",以免穿入心脏、大血管造成灾难性后果,确认每根针尖都距心脏、大血管 1.0cm 时距离,方可植入粒子。熟练的 CT 技师术中可随时将已强化的相对应的 CT 断面调入当前植入 CT 断面,使两者在同一屏幕上显示。

8. 当所有植入针都到达预定植入位置后逐根拔出针芯,观察有无回血。如有回血,应退针 1.0cm,插入针芯,5 分钟后再观察有无再回血,如无回血,可植入粒子。否则,应在距其 0.5cm 处,另穿刺一针植入粒子。

9. 在真实的植入针通道上进行术中粒子剂量优化,使粒子排布为"外周密、中间稀的非等距离排布"。

10. 所有粒子植入针植入退到肿瘤近侧缘 1.0cm 时,暂停植入。再次行 CT 扫描,观察各针植入粒子是否符合剂量优化的排布,确定每根针是否需要补种粒子。

11. 当所有针都完成粒子植入后,方可拔除植入针,以防因提前拔出某一针造成肺组织漏气,导致气胸,压迫肺脏,肿瘤移位或未曾植完的针脱出瘤体,造成植入困难。

12. 预留 1 根植入针退至距胸壁内,将其余植入针拔除。再次扫描,确认无血气胸发生后,方可结束手术。如出现气胸时将预留针进到胸膜腔 0.5cm 处,外接负压吸引球,连续抽气。漏气严重者,抽气的同时准备胸腔闭式引流,避免慌乱。

13. 术前使用 CT 平床定位板,真空成形袋适形包裹患者。之后,开动负压泵抽气,将患者牢牢固定,确保患者在整个手术过程中体位保持不变。

14. 粒子植入后切不可贸然认为整个手术结束,应密切观察患者的生命体征,注意心电、血氧、血压有无改变。警惕针道快速漏气形成张力性气胸引发的血氧饱和度持续下降,纵隔移位,肺及胸壁血管出血造成的瞬时血胸、咯血、窒息、休克等现象,如有发生及时抢救处理。

第二节　CT 联合纤维支气管镜下放射性粒子植入治疗中心型肺癌

大气管内肿瘤向腔外浸润生长侵犯肺门,与心脏、大血管浸润形成固定性肿块的中心型肺癌,属非手术适应证,临床死亡率高。常规外放疗 5 年生存率较低,加速大分割放疗被认为比常规分割放疗有更好的疗效,Din 等报道了 600 例接受加速大分割放疗(55Gy/20F,2.75Gy/20F/d)无法手术患者的疗效,中位 OS 为 24 个月,1 年、2 年、3 年、5 年生存率分别为 81%、50%、36%、20%,提示可作为治疗的选择之一。近年的临床研究提示,加速大分割放疗联合同期化疗逐渐成为治疗无法手术的局部晚期肺癌标准方案。

肺癌腔内近距离放射治疗方法是用纤维支气管镜(fiber bronchoscope,FFB)引导插入 1.7~2mm 直径的放射施源管至肿瘤部位,每周 1 次,每次 7~10Gy,共 2~3 次。此治疗始于 1983 年,取得一定疗效。1992 年 Essen 等报道用 ^{192}Ir 高剂量率治疗不能手术切除的肺癌 146 例,6 周后复查完全消失,部分消失率为 33%,平均生存期为 6 个月。该方法主要作为增加局部放射剂量的手段,以减少外照射剂量。

近年来 ^{125}I 粒子植入被愈来愈多地应用于局部晚期肺癌的治疗并显示出良好的治疗效果。对于大气管内肿瘤,柴树德等 2002 年研制了专用于大气管肿瘤粒子植入的特殊嵌入导管和植入导丝,用于 FFB 直视下粒子性植入治疗大气管肿瘤,取得良好的治疗效果。柯明耀等、孙龙华等也有同样报道。对于 FFB 下联合 CT 下 ^{125}I 粒子植入大气管内肿瘤向腔外浸润生长侵犯肺门,与心脏、大血管浸润形成固定性肿块的中心型肺癌,郑广钧等、廖江荣等有过报道。

一、技术流程

1. 选用国产粒子活度 2.59×10^{7}Bq(0.7mCi),PD 80~110Gy。

2. 将管腔内肿瘤与肺门肿块作为一个整体靶区勾画,TPS 制订术前治疗计划。

3. 按 FFB 直视下粒子植入术前准备后行 FFB 直视下气管腔内粒子植入。将导管经操作孔至肿瘤表面抵住肿瘤,在肿瘤瘤体 3 点、6 点、9 点、12 点 4 个时间位刺入导丝 1~1.5cm,制造出粒子通道,再将 1~2 颗粒子植入瘤体中。

4. 术后行胸部 X 线检查,观察粒子位置数目。

5. CT 引导下粒子植入在 FFB 直视下粒子植入后 1~7 天进行,按 CT 引导下粒子植入规范化流程操作。

二、术后验证及随访

CT 引导下经皮穿刺粒子植入术后即刻行 CT 检查,确定粒子位置和并发症情况。TPS 将管腔内肿瘤与肺门肿块作为一个整体靶区勾画,进行术后质量验证。随访常规于植入术后 1 个月、3 个月、6 个月、1 年,1 年以上每半年 1 次进行。

中心型肺癌同时使用 FFB 直视下放射性粒子植入和 CT 引导下经皮穿刺放射性粒子植入两种方法结合的优点:FFB 直视下可以在粒子准确植入管腔瘤体内的同时,为在 CT 引导下经皮穿刺提示一个准确的进针途径。进针深度即针尖位置与大气管内粒子以相距 1.0cm 内为最佳,形成两种植入方法植入的粒子"会师",使粒子射线的辐射半径相互重叠,剂量可以杀灭肿瘤细胞,而单用其中一种方法行粒子植入是无法达到这一目的的。

天津医科大学第二医院于 2003 年 3 月—2008 年 3 月对 65 例 TNM 分期属Ⅲb 期肺癌患者进行了此种联合粒子植入术。其中男性患者 45 例,女性患者 20 例,中位年龄(62.8 ± 10.5)岁(36~83 岁),病理分型:鳞癌 51 例,腺癌 11 例,小细胞肺癌 3 例。KPS≥60 分,预计存活时间为 6 个月以上。支气管内肿瘤形态为菜花样,阻塞管腔直径 2/3 以下。肿瘤生长部位位于气管隆突 3 例,右支气管 34 例,左主支气管 28 例。肿瘤长度 1~3cm,平均(1.4 ± 0.5)cm。肺门肿块直径 2~7cm,平均(3.9 ± 1.8)cm,合并肺不张 29 例,其中一叶不张 27 例,单侧全肺不张 2 例。选用国产粒子活度 2.59×10^7Bq(0.7mCi),PD 80Gy。将管腔内肿瘤与肺门肿块作为一个整体靶区勾画,TPS 制订术前治疗计划后序贯行 FFB 直视下和 CT 引导下经皮穿刺粒子植入。

术后显示瘤体接受平均照射剂量为(133 ± 10.5)Gy,为 PD 的 1.5 倍。靶区外 1cm、2cm 处接受的剂量为 26.74Gy 和 6.69Gy。MPD 为(82.0 ± 2.1)Gy,D_{90} 为(91.0 ± 1.8)Gy。D_{90}>MPD 显示粒子植入均匀,剂量分布合理。

术后给予联合化疗,一般在粒子植入术后 3 天,选用紫杉醇 + 卡铂(TP)、诺维本 + 顺铂(NP)以及顺铂 +VP-16(PE)等化疗方案,28 天为 1 周期,4 周期为 1 疗程。

术后 6 个月经 FFB 检查,气管内瘤体 CR 33.8%(22/65),PR 60.0%(39/65),SD 6.2%(4/65),有效率为 93.8%。胸部 CT 复查显示肺门瘤体 CR 40.0%(26/65),PR 52.3%(34/65),SD+PD 7.7%(5/65),有效率92.3%。肺不张完全缓解 14 例,部分复张(复张 >50%)10 例,无变化 5 例。随访时间 6~45 个月,中位随访时间 19 个月,8 例因脑转移和肝转移分别在术后 6~12 个月死亡。中位生存期 22 个月,1 年累积生存率为 83%,2 年累积生存率为 30%,5 年累积生存率为 1.5%。

典型病例 1:患者男,70 岁,诊断为右肺中心型肺癌(鳞癌),1 年半间曾行化疗和 2 次介入治疗,效果不明显。2007 年 1 月入住天津医科大学第二医院,查 FFB 可见右主支气管内肿瘤,胸部 CT 检查可见肺门肿瘤和右主支气管内肿瘤阻塞气道及肺不张,PET-CT 显示右主气管内外活性增高。FFB 下气管内肿瘤粒子植入后,CT 下植入的粒子与 FFB 植入的粒子相距 1cm 形成"会师"。术后 6 个月 CT 显示气管腔内外肿瘤 CR,肺不张基本消失(图 3-15-61~ 图 3-15-66),生存期 6 年。

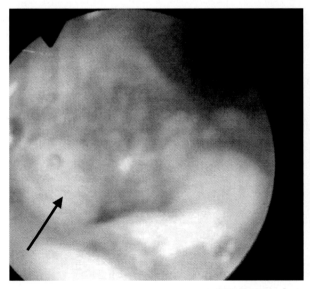

图 3-15-61　FFB 检查可见右主支气管内肿瘤

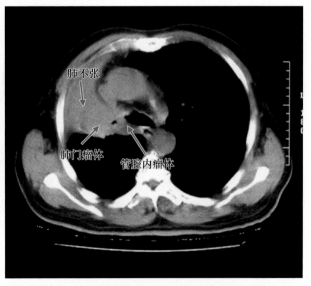

图 3-15-62　CT 检查可见肺门肿瘤和右主支气管内肿瘤阻塞气道及肺不张

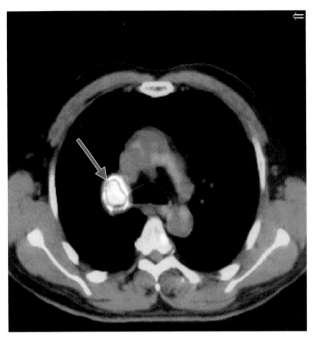

图 3-15-63　PET-CT 显示右主气管内外活性增高

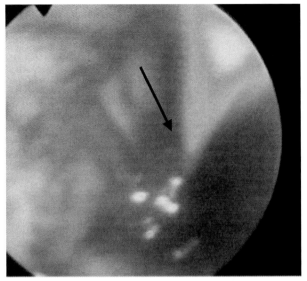

图 3-15-64　先行 FFB 下气管内肿瘤粒子植入

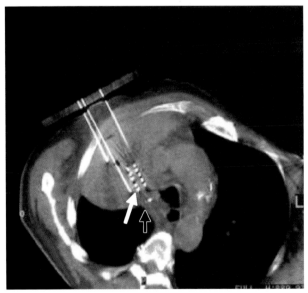

图 3-15-65　再行 CT 下植入，第 1 颗粒子（白箭头）与 FFB 植入的粒子（黑箭头）相距 1cm 形成"会师"

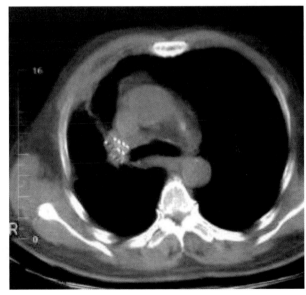

图 3-15-66　术后 6 个月 CT 显示气管腔内外肿瘤 CR，肺不张基本消失

　　典型病例 2：患者男，56 岁，诊断右肺中心型肺癌（鳞癌），2005 年 6 月 FFB 显示右肺上叶开口肿物生长，行 FFB 下粒子植入（图 3-15-67）。术后 1 周在 CT 下行粒子植入术与 FFB 植入的粒子相距 1cm 形成"会师"（图 3-15-68）。术后 3 个月 PR（图 3-15-69）、6 个月 CR（图 3-15-70），术后 13 个月（图 3-15-71）、32 个月（图 3-15-72）、72 个月（图 3-15-73）CR。术后 10 年 FFB 显示右肺上叶开口处肿瘤局部复发，再次进行 FFB 引导下粒子植入（图 3-15-74）。粒子植入术后随访 12 年仍存活。

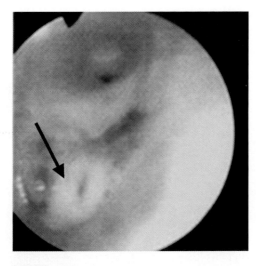
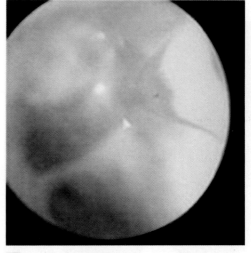

☐ 右上叶口 ☐ 右上叶口粒子植入

图 3-15-67 FFB 检查可见右主支气管内肿瘤,行 FFB 下气管内肿瘤粒子植入

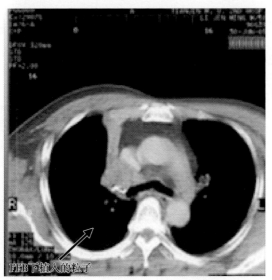
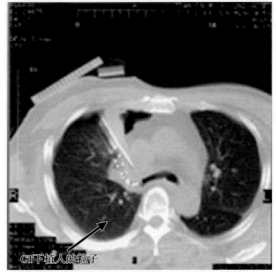

图 3-15-68 CT 下植入粒子(右侧图)与 FFB 植入的粒子(左侧图)形成"会师"

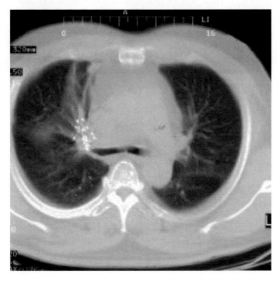
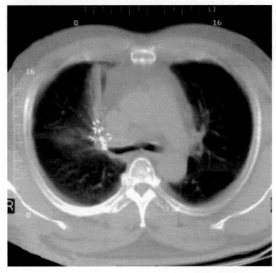

图 3-15-69 术后 3 个月复查显示 PR,肺不张好转　图 3-15-70 术后 7 个月复查显示 PR,肺不张好转

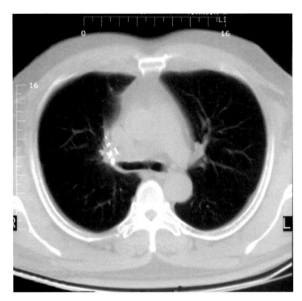

图 3-15-71　术后 13 个月复查显示 CR

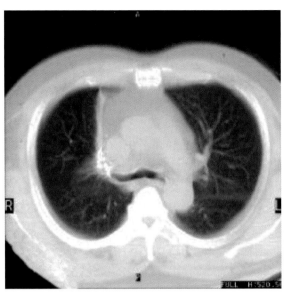

图 3-15-72　术后 32 个月复查显示 CR

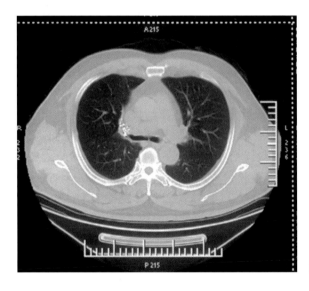

图 3-15-73　术后 72 个月复查显示 CR

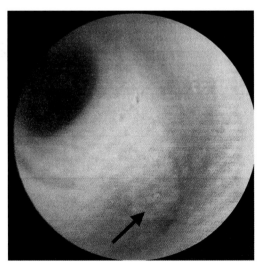

■ 右肺上叶开口

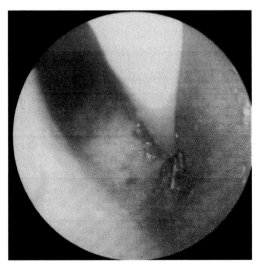

■ 右肺上叶开口粒子植入

图 3-15-74　术后 10 年 FFB 显示右肺上叶开口复发，行 FFB 下粒子植入

第三节 放射性粒子植入治疗中心型肺癌的临床疗效

中央型肺癌是指起源于段及段以上的支气管黏膜上皮或腺体、位于肺门附件的肺部恶性肿瘤,是肺癌最常见的一种类型。肿瘤的病理形态包括支气管管壁增厚、管腔内肿物和支气管周围肿块。最多见的病理分型为肺鳞癌,其次为肺腺癌、小细胞肺癌等。由于肿瘤常压迫支气管,易引起支气管狭窄和阻塞,导致阻塞性肺炎和肺不张,对患者呼吸功能造成显著影响,患者的症状重,生活质量差,预后不良。当前,国际上解决恶性中心气道狭窄的方法主要是通过热消融(激光、电刀、氩气刀等),冷消融(冻融或冻切),机械性切除(硬质镜铲除术)和气道扩张(支架置入或硬质镜扩张)技术,目的是快速达到通畅气道、改善通气和防止窒息的作用。但这些介入技术的局限性是仅能清除气管腔内的肿瘤组织,不能治疗管壁或管壁外侵的肿瘤组织,疗效短暂,且极易发生管腔再次阻塞,这部分患者的处理仍然是困难的,也一直是临床上关注的焦点和难点。

中心型肺癌的近距离放射治疗始于 1922 年,首次将镭置于支气管内治疗肺癌。自 20 世纪 50 年代以来,胸腔内组织间近距离治疗逐渐发展,对于晚期肺癌支气管内阻塞性疾病的姑息治疗,国外以高剂量率(high dose rate brachytherapy,HDR)腔内后装近距离治疗为主,是一种行之有效的局部治疗方法。但是由于对设备及防护要求严格、操作复杂、并发症多,其临床发展一直受到制约,国内仅较少放疗中心开展。2002 年,柴树德等首次应用纤维支气管镜引导放射性粒子植入治疗中心型肺癌,开启了放射性粒子治疗中心型肺癌的全新探索。

国外 Mallick 等报道高剂量率支气管内后装治疗中心型肺癌合并肺不张的再通率为 57%~73.4%。国内柯明耀等报道单纯气管镜引导放射性粒子植入治疗中心型肺癌合并肺不张的再通率分别为 81%、85.7% 和 86.7%。胡效坤等报道单纯 CT 引导下放射性粒子植入治疗中心型肺癌合并肺不张,再通率为 75%。霍彬等报道 CT 联合支气管镜引导放射性粒子植入治疗中心型肺癌具有较高的肺不张再通率,术后 2 个月复查达到 93.1%。术后 6 个月、12 个月、18 个月、24 个月肺不张再通率分别为 89.7%、78.6%、76.2%、60%。患者治疗前后的气促指数分别为(2.8 ± 0.8)级和(1.4 ± 0.9)级。治疗后呼吸困难、乏氧症状较前明显缓解,气促指数显著低于治疗前,差异有统计学意义,症状改善持续时间为 5~28 个月。所有患者术后 1 个月复查气促指数较术前均有明显改善,部分患者在治疗后的数小时或数天内症状就得到改善,且持续时间更长,减轻了患者痛苦并提高生存质量。其中一个主要原因是当患者中心型肺癌大气管肿物已侵至管壁外,与其相邻的血管形成肺门肿块,单纯应用气管镜引导粒子植入是不够的。盲目向管腔外穿刺,易误伤血管导致大出血。先用 FFB 引导植入解除气道梗阻,操作简便易行,然后对于管腔外肺门处肿瘤部分,使用 CT 引导下经皮穿刺植入。由于 CT 引导植入定位准,以 FFB 直视下已植入的粒子为参考靶标,适形性好,两者的结合相得益彰,是解决肺门部肿瘤及肺不张的关键所在。

安全性方面,Ozkok 等报道了近年来 HDR 腔内近距离治疗中心型肺癌的严重并发症,如浅表黏膜坏死发生率为 61.5%,致命性咯血发生率为 7%~22%,气管食管瘘发生率为 2.2%。与 HDR 相比,LDR 表现出较好的相对生物效应及安全性。霍彬等报道放射性粒子植入治疗中心型肺癌并发症是轻微和可以接受的,主要表现为咳嗽、气胸和咯血,且持续时间很短,大多数患者不需要额外的治疗,无 3 级或更高级别不良事件发生。需要注意的是,患者在气管镜引导粒子植入术后 1 周至 1 个月内,可能将部分粒子随肿瘤坏死组织咳出,建议为患者准备小铅罐,便于回收储存,确保周围环境的辐射安全性。

(霍彬 郑广钧)

参 考 文 献

[1] DIN O S,HARDEN S V,HUDSON E,et al.Accelerated hypo-fractionated radiotherapy for non small cell lung cancer:results from 4 UK centres.Radiother Oncol,2013,109(1):8-12.

［2］奚江李,文辉,王丽.无法手术局部晚期非小细胞肺癌的治疗.国际肿瘤学杂志,2014,41(4):279-282.

［3］张天祥,徐光炜.肿瘤学.2版.天津:天津科学技术出版社,2005.

［4］张福君,李传行,吴沛宏,等.^{125}I 粒子组织间植入治疗局部晚期肺癌的对比研究.中华医学杂志,2007,87(46):3272-3275.

［5］柴树德,郑广钧,毛玉权,等.纤维支气管镜下 ^{125}I 粒子植入治疗大气管肺癌.中国肿瘤影像与微创治疗杂志,2003,1(2):23-26.

［6］柯明耀,吴雪梅,林玉妹,等.经支气管镜置入支架及植入放射性粒子治疗肺癌中心气管狭窄.中国内镜杂志,2009,15(3):240-241,245.

［7］孙龙华,陈国华,温桂兰,等.经支气管镜植入放射性 ^{125}I 粒子治疗中央型肺癌的应用研究.山东医药,2011,51(24):42-44.

［8］郑广钧,柴树德,柴云飞,等.种植放射性 ^{125}I 粒子治疗晚期中央型肺癌的近期疗效观察.中华放射医学与防护杂志,2009,29(5):508-509.

［9］廖江荣,蒲德利,程毅力,等.经纤支镜和经皮联合植入 ^{125}I 粒子治疗晚期肺癌气管狭窄的临床分析.国际放射医学核医学杂志 2013,37(3):165-167.

［10］MALLICK I,SHARMA S C,BEHERA D.Endobronchial brachytherapy for symptom palliation in non-small cell lung cancer—analysis of symptom response,endoscopic improvement and quality of life.Lung Cancer,2007,55(3):313-318.

［11］柯明耀,姜燕,王珠缎,等.经支气管镜植入放射性粒子治疗晚期中央型肺癌.临床肺科杂志,2006,11(2):247-248.

［12］蒲德利,廖江荣.经支气管镜植入放射性 ^{125}I 粒子治疗中央型肺癌合并肺不张疗效观察.现代医药卫生,2017,33(23):3625-3627.

［13］胡效坤,王明友,杨志国,等.CT 导引下经皮穿刺组织间植入 ^{125}I 放射微粒子治疗中心型肺癌的应用研究.中华放射学杂志,2004,38(9):910-915.

［14］霍彬,霍小东,王磊,等.^{125}I 粒子植入治疗中心型肺癌合并肺不张的可行性研究.中华放射医学与防护杂志,2021,41(01):37-41.

［15］OZKOK S,KARAKOYUN-CELIK O,GOKSEL T,et al.High dose rate endobronchial brachytherapy in the management of lung cancer:response and toxicity evaluation in 158 patients.Lung Cancer,2008,62(3):326-333.

第十六章

放射性粒子植入治疗特殊类型肺癌

第一节　CT引导下放射性粒子植入治疗特殊类型肺癌

一、肺尖癌

肺尖癌又称肺上沟瘤、pancoast瘤，病变位于肺尖边缘，早期侵犯胸壁，臂丛神经和交感干，肿物压迫动脉、静脉和神经，引起臂丛神经压迫症状，血压改变，两侧上臂血压测得值不同，患侧血压低，甚至测不到，并感疼痛、麻木。侵犯交感干可引起霍纳综合征（horner syndrome）。

肺尖癌确诊时，往往胸壁、肋骨、部分锥体、锁骨下血管及交感神经已被侵及，完全切除已不可能。即使外科手术，需要切除被侵犯的胸壁、肋骨、部分锥体、锁骨下血管，甚至需要人工血管移植来重建锁骨下血管的供血，同时行上肺切除的所谓"大块切除术"，甚至包括上肢截肢术。这种手术切除范围广、创伤大、功能损害严重，也经常面临手术过程中发现多器官侵犯严重，不得不放弃手术的状况。

CT引导下放射性粒子植入治疗肺尖癌，行适形内放疗杀灭肿瘤，提高局部控制率的同时，可以有效保存器官功能，创伤小，副作用少，优势不言而喻。

操作要点：肺尖癌生长部位特殊，断层解剖位于头臂静脉干水平，其前胸有锁骨下动、静脉和臂丛神经通过，不能由前胸穿刺进针，只能从后胸背进针。后胸背由于颈、胸椎生理弯曲造成肋间隙狭窄，加之肩胛骨遮挡，使进针通道狭小而无更多选择，使用植入模板反而阻碍了进针方向和通道数量，此时不应再坚持使用模板，采用多针多方向圆锥形粒子植入更为适宜（图3-16-1、图3-16-2）。当针尖刺中臂丛神经时有放电感或刺中血管有回血时，应退针1.0cm再植入粒子。有肋骨和脊柱侵蚀、破坏时，应同时植入粒子。

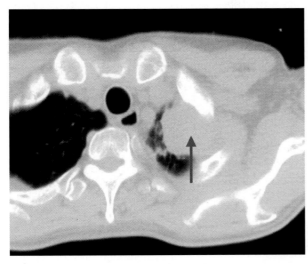

图3-16-1　肺尖癌

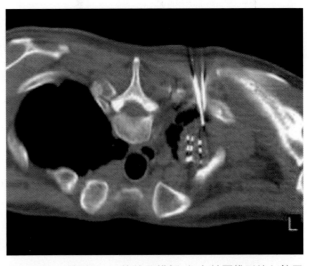

图3-16-2　俯卧位，不能使用模板，行多针圆锥形植入粒子

随着术中专用骨钻和 3D 打印共面、非共面模板的发明和应用,使肺尖癌粒子植入的空间排布较徒手穿刺有了较大程度的提高。这一部位肿瘤较为固定,在麻醉满意的情况下试用 3D 打印非共面模板行粒子植入更为适宜。

二、中心型肺癌伴阻塞性肺炎、肺不张

当肿物生长于亚段以上支气管黏膜,造成管腔堵塞或肿物沿支气管向肺门转移压迫支气管造成狭窄及不同程度的气道阻塞时,可有高烧、咳嗽、白细胞升高、肺感染等阻塞性肺炎表现,继而发生相应肺段不张。肿瘤靶区与不张肺组织在普通 CT 片上不易区别,利用 MRI 或 PET-CT 检查可将肿物与不张肺组织区分开来,使粒子植入更加准确(图 3-16-3~ 图 3-16-6)。黄学全采用穿刺不张的肺组织,抽吸无回血后推注过滤的空气,使肺组织充气、复张,人工制造“充气对比造影”以显示肿瘤轮廓,然后植入粒子。这是一个大胆而富有创新性的发明。郭金和建议推注二氧化碳更为安全(图 3-16-7~ 图 3-16-9)。

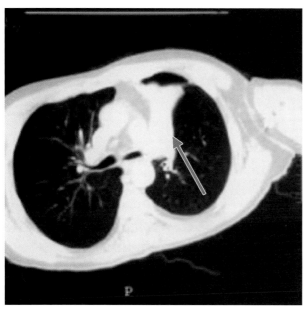

图 3-16-3　中心型肺癌伴阻塞性肺不张 CT 图像,靶区和肺不张不易区分

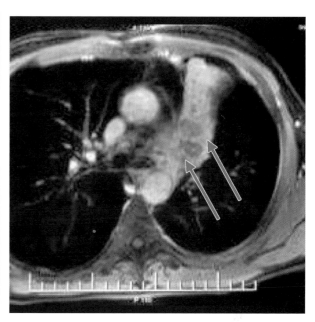

图 3-16-4　中心型肺癌伴阻塞性肺不张 MRI

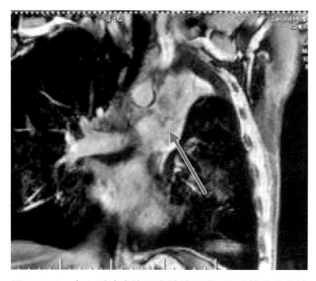

图 3-16-5　中心型肺癌伴阻塞性肺不张 MRI(箭头处为肿瘤靶区)

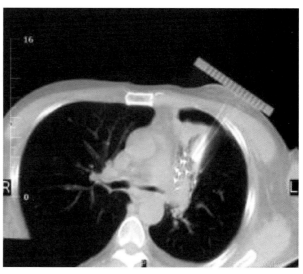

图 3-16-6　MRI 确定靶区后 CT 下粒子植入

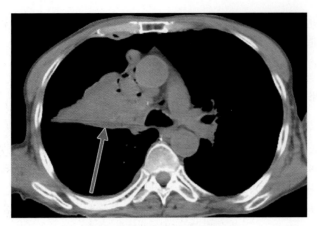

图 3-16-7 肺癌合并肺不张

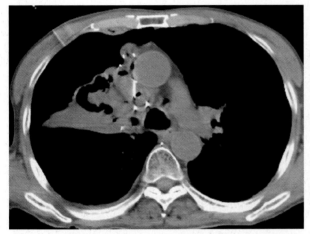

图 3-16-8 注气 30mL 后区分靶区和肺不张

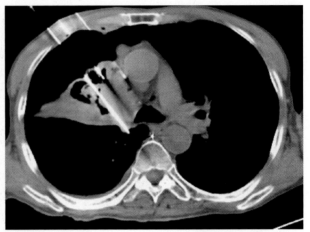

图 3-16-9 穿刺靶区

三、中心型肺癌伴阻塞性肺化脓症

除术前血管强化、MRI 检查以外,重要的是在植入粒子前先将肺内脓肿的脓液抽吸净,注入等量空气,显示脓腔,肿瘤厚壁及肿瘤靶区,再行瘤体粒子植入(图 3-16-10、图 3-16-11),术后脓腔内可注入抗生素。

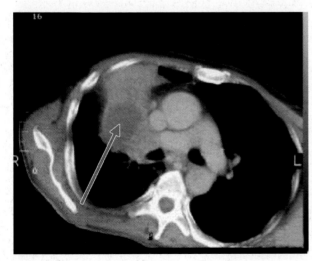

图 3-16-10 中心型肺癌伴阻塞性肺化脓症

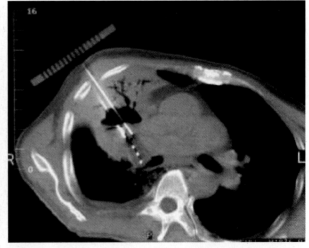

图 3-16-11 中心型肺癌伴阻塞性肺化脓症抽脓注气后粒子植入

四、肿瘤伴发偏心型空洞

实施CT引导下经皮穿刺瘤壁内粒子植入术(图3-16-12、图3-16-13)。这一操作对术者穿刺技术要求很高,应量力而行。

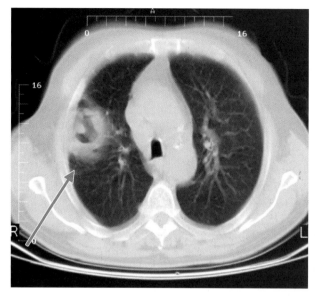

图3-16-12　肿瘤伴发偏心型空洞

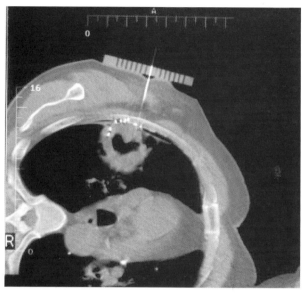

图3-16-13　肿瘤伴发偏心型空洞在CT引导下行瘤壁内粒子植入

五、肿瘤性厚壁空洞伴腔内液平

治疗方法是先穿刺抽脓,然后行肿瘤厚壁内粒子植入(图3-16-14、图3-16-15)。

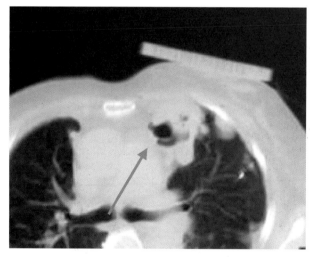

图3-16-14　肿瘤性厚壁空洞伴腔内液平

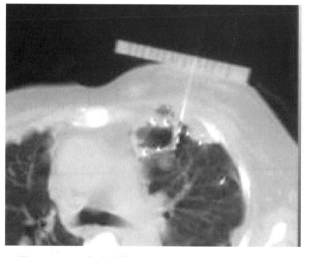

图3-16-15　先穿刺抽脓,然后行肿瘤厚壁内粒子植入

第二节　纤维支气管镜下放射性粒子植入治疗大气管肺癌

一、概述

纤维支气管镜应用于临床以来,在呼吸道病变诊断、治疗方面发挥了巨大作用,特别是激光、冷冻、

微波、射频,近距离后装放疗及局部注射化疗药物等方法治疗肿瘤,对缓解和解除由肿物阻塞大气管导致阻塞性肺感染、肺不张、呼吸困难等,起到一定的治疗效果。

大气管肺癌指生长于主气管、隆突、左右支气管及右中间段气管的肿瘤。对于生长于大气管或主支气管内的恶性肿瘤,外科治疗手段受到肿瘤生长部位及肿瘤临床分期的限制,如局限生长的肿瘤可行支气管袖状切除、肺叶切除、大气管切除、隆突切除重建等手术。这些手术操作复杂、风险大、术后并发症多。当肿瘤侵出气管与周围组织浸润成团时,根治性切除的机会很小。那些肿物突入大气管造成部分或大部分气道阻塞的病例,气管内植入记忆合金支架可以暂时缓解其呼吸困难。

放射性粒子植入治疗大气管肺癌是一种尝试。1961—1984 年 Nori 等进行了临床探索,但由于需要全身麻醉和硬支气管镜盲插,导致支气管破损、气管内大出血、窒息等严重并发症,致死率较高而放弃。改用高剂量率腔内近距离后装放射治疗后,局部控制率可达到 80%。1989 年 Marsh 等报道了 18 例经 FFB 将放射性 ^{125}I 胶囊暂时性放置于大气管肿瘤表面后取出的治疗方法。Marsh 等于 1993 年把 ^{125}I 粒子胶囊加了 4 个尖爪,4 个尖爪刺入肿瘤,使胶囊暂时固定于肿瘤表面。这样治疗了 12 例大气管肺癌,术后 2 个月 9 例进行了 FFB 检查,肿瘤完全消失 5 例,部分消失 4 例。80% 呼吸困难缓解,44% 咳嗽缓解,66% 出血缓解。12 例中位生存期为 6 个月,1 年生存率为 25%。金普乐等使用经环甲膜穿刺,气道内悬挂 ^{125}I 粒子的方法治疗大气管肺癌,21 例 3 个月后气道狭窄完全缓解,15 例部分缓解。尽管以上学者使用的是放射性 ^{125}I 核素放置于肿瘤表面进行腔内近距离照射治疗,仍可以提示放射性 ^{125}I 粒子对复发和无法手术的大气管肿瘤有一定的治疗效果,且使用 FFB 相对安全。

在 FFB 直视下将 ^{125}I 粒子植入气管肿瘤内,缺乏特制设备,以前无人尝试。邢月明等 2004 年报道过使用 FFB 毛刷将 ^{125}I 粒子推入气管肿瘤的方法。柴树德等 2002 年研制了专用于大气管肿瘤粒子植入的特殊嵌入导管和植入导丝,在 FFB 直视下将 ^{125}I 粒子永久性植入大气管瘤体内。治疗的 15 例患者中 2 例植入失败,13 例术后随访 11 个月,肿瘤 CR 15.4%,PR 84.6%。9 例肺不张完全消失,4 例部分消失。到 2004 年治疗了 32 例患者,CR 21.9%,PR 68.8%,NC 9.4%。刘建国等、高文芳等也使用本方法,有效率分别为 76.7% 和为 81.8%。

二、适应证和禁忌证

(一)适应证

1. 肿瘤在支气管镜下可见(管腔内),呈菜花样。

2. 肿瘤生长于中央气道腔内,占据隆突及主气管腔 1/2 以下,及完全占据一侧主支气管腔及中间段气管腔内(图 3-16-16,见文末彩图)。

3. 肿瘤部分或完全堵塞肺叶支气管口(图 3-16-17,见文末彩图)。

(二)禁忌证

1. 肿瘤占据隆突及主气管腔 1/2 以上,存在或随时出现窒息,不能行 FFB 检查者。

2. 气管腔外生长的肿瘤向内压迫导致的管腔狭窄,管腔内黏膜光滑无肿瘤生长者。

3. 气管周围器官肿瘤如食管癌侵入气管壁,生长于气管腔内者。

三、技术流程

(一)术前准备

1. 嵌入导管和植入导丝的制作　嵌入导管和植入导丝的制作方法为将 5F 心导管远端 10cm 呈 30° 斜行切断、磨光,制成植入导管;将心导管内螺旋导丝远端打磨成钝圆状制成植入导丝,根据瘤体大小和植入计划中每个通道粒子数的不同,将导丝尖端伸出导管外 1~2cm。

2. 粒子选择 ^{125}I 粒子　活度范围为 2.22×10^7~2.59×10^7Bq(0.6~0.8mCi)。

3. 制订术前计划　行胸部 CT 或 MRI 检查,每层 0.5cm 扫描后气管腔内可见肿瘤(图 3-16-18),才能制订术前计划。如肿瘤侵出气管与周围组织浸润成团时(图 3-16-19),将气道内外肿瘤作为一个靶区制订术前计划(图 3-16-20,见文末彩图),PD 80~110Gy。

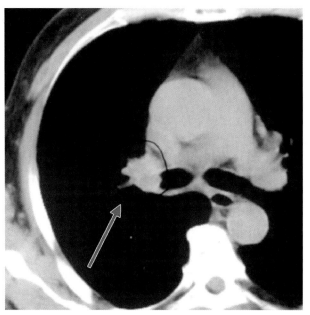

图 3-16-18　支气管内可见肿瘤

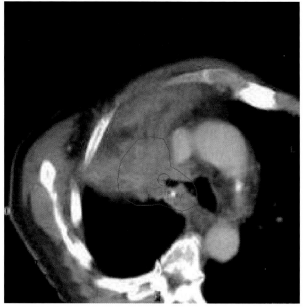

图 3-16-19　肿瘤侵出气管与周围组织浸润成团时,将气道内外肿瘤作为一个靶区

(二)粒子植入流程

1. 常规安放心电监护仪、监测血压、血氧,单侧鼻导管吸氧,流量 5L/min。

2. 常规消毒及局部麻醉后导入 FFB。

3. 插入 FFB 至肿瘤生长部位,钳夹或抽吸其表面假膜,充分暴露肿瘤后插入嵌入导管抵住肿瘤表面,在 12 点、3 点、6 点、9 点四个点用导丝刺入肿瘤内 1~1.5cm 作为粒子通道。当肿物呈菜花样管腔内生长,插入较容易;如果沿管壁浸润性生长,导管容易滑脱,制造粒子通道困难。

4. 嵌入导管保持不动,退出导丝,用粒子植入器释放粒子进入嵌入导管,用导丝将粒子推入瘤体内,每个通道 1~2 颗粒子,按计划依次完成 4 个通道的粒子植入。

(三)术后验证及随访

粒子植入术后 2~3 天,行胸部 X 线或 CT 检查,确定粒子位置和剂量分布,对于肿瘤侵出气管与周围组织浸润成团的病例,另行 CT 引导下粒子植入,即粒子"会师术"后进行验证(图 3-16-21、图 3-16-22,见文末彩图)。随访常规于植入术后 1 个月、3 个月、6 个月、1 年,1 年以上每半年 1 次进行。

四、操作要点

1. 麻醉满意　镜头到达声门前,滴注 0.5~1mL 2% 利多卡因,麻醉声门,避免喉痉挛发生,到达肿物前滴注 0.5~1mL 2% 利多卡因,减少呛咳。

2. 进镜轻柔　尽量顺应生理弯曲轻柔进镜,镜头不触碰管壁,减少咳嗽,保持镜头干净。

3. 减少出血　嵌入导管刺入凸起的肿瘤,将 0.5mL 含肾上腺素 0.025mg 的生理盐水注入瘤体内,待肿瘤表面由红转苍白后再用导丝制造粒子通道。

4. 深浅适宜　植入前要明确肿瘤长度,确定通道深度和每个通道粒子数,以免粒子脱出瘤体进入小气道远端或过浅,达不到治疗目的。

5. 见缝插针　肿物为黏膜下浸润向管腔外生长,继而压迫管壁,造成管腔狭窄或闭塞时,找准闭合管腔缝隙,直接将粒子推入闭塞的管腔及植入有肿瘤浸润的黏膜下。

6. 灵活操作　左、右肺上叶支气管与主气管成约 90°,导丝制造粒子通道后,再用导丝推送粒子通过 90° 时困难,导致植入失败;在嵌入导管进入前先将粒子放入导管前端,可随嵌入导管顺利到达肿瘤表面,再用导丝推送粒子进入肿瘤内。并不必拘泥于 12 点、3 点、6 点、9 点四个相点。

典型病例:64 岁男性患者,胸部 X 线片显示左上叶肺不张,胸部 CT 显示左上叶口堵塞伴左上叶肺不张,FFB 检查见菜花样肿物阻塞左上叶支气管腔,诊断左上叶支气管肺癌合并左上叶肺不张,病理为腺癌。行 FFB 直视下肿物内植入 11 颗 ^{125}I 粒子,术后 37 天复查胸片、CT 左上叶肺不张好转,FFB 见支气管内壁轻度充血,肿物完全消失(图 3-16-23~ 图 3-16-31,图 3-16-26、图 3-16-27、图 3-16-31 见文末彩图)。术后 3 个月发现脑转移,1 年后死于脑转移。

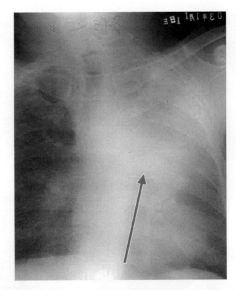

图 3-16-23　术前胸部 X 线片显示左上肺不张

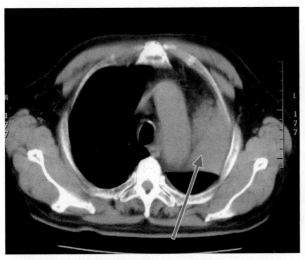

图 3-16-24　术前胸部 CT 显示左上肺不张

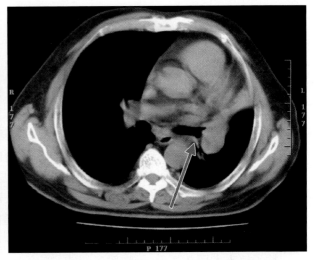

图 3-16-25　术前胸部 CT 显示肿瘤堵塞左上叶口

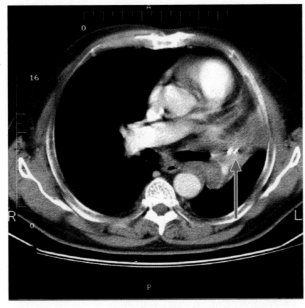

图 3-16-28　术后 3 天胸部 CT 观察粒子植入情况

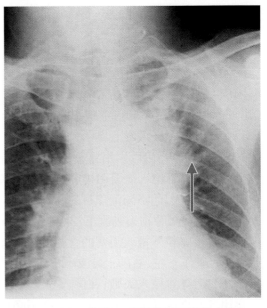

图 3-16-29　术后 37 天胸片肺不张基本消失

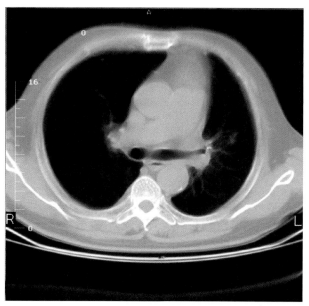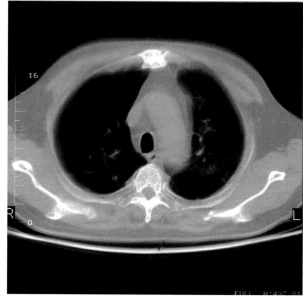

图 3-16-30　术后 37 天胸部 CT 肺不张基本消失

（柴树德　郑广钧　霍小东　黄学全　牛立志）

参 考 文 献

［1］NORI D.Intraoperative brachytherapy in non-small cell lung cancer.Semin Surg Oncol,1993,9（2）:99-107.

［2］MARSH B R,COLVIN D P,ZINREICH E S,et al.Clinical experience with an endobronchial implant.Radiology,1993,189（1）:147-150.

［3］金普乐,王敏,丁翠敏.气道内悬挂 ^{125}I 粒子治疗中心性肺癌引起的气道狭窄.中华放射医学与防护杂志,2006,26（1）:74-76.

［4］邢月明,黄柏,吴伟,等.用纤维支气管镜植入放射性粒子治疗支气管肺癌的技术探讨.中国辐射卫生,2004,13（1）:78.

［5］柴树德,郑广钧,毛玉权,等.纤维支气管镜下 ^{125}I 粒子植入治疗大气管肺癌.中国肿瘤影像与微创治疗杂志,2003,1（2）:23-26.

［6］郑广钧,柴树德,毛玉权,等.种植放射性 ^{125}I 粒子近距离放疗联合化疗治疗晚期肺癌的近期疗效.中国微创外科杂志,2008,8（2）:122-124.

［7］刘建国,安丽青,程劲光,等.纤维支气管镜下植入 ^{125}I 粒子治疗中央型肺癌.国际放射医学核医学杂志,2009,33（5）:291-292.

［8］高立芳,肖琅,梁静.经支气管镜植入放射性粒子 ^{125}I 治疗中心型肺癌.天津医药,2006,34（11）:823-824.

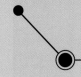

第十七章

放射性粒子植入治疗肺内转移瘤

第一节　肺内转移瘤的转移途径

恶性肿瘤转移到肺的途径包括血行转移、淋巴转移、支气管播散和直接侵犯等,可单独发生,也可同时出现。转移步骤可概括为肿瘤细胞脱离母体瘤群体,通过侵袭周围间质生长,并与局部毛细血管或淋巴管内皮细胞密切接触并穿透其管壁,或突入腔道并被转移到靶组织——肺,再穿过毛细血管或淋巴管壁在基质中不断生长,形成继发瘤。

血行转移是发生肺转移瘤最常见的途径,特别是体循环中以肺作为"第一过滤器"的原发肿瘤肺转移率较高,发生在门脉系统以肝作为"第一过滤器",肺作为"第二过滤器"的原发肿瘤肺转移率显著降低。

胸腔的负压作用和大量毛细血管网,使肺循环成为低压系统,血流缓慢,使来自其他部位的肿瘤细胞容易在肺部停留,停滞下来的肿瘤细胞侵入到血管外间质中而发生转移。原发肺肿瘤发生同侧或对侧肺转移的途径也是肿瘤细胞进入肺静脉系统,经体循环回流经右心进入肺动脉血液播散。通过支气管动脉和淋巴管播散较少见。

肺有丰富的淋巴管网,通过肺淋巴结的肿瘤细胞可被引流至肺门区和纵隔淋巴结群,出现相应区域的淋巴结转移。

第二节　肺转移瘤的诊断

既往有恶性肿瘤病史者,肺部出现新生肿物基本可确定为转移瘤。75%~90%患者没有症状,多数患者是在常规检查或肿瘤随访过程中通过影像学检查而被发现。肺转移瘤的发生部位常位于两肺的外带,因此并不引起气道阻塞。如肿瘤继续生长侵及气管腔或胸膜时,则有咳嗽、胸痛、咯血、胸腔积液等原发性肺癌相似症状出现。

胸部 CT 检查是肺转移瘤的标准性检查,其敏感性和分辨率高,必要时还可行三维重建,以评价肿物的形态。PET-CT 也发挥着越来越重要的作用。活体组织检查获得组织学证据是诊断的金标准。活检的方法有针吸活检、FFB 活检、胸腔镜检查等,特别推荐的是 CT 定位下使用活检针切取活检,确诊率高。对于 1~2cm 的小病灶,推荐使用专用小微结节穿刺模板和粒子植入固位系统,以提高活检精准度和可靠性。

第三节　肺外恶性实体瘤肺内转移的放射性粒子植入治疗

肺转移瘤的传统治疗主要根据不同组织器官来源的肿瘤进行相应的化疗和手术切除。虽然使用机械的方法不能解决肺转移瘤(特别是多发性转移瘤)的生物学问题,但大多数人仍将手术切除放在治疗的首位。无论是常规开胸手术,还是电视胸腔镜下直视手术,手术方式与范围限定在肿物局部加肺组织楔形切除术,并不主张进行淋巴结清扫。文献报道在行肺转移瘤楔形切除术的同时,联合 ^{125}I 粒子植入进行局部高剂量放疗,可减少局部复发。

国内开展 CT 引导下经皮穿刺放射性 ^{125}I 粒子植入治疗肺转移性瘤已经有 20 年,2004 年,张福君等治疗了 18 例肺转移瘤患者,其中肝癌肺转移 10 例,直肠癌肺转移 6 例,乳腺癌肺转移 2 例,平均年龄 56.2 岁,病灶数平均 3.8 个,病灶平均直径 2.5cm。68 个病灶中,CR 52.9%(36/68),PR 25%(17/68),SD 14.7%(10/68),PD 7.4%(5/68),有效率为 77.9%。术中肺内有少量渗出,术后痰中带血者 15 例,术后随访 2 个月,发现粒子肺内移位 2 例,白细胞计数下降 2 例。王俊杰等报道治疗 16 例肺癌(12 例肺转移瘤、4 例肺癌术后复发),CR 43.8%(7/16),PR 50.0%(8/16),PD 6.2%(1/16),有效率为 93.8%。郑广钧等报道治疗的 82 个肺转移瘤灶,PD 80Gy。靶区接受的平均照射剂量(181.4 ± 59.1)Gy,中位剂量(132.6 ± 50.8)Gy,MPD(82.6 ± 7.3)Gy,D_{90}(90.5 ± 10.5)Gy。并发症气胸 12 例,胸腔闭式引流 10 例,穿刺抽气 2 例。咯血痰 41 例,咯血 >50mL 2 例。6 个月后复查 CT 显示,CR 29.3%(24/82),PR 62.1%(51/82),SD 4.9%(4/82),PD 3.7(3/82),有效率 91.4%。

天津医科大学第二医院总结了 2002—2016 年 CT 引导下经皮穿刺放射性 ^{125}I 粒子植入治疗 94 例肺外原发肿瘤肺转移的患者,肺转移灶 249 个。按原发病的器官组织来源分别叙述。

一、头颈部肿瘤肺内转移

头颈部肿瘤 14 例,肺转移灶 75 个。涎腺癌术后 5 例,肺转移灶 50 个;鼻咽癌术后 1 例,肺转移灶 15 个;喉癌术后 2 例,肺转移灶 2 个。泪腺囊性混合瘤术后 2 例,肺转移灶 2 个;甲状腺癌 2 例,肺转移灶 5 个;颈部化学感受器瘤 1 例,肺转移灶 2 个;颈横纹肌肉瘤 1 例,肺转移灶 2 个。

(一)涎腺癌术后肺内转移

涎腺癌一般预后较好,除鳞状细胞癌、分化较差的腺癌、未分化癌以外,大多存活较长,一般需 10 年以上的随诊。

放疗对涎腺癌的治疗有重要作用,术后实行放疗与否其效果有很大差别。

涎腺癌放疗适应证如下所示。

1. 恶性程度高或侵袭性强,如未分化癌、鳞状细胞癌、腺样囊性癌、导管癌等。

2. 肿瘤与周围器官有侵犯。

3. 高分化癌紧贴面神经而未彻底切除。

涎腺癌术后生存期较长,晚期发生肺转移高达 44.6%~90.5%,往往呈多发性,会明显缩短生存时间。各种外放疗(如 X 刀、γ 刀),普通放疗效果均不佳。有的患者进行了如氩氦刀、微波、射频消融、光子刀等治疗后,效果仍不理想。^{125}I 放射性粒子植入治疗临床未见报道。

5 例患者,肺转移灶 50 个,共进行粒子植入 27 次。选择 PD 80~110Gy,粒子活度 $2.59 × 10^7$Bq(0.7mCi),病灶 CR 20.0%(11/50),PR 70.0%(35/50),SD 6.0%(3/50),PD 2.0%(1/50),有效率为 90%。5 例患者生存时间分别为 24 个月、30 个月、36 个月、36 个月、39 个月。

患者,女性,60 岁,主因"左颌下腺癌术后、双肺多发转移 12 年"入院。患者入院前 12 年行左颌下腺癌切除术,病理为腺样囊性癌。6 个月后胸片示双肺多发转移,曾行射频及 X 刀治疗,效果欠佳,为行粒子植入治疗入院。入院前胸部 CT 示双肺多发转移(图 3-17-1)。2003 年 11 月 6 日,CT 下左肺行粒子植入术,植入粒子 82 颗(图 3-17-2)。2003 年 11 月 11 日,CT 下右肺行粒子植入术,植入粒子 47 颗(图 3-17-3)。术后 1 个月、2 个月复查 CT,两侧肿瘤均为 PR(图 3-17-4、图 3-17-5)。6 个月复查 CT,两侧肿瘤均为 CR(图 3-17-6)。2005 年 1 月,粒子植入后 13 个月复查 CR,右肺出现新的转移灶(图 3-17-7),第 3 次行粒子植入(图 3-17-8),植入粒子 12 颗。2005 年 10 月复查 CT,3 个病灶 CR(图 3-17-9),但双肺出现多发病灶,肝多发转移灶(图 3-17-10),2006 年 10 月死于肝功能衰竭。

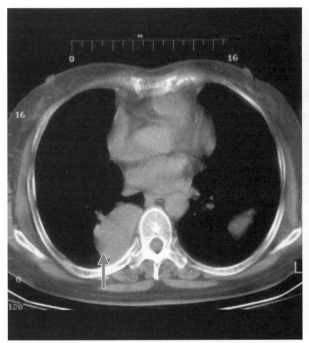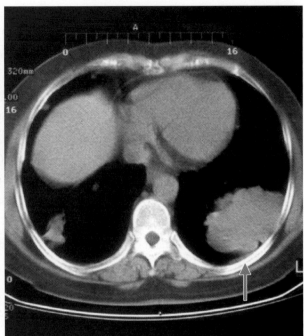

图 3-17-1 左颌下腺癌术后双肺多发转移

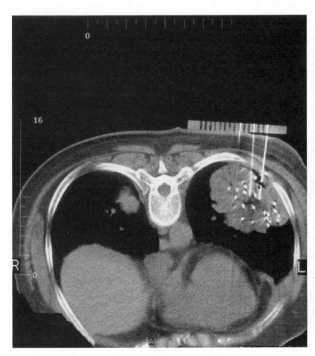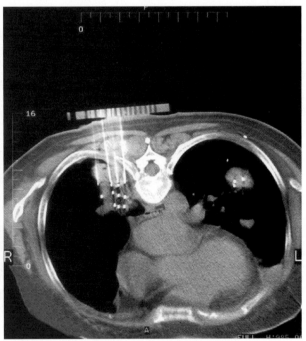

图 3-17-2 左肺转移瘤粒子植入　　　　　图 3-17-3 右肺转移瘤粒子植入

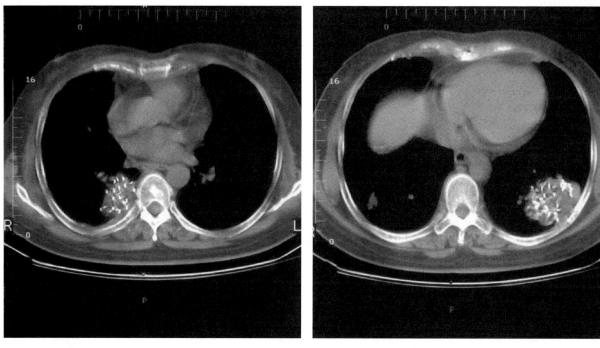

图 3-17-4　术后 1 个月 PR

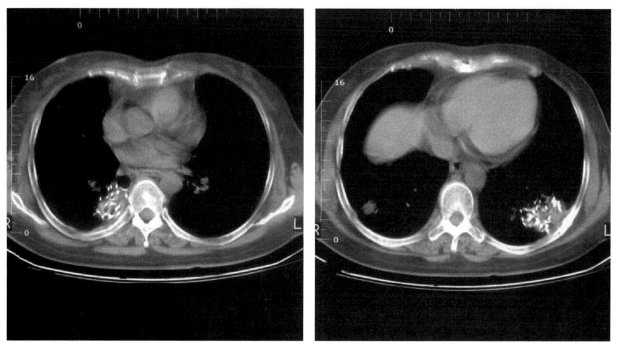

图 3-17-5　术后 3 个月 PR

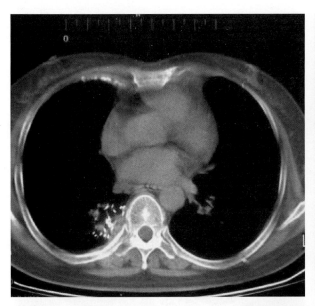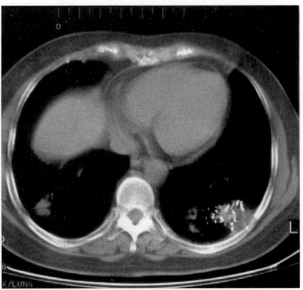

图 3-17-6　术后 6 个月 CR

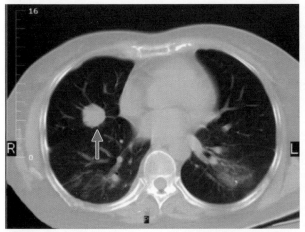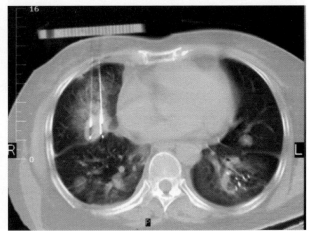

图 3-17-7　粒子植入术后 13 个月（2005 年 1 月）发现右
肺转移

图 3-17-8　2005 年 1 月第 3 次粒子植入

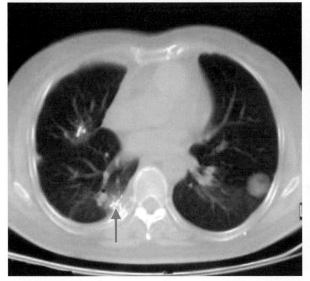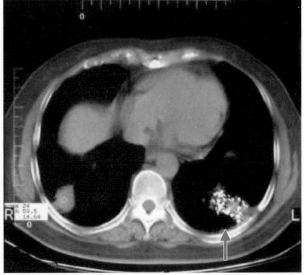

图 3-17-9　2005 年 10 月复查 CT 显示 3 次粒子植入病灶 CR

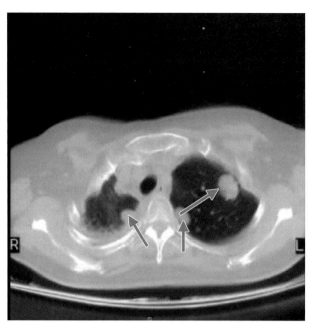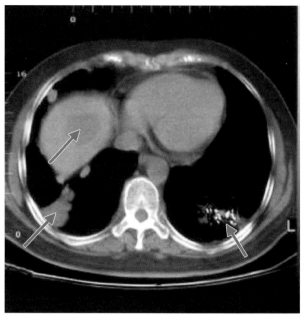

图 3-17-10　同时肺和肝多发转移灶

　　患者,女性,60 岁,颌下腺癌术后 7 年,双肺转移癌 1 年。2004—2007 年经历了 11 次粒子植入,23 个转移灶,局部控制率 100%,2007 年 7 月胸片显示右下肺多靶区粒子植入密集处出现放射性肺炎改变(图 3-17-11),死于呼吸衰竭,生存期 36 个月。

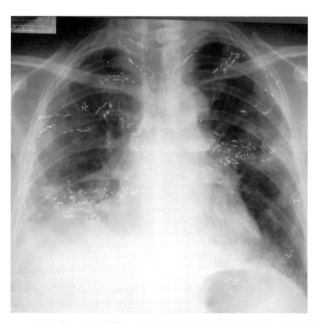

图 3-17-11　2007 年 7 月胸片显示右下肺粒子密集地方出现放射性肺炎改变

　　^{125}I 放射性粒子植入治疗颌下腺癌肺转移瘤局部控制效果显著,特别对于肺内多发、不断出现的转移瘤的治疗,有其他治疗方法不可比拟的优势。

　　(二)鼻咽癌术后肺内转移

　　大多数鼻咽癌为低分化鳞癌,对放射线敏感,因此放射治疗往往是首选方法。鼻咽癌肺内转移灶单发可以采取手术切除或放疗,多个病灶时采用化疗的方案。采用 ^{125}I 粒子植入治疗 1 例鼻咽癌术后双肺多发转移瘤患者。

　　患者,男性,33 岁,鼻咽癌(腺癌)术后 16 个月,双肺多发转移瘤。2006—2008 年 5 次行粒子植入,

PD 80Gy,粒子活度 2.59×10^7Bq(0.7mCi),治疗病灶 15 个(图 3-17-12)。2008 年 11 月复查胸部 CT 显示有效率 100%(图 3-17-13)。生存期 40 个月,死于呼吸衰竭。提示 ^{125}I 粒子植入联合化疗治疗多发肺内转移灶,是局部控制肿瘤生长的有效手段。

(三)喉癌术后肺内转移

喉位于上呼吸道,与肺关系密切。喉癌发生肺转移与其解剖关系密切直接相关,可通过癌细胞脱落种植、血行和淋巴转移到肺,形成转移灶。

患者,男性,59 岁,喉癌术后 5 年,痰中带血 2 个月。胸部 CT 发现左肺转移灶(图 3-17-14),于 2008 年 5 月 29 日在 CT 下行粒子植入术(图 3-17-15)。PD80Gy,粒子活度 2.59×10^7Bq(0.7mCi)。术后 6 个月 PR(图 3-17-16),术后 12 个月 PR(图 3-17-17)。2010 年 3 月,术后第 21 个月转移灶上端出现复发(图 3-17-18),再次补种。2011 年 7 月,第 37 个月胸部 CT 见左肺不张,转移灶上端复发(图 3-17-19)。于 2011 年 7 月第 3 次行粒子植入,2013 年死于呼吸衰竭,生存期 50 个月。

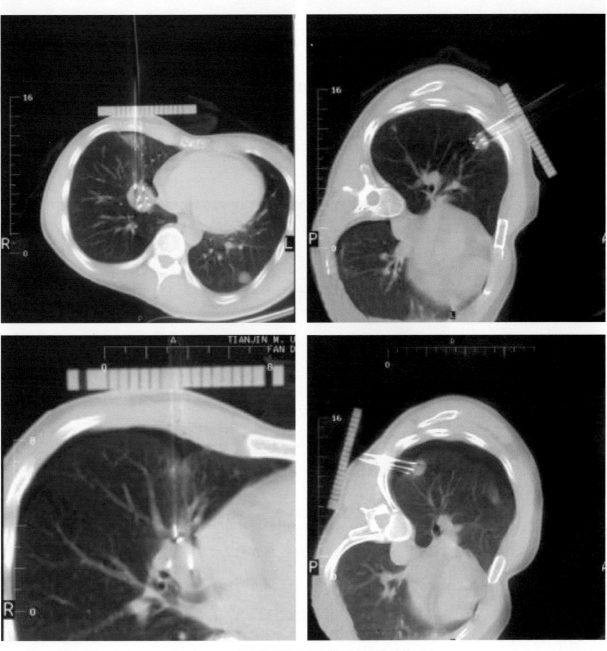

图 3-17-12　分次粒子植入治疗鼻咽癌多发肺转移瘤

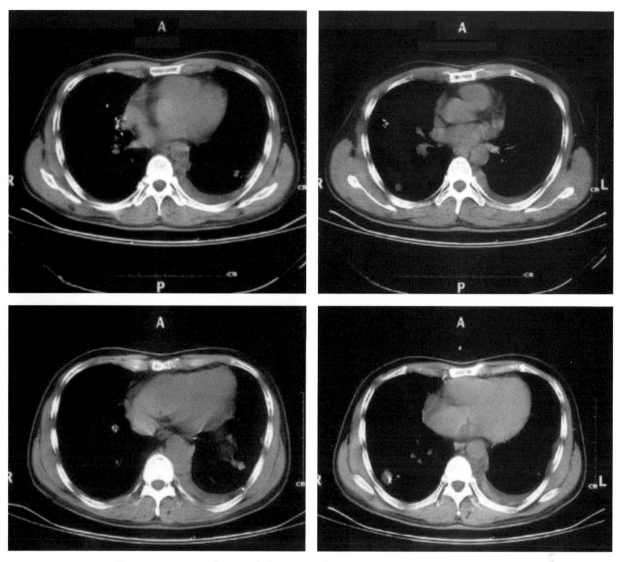

图 3-17-13 2008 年 11 月复查 CT 显示粒子植入后多发肺转移瘤 CR 或 PR

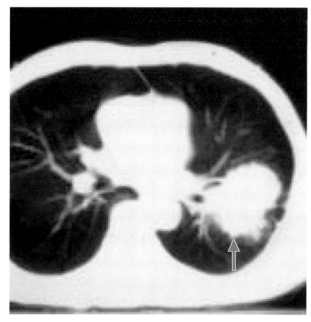

图 3-17-14 喉癌术后 5 年,胸部 CT 发现左肺转移灶 2 个月

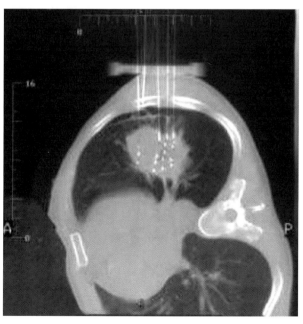

图 3-17-15 粒子植入术中

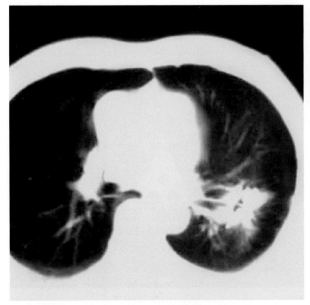

图 3-17-16　术后 6 个月 PR

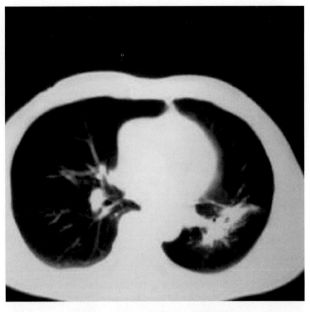

图 3-17-17　术后 12 个月 PR

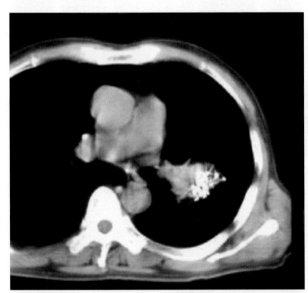

图 3-17-18　术后第 21 个月转移灶上端出现复发,再次行粒子植入

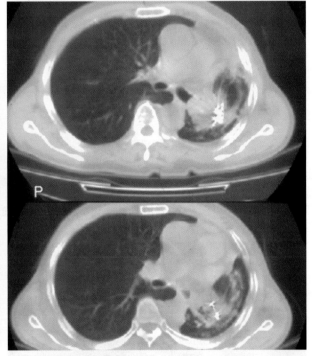

图 3-17-19　第 37 个月转移灶第 3 次原位复发,胸膜粘连

(四) 颈横纹肌肉瘤肺内转移

横纹肌肉瘤为中胚层恶性肿瘤,胚胎型约占 70%,可发生在全身任何一个部位,头颈部多见。66%横纹肌肉瘤发生在头颈部,好发于眼眶、耳、咽、鼻等处。本病恶性程度高,肺内转移多由血行转移而致,预后极差。

患者,男性,30 岁,粒子植入后半年死亡。

(五) 泪腺囊性混合瘤和甲状腺癌术后肺转移

泪腺囊性混合瘤 2 例、甲状腺癌肺转移 2 例失访。

二、乳腺癌肺内转移

乳腺癌绝大多数发源于乳腺各级导管上皮细胞,仅约 5% 发生自腺细胞。癌细胞一般先沿导管蔓延,形成管内癌。癌肿继续生长,迟早会浸出导管,向周围浸润生长,逐渐形成不规则的肿块。当肿块侵入淋巴管或血管,就会向区域淋巴结或远处组织转移。

乳腺癌较多发生血行转移,为患者致死的主要原因。癌细胞主要通过两个途径入血循环:一为进入小静脉后直接进入体循环;另一途径为经淋巴管进入淋巴总干,然后循经无名静脉进入体静脉。少数可在远处器官形成转移癌灶。乳腺癌最多见的血行转移部位是肺脏,约占全部器官转移的一半以上。

乳腺癌肺转移性时有单发和多发性转移灶,转移至胸壁时常合并恶性胸腔积液。外放疗及化疗的效果并不满意。

7 例乳腺癌肺内转移瘤,转移灶 17 个,采用 PD 80~110Gy,2.59×10^7Bq(0.7mCi)活度的 ^{125}I 粒子植入治疗,术后 5~6 个月 CT 显示 CR 23.5%(4/17),PR 41.3%(7/17),SD 17.6%(3/17),PD 17.6%(3/17),有效率 64.8%。生存时间 10~62 个月。

患者,女性,37 岁,左乳单纯癌术后 3 年,1 个月前胸部 CT 发现右肺转移灶 1 个(图 3-17-20)。2006 年 10 月 9 日,在 CT 下行 ^{125}I 粒子植入术,共植入 22 颗粒子(图 3-17-21)。术后 5 个月复查 CT,显示 CR(图 3-17-22),生存期 50 个月。

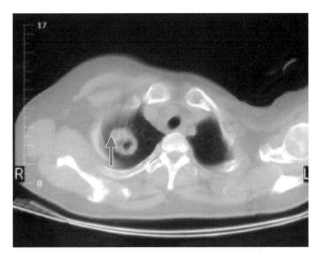

图 3-17-20　左乳腺癌术后 3 年右上肺转移

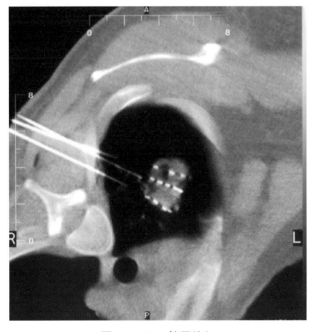

图 3-17-21　粒子植入

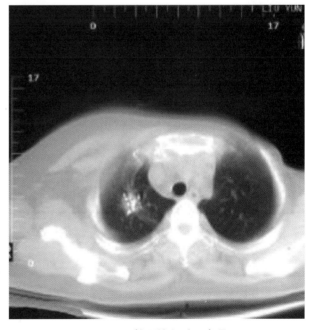

图 3-17-22　粒子植入后 5 个月 CR

三、腹部肿瘤肺转移

腹部肿瘤肺转移共 28 例,转移灶 66 个。胃癌术后肺转移 3 例,转移灶 4 个;晚期肝癌肺转移 2 例,转移灶 2 个;直肠癌术后肺转移 17 例,转移灶 47 个;乙状结肠癌术后肺转移 6 例,转移灶 13 个。

（一）胃癌术后肺转移

胃癌术后肺转移可能为癌细胞由血液先经肝，也可能是从淋巴管直接转移至肺，发生率为20%~40%。胃癌术后肺转移多表示病变已属晚期，临床多采用化疗方案。放射性^{125}I粒子植入治疗胃癌肺转移瘤未见文献报道。

患者，男性，63岁，胃癌术后2年，发现右肺转移瘤8个月，化疗无效（图3-17-23）。2007年11月，应用PD 110Gy、2.59×10^7Bq（0.7mCi）活度的^{125}I粒子46颗植入治疗（图3-17-24）。术后5个月CR（图3-17-25），生存期39个月。

（二）晚期肝癌肺转移

晚期肝癌介入手术后多发肺转移1例，治疗病灶1个。1例家属放弃后继续治疗，未复查，4个月死亡（图3-17-26）。另一例晚期肝肺转移癌治疗病灶1个，失访。

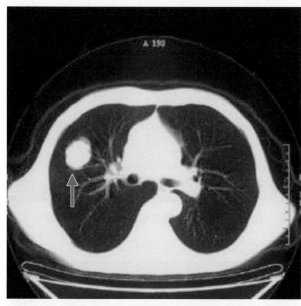

图3-17-23　胃癌术后右肺转移瘤

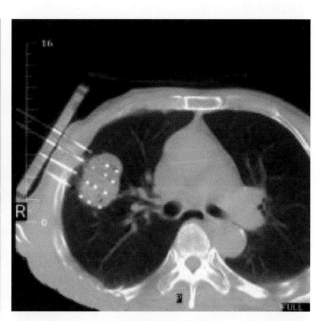

图3-17-24　粒子植入

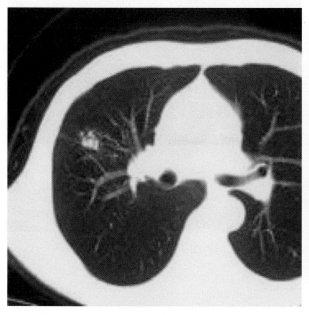

图3-17-25　粒子植入后5个月CR

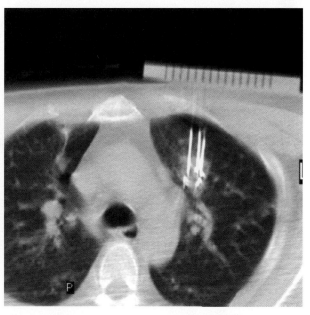

图3-17-26　粒子植入治疗肝癌肺转移

（三）大肠癌术后肺内转移

大肠癌包括结肠癌和直肠癌，直肠癌和乙状结肠癌占全部大肠癌的 60%~70%。血行转移是大肠癌转移的重要途径，最常见的是经门静脉回流到肝脏。肺部转移常发生在乙状结肠和直肠癌术后，它可以是由肝转移灶而来，也可以由肠道原发灶通过体静脉系统直接转移至肺。约 2% 的孤立性肺内单发结节可手术切除，绝大部分要采用化疗。

1. 直肠癌术后肺内转移　2010 年天津医科大学第二医院总结了 2003 年 12 月—2008 年 12 月收治的直肠癌根治术后双肺多发转移瘤患者 13 例，男性 8 例，女性 5 例，年龄（56.1 ± 13.8）岁（42~84岁），从根治术后到发现肺转移瘤的时间（13.7 ± 5.7）个月（8~24 个月），根治术部位无复发，肺转移瘤共 31 个，无单肺孤立性病灶，直径（2.7 ± 1.2）cm（1~5cm），2 例转移瘤近肺门者出现刺激性咳嗽，合并肝转移 2 例曾行肝血管内介入治疗，合并脑转移行头部 γ 刀治疗的 2 例和年龄 >76 岁 4 例均拒绝联合化疗。

^{125}I 粒子活度 2.59×10^7Bq（0.7mCi），PD 80Gy。靶区平均照射剂量为（151.3 ± 31.2）Gy，中位剂量（142.6 ± 29.1）Gy，D_{100} 为（82.2 ± 7.2）Gy，D_{90} 为（90.2 ± 5.7）Gy。6 个月后胸部 CT 显示转移灶 CR 22.5%（7/31），PR 67.8%（21/31），SD 3.2%（1/31），PD 6.5%（2/31），有效率 90.3%。粒子植入并发症包括术中气胸 4 例，咯血 <50mL 5 例，无放射性肺炎改变。1 例合并肝转移患者粒子植入术后 8 个月因肝功能衰竭死亡，1 例合并脑转移患者粒子植入术后 11 个月再次脑多发转移死亡。生存期 8~56 个月，中位生存期 36.4 个月。1 年、2 年、3 年生存率分别为 85%、64%、42%（图 3-17-27）。

患者，男性，84 岁，直肠癌根治术后 10 个月发现双肺多发转移灶（图 3-17-28）。2007 年 8 月行粒子植入治疗（图 3-17-29）。术后 6 个月复查胸部 CT，两处转移灶粒子聚集成团，CR（图 3-17-30）。术后 12 个月复查胸部 CT，两处转移灶无局部复发（图 3-17-31），生存期 27 个月。

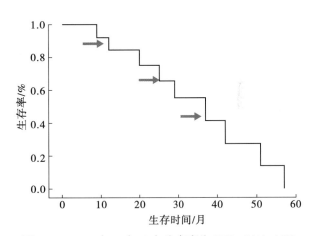

图 3-17-27　1 年、2 年、3 年生存率为 85%、64%、42%

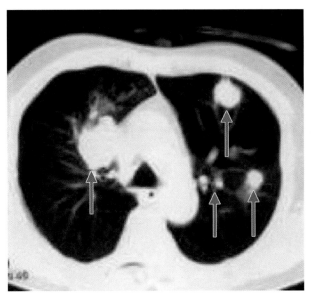

图 3-17-28　直肠癌根治术后 10 个月发现双肺多发转移灶

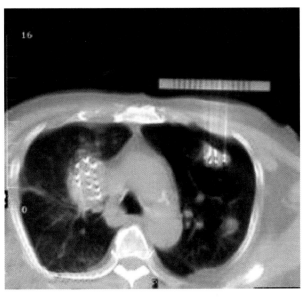

图 3-17-29　粒子植入治疗

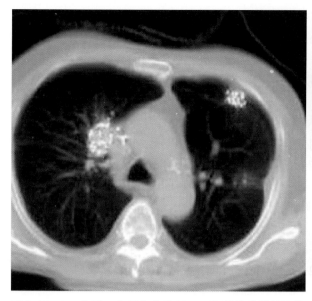
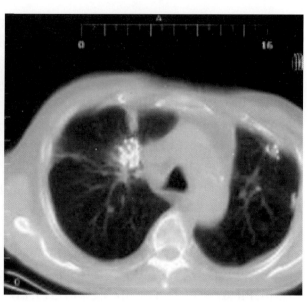

图 3-17-30　术后 6 个月复查胸部 CT,两处转移灶粒子聚集成团,CR

图 3-17-31　术后 12 个月复查胸部 CT,两处转移灶无局部复发

患者,男性,52 岁,直肠癌术后 1 年,双肺多发转移癌(图 3-17-32)。2005 年 10 月 CT 下左肺转移癌行粒子植入术,植入粒子 13 颗(图 3-17-33)。术后 6 个月复查胸部 CT,其中一个病灶中心明显缩小,但周围仍有增长倾向(图 3-17-34),生存期 21 个月。除在植入时粒子排布不均匀外,结肠癌肿瘤细胞的潜在倍增时间为 7~10 天,可能是复发的主要原因,若选用半衰期短的 ^{103}Pd 放射性粒子可能会更有效。

2012—2016 年对 4 例直肠癌术后患者,16 个肺转移灶行粒子植入。^{125}I 粒子活度 2.59×10^{7}Bq(0.7mCi),PD 110Gy,D_{100}(102.4 ± 8.3)Gy,D_{90}(115.2 ± 6.7)Gy。6 个月后胸部 CT 显示转移灶 CR 50.0%(8/16),PR 43.8%(7/16),SD 6.2%(1/16),PD 0(0/16),有效率 93.8%。生存期 15~48 个月。

2. 乙状结肠癌术后肺内转移　2002 年 11 月—2008 年 5 月收治的乙状结肠癌术后肺转移患者 6 例,男女各 3 例,平均年龄(76.0 ± 7.6)岁(68~86 岁)。低分化腺癌 2 例,高分化腺癌 4 例。术后到发现肺转移灶的平均时间为(19.2 ± 17.1)个月(4~45 个月)。转移灶 13 个,左肺 8 个,右肺 5 个;位于肺周边 10 个,靠近肺门 3 个,平均直径(2.8 ± 1.5)cm(1~6cm)。1 例合并右锁骨上淋巴结转移同时植入粒子。

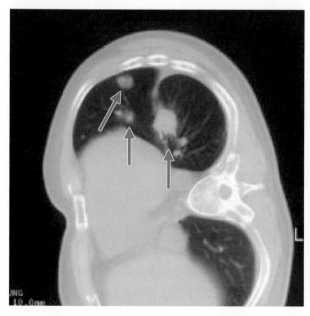
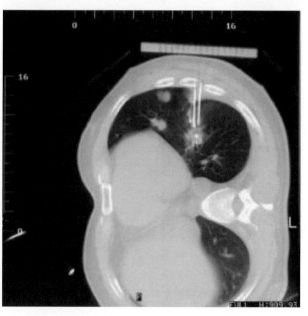

图 3-17-32　直肠癌术后,左肺多发转移癌

图 3-17-33　粒子植入

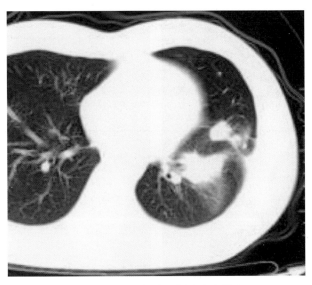

图 3-17-34　术后 6 个月肿瘤增大

患者进行放射性粒子植入的处方剂量为 80Gy，^{125}I 粒子活度 2.59×10^7Bq（0.7mCi）。13 个转移灶 PTV 平均（32.1±30.1）cm^3，植入粒子（28±14.4）颗，靶区的平均剂量（157.3±11.6）Gy，中位剂量 152.4Gy，D_{90}（88.4±7.3）Gy。6 个月后胸部 CT 与术前比较，4 个病灶消失，8 个病灶体积缩小 50% 以上，1 个病灶增大，有效率为 92.3%（12/13），无放射性肺炎和末梢血粒细胞减少。随访时间（27.3±18.3）个月（8~53 个月），中位随访时间 25 个月，其间 12 个转移灶无局部复发。低分化腺癌 2 例中，1 例根治术后 6 个月内发现肺转移合并右锁骨上淋巴结转移患者于粒子植入术后 8 个月死亡，1 例粒子植入术后 29 个月死亡。高分化腺癌 4 例中，1 例粒子植入术后 49 个月死亡，平均生存期 28.8 个月，中位生存期 24 个月。植入术中气胸 3 例，均行胸腔闭式引流。咯血 1 例，约 20mL，止血药处理 2 天，咯血停止。

患者，男性，68 岁，乙状结肠癌（高分化腺癌）术后 1 年，入院前 3 个月行胸部 CT 发现左、右肺各 1 个转移瘤（图 3-17-35）。2005 年 3 月，分 2 次行粒子植入手术（图 3-17-36）。2 个月后复查 CT 显示 CR（图 3-17-37）。至 2015 年 5 月仍存活，超过 10 年。

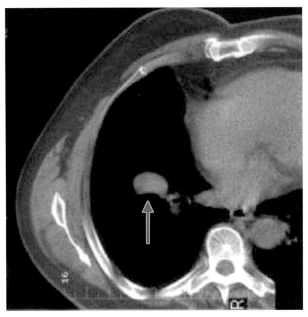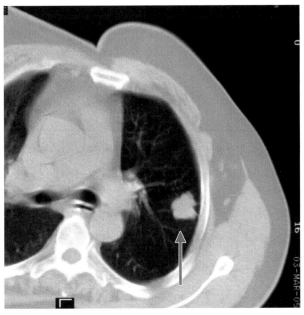

图 3-17-35　乙状结肠癌术后 1 年，胸部 CT 发现左、右肺各 1 个转移瘤

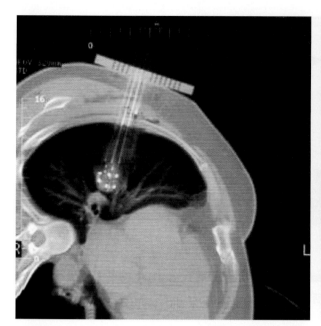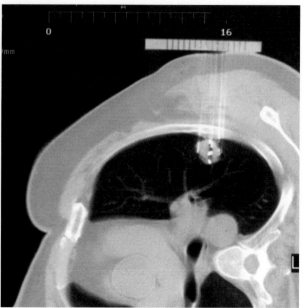

图 3-17-36　同期 2 次行粒子植入手术

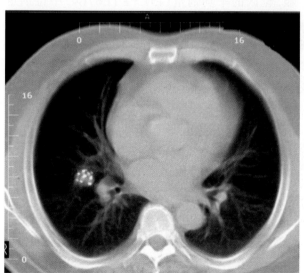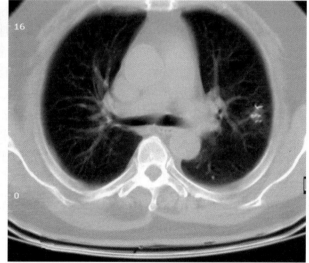

图 3-17-37　植入手术后 3 个月 2 个转移灶 CR

四、泌尿生殖系统肿瘤肺转移

　　泌尿生殖系统肿瘤肺转移 27 例,转移灶 60 个。其中肾癌术后肺转移 13 例,转移灶 25 个。膀胱癌 6 例,转移灶 9 个。卵巢癌术后肺转移 2 例,转移灶 4 个。宫颈癌术后肺转移 2 例,转移灶 5 个。子宫平滑肌肉瘤术后肺转移 1 例,转移灶 10 个。子宫内膜癌术后 2 例,转移灶 6 个。前列腺癌术后肺转移 1 例,转移灶 1 个。

(一)肾癌术后肺内转移

　　肾癌可分为原发和继发两大类。肾脏继发性恶性肿瘤常来自肺癌,由于肺癌是人类常见的恶性肿瘤,所以肾转移癌来自肺癌的发病数可能高于原发性肾癌。

　　关于肾癌转移问题,局限在肾内肿瘤,5 年内有 25% 发生转移,也可以在 10 年甚至更长时间里出现转移病灶。肾癌单个转移病灶可以手术切除达到良好效果。尤其是肺部转移灶,手术切除术后可长期存活。

患者采用 PD 80~110Gy,2.59×10^7Bq(0.7mCi)活度的 ^{125}I 粒子植入治疗 13 例肾癌术后肺转移瘤,病灶 25 个,术后 6 个月 CT 显示 CR 20.0%(5/25),PR 60.0%(15/25),SD 12.0%(3/25),PD 8.0%(2/25),有效率 80%。生存期 13~45 个月,中位生存期 28 个月。

患者,男性,67 岁,左肾癌术后 3 年、左肺转移 1 年。CT 显示左肺转移瘤(图 3-17-38)。于 2005 年 12 月 21 日行 CT 下植入粒子 17 颗(图 3-17-39)。术后 6 个月复查 CT,显示肿瘤消失(图 3-17-40)。生存期 45 个月。

(二)膀胱癌术后肺内转移

膀胱癌术后肺内转移 6 例,9 个病灶,结果为 1~6 个月复查,CT 显示 CR 33.3%(3/9),PR 55.6%(5/9),SD 11.1%(1/9),有效率 88.9%。

患者,男性,66 岁,膀胱癌术后 3 年,发现多发肺内转移瘤 2 周(图 3-17-41)。于 2007 年 7 月对左下叶 1 个转移灶,采用 PD 90Gy,2.59×10^7Bq(0.7mCi)活度的 ^{125}I 粒子植入治疗(图 3-17-42)。术后 1 个月靶区 PR,但同时可见多个转移灶(图 3-17-43),生存期 21 个月。

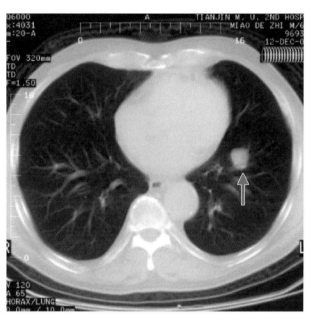

图 3-17-38　左肾癌术后肺转移

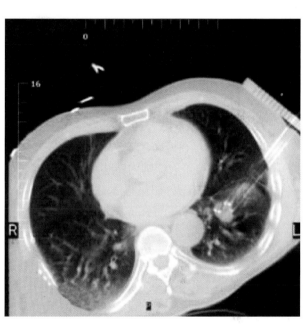

图 3-17-39　粒子植入术

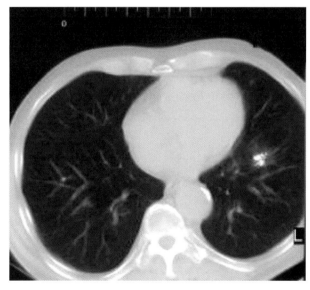

图 3-17-40　术后 6 个月肿瘤消失

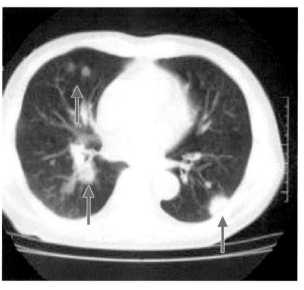

图 3-17-41　膀胱癌术后 3 年,发现多发肺内转移 2 周

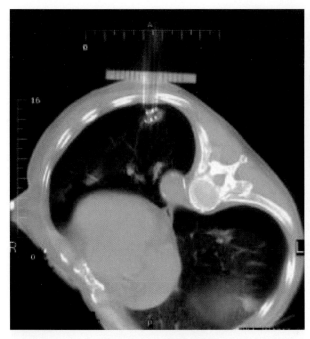

图 3-17-42 粒子植入

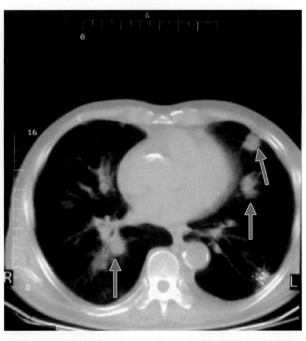

图 3-17-43 植入术后 1 个月 PR，又可见多个转移灶

（三）卵巢癌术后肺内转移

卵巢癌细胞经血液转运到肺内形成肺转移瘤。一旦出现肺转移则手术效果差，化疗是主要的方法。应用放射性 ^{125}I 粒子治疗肺内转移病灶，目前尚未见临床报道。

患者，女性，55 岁，卵巢癌术后 1 年，脑转移、右下肺转移（图 3-17-44）。全脑照射后，2004 年 3 月 17 日又为其肺内转移瘤在 CT 定位下经皮穿刺 ^{125}I 粒子植入治疗，PD 110Gy，粒子活度 2.59×10^7Bq（0.7mCi），转移瘤植入粒子 34 颗（图 3-17-45）。术后 1 个月复查 CT，显示 PR（图 3-17-46），术后 6 个月复查 CT，显示 CR（图 3-17-47）。生存期 26 个月。

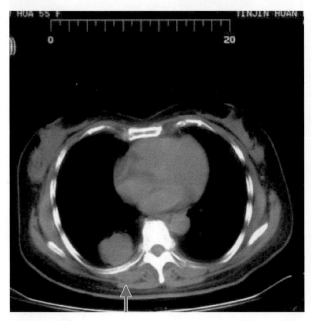

图 3-17-44 卵巢癌术后右下肺转移癌

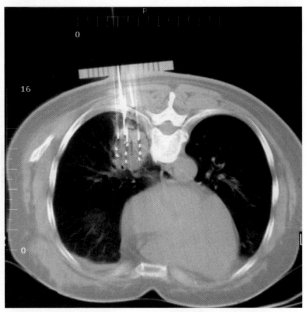

图 3-17-45 粒子植入

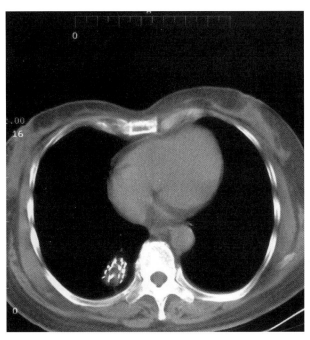

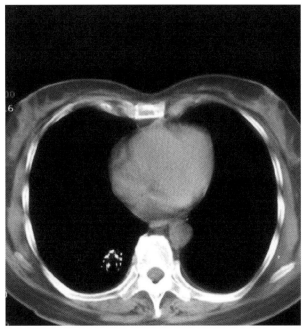

图 3-17-46　术后 1 个月 PR　　　　　　　　　　图 3-17-47　术后 6 个月 CR

（四）宫颈癌术后肺内转移

宫颈癌转移主要是经淋巴途径，转移到肺的不多见。

患者女，57 岁，宫颈癌术后 30 个月，入院前 10 天发现双肺多个转移瘤。于 2007 年 2 月对右肺 3 个转移灶，采用 PD 90Gy、2.59×10^7Bq（0.7mCi）活度的 ^{125}I 粒子植入治疗（图 3-17-48）。术后 5 个月 CR（图 3-17-49），术后 12 个月胸部 CT 显示 CR（图 3-17-50），术后 29 个月 CR（图 3-17-51），同时发现双肺多个新的转移灶，生存期 45 个月。

（五）子宫平滑肌肉瘤术后肺转移

患者，女性，54 岁，子宫平滑肌肉瘤术后 3 年，左肺转移性瘤术后 2 年，发现双肺多发转移瘤 6 个月。2006 年 9 月—2010 年 1 月，6 次粒子植入治疗 10 个病灶。第 1 次粒子植入术后 40 个月胸部 CT 显示 CR 80%（8/10），SD 10%（1/10），PD 10%（1/10）有效率 90%（图 3-17-52），生存期 50 个月。

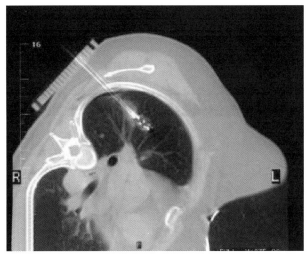

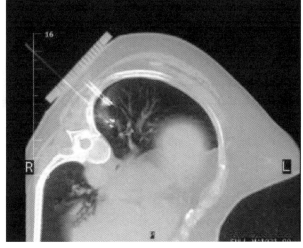

图 3-17-48　对宫颈癌术后右肺 3 个转移灶行粒子植入

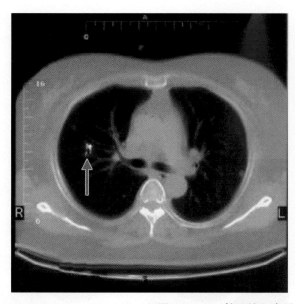
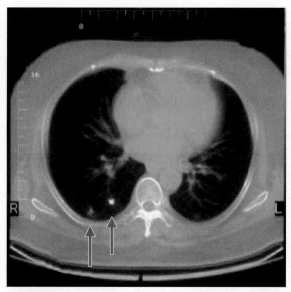

图 3-17-49　粒子植入术后 5 个月右肺 3 个转移灶 CR

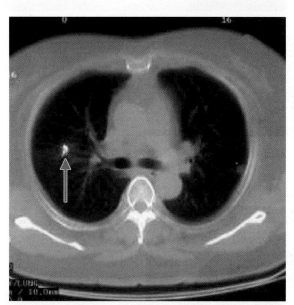
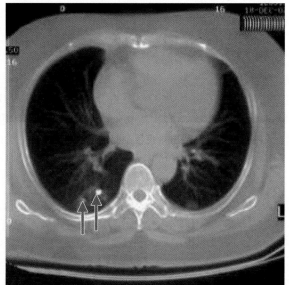

图 3-17-50　粒子植入术后 12 个月右肺 3 个转移灶 CR

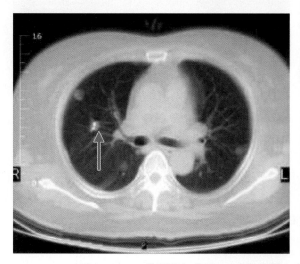
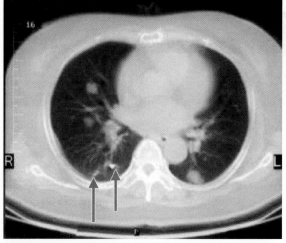

图 3-17-51　粒子植入术后 29 个月右肺 3 个转移灶 CR 同时发现双肺多个新的转移灶

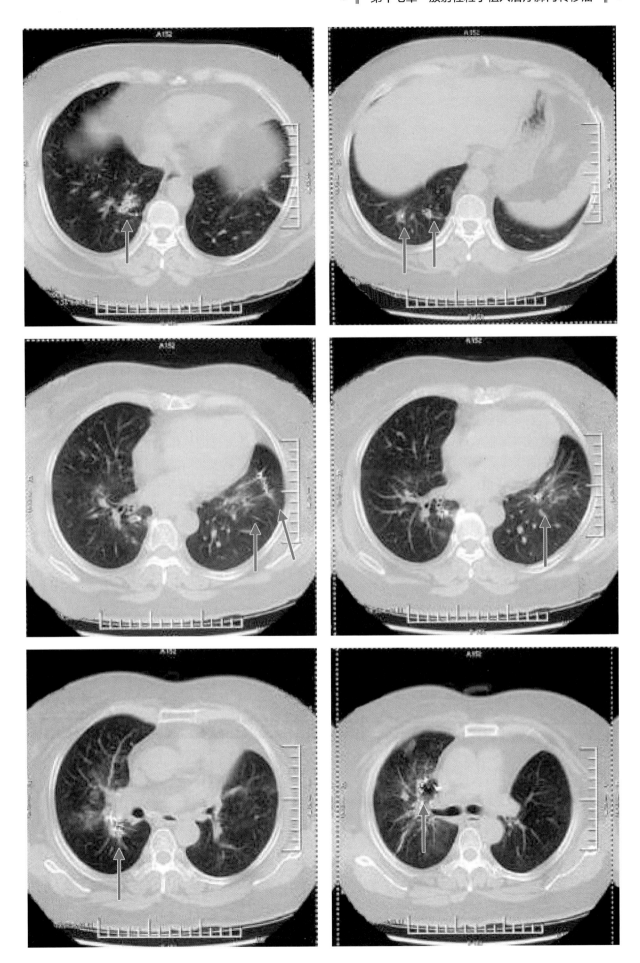

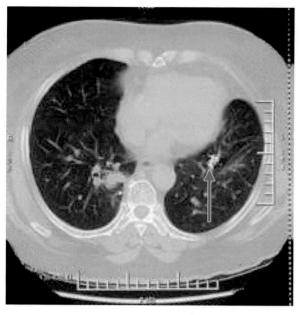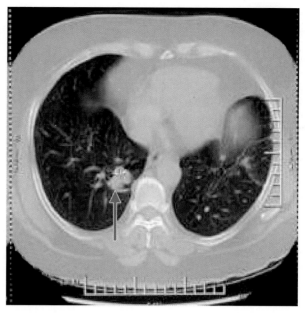

图 3-17-52 子宫平滑肌肉瘤术后 10 个肺转移灶,粒子植入后 40 个月胸部 CT 显示为 CR、PD

五、其他肿瘤肺内转移

(一) 恶性纤维组织细胞瘤术后肺内转移

恶性纤维组织细胞瘤(malignant fibrous histiocytoma,MFH)是常见的软组织恶性肿瘤之一,起源于原始间叶细胞的肉瘤。大多数发生于 50~70 岁,以男性较多,其术后复发率、转移率均很高,高度恶性,预后差,五年生存率极低。广泛切除或根治性切除对局部控制和清除肿瘤病变有一定效果,但仍不能避免其复发和转移,且一般较早出现转移,大部分(80%)转移至肺,且以多发转移灶为特点。其次为淋巴结(10%)、肝和骨转移。对于 MFH 术后肺部转移癌,目前多数采取姑息性外放疗和化疗手段,尚无有效的治疗方法,且缺乏相关治疗效果及生存率等方面的统计。

MFH 肺转移癌患者 9 例,肺转移灶 30 个。MFH 根治术后肺转移癌患者 8 例,男性 7 例,女性 1 例,年龄(52.6±9.1)岁(38~74 岁);6 例原发病灶位于四肢,1 例位于胸壁,1 例位于腰部软组织;从根治术后到发现肺转移瘤的时间为(24.1±17.9)个月(4~54 个月),肺转移病灶共 28 个,全部位于肺周边,其中双肺转移 5 例,左肺转移 2 例,右肺转移 1 例。1 例 68 岁男性原发于胸骨未行手术治疗,6 个月后出现左肺转移灶 2 个。

采用 PD90~110Gy、2.59×10^7Bq(0.7mCi)活度的 ^{125}I 粒子植入治疗。靶区接受平均照射剂量(172.9±39.9)Gy,中位剂量(138.8±18.9)Gy,D_{100}(77.7±10.2)Gy,D_{90}(97.2±6.8)Gy。17 次粒子植入过程中出现气胸 7 次,行闭式引流 3 次,穿刺抽气 4 次,无咯血及放射性肺炎改变。

术后 6 个月随访胸部 CT 显示 30 个转移灶,CR 10.0%(3/30),PR 73.3%(22/30),SD 10.0%(3/30),PD 6.7%(2/30),有效率为 83.3%。本组 9 例患者术后生存期为(16.8±4.2)个月(10~26 个月),中位生存期 15 个月。

患者,女性,43 岁,右侧胸壁 MFH 术后 54 个月发现右前胸壁复发伴右下肺转移癌(图 3-17-53)。2006 年 1 月右下肺转移癌行 ^{125}I 粒子植入治疗(图 3-17-54),术后 4 个月复查 PR(图 3-17-55),术后生存时间 26 个月。

(二) 骨肉瘤术后肺内转移

骨肉瘤在对原发灶进行完整切除后,仍有 85% 患者出现肺转移。一般转移瘤数目越多,预后越差。粒子植入治疗骨肉瘤术后肺转移未见临床报道。

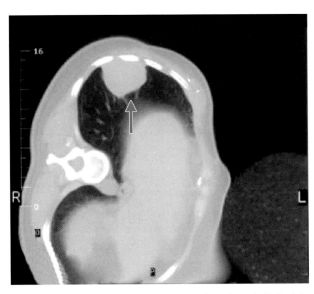

图 3-17-53　右侧胸壁 MFH 术后 54 个月发现右前胸壁复发伴右下肺转移

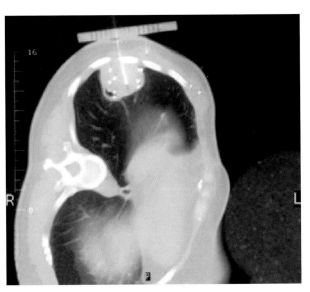

图 3-17-54　右下肺转移灶粒子植入

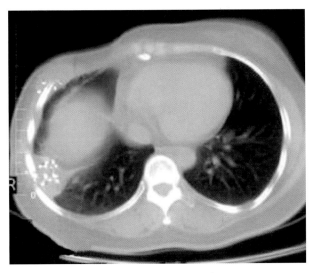

图 3-17-55　粒子植入后 4 个月 PR

治疗的 6 例患者年龄为 16~60 岁,男性 5 例,女性 1 例,治疗肺转移灶 19 个。肺转移瘤 3 个以上的 3 例,生存期为 6~49 个月。

患者女,49 岁,入院前 20 个月因左肱骨骨肉瘤行切除术,术后化疗。2 个月前痰中带血。胸部 CT 示左下肺转移瘤(图 3-17-56)。2004 年 1 月,行粒子植入术,PD 90Gy,植入 2.59×10^7Bq(0.7mCi)活度的 ^{125}I 粒子 10 颗(图 3-17-57)。术后 11 个月(图 3-17-58)和 26 个月 CR(图 3-17-59),生存期 49 个月。

(三)恶性黑色素瘤术后肺内转移

皮肤恶性黑色素瘤可经淋巴系统扩散至表浅淋巴管,引起皮肤转移并形成卫星结节或经深部淋巴管转移至区域淋巴结,同时还可经血行播散至全身各脏器。临床最常见的转移部位是皮肤、皮下组织和淋巴结;内脏器官转移多见于肺,其次为肝、脑及胃肠道。

治疗 3 例单发肺转移瘤患者,均失访。

患者,男性,54 岁,右足部黑色素瘤术后 3 个月,发现左肺单发转移瘤 10 天(图 3-17-60)。于 2009 年 1 月在 CT 下行粒子植入术,PD 90Gy,植入 2.59×10^7Bq(0.7mCi)活度的 ^{125}I 粒子 22 颗(图 3-17-61),术后 6 个月 CR(图 3-17-62)。

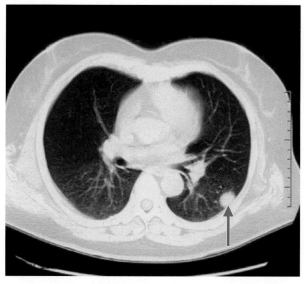

图 3-17-56　左肱骨骨肉瘤行切除术 20 个月左下肺转移瘤

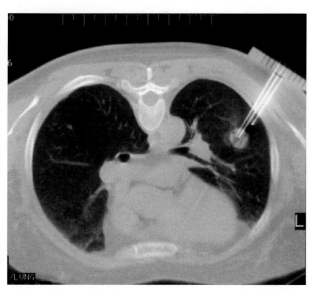

图 3-17-57　粒子植入

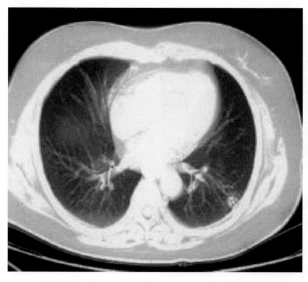

图 3-17-58　粒子植入后 11 个月 CR

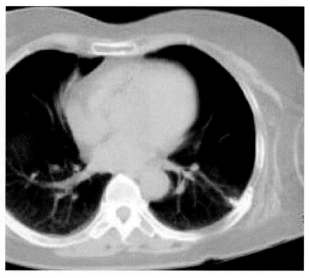

图 3-17-59　粒子植入后 26 个月 CR

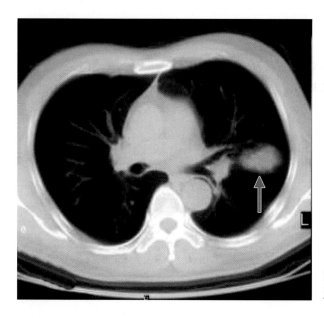

图 3-17-60　右足部黑色素瘤术后 3 个月，
发现左肺转移瘤

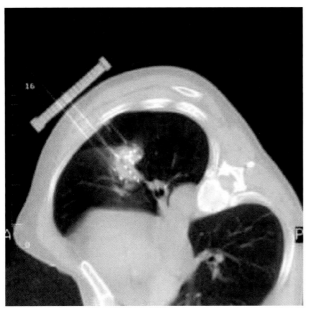

图 3-17-61　粒子植入

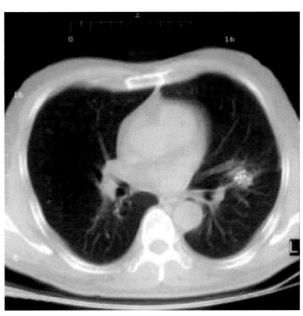

图 3-17-62　粒子植入后 6 个月 CR

第四节　肺癌肺内转移和术后复发的放射性粒子植入治疗

肺癌既可以在原发部位继续生长、浸润和蔓延,也可以通过淋巴、血液转移至局部或远处淋巴结、全身器官。肺癌常发生血行转移,癌栓进入肺静脉后可引起肺内乃至全身广泛转移。无论是否接受手术切除治疗,肺内转移都可能发生,可以是同侧、对侧、双侧或多发。

肺癌肺内转移瘤的治疗,传统方法是肿瘤的局部切除,而不主张做肺叶切除。单侧病灶数目 <3个;双侧病灶,每侧病灶数目 <3 个可进行粒子植入治疗。

一、肺癌肺内转移的粒子植入治疗

发现肺癌已出现肺内转移灶或因各种原因不能接受手术切除的原发肺癌经外放疗、氩氦刀等治疗后又出现肺内转移灶的患者,粒子植入治疗是一个新的有效的治疗手段。

2003—2016 年,天津医科大学第二医院收治了 65 例上述患者(不包括肺门和纵隔淋巴结转移),男性 37 例,女性 28 例。年龄(67 ± 6.4)岁(37~83 岁)。原发病灶 65 个,转移病灶 83 个。原发灶和转移灶同时发现的 39 例。余 26 例出现于发现原发灶后 2~26 个月。同侧转移 52 个,对侧转移 31 个。转移灶直径(2.3 ± 1.6)cm(1~10cm),植入粒子(23.6 ± 18.0)个(4~105 个)。1 例术后 2 天死于肺栓塞,4 例在 6 个月内死亡,共 5 个转移灶。6 个月行胸部 CT 检查,78 个转移灶 CR 28.2%(22/78),PR 53.9%(42/78),SD 11.5%(9/78),PD 6.4%(5/78),有效率 82.1%。

患者,女性,82 岁,2006 年 3 月,左下肺周围型肺癌(腺癌)在 CT 下行粒子植入术。术后 18 个月,2007 年 9 月右上肺出现转移瘤(图 3-17-63),在 CT 下行粒子植入术(图 3-17-64)。术后 8 个月 PR(图 3-17-65),生存期 60 个月。

二、肺癌术后肺内转移的粒子植入治疗

2002—2016 年,天津医科大学第二医院对 33 例肺癌手术切除后患者的肺内 41 个转移瘤行粒子植入治疗,转移瘤直径(2.8 ± 1.6)cm(1~6cm)。采用 PD 80~110Gy,^{125}I 粒子活度 2.59 × 10^7Bq(0.7mCi)。6 个月复查胸部 CT 显示 CR 30.3%(10/33),PR 54.6%(18/33),SD 6.0%(2/33),PD 9.1%(3/33),有效率84.9%。生存期 6~65 个月,中位生存期 23 个月。

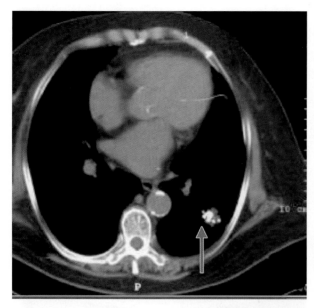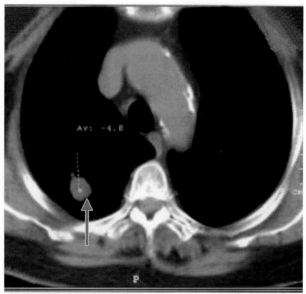

图 3-17-63　左下肺周围型肺癌(腺癌)粒子植入术后 18 个月右上肺出现转移癌

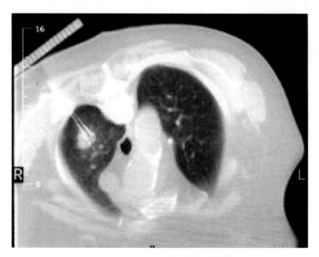

图 3-17-64　右上肺转移癌粒子植入

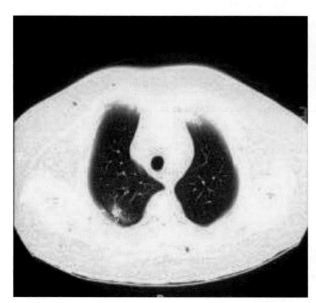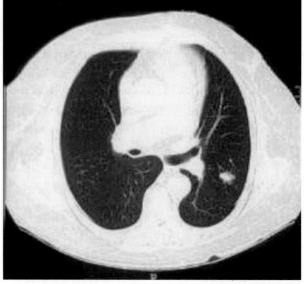

图 3-17-65　转移灶术后 8 个月(2008 年 6 月)原发灶和转移灶 PR

患者,男性,56 岁,左肺癌术后 1 年,双肺多发转移瘤。2005 年 11 月 15 日行 CT 下双肺 2 个转移瘤粒子植入,植入粒子 6 颗和 9 颗(图 3-17-66)。术后 10 个月复查 CT,显示肿瘤 CR(图 3-17-67),生存38 个月。

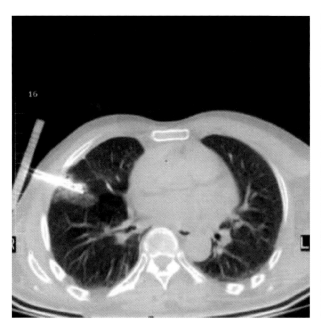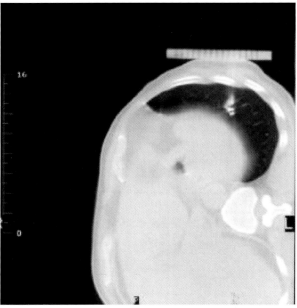

图 3-17-66 左肺癌术后 1 年,双肺转移癌同期行粒子植入

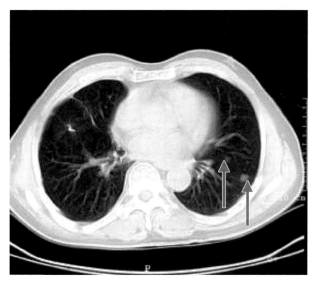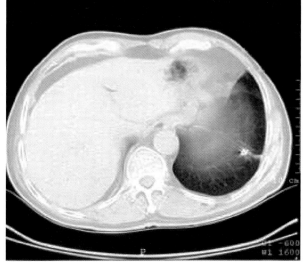

图 3-17-67 术后 10 个月两个转移灶 CR,又出现新的转移灶

三、肺癌术后局部复发的粒子植入治疗

2002 年 7 月—2016 年 7 月,17 例 NSCLC 切除术后复发患者在天津医科大学第二医院接受了 CT 引导下粒子植入治疗,采用 PD 80~110Gy、2.59×10^7Bq(0.7mCi)活度的 ^{125}I 粒子。男性 15 例,女性 2 例,年龄(62.8 ± 10.9)岁(40~79 岁)。行左上肺切除 3 例,左下肺切除 2 例,右上肺叶切除 4 例,右上肺楔形切除 2 例,右下肺切除 4 例;右中上肺叶切除 1 例,肿瘤复发部位均为支气管残端或其周围淋巴结,直径(3.6 ± 1.7)cm(1~5cm)。从肺癌切除手术到发现复发的时间间隔 21 个月。术后 6 个月复查胸部 CT 结果 CR 23.5%(4/17),PR 58.8%(10/17),SD 11.8%(2/17)PD 5.9%(1/17),有效率 80.0%。

NSCLC 患者根治术后出现局部复发,Ⅰ 期复发率为 6%~10%,Ⅱ 期和Ⅲa 期复发率为 28%~47%。

对于局部复发病灶,少数患者可接受再次手术切除,大部分患者只能接受外放射等姑息治疗。对于很多心肺功能差等不能接受再次手术切除和无法完成全程外放疗的患者,放射性 ^{125}I 粒子植入提供了一种有效的治疗方法。

患者,男性,57 岁,左上肺癌术后 1 年、主动脉弓旁淋巴结转移(图 3-17-68)。2008 年 10 月 15 日行 CT 下粒子植入,植入粒子 25 颗(图 3-17-69)。术后 6 个月复查 CT 显示肿瘤 CR(图 3-17-70),生存期 25 个月。

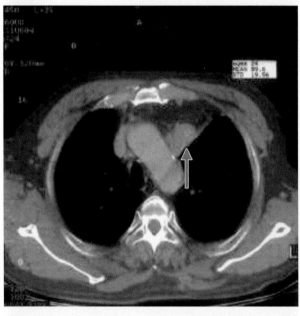

图 3-17-68　左上肺癌切除术后 1 年,主动脉弓旁淋巴结转移

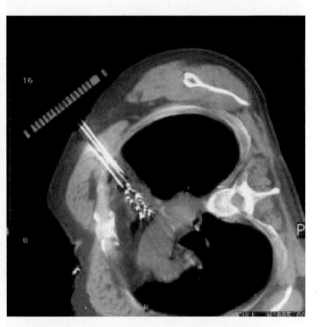

图 3-17-69　主动脉弓旁淋巴结转移灶粒子植入

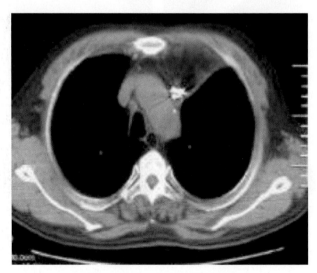

图 3-17-70　术后 6 个月 CR

无论是肺癌肺内转移、肺癌术后肺内转移,还是全身其他器官恶性肿瘤发生的肺内转移,在不允许二次开胸肿物切除或是患者及家属不愿再次接受手术治疗的情况下,经粒子植入治疗均可以获得较好的近期疗效。近年文献提示肺转移灶一般选 0.5~0.7mCi(1.85 × 10^7~2.59 × 10^{7}Bq)活度的 ^{125}I 粒子,PD 140~160Gy。

临床观察到,对于不断出现的肺转移灶,短时间内重复多次的粒子植入治疗会造成一定程度的肺放射性损伤,影响肺功能。采用降低粒子活度,加大处方剂量,同时联合其他治疗手段的方法可减少放射性粒子治疗的不良反应,尚需观察总结更多的病例,以得出科学的结论。

（郑广钧　柴树德）

参 考 文 献

[1] 廖子君,雷光焰.肿瘤转移学.陕西:陕西科学技术出版社,2007:593-599.

[2] 马旺扣,许运龙,邢光富,等.微创放射性粒子植入综合治疗肺癌.中国微创外科杂志,2003,3(6:)511-512.

[3] 柴树德,郑广钧,毛玉权,等.^{125}I粒子块瘤床种植控制术后局部复发的观察.天津医药,2005,33(10):666-667.

[4] 张福君,吴沛宏,顾仰葵,等.CT导向下^{125}I粒子植入治疗肺转移瘤.中华放射学杂志,2004,38(9):906-909.

[5] 王俊杰,袁慧书,王皓,等.CT引导下放射性^{125}I粒子组织间植入治疗肺癌.中国微创外科杂志,2008,8(2):119-121.

[6] YANG Y,WU XR,LI L,et al.The clinical efficacy for 36 cases of malignant fibrous histiocytoma with radiation therapy after surgery.Journal of modern oncology,2007,15(3):408-409.

[7] PAULSON D L,REISCH J S.Long-term survival after resection for bronchogenic carcinoma.Ann Surg,1976,184(3):324-332.

[8] DAULZENBERG B,ARRIAGADA R,CHAMMARD AB,et al.A controlled study of postoperative radiotherapy for patients with completed resected non small cell lung carcinoma.Cancer,1999,86(2):265-273.

[9] NESBITT J C,PUTNAM J B Jr,WALSH G L,et al.Survival in early-stage non-small cell lung cancer.Ann Thorac Surg,1995,60(2):466-472.

[10] 王俊杰.中国放射性粒子治疗肿瘤临床应用指南.北京:北京大学出版社,2011,79-99.

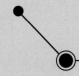

第十八章

放射性粒子植入治疗纵隔淋巴结转移瘤

第一节　概　述

纵隔是指左右纵隔胸膜之间器官、结构和结缔组织的总称。其前界为胸骨,后界为椎体,两侧为纵隔胸膜,上界是胸廓上口,下界是膈。纵隔淋巴结转移瘤多是由肺癌、食管癌、肝癌、乳腺癌、宫颈癌等恶性肿瘤随淋巴回流转移所引起纵隔淋巴结的肿大,肿大的纵隔淋巴结转移瘤会压迫邻近的大血管、气管或神经,产生声音嘶哑、疼痛、上腔静脉综合征、呼吸困难等症状,甚至直接危及患者生命。因此,积极有效地对纵隔转移瘤进行局部控制,对患者生存预后有正向作用。手术切除是肿瘤治疗的方式之一,但是对于存在远处转移的患者,手术选择应根据个体化情况而确定。化疗、靶向、免疫等系统性治疗可以作为该期患者首要治疗手段,辅以手术切除、消融、放疗等局部治疗手段。

被称作"死亡之角"的纵隔淋巴结转移,受到肺、大血管、脊髓等重要器官、组织接受放射治疗时的剂量限制,使靶病灶区域较难接受理想的放射剂量。若单纯提升靶区照射剂量,放射性肺炎、放射性食管炎、气管食管瘘等放疗并发症发生率则会随之升高。^{125}I粒子近距离消融治疗目前已应用于肝癌、肺癌、胰腺癌、转移瘤等实体肿瘤的治疗,并获得较好的临床疗效。随着^{125}I粒子近距离消融技术的不断成熟,其应用范围也随之逐渐拓展。^{125}I粒子植入治疗逐渐成为纵隔转移瘤新兴且有效的治疗方式,对纵隔转移瘤的局部控制有效率可达72.7%~90.9%。

在行纵隔转移瘤粒子植入术前,明确纵隔分区至关重要。目前对于肿瘤纵隔淋巴结转移的分区,主要参考国际肺癌研究学会(International Association for the Study of Lung Cancer,IASLC)于2017年1月1日起具体实施的第8版肺癌分期系统,IASLC国际分期委员会沿用第7版肺癌分期系统所制定的淋巴结图谱,明确规定了纵隔及肺部淋巴结的分区。主要分为:锁骨上区(1组);上纵隔淋巴结(2R、2L、3a、3p、4R、4L组);主动脉淋巴结(5、6组);隆突下区淋巴结(7组);纵隔下区淋巴结(8、9组);N1淋巴结(10、11、12、13、14组)。对于通常意义上的纵隔淋巴结转移瘤,基于手术的难易程度,本章主要介绍1~9组淋巴结的粒子针插植路径,该区域粒子针插植方法主要包括自由手操作粒子针插植、模板辅助粒子针插植、各种导航仪器辅助粒子针插植、机械臂辅助粒子针插植等,根据具体病灶位置、形态、大小选择适宜的粒子插植技术。穿刺针可以根据病灶位置确定是否经肺、气管、骨等组织进行穿刺。本章将模板辅助穿刺插植、自由手操作穿刺插植两种常见的粒子植入方法进行分别描述。

第二节　适应证和禁忌证

一、适应证

1. 原发病灶经病理证实为恶性肿瘤,CT增强扫描、MRI显示单发或多发纵隔淋巴结转移。

2. 纵隔区转移瘤不能耐受手术或既往行外科手术切除但拒绝再次切除治。

3. 纵隔转移瘤既往曾接受外放疗,不能耐受再次外放疗或拒绝再次外放疗。

4. 血常规　白细胞计数≥3.0×10^9/L、血小板计数≥60×10^{12}/L,Hb≥90g/L。

5. 血清总胆红素浓度≤正常上限的 1.5 倍,ALT/AST≤正常上限的 3 倍。

6. 血清肌酐值≤正常上限的 1.5 倍,尿蛋白<(++)或 24 小时尿蛋白定量≤1g。

7. 能够耐受穿刺及麻醉。

8. 年龄 <80 岁。

9. 预计生存期 >6 个月。

10. 卡氏(Karnofsky performance status,KPS)评分 >70 分。

二、禁忌证

1. 无合适穿刺路径。

2. 有严重出血倾向者,如血小板计数≤60×10^9/L、凝血酶原时间 >18 秒、凝血酶原活动度 <40%,以及抗凝治疗和/或抗血小板凝聚药物在粒子植入治疗前停用 <1 周。

3. 患者长期应用抗血管生成靶向药物(如贝伐珠单抗等),在粒子植入治疗前停用 <1 个月。

4. 有导致临床风险的严重并发症(如严重的高血压、糖尿病,大量胸腔积液,多根多处肋骨骨折,主动脉夹层,假性动脉瘤等)。

5. 肿瘤所致皮肤破溃、活动性感染性疾病、创伤、脑卒中和严重创伤患者。

6. 妊娠或者哺乳期妇女。

7. 对碘造影剂过敏患者。

第三节　模板辅助下放射性粒子植入技术

共面模板引导下进行纵隔淋巴结转移瘤放射性粒子植入有着独特的优势,根据转移的部位将模板摆放在相应位置与倾角,在多数情况下可完成精确的粒子植入。

一、上纵隔区淋巴结

(一)最上纵隔淋巴结

最上纵隔淋巴结又称锁骨上区(1 区)淋巴结,属左头臂静脉上缘层面,位于纵隔区淋巴结中的最上区,常居中而不分左右(图 3-18-1)。发生淋巴结转移时,因肺癌同侧淋巴结转移常偏向发生肺癌一侧,临床行转移淋巴结粒子植入时常根据其偏向而采用经左前或右前胸两种不同的模板摆放和穿刺方向。

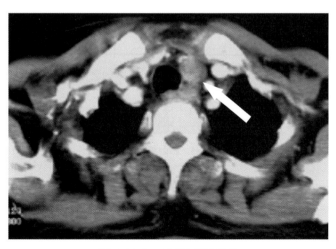

图 3-18-1　1 区纵隔淋巴结

转移淋巴结偏右,模板摆放于右前胸外侧缘,粒子植入穿刺针采取右前胸外侧斜行进针,深度以针尖刺入瘤体后,距其下方的头臂静脉 1.0cm 为度,然后植入粒子(图 3-18-2)。

转移淋巴结偏左,模板摆放于前胸外侧,粒子植入穿刺针采取左前胸外侧斜行进针,深度以针尖刺入瘤体后,距其下方的头臂静脉 1.0cm 为度,然后植入粒子(图 3-18-3)。

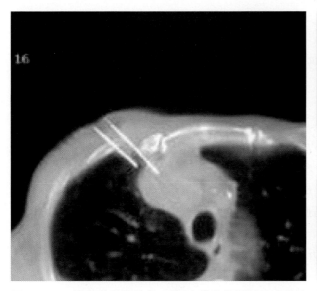
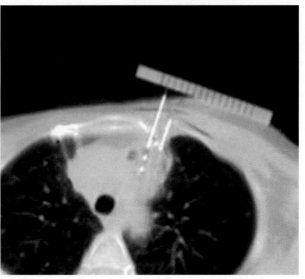

图 3-18-2　转移淋巴结偏右,采取右前胸外侧斜行进针植入粒子

图 3-18-3　转移淋巴结偏左,采取左前胸外侧斜行进针植入粒子

(二)上段气管旁淋巴结

上段气管旁淋巴结属 2 区,上界为胸骨柄上缘,下界为主动脉弓上缘,气管左缘矢状平面将其分为右上气管旁淋巴结(2R)和左上气管旁淋巴结(2L)两部分(图 3-18-4)。常见右侧转移淋巴结肿大,位于上腔静脉上和上腔静脉下,严重时两组淋巴结可将上腔静脉包绕、压迫,导致上腔静脉综合征。

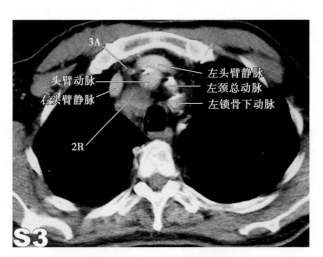

图 3-18-4　2 区纵隔淋巴结

1. 上腔静脉上转移淋巴结　模板摆放于前胸部,植入针可经由前胸进针行粒子植入(图 3-18-5)。

2. 上腔静脉下转移淋巴结　模板摆放有 3 个方向,植入针可经由前胸、后背及腋中 3 个进针方向四条路径穿刺行粒子植入。

(1)经前胸:由右前胸斜行进针,根据转移淋巴结肿大部位不同,又可分为两条路径。①平卧位,模板摆放于右前胸,植入针斜行进针穿刺上腔静脉下淋巴结(图 3-18-6);②平卧位,模板摆放于右前胸,植入针由右前胸斜行进针,经由肿大淋巴结造成上腔静脉和主动脉弓上缘之间产生的"间隙"进针（图 3-18-7）。

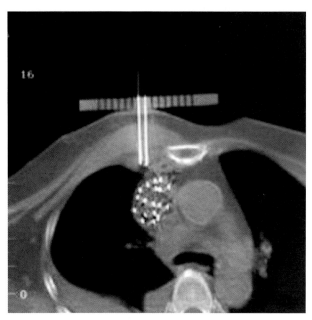

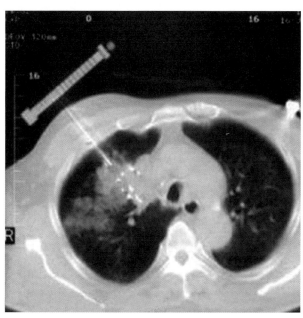

图 3-18-5　上腔静脉上转移淋巴结粒子植入,可经由前胸 进针行粒子植入

图 3-18-6　平卧位,由右前胸斜行进针穿刺上腔静脉下淋 巴结

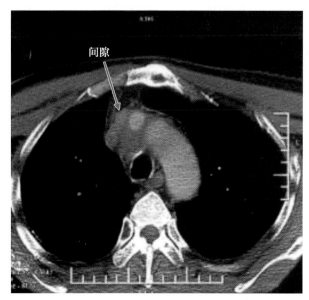

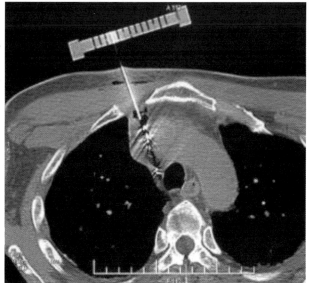

图 3-18-7　经由肿大淋巴结造成上腔静脉和主动脉弓上缘之间产生的"间隙"进针植入粒子

　　（2）经侧胸:平卧位右侧垫高,模板摆放于左侧,植入针经侧胸部进针（图 3-18-8）或取左侧卧位, 模板水平摆放,植入针经腋中线垂直进针（图 3-18-9）。

　　（3）经后胸:模板摆放于后胸部,植入针经后胸部斜行进针,患者取左侧卧位（图 3-18-10）或俯卧 位,经由后胸部依托椎体斜行进针（图 3-18-11）。

　　（三）隆突前及主 - 肺动脉窗层面

　　此层面属 3 区和 4 区淋巴结,4 区又分为 4R 和 4L,相当于右肺上叶支气管开口上缘平面（4R）/ 左 肺上叶支气管开口上缘平面（4L）（图 3-18-12~ 图 3-18-14）。

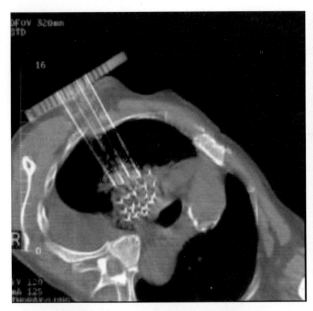

图 3-18-8 平卧位右侧垫高,侧胸部进针

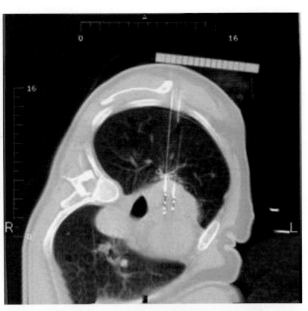

图 3-18-9 左侧卧位经腋中线垂直进针

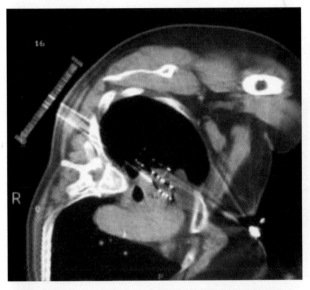

图 3-18-10 患者取左侧卧位,经由后胸部斜行进针

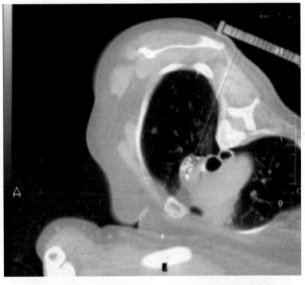

图 3-18-11 患者取俯卧位,经由后胸部斜行进针

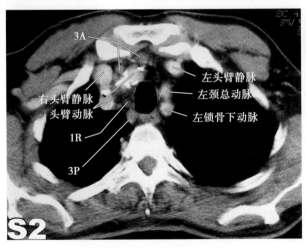

图 3-18-12 3区纵隔淋巴结

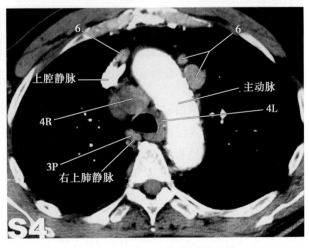

图 3-18-13 4、6区纵隔淋巴结

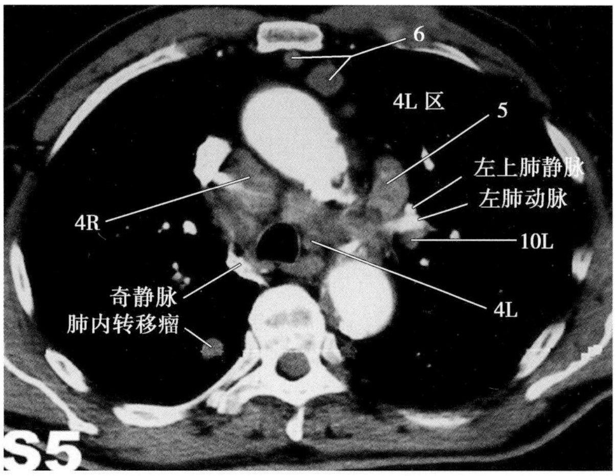

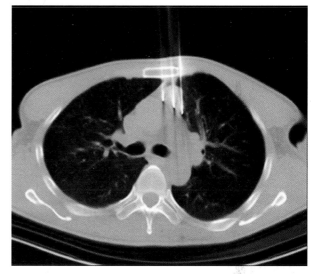

图 3-18-14　4~6 区纵隔淋巴结

1. 3 区淋巴结　此区淋巴结上界为胸骨切迹水平，下界为气管隆嵴水平。根据与毗邻血管气管的解剖位置，将其分为前后两部分，位于该水平阶段内主动脉右侧前方称为血管前淋巴结(3a)，位于该水平阶段内气管后方称为气管后淋巴结(3p)；3a 组淋巴结采取仰卧位，模板水平摆放，植入针经胸骨钻孔或胸骨旁穿刺(图 3-18-15)；3p组淋巴结采取俯卧位，于后胸壁放置模板，植入针经后胸壁及肋间间隙，以胸椎椎体为依托进针。

2. 转移淋巴结位于 4R 时　穿刺行粒子植入时要注意与其上腔静脉连续的奇静脉可包绕淋巴结，患者采取平卧位，模板垂直摆放调整倾角，植入针由右侧腋中线水平进针(图 3-18-16)或右背部垫高由右侧腋中线倾斜进针(图 3-18-17)。

图 3-18-15　3a 组淋巴结采取仰卧位经胸骨或胸骨旁进针

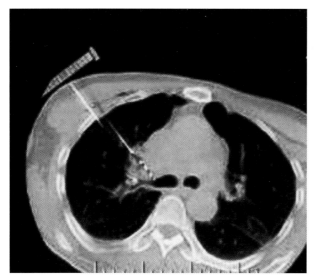

图 3-18-16　转移淋巴结位于 4R 时采取平卧位，由右侧腋中线进针

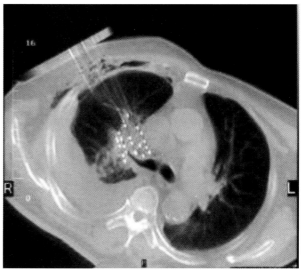

图 3-18-17　转移淋巴结位于 4R 时采取平卧位右背部垫高，由右侧腋中线进针

3. 转移淋巴结位于 4L 时 淋巴结被上腔静脉、主动脉弓、大气管及分叉包绕,粒子植入有困难,进针路径有 2 条。

(1) 由左前胸斜行经主 - 肺动脉窗进针:此时要求主 - 肺动脉窗也要同时有转移肿大淋巴结,且直径大于 1~1.5cm,模板垂直摆放,调整倾角,穿刺针才可经此淋巴结刺入 4L 组淋巴结,而不致损伤主动脉和肺动脉(图 3-18-18)。

(2) 右后侧斜行进针:王德祥、牛立志等采用左侧卧位,穿过大气管或右主气管,刺入瘤体植入粒子(图 3-18-19)。在进针邻近大气管壁和刺入气管腔内时,推注 0.5mL 的 1% 利多卡因以麻醉管壁及气管黏膜,以防止其咳嗽,然后刺中肿瘤植入粒子。这就为此组转移淋巴结粒子植入开辟了一种新的方法,但对操作技巧要求高,需要术者具有丰富的临床经验及精确的穿刺技术。

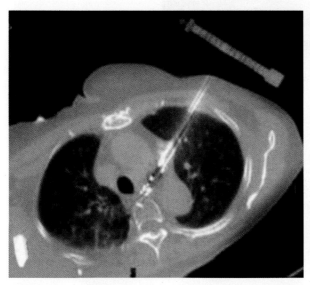 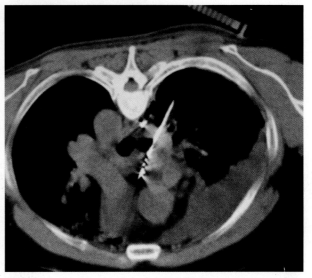

图 3-18-18 左前胸斜行经主 - 肺动脉窗进针植入粒子至 4L 区

图 3-18-19 穿过大气管或右主气管,刺入 4L 区淋巴结植入粒子

二、主动脉区淋巴结

1. 5 区淋巴结 即主动脉 - 肺动脉窗淋巴结,上缘位于主动脉弓下,肺动脉韧带外侧或主动脉外侧或左肺动脉外侧,下缘位于左肺动脉第一分支的近端,其旁位于左肺动脉的内侧是 4R 组淋巴结,当此组淋巴结转移肿大到直径 1.5~2.0cm 时,在导航定位系统精确定位下,由左前胸斜行进针穿刺(图 3-18-20),

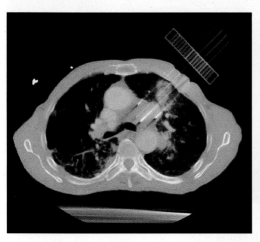 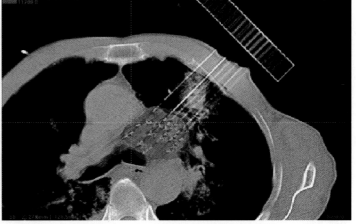

图 3-18-20 主 - 肺动脉窗淋巴结转移,由左前胸斜行进针穿刺,进行粒子植入

或半俯卧位,从左侧胸与主动脉 - 肺动脉窗成垂直角度进针,进行粒子植入(图 3-18-21),因其上、下紧邻主动脉弓下缘和主肺动脉上缘稍有偏差便会误伤血管。

2. **主动脉旁转移淋巴结**　属 6 区,转移的淋巴结与主动脉弓紧密相贴,有时可有活动,穿刺此组淋巴结,模板摆放,进针要求尽量避免穿刺针与主动脉成角,以免在穿刺时淋巴结滚动,进针过深、过猛而伤及主动脉。最安全的方法是进针方向与主动脉弓呈平行或切线位,容易刺中瘤体而不会伤及主动脉,但要注意穿刺时避开内乳动脉、内乳静脉(图 3-18-22)。

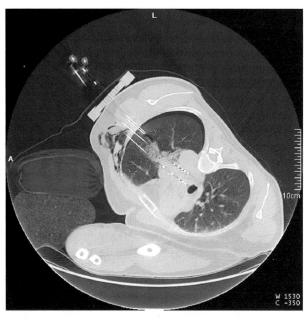

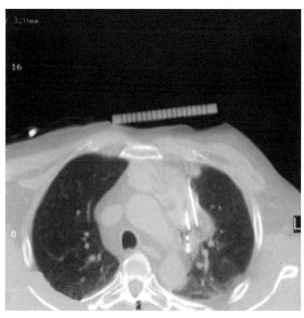

图 3-18-21　主 - 肺动脉窗淋巴结转移,半俯卧位,从左侧胸与主 - 肺动脉窗成垂直角度进针,进行粒子植入

图 3-18-22　主动脉旁转移淋巴结,进针方向与主动脉弓成平行或切线位

三、下纵隔区淋巴结

1. **隆突下淋巴结**　此组淋巴结归为属第 7 区,位于气管隆突下、左心房顶部(图 3-18-23)。无转移性肿大时,隆突与左心房顶紧邻;当有转移性肿大时,将两者分离。粒子植入就是要在两者之间进针,方法:患者取左侧卧位,模板摆放于后胸部略成倾角,由右后侧斜行进针(图 3-16-24),或俯卧位,从背部进针(图 3-18-25),注意以胸椎椎体为依托,沿其外缘进针,刺入瘤体,抽出针芯,确定无回血,然后植入粒子。

2. **食管旁淋巴结**　此组淋巴结归为下纵隔淋巴结,属 8 区,相当于下肺静脉水平上、下,淋巴结位于左心房后方、食管旁,当转移性淋巴结肿大时,可向前挤压左心房(图 3-18-26)。行粒子植入时,穿刺进针方向与隆突下淋巴结相同(图 3-18-27),或右侧卧位,从左侧胸进针(图 3-18-28)。

3. **肺韧带淋巴结**　此组淋巴结属第 9 区,相当于食管下段、下肺韧带水平(图 3-18-29)。当有淋巴结肿大时,粒子植入穿刺进针方向与第 8 区、9 区淋巴结相同,注意勿伤及前方的心脏和下腔静脉(图 3-18-30)。

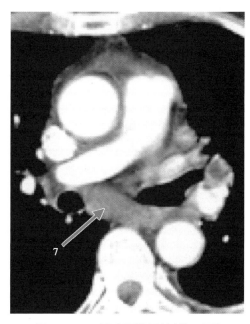

图 3-18-23　隆突下淋巴结(第 7 区)

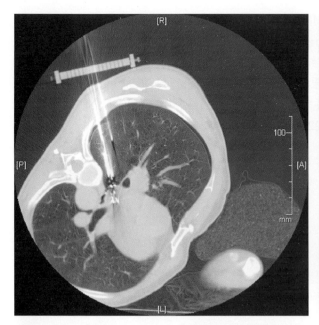

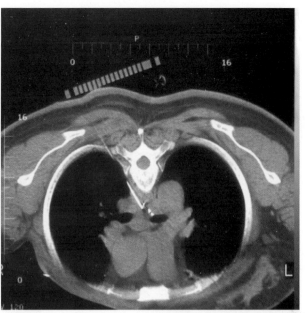

图 3-18-24 隆突下淋巴转移取左侧卧位,由右后侧斜行进针植入粒子

图 3-18-25 隆突下淋巴转移取俯卧位,由背部斜行进针植入粒子

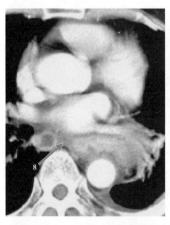

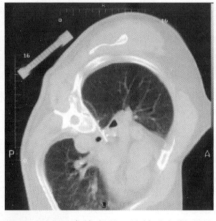

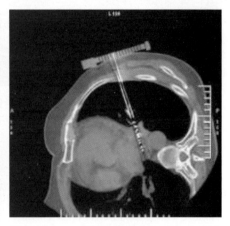

图 3-18-26 食管旁淋巴结(第8区)

图 3-18-27 食管旁淋巴结转移行粒子植入时穿刺进针方向与隆突下淋巴结相同

图 3-18-28 食管旁淋巴结转移取右侧卧位,从左侧胸穿刺行粒子植入

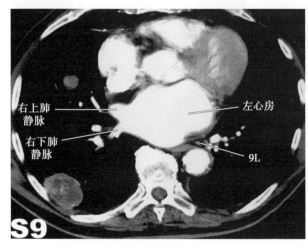

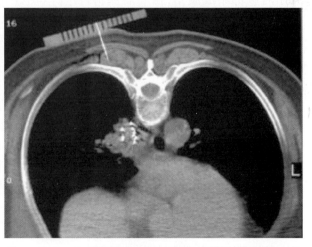

图 3-18-29 下肺韧带淋巴结(第9区)

图 3-18-30 下肺韧带淋巴结粒子植入穿刺进针注意勿伤及前方的心脏和下腔静脉

第四节 自由手操纵放射性粒子植入技术

使用自由手操作进行纵隔淋巴结转移瘤放射性粒子植入有着高度自主性。术者可以根据转移瘤所在的部位、与周围毗邻器官的三维空间的解剖关系,以剂量学为依据,采用灵活多变的进针通道,将放射性粒子准确植入转移瘤中。这需要术者有着丰富的临床操作经验,扎实的解剖学、病理学、影像学、介入学、肿瘤学等知识。

一、2区淋巴结

2区淋巴结即上气管旁淋巴结,上界为胸骨柄上缘,下界为主动脉弓上缘,气管左缘矢状平面将其分为右上气管旁淋巴结(2R)和左上气管旁淋巴结(2L)两部分。当该区域淋巴结肿大严重时可将上腔静脉包绕、压迫,导致上腔静脉综合征。该区域常采取仰卧位行粒子植入治疗,但进针路径主要受限于前方骨组织,如胸骨、锁骨、肋骨等结构。当穿刺2R区淋巴结时,常经由头臂干与左、右无名静脉之间的缝隙作为进针入路;而当穿刺2L区淋巴结时,常经由左无名静脉及左锁骨上动脉、左颈总动脉之间的缝隙作为进针入路。2区淋巴结旁粗大血管较为丰富,进针时避免误伤血管。通过自由手经肺(图3-18-31)、经胸骨(图3-18-32、图3-18-33)、利用多三维重建图像非共面粒子针插植(图3-18-34)。

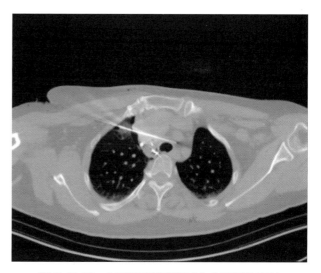

图 3-18-31 2区淋巴结旁通过自由手经肺穿刺

二、3区淋巴结

3区淋巴结上界为胸骨切迹水平,下界为气管隆突水平。根据与毗邻血管气管的解剖位置,将其分为前后两部分,位于该水平阶段内主动脉右侧前方称为血管前淋巴结(3a),位于该水平阶段内气管后方称为气管后淋巴结(3p)。3a区淋巴结采取仰卧位经胸骨或胸骨旁粒子针插植(图3-18-35),3p区淋巴结采取俯卧位,经后胸壁及肋间间隙,注意以胸椎椎体为依托,穿刺至纵隔病变位置(图3-18-36)。

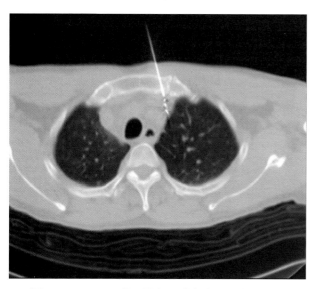

图 3-18-32 2区淋巴结旁通过自由手经胸骨穿刺

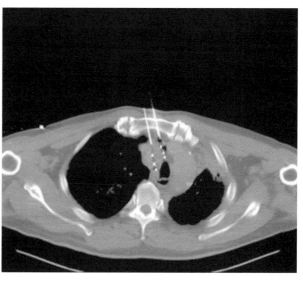

图 3-18-33 2区淋巴结旁通过自由手经胸骨穿刺

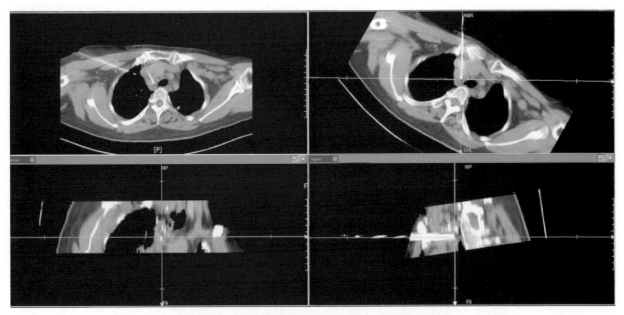

图 3-18-34　2 区淋巴结旁通过自由手经胸骨利用多三维重建图像非共面穿刺

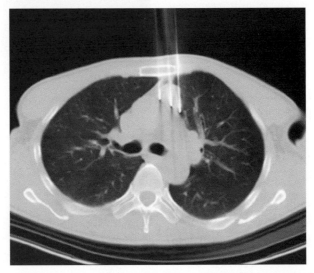

图 3-18-35　3a 区淋巴结采取仰卧位经胸骨或胸骨旁穿刺

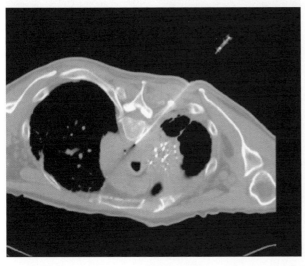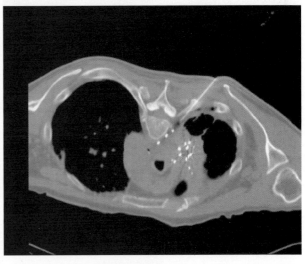

图 3-18-36　3p 区淋巴结采取俯卧位,经后胸壁及肋间间隙穿刺

三、4 区淋巴结

4 区淋巴结即下气管旁淋巴结,其上界的右侧为无名静脉与气管交叉点,上界左侧为主动脉弓上缘。而其下界右侧为奇静脉下缘,下界左侧为左侧主肺动脉上缘。与 2 区淋巴结相似,气管左缘矢状面将 4 组划分成 4R、4L 两部分。右下气管旁淋巴结(4R)区位于气管前与上腔静脉之间,又称"腔静脉旁淋巴结";而左下气管旁淋巴结(4L)区淋巴结位于气管左侧缘与肺动脉弓内侧之间。4R 区根据穿刺路径的危险情况合理选择仰卧位(图 3-18-37)或俯卧位(图 3-18-38),行步进式进针。在穿刺针与邻近血管毗邻关系鉴别困难时,可实时增强或三维重建仔细鉴别(图 3-18-39)。4L 区淋巴结穿刺较为困难,仰卧位(图 3-18-40)与俯卧位(图 3-18-41)情况下均可进行粒子针插植,该区域主要经肺设计路径,注意避免肺内血管损伤。

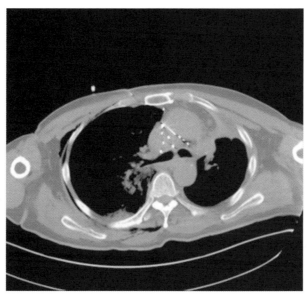

图 3-18-37　4R 区选择仰卧位穿刺

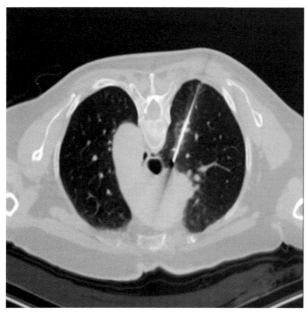
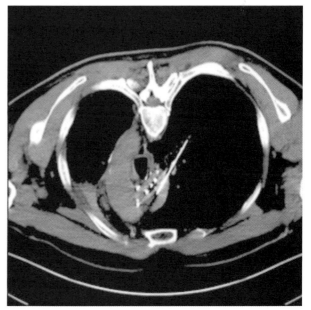

图 3-18-38　4R 区选择仰卧位穿刺

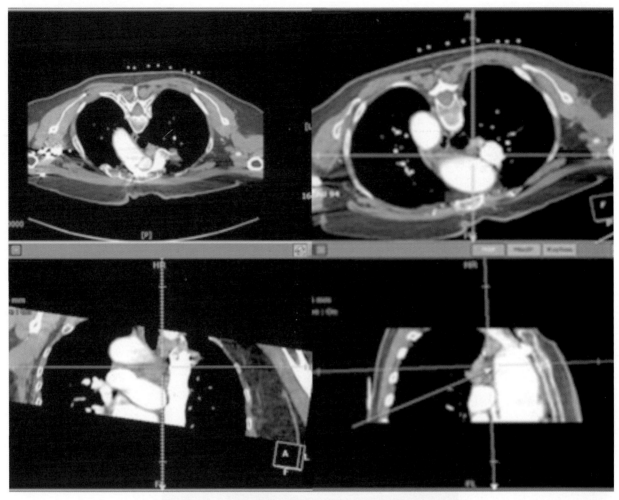

图 3-18-39 4R 区选择困难时实时增强或三维重建仔细鉴别

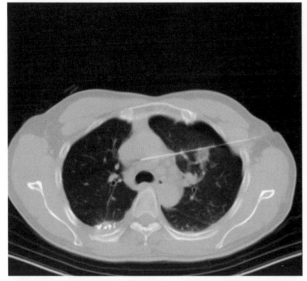

图 3-18-40 4L 区淋巴结仰卧位穿刺

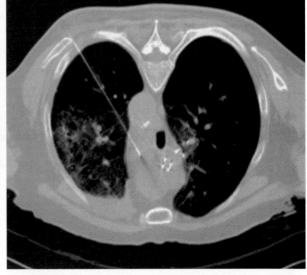

图 3-18-41 4L 区淋巴结俯卧位穿刺

四、5 区淋巴结

5 区淋巴结即主动脉 - 肺动脉窗淋巴结,上缘位于主动脉弓下,肺动脉韧带外侧或主动脉外侧或左肺动脉外侧,下缘位于左肺动脉第一分支的近端。其旁位于左肺动脉的内侧是 4R 区淋巴结。针对 5

组淋巴结病变,较为安全的方法是进针方向与主动脉弓呈平行或切线位(图 3-18-42),容易刺中瘤体而不会伤及主动脉,但要注意穿刺时避开内乳动静脉。当病灶位于主动脉弓下方时,也可行穿刺针与主动脉弓成角进针,经肺组织直接穿刺至病变部位(图 3-18-43)。

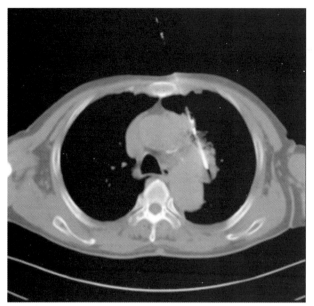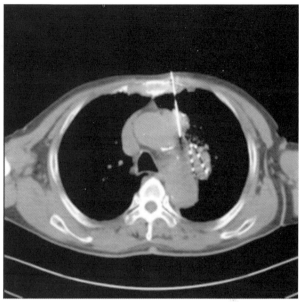

图 3-18-42　5 区淋巴结病变进针方向与主动脉弓呈平行或切线位

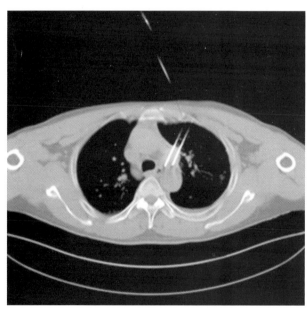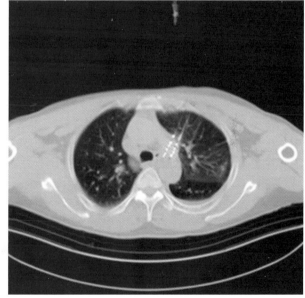

图 3-18-43　淋巴结病变位于主动脉弓下方时,行穿刺针与主动脉弓成角进针经肺组织穿刺

五、6 区淋巴结

6 区淋巴结即主动脉弓旁淋巴结,淋巴结位于升主动脉和主动脉弓的侧前方,上下缘的范围位于主动脉弓上下缘之间。针对该病变区的粒子植入,同 5 区淋巴结路径相似,可经胸骨穿刺,也要求进针方向与主动脉弓平行或切线位,避免损伤心脏、大血管。

六、7 区淋巴结

7 区淋巴结即隆突下淋巴结,该区域呈三角形,尖端为隆突,下界的左侧为左下叶支气管的上缘,下界的右侧为右中间段支气管的下缘。底边为左心房上缘。粒子植入穿刺该病变区域患者常采取俯卧位,因降主动脉位于后纵隔左侧,对进针路线行程阻挡,故常采用经右侧后胸壁、肺组织穿刺进针。7组淋巴结放射性粒子植入建议于术前行胃管置入,标识术中食管走行,避免损伤食管(图3-18-44)。

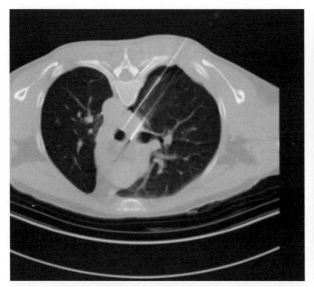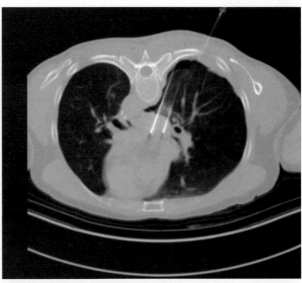

图3-18-44　7组淋巴结常采用经右侧后胸壁、肺组织穿刺进针

七、8区淋巴结

8区淋巴结又称隆突下食管旁淋巴结。7区淋巴结继续向下直至膈肌,这个范围内的食管周围淋巴结为8区淋巴结。8区淋巴结在上部与7区淋巴结的范围有部分重叠,两者有时鉴别困难。通常情况下,食管前缘以前区域的淋巴结考虑为7区淋巴结,平食管及后方区域内淋巴结为8组淋巴结。当8组转移性淋巴结肿大时,可向前挤压左心房。该区域行粒子植入,常采取俯卧位体位,穿刺此组淋巴结注意勿伤及其前方的左心房。8区粒子植入同样建议术前行胃管置入,标识术中食管走行,避免损伤食管。常采用俯卧,经肺粒子针插植,注意粒子与食管距离至少保持0.5cm。此例患者术后验证剂量DVH图(图3-18-45),PD 100Gy,D_{90} 185.4Gy,V_{90} 98.7%。也可以利用骨穿针先穿刺入胸椎椎体内,建立椎体内骨穿针套管隧道,然后在隧道内插入粒子针。需要注意骨穿针深度,避免骨穿针刺入过深伤及降主动脉(图3-18-46)。

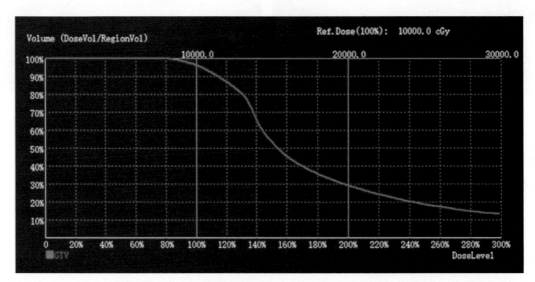

图3-18-45　8区淋巴结粒子植入病例术后验证剂量DVH图

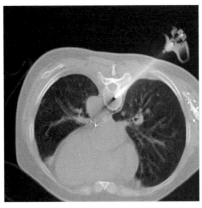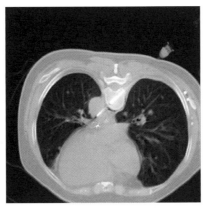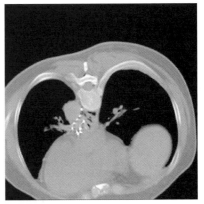

图 3-18-46　8 区淋巴结可利用骨穿针先穿刺入胸椎椎体内，建立椎体内骨穿针套管隧道，然后在隧道内插入粒子针

八、9 区淋巴结

9 组淋巴结即肺韧带淋巴结，淋巴结位于肺韧带周围。肺韧带是包绕肺门的纵隔胸膜反折后向下的延伸。上界为下肺静脉下段，下界为肺韧带。该区域病变较其他区域发病率低，粒子植入穿刺技巧与 7 组、8 组穿刺方式相近，此区域插植粒子针需要注意患者呼吸动度（图 3-18-47）。

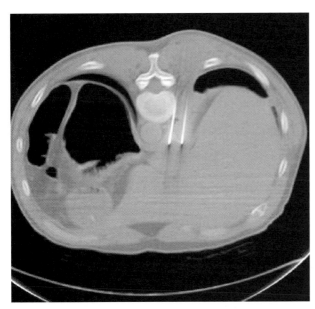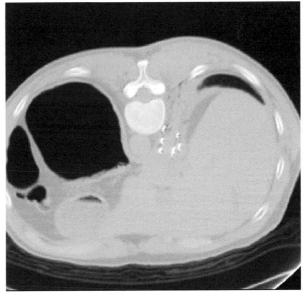

图 3-18-47　9 区淋巴结与 7 区、8 区穿刺方式相近，要注意患者呼吸动度

纵隔转移性淋巴结肿大是两侧肺癌发生肺叶或肺门淋巴结转移的继续进展。如由同侧肺癌转移而来，属 N2 淋巴结；如由对侧肺癌淋巴转移而来，当属 N3 淋巴结。应当注意：发生肺叶或肺门淋巴结转移与纵隔淋巴结转移时，两者之间往往是连续的，而不是孤立的，常常在纵隔与肺门之间形成一个密不可分的肿块，并将肺门结构包绕其中。行粒子植入时应强调术中血管强化造影，进针时应实时与强化 CT 片对照，仔细辨认肺门结构，勿伤及其中的血管等重要器官。将模板摆放在恰当位置，适当调整进针倾角，穿刺针角度摆布妥当，实施粒子植入前，确认针道内无回血后方可行粒子植入。

第五节　纵隔淋巴结转移瘤放射性粒子植入治疗的临床疗效

纵隔转移瘤粒子植入治疗相关文献相对较少，结合现有文献可知，CT 引导下纵隔转移瘤 ^{125}I 粒子植入疗效显著，在局部临床症状得到改善的同时，无进展生存期及总生存期也得到显著延长。Li 等的研究中报道,294 例肺鳞癌患者出现纵隔淋巴结转移瘤,并出现不同程度的临床症状,其中呼吸困难 238 例,吞咽困难 54 例,局部肿瘤压迫引起的上腔静脉综合征 18 例,咯血 176 例,在行 ^{125}I 粒子植入术后,91%~94% 的患者临床症状明显改善,粒子植入后 3 个月随访,总缓解率(包括 CR 及 PR)可达到 81.0%。此研究中的患者 1 年、2 年、3 年、5 年的生存率分别为 60.2%、18.5%、7.7% 和 2.7%。得出其中位生存期及无进展生存期分别为 13.6 个月和 5.8 个月。此外,在 Lin 等的另一项 33 例患者的研究报道,通过 2 年的临床随访,^{125}I 粒子植入的患者中 33% 可以实现完全缓解,54.5% 可以达到部分缓解。该研究得出纵隔转移瘤粒子植入中位生存期为 15.2 个月,预估 1 年和 2 年生存率分别为 68.6%、31.1%。

综上,纵隔转移瘤 ^{125}I 粒子植入对病灶局部控制及延长患者生命的临床疗效确切,在治疗有效性得到保证的基础上,粒子植入治疗的手术操作安全性更应得到重视。故在行粒子植入治疗时首先应明确病灶所在的纵隔分区、毗邻的血管走行以及与纵隔内气管、食管等组织器官的关系。术前进行 TPS 术前计划,保证靶病灶区域获得有效治疗剂量,同时也保证危及器官的剂量低值,降低气管、食管瘘等放射性相关并发症的发生。纵隔转移瘤粒子术需行术中即刻增强,仔细鉴别主动脉、肺动脉、变异支气管动脉、肺门血管等,减少因穿刺带来的血管损伤。因纵隔转移瘤大部分被高危解剖结构遮挡,单针插植并输送粒子的方式较多,这样可以减少肺穿刺次数,减少肺出血、气胸等并发症。大多数情况下转移瘤所在区域多针插植具有较高难度,单针扇形布针是较好的插针方式,能满足靶区剂量要求,获得满意的靶区和危及器官的剂量分布。术后穿刺针退出纵隔区,停于纵隔缘或肺内,行 TPS 质量验证,了解靶区是否存在冷区便于即刻粒子补种。纵隔转移瘤特别是直径 <3cm 的转移结节,无论在纵隔的哪个区域,操作均具有较大的风险。在穿刺针经过相对固定的解剖区域(锁骨上窝、胸骨、椎体)时可以选择模板、机器臂或其方式辅助粒子针插植,但是穿刺路径在活动度较大的肺内时,固定的穿刺针很难达到精准穿刺目的的区域。因此,鉴于纵隔转移瘤属于高风险操作,建议使用辅助设备,进行穿刺插针的医师必须具有自由手穿刺的技术与经验,避免因使用辅助设备失败导致本次手术操作失败。

（柴树德　王德祥　黄学全　何闯　李东源）

参 考 文 献

［1］DONG H,LI L,XING D,et al.CT-guided iodine-125 brachytherapy as salvage therapy for recurrent mediastinal lymph node metastasis.Thorac Cancer,2021,12(10):1517-1524.

［2］GAO F,LI C,GU Y,et al.CT-guided ^{125}I brachytherapy for mediastinal metastatic lymph nodes recurrence from esophageal carcinoma:effectiveness and safety in 16 patients.Eur J Radiol,2013,82(2):e70-e75.

［3］YANG M Z,HOU X,LIANG R B,et al.The incidence and distribution of mediastinal lymph node metastasis and its impact on survival in patients with non-small-cell lung cancers 3 cm or less:data from 2292 cases.Eur J Cardiothorac Surg,2019,56(1):159-166.

［4］CASALI C,STEFANI A,NATALI P,et al.Prognostic factors in surgically resected N2 non-small cell lung cancer:the importance of patterns of mediastinal lymph nodes metastases.Eur J Cardiothorac Surg,2005,28(1):33-38.

［5］张忠涛,隋庆兰,吴善良,等.CT 引导下植入 ^{125}I 放射粒子治疗颈部淋巴结转移瘤的临床应用.介入放射学杂志,2015,24(10):881-884.

［6］SONG Z,YE J,WANG Y,et al.Computed tomography-guided iodine-125 brachytherapy for unresectable hepatocellular carcinoma.J Cancer Res Ther,2019,15(7):1553-1560.

［7］LIN Z Y,CHEN J.Treatment of recurrent mediastinal lymph node metastasis using CT-guided nontranspulmonary puncture interstitial implantation of ^{125}I seeds:Evaluation of initial effect and operative techniques.Brachytherapy,2016,15(3):361-369.

［8］朱先海,王伟昱,秦汉林,等.CT 引导放射性 ^{125}I 粒子植入治疗纵隔转移瘤 11 例.介入放射学杂志,2017,26(7):632-

635.

［9］ TRAVIS WD, ASAMURA H, BANKIER AA, et al. The IASLC lung cancer staging project: proposals for coding t categories for subsolid nodules and assessment of tumor size in part-solid tumors in the forthcoming eighth edition of the TNM classification of lung cancer. J Thorac Oncol, 2016, 11 (8): 1204-1223.

［10］ 吕金爽, 郑广钧, 杨景魁, 等. CT 引导下 125I 放射性粒子植入治疗肺癌纵隔淋巴结 4R 组转移进针路径的临床研究. 中华临床医师杂志（电子版）, 2012, 6 (16): 4659-4662.

［11］ LI F, WANG L, ZHANG Y, et al. A retrospective study on using a novel single needle cone puncture approach for the Iodine-125 seed brachytherapy in treating patients with thoracic malignancy. Front Oncol, 2021, 11: 640131.

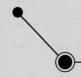

第十九章

放射性粒子植入治疗锁骨上、腋窝及胸壁淋巴结转移癌

第一节 颈、胸及腋窝淋巴结应用解剖

一、颈部淋巴结

颈部的淋巴结较多,借助淋巴管彼此联结,其输出管最后汇入胸导管或右淋巴管,颈部淋巴结除收纳头颈部器官的淋巴液以外,还直接收纳胸部淋巴液。根据淋巴结的位置,分为6区(图3-19-1)。

1. Ⅰ区(level Ⅰ) 包括颏下区及颌下区淋巴结。分布着大约1~14枚淋巴结,收纳颏、唇、颊、口底部、舌前、腭、舌下腺和颌下腺的淋巴液。

Ⅰ区以二腹肌为界分两部分,内下方为ⅠA区,外上方为ⅠB区。

2. Ⅱ区(level Ⅱ) 为颈内静脉淋巴结上区,即二腹肌下,相当于颅底至舌骨水平,前界为胸骨舌骨肌侧缘,后界为胸锁乳突肌后缘。该区淋巴结常是喉癌转移首发部位,在临床中具有重要的参考价值。

Ⅱ区以副神经为界分两部分,其前下方为ⅡA区,后上方为ⅡB区。

3. Ⅲ区(level Ⅲ) 为颈内静脉淋巴结中区,从舌骨水平至肩胛舌骨肌与颈内静脉交叉处,前后界与Ⅱ区相同。

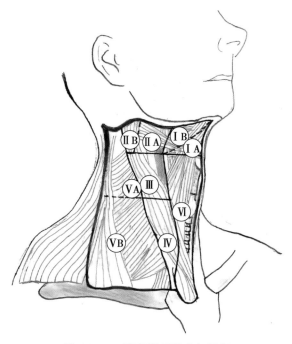

图3-19-1 颈部淋巴结分组解剖

4. Ⅳ区(level Ⅳ) 为颈内静脉淋巴结下区。从肩胛舌骨肌到锁骨上。前后界与Ⅱ区同,位于肩胛舌骨肌、锁骨和胸锁乳突肌侧缘所围成的区域。

Ⅱ、Ⅲ、Ⅳ区共同构成颈内静脉淋巴结链,收纳腮腺、颌下、颏下、咽后壁及颈前淋巴结的淋巴液,因此是颈廓清术中的重点区域。

5. Ⅴ区(level Ⅴ) 包括枕后三角区淋巴结或称副神经淋巴链及锁骨上淋巴结。后界为斜方肌前缘,前界为胸锁乳突肌后缘,下界为锁骨。

Ⅴ区以肩胛舌骨肌下腹为界,上方为ⅤA区,下方为ⅤB区。锁骨上淋巴结即属于ⅤB区。Ⅴ区是鼻咽、口咽、声门下区、梨状窝、颈段食管和甲状腺肿瘤发生转移的高危区域。

6. Ⅵ区(level Ⅵ) 为内脏周围淋巴结(juxta visceral nodes)或称前区(anterior compartment),包括环甲膜淋巴结、气管周围(喉返神经)淋巴结、甲状腺周围淋巴结,6~16枚,有人把咽后淋巴结也归属这一区。此区两侧界为颈总动脉和颈内静脉,上界为舌骨,下界为胸骨上窝。其中喉前淋巴结位于环甲膜部,收容声门下区淋巴液,在临床中具有重要意义。

Ⅵ区是甲状腺、声门和声门下喉、梨状窝顶和颈段食管肿瘤发生隐匿性转移的高危区域。

二、胸部及腋窝淋巴结

胸部及腋窝淋巴结分为六群。

1. 外侧群(臂群)　沿腋静脉远侧段排列,收纳上肢的淋巴,手和前臂感染首先侵及该群。

2. 前群(胸肌群)　位于腋窝内侧壁前锯肌浅面,收纳乳房大部、上肢和胸前外侧壁以及脐平面以上的淋巴。

3. 后群(肩胛下群)　位于肩胛下动脉以及胸背神经周围,收纳背上部、颈后部及胸后壁的淋巴。

4. 中央群　位于腋窝底部中央的疏松结缔组织内,收纳前、后、外侧群的淋巴。

5. 尖群(锁骨下群)　又称内侧群,位于喙锁胸筋膜深面,沿腋动脉近侧段排列,收纳乳房上部和腋窝外、前、后以及中央群的淋巴,并有输出管与颈深下淋巴结交通,最后汇成锁骨下干。

6. 胸骨旁淋巴结　又称内乳动脉旁淋巴结,收纳乳腺内象限淋巴。

第二节　适应证和禁忌证

一、适应证

1. 病理证实为锁骨上、腋窝及胸壁淋巴结转移。

2. 无法手术/再手术、无法放疗/再放疗、不耐受手术患者。

3. 对器官功能或美容有特殊要求,不接受手术/放疗的患者。

4. 直径<5cm(若体积较大,但预计肿瘤缩小可提高生存质量,也可酌情处理)。

5. 有合适的穿刺路径。

6. 预计生存时间大于半年。

二、禁忌证

1. 凝血功能障碍,有严重出血倾向者。

2. 恶病质不能耐受粒子植入手术。

3. 全身及局部严重感染者。

4. 不能合作患者。

第三节　锁骨上、腋窝及胸壁淋巴结转移癌放射性粒子植入技术

一、超声引导下粒子植入

锁骨上、腋窝及胸壁淋巴结转移瘤位置表浅多变,形态欠规则,CT引导定位往往不理想;同时其相对体积较小、表面弧度较大或凹凸不平,给手术操作带来了一定的难度。超声引导下的放射性粒子植入具有图像清晰、操作简便,实时监测针尖位置等特点,可使粒子种植在较为理想的位置,是此部位粒子植入治疗肿瘤主要的应用手段。

(一)术前准备

1. 术前行穿刺活检术,明确病理。

2. 术前行血常规、出凝血时间、凝血酶原时间及心电图、胸部X线或CT等检查。

3. 根据胸部X线、CT所提示的病变位置,从不同角度进行全面的超声扫描,了解病灶范围、形态、

内部结构与周围脏器以及血管的关系等。

4. 通常使用活度 $2.59 \times 10^7 Bq(0.7mCi)$ 的 ^{125}I 粒子,PD 110~150Gy,制订术前计划。

5. 穿刺导航架用 2% 戊二醛溶液浸泡 30 分钟消毒,用生理盐水冲洗干净。

6. 手术野备皮。

7. 术前过度紧张患者,可给予地西泮 10mg 肌内注射。

(二)规范化流程

1. 将患者置于手术床上,摆放患者体位,固定患者。

2. 面罩吸氧(5L/h)、心电监护、接连静脉通道。

3. B 超扫描病灶,测得肿物体表标记范围,以间距 1cm 方形矩阵图形画出方格图,以方格中每个交点为进针通道,较小的肿物仅勾画范围。

4. 常规消毒、铺巾、局部麻醉。用带导航架的 B 超探头定位肿瘤,避开血管,探头固定于肿瘤边缘,从导航架穿刺孔进针,到肿瘤距皮肤远端边缘 0.5cm 处植入第一颗粒子(图 3-19-2),退针 1cm,植入第二颗粒子,直到距肿瘤近端边缘 0.5cm 处植入最后一颗粒子,更换部位继续植入。

5. 粒子植入完成后,B 超再次扫描病灶,观察局部有无血肿及粒子排布情况,必要时补种。

6. 术后加压包扎,佩戴防辐射背心,测量放射剂量率;在医护人员陪同下,用轮椅或平车将患者转运至病房,监护 6 小时。

7. 术后复查 CT,输入 TPS 进行术后剂量验证。

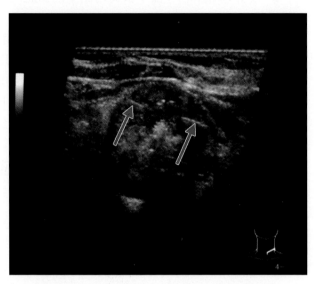

图 3-19-2 淋巴结内植入的粒子(箭头所指处)

(三)行超声引导下粒子植入治疗注意要点

1. 术前了解病变部位的局部解剖,特别是周围的血管及神经走向,术中随时用 B 超显示周围血流分布。

2. 严格无菌操作。

3. 植入针在超声屏幕导航线内由浅入深,到达肿瘤远端距边缘 0.5cm。

4. 退针式植入粒子,间隔 1cm,植入完成后轻压局部以防血肿。

5. 每针植入最后一颗粒子要距皮肤 1.0cm。

二、CT 引导下粒子植入

(一)共面模板粒子植入治疗

1. 术前准备

(1)行穿刺活检术,明确病理诊断。

(2)血常规、出凝血时间、凝血酶原时间及心电图等检查。

(3)行胸部 CT 检查了解病灶范围、形态、内部结构与周围脏器以及血管的关系,必要时行胸部 CT 增强扫描,明确血管与病灶关系。

(4)将胸部 CT 检查图像输入 TPS 系统,制订术前计划。

(5)通常使用活度 $2.59 \times 10^7 Bq(0.7mCi)$ 的 ^{125}I 粒子,PD 110~150Gy。

(6)手术野备皮。

(7)术前过度紧张患者,可给予地西泮 10mg 肌内注射。

2. 规范化流程

（1）共面模板操作流程同 CT 引导下经皮穿刺放射性粒子植入治疗胸壁肿瘤。

（2）术后剂量验证。

（3）共面模板辅助下粒子植入不适合锁骨下淋巴结转移治疗。胸壁淋巴结转移治疗可以选用，其剂量学较超声引导下精确但费用较高。

（二）3D 模板粒子植入治疗

1. 术前准备

（1）行穿刺活检术，明确病理。

（2）行血常规、出凝血时间、凝血酶原时间及心电图等检查。

（3）行胸部 CT 检查了解病灶范围、形态、内部结构与周围脏器以及血管的关系，必要时行胸部 CT 增强扫描，明确血管与病灶关系。建议选择肿瘤最大层面上，肿瘤中心垂直对应的皮肤点为定位针标记点或选择有参考意义的骨性标志对应的皮肤点为定位针标记点，必要时头尾方向可增加定位针；调整激光灯至皮肤参考点，体表画出进床、升床、左右激光线，体位固定器上标记激光标记、标记体表金属标记之后强化扫描。

（4）通常使用活度 $2.59 \times 10^7 \text{Bq}$（0.7mCi）的 ^{125}I 粒子，PD 110~150Gy。

（5）选择非共面模板，将胸部 CT 检查图像输入 TPS 系统，制订术前计划（图 3-19-3、图 3-19-4，图 3-19-3 见文末彩图），根据术前计划打印 3D 个体化非共面模版。

（6）指导患者手术体位练习。

（7）手术野备皮。

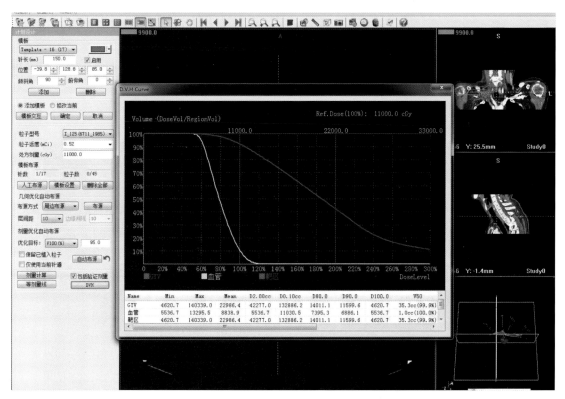

图 3-19-4　术前计划针道数和 DVH 图

2. 规范化流程

（1）患者与模板复位，包括术前定位体位的拟合及 3D 个体化模板的拟合。

（2）参照体表与体位固定器表面激光标记摆位（图 3-19-5，见文末彩图）。

（3）调整 3D 模板位置，插入固定针（建议 2 根以上）及引导柱摆放粒子针，CT 扫描（平扫及增强扫描）确定模板与穿刺针位置与术前计划符合性较好。

（4）按计划插入植入针，复查 CT，观察肿瘤与植入针位置，结合术前计划微调植入针位置。

（5）按照术前计划进行粒子植入（图 3-19-6）。

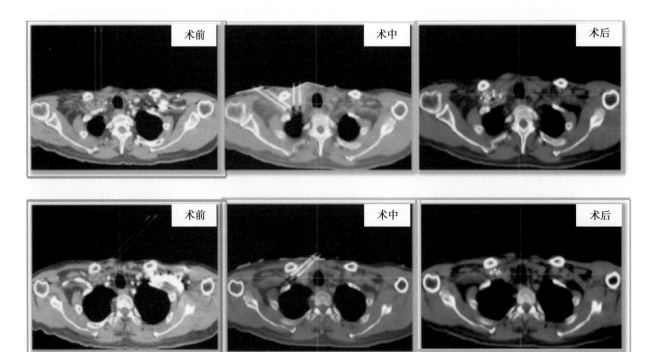

图 3-19-6　按照术前计划进行粒子植入

（6）术后即刻复查 CT，确定粒子在靶区内分布情况，若有粒子分布不满意可补充植入粒子后再次复查 CT。

3. 术后剂量验证（图 3-19-7）。

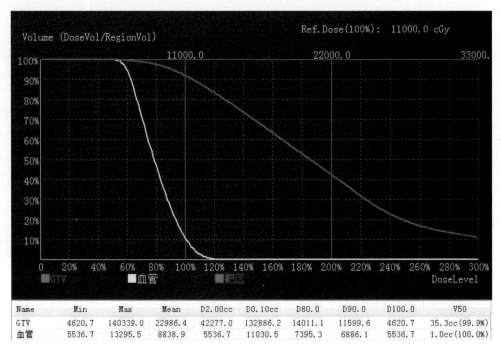

Name	Min	Max	Mean	D2.00cc	D0.10cc	D80.0	D90.0	D100.0	V50
GTV	4620.7	140339.0	22986.4	42277.0	132886.2	14011.1	11599.6	4620.7	35.3cc(99.9%)
血管	5536.7	13295.5	8838.9	5536.7	11030.5	7395.3	6886.1	5536.7	1.0cc(100.0%)

图 3-19-7　术后剂量验证

3D 打印模板辅助 CT 引导下放射性粒子植入,是将外放疗的定位、治疗计划设计、复位、图像引导等技术应用在近距离治疗之中。借助 3D 打印个体化模板结合 CT 引导实施放射性粒子植入治疗,与前述粒子植入技术比较,术后肿瘤及危及器官剂量与术前设计符合率较高。但相应流程、费用较前增加,质量控制也相应严格。

三、术后随访

根据 NCCN 指南推荐,术后前 2 年每 3 个月随访 1 次,3~5 年半年随访 1 次,5 年后每年随访 1 次。

第四节 放射性粒子治疗锁骨上、腋窝及胸壁淋巴结转移癌的疗效观察

放射性 ^{125}I 粒子植入治疗淋巴结转移,特别是超声引导下治疗淋巴结转移癌,方法简单,疗效显著,无全身不良反应,国内开展得较多。王舒滨等报道超声引导下粒子植入治疗淋巴结转移癌 25 例,CR 16%,PR 84%,无治疗失败病例。石敏等报道 43 例浅表淋巴结转移癌患者超声引导下植入 ^{125}I 粒子,CR 9.3%(4/43),PR 72.1%(31/43),SD 14.0%(6/43),PD 4.7%(2/43),有效率为 81.4%。张建伟等报道在超声引导下 ^{125}I 放射性粒子植入治疗颈部及胸壁转移瘤 20 例,8 例胸壁转移瘤及 12 例颈部转移瘤患者放射性粒子均成功植入预定部位,9 例患者肿瘤完全缓解(CR),6 例患者肿瘤部分缓解(PR)缩小 >50%,5 例肿瘤部分缩小(缩小 <50%),总有效率(CR+PR)75%(15/20),所有患者未出现术后并发症。

姜秀杰等报道 CT 引导下治疗 16 例鼻咽癌根治性放疗后颈部淋巴结转移癌,CR 31.25%(5/16),PR 43.75%(7/16),SD 18.75%(3/16),PD 6.25%(1/16)。总有效率(CR+PR)为 75%,未见急性并发症和治疗相关的放射性损伤。江萍等报道 CT 引导下放射性粒子植入治疗难治性胸壁转移复发肿瘤 20 例,植入 ^{125}I 粒子 D_{90} 100~160Gy(中位数 130Gy);随访时间 3~54 个月(中位随访时间 11.5 个月),CR 15%(3/20),PR 60%(12/20),SD 25%(5/20)。1 年、2 年、3 年、4 年肿瘤控制率均为 88.7%;生存率分别为 56.5%、47.1%、47.1%、47.1%;总生存率分别为 53.3%、35.6%、35.6%、35.6%;中位生存期 15 个月(95%CI 7.0~22.9)。轻度臂丛神经损伤 1 例;1 级或 2 级皮肤反应 6 例(之前接受外放射治疗),无 3 级和 4 级皮肤反应。未见肋骨骨折、溃疡、气胸或血气胸等并发症。

锁骨上淋巴结转移瘤多采用超声引导下放射性粒子植入,郭福新等报道应用 3D 打印个体化非共面模板辅助 CT 引导 ^{125}I 粒子植入治疗 14 例锁骨上淋巴结复发转移癌,PD 110~150Gy,对比患者术前、术后剂量学参数 D_{90}、V_{100}、V_{150}、V_{200}、mPD、CI、EI 等,利用配对 t 检验对术后实际剂量参数结果与术前计划所对应的参数进行比较,通过 Bland-Altman 法分析术前、术后剂量参数差异均无统计学意义(P>0.05),提示 3D 打印个体化非共面模板辅助 CT 引导放射性粒子植入治疗锁骨上复发转移癌方法剂量精准,可达到术前剂量设计要求,是一种新的应用方式。

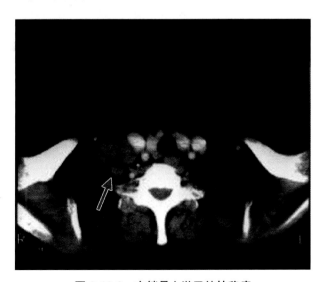

天津医科大学第二医院于 2002—2009 年 B 超引导下植入放射性 ^{125}I 粒子治疗的 63 例患者、88 个颈部淋巴结转移癌。术后 6 个月随访结果,58 例患者 81 个病灶,B 超检查显示 CR 28.4%(23/81),PR 59.3%(48/81),SD 8.6%(7/81),PD 3.7%(3/81),有效率为 92.1%。失访 5 例,局部放射性损伤为 I 级,皮肤色素沉着、无破溃、无骨髓抑制。

典型病例:患者女,66 岁,右肺中心型肺癌(腺癌),右锁骨上淋巴结转移癌(图 3-19-8)。

图 3-19-8 右锁骨上淋巴结转移癌

2008 年 5 月 23 日在 B 超下右锁骨上淋巴结转移癌行粒子植入术,通道 8 个,粒子 50 个(图 3-19-9)。
2008 年 5 月 28 日在 CT 下右肺中心型肺癌行粒子植入术,通道 10 个,粒子 50 个。术后 3 个月复查 CT
显示 CR(图 3-19-10),PET-CT(图 3-19-11)显示无活性。术后 5 个月(图 3-19-12)、12 个月(图 3-19-13)、
24 个月(图 3-19-14)复查 CT 显示无复发。

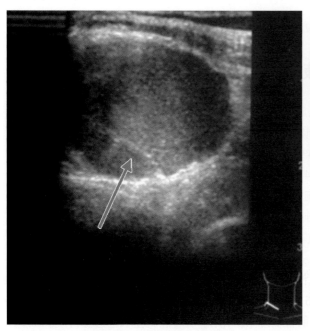

图 3-19-9 超声下粒子植入

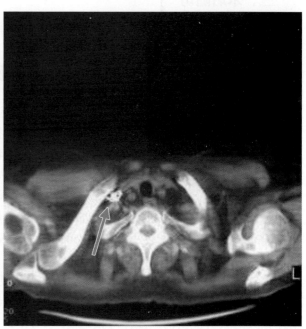

图 3-19-10 术后 3 个月 CT 显示 CR

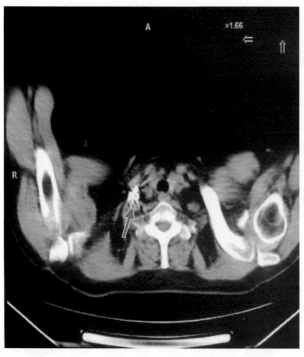

图 3-19-11 术后 3 个月 PET-CT 显示无活性

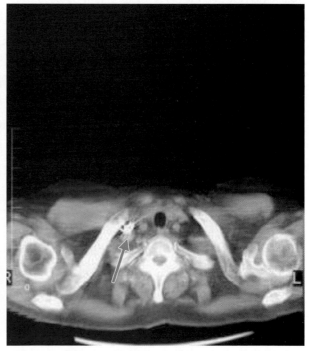

图 3-19-12 术后 5 个月 CT 显示 CR

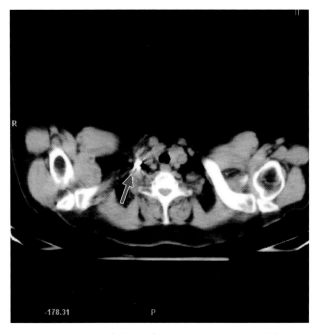

图 3-19-13 术后 12 个月 PET-CT 显示无活性

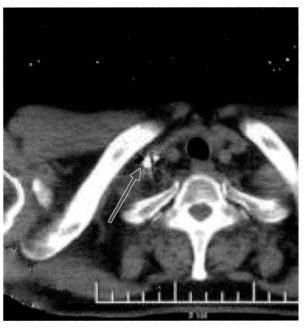

图 3-19-14 术后 24 个月 CT 显示 CR

（王磊 姜玉良 阎卫亮 王舒滨）

参 考 文 献

［1］王舒滨,柴树德,郑广钧,等.彩超引导下经皮穿刺植入 125I 放射性粒子治疗恶性肿瘤.天津医药,2005,33（2）:104-105.

［2］石敏,廖旺军,康世均,等.超声引导放射性 125I 粒子植入治疗浅表淋巴结转移癌.南方医科大学学报,2008,28（7）:1288-1289.

［3］张建伟,王建军,李万刚,等.超声引导下 125I 放射性粒子植入治疗颈部及胸壁转移瘤 20 例分析.中国现代医药杂志,2006,8（10）:44-45.

［4］姜秀杰,胡元清,马数艳,等.CT 引导下 125I 粒子植入治疗鼻咽癌放疗后颈部淋巴结转移.当代医学,2011（5）:31-32.

［5］JIANG P,LIU C,WANG J,et al.Computed tomography（CT）-guided interstitial permanent implantation of 125I seeds for refractory chest wall metastasis or recurrence.Technol Cancer Res Treat,2015,14（1）:11-18.

［6］郭福新,姜玉良,吉喆,等.3D 打印非共面模板辅助 CT 引导 125I 粒子植入治疗锁骨上复发转移癌的剂量学研究.北京大学学报（医学版）,2017,49（3）:506-511.

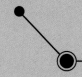

第二十章

放射性粒子植入治疗胸壁肿瘤

第一节 概　　述

胸壁肿瘤是一组综合征,有不同的病理类型,可以是来源于胸壁组织的原发性肿瘤,或是由邻近的原发肺肿瘤、肺内转移病灶或胸膜癌直接侵犯胸壁造成的,其中继发性胸壁肿瘤占比约95%。

原发性肿瘤又有良性、恶性之分,恶性者多为肉瘤;继发性肿瘤几乎都是转移瘤。不论良性、恶性胸壁肿瘤,若无手术禁忌证,一经诊断均应手术切除。但由于其病理类型多样,病情复杂,侵犯肋骨,病变范围大,手术切除后胸壁缺损无法修复与重建,往往不适宜手术切除。此外,胸壁继发性肿瘤多预示肿瘤晚期,亦不是外科治疗的适应证。

近年来,放射性 ^{125}I 粒子植入作为一种新兴的近距离治疗技术,在治疗恶性实体肿瘤方面得到广泛应用,并取得了很好的疗效,尤其是在晚期复发或转移的难治性恶性肿瘤中显示了优势。

第二节　适应证和禁忌证

一、适应证

1. 胸壁原发恶性肿瘤　肿瘤体积较大切除后胸壁组织缺损难以修补或合并其他疾病不宜手术或拒绝手术者。

2. 胸壁转移性的恶性肿瘤,不宜采用手术治疗者。

二、禁忌证

1. 凝血功能障碍,有严重出血倾向者。

2. 严重心、肺、肝、肾功能不全者。

3. 全身及局部严重感染者。

4. 恶病质,不能耐受粒子植入手术者。

5. 不能合作者。

第三节　胸壁肿瘤的放射性粒子植入方法

一、瘤床"三明治"粒子植入

原发性胸壁肿瘤不论良性或恶性,在身体条件许可的情况下,一经诊断,均应手术切除。胸壁恶性肿瘤切除后瘤床粒子植入,能有效减少肿瘤术后复发。

粒子植入规范化流程如下。

1. 取得组织学证据　术前病理证实为恶性肿瘤。

2. 选择 ^{125}I 粒子活度　通常使用活度 2.59×10^7Bq(0.7mCi)的 ^{125}I 粒子,PD 140Gy。

3. 制作"三明治"粒子块　根据瘤床形状和大小制作相应大小粒子块。

4. 放置"三明治"粒子块　胸壁恶性肿瘤根治术后,于瘤床内植入粒子块,并用生物蛋白胶固定。

5. 粒子和皮肤的距离应超过 1cm,以减少皮肤和皮下组织的损伤。

6. 术后复查 CT,行 TPS 质量评估。

二、超声引导下粒子植入

胸壁原发或转移性肿瘤位置表浅多变,形态欠规则,CT 引导定位往往不理想;同时其体积相对较小、表面弧度较大或凹凸不平,给手术操作带来了一定的难度。超声引导下的放射性粒子植入具有图像清晰、操作简便的特点,实时监测针尖位置,使粒子种植在较为理想的位置,对手术者及患者均无放射损伤等优势,成为粒子植入肿瘤组织较好的引导手段。

(一)术前准备

1. 术前行穿刺活检术,明确病理。

2. 术前行血常规、出凝血时间、凝血酶原时间及心电图、胸部 X 线或 CT 等检查。

3. 依据胸部 X 线片、胸部 CT 所提示的病变位置,从不同角度进行全面超声扫描,了解病灶范围、形态、内部结构与周围脏器以及血管的关系等。

4. 选择 ^{125}I 粒子活度　通常使用活度 2.59×10^7Bq(0.7mCi)的 ^{125}I 粒子,PD 140Gy。

5. 做好疏导、解释工作,指导患者进行浅呼吸和短暂屏气练习;术前过度紧张患者,可给予地西泮 10mg 肌内注射。

6. 手术野备皮　包括手术野与同侧腋窝。

7. 器械消毒　穿刺导航架用 2% 戊二醛溶液浸泡 30 分钟消毒,用生理盐水冲洗干净。

(二)规范化流程

1. 将患者置于手术床上,摆放患者体位,固定患者。

2. 心电监护、接连静脉通道。

3. 行 B 超扫查病灶,测得肿物体表标记范围,以间距 1cm 方形矩阵图形画出方格图,以方格中每个交点为进针通道,较小的肿物仅勾画范围。

4. 常规消毒、铺巾、局部麻醉;用带导航架的 B 超探头定位肿瘤,避开血管,探头固定于肿瘤边缘,从导航架穿刺孔进针,到肿瘤距皮肤远端边缘 0.5cm 处植入第一颗粒子,退针 1cm,植入第二颗粒子,直到距肿瘤近端边缘 0.5cm 处植入最后 1 颗粒子,更换部位继续植入。

5. 粒子植入完成后,B 超再次扫查病灶,观察局部有无血肿及粒子排布情况,必要时补种。

6. 术后加压包扎,佩戴防辐射背心,探测捡拾有无遗落粒子;在医护人员陪同下,用轮椅或平车将患者转运至 ICU,监护 6 小时。

7. 术后复查 CT,输入 TPS 进行质量评估。

(三)超声引导下粒子植入治疗注意

1. 术前了解病变部位的局部解剖,特别是周围的血管及神经走向,术中随时用 B 超显示周围血流分布。

2. 严格无菌操作。

3. 植入针在超声屏幕导航线内由浅入深,到达肿瘤远端距边缘 0.5cm。

4. 退针式植入粒子,间隔 1cm,植入完成后轻压局部以防血肿。

5. 每针植入最后 1 颗粒子要距皮肤 1.0cm。

三、CT 引导下粒子植入

（一）术前准备

1. 术前病理　行穿刺活检术，明确病理。

2. 术前检查　行血常规、出凝血时间、凝血酶原时间及心电图等检查。

3. 术前定位　行胸部 CT 检查，了解病灶范围、形态、内部结构与周围脏器以及血管的关系，必要时行胸部 CT 增强扫描，明确血管与病灶关系；将胸部 CT 检查图像输入 TPS 系统，制订术前计划。

4. 选择 ^{125}I 粒子活度通常使用活度 2.59×10^7Bq（0.7mCi）的 ^{125}I 粒子，PD 140Gy。

5. 做好疏导、解释工作，指导患者进行浅呼吸和短暂屏气练习；术前过度紧张患者，可给予地西泮 10mg 肌内注射。

6. 手术野备皮　手术野与同侧腋窝。

7. 安放放射性粒子模板固位器及共面模板。

（二）规范化流程

CT 引导下放射性粒子植入治疗胸壁肿瘤规范化流程同肺癌 CT 引导下经皮穿刺放射性粒子植入治疗肺癌规范化操作流程。

第四节　放射性粒子植入治疗胸壁肿瘤的疗效观察

放射性 ^{125}I 粒子植入治疗胸壁原发或转移恶性肿瘤，特别是在超声引导下治疗淋巴结转移癌，方法简单，疗效显著，全身无副作用，国内开展得较多。张建伟等报道超声引导下 ^{125}I 放射性粒子植入治疗颈部及胸壁转移瘤 20 例，8 例胸壁转移瘤及 12 例颈部转移瘤患者放射性粒子均成功植入预定部位，9 例患者肿瘤 CR，6 例 PR，5 例 SD，总有效率（CR+PR）75%（15 例），所有患者未出现术后并发症。江萍等报道 CT 引导下放射性粒子植入治疗难治性胸壁转移复发肿瘤 20 例，植入 ^{125}I 粒子 D_{90} 范围为 100~160Gy（中位数 130Gy）；随访时间 3~54 个月（中位随访时间 11.5 个月），CR 15%（3 例），PR 60%（12 例），SD 25%（5 例）。1 年、2 年、3 年、5 年肿瘤控制率均为 88.7%；生存率分别为 56.5%、47.1%、47.1%、47.1%；总生存率分别为 53.3%、35.6%、35.6%、35.6%；中位生存期 15 个月（95% CI 7.0~22.9）。轻度臂丛神经损伤 1 例；1 级或 2 级皮肤反应 6 例（之前接受外放射治疗），无 3 级和 4 级皮肤反应。未见肋骨骨折、溃疡、气胸或血气胸等并发症。石树远等报道了天津医科大学第二医院 2005 年 7 月—2015 年 7 月 31 例转移或复发胸壁恶性肿瘤患者，接受 CT 引导共面模板辅助放射性 ^{125}I 粒子植入治疗。结果显示手术前后 D_{90}、D_{100}、V_{100} 及粒子数量差异无统计学意义（$P>0.05$）。适形指数为 0.951 ± 0.13，靶区外体积指数为（6.5 ± 0.9）%。术后 6 个月 CR 25.8%（8/31），PR 51.6%（16/31），SD 6.5%（2/31），PD 16.1%（5/31），有效率（CR+PR）77.4%，局部控制率为 83.9%。随访过程中有 13 例患者出现皮肤色素沉着。霍彬等回顾性分析了 2016 年 5 月—2019 年 3 月天津医科大学第二医院、北京大学第三医院及大连大学附属中山医院三个医学中心接受放射性 ^{125}I 粒子植入治疗的 40 例放疗后复发胸壁肿瘤患者的情况，中位年龄 58 岁，PD 80~140Gy。经共面或非共面模板引导于 CT 下植入放射性 ^{125}I 粒子，中位粒子数 65 颗，中位粒子活度 25.9MBq。术后质量验证中位 D_{90} 为 136.2Gy。中位随访时间 22 个月，3 个月、6 个月、12 个月、24 个月局部控制率分别为 95%、90%、82.5%、62.5%。1 年、2 年生存率分别为 82.5%、65%。粒子植入后疼痛缓解率为 91.9%，中位缓解时间为 14 天。治疗相关的不良事件包括 1 级臂丛神经损伤 1 例，1 级皮肤反应 5 例（12.5%），无肋骨骨折、破溃、气胸等情况发生。由此可见，对于放疗后复发胸壁肿瘤，模板联合 CT 引导放射性粒子植入治疗局部控制率高，可迅速改善患者临床症状，不良反应少，可作为安全有效的治疗选择之一。

典型病例：患者右胸壁恶性纤维组织增生术后复发（图 3-20-1），行 CT 引导下放射性粒子植入术（图 3-20-2），术后 3 个月 CR（图 3-20-3）。

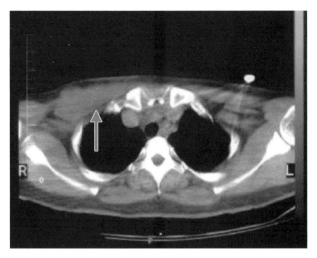

图 3-20-1　右胸壁恶性纤维组织增生术后复发

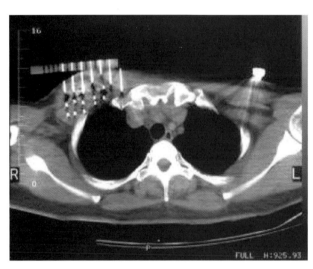

图 3-20-2　CT 引导下粒子植入

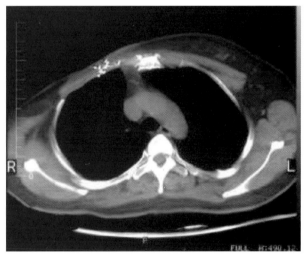

图 3-20-3　术后 3 个月 CR

（霍彬　王磊　石树远）

参考文献

［1］茅乃权,左传田,周元明,等.胸壁肿瘤的外科治疗.中国胸心血管外科临床杂志,2005,12（4）:299-300.

［2］Huo B,Ji Z,He C,et al.Safety and efficacy of stereotactic ablative brachytherapy as a salvage therapy for recurrent chest wall cancer:A retrospective,multicenter study.Front Oncol.2023,12:01-08.

［3］张义栋,张秀颖,杨睿,等.胸外科胸壁肿瘤分析.中外健康文摘,2013,12（27）:243-244.

［4］NAG S,DEHAAN M,SCRUGGS G,et al.Long-term follow-up of patients of intrahepatic malignancies treated with iodine-125 brachytherapy.Int J Radiat Oncol Biol Phys,2006,64（3）:736-744.

［5］OLDER R A,SYNDER B,KRUPSKI T L,et al.Radioactive implant migration in patients treated for localized prostate cancer with interstitial brachytherapy.J Urol,2001,165（5）:1590-1592.

［6］LEE W,DALY B D,DIPETRILLO T A,et al.Limited resection for non-small cell lung cancer:observed local control with implantation of I-125 brachytherapy seeds.Ann Thorac Surg,2003,75（1）:237-242.

［7］江萍,王俊杰,柳晨,等.复发转移胸壁肿瘤 CT 引导 125I 粒子治疗疗效初探.中华放射肿瘤学杂志,2013,22（3）:209-212.

[8] 张建伟,王建军,李万刚,等.超声引导下 ^{125}I 放射性粒子植入治疗颈部及胸壁转移瘤 20 例分析.中国现代医药杂志,2006,8(10):44-45.

[9] JIANG P,LIU C,WANG J,et al.Computed tomography(CT)-guided interstitial permanent implantation of ^{125}I seeds for refractory chest wall metastasis or recurrence.Technol Cancer Res Treat,2015,14(1):11-18.

[10] 石树远,郑广钧,张圣杰,等.CT 引导共面模板辅助 ^{125}I 粒子植入治疗转移或复发胸壁恶性肿瘤.中华放射医学与防护杂志,2017,37(7):539-542.

第二十一章

放射性粒子植入治疗胸廓骨转移瘤

第一节 概 述

骨骼除构成人体支架外,也是机体造血的主要器官。这些部位血液循环非常丰富,血流缓慢,为癌细胞的生长提供了有利条件。恶性肿瘤主要通过血液循环或淋巴系统转移到骨骼,据统计骨转移的平均发生率为 15%~20%,仅次于肺和肝脏,列转移部位的第 3 位。对于骨骼系统来说,转移性骨肿瘤的发病率是骨原发性恶性肿瘤的 35~40 倍。大多数晚期乳腺癌和前列腺癌患者易发生骨转移,且肺癌、甲状腺、肾癌、鼻咽癌、肝癌、胃癌等均为较易发生骨转移的原发肿瘤。

肺癌骨转移占骨转移癌的 30%~40%。其发生率、部位与原发癌的病理类型有关。腺癌骨转移发生率最高,其次为小细胞肺癌和鳞癌。骨转移的病灶以多发为主,其好发部位依次为肋骨、胸椎、腰椎、骨盆。腺癌常侵犯肋骨、胸椎及骨盆,原因可能与腺癌多发生于肺的周边,易造成直接侵犯而累及肋骨及胸椎。另外,肿瘤细胞经血液循环到达骨骼,也易在含红骨髓的躯干骨生长和增殖,较少在含黄骨髓的四肢长骨生长。

肺癌骨转移多为溶骨性,小细胞未分化癌及少数腺癌可表现为成骨性转移灶。约为 86% 溶骨性,6.9% 成骨性,6.9% 混合性破坏。原发性肺癌并发高钙血症的发生率为 26%,主要原因是由肿瘤分泌的人甲状旁腺激素相关蛋白(parathyroid hormone-related protein,PTHrP)等因子刺激,并非由于骨转移所致的破骨细胞活性增大引起骨骼中钙进入细胞外液所致。

肺癌骨转移早期一般无症状,骨同位素扫描可发现有病变的骨骼。骨转移症状与肿瘤转移的部位、数量有关,如肺癌肋骨转移引起的胸痛,多表现为胸壁局限的、有明确压痛点的疼痛。脊髓转移引起后背部正中或病变部位疼痛,而四肢或躯干的骨转移则引起该部位的局限性疼痛。骨转移并不是威胁肺癌患者生命的直接原因,若肿瘤转移到机体承重骨如颈椎、胸椎、腰椎等部位则可造成瘫痪的严重后果,因此对肺癌出现骨转移患者应及时治疗。

骨转移的主要症状是骨痛。癌细胞转移到骨组织会释放可溶性介质,激活骨组织中的破骨细胞和成骨细胞,破骨细胞又释放细胞因子促进瘤组织分泌溶骨性介质,形成恶性循环,最终导致的溶骨性破坏是骨痛的主要原因。临床上大约 1/3 年长患者出现骨转移时不伴有骨痛,可能与老年人反应迟钝、痛觉不敏感有关。除骨痛外,临床上还会出现病理性骨折、高钙血症、血清碱性磷酸酶升高等症状。凡有病理性骨折或骨痛者应给予 ECT 检查。

第二节 胸部骨转移瘤的诊断

骨转移肿瘤的影像学检查在诊断中占重要地位,不仅能够显示骨肿瘤的部位、大小、邻近骨骼和软组织的改变,对多数病例还能判断其良恶性、原发或继发。X 线、CT、MRI 和骨扫描是诊断和评估骨肿瘤的重要手段。CT 在多数情况下能够显示病变范围和周围结构的关系,但是对部分骨松质内蔓延病灶的境界显示不清。MRI 对骨髓内脂肪和水相对含量的变化非常敏感，T_1WI 相平扫＋增强可以显示肿瘤髓腔内侵犯的范围，而 T_2WI 相可显示软组织肿块的侵及和水肿范围，脂肪抑制序列使病变范围显示更加清楚，弥散加权相对肿瘤活性有较好的鉴别价值。骨扫描可以用于排除骨内的跳跃和转移灶，也是骨转移肿瘤的首选筛查手段。骨扫描易于发现成骨性转移，但是容易遗漏溶骨性转移，需要与断面影像图像相结合判断。PET-CT 也日益用于肿瘤转移情况，较常规影像诊断更为敏感。对病灶明确病理诊断仍需要组织病理活检，目前传统的外科手术活检已被摒弃，由 CT 或 MRI 影像引导为主流的经皮穿刺组织活检取代，穿刺针活检准确率达 80%~98%。总之，正确的诊断有赖于临床、影像表现、实验室等检查综合分析，最后还需要与病理学检查结合才能确定。

第三节　骨转移瘤的治疗方法

骨转移特别是胸、腰椎体转移，传统治疗多依靠手术、外放疗、放射性核素治疗和化疗作为主要手段。放射性粒子植入为骨转移瘤提供了一条新的途径。

1. 手术治疗　手术局部切除或截肢（如肺尖癌）等破坏性手术，致残的可能性大，不被多数患者接受。

2. 系统性治疗　包括化疗、靶向治疗、免疫治疗等，对部分骨转移有一定疗效，当耐药发生后局部复发仍然存在较大比例，因此需要联合有效的局部治疗。全身化疗在治疗肺部原发病灶的同时亦能起到控制骨转移灶进展、缓解疼痛的作用，不仅可以止痛，还可杀灭癌细胞，控制其生长。而 Manus 等报道以铂类为基础的联合化疗合并放疗治疗局部晚期肺癌，有效率为 81%，1 年、2 年生存率分别为 68% 和 45%。

3. 外放疗　放疗可分为 ^{60} 钴照射、深部 X 线机及直线加速器等方法。对于孤立性骨转移灶，在肺部病灶经化疗控制后，可给予大剂量、短疗程的放射治疗，起到缓解疼痛并杀灭癌细胞、控制病灶发展的作用，副作用主要是骨髓抑制。约 50% 患者在放疗后，疼痛可完全缓解，约 75% 患者疼痛可显著减轻，但由于放疗部位的局限性以及化疗药物长期使用的耐药性和不良反应，特别是晚期骨转移瘤患者一般情况差等问题，降低了疗效，限制了放疗、化疗的开展。

4. 放射性核素治疗　对于全身多发性骨转移的患者不宜进行局部放疗，可采用放射性核素（锶、钐、镭）治疗，减少骨转移引起的骨质破坏、溶解，并可消除或减轻由于骨转移所致的剧烈疼痛，同时抑制骨转移灶的发展。当脊柱转移时，如出现硬膜外转移灶，则禁用核素治疗。不良反应有骨髓抑制，原则上不和化学治疗同期使用，并须定期观察白细胞变化。

5. ^{125}I 粒子植入治疗　主要是在影像学（CT）导引下经皮穿刺将放射性粒子植入骨转移灶中，它与外照射放疗最大的区别是剂量率不同。粒子植入术后开始的剂量率仅为直线加速器的 1%，加速器为 2Gy/min，每周 10Gy；而 ^{125}I 为 0.001 3Gy/min，1 周后为每周 13Gy，其极低剂量率和高度适形的持续照射，提高了治疗效果，减少了正常组织特别是对脊髓的损伤，而且无骨髓抑制等全身反应。朱丽红等对14 例转移及复发性骨肿瘤患者进行粒子植入治疗，2 个月后 9 个病灶完全或部分缓解，8 个病灶稳定，1 年局部控制率 82%。天津医科大学第二医院于 2003 年 9 月—2009 年 2 月采用 ^{125}I 放射性粒子植入治疗肺癌骨转移 15 例（共 20 个病灶），男性 8 例，女性 7 例。年龄（59±16）岁，中位年龄 61.1 岁。其中腺癌 8 例、鳞癌 2 例、小细胞癌 5 例。20 个骨转移灶：胸椎 5 个、腰椎 3 个、肋骨 7 个，髂骨 4 个、股骨 1个。均在 CT 引导下均顺利完成粒子植入，无脊髓损伤及其他并发症发生，6 个月内 20 个病灶中有 6 个病灶消失，14 个病灶缩小 50% 以上，有效率为 100%。

6. 其他方法　如氯膦酸二钠注射液，注射用帕米膦酸二钠、唑来膦酸、地舒单抗等药物通过刺激骨小梁的再建增加骨量，既能有效防止发生病理性骨折，又可减轻患者的骨质疏松性疼痛。

第四节 CT引导下放射性粒子植入治疗胸廓骨转移瘤

一、适应证

对于骨转移瘤不能耐受外放射治疗或外放射治疗后复发、转移灶不能手术或不接受手术治疗者、患者自愿接受 ^{125}I 粒子植入治疗而无禁忌者，其胸部不同部位骨转移适应证如下。

（一）胸椎转移

1. 局限非成骨性胸椎转移，单一椎体病变首选。

2. 多发有症状性非成骨性椎体转移或脊柱稳定性较差的转移。

3. 转移性硬膜外脊髓压迫综合征伴或不伴椎体压缩者，拒绝手术者，可选择粒子植入，对于脊柱不稳者可粒子术后追加骨水泥成形术。

4. 经皮穿刺能达到的病变部位。

（二）肋骨转移

1. 孤立性非成骨性肋骨转移灶。

2. 多发性非成骨性肋骨转移灶可同时或分次植入。

3. 周围性肺癌侵蚀肋骨，肿瘤与受侵肋骨视为一个病灶行粒子植入术。

（三）锁骨、胸骨转移

1. 非成骨性胸骨、锁骨转移。

2. 纵隔型肺癌或纵隔恶性肿瘤侵蚀。

二、禁忌证

胸部骨转移无绝对禁忌证，但是对于有严重心肺功能不全、无法耐受粒子植入者应慎重。

三、操作流程

1. 术前准备　包括原发病变和转移病变的确诊，判断病变大小、范围及邻近结构受累情况，行心肺功能评估、血常规、凝血功能等检查，建议椎体转移患者术前完善 MRI 增强检查，有利于靶区的划定。医患沟通方案及后果告知，签署知情同意书。

2. 术前计划　根据病灶部位和病灶范围确定 PD，未经放射治疗者肿瘤周边匹配剂量为 120~160Gy，放射治疗复发者为 100~120Gy，椎体治疗者脊髓受照剂量小于 60Gy 为宜。推荐使用 ^{125}I 粒子活度：椎体及椎旁 1.85×10^7~2.96×10^7Bq（0.5~0.8mCi/粒），椎管及椎间孔 1.48×10^7~1.85×10^7Bq（0.4~0.5mCi/粒）。经 TPS 计算粒子数量、空间分布、靶区以脊髓等敏感器官辐射剂量，由于 CT 图像对于勾画脊髓靶区较为困难，特别是粒子植入后由于伪影关系更难确定脊髓边界，建议将整个骨性椎管作为危及器官，上下界离病灶层面 1cm，D_{2cc}（2 个 cm^3 接受最大剂量）不应超过 100Gy。同时要求 D_{90} 覆盖 100% 靶区，90% 以上靶区接受剂量达到 100% 以上，D_{200} 剂量区小于 50% 靶区。

3. 体位和麻醉　根据骨转移的位置选择适合操作的体位或者患者根据患者迁就位进行粒子植入，局部麻醉和全身麻醉辅助下手术。

4. 粒子针插植方法　①自由手插植；②模板辅助插植；③机器臂辅助插植；④激光、磁导航辅助插植等。目前较常使用为自由手和模板辅助插植，参考本书内相关操作流程。

5. 布针　进行多针扇形或平行布针，遇到骨皮质较硬时，可用采用骨钻开道插入植入针；穿刺针存在偏移时，为提高剂量的精准，此刻再次计划优化及脊髓或椎管的接受剂量的评估，相较于术前计划更重要，需要认真对待，及时修正相关参数。

6. 种植　CT 扫描针尖到达预定位置后，按术前计划植入或实时计划植入粒子，术即刻复查 CT 了解粒子空间位置排布。

7. 验证 CT 扫描粒子排布情况,用 TPS 做出术后质量验证,包括椎管或脊髓实际受量。

四、围手术期处理及随访

1. 术前 30 分钟常规给予止血及镇痛药。

2. 术中穿刺针紧邻神经根和脊髓病灶治疗后,由于穿刺区出血、水肿压迫导致临床症状加重,术后应及时合理使用镇痛药、激素、脱水剂等治疗,症状可得到缓解。另外,术中还应密切观察患者的血压、心率、血氧饱和度等指标变化。

3. 术后对于疼痛较明显或预计不能耐受此次手术者,包括单发或多发骨转移者,可选择静吸复合全身麻醉辅助下进行,辅以镇痛治疗。

4. 随访 术后第 1 个月、3 个月、6 个月复查 CT、观察病灶变化。动态观察肿瘤退缩导致靶区有剂量冷区者需要补种粒子。如实记录术后 ECOG 评分、脊髓功能评分等,根据情况选择 ECT、MRI、PET-CT 和肿瘤标志物检查。

五、注意事项

1. 转移肿瘤靶区边界以影像学边界为准,其中 MRI 增强或 PET-CT 图像尤为重要。

2. 对于椎体间室内型转移未超过半椎体,靶区划定至少为半椎体,超过半椎体靶区划定为全椎体,累及附件时需要全部纳入靶区。

3. 椎体间室内外型转移需仔细鉴别转移瘤侵袭周围范围,做到粒子空间排布覆盖全部靶区。

4. 对于有硬膜囊受压的患者不仅降低椎管或脊髓接受剂量,而且建议椎体后缘搭配低活度粒子。

5. 硬膜内受压的患者有条件者需要术前完善 MRI 增强检查,有利于肿瘤与脊髓(硬膜囊)的边界鉴定;粒子排布通常粒子距离脊髓 1cm 以上,随着搭配低活度粒子使用这种距离可适当缩小。

6. 当肿瘤侵及皮肤形成溃疡伴发感染者需慎重选择粒子植入。

7. 存在骨折高风险的椎体转移,包括椎体后缘不完整者,根据整体疾病控制情况,粒子植入术后慎重考虑骨水泥注入。

8. 对于全身疾病控制较好的患者可以选择联合内、外固定术;对于肋骨、胸骨、锁骨转移距离皮肤较近者,需要严格把控靶区的剂量及植入粒子距皮肤距离。

第五节 放射性粒子治疗胸廓骨转移瘤的临床疗效评价

一、影像学评价骨转移灶疗效

根据骨转移瘤疗效 MDA 评价标准:粒子植入术后 3 个月复查 X 线片、CT、MRI 及骨显像,进行评价。

1. CR X 线片或 CT 见溶骨性病灶完全硬化、骨密度恢复正常,MRI 见信号强度正常,骨显像放射性分布正常。

2. PR X 线片或 CT 见溶骨性病灶出现硬化边缘或局部硬化,X 线片、CT、MRI 上靶病灶垂直双径之和下降≥50%,X 线片、CT、MRI 上不可测量病灶垂直双径之和主观判定下降≥50%,X 线片、CT、骨显像见成骨闪烁现象,主观判定骨显像病灶放射性摄取下降≥50%。

3. SD 病灶无变化,或靶病灶垂直双径之和增加 <25%、降低 <50%,主观判定 X 线片、CT、MRI 上不可测量病灶增加 <25%、降低 <50%,且无新骨转移灶。

4. PD X 线片、CT、MRI 上任一靶病灶垂直双径之和增加≥25%,主观判定 X 线片、CT、MRI 上不可测量病灶双径之和增加≥25%,或主观判定骨显像病灶放射性摄取增加≥25%,或出现新骨转移灶。

二、临床症状评价方法

详细记录术前和术后随访情况(术后2~3个月)。

1. 疼痛缓解评价 0分:无痛;3分以下:有轻微的疼痛,能忍受;4~6分:患者疼痛并影响睡眠,尚能忍受;7~10分:患者有渐强烈的疼痛,疼痛难忍,影响食欲,影响睡眠。

2. 疼痛评价止痛疗效判断标准 显效:疼痛消失或分级标准下降两级者;有效:疼痛分级标准下降一级者;无效:疼痛分级标准下无下降或上升者。

3. 体力状况 ECOG 评分标准(ZPS,5分法) 0分:活动能力完全正常,与起病前活动能力无任何差异。1分:能自由走动及从事轻体力活动,包括一般家务或办公室工作,但不能从事较重的体力活动。2分:能自由走动及生活自理,但已丧失工作能力,日间不少于一半时间可以起床活动。3分:生活仅能部分自理,日间一半以上时间卧床或坐轮椅。4分:卧床不起,生活不能自理。5分:死亡。

4. 行走功能分级 Ⅰ级:能正常行走。Ⅱ级:不能正常行走但不需要帮助。Ⅲ级:不能正常行走,需要帮助。Ⅳ级:不能行走。

放射性粒子治疗骨转移瘤疼痛的机制尚不完全清楚,可能是治疗后由于穿刺骨皮质后对肿瘤内张力实行了减压以及病灶的缩小,减轻了骨膜和骨髓腔的压力,使疼痛缓解。也有人推测可能电离辐射对骨组织的细胞毒作用,影响神经末梢去极化过程,干扰疼痛信号的传导抑制缓激肽前列腺素等疼痛介质的分泌等因素。

天津医科大学第二医院于2003年9月—2009年2月应用CT引导下经皮穿刺植入 ^{125}I 粒子植入治疗肺癌骨转移癌15例患者,有13例患者在植入术后1~7天疼痛明显减轻,有7例患者在14~30天内疼痛消失,其中2例椎体转移卧床的患者术后1个月疼痛消失,可直立行走。按疼痛缓解效果评价:完全缓解46.7%(7/15),部分缓解46.7%(7/15),轻度缓解6.6%(1/15),无效0%(0/15),有效率(完全缓解+部分缓解)为93.3%(14/15)。术后疼痛完全+部分缓解为93.3%>90%。随访患者生存期为8~29个月,中位生存期为19个月。陆军军医大学西南医院对转移性硬膜囊脊髓压迫(Mmetastatic epidural spinal cord compression,MESCC)患者进行粒子植入治疗,术前行脊柱肿瘤不稳定评分(表3-21-1),靶区接受剂量 D_{90} 为(110.7±177.3)Gy,局部控制率3个月、6个月、12个月分别为91.3%、81.9%、81.9%,脊髓压迫等级明显缓解($P<0.05$),脊髓神经功能保持、恢复和降低分别为63.7%、27.3%、9%,在第3个月随访时KPS评分和NRS评分均得到显著改善。可见放射性 ^{125}I 粒子可以显著提高肿瘤靶区受照射剂量,降低危及器官剂量,在胸部骨转移的治疗中发挥重要作用。

三、典型病例

病例1:患者肺癌第11胸椎转移,转移性硬膜囊脊髓压迫(图3-21-1),行胸椎转移癌粒子植入术前计划(图3-21-2,见文末彩图),术前DVH图(图3-21-3,见文末彩图),术后即刻验证(图3-21-4,见文末彩图),验证DVH图(图3-21-5,见文末彩图),术后1.5年转移灶CR(图3-21-6),疼痛消失。

病例2:患者肺癌肋骨转移(图3-21-7),行肋骨转移癌粒子植入术(图3-21-8)。术后3个月转移灶CR(图3-21-9),疼痛消失。

病例3:患者肺癌胸骨转移(图3-21-10),行胸骨转移癌粒子植入术(图3-21-11)。术后2个月转移灶CR(图3-21-12),疼痛消失。

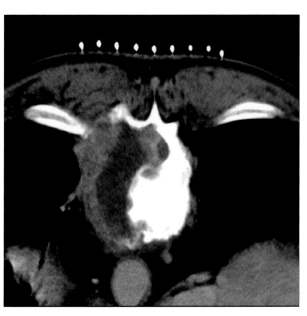

图3-21-1 术前第11胸椎转移,伴脊髓受压

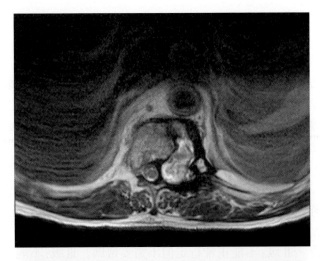

图 3-21-6 术后 18 个月,MRI 显示肿瘤无活性,脊髓受压缓解

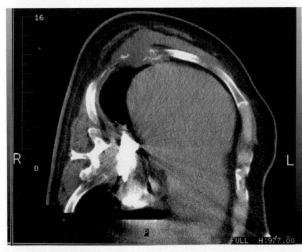

图 3-21-7 病例 2 术前肺癌肋骨转移

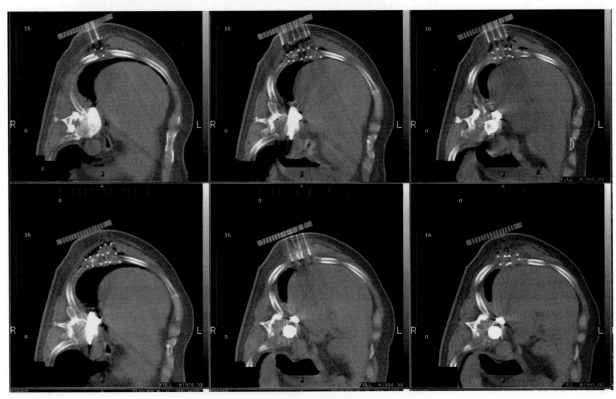

图 3-21-8 癌转移肋骨行粒子植入

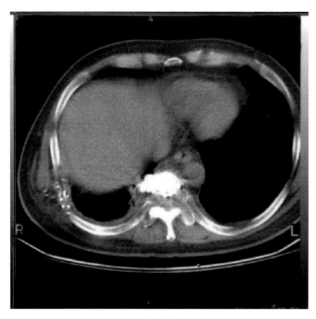

图 3-21-9　术后 3 个月转移灶 CR,疼痛消失

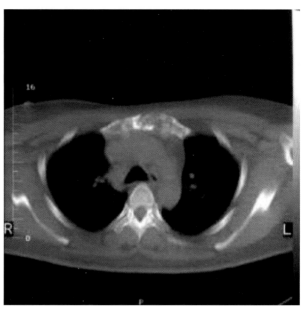

图 3-21-10　术前肺癌胸骨转移

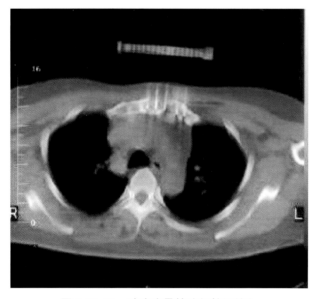

图 3-21-11　肺癌胸骨转移行粒子植入

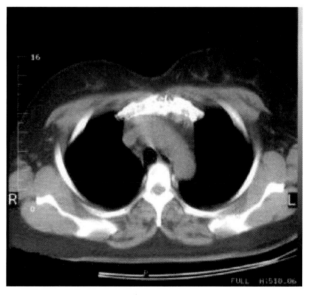

图 3-21-12　术后 2 个月转移灶 CR,疼痛消失

表 3-21-1　脊柱肿瘤不稳定评分

评价内容	评分
位置	
结合部位(枕骨 ~C2,C7~T2,T11~L1,L5~S1)	3
移动椎体(C3~C6,L2~L4)	2
半固定椎体(T3~T10)	1
固定椎体(S2~S5)	0
疼痛	
有	3
偶尔,但不是活动痛	1

续表

评价内容	评分
无	0
骨转移分型	
溶骨型	2
混合型	1
成骨型	0
脊柱力线的放射学表现	
半脱位	4
脊柱后凸、侧弯	2
正常	0
椎体塌陷	
≥50%	3
<50%	2
无塌陷,但椎体侵犯 >50%	1
无	0
脊柱后外侧受累情况	
双侧	3
单侧	1
无	0

注:0~6 分表示稳定,7~12 分表示可能不稳定,13~18 分表示不稳定。

（黄学全　何闯　李良山　冯震　张开贤）

参 考 文 献

[1] RATLIFF J K,COOPER P R.Metastatic spine tumors.South Med J,2004,97(3):246-253.

[2] 胡永成,马宏庆.全国骨转移瘤治疗专题座谈会会议纪要.中华骨科杂志,2003,23(6):323-325.

[3] 陈晓钟,张鸿未.骨转移瘤的临床研究进展.中国肿瘤,2006,15(3):183-186.

[4] ELL B,KANG Y.SnapShot:Bone Metastasis.Cell,2012,151(3):690-690.

[5] COLEMAN R E.Metastatic bone disease:clinical features,pathophysiology and treatment strategies.Cancer Treat Rev,2001,27(3):165-176.

[6] 王俊杰,黄毅,冉伟强,等.放射性粒子种植治疗肿瘤近期疗效.中国微创外科杂志,2003,3(2):148-149.

[7] MUGURUMA H,YANO S,KAKIUCHI S,et al.Reveromycin Ainhibits osteolytic bone metastasis of small-cell lung cancer cells.SBC-5.through an antiosteoclastic activity.Clin Cancer Res,2005,11(24):8822-8825.

[8] 蒋国梁.肿瘤伴发性综合征.上海:上海医科大学出版社,1998:167-169.

[9] 邓智勇,杨波,卢汝红.278 例骨转移癌与骨痛分析.临床医学,2005,25(12):38-40.

[10] EL-KLOURY Y,DALINKA K,ALAZRAKI N,et al.Metastatic bone disease.America College Radiology.ACR Appropriateness Criteria.Radiology,2000,215(1):283-293.

[11] KLAESER B,WISKIRCHEN J,WARTENBERG J,et al.PET/CT-guided biopsies of metabolically active bone lesions:applications and clinical impact.Eur J Nucl Med Mol Imaging.2010,37(11):2027-2036.

[12] 孙燕,赵平.临床肿瘤学进展.北京:中国协和医科大学出版社,2005:183-186.

［13］MANUS M P,HICKS R J,MATTHEWS J P,et al.Metabolic（fdg2 pet）response after radical2radiotherapy for nonsmall cell lung cancer correlates with patterns of failor.Int J Lung Cancer,2005,49（1）:95-97.

［14］黄河清,章五一,庞倩.综合疗法治疗非小细胞肺癌骨转移120例临床分析.广东医学院学报,2005,23（5）:582-583.

［15］张允清.56例骨转移癌的放射治疗止痛效果分析.中华放射肿瘤学杂志,2001,9（4）:234-236.

［16］彭大为,许振胜,等.四联疗法治疗肺癌骨转移瘤疗效评价.中国热带医学杂志,2010,10（9）:1106-1107.

［17］JANJAN N A.Radiation for bone metastases:conventional techniques and the role of systemic radiopharmaceuticals.Cancer, 1997,80（8 Suppl）:1628-1645.

［18］肖建,曹秀峰,王和明.放射性粒子组织间植入近距离治疗恶性肿瘤.现在肿瘤医学,2008,16（7）:1239-1242.

［19］朱丽红,王俊杰,袁惠书,等.转移及复发性骨肿瘤的放射性 125I 粒子植入治疗初探.中华放射肿瘤学杂志,2006,15（5）:407-410.

［20］王俊杰,张福君,张建国,等.肿瘤放射性粒子治疗规范.北京:人民卫生出版社,2016:142-146.

［21］COSTELLOE CM,CHUANG HH,MADEWELL JE,et al.Cancer Response Criteria and Bone Metastases:RECIST 1.1, MDA and PERCIST.J Cancer,2010,1:80-92.

［22］张福君,吴沛宏,卢鸣剑,等. 125I 粒子组织间置入治疗骨转移瘤.中华放射学杂志,2007,41（1）:76-78.

［23］NGUYEN J,CHOW E,ZENG L,et al.Palliative response and functional interference outcomes using the Brief Pain Inventory for spinal bony metastases treated with conventional radiotherapy.Clin Oncol（R Coll Radiol）,2011,23（7）:485-491.

［24］张志庸,梁正.非小细胞肺癌术后早期脑骨转移6例.中华胸心血管外科杂志,1991,007（4）:229-231.

［25］LIU Y,HE C,LI Y,et al.Clinical efficacy of computed tomography-guided iodine-125 seed implantation therapy for patients with metastatic epidural spinal cord compression:A retrospective study.J Cancer Res Ther,2019.15（4）:807-812.

［26］SOMMERKAMP H,RUPPRECHT M,WANNENMACHER M.Seed loss in interstitial radiotherapy of prostatic carcinoma with I-125.Int J Radiat Oncol Biol Phys,1988;14（2）:389-392.

［27］FISHER CG,DIPAOLA CP,RYKEN TC,et al.A novel classification system for spinal instability in neoplastic disease:an evidence-based approach and expert consensus from the Spine Oncology Study Group.Spine,2010,35（22）:1221-1229.

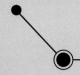

第二十二章

放射性粒子植入治疗胸腺癌

第一节 概 述

胸腺癌是一种少见的纵隔恶性肿瘤,来源于胸腺上皮细胞,最常见的组织类型是鳞状细胞癌和未分化癌。与胸腺瘤相比,其侵袭性强,手术切除率低,预后差。2004 年 WHO 病理分类将其列为一类独立的胸腺上皮肿瘤。胸腺癌在组织学行为上表现出明显不同于胸腺瘤的恶性生物学行为。胸腺癌多见于成年男性,平均年龄 50 岁。类淋巴上皮癌也可见于儿童。基底细胞样癌多见中老年男性,黏液表皮样癌与腺鳞癌也可见于中老年女性。

胸腺癌标准的治疗模式仍然没有建立,对影响生存的预后因素研究也较少。对于未发生广泛转移或远处转移的病例,手术切除是最佳选择。但胸腺癌具有较强的侵袭性,局部进展期的胸腺癌彻底切除往往比较困难,完全切除率仅 20%~60%。手术常涉及周围脏器的切除,约 1/3 的患者需要部分或完全切除上腔静脉。局部侵犯肺组织也很常见,可做肺楔形切除或叶切除。胸膜外全肺切除术曾被推荐用于Ⅳ期胸腺癌,但研究表明该手术方式并未带来生存获益,反而增加了手术并发症。对于侵犯主动脉、肺动脉干或心脏的肿瘤是否适合切除,目前仍存在争议。

尽管手术切除是最主要的治疗方式,但是胸腺癌手术切除率低、复发率高,因而需要综合治疗。放疗在胸腺癌的综合治疗中占有重要地位。一方面放疗可作为术后的辅助治疗。另一方面,对于因并发症或技术原因不可切除的患者,可作为根治性治疗方式。术后联合放疗可有良好的局部控制率。

胸腺癌对化疗的反应明显低于胸腺瘤,胸腺瘤的化疗反应率可达 60%~90%,但多项小样本回顾性研究显示,胸腺癌的化疗反应仅为 25%~50%。关于胸腺癌的二线化疗方案研究更少,有研究倾向使用培美曲塞,虽然未观察到明显的影像学缓解,但中位无疾病进展生存期可达 5 个月。关于胸腺癌辅助化疗的研究较少,因此辅助化疗是否可给胸腺癌患者带来生存获益尚不明确。近年来胸腺癌的靶向治疗逐渐受到关注,但截至目前尚无有效靶向药物,胸腺癌的靶向治疗需要进一步探索。

组织间放射性粒子植入治疗作为一种新的治疗方法,在治疗恶性肿瘤方面逐渐显示其优势,但治疗胸腺癌方面未见临床报道。那么,胸腺癌是否适合 ^{125}I 放射性粒子的生物学特点治疗? 天津医科大学第二医院和山东邹平市中医院进行了初步尝试,采用共面模板辅助 CT 引导下种植 ^{125}I 放射性粒子治疗 4 例胸腺癌,2 例失访,2 例术后 1 个月复查 NC(图 3-22-1~ 图 3-22-5,图 3-22-2~ 图 3-22-4 见文末彩图)。

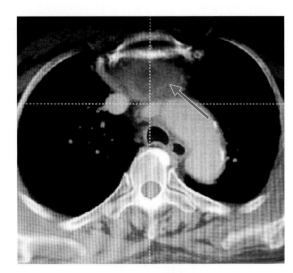

图 3-22-1 胸腺癌

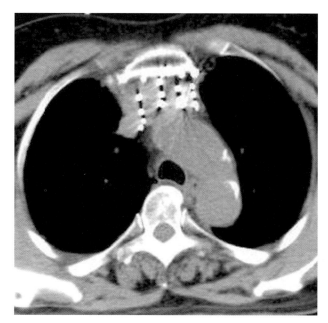

图 3-22-5 术后 1 个月 NC

第二节 适应证和禁忌证

一、适应证

1. 有无重症肌无力均是手术适应证。
2. 无法手术或不愿、不宜进行手术的患者。
3. 肿瘤切除术中肉眼或镜下残留可见。
4. 外照射效果不佳或失败的病例。
5. 外照射剂量不足,作为局部剂量补充。
6. 术中残存肿瘤或切缘距肿瘤 <0.5cm。

二、禁忌证

1. 有出血倾向,凝血功能障碍、肿瘤部位有活动性出血、坏死或溃疡。
2. 恶病质,脏器功能严重衰竭。
3. 血液病、有麻醉禁忌证以及难以耐受粒子植入操作。
4. 严重心脏病和糖尿病的患者。

第三节 操 作 流 程

一、术前准备

(一)患者准备

1. 通过全面的影像学和病理学检查,明确诊断为胸腺癌。

2. 术前完善相关检查 血常规、尿常规、血糖、出凝血功能、肝肾功能、心电图、胸部 X 线片、腹盆部 B 超、CT 扫描确定肿瘤的部位、范围和大小。

3. 植入前向患者及家属介绍粒子植入的基本过程,可能出现的并发症,患者配合对植入顺利完成的重要性,签署患者知情同意书和手术同意书。

4. 术前 1 日植入区域备皮。

5. 对精神紧张者,可于术前半小时给予地西泮 10mg 肌内注射,嘱咐患者在操作过程中,避免深呼吸和咳嗽。

(二)器械准备

1. 放射性粒子的选择 胸腺肿瘤一般选择活度为 $2.22 \times 10^7 \sim 2.96 \times 10^7 Bq(0.6 \sim 0.8mCi)$ 的粒子,粒子分装后高压、高温灭菌。

2. 粒子植入专用器材 粒子植入器、推杆、200mm 或 150mm 规格 18G 粒子植入针,共面模板及模板固位器。

3. 手术操作器械 手术包、手术衣、无菌手套、注射器、氧气、心电监护仪、钢尺、麻醉药品、抢救药品等。

4. 影像设备 采用多排螺旋 CT,术前对 CT 室进行紫外线消毒。

二、操作流程

(一)术前计划

植入术前,用影像学方法(CT、磁共振)确定靶区。根据患者既往治疗情况确定 PD,既往接受放疗者 PD 为 90~120Gy,未行放疗者 PD 为 120~160Gy。在 TPS 上行术前计划,确定植入针数、针位置、粒子植入层数、数量及位置、计算靶区总活度,预期靶区剂量分布以及周围正常组织或器官的受量。

(二)术中操作

1. 患者体位选择 根据瘤体的位置,患者取仰卧、俯卧或侧卧位,用真空体位固定垫固定。

2. 初始扫描定位 先以层间距 5mm 对病灶区行 CT 扫描,层间距与制订计划的图像一致,然后依据 TPS 计划的层数对应扫描的图像确定需要植入粒子的图层,根据 CT 图像画出靶区的体表投影。

3. 消毒和麻醉 常规消毒铺巾,用 1% 利多卡因,按确定的穿刺区域进行局部麻醉,安装模板固位器和共面模板。

4. 粒子植入 粒子植入应注意如下内容。

(1)根据术前计划布针,避开重要血管;经过胸骨时,可用骨钻连接穿刺针钻穿胸骨。

(2)进针深度最好不要一次进到位,预留 1cm 左右的距离,再次扫描,确定针的方向和针尖位置与术前计划是否相同,调整植入针的深度到预定位置。

(3)穿刺针到达预定位置后回抽有无血液回流,或退出针芯观察是否有血液流出或涌出,根据血液涌出的速度判断是否穿刺到粗大血管或动脉,这时可把针芯放入针鞘,调整针尖至血管外,间隔 1cm 平行布针,CT 扫描确认针尖位于肿瘤外缘 0.5cm。

(4)当所有穿刺针到位后,CT 信息扫描并输入 TPS,沿穿刺针真实轨迹模拟排布粒子,进行术中快速剂量优化,以达到满意的植入效果。

(5)按优化结果依次将 ^{125}I 粒子植入瘤体。

(6)粒子植入完成后,即刻将图像输入 TPS,对粒子进行拾取,按剂量计算观察剂量分布,如有剂量冷点,立即进行补种,直到剂量学符合要求为止。

(7)植入完成后,拔出穿刺针,观察有无出血;常规消毒皮肤,用无菌敷料覆盖固定,压迫 5~10 分钟。

(8)用粒子辐射沾污仪找寻粒子,对散落的粒子进行回收。

(三)术后剂量评估

植入后行 CT 行扫描,捡拾粒子输入 TPS 进行剂量评估,与术前治疗计划进行对照。如在重要组织附近出现低剂量区则进行外照射补充。同时评估周围正常组织受量。

三、术后处理及随访

1. 术后给予止血药物,24 小时内观察血压、脉搏变化。

2. 术后 3 天内常规使用抗生素预防感染。

3. 术后 1 周内检查血常规。

4. 植入后的患者 1 个月、2 个月、4 个月、6 个月定期复诊、随访,采集靶区图像,动态观察剂量变化及植入粒子是否有迁移。

（王保明　巩瑞红　朱旭东　郑广钧）

参 考 文 献

[1] 付浩,陈克能.胸腺癌的诊治现状与争议.中华胸心血管外科杂志,2015,31(2):126-128.

第二十三章

放射性粒子支架置入治疗大气管肿瘤

第一节 概 述

恶性中央气道狭窄是指发生于气管、两侧支气管及右侧中间段支气管的由恶性病变直接压迫和/或侵犯所致的气道狭窄。根据狭窄程度不同,患者可出现咳嗽、咳痰、胸闷、气短、呼吸困难等症状,严重者出现窒息死亡。多种恶性肿瘤,如肺癌、食管癌、甲状腺癌、淋巴瘤及其他纵隔内原发或转移性肿瘤是恶性中央气道狭窄的常见病因。肺癌的发病率和死亡率高居全球各类恶性肿瘤之首,也是中央气道狭窄的主要病因,20%~30%的肺癌患者会出现不同程度的中央气道狭窄。

临床上治疗恶性中央气道狭窄的常用方法包括外科切除与气道重建、放疗、化疗、气道扩张与支架成形术及各类肿瘤消融技术。外科切除与气道重建是中央气道狭窄的首选治疗方案,但多数患者确诊时已失去手术机会。全身静脉化疗作用缓慢,效果不佳。外放疗因早期肿瘤组织水肿而加重气道狭窄,据报道有37%的患者不能完成放射治疗,超过1/3的患者死于肿瘤气管腔内生长而导致的窒息。近年来围绕恶性气道狭窄的处理,出现了很多介入治疗方法,包括气道扩张与支架成形术、激光、高频电刀、冷冻、光动力治疗及腔内近距离照射等。特别是支架成形术,因其能安全、快速、有效地缓解狭窄症状,在临床上得到了广泛的应用,已成为治疗恶性中央气道狭窄的重要手段。

气管支架置入技术简单,对气管损伤小,置入气管后,肺通气功能和低氧血症会立即得到纠正或减轻,为后续治疗创造条件。其得益于材料学的发展和制作工艺的进步。国内外市场上相继出现了具有不同形态、满足不同功能的气管支架。气管支架按材质主要分为非金属支架和金属支架:非金属支架可分为塑料、硅酮或硅胶;金属支架可分为不锈钢支架和记忆合金支架钽、钴和镍钛合金等。目前以镍钛合金支架应用较多。按扩张方式分为自膨胀式、球囊扩张式和温度控制式支架等。按支架的形态可分为筒形、L形与Y形。按是否覆膜可分为全、半或部分覆膜支架和裸支架。国内以裸支架为主,国外近年来提倡使用全覆膜支架。单纯的支架治疗只能缓解临床症状,不能控制病变进展,因此出现了具有局部治疗作用的药物缓释支架、放射性支架等。药物缓释支架在动脉狭窄的治疗上得到成功应用,但在气道狭窄的治疗上尚处于动物实验阶段,其疗效有待进一步评估。

^{125}I放射性粒子近距离放射治疗具有高精度、微创、低剂量率、持续照射、可反复植入等特点。滕皋军、郭金和团队通过捆绑的方法将^{125}I粒子和金属支架结合在一起,研制了放射性粒子支架,已成功应用于恶性食管狭窄和胆道梗阻中。相关临床研究显示,食管和胆道放射性粒子支架能有效改善患者狭窄及梗阻症状,延长患者生存期,表现出良好的应用前景。东南大学附属中大医院结合恶性气道病变的特点,研制出适用于恶性中央气道狭窄的放射性粒子支架。自2013年开始将该支架应用于恶性中央气道狭窄患者的治疗,单中心、随机、对照临床试验正在进行中,已初步显示出了理想的结果。随着放射性气管粒子支架的逐步应用,有望进一步改善恶性中央气道狭窄患者的预后。

第二节 放射性粒子支架置入治疗大气管肿瘤的规范化流程

一、适应证

1. 恶性肿瘤直接侵袭和 / 或压迫造成的中央气道狭窄。
2. 淋巴结转移、肿大、压迫造成的中央气道狭窄。

二、禁忌证

1. 气道大出血、穿孔及瘘管形成。
2. 大气道狭窄伴多发小气道的狭窄。
3. 病灶累及声门周围。
4. 严重心、肺、肝、肾功能不全者。
5. 严重的凝血功能障碍。

三、术前准备

(一)术前检查

1. 收集病史 重点了解患者既往接受的治疗情况。
2. 实验室检查 包括血常规、肝肾功能、电解质、凝血功能、血气分析、血糖、肿瘤标志物、病毒八项、免疫性指标。
3. CT 平扫 + 增强扫描 + 三维重建 了解病灶与气道及其他周围重要组织器官的关系,判断气道狭窄的范围、程度及类型,并评估全身转移情况。
4. 心电图或心脏彩超 常规行心电图检查,如有异常,则进一步完善心脏彩色超声检查。
5. 组织病理学检查 对于病理不明确者,需要行组织活检或纤维支气管镜刷取细胞明确病理类型。

(二)患者准备

1. 改善全身一般状况,调节水电解质平衡。有感染者予以抗感染治疗。
2. 与家属及患者签署放射性粒子支架置入治疗协议书。
3. 术前 4 小时禁食水。
4. 保留静脉通道。

(三)器材准备

1. 订制支架 国内气道支架多选用网状编织型裸支架,支架直径通常为相应正常气道管径的 1.1~1.2 倍,长度应超过狭窄段两端各 10mm,根据病变累及范围,选择筒形、L 形或 Y 形支架。
2. 术前行 TPS 计划 通常选用国产 ^{125}I 粒子,半衰期 60.2 天,活度为 $2.22 \times 10^7 \sim 3.0 \times 10^7 Bq$(0.6~0.8mCi),$\gamma$ 射线能量(27~35keV),将粒子活度、PD(80~100Gy)、CT 采集到的肿瘤靶区图像输入空腔脏器粒子植入 TPS 系统,计算出所需粒子颗数及排布方案,导出 DVH 图,计算出肿瘤靶区最大照射剂量、平均剂量及 D_{100}、D_{90}、V_{100}、V_{90} 等。
3. 订购及消毒粒子。
4. 其他手术器材 包括 X 线透视及防护设备、导丝、导管、气管插管器械、全身麻醉器械及药物。

四、操作流程

1. 麻醉 患者取仰卧位,由麻醉科医师行全身麻醉,麻醉成功后行气管插管,接麻醉机控制呼吸。
2. 病变部位确定 透视下再次核实狭窄部位及长度,有经验的医师可凭胸部 X 线片或 CT 在透视下定位,缺乏经验者可在体表放置金属标记指示狭窄范围。
3. 粒子支架装配 将 ^{125}I 粒子按术前计划依次装入支架表面的粒子仓内,装填完毕后再将支架置入支架释放系统内。

4. 粒子支架置入　在 X 线透视下,将导丝通过狭窄段送至一侧叶支气管内,必要时可借助导管,沿导丝送入支架释放系统至气道狭窄段,准确定位后后撤外套管,释放支架(图 3-23-1);拍摄 X 线片,评估支架位置及膨胀是否满意,如果支架异位或膨胀不理想,无法起到支撑作用时,则在原支架基础上追加放置裸支架,以达到满意的效果;如果病变部位气道狭窄严重,预估气道支架释放系统通过困难或释放器释放完支架后撤出困难时,应先行病变部位球囊扩张术。

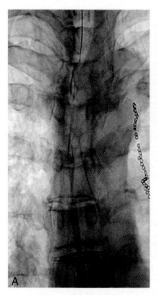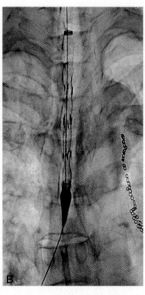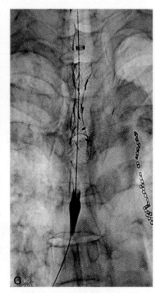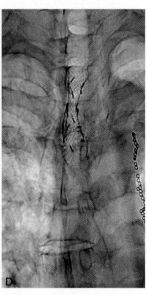

A. 置入导丝;B. 支架释放系统定位于气道狭窄段;C. 逐步释放支架;D. 退出支架释放系统,支架释放完毕。

图 3-23-1　放射性粒子支架置入流程

5. 留观　将患者送至恢复室,待患者苏醒后送回病房。

五、术后处理

1. 一般处理　术后 24 小时监测患者生命体征,重点观察呼吸情况。术后行对症治疗,包括止血、抗感染、止咳、化痰等。

2. 放射防护　患者转入粒子防护专用病房,体表需要覆盖 0.10~0.25mm 铅当量防护设备,陪护者与患者长时间接触时,保持 1m 以上距离,儿童与孕妇避免与患者同一房间。

3. 疗效评估　术后定期复查胸部 CT、血气分析、肺功能等指标。

4. 并发症及其防治。

第三节　放射性粒子支架置入治疗大气管肿瘤的疗效观察

气道放射性粒子支架由国内滕皋军、郭金和团队研制,前期动物研究已证实其安全性,临床应用也取得良好的治疗效果。

在一项进行中的单臂回顾性研究中,收集 2013 年 6 月—2015 年 1 月行放射性粒子支架置入治疗的 42 例大气管恶性肿瘤患者病例资料。其中男性 25 例,女性 17 例,年龄 47~80 岁,中位年龄 63 岁。其中食管癌 22 例(52.4%),肺癌 17 例(40.5%),甲状腺癌纵隔转移 1 例(2.4%),结肠癌纵隔转移 1 例(2.4%),宫颈癌纵隔转移 1 例(2.4%)。狭窄部位仅位于气管 10 例(23.8%),单侧主支气管 6 例(14.3%),累及气管及一侧主支气管 10 例(23.8%),累及气管及双侧主支气管 16 例(38.1%)。使用筒形支架 16 例(38.1%),L 形支架 10 例(23.8%),Y 形支架 16 例(38.1%)。

中位生存时间为(5.0±2.2)个月,中位生存时间为 5.1 个月。术前呼吸困难评分(3.07±0.56)分,术后 1 个月、2 个月、4 个月、6 个月呼吸困难评分依次为（1.10±0.30）分、（1.31±0.47）分、（1.81±0.56）分、（2.40±0.51）分（与术前比较，$P<0.001$、$P<0.001$、$P<0.001$、$P=0.11$）。

　　放射性气管粒子支架置入成功率为 100%。术后经对症治疗，剧烈咳嗽 0 例（0%），胸部剧痛 4 例（9.5%），瘘管形成 2 例（4.8%），肺炎 6 例（14.3%），气道出血 12 例（28.6%），支架移位 0 例（0%），再狭窄 5 例（11.9%）。

　　典型病例：男性，52 岁，因"甲状腺恶性肿瘤术后 4 年，咳嗽咳痰 1 个月余"入院。患者 4 年前发现颈部包块，行甲状腺全切＋颈部淋巴结清扫术，术后病理为右甲状腺髓样癌，气管旁淋巴结阳性。术后行局部植入粒子放射治疗。1 个月前出现咳嗽、咳痰，CT 检查提示甲状腺肿瘤术后复发及转移，突入气管。入院后行放射性气管粒子支架置入术，术后 10 个月发现气道再狭窄，于再狭窄处再次置入放射性气管粒子支架一枚（图 3-23-2～图 3-23-8）。

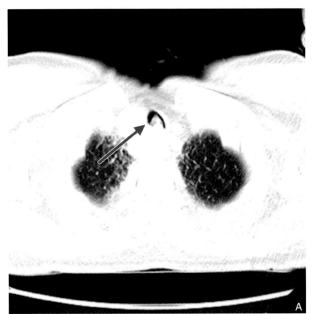 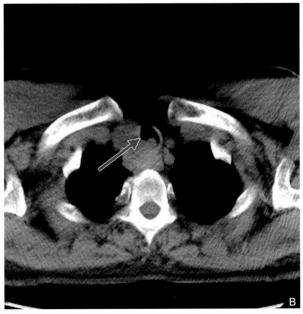

图 3-23-2　术前 CT（A：肺窗，B：纵隔窗）显示大气管肿瘤导致气道狭窄

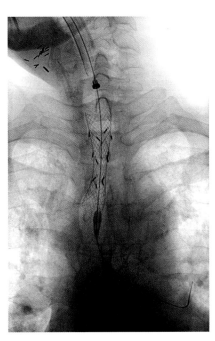

图 3-23-3　放射性粒子支架成功置入

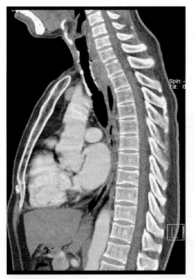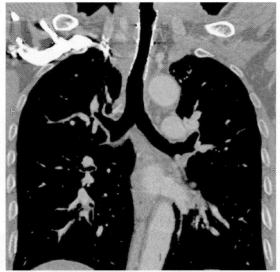

图 3-23-4　CT 检查支架扩张良好

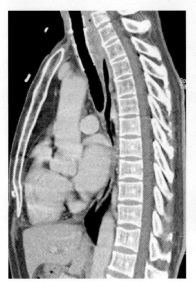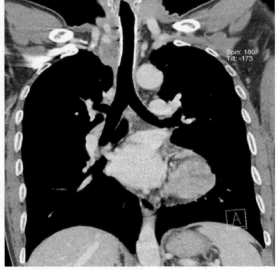

图 3-23-5　术后 2 个月 CT 复查支架扩张良好

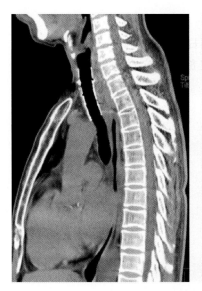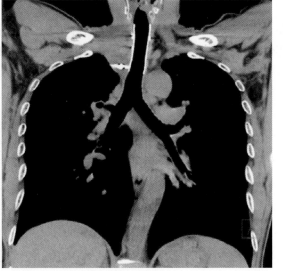

图 3-23-6　术后 8 个月 CT 复查支架扩张良好

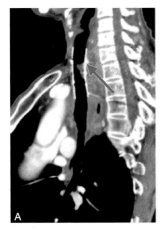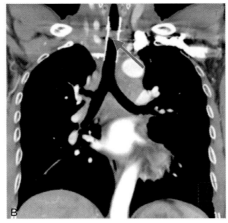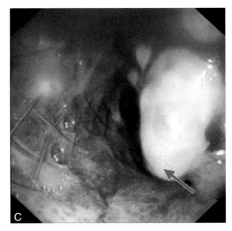

图 3-23-7　术后 10 个月发现再狭窄

CT 矢状位（A）及冠状位（B）示支架中段气管腔内软组织密度影,局部管腔狭窄,内镜（C）可见气管壁局部不规则隆起。

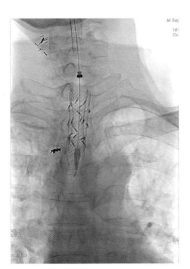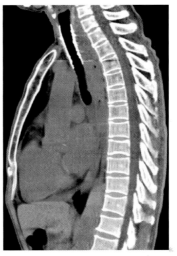

图 3-23-8　术后 10 个月发现气道再狭窄,于再狭窄处再次置入放射性气管粒子支架

第四节　放射性粒子支架置入联合氩氦消融治疗大气管肿瘤

一、联合氩氦消融治疗原理

放射性 ^{125}I 粒子支架置入在临床肿瘤治疗方面的应用日益广泛,目前已广泛应用于肝癌、肺癌、前列腺癌等实体肿瘤的临床治疗。^{125}I 粒子支架是将装有 ^{125}I 放射性粒子的硅胶管捆绑于支架表面,既有传统支架的扩张狭窄部位的作用,又可达到局部近距离放射治疗肿瘤的效果,从而降低支架置入后管腔再狭窄的发生率。

目前,粒子支架除成功应用于恶性食管狭窄和胆管梗阻外,已经成功应用于恶性中央气道狭窄患者的治疗。在影像学引导下针对肿瘤的氩氦消融技术在肺癌治疗中发挥着越来越重要的作用。其物理消融创伤小、安全性高,疗效可与外科手术媲美,已获得医患双方认可。其主要作用机制为冷冻对靶组织及细胞的物理杀伤、肿瘤破坏微血管栓塞以及冷冻后的肿瘤组织作为抗原引起的机体免疫反应。冷冻消融因治疗过程中患者痛苦小、耐受性好、影像学监测时示踪性好已被广泛接受。

二、联合氩氦消融应用方法

（一）氩氦消融

1. 体位选择与术前准备　根据术前影像学检查选择合适体位,患者可采取仰卧、侧卧或斜位等,术中实时监测患者血压、血氧饱和度、心率和心电图等,MRI引导时需要采用磁兼容设备,术前建立静脉通道以备术前及术中用药,持续低流量吸氧(1~3L/min,氧浓度25%~33%),开启温毯机保持患者体温。

2. 影像扫描定位 常规进行胸部CT或MRI扫描,必要时进行术中增强扫描,以显示胸部解剖结构及其与肿瘤的位置关系,术前确定穿刺进针位点和穿刺路径,规划穿刺进入肿瘤的层面、进针角度和深度,避开心脏、大血管以及气管等重要组织结构,以确保手术安全性。

3. 消毒麻醉 局部手术区域常规消毒铺巾,采用1%利多卡因注射液于穿刺点局部麻醉,也可采取静脉麻醉或全身麻醉。

4. 冷冻探针穿刺 针对肺内肿瘤,冷冻探针首先在体外试针,确保冷冻探针工作正常;自由手操作定位步进式穿刺或导航设备引导下穿刺后,依据术前定位扫描所设计的进针计划,将冷冻探针推进至预定目标,再经CT或MRI扫描确认。

5. 消融治疗 按照病灶形态、大小和位置选择冷冻探针的型号和数目,氩氦治疗开始时氩气快速冷冻10~20分钟,氦气快速复温2~5分钟,并进行重复冷冻及复温,根据影像学显示"冰球"涵盖病灶情况决定是否增加冷冻时间,冷冻过程中需要间隔5分钟行CT或MRI扫描以监测冷冻形成形态和涵盖病灶情况,并通过调整不同部位冷冻探针的功率形成适合病灶形态的"冰球",当"冰球"边缘超过病灶>1cm时加热,使探针周围冰晶融化,拔出冷冻探针,局部穿刺针进针点粘贴无菌敷料,加压包扎。

6. CT或MRI扫描 了解有无气胸、出血等并发症,结束治疗。

(二) 大气管粒子支架置入

1. 进行粒子支架装配 先将^{125}I粒子按照术前计划依次装入支架表面的粒子仓,装填完毕后再将支架置入支架释放系统内。

2. 置入方法 在X线透视下,将超滑导丝通过气管肿瘤导致的狭窄段送至一侧叶支气管内,沿导丝送入支架释放系统至气道狭窄段,准确定位后后撤外套管,释放支架,必要时可借助导管增加其硬度;如果病变部位气道狭窄严重,预估气道支架释放系统通过困难或释放器释放完支架后,释放系统撤出困难时,应先行病变部位球囊扩张术。

3. 评估 摄片评估支架位置及膨胀是否满意。如果支架移位或膨胀不理想,无法起到准确支撑作用时,则在原支架基础上重叠追加放置裸支架,以达到满意的效果为止。

4. 患者苏醒后,在医护人员护送下送回病房,继续监护24小时。

(郭金和 陆建 牛立志 马洋洋)

参 考 文 献

[1] ERNST A,FELLER-KOPMAN D,BECKER H D,et al.Central Airway Obstruction.Chest,2004,169(12):1278-1297.

[2] WILLIAMSON J P,PHILLIPS M J,HILLMAN D R,et al.Managing obstruction of the central airways.Intern Med J,2010,40(6):399-410.

[3] 王洪武.应充分认识气管支架严格掌握其适应证.中华医学杂志,2011,91(36):2521-2524.

[4] 王勇,朱海东,郭金和.支架植入治疗恶性气道狭窄的研究进展.介入放射学杂志,2015,24(2):172-176.

[5] ZHU H D,GUO J H,MAO A W,et al.Conventional stents versus stents loaded with(125)iodine seeds for the treatment of unresectableoesophageal cancer:a multicentre,randomised phase 3 trial.Lancet Oncol,2014,15(6):612-619.

[6] ZHU H D,GUO J H,ZHU G Y,et al.A novel biliary stent loaded with(125)I seeds in patients with malignant biliary obstruction:preliminary results versus a conventional biliary stent.J Hepatol,2012,56(5):1104-1111.

[7] KUMAR A,KUMAR S,KATIYAR V K,et al.Phase change heat transfer during cryosurgery of lung cancer using hyperbolic heat conduction model.Comput Biol Med,2017,84:20-29.

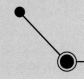

第二十四章

放射性粒子植入治疗食管癌

第一节 概　　述

食管癌具有发病率高、恶性程度高、预后差的特点,早期无特殊症状,确诊时 60%~80% 的食管癌已属中晚期,任何单一治疗效果均较差,多学科综合治疗食管癌已成共识。

放疗可控制食管癌的局部复发,同时化疗也具有抗肿瘤复发转移的作用。化疗联合放疗可提高杀伤不同周期肿瘤细胞的敏感性,当放疗在空间上发挥抗肿瘤作用的同时,化疗还可发挥抗肿瘤微转移灶的效用,疗效互补并增益。新辅助放化疗有益于减少复发,改善预后,但其放化疗的最佳方案仍未明朗。术中放疗只有少数非随机对照研究,与术前、术后放疗相比,国内外研究相对较少,多为一些非随机对照研究或临床经验报道,且多为术中应用直线加速器限光筒置入胸腔内瘤床及淋巴引流区进行术中放疗。术后行辅助放疗,结果虽显示局部复发率降低,但常引起放射性肺炎,治疗较难,预后不佳。

^{125}I 粒子植入人体恶性肿瘤内和 / 或肿瘤周围作为一种新的治疗方法已广泛应用于临床,无论是手术切除食管癌后控制瘤床周围局部复发,还是治疗食管癌性狭窄,都是一种有效的治疗手段。其主要生物学特性为近距离对肿瘤组织进行持续的低剂量照射,而周围的组织剂量陡降,易于防护。近年来 ^{125}I 粒子植入在食管癌的基础及临床研究逐年开展,并取得一定的成果。手术切除联合 ^{125}I 粒子植入治疗食管癌简单、安全、有效,有望缩小手术区域,扩大治疗范围。在瘤床及淋巴结转移途径布源,可提高治疗效果,抑制肿瘤细胞的转移,同时可减轻手术创伤对正常组织的干扰,有助于患者的术后恢复。随着食管癌外科治疗的进展,术中直视下 ^{125}I 粒子植入已经成为食管癌治疗的一种重要辅助治疗手段。

近年来,越来越多的治疗中心临床应用食管带膜支架捆绑放射性粒子置入术治疗晚期食管癌癌性狭窄。这是一种快速、有效、安全的姑息治疗手段,既能立刻解除食管梗阻,改善患者进食状况,又能够减缓肿瘤生长速度,提高生活质量。

第二节 食管癌诊断

一、病因

食管癌病因至今不明,一般认为其发病与食物粗糙、饮食过快、饮酒、吸烟、精神作用、遗传及食管炎症等因素关系密切。相关疾病因素包括反流性食管炎、食管憩室、贲门失弛缓症。亚硝胺类化合物是常见的致食管癌物质。

二、临床表现

早期食管癌症状常不明显,仅在吞咽粗硬食物时可有不同程度的不适感觉,包括哽噎感、胸骨后烧灼感、针刺样或牵拉摩擦样疼痛。食物通过缓慢，并有停滞感或异物感。哽噎感常在饮水后缓解、消失。症状时轻时重，进展缓慢。

中晚期食管癌典型的症状为进行性吞咽困难。从普食过渡到半流质、流质饮食，直至最终无法进食（吞咽困难 Stooler 分级如表 3-24-1）。痰多，呈黏液样，为下咽的唾液和食管的分泌物。患者逐渐出现消瘦、脱水、无力。

表 3-24-1　吞咽困难 Stooler 分级

级别	可吞咽食物
0 级	能进普食
1 级	能进软食
2 级	能进半流质食物
3 级	能进流质食物
4 级	不能进食

胸痛或背痛表示为晚期症状，癌已侵犯食管外组织。当癌肿梗阻所引起的炎症水肿暂时消退或部分癌肿脱落后，梗阻症状可暂时减轻，常被误认为病情好转。癌肿侵犯喉返神经，可出现声音嘶哑；压迫颈交感神经节，可产生霍纳综合征。侵入气管、支气管，可形成食管、气管或支气管瘘。最后可见恶病质状态，有肝、脑等脏器转移，可出现黄疸、腹水、昏迷等状态。

三、辅助检查

1. 高危易感人群筛查　对食管癌高危易感人群进行筛查是一种经济高效的方法，年龄大于 65 岁、慢性食管炎、Barrett 食管、贲门失弛缓症、食管裂孔疝等患者均属高危易感人群，均建议行拉网细胞学检查。

2. X 线食管钡餐检查　是食管癌首选且常用的检查方法。此方法可对食管癌进行定位，亦能明确病变范围，但对周围浸润显示不清，不能明确有无淋巴结及远处转移。

3. CT　胸部 CT 平扫有利于显示管腔的狭窄程度及位置、管壁的厚度及软组织肿块，但不能清楚地显示癌肿的外侵程度；增强扫描既可以清晰显示上述情况，又可以清晰显示管壁及其邻近结构的受侵程度；增大扫描范围，可以判断淋巴结及远处转移情况。

4. PET-CT 检查　在诊断食管鳞癌淋巴结及远处转移方面可能优于 CT，为食管癌术前的无创淋巴结分期检查及是否存在远处转移提供判断方法。

5. 超声内镜检查（endoscopic ultrasonography，EUS）　EUS 在通过内镜直接观察腔内异常改变的同时，可近距离对病灶进行实时超声扫描，获得管道层次的组织学特征及周围邻近器官的超声图像，从而提高诊断水平。EUS 有利于食管癌尤其是早期癌的浸润深度。

6. MRI 检查　在食管癌诊断方面的价值与 CT 相似，但有些方面仍不及 CT，临床上较少使用。

7. 内镜检查　对于进展期肿瘤及部分早期肿瘤，通过内镜检查及组织活检、刷检等手段可以获得细胞学及病理学诊断，内镜检查成为确诊食管癌的主要手段。为进一步方便观察，发展出如色素内镜、荧光内镜、放大染色内镜诊断法。

8. 肿瘤标志物　应用于临床的肿瘤标志物有鳞状细胞癌抗原、癌胚抗原、糖类抗原 19-9、细胞角蛋白 19 片段等。

第三节　放射性粒子置入治疗食管癌的基础研究

有学者通过细胞及动物实验研究发现，^{125}I 放射性粒子照射体外培养的人食管鳞癌 Eca-109 细胞，可有效降低细胞克隆形成率,诱导细胞凋亡,并通过把细胞阻滞在 G2/M 期而延迟细胞分裂,抑制其增殖能力。^{125}I 粒子裸鼠瘤体内植入可有效杀伤食管鳞癌细胞,使肿瘤体积缩小。

研究显示,植入 ^{125}I 粒子 3 天后各组克隆形成率渐趋平稳,各组间细胞克隆形成率差距渐趋明显(图 3-24-1)。第 7 天将 ^{125}I 粒子回收结束实验。显微镜下观察 A 组(0mCi,对照组)未照射细胞呈典型鳞状细胞癌表现,癌细胞异形明显,细胞团较紧密;B 组(0.2mCi,0.7×10^{7}Bq)可见被照射细胞有坏死表现,出现少量核碎裂;C 组(0.4mCi,1.4×10^{7}Bq)、D 组(0.8mCi,2.8×10^{7}Bq)可见明显细胞坏死,核碎裂、核溶解、细胞模糊无结构,细胞克隆形成较松散(图 3-24-2~ 图 3-24-5,见文末彩图)。对照组中克隆形成较为均匀,而各实验组中粒子周围细胞克隆形成相对较少,远离粒子 1cm 以上则细胞克隆形成明显增多。计算 ^{125}I 粒子照射 7 天后 A、B、C、D 组克隆形成率(表 3-24-2),各实验组细胞克隆形成率均低于对照组,差异均有统计学意义(P<0.05);C 组与 B 组、D 组与 B 组比较,差异均有统计学意义(P<0.01);D 组与 C 组比较,差异无统计学意义(P>0.05)。

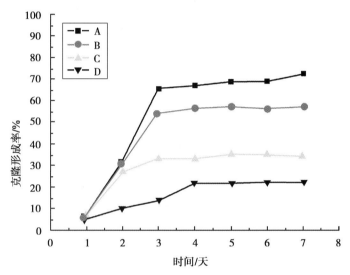

A. 对照组;B. 低剂量组;C. 中剂量组;D. 高剂量组。
图 3-24-1 时间 - 剂量 - 克隆形成率曲线

表 3-24-2 粒子照射 7 天后各组克隆形成率

	A 组(对照组)	B 组(低剂量组)	C 组(中剂量组)	D 组(高剂量组)
接种细胞数	88.2 ± 11.4	102.2 ± 15.3	93.4 ± 19.4	85.1 ± 13.4
细胞克隆形成数	64.2 ± 10.3	59.6 ± 12.0	32.1 ± 5.6	19.2 ± 4.5
绝对克隆形成率 /%	72.7 ± 12.2	57.8 ± 10.5	34.4 ± 8.4	224 ± 5.2
相对克隆形成率 /%	100.0 ± 0.0	79.5 ± 13.3	47.3 ± 10.4	30.7 ± 7.6

最近,有学者通过细胞学研究了 ^{125}I 粒子持续低剂量率照射对人食管癌细胞系 KYSE150 的抑制作用及机制。实验对比了高剂量单次外照射(single dose radiation,SDR)和 ^{125}I 粒子低剂量率持续照射(^{125}I radioactive seeds continuous low dose rate radiation,^{125}I-CLDR)两种不同照射方式对食管癌细胞系 KYSE150 的影响。对比结果显示:,KYSE150 对 ^{125}I-CLDR 的放射敏感性要高于 SDR;^{125}I-CLDR 较 SDR 能更显著的诱导 KYSE150 细胞的早期和晚期凋亡,提高 G2/M 期细胞比例。与 SDR 相比,^{125}I-CLDR 对人食管癌细胞系 KYSE150 的抑制作用更为显著。克隆形成能力受损,DNA 损伤严重,细胞的凋亡和 G2/M 期阻滞增加可能是 ^{125}I-CLDR 的主要机制。

第四节　开胸术中放射性粒子植入治疗食管癌

多学科综合治疗食管癌已成共识,但尚未标准化。目前,手术仍然是治疗食管癌最有效的方法,然而大量临床研究的结果表明,即使外科医生最大努力实施了食管癌的根治手术,但仍不能够完全防止食管癌的转移和复发。术中 ^{125}I 粒子植入治疗,为提高食管癌根治的手术治愈率、有效杀伤根治术难以涉及的亚临床病灶、降低局部复发率提供了一种有效的新方法。

一、适应证

1. 肿瘤已侵犯至食管外膜,即 TNM 分期中的 T3 期。

2. 肿瘤虽未侵犯至食管外膜,但淋巴引流区域淋巴结经快速病理检查提示有肿瘤侵犯,即 TNM 分期中的 N1~N2。

3. T2 期食管癌,淋巴引流区域有明显肿大淋巴结,疑有恶性倾向。

4. 术前行 PET-CT 检查,疑有淋巴结转移者。

二、植入方法

在食管癌内放疗范畴中,术中直视下 ^{125}I 粒子植入术为最常用的方式。对于可手术切除的食管癌,可对瘤床和淋巴引流区域种植 ^{125}I 粒子进行预防性照射或辅助放射治疗;而对姑息性切除的食管癌,可对残存肿瘤和瘤床种植 ^{125}I 粒子进行根治性放射治疗。

1. 放射性粒子"三明治"平面种植法　以往对于肿瘤切除后的瘤床采用平面置放 ^{125}I 放射性粒子的方法有可能造成粒子移位或心脏和大血管表面有残留肿瘤组织时无法植入粒子。为克服这一缺陷,柴树德等设计了放射性粒子瘤床"三明治"法植入的方式,首先制备"三明治"粒子块即根据肿瘤临床大小、形态,修剪适形的吸收性明胶海绵,将粒子按 TPS 所确定的数目和位置种植在吸收性明胶海绵中,用进口可吸收织布 Dexon 片包被吸收性明胶海绵,制备成像"三明治"一样的粒子块,用丝线将这三层缝合在一起以固定粒子,然后采用以下方法。①植入法:食管切除后,将制备的"三明治"粒子块嵌入已标记的瘤床,并与之适形,缝合纵隔胸膜,医用蛋白胶喷涂固定;②贴附法:当心脏和大血管表面有残留时,先用医用蛋白胶喷涂瘤床,再将"三明治"粒子块贴附于瘤床,加压 5~10 分钟,用周围胸膜缝合固定。根据术后胸部 X 线检查结果,上述种植方法未见有明显的粒子移位。

2. 插植法　术中直视下或术中 B 超引导下植入 ^{125}I 粒子,主要针对残存肿瘤组织和怀疑淋巴引流区域有转移而进行插植。

三、治疗效果

在有明确的病理诊断和病灶范围的情况下,术中粒子植入的位置更加符合剂量学要求,准确性优于经皮穿刺,利于正常组织保护,特别是肿瘤减瘤手术后再植入粒子,可以提高疗效。

吕进等对 150 例中晚期食管鳞癌(Esophageal squamous cell carcinoma,ESCC)患者进行了手术联合 ^{125}I 粒子植入前瞻性队列研究,结果显示,研究组 3 年、5 年、7 年生存率分别为 64.0%、42.7%、25.1%,与对照组比较差异有统计学意义($P<0.05$);中位生存期为 55 个月,与对照组 37 个月相比,有显著统计学意义(图 3-24-6);亚组中 pTNM 分期为 Ⅱ 期患者研究组和对照组中位生存期分别为 51 个月和 47 个月,比较有统计学意义($\chi^2=5.57,P=0.018\ 3$)(图 3-24-7)。研究结果提示生存期的延长可能获益于粒子植入后局部复发率的降低,显示术中联合 ^{125}I 粒子植入也适用于病期 Ⅱa 或 Ⅱb 患者,扩大了相应的适应证。

手术联合 ^{125}I 粒子植入治疗食管癌简单、安全、有效,有望缩小手术区域,扩大治疗范围。在瘤床及淋巴结转移途径布源,可提高治疗效果,抑制肿瘤细胞的转移,同时可减轻手术创伤和对正常组织的干扰,有助于患者的术后恢复。

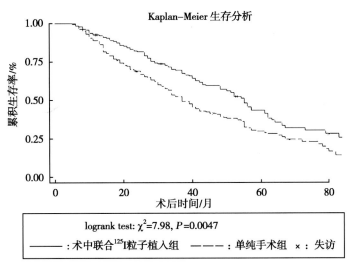

图 3-24-6　两组食管癌患者术后总体生存曲线

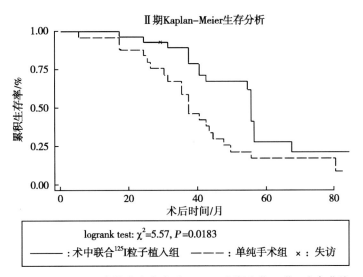

图 3-24-7　两组食管癌患者术后 pTNM 分期为 Ⅱa+Ⅱb 生存曲线

相对于外放疗,术中 125I 粒子植入治疗有以下优点:① 125I 粒子组织间植入与手术结合,可以缩小手术的解剖区域,扩大手术的治疗范围,减轻手术创伤和对正常组织的干扰,有助于术后恢复。②术后残存部位即时得到放射治疗,尽可能减少癌细胞的再增殖,在瘤床及淋巴结转移途径布源可抑制肿瘤细胞的转移。③术中行粒子植入时,靶区完全暴露在视野中,几何丢失率明显减少,具有高度适形性、局部控制和持续低剂量等优点,并减少了外放疗常见并发症的发生。

影响术中联合 125I 粒子植入治疗中晚期食管癌患者生存率的因素有多方面,如患者的全身情况、手术切缘阴性与否等。研究显示其局部复发率降低,而 48.5% 患者死于远处转移,因此必须采用合理的序贯治疗以延长生存时间。

食管癌患者的粒子植入在需要使用多少活度的 125I 粒子及 PD、mPD 等方面应进一步探讨。加之食管为空腔脏器,存在穿孔的潜在危险,国内部分学者对此持谨慎态度。因此,在治疗中应严格掌握适应证,由熟练的外科专家进行操作以保证安全性,使患者受益最大而受伤害最小。另外,在实施治疗前寻找有效的生物标记物去预测和评价患者的受益程度将具有重要意义。

四、手术切除后远处转移的治疗

食管癌经过手术等综合治疗后复发和转移是临床医生经常遇到的问题,往往比较棘手。对于此类患者,可于相应的转移部位、转移灶行 CT 引导下粒子植入治疗。相对于传统的放化疗,此方法具有定位精确、局部累积剂量高、并发症少、安全性高、可重复性高、治疗效果好等优势。对于食管癌术后颈部淋巴结转移患者,放疗往往不能完全控制颈部淋巴结的生长,此时将 ^{125}I 粒子植入转移的淋巴结内可取得较好的疗效。

对于紧邻重要的血管或肿瘤完全包裹血管的肿瘤,在普通 CT 无法明确分辨血管与肿瘤关系的情况下,可于术中给患者静脉注入适量的造影剂,行"术中增强引导",可清楚地显示肿瘤与血管的关系,避免发生出血等并发症。2017 年 1 月收治 1 例食管癌术后上纵隔复发转移的患者,经辅助化疗 6 周期,放疗 60Gy,上纵隔病灶仍未消失,且声音嘶哑伴有吞咽疼痛感。术中行增强引导,清楚地显示肿块与颈部周围大血管的关系,植入粒子 55 颗,手术顺利,术后第 3 天诉吞咽疼痛感明显减轻。

需要强调的是,^{125}I 粒子植入治疗只是作为一种局部治疗方法,并不能忽视肿瘤的综合治疗。对于食管癌发生远处转移的患者,应严格评估患者能否从 ^{125}I 粒子植入治疗中获益,从而减少过度医疗的发生。

第五节　放射性粒子支架治疗食管癌

1983 年 Frimberger 首次报道了利用金属支架置入治疗食管癌性狭窄梗阻。其定位准确,操作简单,效果确切,能够迅速改善患者的梗阻症状,迅速成为晚期食管癌姑息治疗的主要方式之一。然而这种方式并没有对肿瘤进行有效的治疗,不能阻止肿瘤的继续生长和转移,一旦发生支架上端炎性肉芽肿的形成以及肿瘤的持续增殖导致支架内再狭窄和 / 或肿瘤侵犯血管至大出血,患者往往预后较差。

天津医科大学第二医院自 2002 年开始依据放射性 ^{125}I 粒子肿瘤放疗原则,研制并发明了"装载式治疗性自扩张腔内支架",即放射性粒子覆膜支架用于临床,并获 2005 年国家专利证书。同期,国内滕皋军等也进行了粒子支架的研发和临床应用。2003 年,张韧、贾斌等应用捆绑 ^{125}I 粒子的食管支架治疗手术无法切除的食管癌患者,取得较好的疗效,开创了中晚期食管癌姑息治疗的新模式。

一、治疗原理及剂量学探讨

^{125}I 放射性粒子支架是在普通自膨式金属支架的基础上,行 TPS 计划计算粒子数量,后固定在金属支架上,将支架的扩张作用与 ^{125}I 粒子的治疗作用相结合,覆膜金属支架的支撑作用能立刻解除食管梗阻,改善患者的进食状况,同时,附着在支架上的 ^{125}I 粒子能进行食管癌的组织间低剂量、局部、长时间的放射治疗,能够减慢肿瘤的生长速度,延缓再狭窄的发生,以此达到改善患者的生活质量,延长患者生存时间的治疗目的。

既往 TPS 是为实体肿瘤设计的,不能模拟食管等空腔脏器制订治疗计划,国内各中心报道的 ^{125}I 粒子剂量计算标准,^{125}I 粒子在金属支架上的排列分布和固定方式不尽相同。

郭金和等认为当食管癌病变较大时可近似为实体肿瘤,故针对实体肿瘤的 TPS 在特定的情况下是可以用于食管癌,再用于进行食管癌吸收剂量计算时先预置裸支架,然后让患者进行胸部检查,记录食管病变的长度及每个层面的病变范围,将上述图片扫描至系统作食管病变的三维重建,计算出治疗食管病变所需要的粒子数量。根据病变生长的特点和提供的信息,将粒子呈梅花状排列并固定于支架外周,临床取得较好的临床疗效。

林蕾等使用食管放射性支架模型进行剂量学研究,初步证实支架长度为 8cm 直径为 2cm 时,每层间距为 1.0cm 时,每层捆绑 6 颗粒子,剂量分布更加均匀,所需粒子活度与病变侵犯深度成正比,所需粒子数目及捆绑层数与病变侵犯长度成正比。

于慧敏等研究使用激光扫描仪扫描不同粒子层间距(0.5cm、1.0cm、1.5cm)模拟图像并使用 TPS 模拟载入不同活度粒子 $1.11 \times 10^7 \sim 3.33 \times 10^7$Bq($0.3 \sim 0.9$mCi),结果推荐直径 2cm ^{125}I 粒子放射性食管支架布源粒子纵横垂直间距为 1.0cm,活度为 2.22×10^7Bq(0.6mCi)。

综合各中心治疗经验,目前,食管癌根治性治疗常用 6~7 周剂量 60~70Gy。按照近距离治疗"靶区高剂量,周围低剂量"的特点,粒子支架治疗的 PD 暂使用 90Gy。粒子活度选择:①既往没有放疗的初治患者推荐粒子活度为 $2.22 \times 10^7 Bq(0.6mCi)$;②既往放疗的复治患者推荐粒子活度为 $1.48 \times 10^7 \sim 1.86 \times 10^7 Bq(0.4\sim0.5mCi)$。

随着国内应用于食管癌粒子支架剂量分析的 TPS 研发成功,建立标准的 ^{125}I 粒子食管支架治疗剂量学测量模型指日可待。

二、适应证

1. 手术无法切除的晚期食管癌,溃疡型慎用。
2. 吞咽困难 Ⅱ~Ⅳ 级。
3. 肿瘤位于第 7 颈椎以下。
4. 病变长度 <10cm。
5. 预计生存时间大于 3 个月者。
6. 食管癌术后吻合口复发。

三、禁忌证

1. 恶病质、脱水及电解质紊乱。
2. 全身转移。
3. 严重心、肺疾病,无法配合或不能耐受手术者。
4. 溃疡型食管癌、食管穿孔及瘘形成者。
5. 平第 7 颈椎以上病变。

四、规范化流程

(一)术前检查

1. 病史　重点询问是否接受过放射治疗及化学药物治疗,有无相关疾病外科手术史。
2. 查体　重点评价 Stooler 分级、ECOG 评分。
3. 实验室检查　血常规、肝肾功能、电解质、病毒八项、纤溶功能、出凝血时间、肿瘤标志物(如癌胚抗原)等。
4. 心电图　如有异常者,必要时完善超声心动图及 24 小时动态心电图等。
5. CT　胸部 CT 平扫,必要时行 CT 增强扫描。
6. ECT 扫描　可疑骨转移患者。
7. 组织病理学检查　包括组织活检。
8. 消化道造影检查。

(二)患者准备

1. 患者术前 12 小时禁食、禁水,临时予以静脉营养支持。
2. 改善全身状况如营养、水电平衡、心肺功能。有炎症者需要先控制感染。
3. 给予相应的药物,如地西泮、盐酸阿托品等药物,以保持患者镇静、减少腺体分泌。
4. 术前排空大小便。
5. 留置输液针。
6. 术前排除造影剂过敏,必要时需行碘过敏试验。

(三)医护准备

1. 确定食管狭窄位置和长度　常规行纤维胃镜(图 3-24-8,见文末彩图),胸部 CT 检查(图 3-24-9)。Stooler 0~3 级患者,可于放射科口服造影剂行上消化道 X 线食管钡餐检查(图 3-24-10),亦可于 DSA 下经导管行上消化道造影检查;Stooler 4 级患者,建议于 DSA 下经导管行上消化道造影检查(图 3-24-11)。

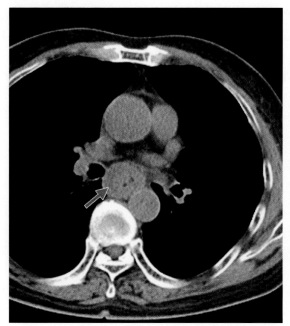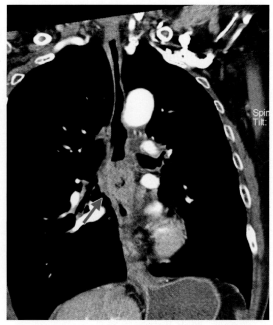

图 3-24-9　食管癌胸部 CT 检查

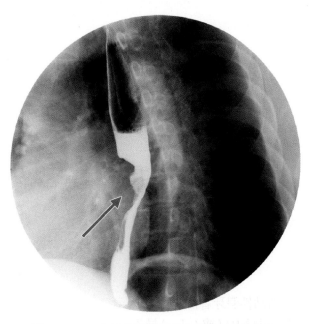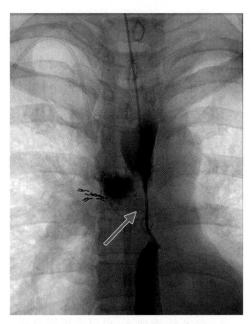

图 3-24-10　食管癌上消化道 X 线食管钡餐检查　　　　图 3-24-11　食管癌 DSA 造影图像

2. 术前计划　根据狭窄长度,计算出支架长度;根据狭窄位置,选择支架直径;将粒子活度、PD、CT 采集到的肿瘤靶区图像输入 TPS,计算出所需粒子数;导出 DVH 图,计算出肿瘤靶区最大照射剂量、平均剂量及 D_{100}、D_{90}、V_{100}、V_{90} 等(图 3-24-12)。

3. 订制食管支架及 ^{125}I 粒子　根据检查结果订制镍钛记忆合金网状覆膜粒子支架,有单、双喇叭口或防反流支架,外挂可容纳单个粒子的镍钛合金丝管状粒子仓,食管支架(支架上下缘各超出病灶上下端 20mm 为宜),通常选用国产 ^{125}I 粒子。

4. ^{125}I 粒子消毒。

5. 安装粒子　根据 TPS 确定 ^{125}I 粒子数和分布层数,以平行线或者菱形方式排布粒子,每层 4~5 颗粒子装入支架外粒子仓后装回支架输送器。

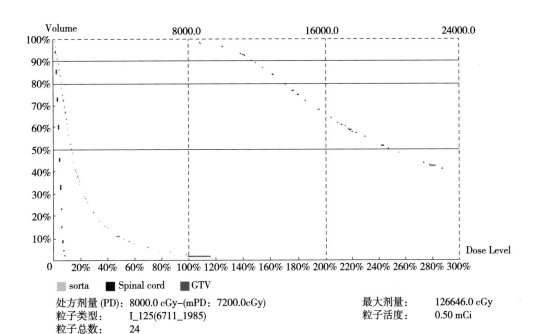

放射性粒子植入治疗报告单　　　标识：

姓名：　　　　　　　　　　性别：　　　　　　　　　　年龄：
科室：　　　　　　　　　　病区：　　　　　　　　　　床号：
临床诊断：食管癌　　　　　　　　　　　　　　　　　　计划时间：

处方剂量（PD）：8000.0 cGy–（mPD：7200.0cGy）　　　　最大剂量：　　126646.0 cGy
粒子类型：　　　I_125(6711_1985)　　　　　　　　　　粒子活度：　　0.50 mCi
粒子总数：　　　24

组织名称	体积(cc)	最小剂量	最大剂量	平均剂量	D100	D90	V100	V90
GTV	10.2	5386.9	126646.0	18888.5	5386.9	11680.0	10.1(99.0%)	10.1(99.5%)
sorta	57.0	0.0	44822.0	1601.1	0.0	240.0	1.3(2.3%)	1.8(3.1%)
Spinal cord	7.5	98.6	782.9	292.2	98.6	160.0	0.0(0.0%)	0.0(0.0%)

图 3-24-12　术前计划 DVH 图

6. 准备萨氏扩张器（图 3-24-13）、金属导丝（图 3-24-14）和支架释放器、影像快速定位标尺等。

7. 监护仪器、氧气等物品准备。

（四）手术流程

1. 以胃镜和钡餐造影结果测量食管占位长度并在体表用影像快速定位表尺标记。

2. 术前十分钟予以患者一次性口服盐酸达克罗宁胶浆 10mL，行咽喉部局部麻醉。

3. 麻醉满意后患者取仰卧位，头偏向术者一侧，有活动性假牙者需取下义齿，置入牙垫。

4. 在 X 线透视下，也可在胃镜直视下，用超滑导丝引导 H1（或 Cobra）导管通过病灶狭窄段，撤出超滑导丝，边撤回导管边注入对比剂，显示狭窄段的位置、长度及狭窄程度，若狭窄程度严重，可考虑使用萨氏扩张器或球囊先行狭窄段局部扩张。

5. 再次用超滑导丝将导管引至狭窄段以远，交换引入超硬导丝，将超硬导丝远端尽量置于胃腔内。

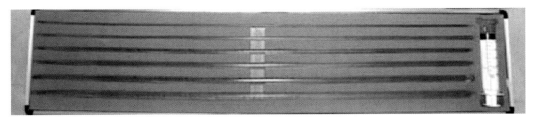

图 3-24-13　萨氏扩张器

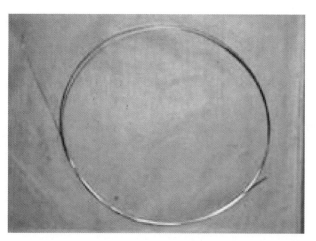

图 3-24-14　金属导丝

6. 退出导管,引入支架释放系统,根据病变位置及支架长度,支架超出病灶上下缘各 20mm,释放支架,撤出支架释放系统(图 3-24-15)。

7. 对于大多数患者,在 X 线透视下,使用萨氏扩张器引导导丝通过狭窄段并依次扩张,可顺利完成支架置入。对严重狭窄或完全梗阻患者,导丝不能通过狭窄部位时,改用纤维胃镜直视下将导丝通过狭窄处完成置入,两者可相互补充。

8. 如出现位置偏移,可在胃镜下取出支架,再次植入,直到支架位置正确,粒子定位准确,梗阻解除。

9. 对超长食管病变,特别是长度 >8cm 者,可采用多根支架置入天津医科大学第二医院有 1 例患者病变长 15.4cm,使用了 2 个长 10cm 的支架插接(图 3-24-16)。

10. 吞钡或泛影葡胺造影剂,显示支架膨胀及梗阻缓解情况(图 3-24-17)。

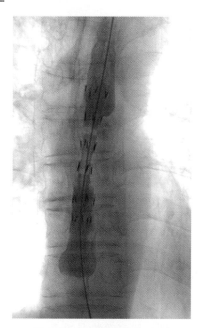

图 3-24-15　释放粒子支架

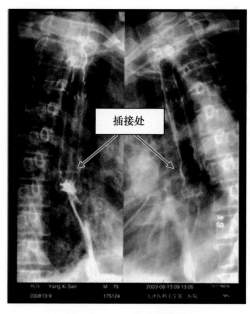

插接处

图 3-24-16　双支架插接

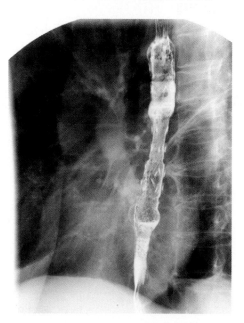

图 3-24-17　吞钡或泛影葡胺造影剂观察支架膨胀及梗阻缓解情况

五、术后处理

食管内照射支架置入术操作较为简单,创伤小,痛苦轻,术后并发症较为少见。常见并发症主要包括发热、胸痛、咳嗽、肺炎、出血、食管穿孔、支架移位及支架再狭窄等;支架置入后,不当饮食可能引起支架移位、阻塞,导致严重不良后果,术后饮食护理及指导为术后处理的一个重要方面。食管内照射支架携带 ^{125}I 粒子,具有一定放射性,需要进行必要的放射防护。

(一)常规处理

1. 无论患者是否存在手术所致的消化道出血,均建议常规予以止血药物,防止出血。

2. 对体弱患者可适当予以静脉营养支持。

3. 疼痛程度较重患者,排除食管破裂其他原因,可适当予以药物缓解疼痛。

4. 可常规给予止吐、抗炎、抑酸等治疗。

5. 消化道造影检查可判断支架移位程度,如存在支架脱落,必要时可行胃镜下支架取出术;支架再狭窄需判断再狭窄性质,必要时再次行食管内支架植入术。

(二)饮食护理

1. 术后 2 小时内,患者麻醉未全部消失,应禁饮食,2 小时后少量饮水,4 小时后温流质饮食,如牛奶、米汤等。

2. 术后第 2 天可进半流质饮食,如稀粥、面条等,1 周后过渡到普食。

3. 由于镍 - 钛记忆合金支架在温度 <4℃时可任意塑形,温度 >25℃时,支架呈弹性状态。所以食管内照射支架置入后,患者应禁食过冷食物,食物温度在 40~45℃为宜,防止因支架受冷收缩而出现移位,甚至脱落。

4. 为防止支架阻塞,应避免进大块类或粗长纤维食物,建议患者少食多餐;以坐位或半坐位进食,进食后缓慢走动数分钟;进食后饮清水以冲洗支架上的食物残渣;睡前 4 小时禁食,睡觉时将枕头适当垫高。

(三)防护处理

^{125}I 半衰期约为 60 天,一般认为 180~200 天后粒子辐射剂量下降明显。术后 200 天内,患者住院期间或出院后均建议单独住房,若条件不允许,建议床与床之间保持 2 个月及以上距离;减少与他人员密切接触;体表需覆盖 0.10~0.25mm 铅当量防护设备,孕妇与儿童建议保持距离。

六、术后验证及随访

1. 术后验证 术后行胸部 CT 检查(图 3-24-18),输入 TPS 行剂量验证(图 3-24-19,见文末彩图),参考美国近距离治疗协会标准,D_{90} 达到或超过 mPD,$V_{100} \geqslant 95\%$、$V_{200} < 50\%$,视为置入满意,否则视为不满意。

2. 随访 常规通过患者住院期间的相关检查、出院后定期复查及电话随访对患者进行随访,随访内容主要包括患者吞咽困难程度分级评分,有无严重胸痛、出血、肺炎、气管食管瘘等相关并发症;患者术后需要每月行胸部 X 线、CT 及食管钡餐等影像学检查,了解支架的位置,通畅情况、支架两端有无软组织肿块以及食管病灶情况;每两个月行一次胃镜检查,以了解食管支架的通畅情况如出现食管再狭窄,则需要行活检,以明确狭窄原因。

七、并发症

郭金和、滕皋军等选择合适的覆膜或裸食管支架,于支架外周按一定的规律固定上特制的可容纳粒子的鞘,分别进行了动物实验及临床前瞻性对照研究。动物实验结果表明,临床常用活度的 ^{125}I 放射粒子对食管周围肺、气管及大血管等正常器官组织造成的损伤是轻微的;^{125}I 放射粒子对支架引起的增生的食管黏膜无明显的抑制和刺激作用;^{125}I 放射粒子长时间植入体内可能对食管平滑肌有刺激增生作用。在初期的单中心临床随机对照研究中,53 例晚期食管癌患者,分成实验组(A 组)27 例,使用粒

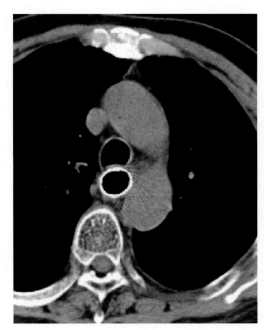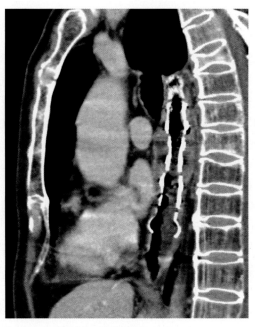

图 3-24-18　术后胸部 CT 检查显示支架膨胀及梗阻缓解情况

子支架;对照组(B 组)26 例,使用单纯支架。结果显示:实验组 3 例于术后 2 个月发现接近放射粒子的肿瘤局部发生完全坏死,病理为炎性组织增生;支架内腔光整、未见过度生长的肿瘤组织,支架两端肉芽组织增生,以上端为重。两组术后并发症发生率无明显差异。实验组、对照组中位生存期分别为 7 个月、4 个月;平均生存期分别为 8.3 个月、3.5 个月,两组生存时间差异有统计学意义($P=0.000\ 1$)。随后又进一步进行了多中心、单盲、随机的三期临床试验,选自我国 16 家医院的 160 例晚期食管癌患者,分成实验组 80 例,使用粒子支架;对照组 80 例,使用普通支架,以总生存时间为主要研究终点,结果显示,实验组中位生存期 177 天,对照组中位生存期 147 天($P=0.005$)。其他相关并发症的发生及吞咽困难的缓解程度及时间与前期临床试验结果基本一致。结论:食管内照射支架临床使用是安全、可行、有效的。

总结国内外诸多报道及相关研究表明,^{125}I 放射粒子支架在置入的成功率及近远期并发症发生率上与传统食管支架基本相似,差异无统计学意义。主要的并发症为支架脱落或移位,气管食管瘘,食管壁撕裂损伤穿孔、出血,胃食管反流,误吸等。^{125}I 放射粒子支架上捆绑的 ^{125}I 粒子稳定性。

八、疗效观察

食管内照射支架置入被认为是最快、最安全的解决患者吞咽困难的方法,并可以有效提高其生存质量,改善营养状况;食管内照射支架,将单纯的食管支架置入与腔内放疗有效结合,在解决患者吞咽困难的同时,对肿瘤进行持续放疗,明显提高了晚期食管癌的疗效,其临床长期疗效需进一步多中心前瞻性随访观察及对照研究。

2008 年,郭金和等在 *Radiology* 上发表文章,报道了放射性粒子支架置入治疗食管癌。该项研究将 53 例不能或不愿意接受外科手术的患者随机分组,实验组(27 例)行食管内照射支架置入术:患者年龄(69.54 ± 8.68)岁,男性 19 例,女性 8 例。吞咽困难分级:3 级 21 例,4 级 6 例。病理分型:腺癌 5 例,鳞癌 22 例。食管癌位置:食管上段 4 例,中段 16 例,下段 7 例。有无远处转移:有远处转移 5 例,无远处转移 13 例,不确定者 9 例。对照组(26 例)行普通支架置入术。对照组与实验组基线对照差异无统计学意义($P>0.05$)。主要观察目标是两组患者吞咽困难缓解时间,次要目标是患者生存时间;观察的并发症包括胸痛、出血等主观症状和支架、粒子移位以及再狭窄等客观症状。结果显示:两种支架置入手术成功率均为 100%,术前安装、术中和术后随访均未见 ^{125}I 粒子脱落及移位,所有患者均能良好的耐受手术。分析显示:两组吞咽困难症状在支架置入术后均有显著改善,且差异无统计学意义,随后两组吞咽困难评分均开始增加,但对照组较实验组增加更明显,两个月后吞咽困难症状差异有统计学意义(P<0.05)。实验组患者吞咽困难数据分析显示:在支架置入后 6 个月时,患者仍无明显吞咽困难。在随访 1~18 个月中,53 例入组患者中有 4/5(实验组 21 例、对照组 24 例)死于出血、转移、恶病质,或多器官衰竭,两组患者死亡原因差异无统计学意义。实验组患者中位生存期为 7 个月(95% CI:5.0~10.0),平均生存期为 8.3 个月(95% CI:6.36~10.21),较对照组患者的 4 个月和 3.5 个月均有显著提高,且差异有统计学意义。说明食管内照射支架相比较于普通食管支架,可以在显著改善患者的吞咽困难的基础上,进一步延长再狭窄出现的时间,一定程度上可以延长患者的生存时间。

2014 年,滕皋军教授团队在 *Lancet Oncology* 上发表了关于对比携带 ^{125}I 粒子的食管内照射支架与普通食管支架的一项多中心随机对照Ⅲ期临床研究。结果显示携带 ^{125}I 粒子的食管内照射支架组(实验组)中位生存时间为 177 天(95% CI:153~201),比普通支架组中位生存时间为 147 天(95% CI:124~170)有显著提高(P=0.004 6)。主要并发症均为严重胸痛、瘘管形成、吸入性肺炎、出血、复发性吞咽困难,相关并发症均无显著统计学差异。证明食管内照射支架较传统之间可以延长患者的生存时间且不会增加并发症出现的风险。

徐兴闻等对 15 例不能接受手术或不愿意手术的患者行食管内照射支架置入术。所有患者内照射支架均释放到位,^{125}I 粒子无脱落,术前、术后实验室检查指标未见明显变化。术后 6 个月 CT 复查提示病灶较前有缩小,术后随访 18 个月发生 1 例食管再狭窄,再次置入食管支架后食管通畅,15 例患者平均生存期为 9.2 个月。罗友海等对 30 例食管癌患者成功置入食管内照射支架,手术成功率 100%。30 例患者术前吞钡造影显示病变部位狭窄程度 >80%,术后病变处管腔管径恢复至正常内径的 90%~100%。患者吞咽困难改善 100%,KPS 评分≥60 分者由术前的 11 例增加至 25 例。术后 3 个月 CT 示病变较术前部分缓解 15 例,进展 5 例,稳定 10 例。30 例患者生存期为 6~20.5 个月,平均约为 9.9 个月。以上研究均说明食管内照射支架不仅能快速安全有效解决食管癌患者进食困难,对于食管癌病变本身亦具有较好的控制能力,一定程度上延长患者生存时间。

食管内照射支架为晚期食管癌无法或不愿进行手术的患者提供了一种较为理想的治疗方式。

典型病例如见图 3-24-20~ 图 3-24-22。

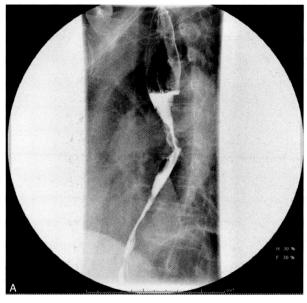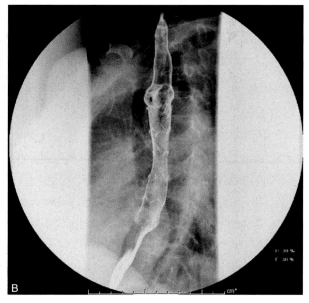

A. PD 90Gy,术前 D_{90} 113.4Gy,V_{90} 93.7%,2014 年 8 月 27 日植入粒子支架;B. 术后 D_{90} 76.5Gy,V_{90} 87.5%,总生存期 367 天,死于慢性消耗。

图 3-24-20　女性,79 岁,ECOG 1 分,胸中段食管鳞癌(髓质型,受侵 6.0cm,偏心生长),吞咽困难 3 级,拒绝手术及放疗治疗

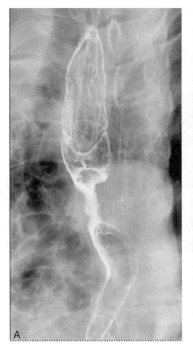
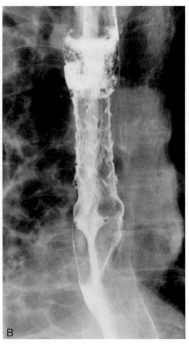

A. 术前 PD 90Gy,粒子活度 1.85×10^7Bq(0.5mCi),粒子层间距 1.0cm,粒子间距 1.0cm,粒子层数 4 层,每层粒子数目 6 颗,粒子总数 24 颗,D_{90} 116.8Gy,V_{90} 99.5%,支架规格 2.0cm×12.0cm。于 2016 年 7 月 7 日植入粒子支架。B. 术后 D_{90} 63.7Gy,V_{90} 91.0%。总生存期 143 天,死于肺内感染合并心力衰竭。

图 3-24-21 男性,74 岁,ECOG 2 分,胸上段食管鳞癌(缩窄型,受侵 4.0cm)并 4R 淋巴结转移,右肺损毁,吞咽困难 3 级,无法手术及放疗治疗

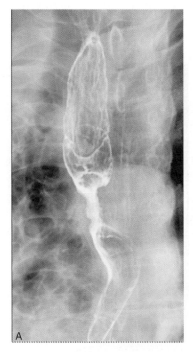
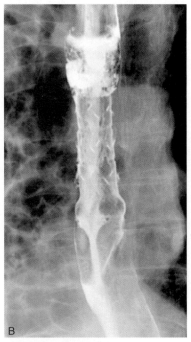

A. PD 70Gy 术前 D_{90} 116.8Gy,V_{90} 99.5%,2015 年 6 月 22 日植入粒子支架;B. 术后 D_{90} 63.7Gy,V_{90} 91.0%。截至 2017 年 1 月 7 日总生存期 565 天。

图 3-24-22 男性,79 岁,ECOG 1 分,胸上段食管癌术后吻合口复发,吞咽困难 3 级

(曹秀峰 柴树德 王春利 郭金和 张开贤)

参 考 文 献

［1］ ZHU H D,GUO J H,MAO A W,et al.Conventional stents versus stents loaded with（125）iodine seeds for the treatment of unresectable oesophageal cancer：a multicentre，randomised phase 3 trial.Lancet Oncol,2014,15（6）：612-619.

［2］ CALVO F A,SOLE C V,OBREGÓN R,et al.Postchemoradiation resected locally advanced esophageal and gastroesophageal junction carcinoma：long-term outcome with or without intraoperative radiotherapy.Ann Surg Oncol,2013,20（6）：1962-1969.

［3］ 鹿博,吴明波,吴萍,等.^{125}I 粒子食管支架治疗食管癌术后食管再狭窄的疗效与安全性.中华放射学杂志,2014,48（4）：311-315.

［4］ 赵明星,刘文天,王邦茂,等.近距离放射治疗在消化系肿瘤治疗中的应用前景.国际消化病杂志,2013,33（3）：160-164,179.

［5］ 肖建,曹秀峰,龚涌灵,等.^{125}I 粒子对食管癌 Eca-109 细胞凋亡及细胞周期的影响.标记免疫分析与临床,2008,15（3）：167-170.

［6］ 曹秀峰,吕进,肖建,等.^{125}I 粒子组织间植入治疗食管鳞癌.中华实验外科杂志,2010,27（4）：437.

［7］ 吕进,曹秀峰,朱斌,等.放射性 ^{125}I 粒子治疗食管鳞癌的安全性及疗效.世界华人消化杂志,2010,18（29）：3065-3071.

［8］ 杜立法,刘敬佳,黄鹏等.^{125}I 粒子持续低剂量率照射对人食管癌细胞系 KYSE150 抑制作用及其机制研究.中华放射医学与防护杂志,2014,34（6）：415-418.

［9］ 柴树德,毛玉权,闫卫亮,等.三维立体定向种植放射性粒子近距离治疗肿瘤.临床肿瘤学杂志,2005,10（1）77-79.

［10］ 吕进,曹秀峰,朱斌,等.术中联合 ^{125}I 粒子植入治疗中晚期食管鳞状细胞癌前瞻性研究.中华外科杂志,2010,48（5）：338-341.

［11］ 曹秀峰,吕进.^{125}I 粒子组织间植入治疗恶性肿瘤的现状和未来.中华肿瘤杂志,2012,34（2）：81-83.

［12］ FRIMBERGER E.Expanding spiral——a new type of prosthesis for the palliative treatment ofmalignant esophageal stenoses.Endoscopy,1983,15（1）：213-214.

［13］ 张韧,王伟时,汪海生,等.支架捆绑放射粒子近距离治疗食管癌的临床应用.实用肿瘤学杂志,2003,17（3）：236-237.

［14］ 贾斌,李麟荪,谈大荣.内放疗支架治疗中晚期食管癌的临床初步探讨.实用肿瘤学杂志,2003,17（4）：295-298.

［15］ 郭金和,滕皋军,何仕诚,等.食管内照射支架的研制及临床应用的初步结果.中华放射学杂志,2004,38（9）：916-920.

［16］ 林蕾,王俊杰.^{125}I 放射性粒子支架治疗食管癌进展.癌症进展,2013,11（1）：41-43.

［17］ 于慧敏,张宏涛,丁柏英,等.不同间距 ^{125}I 粒子放射性食管支架的剂量学对比.介入放射学杂志,2015（4）：338-341.

［18］ GUO J H,TENG G J,ZHU G Y,et al.Self-expandable stent loaded with ^{125}I seeds：feasibility and safety in a rabbit model.Eur J Radiol,2007,61（2）：356-361.

［19］ GUO J H,TENG G J,ZHU G Y,et al.Self-expandable esophageal stent loaded with ^{125}I seeds：initial experience in patients with advanced esophageal cancer.Radiology,2008,247（2）：574-581.

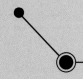

第二十五章

放射性粒子植入治疗胸部肿瘤并发症的处理及预防

第一节　CT引导下放射性粒子植入治疗胸部肿瘤

一、并发症及处理

（一）气胸

在布针过程中，多针穿刺造成肺组织损伤，气胸发生率为10%~30%，中心型肺癌占80%左右，周围型占20%左右。在植入过程中，气胸造成5%~10%肺萎陷，可继续操作，若肺萎陷达到10%以上，应暂停操作，穿刺针进胸膜腔，外连接单向负压吸引球，连续抽气使肺快速复张，待血氧饱和度恢复正常、肿瘤归位后再继续粒子植入。粒子植入完成后，肺萎陷仍为10%左右者，多数无须处理，1~2周后可自行吸收，也可将积气抽净。肺萎陷为15%~30%者，CT下穿刺抽气后，观察5分钟，再行CT检查，如不再漏气，可结束手术，返回病房。如仍漏气，则行胸腔闭式引流后返回。

（二）肺出血

肺出血的发生率为10%~20%，CT显示沿针道周围肺组织实变，中心型肺癌发生率高于周围型肺癌。发生原因主要为穿刺损伤肺实质内血管以及刺中瘤体内血管所致（图3-25-1），常规使用使用一般止血药静脉滴注1~2天，无须特殊处理，较大范围肺出血术后可出现38℃左右低热。

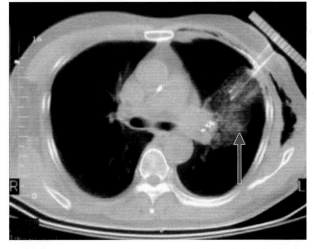

图3-25-1　肺出血

（三）咯血

常为术中或术后少量血痰，30~50mL，持续5~15分钟后逐渐减少、停止，术后1~3天内可有血痰，常规使用一般止血药静脉滴注2天，无须特殊处理。大量咯血造成窒息偶见，可在出血部位局部注射凝血酶，并通过穿刺针植入吸收性明胶海绵颗粒，同时静脉给予凝血酶和缩血管药物；大量出血可行支气管动脉栓塞。出血时应侧卧位，尽量排出气道内积血，防止血块阻塞呼吸道。

天津医科大学第二医院曾为一位隆突下淋巴结转移癌患者进行第二次粒子植入，手术过程顺利，心脏大血管均无损伤，手术结束患者转为坐位，咳嗽数次后发生大咯血，咳出暗红色血液100mL以上，随之呼吸、心搏骤停，经抢救呼吸、心搏恢复，但终因多脏器衰竭死亡。

探究发生大咯血的原因主要为上腔静脉后淋巴结转移癌多次外放疗无效，上腔静脉几近闭锁，上胸背、肩胛部肌肉内及右胸壁及肋间广泛侧支循环形成，与下腔静脉属支沟通，反流回心脏（图3-25-2）。由于侧支循环血管内压力增大，当穿刺针将静脉与肺内小气道贯通后，一旦拔除穿刺针，压力增高的静脉血急速流入小气管内造成咯血、窒息。上腔静脉血流回流受阻的主要有原因是腔静脉内瘤栓形成、肿瘤外压、外放疗后血管受损,因上腔静脉回流受阻而继发的头颈部、上肢血回流受阻导致前胸、侧胸及后胸壁静脉及上纵隔、心包等静脉广泛迂曲、扩张、压力上升,临床上出现颈静脉怒张、胸壁浅静脉曲张、血流方向改变,称为上腔静脉综合征。这一综合征的诊断并不困难,简单而认真的临床检查即可明确,患者表现为胸壁微隆,触之有海绵样感,浅静脉呈蓝紫色扩张等。一旦怀疑患者有上腔静脉回流受阻,一定先行血管内增强照影,造影剂经上肢血管穿刺注入,观察侧支形成的程度,并立即行血管三维重建,可见侧支广泛形成。如侧支走行妨碍穿刺针进入通道,应评价 CT 引导的粒子植入术的风险和价值,勉强穿刺有可能导致高压的侧支与肺内支气管沟通而引发灾难性的大咯血,此虽为特殊罕见病例,却也为今后选择手术患者、预估术中术后并发症提供了难得的经验和教训。

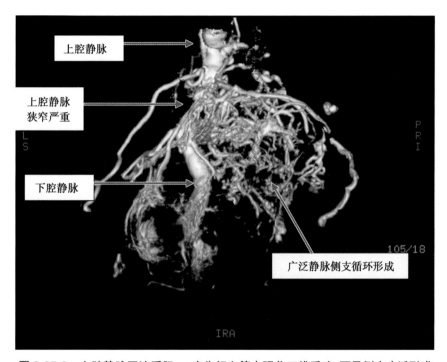

图 3-25-2　上腔静脉回流受阻,一定先行血管内强化三维重建,可见侧支广泛形成

(四)胸腔内出血

胸腔内出血较为少见,血胸因穿刺损伤肋间和 / 或肺内血管,血液沿针道流入胸膜腔,一般出血不足 100mL,CT 扫描仅见肺底有液性区,合并气胸可见小液平;出血量大于 300mL,CT 扫描可见明显积血和气液平面;出血量为 500~800mL,常因肋间动脉受损,出血迅速,导致有效血容量不足,患者面色苍白、冷汗淋漓、心率加快、血压一过性降低,此时,给予止血药和静脉快速补充以乳酸钠林格为主的液体,必要时给予羧乙基淀粉和升压药(多巴胺)静脉滴注,密切观察血压、心率变化,待生命体征稳定后返回病房,常规止血药处理。粒子植入穿刺造成进行性血胸极为罕见,不建议开胸止血。

(五)循环状态改变

1. 因紧张、疼痛所致的窦性心动过速最为常见,多伴有血压增高,部分严重气胸患者血氧饱和度下降伴有心率增快,胸膜腔内出血较多心率增快伴有血压一过性降低,去除诱因后心率很快恢复正常。部分体弱和原有心功能不全患者,去除诱因后窦性心动过速持续 10 分钟以上,给予毛花苷 C 等处理。

2. 合并高血压和冠心病患者,血压持续增高或出现急性心绞痛,给予舌下含服短效硝苯地平、硝酸甘油或静脉滴注硝酸甘油等药物。

3. 窦性心动过缓,发生原因不明,较少见,可能与局部麻醉药利多卡因应用,抑制心脏传导有关,一般每分钟心率 50 次左右,如无血压改变,可观察或给予阿托品静脉滴注。

4. 出现室性期前收缩二联律伴血压改变,应及时查找并去除诱因,给予利多卡因静脉推注和持续滴注,及时查找并去除诱因。

5. 肋间神经阻滞不完全,穿刺疼痛会导致大汗淋漓、虚脱甚至休克,应立即给镇痛药、升压药处理并补充有效循环血量。

6. 个别体弱患者,手术后由卧位迅速坐起时,出现直立性低血压引发的晕厥,平卧即可缓解。

(六) 空气栓塞

空气栓塞是肺癌粒子植入和经皮肺活检的罕见并发症,发生率为0.02%~0.05%。一旦发生,往往危及生命。穿刺过程中,咳嗽使肺内压增高、肺部囊性或空洞性病变、正压通气和穿刺针误入肺静脉都是导致气体栓塞的常见诱发因素。推进与拔出针芯或切割时,患者吸气,空气自体外进入针套,再进入血管,进入肺静脉的气体,继而进入左心房、左心室、主动脉,形成空气栓塞(图3-25-3~图3-25-5),导致心肌损害,进入脑动脉导致脑部损害。进入肺循环或右侧心脏的空气栓子可以阻塞肺动脉主要通路。

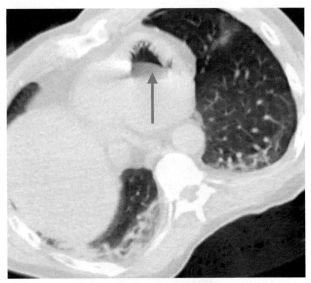

图 3-25-3 左心室大量气体

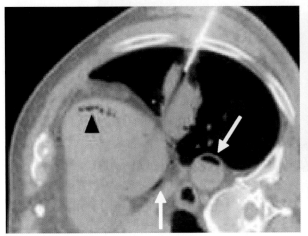

图 3-25-4 左心室(黑箭头)、冠状动脉、降主动脉内(白箭头)见气体密度影

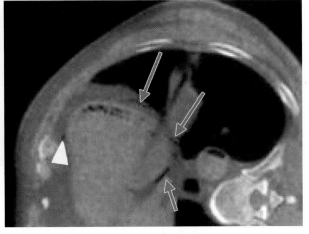

图 3-25-5 冠状动脉各支多发气体密度影

1. **心脏栓塞** 100mL/s 左右空气进入心室即可能发生循环衰竭,表现为胸部不适、呼吸困难、发绀。听诊心前区响亮、持续性水泡声或滴答声,甚至有粗糙的磨轮样杂音,双肺闻及干湿啰音。可出现致死性心律失常、心肌梗死、猝死。首先给100%氧吸入(用面罩或气管插管),静脉输入晶体维持循环。如为右侧气体栓塞,让患者左侧卧位,头低位,经静脉穿刺或放导管至右心房排气。同时令患者关闭声门,强行呼气以增加胸膜腔内压,减慢含气泡的血液流入心脏并经导管排出。如为左侧气体栓塞,应立即开胸,夹住肺门,挤出冠状动脉内气泡并可穿刺排出心腔内的空气,极少数不严重的病例有可能救活。

2. **脑血管空气栓塞** 出现癫痫发作、失语、偏瘫、意识丧失、恢复期认知功能障碍等神经系统受损症状。肺穿刺后患者脑部出现气体栓塞并有相应神经系统体征,包括嗜睡、眼球向病灶侧偏视和右侧偏瘫,给予高压氧治疗,5天后MRI提示存在大面积脑卒中(图3-25-6、图3-25-7)。3个月后患者恢复运动功能,但是仍然存在严重的认知功能障碍。

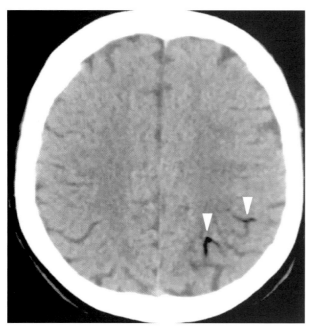

图 3-25-6　脑 CT 可见脑气室(箭头所示)

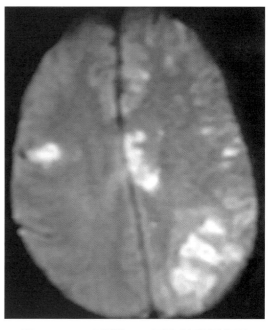

图 3-25-7　5 天后脑 MRI 可见大面积脑梗死

(七)肺栓塞

肺栓塞原因不明。有两例患者粒子植入过程顺利,之后患者血氧饱和度和血压均快速下降、呼吸急促、发绀,双肺布满干湿啰音和哮鸣音,动脉血气分析为呼吸性碱中毒合并代谢性酸中毒,血 D- 二聚体 >8 000mg/L(正常 <0.3mg/L)。床旁胸部 X 线片显示健侧肺实变,血管造影显示左肺下叶肺动脉栓塞(图 3-25-8),经抗凝治疗病情缓解,7 个月后死于心力衰竭。

(八)针道出血

穿刺针刺中靶区内小血管,拔出针芯有血涌出。解决方法:将退针 1~2cm,在其 0.5cm 处再进一针到相同深度,拔出针芯如无血涌出,可以植入粒子。植入完成后,将出血针芯拔出,如无继续出

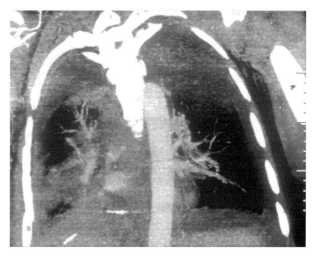

图 3-25-8　血管造影显示左肺下叶肺动脉栓塞

血再拔出此针。中心型肺癌靶区周围的大血管应在穿刺时反复与强化 CT 同一层面对照,以避开大血管,保证患者安全。

(九)针道种植

发生针道种植肿瘤多为低分化型,由穿刺针带入皮下或胸腔积液沿针道流到皮下种植生长。天津医科大学第二医院 2 000 余例粒子植入病例中出现 4 例,经手术切除,病理证实。1 例患者胸腔积液沿针道流到皮下形成水肿样改变,但两周后"水肿"仍不消失,穿刺活检病理证实为转移癌。

(十)粒子移位

粒子植入胸膜腔的原因是紧靠胸壁生长的周围型肺癌合并胸腔积液的患者在植入最后 1 颗粒子时,将粒子植入胸膜腔中。粒子移位到周围肺组织的原因可能是粒子进入到小气道所致。随访了 4 例粒子植入胸膜腔中、2 例粒子移位到肺组织患者 1 年,未发现有放射性损伤的并发症。

(十一)粒子游走

粒子植入被肿瘤挤压变形的肺血管内或部分位于肺血管内,随着粒子发挥作用,瘤体缩小,被挤压变形的肺血管血流恢复,粒子随血流游走。中心型肺癌患者植入放射性粒子后 1 年,发现左心室内有粒

子影,术后 3 年粒子影固定于心肌内,心电图和超声心动图检查未发现异常。此粒子可能是进入肺静脉后游走到左心室内,未发现心功能损伤。山东省邹平市中医院对一例肺癌伴 4R 组淋巴结转移行粒子植入,植入的 4 颗粒子,悬浮于右心室内 2 颗,迁移至右肺野中 2 颗。此患者在淋巴结转移癌粒子植入时发生的粒子错误植入右心大血管系统,以误入上腔静脉的可能性最大。徒手穿刺使针道在 X 轴上发生了些许偏差。如果穿刺针在体外发生了“毫厘”的偏差,行程近 15cm 的针尖则会较大偏离于转移癌中心,CT 扫描在一个层面上不能显示全部针行轨迹,特别是针经过肿瘤时,并未刺中肿瘤,而是“擦边”而过,所见的“针尖”也不是真正的针尖,真正的针尖恰巧刚刚刺中紧邻的上腔静脉。粒子误入右心且发生迁移,如单个粒子滞留在右心室乳头肌间隙和栓塞于肺小动脉远端,尚不致引起循环系统的改变,心肌和肺组织也不致发生严重放射性损伤。因为单个粒子辐射范围小,周围组织损伤轻。尽管对患者全身并无大碍,却足以引起医生的高度警惕。

(十二) 术后发热

一般为 38℃左右的低热,3~5 天恢复正常,血白细胞计数降至正常。

二、预防或减少并发症的要点

(一) 术前要求

1. 常规检查并处理好并发症。

2. 术前常规使用镇静药物和镇咳药。

3. 术前反复训练患者手术体位及呼吸。

4. 对于中心型和纵隔淋巴结转移瘤以及周围型瘤体内滋养血管较粗大者行 CT 增强扫描,给操作者提供明确的穿刺目标。

5. 选择最佳进针方向,合理设计针道位置与方向。

(二) 术中要求

1. 按术前计划体位固定患者,建议使用负压固定垫。

2. 充分麻醉胸膜,避免疼痛与咳嗽。由于胸膜神经分布丰富,且主要受自主神经支配,感觉敏锐,因此应充分麻醉胸膜,避免因胸膜局部刺激后引起的胸膜反应和咳嗽导致胸膜划破。

3. 使用与 CT 连床的粒子植入固位器,按术前计划的倾角安装共面模板,按术前计划针道穿刺。

4. 穿刺中心型肺癌或纵隔淋巴结转移瘤某一平面时,将同一平面的强化 CT 扫描图像调至当前同一 CT 屏幕界面上,便于实时确认肿瘤、大血管与进针通道的准确位置。

5. 当穿刺针针尖接近与之相邻的大血管时,应暂停进针,即刻行 CT 扫描,观察针尖位置是否指向大血管。如出现偏针、针尖远端发生交叉,如果继续盲目推入,会误入大血管内,可将其中一根针拔出 2cm,调整进针方向,使两根针尖平行,刺到肿瘤中心后再次行 CT 扫描,精确测量针尖至肿瘤外缘的 0.5cm 处,进针到位。

6. 如怀疑针尖进入血管,随时拔出针芯,观察有无血流涌出并进行相应处理。

7. 穿刺周围型瘤体时,若瘤体内滋养血管较粗大应行对照强化 CT,避开血管。

8. 使用肋骨钻孔时注意避开肋间动脉。

9. 及时发现和处理轻微并发症,避免病情进展影响手术进程或威胁生命。

(三) 术后要求

生命体征稳定后平车运送到病房,进行常规生命体征监护,及时发现迟发的并发症。

第二节　纤维支气管镜下放射性粒子植入治疗大气管肺癌

对于无法外科手术切除、生长于大气管或主支气管内的恶性肿瘤,放射性粒子植入治疗是一种尝试。1961—1984 年,Nori 使用了全身麻醉和硬支气管镜盲插,并发症主要是支气管破损、气管内大出血、窒息等,致死率较高。

柴树德等于 2002 年研制了专用于大气管肿瘤粒子植入的特殊嵌入导管和植入导丝,FFB 直视下将
^{125}I 粒子永久性植入大气管瘤体内,治疗的 15 例患者中有 2 例因并发症植入失败。郑广钧等报道 65 例
患者并发症主要为肿瘤出血、粒子移位和游走。至 2012 年,连续治疗 223 例大气管内肿瘤,有效率达到
85.1%,肺不张缓解率达到 75.4%,显示了良好的治疗效果,但术中并发症造成了一定比例的植入失败,
甚至死亡。因此,熟练掌握 FFB 引导下放射性粒子植入操作的技术要领并及时恰当处理并发症尤为
重要。

一、并发症及处理

(一) 缺氧

血氧饱和度降低是常见的并发症,约 3/4 的患者出现缺氧。主要因为大气道肿瘤患者多合并肺不
张及阻塞性肺炎,肺功能欠佳。同时由于该类患者术中行咽喉表面麻醉,导致术中操作时间过长及。严
重的低氧血症,可引发急性哮喘发作、急性心力衰竭、心律失常等,危及生命。当血氧饱和度 <90% 时,
应暂时停止手术,给予持续鼻导管吸氧,分泌物增多时用 FFB 吸痰,待血氧饱和度 >95% 时继续操作,
如缺氧仍无改善则中止操作。223 例中共有 5 例因较严重的缺氧而终止粒子植入。

(二) 肿瘤出血

气管肿瘤大多血运丰富,导丝进入瘤体内制造通道后,不可避免导致出血。出血可导致视野模糊,
影响粒子植入得精确度,出血量大可导致窒息。针对出血的处理方法主要为吸净出血,再用注射针将含
有肾上腺素的 1% 利多卡因液经操作孔进入气管,刺入瘤体,注入 0.5~1mL,瘤体颜色瞬时变为苍白色,
出血可止,继续操作,植入粒子。223 例中有 4 例因植入中出现较为严重的出血而终止粒子植入。另
外,肿瘤出血、气道分泌物贴附在气管镜上使视野模糊,无法辨认肿瘤,此时可用冲洗管注入无菌注射用
水或少量 1% 利多卡因液冲洗镜头,然后吸净,常可将贴附物冲掉,如反复冲洗无效,则将镜抽出,冲洗
并擦拭镜头,重新导入后继续植入粒子。

(三) 循环系统改变

患者多合并慢性阻塞性肺疾病、高血压、冠心病等基础疾病,在行粒子植入前给予镇静药物,并针对
基础疾病给予降压、扩冠治疗。植入前肌内注射阿托品,术中操作引起刺激、缺氧、患者紧张等原因可导
致循环系统改变,如血压升高、心律失常、急性冠状动脉缺血等并发症,较为多见的是血压升高和心动过
速,应暂时停止操作,吸氧及对症处理后可很快恢复正常。有 5 例因为出现较为严重的循环系统并发症
而终止植入,1 例为严重高血压,2 例为持续室上性心动过速,2 例为急性心肌梗死,其中 1 例行急诊冠
状动脉支架植入术抢救成功,1 例死亡。

(四) 粒子移位和游走

粒子移位和游走发生率为 8.1%(18/223),粒子植入后通过胸部 X 线片观察粒子植入部位及粒子
数,有 18 例发生了粒子移位和游走,粒子数量为 1~3 个,其中 13 例粒子移位至同侧肺远端小支气管,
5 例粒子游走至对侧下叶小支气管,发生同侧肺小支气管移位游走的原因可能是植入通道过深,将粒子
植到了支气管内的肿瘤远端,因而发生了脱落,游离到对侧小肺支气管内的粒子可能因为植入时过浅或
未植入于瘤体内,通过患者翻身、咳嗽等,粒子移位到对侧肺小支气管内。如果发生移位游走的粒子数
量不多可无须处理。

(五) 发热

发热的发生率为 23.3%(52/223)。在排除肺部感染后,粒子植入术后发热可能是一种全身性的炎
症反应,穿刺损伤引起水肿、渗出可刺激机体发热。发热可出现在手术当日或次日,持续 2~3 天,大部
分患者不需要处理体温可恢复正常,如体温超过 38℃,可给予对症治疗。

(六) 气管瘘

气管瘘的发生与粒子的物理特性及植入粒子的量化是否准确有关,FFB 下粒子植入并发气管壁放
射性损伤而出现气管瘘的情况未见临床报道,但对于肺癌肺叶切除后残端内肿瘤复发行 FFB 下粒子
植入的患者应重点观察。天津医科大学第二医院曾出现 1 例食管癌侵入气管腔的患者,误诊为大气管

腔内肿瘤,行 FFB 下粒子植入,肿瘤消退后出现气管食管瘘(图 3-25-9~ 图 3-25-13,图 3-25-10、图 3-25-11 见文末彩图)。

二、预防或减少并发症要点

1. 选择适应证明确的患者,对合并各脏器的疾病进行相应治疗,特别是对快速心律失常的患者,植入前阿托品的使用应慎重。

2. 麻醉满意 镜头到达声门前,滴注 0.5~1mL 2% 利多卡因,麻醉声门,避免喉痉挛发生,到达肿物前滴注 0.5~1mL 2% 利多卡因,减少呛咳。

3. 进镜轻柔 尽量顺应生理弯曲轻柔进镜,镜头少触碰管壁,减少咳嗽,保持镜头干净。

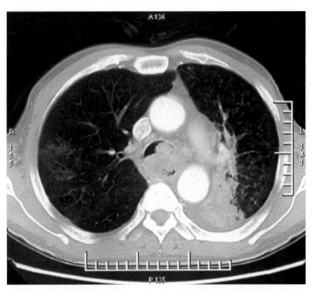

图 3-25-9 胸部 CT 显示左主气管口堵塞

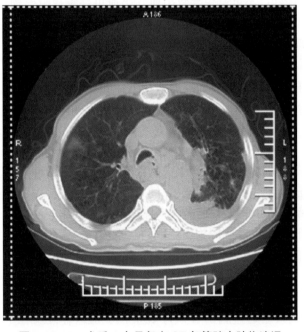

图 3-25-12 术后 1 个月复查 CT 气管腔内肿物消退

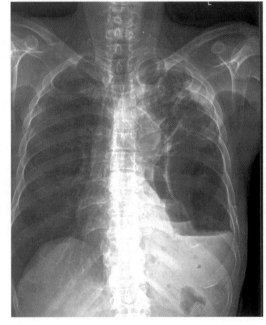

图 3-25-13 上消化道钡餐造影显示造影剂进入胸腔

4. 减少出血 嵌入导管刺入凸起的肿瘤,将 0.5mL 含肾上腺素 0.025mg 的生理盐水注入瘤体内,待肿瘤表面由红转苍白后再用导丝制造粒子通道。

5. 间断吸痰 分泌物较多,避免长时间持续用吸引器吸痰,应间断吸引。

第三节 CT 引导下放射性粒子植入治疗胸部骨转移瘤

一、并发症及处理

1. 器官损伤 粒子植入治疗不良反应少,全身反应轻,对外周血常规基本没有影响。胸部骨转移肿瘤粒子植入治疗主要辐射损伤的器官为皮肤、脊髓、神经以及骨组织,辐射损伤主要根据 RTOG/EORTC 急性和晚期放射损伤分级标准进行判定和处理。

2. 粒子迁移　粒子在种植术后发生移位、迁移和丢失,严重者造成肺栓塞。骨内血窦样、液化病变粒子容易向较低的部位沉积聚拢,形成剂量不均匀区,发现靶区粒子缺失应行 CT 扫描寻找迁移的地点,评估其对相应器官的损伤,定期观察。

3. 病理性骨折　主要发生在承重骨,以胸椎发生率较高,为避免粒子植入术后病理性骨折的发生,术前应对椎体不稳程度进行评估,根据骨折风险程度选择是否需要外科手术干预或者进行骨水泥加固。

4. 组织坏死　常因放射剂量过大所致。一旦合并继发细菌性感染,必须做手术引流,尽量清除粒子,因放射粒子在体内是一种异物,难以清除,将会影响伤口愈合。

5. 血管损伤　在进行肋骨转移或椎体转移粒子植入时容易损伤邻近肋间动脉,根据出血量的速度进行初步判断是动脉性或是静脉性。少量出血可以选择观察;大量出血时可选择肋间动脉栓塞或局部凝血酶注入;误伤主动脉时(图 3-25-14),可以分步缓慢退针,抵达主动脉外壁后局部注射血凝酶(图 3-25-15)。一旦姑息性处理失败后,出血量持续增加,需要行介入覆膜支架置入或者外科手术干预。

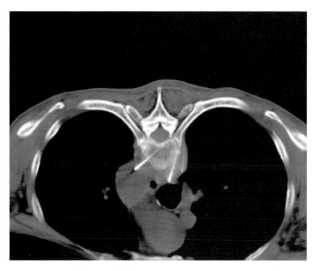

图 3-25-14　第 5 胸椎转移粒子植入,术中出现主动脉穿刺伤

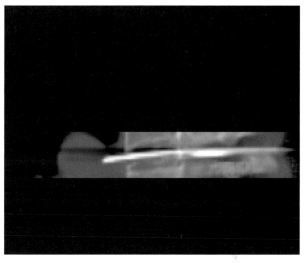

图 3-25-15　缓慢退出穿刺针,抵达主动脉外壁区域停留,向损伤区域注入血凝酶,持续观察出血情况

6. 神经卡压症　因穿刺路径抵达神经走行区域导致神经卡压所致疼痛,主要是穿刺肋间神经、脊神经根走行区最易导致卡压性疼痛;术者在穿刺前对神经所在解剖区域做初步判断,穿刺过程中患者诉疼痛明显,可以调整穿刺针方向或者局部注射少量利多卡因封闭后再进行穿刺。

7. 气胸　发生率较低,主要是因肋骨转移进行粒子插针时出现,由于术者的误穿导致胸膜损伤,一种情况是由于下肺活动度较大,穿刺针抵达脏层胸膜停滞时,患者在呼吸或咳嗽的情况下容易导致针尖撕裂脏层胸膜,根据气胸情况,进行抽气或者行闭式胸腔引流术。另外一种情况,穿刺针刚抵达壁层胸膜,拔出穿刺针内芯,导致胸膜腔与大气相通,形成人造气胸,进行简单抽气或不予处理。

8. 脊髓穿刺伤　主要是由于术者对椎管区域肿瘤组织穿刺所导致,术后应密切观察穿刺节段以下脊髓功能损伤情况,治疗上采用脱水疗法以消除脊髓水肿以及激素治疗或采用高压氧等。

二、预防或减少并发症要点

1. 预防重点在于放射粒子的量化要精确,以肿瘤细胞凋亡的剂量为标准,避免放射粒子数过量引起局部产生放射性热点造成组织的坏死,精准的术前、术中剂量优化以及粒子活度的匹配可显著降低放射性不良反应,特别是对脊髓的辐射损伤。如肿瘤已造成皮肤破溃,粒子植入应慎重。

2. 对穿刺部位、路径、组织器官解剖的熟练掌握,标准的粒子植入方式特别是大血管、脊髓周围骨转移瘤穿刺时,应实时对照 CT 扫面图像进针,不可一步到位是预防或减少并发症要点。在治疗胸椎转移灶时应对术前 MRI 轴位 T_2 或 T_1 增强图像进行病灶详细评估判定,穿刺过程中采用分步进针,避免因穿刺针受力不均偏离设计路径而误伤脊髓。在胸主动脉旁粒子植入时最好做到分步进针,与主动脉壁成切线进针,缓慢调针,避免损伤主动脉。特别是进行椎体穿刺时,由于穿刺经过骨的骨质破坏程度不一,需要把控好穿刺针力度,避免穿刺过程中由于穿刺阻力的改变而误伤主动脉。

第四节　放射性粒子支架置入治疗食管癌

一、并发症及处理

(一)胸痛和异物感

胸骨后疼痛和异物感是食管内照射支架置入术后最常见的并发症,其原因主要如下。

1. 支架置入导致机械性扩张压迫周围食管黏膜,其强度与食管内照射支架的直径呈正相关。

2. 高位食管支架置入的患者发生率高,特别是肿瘤浸润达肌层 T2 水平以上病变者,支架上缘不能靠近环状软骨 3cm 处。

3. 术后胃食管反流增加。

4. 肿瘤的侵蚀作用。

5. 患者自身体质及心理因素。

选择合适直径的支架,能减少或减轻该并发症。在支架置入术后嘱患者取舒适卧位,给予精神安慰,指导患者在进食后站立半小时 / 或取高半卧位休息 1~2 小时,以减少胃食管反流,勿进食过烫食物,以免支架遇热扩张而增加支架侧压力引起疼痛。支架扩张阶段所致胸痛和异物感一般 3~7 天可明显减轻或消失。临床中也可口服自行配置的葡萄糖液、庆大霉素、地塞米松及利多卡因的混合液,镇痛效果较好。具体配置方法:10% 葡萄糖 250mL、庆大霉素 8 万 U、地塞米松 5mg 及利多卡因 0.1g 混合,嘱患者 24 小时内口服。对于严重胸痛可遵循三级镇痛原则给予镇痛治疗。

(二)出血

主要表现为支架置入术后出现呕血或黑便,少数患者发生上消化道大出血,数小时内失血量可达 1 000mL,是支架置入术后最严重的并发症。支架置入术前放疗史与出血呈正相关,因放疗后食管管壁较为僵硬,更易发生大出血,该类患者置入的支架直径宜小于常规直径,术中动作要轻柔。少量出血可给予口服或静脉输注止血药,或局部止血(喷洒止血药、激光、氩气刀等治疗),严密观察病情变化。大量呕血、黑便,甚至出现头晕、面色苍白、出冷汗、血压下降等休克症状,应立即建立静脉通道、扩容、静脉止血、抑酸、吸氧等治疗,采取有效止血措施(如灌注冰盐水、球囊压迫等)。呕血时头偏向一侧,保持呼吸道通畅,必要时给予输血。

(三)反流性食管炎

多见于支架置入食管下段和贲门或吻合口肿瘤的患者,表现为恶心、呕吐、上腹部烧灼感等,胃镜下可见食管下段黏膜充血、出血、糜烂,甚至溃疡形成。原因是支架跨越贲门,失去了食管下段括约肌、His 角、贲门部黏膜皱褶等多种防反流机制,食管酸廓清功能障碍。常发生于支架置入术后早期,随病程进展,症状多数可自行缓解。在支架置入术后指导患者少食多餐、进食后不宜平卧,应取半卧位或坐位,饭后适当活动,睡觉时床头抬高 15°~30°,给予抑酸剂、黏膜保护剂及胃动力药。

(四)支架移位、脱落

主要表现为支架下滑或脱落于胃肠道内,使食管再次出现狭窄致吞咽困难或其他不适,影像学检查可证实,并可确定支架位置,其原因如下。

1. 与病变部位(支架位置)和支架直径有关,支架移位通常多见于食管下段、贲门及食管胃吻合口处的支架,由于支架部分位于胃腔内,与管壁的接触面积小,导致支架移位率增加,覆膜支架较非覆膜支架移位发生率高,所选支架直径小于食管内径也会导致支架移位。

2. 支架置入前,行球囊扩张后病变水肿或炎症较明显,置入后炎症、水肿消退,支架相对直径变小。

3. 术后剧烈咳嗽、强烈的呕吐也可造成支架移位。

4. 饮食不当。目前食管支架为镍钛记忆合金制成,遇冷遇热易变形,如进过冷、过热饮食,均可引起支架移位,甚至脱落。

术前全面评估病变的性质、部位、范围等因素,正确选好支架的直径,扩张时不宜过度,置入支架过程要做到定位准确。术后尽量避免剧烈咳嗽及剧烈呕吐,对原有咳嗽的患者给予镇咳处理,对呕吐剧烈的患者使用镇吐药。术后饮食忌过冷、过热、过硬、过急,将纤维素丰富的食物加工成食糜,防止纤维素食物包绕、牵拉支架。对已明显发生移位仍在食管内的支架,如无明显吞咽困难症状可予以密切随访,如发生吞咽困难症状,则置入第2枚支架;对已脱落至胃内的支架可在内镜直视下用异物钳取出;对已脱落至肠内的支架,随访观察,部分支架可自行排出体外,若出现急腹症时需要进行外科手术。

(五)再狭窄

患者出现复发性吞咽困难症状,食管钡餐造影检查可见对比剂通过不畅,甚至完全不能通过,支架出现再狭窄,多发生于支架的上端端口。放射性食管粒子支架置入术后再狭窄应区分是恶性狭窄还是良性狭窄。

1. 恶性狭窄　多为肿瘤组织继续生长,临床研究表明食管内照射支架因 ^{125}I 粒子的内放疗作用可以降低恶性再狭窄的发生率。

2. 良性再狭窄　由于食管蠕动时与支架端的剪切力作用,支架端与食管壁反复摩擦、压迫等原因,支架两端尤其支架上端随着纤维组织的增生产生局限性狭窄。

一般良性狭窄,可采用球囊扩张、再置入支架、内镜下微波烧灼等方法予以解除。在选取支架前应行上消化道造影检查,多角度对病变范围进行评估,支架长度要超出病变上下各2cm。条件允许者,也可根据狭窄性质,在狭窄端放置新的支架。

(六)气道狭窄

术前食管肿瘤已侵犯气管后壁,术后食管内有支架支撑,气管环状软骨逐渐塌陷,造成气管狭窄,通气功能障碍。此外,转移性周围肿大淋巴结可在食管支架推移下压迫气管导致气道狭窄。患者出现喘憋症状,胸部CT可证实。处理方法:当支架释放后出现压迫气管的情况,通过面罩给氧等常规处理难以奏效时,应行气管支架置入。

(七)心律失常

多发生在食管扩张器或球囊扩张的机械性牵拉和刺激的操作过程中,主要是由于支配食管运动的神经主要为迷走神经,支架释放后食管扩张、挤压会刺激迷走神经的传入纤维,引起支配心肌的迷走神经兴奋,使心脏的兴奋性、传导性受到影响而发生心律失常,甚至导致心源性猝死。在术中应加强监护,准备好急救药品和设施。若术中出现室性期前收缩,应立即给予利多卡因;心律过缓者可给 0.5mg 阿托品皮下注射,待缓解后再进行。

(八)食管慢性感染

主要表现为支架置入术后与食管壁间不能完全贴附而出现空隙,食物残渣滞留其间引起局部感染,出现吞咽疼痛,甚至静息痛,嗳气时可闻到明显腐败食物的味道,胃镜下见食物残渣滞留其中,食管黏膜呈慢性炎症表现。发生原因主要如下。

1. 病变时间长、体质差导致食管蠕动、收缩能力下降。

2. 支架术后进食过早,在管壁回缩时食物嵌顿。

可尝试抗感染治疗及对症处理,对于效果欠佳患者,若实在不能忍受,可试行取出支架,改鼻饲或行胃造瘘术。一旦出现并发症,应尽快取出支架,积极抗感染治疗是合理的处理措施。

(九)放射性肺炎

发生原因可能与粒子剂量及受照射肺容积有关,食管内照射支架因小剂量内照射,并发症发生较少。放射性肺炎多发生于术后1~3个月,急性放射性肺炎的临床表现与一般肺炎的临床表现无特殊区别。急性期过后临床症状减轻,但组织学逐渐进入纤维化期。影像学早期表现为小片状磨玻璃样影,密度淡薄,边缘模糊、"袖套征";中期表现为肺实变,其内可见支气管充气征;晚期表现为照射野内长条状、大片状密度增高影,边缘锐利呈"刀切状",同侧胸膜增厚,支气管、肺门、纵隔牵拉移位等改变。肾上腺皮质激素是目前治疗放射性肺炎常用且有效的药物,特别在早期使用更为有效,能减轻肺实质细胞和微血管的损害程度,减轻肺组织渗出和水肿,进而有效减轻症状。可给予单日累计剂量 20~40mg 甲泼尼龙激素治疗,为减轻症状还可以采用雾化吸入法。

(十)骨髓抑制

理论上放射性食管粒子支架置入后可能出现骨髓抑制症状,如三系减少等。目前的研究随访尚未观察到粒子支架相关骨髓抑制并发症。

二、预防或减少并发症要点

食管支架置入术是晚期食管癌的有效姑息治疗手段,不仅能改善食管恶性狭窄晚期患者的进食困难症状,而且对肿瘤有一定的内放疗作用,但术后可能出现并发症,影响患者预后和生活质量,亦不容忽视。应在术前准确评估病变情况,严格把握食管内照射支架置入术的适应证、粒子放射剂量及熟练掌握支架植入技术要领是预防或减少并发症要点。

第五节　放射性粒子支架置入治疗大气管肿瘤

一、并发症及处理

(一)咳嗽、胸痛

与支架对气管黏膜的刺激、对管腔扩张、影响排痰及 ^{125}I 粒子内放疗对病变组织的损伤有关。多为刺激性咳嗽,室内应定时通风换气,保持空气通畅,每周进行空气消毒,防止呼吸道黏膜干燥。呼吸困难者予半卧位,必要时吸氧,多可通过上述对症治疗进行缓解。只有极少数患者出现剧烈咳嗽,密切观察咳嗽的时间及伴随症状,必要时给予镇咳治疗,以免引起支架移位。

(二)支架附着分泌物的潴留

气管内照射支架置入后,由于支架段支气管上皮纤毛摆动及支架嵌入支气管内膜,分泌物易黏附在支架上。一般在支架置入后 3~5 天,雾化吸入及服用祛痰药有助于分泌物的排出,必要时给予吸痰处理。

(三)支架移位、断裂及咯出

1. 支架大小、位置不当导致移位　在支架植入早期,支架尚未完全膨胀,嘱患者术后 24 小时内避免剧烈咳嗽,必要时雾化吸入镇咳药、祛痰药,减少气道反应,预防支架移位。

2. 恶性气道狭窄　由于患者预期寿命短,很少发生断裂。

3. 支架置入远期咯出　常由于 ^{125}I 粒子的减瘤作用,支架与组织之间的径向支撑力下降,若不伴有出血、呼吸困难和感染,通常不需要特殊处理。

(四)管腔再狭窄

主要系肿瘤腔内生长、过度生长及肉芽组织形成所致,再狭窄率达 5%~45%。肿瘤组织增生后可以穿过金属网眼支架的网孔,导致网腔再度狭窄。肉芽组织增生是由于机体对支架的过敏反应,肉芽肿可以在发生支架的任何部位,但支架两端更易发生。

(五)感染

研究发现,支架植入治疗恶性气道狭窄术后下呼吸道感染发生率高达 32%,风险比为 3.76。支架植入后 3~4 周,支架上菌落形成率高达 78%,感染会进一步促进肉芽组织的形成,堵塞气道加重感染,形成恶性循环。一旦发生呼吸道感染,应根据细菌培养及药敏试验结果进行抗感染治疗。

(六) 气道大出血

这是气道支架术后最严重的并发症,虽然发生率不高,但极易导致窒息死亡。其原因很可能与支气管壁穿孔损伤周围大血管或支架金属丝对气道周围大血管的侵蚀破坏有关。支架术后会出现少量的痰中带血,少数患者随着病情进展可发生大咯血。首先,消除患者的紧张情绪,头偏向一侧,轻轻将血咯出,勿咽下。同时应仔细观察咯血情况,如痰中带血丝、有无血块、咯血的颜色等。其次,可适当应用止血药物,如安络血、注射用血凝酶、维生素 K、酚磺乙胺、垂体后叶激素等,必要时到急诊行支气管动脉造影化疗栓塞治疗。同时,床旁备吸引器,防止大出血引起窒息死亡。

(七) 气管食管瘘

气管食管瘘是一种严重并发症。一旦发生,由于进食呛咳,患者多无法进食,最终全身消耗衰竭或肺部感染死亡。术后,气管支架对管壁的刺激和摩擦,促使气管壁发生坏死,并向后穿透食管壁,形成气管后壁与食管壁间的异常通道,同时内放疗可促进管壁坏死,若置入的支架膨胀力过大,也会导致穿孔。出现此并发症时首先应嘱患者禁饮食,避免吞咽唾液,防止食物及液体经瘘口流入气道引起呛咳,加重肺部感染。指导并协助患者进行有效咳嗽、排痰。给予雾化吸入,同时给予有效的抗生素进行治疗。给予静脉营养支持治疗,维持机体需要量,保证营养及水电解质酸碱平衡。必要时可行全覆膜食管支架置入术封堵瘘口。

(八) 放射性食管炎

气管内照射支架置入术后,^{125}I 粒子内放疗作用下出现食管黏膜轻度充血水肿,有阻挡感或胸骨后部疼痛加剧。嘱患者进食后给少量淡盐水冲洗食管,防止食物残留食管损伤黏膜。如患者疼痛加剧,把 10% 葡萄糖 250mL、庆大霉素 8 万 U、地塞米松 5mg 及利多卡因 0.1g 混合,嘱患者 24 小时内口服。

(九) 发热

少数患者支架置入后会出现一过性发热,可能与肿瘤患者机体抵抗力差有关。首先在操作过程中应该注意无菌,其次术后积极治疗原发病,行抗感染及抗肿瘤治疗,加强护理。

二、预防或减少并发症要点

由恶性肿瘤所引起的气管狭窄在确诊时往往有 80% 以上的患者已失去手术治疗时机,置入气管内照射支架是重要治疗手段之一,可以迅速解除呼吸困难,改善临床症状,同时 ^{125}I 粒子的内放疗杀瘤作用,可控制肿瘤的进展。随着材料学的发展,虽然支架的组织相容性得到很大提高,但支架置入后仍会引起一系列并发症,发生率的高低与支架类型和狭窄的部位以及类型有关,因此,术前行 CT 及多平面重建对狭窄段管径进行准确测量、正确评估、选择大小合适的支架是非常主要的。其次粒子放射剂量及对支架植入技术的掌握程度要领可预防或减少并发症。

(柴树德 朱旭东 巩瑞红 牛立志 黄学全 何闯 郭金和 陆建 张开贤)

参 考 文 献

[1] 柴树德,郑广钧,毛玉权,等.纤维支气管镜下 ^{125}I 粒子植入治疗大气管肺癌.中国肿瘤影像与微创治疗杂志,2003,1(2):23-26.

[2] 郑广钧,柴树德,柴云飞,等.种植放射性 ^{125}I 粒子治疗晚期中心型肺癌的近期疗效观察.中华放射医学与防护杂志,2009,29(5):508-509.

[3] KRISTENSEN M S, MILMAN N, JARNVIG I L.Pulse oximetry at fibre-optic bronchoscopy in local anaesthesia: indication for postbronchoscopy oxygen supplementation? .Respir Med,1998,92(3):432-437.

[4] 李小东,郭永涛,张遵城,等.^{125}I 粒子植入治疗晚期肺癌的损伤效应与临床处置.中华放射医学与防护杂志,2007,27(6):565-568.

[5] KRAUSE A, HOHBERG B, HEINE F, et al.Cytokines derived from alveolar macrophages induce fever after bronchoscopy

and bronchoalveolar lavage.Am J Respir Crit Care Med,1997,155(5):1793-1797.

[6] FISHER CG,DIPAOLA CP,RYKEN TC,et al.A novel classification system for spinal instability in neoplastic disease: an evidence-based approach and expert consensus from the Spine Oncology Study Group.Spine,2010,35(22):1221-1229.

[7] 郭金和,滕皋军,何仕诚,等.食管内照射支架的研制及临床应用的初步结果.中华放射学杂志,2004(9):20-24.

[8] 方春华,于皆平,江应安,等.食管贲门癌支架置入术后再狭窄的观察.中华消化内镜杂志,2002,19(5):310.

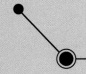

第二十六章

肺癌放射性粒子植入的质量控制

肺癌放射性粒子植入的质量控制是一个全程化质量控制过程,涉及术前、术中及术后的各个环节,缺一不可。整个过程由临床医师、物理师、技师和护理团队通力协作完成。团队成员在治疗方案选择、术前计划设计、治疗计划实施、术中计划优化及术后剂量评估中各负其责,采取严格的质量控制措施,才能体现现代放射性粒子近距离治疗的优越性,保证临床疗效。

第一节 术前、术中及术后质量控制

一、术前质量控制

1. 肺癌粒子植入术患者的选择 应严格掌握适应证,严禁超适应证的粒子植入。

2. 对于拟行粒子植入的患者,术前常规行 CT 及增强扫描,由临床医师和物理师共同制订术前计划,进行勾画靶区,设定 PD、粒子活度、数目和植入针进针通道。其中 PD 是指肿瘤靶区 95% 以上体积接受的放射剂量,一般是肿瘤周边接受的绝对剂量值。目前,肺癌患者临床靶区 PD 通常选择 110~160Gy。计划设计的粒子分布模式采用"外周密、中间稀、非等距离植入"原则,即根据瘤体形态、大小和亚瘤床区,按照外周密集、中心稀疏的非等间距植入方式布源。

3. 还有一点至关重要,却很容易忽视的术前质量控制步骤,就是术前对于所订购放射性粒子源活度的 QA/QC。按国际原子能机构(International Atomic Energy Agency,IAEA)要求,植入前必须对放射性粒子源的活度进行检测,从全部临床使用的粒子或从同批次粒子中抽查 10%,允许测量结果偏差应在 ±5% 以内。

二、术中质量控制

放射性粒子植入虽属于微创手术,但微创不等于低风险,即便是肺穿刺活检,国内外出现突发事故的情况也屡见不鲜,因此术中监护必不可少。粒子植入术中必须配备心电监护、血压血氧监测、氧气吸入、吸痰设备及药品、建立静脉通道。

穿刺活检的准确性是保证术前或术中计划顺利实施的基础。术中使用负压体位固定垫固定患者,使用 CT 连床模板固位器,连接 3D 打印共面模板和数字倾角显示仪。CT 引导模板辅助及空间坐标模板固位器的使用,可保证穿刺质量,尤其是穿刺角度的精确性,是粒子植入质量控制的重要组成部分。

术中预计划是在患者手术体位固定后,粒子植入前进行的 TPS 计划。它使摆位误差、移动误差、肋骨位置等术前不确定因素变为既定因素,且设备、人员要求相对低,现阶段均可实现。

术中实时计划是在手术穿刺针插植完成后进行的 TPS 计划,在植入针真实轨迹上完成。它是对 TPS 计算出的放射剂量分布等指标进行的优化。一份能够接受的治疗计划应该满足下列原则:肿瘤剂量准确、放射剂量分布合理、避免冷区和热区、提高肿瘤靶区吸收剂量和降低周围正常组织受照剂量。

否则需要重新修改计划布源位置和数量,直到满足要求为止。粒子植入专用骨钻钻孔技术,可使肋骨阻挡问题得到很好的解决,避免出现冷区,使术前及术中计划得以完美实施。

粒子植入前,对植入器进行性能检测,"验枪"也是必不可少的环节。护士要认真检查植入器的通畅性、推送导杆的长度要与植入针匹配、植入针针芯滑畅无阻等。

粒子植入时,需要详细记录粒子活度、每根针植入粒子数目及位置。植入过程中要做好医务人员辐射防护,术中患者使用防辐射铅孔大单包罩,术中佩带铅围脖、眼镜等。

三、术后质量控制

肺癌粒子植入术后行 CT 扫描,以 DICOM 格式将图像输入 TPS。确定相应治疗层面粒子数目、剂量分布,并导出 DVH 图及其参数,进行剂量评估。

第二节　CT 引导下放射性粒子植入的方法和质量评价

总结国内 CT 引导下粒子植入术的经验,认真审视各种粒子植入的方式方法,加以梳理归纳,可以把各种粒子植入术式及粒子植入手术的质量评价进行总结,用"5411"一组数字来概括表述。

一、"5"——粒子植入的 5 种术式类型

1. **魔方型**　等距离空间分布,即"巴黎原则",见于 CT 引导模板辅助下等距离均匀植入治疗肺癌等肿瘤(图 3-26-1,见文末彩图)。2002—2011 年,天津医科大学第二医院一直采用这一方式治疗肺癌及全身肿瘤,这种植入方式的优点是粒子空间分布均匀,无剂量冷区、PD、MPD 均可满足,缺点是中心剂量超高,$V_{200} \geqslant 50\%$,会产生中、远期放射性损伤及并发症。

2. **马鞍型**　外周密、中间稀、避开尿道,形似"马鞍",称为"马鞍模型"(图 3-26-2,见文末彩图),见于前列腺癌的粒子植入,是标准的粒子排布及剂量学分布方式。

3. **包壳型**　粒子空间排布呈外周密、中间稀、非等距离分布,形似"包壳",称为"包壳模型",即改良为"外周密,中间稀"植入原则(图 3-26-3,见文末彩图)。这种植入方式是自 2011 年以后,经过粒子植入的术中剂量优化所建立起来的肿瘤植入模式,见于 CT 引导辅助模板下标准化肺癌治疗。这种 ^{125}I 放射性粒子植入方式粒子在瘤体内的空间位置与前列腺癌的标准化粒子排布相近。适用于 CT 引导辅助模板下肺癌及体部肿瘤粒子植入。

4. **霰弹型**　这种粒子植入方式是目前我国大多数从业人员所习惯的,一直沿用的 CT 引导自由手(free hand)单针穿刺,一针针累加的粒子植入手术。植入针多由一个皮肤穿刺点、反复调整进针方向植入粒子(图 3-26-4,见文末彩图),造成粒子分布呈现"中间密,外周稀"的分布,空间分布不合理,瘤体中心剂量过高,周边剂量偏低,外围有冷区,犹如霰弹枪发射一团铁砂击中肿瘤一样,称为"霰弹型"。目前,这种植入方法占大多数,约 70%。采用这种植入方式仅有极少数技术娴熟、经验丰富、长期从事粒子植入的专家所完成的手术可能达到剂量学要求,大部分从业者的粒子植入无法满足剂量学要求。这种方式的最大优点是操作方法简单、易学、省时、省事、省力气,而且并不需要其他设备,只要有"一把枪、一根针、一罐粒子",随时随地可以进行粒子植入。这种方式的缺点是粒子排布疏密不均,剂量区高低互现,PD、MPD 均无法满足,无法进行剂量学评估,更重要的是这种技术操作无法复制,没有同质性,无法做到标准化、规范化,不能进行大范围、统一培训,所做的病例无法进行科学统计和研究,更为严重的是这种植入结果可导致肿瘤复发及放射性损伤,只有在纵隔转移瘤粒子植入时由经验丰富的医生来操作完成。

5. **随心所欲型**　这种操作方法见于有穿刺经验,没有经过放射性粒子知识系统培训,缺乏植入常识,胆大而心不细,冒险蛮干、无知无畏者。用这种方式植入粒子,其空间分布杂乱无章,"冷区、热区"互现,粒子分布毫无规律,更无剂量学可言,称为"随心所欲型"(图 3-26-5,见文末彩图)。这种 ^{125}I 放射性粒子植入方式既影响治疗效果,也可能增加不必要的并发症,如放射性肺炎。

二、粒子植入的 4 种模式

在总结 5 种植入方法的基础上,将前列腺和肺癌两种植入方式基本相同的粒子植入术式合并为一,则 5 种粒子植入术式就变成 4 种植入模式。

三、粒子植入质量控制的"一张片子"

粒子植入术后即刻扫描 CT 片,将这张 CT 片以 DICOM 格式输入 TPS 中,进行术后剂量评估,导出 DVH 图及各项参数,验证粒子植入术后剂量分布,判定粒子植入术的质量。这种评估一定要在第三方监督之下完成,以确保病历资料的真实性、科学性。

四、粒子植入质量控制的"一把尺子"

一把尺子指的是"线段理论",即将 DVH 图中的 D_{90}、V_{90} 相交点坐标标定为 A 点,将 V_{50}、D_{200} 相交点坐标标定为 B 点,连接 AB 两点,即形成线段 AB(图 3-26-6,见文末彩图)。用线段 AB 作为判断 4 种粒子植入模式的质量标准。

判断的方法是将 A、B、C、D 四种 DVH 图形同时引入有 AB 线段的同一坐标图中,观察每一条 DVH 线条轨迹与线段 AB 之间的位置关系,判断粒子植入术的质量(图 3-26-7,见文末彩图)。

由图 3-26-7 可见,绿色曲线 a 轨迹高于线段 AB,高居其之上。说明粒子在瘤体的分布为外周密、中间密。剂量评估结果是周边剂量满意,中心剂量超过。肿瘤可被杀灭,但可能有中晚期放射性损伤。

红色曲线 b 轨迹由高到低与线段 AB 交叉,称为正相交,是标准的轨迹,疗效满意。

黄色曲线 c 轨迹由低到高与线段 AB 交叉,称为负相交,说明粒子在瘤体的分布为外周稀、中间密。周边剂量偏低,中心剂量偏高,肿瘤容易复发,也可能产生中远期放射性损伤。

蓝色曲线 d 轨迹严重左移,远离线段 AB,肿瘤靶区受量仅为危险器官的接受量,粒子植入无效。

"AB 线段"理论可作为衡量粒子植入的质量控制的标尺,同时可预判粒子植入的治疗效果。

当前,我国开展肺癌放射性粒子植入的医疗单位越来越多,但技术水平参差不齐。在此阶段,对放射性粒子技术开展的质量控制问题显得尤为重要。可以说,对质量控制的认识和执行,关乎此项技术的存亡和发展。质量控制必须包括从业人员、设备、技术流程等方面乃至全过程,必须严格执行治疗规范。从每个环节入手,建立完整的质量管理体系,才能获得良好的临床疗效以及开展具备循证医学证据的临床研究。

(柴树德　霍彬)

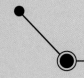

第二十七章

共面模板辅助肺微小结节穿刺活检技术

第一节 概 述

随着低剂量 CT 在健康人群体检中被广泛应用,越来越多的肺内微小结节被检出,其中有一部分为早期肺癌,给人们带来了很大程度的恐慌。王俊等研究首次通过二代测序技术从基因突变层面证实,即使是肺内纯磨玻璃样病变也可以发生转移,从基因层面证明了肺微小结穿刺活检的重要性和必要性。

对筛查中检出的无症状肺内微小结节,如何及时、准确地进行早期肺癌的病理学诊断,是进一步选择正确治疗手段的基础。肺癌小结节活检技术早在 21 世纪初就已经开展了,大多数为自由手穿刺,但成功率无法保证。后有两针固定法将活动的小结节变为固定状态,由第二固定针进行穿刺活检,提高了穿刺成功率。针对提高穿刺成功率这一课题,国内临床和科研人员尝试将肺癌粒子植入技术流程和基本理论融入肺微小结节的穿刺活检中,特别是对放射性粒子植入共面模板的研发和持续不断的改进,提高了肺结节的诊断穿刺技术。

2016 年国内首次使用亚克力矩形粒子植入共面模板引导取得了 5.28mm 的微结节肺癌病理学结果。而后又对粒子植入模板进行了改进,把穿刺针孔间距缩小,设计了用于肺微小结节穿刺的共面模板。多年的临床应用证实,共面模板对肺内微小结节的精确诊断同样适用,国内临床和科研人员逐步摸索出一套切实可行的技术操作流程,并对微小结节肺癌的诊断技术操作进展与技术创新进行初步总结,形成"共面模板引导下肺组织固定微结节肺癌穿刺活检术"。这一新理论模式的主要技术进展(创新点),可以概括为以下六点。

一、体位固定技术

与肺癌放射性粒子植入术一样,微小结节肺癌活检穿刺技术首先要将患者体位固定(患者与 CT 床固连)。方法是将患者放置在预先铺设好负压体位固定垫的 CT 机平床板上,连接负压真空泵。然后,助手配合将体负压位固定垫按患者手术体位贴附在身体两侧,开动负压真空泵,将负压抽至 −10kPa,将患者牢牢固定于 CT 平床板上,使患者与 CT 床一起水平移动,其相对位移为零。

二、影像引导技术(搜寻结节)

影像引导技术(搜寻结节)即 CT 扫描技术,目的是搜寻微小结节肺癌。与常规 CT 扫描相同,胸部定位后,扫描整个肺部,由肺尖至肺底部,扫描层厚为 0.25mm 的薄层。薄层扫描的目的是搜寻可能存在的微小结节肺癌并确定肺微小结节的部位和结节上、下界的范围。若发现结节,则标记所在 CT 层面。进行操作时要尽可能降低 CT 机的管电流和管电压,以减少患者的辐射伤害,也就是通常所说的低剂量 CT 扫描。

三、激光定位技术（定位结节）

激光定位技术（定位结节）目的是定位微小结节肺癌的范围,当 CT 扫描确定微小结节肺癌所在部位之后,要使用 CT 机上的内激光线（红色）确定肺微小结节肺癌的最大截面积的准确部位和结节上、下界的层面数,继而使用记号笔在患者体表上标定并勾画出投影区的大小范围,这一区域就是皮肤消毒、麻醉、穿刺活检的范围,标定点就是活检穿刺点。为了便于操作,又研发了 CT 床固连式绿激光定位仪,这种新型定位仪器,安装固连在 CT 机床一侧,当 CT 机上的内激光线（红色）确定肺微小结节肺癌的最大截面积的准确部位后,移动并旋转定位仪的（绿色）激光线,使其与 CT 机的内（红色）激光线完全重合为一条激光融合线,此时,穿刺针变为黄色或红绿相间。然后,将 CT 机床水平移动至手术操作区,此时的绿激光线即可完全取代 CT 机内红色激光线作结节定位用。其功能和安装在 CT 模拟机房中、耗资数百万元的外激光定位仪是一样的。

四、导航支架定位及模板"分割"技术

导航支架定位及模板"分割"技术（三维变二维）是根据三轴直角坐标系（笛卡尔坐标系）原理研发的定位导航支架和亚克力机制模板上的阵列穿刺通孔,可以把模板 X 轴排列的通孔与 CT 机红色激光定位线融合在一起,进行薄层扫描（层厚 0.25mm）。扫描后的 CT 图像上同时有相应的模板阵列通孔显示。这就把微结节肺癌由三维立体结构"分割"为若干个二维"平面"图像。选择其中最大的结节层面作为穿刺活检层面。

五、结节旁肺组织固定技术

由于肺在呼吸运动周期中吸气与呼气周而复始地变换,使肺体积也不断改变,肺组织不断移动。生长于肺内的微结节也随之运动,给微结节穿刺的准确性造成了很大的困难。如果仅仅依靠 CT 机影像引导,自由手进行微结节穿刺,就需要不止一次地调整穿刺针的进针方向和进针角度,容易造成肺组织的损伤、漏气、出血,使本来体积很小、密度不大的微结节变得模糊不清,导致穿刺失败。这种仅仅依靠 CT 影像引导、自由手穿刺获取标本的方法,一针穿刺取得标本的成功率较低。Tsukada 等进行经皮肺穿刺 183 例,对病灶 <1cm 的诊断准确率仅为 66.7%。使用模板定位,在模板上选择经过结节最大直径中心点,经过此点 X 轴、Y 轴相交形成了四个象限。选择在距离结节旁 10mm 处的 X 轴和 Y 轴上的两个模板穿刺孔,分别刺入两根 18G 定位针,针尖要越过结节的远端。至此,借助模板、胸壁两点的支撑,定位针会把周围肺组织连同微结节一起稳稳地固定,使微结节由运动状态变为静止状态,彻底解决了肺内微结节病灶随肺组织移动所造成的穿刺技术难题,即结节旁肺组织固定技术（运动变静止）。

六、一针穿刺获取标本技术

一针穿刺获取标本技术（二维变一维）是指再次扫描结节层面,在结节直径最大的二维平面上确定一维穿刺通道。方法:自结节中心点向模板作一条垂线（一维线）,垂线指向的通孔影像即为穿刺套管针刺入的模板通孔。这条"一维"线也是"唯一"准确的进针通道。测量模板表面至结节近端距离,经过该通孔刺入套管针,针尖直指微结节最大直径的中心点。拔出针芯,更换活检枪,一针准确取材,送病理检查,证实良、恶性。

共面模板的应用起源于微小结节穿刺技术,同时科研人员从前列腺癌粒子植入模板的原理中获得启迪,从而成功地将这些经验应用到肺癌的粒子植入治疗中。共面模板是在肺癌粒子植入技术流程推动下的又一次创新,属于模板引导技术的一个重要分支。传播这项技术是粒子与微创学界共同的责任,是很有前景的一项实用技术。

第二节　肺微小结节诊断

通常将直径 10~20mm 的肺内结节称为小结节,直径 10mm 以下的称为微结节,本文重点讨论的是微结节。对于肺内微结节的诊断处理意见,美国在 2005 年推出了 Fleischner 学会指南,认为:①小于 4mm 微结节不随访。②对于 4~6mm 和 6~8mm 的结节,无论低风险还是高风险结节均采取随访,但随访时间间隔不同。

2017 年 Fleischner 学会又推出了新版指南,其主要要点:① 8mm≤实性结节基线测量 <15mm,或增长 <8mm,或新发结节 6~8mm。② 6mm≤部分实性结节其中实性成分 <8mm、新发或增长实性成分 <4mm。对于它们的处理原则:每 3 个月行低剂量胸部 CT 筛查,存在 ≥8mm 的实性成分时须行 PET-CT 检查。新版指南的核心仍是影像学随访,不同的是缩短了时间间隔,增加了 PET-CT 等检查项目,提出了以直径 8mm 为界。

国内肺结节的诊疗指南对于中危结节的诊断标准:直径为 5~15mm 且无明显恶性 CT 征象的非实性结节,处理策略是应在 3 个月后进行随访观察其生长特性,发现结节生长纳入高危结节处理,无生长性则继续随访 2 年。对于肺癌低危结节的诊断标准为直径 <5mm 的实性结节,处理策略是 1 年后随访,发现生长则纳入高危结节处理,无生长则进行年度随访。

2005—2017 年,在长达 12 年的时间里,无论是国外还是国内,对于肺内微小结节的诊断手段主要是影像学,以随访为主。阻碍穿刺活检诊断的瓶颈是什么呢? 国内专家认为:①直径≤8mm 的微结节诊断难度大,针刺肺活检、纤维支气管镜检查难以取得成功。②使用先进的磁导航仪定位穿刺也会因定位或进针困难、呼吸活动或结构疏散的磨玻璃结节(ground-glass nodule,GGN)等因素而失败。所以肺内微小结节以 8mm 为界,低于此值被认为不可能穿刺,需要依赖高分辨率 CT 影像为诊断提供依据。

随着肺微小结节穿刺共面模板和规范化技术流程的临床推广应用,CT 引导下模板辅助穿刺活检低于 8mm 的肺微小结节的成功率将大幅提升。

第三节　肺微小结节穿刺技术操作流程

一、适应证和禁忌证

(一) 适应证

1. 需要明确病变性质的孤立或多发肺微小结节,病灶最大直径≤30mm。

2. 怀疑恶性的磨玻璃结节。

3. 已知恶性病变但需要明确组织学类型或分子分型的再次活检。

4. 未使用或已停用影响凝血和 / 或血小板凝聚的药物。

5. 无严重或未能控制的心、脑、肺等基础疾病,临床评估患者可耐受肺穿刺。

6. 有合适的穿刺路径。

(二) 禁忌证

1. 绝对禁忌证

(1) 不可纠正的凝血功能障碍。

(2) 血小板计数 $<50 \times 10^9/L$。

2. 相对禁忌证

(1) 严重肺动脉高压。

(2) 穿刺路径上有明显的感染性病变。

(3) 严重的慢性阻塞性肺疾病、肺大疱、肺气肿、肺纤维化。

二、患者的术前评估

1. 病史采集　明确患者病史(如有无高血压、冠心病、脑血管疾病、肝肾功能不全、抗凝药物使用史和过敏史等)。

2. 完善影像检查　胸部强化 CT 明确病灶位置、周围脏器及血管毗邻关系,设计进针路径,确定穿刺体位。

3. 血液学检查　血常规,凝血功能,感染筛查(肝炎、梅毒、艾滋病等),血型及生化等。

4. 心肺功能检查　行心电图检查;必要时完善心脏超声检查,了解心功能情况。行肺功能测定评价肺功能情况。

5. 伴随疾病和药物管理　术前建议停用抗凝和抗血小板药物,以及抗血管生成类靶向药物,药物停用推荐时间(表 3-27-1)。

6. 术前谈话　充分告知穿刺风险,签署知情同意书。

表 3-27-1　术前禁用药物及停药时间

药物	停药时间
低分子量肝素	24 小时
阿司匹林	7~10 天
波立维	7~10 天
利伐沙班	24 小时
华法林	5 天

三、手术室要求

1. CT 手术室需要定期进行紫外线消毒并记录。

2. 常规配备供氧系统、吸痰设备、心电监护、抢救车,车内配置各类急救药品。

3. 配备负压体位固定垫,用于固定患者体位。

四、技术流程

CT 引导共面模板辅助肺微小结节穿刺活检技术流程(图 3-27-1)。

1. 患者进入 CT 手术室,按术前计划进行患者体位的摆位,用负压体位固定垫抽吸塑形、固定患者。

2. 于病灶同侧安装定位导航支架,连接心电监护、吸氧、建立静脉通道。

3. 行首次 CT 扫描,选择最宽的肋间隙、最大的结节横截面、最短而安全的穿刺路径,确定穿刺点、进针角度及进针深度。

4. 利用 CT 激光定位线的位置坐标,勾画肺结节体表投影。

5. 消毒、铺巾,以 1% 利多卡因局部区域麻醉加肋间神经阻滞麻醉,必要时辅助静脉麻醉。

6. 安装共面模板及支架无菌套,移至靶区,调至预定穿刺角度,调节模板位置,使模板坐标线(X轴、Y 轴),患者体表定位十字线及激光定位线三线重合,按导航架角度仪显示将模板角度调整至与预穿刺进针角度一致,并使 Y 轴角为 0°,调节完成后,锁紧旋钮固定模板位置及倾角。

7. 在预定结节穿刺点平面两侧距结节 1.0cm 处插入 1~2 根固定针,深度要求越过结节后缘,以固定局部肺组织和结节本身,消除肺组织与结节整体动度。

8. CT 扫描确认固定针位置,并调整至满意深度。

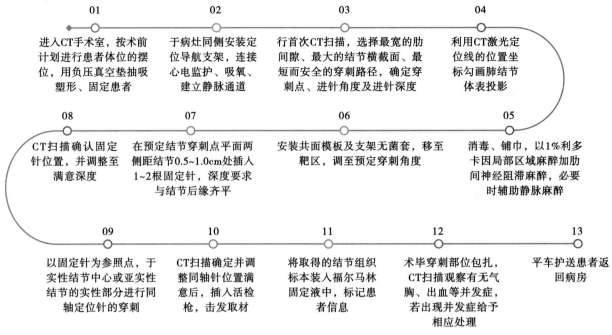

01 进入CT手术室，按术前计划进行患者体位的摆位，用负压真空垫抽吸塑形、固定患者

02 于病灶同侧安装定位导航支架，连接心电监护、吸氧、建立静脉通道

03 行首次CT扫描，选择最宽的肋间隙、最大的结节横截面、最短而安全的穿刺路径，确定穿刺点、进针角度及进针深度

04 利用CT激光定位线的位置坐标勾画肺结节体表投影

08 CT扫描确认固定针位置，并调整至满意深度

07 在预定结节穿刺点平面两侧距结节0.5~1.0cm处插入1~2根固定针，深度要求与结节后缘齐平

06 安装共面模板及支架无菌套，移至靶区，调至预定穿刺角度

05 消毒、铺巾，以1%利多卡因局部区域麻醉加肋间神经阻滞麻醉，必要时辅助静脉麻醉

09 以固定针为参照点，于实性结节中心或亚实性结节的实性部分进行同轴定位针的穿刺

10 CT扫描确定并调整同轴针位置满意后，插入活检枪，击发取材

11 将取得的结节组织标本装入福尔马林固定液中，标记患者信息

12 术毕穿刺部位包扎，CT扫描观察有无气胸、出血等并发症，若出现并发症给予相应处理

13 平车护送患者返回病房

图 3-27-1　CT 联合模板引导肺小结节穿刺流程图

9. 以固定针为参照点，于实性结节中心或亚实性结节的实性部分进行同轴定位针的穿刺。

10. CT 扫描确定并调整同轴针位置，满意后插入活检枪，击发取材。

11. 将取得的结节组织标本装入甲醛固定液中，标记患者信息。

12. 术毕穿刺部位包扎，CT 扫描观察有无气胸、出血等并发症，若出现并发症给予相应处理。

13. 平车护送患者返回病房。

第四节　CT 联合模板技术在肺微小结节穿刺的临床应用

CT 引导下经皮肺穿刺活检已成为明确肺结节良恶性及基因分子分型的常规技术。但是由于呼吸运动的存在，肺脏的活动度较大，肺微小结节的活检技术一直是临床上的难题。以往主要依靠术者经验，反复实践、操作而形成不同的操作习惯。

CT 联合模板技术的应用，尤其是 3D 打印模板技术的发展，结合定位针技术，可以使肺小结节相对固定而降低了活检的难度，具有良好的临床可行性，且易于同质化推广，可作为常规 CT 引导自由手穿刺肺微小结节的有益补充，使肺结节穿刺操作进一步精准化、标准化、同质化。

吉喆等报道了北京大学第三医院 24 例肺部病变患者使用 3D 打印共面模板在 CT 引导下经皮肺穿刺活检术中的应用情况，并分析操作时间、活检针调整次数、CT 扫描次数、病理学检查结果和并发症的发生情况。结果显示所有患者均采用 2 根固定针，其中 15 例（62.50%）取材 1 次，9 例（37.50%）取材 2 次。操作时间为（26.45 ± 57.3）分钟，活检针调整（0.13 ± 0.34）次，CT 扫描（5.25~0.53）次。21 例（87.50%）活检针 1 次到位，3 例（12.5%）调整 1 次。20 例（83.33%）病理结果为阳性。并发症方面，18 例（75.0%）出现针道出血；4 例（16.67%）出现气胸，其中 1 例需要进行胸腔闭式引流；3 例（12.50%）出现术后咯血。王冠等报道 43 例肺原发微小结节患者行经皮肺穿刺活检患者，评价 3D 打印共面模板辅助 CT 引导下肺穿刺活检的穿刺成功率、恶性肿瘤诊断率及并发症发生率，并对与上述指标可能有关的因素进行相关性分析。结果显示 43 例患者均顺利完成穿刺操作。穿刺病灶直径为 0.45~2.00cm，中位直径为 1.50cm。35 例患者采用 1~2 根定位针，8 例患者未应用定位针；36 例患者进行了 1~2 次活检，7 例患者因取材不满意进行了 3~4 次活检。病理学诊断有 1 例患者无阳性结果，穿刺成功率为 97.7%，恶性肿瘤诊断率 69.8%。并发症：针道出血发生率为 62.8%，气胸发生率为 30.2%，1 例患者需胸腔闭式引流,2 例患者出现术后咯血。病灶直径与 1 次活检成功率、恶性肿瘤诊断率、针道出血发生率相关 ($P<0.05$),病灶越小,1 次活检成功率及恶性肿瘤诊断率越低,针道出血发生率越高。定位针与 1 次活检成功率相关,应用定位针者的 1 次活检成功率明显高于未应用定位针者。徐俊马等报道了徐州医科大学第二附属医院 2018 年 7 月—2019 年 4 月经皮肺活检术患者 24 例,影像学检查均存在肺小结节,结节直径在 8~30mm,根据恶性肿瘤概率评估均为中~高危级,采用随机数字表法分为两组,对照组进行徒手穿刺活检,观察组进行 3D 打印共面坐标模板结合固定针引导穿刺活检,每组 12 例。统计两组患者术中穿刺针调整次数、CT 扫描次数、标本阳性率、并发症发生率等情况。结果显示:①观察组术中活检针调整次数、CT 扫描次数、气胸发生率明显低于对照组($P<0.05$),两组标本取材阳性率与出血并发症比较差异无统计学意义($P>0.05$)。②在肺小结节的经皮活检中应用 3D 打印共面坐标模板结合固定针技术,针对靶病灶起到相对固定作用,能减少术中调整进针次数和 CT 扫描次数,减少医源性辐射,降低并发症尤其是气胸的发生率。

由此可见,共面模板辅助 CT 引导下经皮肺穿刺活检技术,使肺穿刺活检操作流程标准化,为穿刺操作的规范化和可重复提供了有利的工具。应用该项技术,可以在不增加操作时间和 CT 扫描次数的前提下,增加穿刺的准确率,减少肺内调针次数,是 CT 介入领域的一大进步,有较高的临床推广应用价值。基于前期的临床研究结果,中国北方放射性粒子协作组牵头注册了"CT 引导 3D 打印穿刺模板辅助与 CT 引导自由手操作肺小结节穿刺活检"的临床研究,该研究是一项多中心、前瞻性、随机对照研究,旨在进一步评估 3D 共面模板辅助 CT 引导下肺结节穿刺活检的安全性、有效性、优越性。期待该研究为模板引导肺微小结节穿刺的临床应用提供更高质量的临床证据。

第五节　肺微小结节穿刺并发症及处理

一、气胸

为经皮穿刺术后常见并发症,发生率为 2.4%~60%;少量气胸,患者无症状时,可继续观察,当肺压缩量超过 30% 时,患者有胸闷、喘憋症状时,须行胸腔闭式引流。

二、出血

1. 肺内出血　肺内出血发生率为 5%~16.9%,CT 显示沿针道周围肺组织内高密度影,肺内出血可自动吸收,必要时可静脉使用止血药物 1~2 天。

2. 咯血　常见术中或术后少量血痰,发生率为 1.25%~7%。术中多持续 5~15 分钟后逐渐减少,术后咳血痰多具有自限性,可持续 3~5 天,大咯血引起窒息少见;术中出现咯血,应立即停止操作,调整患者至患侧卧位以利于血液咳出,同时静脉输注止血药。

3. 胸腔出血(血胸)　主要原因为穿刺针损伤肋间血管、胸廓内动脉、肺内血管,血液沿针道流入胸腔。如果术中发现少量胸腔积液,可以密切观察;如果出现中到大量胸腔积液,说明有活动出血,需要行穿刺抽吸或胸腔闭式引流,同时迅速补充血容量、应用止血药物,密切注意血压、脉搏等生命体征变化;出血量大或出血速度快,保守治疗无效者,可行介入栓塞治疗或剖胸探查、止血。

三、胸痛

大多数患者症状轻微,可自行缓解,无须处理;严重者可出现大汗、血压进行性下降,甚至休克、晕厥。应立即停止操作,及时给予肾上腺素或葡萄糖溶液对症处理,同时予以氧气吸入、监测生命体征。

四、空气栓塞

罕见发生,发生率为 0.02%~1.80%。

五、针道种植转移

罕见发生,发生率为 0.012%~0.061%。

（霍彬 霍小东 王磊 柴树德 王冠 李鹏鑫 李宾 蔡旺 阳荣全）

参 考 文 献

［1］廖美琳 . 微小结节肺癌和靶向治疗 . 中国肿瘤临床,2015,42（20）:992-996.

［2］刘春全,崔永 . 肺结节评估四大指南比较分析 . 中国肺癌杂志,2017,20（7）:490-498.

［3］LI R,LI X,XUE R,et al.Early metastasis detected in patients with multifocal pulmonary ground-glass opacities（GGOs）. Thorax,2018,73（3）:290-292.

［4］张琳,黄学全,王健,等 . 螺旋 CT 透视下经皮穿刺活检在肺部小结节病变中的应用 . 第三军医大学学报,2002,24（6）:699-701.

［5］XU C,YUAN Q,CHI C,et al.Computed tomography-guided percutaneous transthoracic needle biopsy for solitary pulmonary nodules in diameter less than 20mm.Medicine,2018,97（14）:1-5.

［6］李亚丹,周志刚,高剑波,等 . 自动活检枪在 CT 引导下肺亚厘米结节穿刺活检中的应用 . 介入放射学杂志,2015,24（12）:1082-1085.

［7］史志浩,马义,窦鑫,等 . 经皮芯针肺穿活检对≤5mm 肺小结节诊断正确率及并发症评估 . 浙江临床医学,2014（8）:1228-1229.

［8］蒋博民,陈为军,白志超,等 . 双针穿刺法在肺小结节 CT 引导经皮穿刺活检中的应用 . 介入放射学杂志,2018,27（6）:558-560.

［9］韩艳波,董险峰,张玉卫,等 .CT 引导下 3D 打印共面模板肺微小结节穿刺活检术临床应用研究 . 饮食保健,2016,3（5）:25-27.

［10］王冠,陈宝明,张玉卫,等 .3D 打印共面穿刺模板辅助 CT 引导下肺原发微小结节穿刺临床研究 . 癌症进展,2017,15（9）:1003-1007.

［11］吉喆,郭福新,姜玉良,等 .3D 打印共面模板辅助 CT 引导下经皮肺穿刺活检技术的临床应用 . 癌症进展,2018,16（3）:302-305.

［12］郭妍妍,霍彬,程俊敏,等 . 低剂量 CT 扫描用于胸部肿瘤粒子植入的可行性研究 . 中华放射医学与防护杂志,2017,37（12）:950-956.

［13］TSUKADA H,SATOU T,IWASHIMA A,et al.Diagnostic accuracy of CT-guided automated needle biopsy of lung nodules. AJR Am J Roentgenol,2000,175（1）:239-243.

［14］王俊杰 .3D 打印技术与精准粒子植入治疗学 . 北京:北京大学医学出版社,2016:49-54.

［15］MACMAHON H,AUSTIN J H,GAMSU G,et al.Guidelines for management of small pulmonary nodules detected on CT scans:a statement from the Fleischner Society.Radiology,2005,237（2）:395-400.

［16］MACMAHON H,NAIDICH DP,GOO JM,et al.Guidelines for Management of Incidental Pulmonary Nodules Detected on CT Images:From the Fleischner Society 2017.Radiology,2017,284（1）:228-243.

［17］周清华,范亚光,王颖,等 . 中国肺部结节分类、诊断与治疗指南（2016 年版）. 中国肺癌杂志,2016,19（12）:793-798.

［18］廖美琳 . 微小结节肺癌和靶向治疗 . 中国肿瘤临床,2015,42（20）:992-996.

［19］徐俊马,喻岳超,刘智,等 .3D 打印共面模板结合固定针技术在肺小结节经皮精准活检中的应用 . 中国组织工程研究,2021,25（5）:761-764.

第四篇

放射性粒子与其他方法的联合治疗

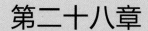

第二十八章

放射性粒子植入联合其他微创技术在胸部肿瘤治疗中的应用

^{125}I 放射性粒子组织间植入是近距离放疗的一种方式,是指将 ^{125}I 放射性粒子植入恶性肿瘤组织中,利用同位素衰变产生的 X、γ 等射线持续性照射恶性肿瘤细胞,从而杀伤肿瘤细胞达到控制局部肿瘤生长的目的。粒子植入术有操作简单、方便,操作时间短,创伤小,出血少,麻醉相对安全,恢复较快等优点,为恶性肿瘤患者提供了一条有效的治疗手段。近些年来随着冷冻消融、射频消融、微波消融及不可逆电穿孔等微创治疗肿瘤技术的进展,与放射性粒子植入联合治疗胸部肿瘤成为又一个有效的治疗手段。

第一节　冷冻消融联合放射性粒子植入

一、原理

氩氦冷冻消融技术(简称氩氦刀)是美国 FDA 于 1998 年批准,欧盟 CE 认证的肿瘤微创外科治疗系统。它采用氩气靶向制冷、氦气靶向制热、生物传感、适时监控和微创等多项电子计算机和航天技术专利研制而成,是继射频、微波、激光、超声波聚集、γ 射线、中子射线之后又一新的肿瘤局部消融治疗手段。目前,已经在实体肿瘤治疗中显示出良好的临床疗效,为肿瘤微创消融治疗技术的发展带来了突破性进展。目前,新型的氩氦冷冻治疗系统可在 CT、B 超等引导下经皮准确穿入肿瘤中心,可输出高压常温氩气(冷媒)及高压氦气(热媒),温差电偶直接安装在刀尖,可连续测刀尖的温度。高压氩气在超导刀通过时,在刀尖内急速释放,短短十几秒即可使刀尖接触处组织温度降至 –165~–120℃,又可借氦气在刀尖的急速释放,快速解冻冰球,使组织复温和升温,其降温和升温的速度、冰球的大小是可以设定和控制的。氩氦刀制冷或热融解只局限在超导刀的尖端,刀杆又有良好的冷热绝缘性能,因而对穿刺径路组织不产生明显的损伤,冷冻时癌细胞内形成冰晶,快速升温使细胞内的冰晶破裂,使癌细胞完全被摧毁。氩氦刀治疗肿瘤具有超越其他消融疗法的诸多优点:①经皮冷冻消融体内病变组织,是无创或微创手术系统。②出血少或无出血,冷冻可使小血管收缩甚至凝结形成血栓,有较好的止血作用。③疼痛不明显甚至无痛,氩氦刀冷冻本身具有止痛效果。④防止或减少术中癌细胞扩散。⑤冷冻能刺激机体免疫反应,激活抗肿瘤免疫,从而抑制残留癌细胞。⑥可与其他治疗综合应用,如动脉灌注化疗栓塞加氩氦刀治疗,氩氦冷冻消融联合粒子植入治疗,氩氦冷冻消融联合免疫治疗。

二、联合应用方法

1. 氩氦冷冻消融技术

(1)术前准备:术前行 CT 增强扫描,确定肿瘤的大小、形态、位置,与周围脏器、大血管、神经的关系,确定氩氦刀推进方向、角度及进入肿块的深度,注意避开大血管、神经、周围重要器官。根据肿瘤大小、数目确定氩氦刀的数量和型号。

(2)局部麻醉:以 1% 利多卡因行皮下及局部浸润麻醉。

（3）消融治疗：于穿刺点插入氩氦刀，推进到预定部位，CT 扫描确定位置后，启动 Endocare Cryocare 系统，通常进行 2 个冷冻消融循环，每个循环包括 15 分钟冷冻及随之的 10 分钟消融，尽可能使冰球范围超过肿块边缘 5~10mm。对于巨块或多发的肿瘤，使用多根氩氦刀达到冰球最大程度涵盖肿块的目的。

（4）术后处理：术毕 5~10 分钟内常规行 CT 扫描，进一步了解冷冻效果及有无血、气胸。

2. ^{125}I 粒子植入治疗　氩氦刀术后即刻行 ^{125}I 粒子植入治疗，在 CT 定位引导下经皮穿刺将植入针插入冰球周边，按术前计划植入粒子，植入范围包括肿瘤冰球边缘 1cm 区域以及周边淋巴结。^{125}I 粒子的放射活度为 1.48×10^7~1.85×10^7Bq（0.4~0.5mCi/ 粒），PD 140Gy。

术中用多功能心电监护仪监测患者血压、脉搏、呼吸、氧饱和度等生命体征。

三、联合治疗研究进展

近年来，氩氦冷冻消融靶向冷冻治疗肝癌、前列腺癌、肾癌、乳腺癌等取得了良好的成果，特别是对一些不可手术切除的肿瘤，氩氦刀冷冻治疗能有效地控制局部肿瘤灶，缓解瘤体压迫造成的一些临床症状，提高患者生存质量，延长生存期。冷冻治疗的效果取决于能否形成超过肿块边缘 1cm 的冰球。对大于 5cm，形态不规则，邻近肺门、胸膜的肺癌，治疗过程中难以做到既能使冰球覆盖达到治疗要求，又将并发症控制在可接受范围内。使用直径 1~1.5cm 冰球的探针，对大的肿瘤实行多刀组合，尽量做到"适形冷冻"；在冰球周边 1cm 区域及冰球不能覆盖的部分，在 CT 引导下按照 TPS 植入相应数量将 ^{125}I 粒子植入冷冻冰球的周边以及冰球不能覆盖的部位，进行三维组织间立体定向局部适形近距离治疗，可以更好地局部控制肿瘤灶，降低局部肿瘤复发率。周红桃等在一项回顾性研究中收集了 140 例不可切除的肺癌患者，行 CT 引导下经皮穿刺氩氦刀冷消融联合 ^{125}I 粒子植入治疗，随访 1 年，术后定期 CT 检查，观察疗效、并发症、生存时间。结果发现术后 6 个月 CR 为 16.8%，PR 为 70.1%，SD 为 7.4%，PD 为 5.7%；术后 6 个月、12 个月生存率分别为 91.3%、65.0%；部分患者术后 1 个月症状即有所改善，KPS 评分从平均 66.9 提高到 76.3（图 4-28-1）。

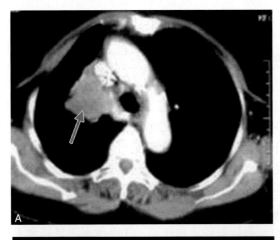
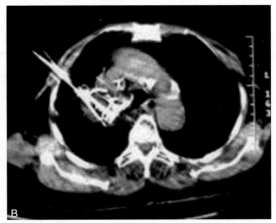
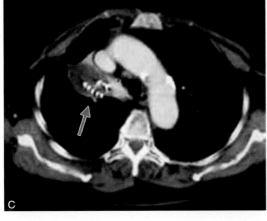

A. 治疗前；B. 肺癌冷冻联合粒子植入治疗中；C. 治疗后 6 个月 CR。

图 4-28-1　冷冻联合粒子植入治疗肺癌

2014 年叶汉深等回顾性探讨氩氦刀冷冻消融结合放射性 ^{125}I 粒子植入姑息治疗复发难治性 NSCLC 的安全性及近期疗效。对 42 例复发难治性 NSCLC 患者施行氩氦刀冷冻消融治疗后,对瘤周及未冷冻区再定位植入放射性 ^{125}I 粒子。分别于治疗后的 1 个月、3 个月、6 个月行胸部 CT 增强扫描复查,总有效率分别为 33.3%、92.9% 和 85.0%。术后患者的 KPS 评分高于治疗前,结果提示氩氦刀冷冻消融术结合植入 ^{125}I 放射性粒子治疗复发难治性 NSCLC 安全、损伤小、并发症轻、近期效果确切。

2015 年蔡进中等探究 ^{125}I 粒子联合氩氦刀冷冻消融治疗中晚期肺癌的临床疗效,共有 80 例中晚期原发性肺癌患者被回顾性纳入。40 例患者采用氩氦刀冷冻消融术治疗,另 40 例患者于氩氦刀冷冻消融术结束联合 ^{125}I 粒子植入术治疗。结果发现联合组 KPS 评分明显高于单纯组($P<0.05$),联合组客观缓解率明显优于单纯组(90% 和 67.5%,$P<0.05$),如图 4-28-2。

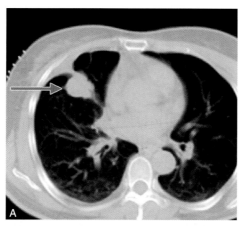

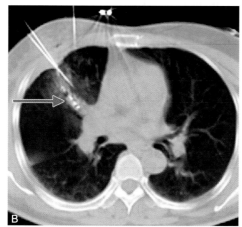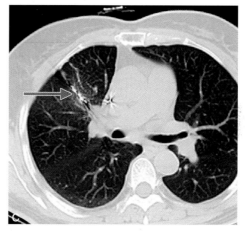

A. 术前;B. 氩氦刀冷冻消融术联合粒子植入中;C. 肺癌冷冻消融术后 8 周 CR。

图 4-28-2　冷冻联合粒子治疗肺癌

综上所述,氩氦刀冷冻消融术结合放射性 ^{125}I 粒子植入术联合治疗肺癌具有如下特点:对肿瘤细胞有明显的杀伤作用,术后 3~6 个月时可取得很明显的疗效,KPS 评分增加,姑息缓解临床症状,改善患者的生活质量;氩氦刀冷冻消融和 ^{125}I 放射性粒子植入两者均属微创介入治疗,对全身并无毒性,仅造成极轻微的正常组织损伤,并发症少,安全性好。

第二节　射频消融联合放射性粒子植入

一、原理

射频消融(radiofrequency ablation,RFA)是当今世界上公认的杀伤肿瘤较多、损伤机体较轻的微创治疗方法。RFA 的原理是在彩超或 CT 引导下经皮穿刺进入肿瘤,金属射频针尖会发出高频射频波,造成组织细胞离子震荡摩擦并产热,肿瘤组织对热的耐受能力较正常组织差,射频金属针尖部位的温度可达到 70~120℃,高温可以导致癌细胞变性、溶解、凝固性坏死甚至碳化,还能使肿瘤血管内血液凝固,坏死的组织类似一个保护环,不仅可以阻断恶性肿瘤的供血,而且可以防止恶性肿瘤细胞随血液远处转移。肿瘤血流主要由动脉供血含氧量高,肿瘤组织生长快。肿瘤内部血窦多有大量新生毛细血管,其与正常血管相比缺乏生理反射,导致肿瘤组织受热后稳定性差,病灶内温度升高后血流缓慢继发血栓形成,肿瘤内血管不通畅,血流减少,因此在射频治疗后肿瘤发生缺血坏死。射频消融直接或间接引起癌细胞死亡,并增加机体体液和细胞免疫作用,使肿瘤细胞促免疫凋亡因子产生减少,消除激活机体免疫分化因素的来源,促使人体对肿瘤细胞的免疫抑制作用减轻甚至消除,并最终达到治疗恶性肿瘤目的。具体病理变化主要为:① RFA 激发热能直接损伤细胞;② RFA 导致肿瘤细胞内环境改变,间接介导细胞凋亡及肿瘤免疫。

该技术具有操作简单、创伤小、并发症少等优点,在肿瘤的治疗中起到了越来越重要的作用。

二、CT 引导下 RFA 联合放射性粒子植入治疗方法

(一) RFA 治疗

患者取仰卧位,进行低剂量 CT 扫描,根据扫描结果确定穿刺点、深度及角度。局部麻醉穿刺点及胸膜,将针穿刺到达病灶外缘部位,确认针尖到达最佳位置,打开锚状子电极呈"伞"状,扫描确认锚状电极完全覆盖病灶。如果病灶较大则进行多点消融,直至病灶消融完全。根据病灶大小确定功率,时间为 15~30 分钟;消融结束后收回射频针的锚状子电极,拔出穿刺针。

(二) 粒子植入

^{125}I 粒子的放射活性为 $1.48 \times 10^7 \sim 1.85 \times 10^7$Bq(0.4~0.5mCi/ 粒),PD 140Gy。将 3mm 薄层平扫肺部 CT 或强化 CT 图像输入 TPS,计算出粒子数及总剂量。RFA 治疗后按照 TPS 计划植入 ^{125}I 粒子。

植入结束后,嘱患者屏气后拔出穿刺针,压迫穿刺点止血,敷料包扎。即刻扫描定位像及 3mm 薄层 CT 图像,观察粒子整体分布情况,排除气胸、液气胸、肺出血等并发症,密切监测生命体征。术后 30 分钟常规肌内注射或静脉注射用血凝酶及地塞米松,使用抗生素预防感染,合并气胸者给予相应的处理。使用袖珍式辐射巡检仪检查手术环境有无脱落丢失粒子,并做好粒子使用记录。

三、联合治疗进展

2017 年关利君等探究了 RFA 联合放射性粒子植入治疗 60 例非 NSCLC 的近期局部疗效,以及治疗后观察组患者的 CT 值。结果发现,观察组患者体力改善状况及缓解率明显高于对照组,差异有统计学意义($P<0.05$);观察组患者术后肺部感染、气胸、胸腔积液、胸痛、发热及胃肠道反应等并发症的发生率均明显低于对照组($P<0.05$)。结果表明,RFA 联合放射性粒子植入治疗能够提高局部 NSCLC 患者的临床疗效,改善患者生存质量,安全性高,创伤小,具有一定的临床推广应用价值。

刘健等也探讨 ^{125}I 粒子植入联合 RFA 治疗中晚期 NSCLC 的近期疗效及安全性,选取中晚期 NSCLC 患者 60 例,分为单独 RFA 治疗组 30 例和 ^{125}I 粒子植入联合 RFA 治疗组 30 例。结果发现联合治疗组总有效率为 63.3%,显著高于单独治疗组 46.7%,两组患者的不良反应发生率差异无统计学意义($P>0.05$);联合治疗组患者的 1 年、2 年、3 年生存率分别为 76.7%、66.7%、13.3%,单独治疗组患者的 1 年、2 年、3 年生存率分别为 60.0%、46.7%、3.3%,前者均显著高于后者,差异有统计学意义。结果提示 ^{125}I 粒子植入联合 RFA 治疗中晚期非小细胞肺癌的近期疗效较单独射频消融治疗高,不良反应发生率差异无统计学意义。

综上可知,CT 引导下 RFA 联合 ^{125}I 放射性粒子肿瘤内植入治疗 NSCLC 的近期局部疗效确切,能够改善患者的生存质量,且安全性高、创伤小,值得临床推广使用。

第三节　微波消融联合放射性粒子植入

一、原理

微波是一种高频电磁波,通过对生物组织的内源性加热使组织凝固坏死。微波辐射器可将特定频率下的电磁波能量转换成微波辐射能,后者可被组织吸收而转换成热能使组织因受热而温度升高。目前,微波消融涉及临床应用的电磁波通常为 2 450MHz 和 915MHz 两种频。理论上 915MHz 微波具有较强的穿透深度,故其消融区域比 2 450MHz 明显增大。相对于美洲、欧洲而言,亚洲等国家在临床上多采用 2 450HMz 的微波消融频率,消融功率 20~80W 连续可调,最高到 100W。微波辐射要求输出功率稳定、驻波比尽可能小,临床常用消融针直径 2.8~1.6mm(10~16G)。

其主要的原理如下。

1. 物理生物学原理　因为高频率电磁波向水分子和一些极性分子传递了大量内能,使这些分子的热运动加剧,从而发生了微波的热凝现象——细胞的染色质和蛋白质出现变性,特别是细胞的染色体发生变性,扰乱了细胞的正常生命活动,导致细胞的死亡。

2. 免疫生物学原理　经由微波的凝固作用而死亡的癌细胞,其表面的肿瘤特异性抗原(tumor specific antigen,TSA)能激活体内的抗原提呈细胞,进而使得体内的 B 细胞产生特异性抗体,进而使得体内分化出抗肿瘤的特异性 T 细胞,通过与肿瘤细胞的特异识别和结合,释放各种细胞毒性物质(主要是穿孔素和颗粒酶),杀灭体内的肿瘤组织;微波还能够刺激细胞表面的识别蛋白——热休克蛋白 HSP70 分布程度增加,使机体的免疫监视能力更强。

3. 影响肿瘤基因的正常表达　微波穿过机体时,肿瘤细胞中的各类生命活动,特别是遗传物质和蛋白质的合成和运送大大受阻,而且溶酶体内的水解酶也被释放激活,细胞膜的结构遭到了破坏,各类离子无选择地出入细胞而导致癌细胞的死亡,这也是一种高选择性地消除癌细胞的方式。

二、联合应用方法

(一)微波消融

在 CT 引导下确定穿刺部位、深度及进针方向。常规给予局部麻醉,把消融穿刺针穿刺到肿瘤外缘,再次确定穿刺针针尖能使锚状电极覆盖病灶的最佳位置后进针到位。根据病灶的大小、位置情况确定功率和时间,若病灶较大,则给予多点消融,直至病灶完全覆盖,消融后再次行 CT 扫描确认。

(二)粒子植入

选择 ^{125}I 粒子活度为 1.48×10^7~1.85×10^7Bq(0.4~0.5mCi/粒),PD 140Gy。将 3mm 薄层平扫肺部 CT 或强化 CT 图像输入 TPS,计算出粒子数及总剂量。RFA 治疗后按照术前计划植入 ^{125}I 粒子。

治疗结束后,即刻扫描定位像及 3mm 薄层 CT 图像,观察粒子整体分布情况,及时处理气胸、液气胸、肺出血等并发症。

三、联合治疗研究进展

目前,关于微波消融联合 ^{125}I 粒子植入的研究相对较少。何伟娜等探究了 ^{125}I 粒子植入联合微波消融治疗中晚期 NSCLC 的近期临床疗效和安全性,80 例中晚期 NSCLC 患者,分为实验组(^{125}I 粒子植入联合微波消融术治疗)和对照组(给予常规的标准放化疗方案)各 40 例。治疗后试验组患者体力改善率高于对照组(65.0% vs. 42.5%,P=0.044),试验组患者缓解率显著高于对照组(85.0% vs. 62.5%,P=0.022)。表明 ^{125}I 粒子植入联合微波消融对 NSCLC 患者的临床疗效确切,能够改善患者生活质量。

何诚等报道了 ^{125}I 粒子植入联合微波消融对中晚期肺癌及肺转移瘤的联合治疗。回顾性纳入 21 例中晚期肺癌及肺转移瘤患者,其中对照组 7 例患者行单纯 ^{125}I 粒子植入治疗,实验组 14 例患者行 ^{125}I 粒子植入联合微波消融治疗。结果发现联合治疗组疾病控制率显著优于对照组(57.14% vs. 42.85%,

$P<0.05$),两组不良反应发生率差异无统计学意义($P>0.05$)。

综上所述,^{125}I 粒子植入联合微波消融对肺癌患者的临床疗效确切,能够改善患者生活质量,且并发症少,是一种新型安全有效的治疗手段。然而缺乏大样本前瞻性研究支持。典型病例如图 4-28-3。

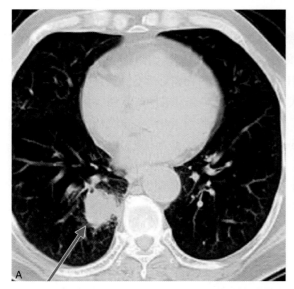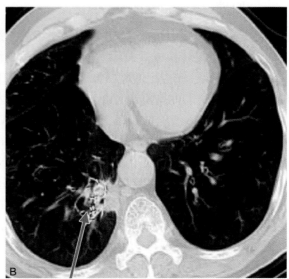

A. 术前;B. 术后 6 周 CR。

图 4-28-3　微波联合粒子植入治疗右肺癌

第四节　纳米刀消融联合放射性粒子植入

纳米刀是一项新的不可逆性电穿孔肿瘤消融技术,其采用高电压短脉冲引起细胞膜发生纳米级穿孔,导致细胞凋亡,故称"纳米刀"(nanoknife)。细胞在不同高压电场的作用下会发生一系列改变,纳秒级的瞬时高压连续脉冲作用会使磷脂双分子层结构的完整性随之遭到破坏,由此形成的纳米级穿孔使细胞膜通透性增加,细胞内环境亦随之而失去稳态,即为电穿孔作用。电穿孔效应所导致的结果会根据一些参数设置的不同而不同,其主要影响因素包括电场梯度、脉宽、脉冲数以及作用时间。当电场强度持续超过细胞膜所能承受的阈值时,细胞膜产生的纳米级穿孔所导致的细胞内物质持续外流,细胞内稳态则持续受到破坏,通过不同的途径诱导细胞发生凋亡。此时,电穿孔所产生的效应是不可逆的,即为不可逆性电穿孔。

在胰腺癌的治疗中,不可逆电穿孔消融常与放化疗、免疫治疗等相结合,以提高疗效。临床研究证实采用不可逆电穿孔消融治疗 LAPC 可提高患者生存期,经 IRE 单独治疗局部进展期胰腺癌患者,其中位生存期可达 17 个月。

目前,关于 IRE 联合 ^{125}I 粒子植入治疗胸部肿瘤的研究在国内外的报道中尚未看到,主要原因是 IRE 在国内仅仅获批两个部位,即胰腺和肝脏。因此,在该领域还需更多研究者进行探索。

第五节　血管介入联合放射性粒子植入治疗肺癌

近年来,以局部瘤细胞灭活为主的微创靶向治疗(包括血管介入治疗)逐渐成为中、晚期肺癌的主要治疗手段之一。

一、肺癌血管内介入治疗

(一)经支气管动脉灌注化疗术

经支气管动脉灌注化疗术(bronchial arterial infusion chemotherapy,BAI)是肺癌介入治疗常用的手

段。肖湘生等、常恒等研究证实,肺癌主要由支气管动脉供血,肿瘤内部和周边都没有肺动脉的血供。即使是肺转移瘤,支气管动脉仍是主要供血动脉。动脉灌注主要是增加局部药物浓度提高疗效、减少正常组织损伤及肿瘤耐药性的形成,达到抑制肿瘤生长、延长患者生存期及改善患者生存质量。由于绝大多数化疗药物在肝脏清除、分解,所以 BAI 既是肿瘤局部化疗,又是全身化疗。

（二）BAI 疗效评价

局部动脉灌注可使肿瘤组织的药物浓度达到静脉给药时的 8~48 倍,药物浓度每增加 1 倍,杀灭肿瘤细胞的数量增加 10 倍,两者呈对数关系增加。同时,BAI 可减少药物与血浆蛋白的结合而增加游离药物的浓度,进一步提高化疗药物对肿瘤组织的细胞毒性作用,使肿瘤缩小,提高手术切除率及降低手术后复发率,作为中晚期肺癌的姑息治疗,其近期疗效显著。

单纯 BAI 不能根治肺癌,五年生存率低,远期疗效比静脉化疗无明显提高。同时,BAI 又是一种侵入性手术,反复穿刺插管有一定损伤。且支气管动脉内导管药盒留置又有一定困难,患者常难以长期坚持治疗,远期疗效尚不令人满意。目前,BAI 多联合其他治疗手段以提高患者生存率。

二、肺癌血管内介入联合粒子植入治疗

（一）经支气管动脉灌注化疗术及栓塞术

采用 Seldinger 技术经股动脉穿刺,用 5F Pigtail 导管,在 X 线监视下行胸主动脉造影,观察病变区的动脉供血情况,再引入 5F Cobra 导管,选择性进入肿瘤供血支气管动脉,经支气管动脉注造影剂证实后,造影、影像片以详细了解肿瘤血供情况,使用造影剂总量 5~10mL,流速 1~2mL/s,DSA 摄影。然后进行灌注化疗,化疗药为 5-Fu 1.0g,吡柔比星 40mg,羟喜树碱 20mg,Vpl 6 100mg,分别用生理盐水稀释,推注速度为 2mL/s,以防导管头脱出靶血管或药物逆流而影响疗效。对于肿瘤供血支气管动脉迂曲、增粗的患者,行支气管动脉栓塞术。栓塞时,用微导管（3F 的 SP 导管）选择性进入肿瘤供血支气管动脉,尽量到达支气管动脉远端,注意一定避开脊髓前动脉,以吸收性明胶海绵颗粒 1mm×1mm×1mm 混合一定造影剂行栓塞治疗。当观察到血流速度明显减慢、造影见肿瘤染色消失时,终止栓塞治疗,必要时可加用微钢圈闭塞支气管动脉。术毕拔管,局部压迫止血 15 分钟,加压包扎返回病房。患肢制动 12 小时,卧床 24 小时。常规抗炎、止吐、水化等治疗。

（二）CT 引导下放射性粒子植入治疗

肺癌血管介入治疗后,择期再次行血管介入治疗,间隔时间以 3~4 周为宜。其间依据患者的一般状况决定行局部放射性粒子植入术。韦长元等将不同剂量的放射性粒子 ^{125}I 植入兔大动脉旁,在不同时间、用电镜、光镜等方法观察兔大动脉组织的变化。结果显示同剂量、作用不同时间的放射性粒子植入大动脉旁后,光镜观察动脉外膜有炎细胞浸润,中膜、内膜层无变化。电镜观察并比较了粒子活度为 $2.15×10^7Bq$（0.58mCi）、植入 30 天与粒子活度为 $5.92×10^7Bq$（1.6mCi）、植入 20 天两组。粒子活度为 $2.15×10^7Bq$（0.58mCi）、植入 30 天组显示动脉内膜的微绒毛变形、嵴变平。粒子活度为 $5.92×10^7Bq$（1.6mCi）、植入 30 天组,显示动脉内膜细胞嵴变平,微绒毛大部分消失,但无内膜破溃。因而认为放射性 ^{125}I 粒子植入对正常血管组织损伤小,为可逆性,血管无穿孔、出血的严重损害。

覃庆洪等、韦长元等通过细胞学实验研究显示,联合 ^{125}I 照射能提高化疗药物多柔比星在乳腺癌敏感株细胞中的浓度。^{125}I 放射性粒子与化疗药物多柔比星联合作用,除诱导细胞凋亡外,还可导致大量细胞死亡,具有协同、增效的作用。

在临床研究中,刘丽等采用 ^{125}I 粒子植入联合支气管动脉灌注化疗栓塞治疗肺鳞癌 30 例,治疗后 1 个月、2 个月、4 个月的有效率分别为 63.3%、93.3% 和 96.7%。全组 30 例患者均完成治疗,所有患者未出现严重并发症,化疗不良反应轻。孙勇等对 15 例经活检证实的晚期 NSCLC 患者,通过血管介入联合 CT 导向下放疗、化疗粒子植入双重靶向治疗,术后 2 个月复查肿瘤情况,总有效率（CR+PR）86.7%（13/15）。贾斌等报道的先行粒子植入再行支气管动脉化疗的有效率为 71.93%。贺克武等对 43 例 57 个病灶的进展期肺癌采用 CT 引导下植入放射性粒子,联合同步支气管动脉内灌注 GP 方案化疗 2~4 周期,1 个月、3 个月、6 个月、12 个月的总缓解率分别为 8.8%、56.1%、63.6%、84%。广州东方医院使

用肺癌血管内介入治疗代替全身化疗,联合局部放射性粒子植入综合治疗,形成一套"介入栓塞术、粒子植入术、介入栓塞术的三部曲"序贯疗法,治疗 60 例中晚期 NSCLC,有效率为 98.6%,1 年生存率为 92.2%,明显提高了患者生存率,改善了患者的生活质量(图 4-28-4)。

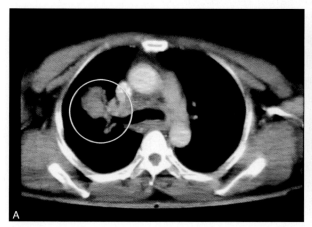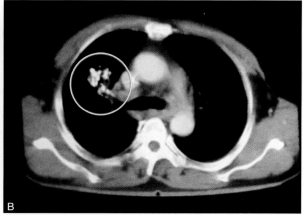

A. 术前;B. ^{125}I 粒子植入后 1 个月 CR。

图 4-28-4 经支气管动脉灌注化疗术及栓塞术联合粒子植入治疗右肺癌

血管介入栓塞术联合放射性粒子植入术治疗晚期 NSCLC 是一种安全、疗效显著的治疗方法,不良反应低,并发症少,为于癌症晚期患者提供了安全有效的治疗方法,并且显著提高了患者的生存质量,延长了存活时间,具有很高的临床应用价值。

(牛立志 马洋洋 姚波 韦长元 司同国)

参 考 文 献

[1] LING C C.Permanent implants using Au-198,Pd-103 and I-125:radiobiological considerations based on the linear quadratic model.Int J Radiat Oncol Biol Phys,1992,23(1):81-87.

[2] 尤美芹,王守华,蒋从飞,等.放射性 ^{125}I 粒子植入治疗放化疗后进展晚期恶性肿瘤患者的临床分析.中国肿瘤临床与康复,2018,25(8):992-994.

[3] 马洋洋,陈继冰,牛立志.氩氦冷冻消融在肺癌多学科综合治疗中的研究进展.介入放射学杂志,2020,29(4):423-428.

[4] 周红桃,牛立志,周亮,等.冷消融联合放射性碘粒子植入治疗不可切除的肺癌.中国肺癌杂志,2008,11(6):780-783.

[5] 叶汉深,彭心昭,陈永乐,等.氩氦刀结合放射粒子植入治疗复发难治性非小细胞肺癌的近期效果.广东医学,2014(12):1875-1877.

[6] 蔡进中,苏伟珠,何凡,等.^{125}I 粒子联合氩氦刀冷冻消融术治疗中晚期肺癌的临床疗效研究.临床放射学杂志,2015,34(7):1136-1139.

[7] VILLANUEVA A.Hepatocellular Carcinoma.N Engl J Med,2019,380(15):1450-1462.

[8] 关利君,贾广志,高俊珍,等.射频消融联合放射性粒子植入治疗 60 例非小细胞肺癌的近期局部疗效.肿瘤学杂志,2017,23(12):1135-1138.

[9] 刘健,赵晓阳,刘玉岩,等.^{125}I 粒子植入联合射频消融治疗中晚期非小细胞肺癌的近期疗效及安全性.中国临床医生杂志,2018,46(8):945-947.

[10] 吴海,严志汉,陈延帆,等.1.5T MR 在肝癌微波消融术后的疗效与随访.中国预防医学杂志,2018,19(4):297-301.

[11] 何伟娜,庞敏,张卫华,等.^{125}I 粒子植入联合微波消融术对中晚期非小细胞肺癌的近期疗效.中国临床研究,2020,

33（2）：180-182.

［12］何诚，朱林海，林旭，等．粒子植入治疗联合 CT 引导下微波消融治疗中晚期肺癌及肺转移瘤的临床分析．中国肺癌杂志，2020，23（6）：419-423.

［13］CHAN G，PUA U.Irreversible Electroporation of the Pancreas.Semin Intervent Radiol，2019，36（3）：213-220.

［14］RUARUS AH，VROOMEN L，GEBOERS B，et al.Percutaneous Irreversible Electroporation in Locally Advanced and Recurrent Pancreatic Cancer（PANFIRE-2）：A Multicenter，Prospective，Single-Arm，Phase Ⅱ Study.Radiology，2020，294（1）：212-220.

［15］肖湘生，董生，董伟华，等．肺癌血供系列研究．介入放射学杂志，2008，17（3）：169-171.

［16］常恒，肖湘生，董伟华，等．动脉 CT 血管造影对肺转移瘤的血供研究．中华放射学杂志，2005，39（1）：34-38.

［17］韦长元，李挺，杨伟萍，等．放射性粒子 ^{125}I 对兔大血管放射性损伤的实验研究．外科理论与实践，2006，11（1）：59-60.

［18］覃庆洪，韦长元，杨伟萍，等．^{125}I 放射性粒子对乳腺癌细胞内阿霉素浓度影响的实验研究．广西医科大学学报，2009，26（1）：13-15.

［19］韦长元，杨伟萍，覃庆洪，等．^{125}I 联合 ADM 对乳腺癌 MCF-7 细胞增殖、凋亡的影响．实用肿瘤杂志，2011，26（2）：124-127.

［20］刘丽，王武章．^{125}I 粒子植入联合支气管动脉灌注化疗栓塞治疗肺鳞癌的临床应用．中国肿瘤临床与康复，2014，21（6）：688-690.

［21］孙勇，高剑波，周志刚，等．血管介入联合放化疗粒子植入治疗晚期非小细胞肺癌 15 例分析．中国误诊学杂志，2010，10（18）：4491-4508.

［22］贾斌，田志明，聂海昌．^{125}I 粒子植入联合支气管动脉灌注化疗治疗肺癌的临床观察．山西医科大学学报，2012，43（1）：33-37.

［23］贺克武，高斌，秦汉林，等．^{125}I 粒子组织间植入联合支气管动脉灌注化疗治疗肺癌的疗效观察．介入放射学杂志，2012，21（7）：554-558.

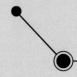

第二十九章

放射性粒子植入联合化学治疗胸部肿瘤

第一节 概 述

肺癌就诊时大部分（70% 以上）已属中晚期，失去手术机会，其中 NSCLC 占肺癌全部病例的 85%，放疗、化疗是不能手术的中晚期肺癌主要治疗手段。Scagliotti 等报道在一项 1 725 例中晚期肺癌化疗效果的研究显示，PP 与 GP 相比，含铂两药联合方案的中位生存期为 10.3 个月，在腺癌中，PP 方案中位生存期为 11.8 个月，在鳞癌中，GP 方案中位生存期为 10.4 个月，疗效有限。而放疗 + 化疗的疗效得到了显著提高，Belderbos 等报道同步放化疗中位生存期达到 16.2 个月，高于单纯化疗组的 10.3 个月，放化疗 1 年、2 年和 3 年生存率分别为 69%、33.6% 和 21.6%。放化疗提高肺癌疗效的同时，不可忽视地增加了治疗的不良反应。该作者报道放化疗比单纯化疗毒性更高，以非血液系统毒性更显著，其中食管炎的发生率由化疗的 5% 升高到 17%。

放疗与化疗的同期进行是近年来肺癌有效的治疗模式之一，放化疗同期进行明显提高了治疗的有效率，在临床上备受推崇。RTOG 9410 研究报道了同步放化疗与序贯放化疗的 III 期临床试验结果：同步组中位生存期长于序贯组（17.0 个月 *vs.* 14.6 个月）。Aupérin 等报道的一项荟萃分析提示：同步放化疗治疗能改善 NSCLC 患者的生存期，放疗联合化疗优于单纯放疗。但是两项研究均提示，同步放化疗的不良反应高于序贯放化疗组，其中放射性食管炎的发生率在同步放化疗组均高于序贯治疗组，由于同步放化疗明显增加的不良反应，使其在国内的应用受到限制，仅在一般状态较好的患者中得到实施。

放射性粒子 ^{125}I 是一种放射性同位素，具有植入瘤体后长时间持续不断发出低剂量 γ 射线照射的特性，植入瘤体后 6 个月内进行的化疗都等同于同期放化疗的治疗模式。粒子植入作为局部高效低毒的近距离局部治疗手段联合全身化疗既实现了同步放化疗的目的，又最大程度降低了瘤体周围正常组织的不良反应，是一种非常有前景的联合治疗模式。Li 等报道将不能手术切除的 NSCLC 患者 71 例，随机分成两组，分别接受 ^{125}I 粒子植入术和常规放疗，结果显示有效率（CR+PR）分别为 88% 和 59%，且接受 ^{125}I 粒子植入的患者的 1 年和 2 年生存率高于常规外放疗者（$P<0.05$），并且与常规同步放化疗相比，能明显改善局部大肿块肺癌患者的症状，提高生活质量。

第二节 化疗联合放射性粒子植入治疗肺癌

一、粒子植入

（一）根治性粒子植入

大多数属于手术不能切除或不愿接受手术的病例，应在明确分期的前提下制订详细的治疗计划，最大限度地追求根治原发病灶。临床观察中靶区剂量达到 140Gy 时，亦少有放射性损伤的报道。作为肿瘤综合治疗的一个重要部分，局部病灶的根治性治疗也为全身治疗提供了可能治愈的机会。无论是经皮穿刺,还是开胸直视下的放射性 ^{125}I 粒子植入,都可以达到根治目的。

(二)姑息性粒子植入

由于疾病分期太晚无法达到根治目的或因一般状态较差无法接受根治性治疗的患者,作为创伤轻微的局部有效治疗手段,以达到减轻痛苦、改善症状、延长生命的目的。临床上又可分为高度姑息和低度姑息两种。高度姑息治疗用于一般状况尚好的患者,所给剂量为根治量或接近根治量,以改善症状、延长生命,个别患者可获治愈,达到根治性目的。低度姑息治疗用于一般状况较差或病已到了晚期的患者,剂量仅为根治量的 1/2 或 1/3,只希望起到减轻疼痛的作用。

(三)补救性粒子植入

1. 对于接受过外照射后仍进展的肺癌患者,可以行补救性粒子植入。对于这部分患者粒子植入时间的选择,根据经验,一般选择在放疗结束后 2 个月以上,在粒子植入前最后行 PET-CT 检查明确肿瘤情况,根据肿瘤残存情况参考外照射剂量调整粒子靶区剂量,一般剂量在 100Gy 左右。

2. 中心型肺癌患者无法切除或纵隔淋巴结清扫不彻底时,在术中行补救性植入粒子以控制局部病变及转移,对于这部分患者,术前可以行 TPS 计划也可以行术中实时 TPS 计划,根据 TPS 计划植入粒子,达到补救性治疗的目的。

放射性 ^{125}I 粒子植入瘤体后,持续释放射线有效治疗可长达 6 个月,在此期间加入化疗更加符合同步放化疗的定义。粒子植入治疗靶区外剂量衰减梯度陡峭,周围正常组织受到的放射性损伤轻微,全身不良反应(特别是骨髓、胃肠道毒性)至今未见临床报道。可以认为粒子植入作为局部治疗并未增加全身毒性。联合化疗既发挥了同步放化疗的有效性,又避免了传统放化疗同期进行所引起的不良反应叠加效应,使更多患者受益。

二、粒子植入后同期化疗的时机选择

由于 ^{125}I 粒子植入的方法和途径的不同,患者的恢复时间和联合化疗开始的时机亦会不同。只要在粒子释放射线的有效时间段内(10 个月)进行化疗,均可达到同期放化疗治疗的目的。

1. 经皮穿刺 ^{125}I 粒子植入联合化疗　经皮穿刺 ^{125}I 粒子植入后应用抗生素 2~3 天,确认无感染征象,停止应用抗生素,开始化疗。

2. FFB 下 ^{125}I 粒子植入联合化疗　FFB 下 ^{125}I 粒子植入联合化疗时机的选择可参照经皮穿刺粒子植入联合化疗。

3. 开胸 ^{125}I 粒子植入联合化疗　适当的联合化疗时机一般选择在术后 1 个月左右。

4. 胸腔镜下 ^{125}I 粒子植入联合化疗　时机应选择在术后 1 个月内开始。只要身体状态允许,越早越好。

无论胸腔镜手术还是开胸手术,在植入 ^{125}I 粒子后,术后联合化疗时机的选择仍要结合患者个体的体质状况、恢复状况、年龄和基础疾病以及是否出现并发症等情况综合判定。在 ^{125}I 粒子植入手术后相当一段时间内开始的化疗,都可以达到同期放化疗进行的治疗目的。

三、粒子植入后联合治疗方案的选择

^{125}I 粒子植入后化疗药物的选择与化疗方案的确定并不与 ^{125}I 粒子植入的途径有关,因为不管何种方式植入 ^{125}I 粒子,均不会因 ^{125}I 粒子的植入而增加全身毒性,更没有因此而降低患者的体质,也就没有改变化疗药物应用的机体状态。

治疗方案完全参考《中国临床肿瘤学会(CSCO)原发性肺癌诊疗指南(2016.V1)》的方案,根据个体差异相应调整剂量。全身治疗除化疗以外,若具有驱动基因突变,可以靶向治疗,疗效显著,这些有效的全身治疗手段与粒子植入局部治疗的同期联合已在探索之中。

(一)腺癌、大细胞癌、不能明确的 NSCLC 常用方案

1. *EGFR/ALK* 突变阳性　一线推荐厄洛替尼、阿法替尼 / 克唑替尼(1 类),也可选择含铂双药化疗(表 4-29-1)或含铂双药化疗 + 贝伐珠单抗。

2. *EGFR/ALK* 突变阴性或未知　首选静脉输入贝伐珠单抗 7.5mg/kg，第 1 天 + 培美曲塞 500mg/m²，第 2 天 + 顺铂 75mg/m²，第 2 天的方案（1 类），每 3 周重复，共 6 周期；也可选择含铂双药方案（表 4-29-1）或单药化疗（表 4-29-2）。

表 4-29-1　常用 NSCLC 化疗方案

化疗方案	化疗药物	剂量 /(mg·m⁻²)	用药时间	时间及周期
NP 方案	长春瑞滨	25	第 1、8 天	21 天为 1 个周期，4~6 个周期
	顺铂	75	第 1 天	
TP 方案	紫杉醇	135~175	第 1 天	21 天为 1 个周期，4~6 个周期
	顺铂	75	第 1 天	
GP 方案	吉西他滨	1 250	第 1、8 天	21 天为 1 个周期，4~6 个周期
	顺铂	75	第 1 天	
DP 方案	多西他赛	75	第 1 天	21 天为 1 个周期，4~6 个周期
	顺铂	75	第 1 天	
AP 方案	培美曲塞	500	第 1 天	21 天为 1 个周期，4~6 个周期
	顺铂	75	第 1 天	

表 4-29-2　常用 NSCLC 单药治疗方案

化疗方案	剂量 /(mg·m⁻²)	用药时间	时间及周期
多西他赛	75	第 1 天	21 天为 1 个周期
培美曲塞	500	第 1 天	21 天为 1 个周期

（二）鳞癌常用方案

1. *EGFR/ALK* 突变阳性　厄洛替尼、阿法替尼 / 克唑替尼（1 类）。

2. *GEFR/ALK* 突变阴性或未知　首选吉西他滨 + 顺铂方案（1 类），也可选择其他含铂双药化疗，不适合铂类化疗的可以选择非铂双药方案（表 4-29-1）。

（三）小细胞肺癌常用方案

一线首选依托泊苷 + 顺铂化疗（1 类）；二线治疗可选择伊立替康 + 顺铂化疗或其他含铂双药化疗（表 4-29-3）。

表 4-29-3　常用 SCLC 化疗方案

化疗方案	化疗药物	剂量 /(mg·m⁻²)	用药时间	时间及周期
EP 方案	依托泊苷	100	第 1~3 天	21 天为 1 个周期，4~6 个周期
	顺铂	75	第 1 天	
EL 方案	依托泊苷	100	第 1~3 天	
	洛铂	30	第 1 天	
	拓扑替康	静滴 1.5	第 1~5 天	
		口服 2.3	第 1~5 天	
IP 方案	伊立替康	60	第 1、8、15 天	28 天为 1 个周期，4~6 个周期
	顺铂	60	第 1 天	

（四）个体化治疗

对于多次化疗无效的患者，可行免疫治疗或行基因检测，发现新的突变基因及靶点，给予个体化治疗。

（五）联合 ^{125}I 粒子植入的肺转移癌的综合治疗

肺转移癌因原发肿瘤的不同而有不同的化疗方案,肺转移癌的化疗方案参照原发肿瘤的化疗方案。

四、粒子植入后联合化疗的途径

在粒子植入后,无论化疗药物经过何种途径进入体内,都具有局部作用,也同时具有全身作用,是全身治疗的一部分,其给药途径包括如下内容。

1. 静脉化疗　最为常用的全身化疗途径,以药物全身分布为其特点而发挥治疗作用,在肿瘤局部并不具有特别优势。

2. 支气管动脉介入化疗　作为肿瘤供血动脉的选择性区域化疗,在肿瘤局部和支气管动脉供应区有较高的药物浓度和较好的疗效,在肿瘤局部更有优势,药物所具有的二次全身分布的选择,使其具有一定的全身作用。

3. 胸膜腔化疗　将化疗药物注入胸腔,使胸膜转移灶浸入高浓度化疗药物中,而发挥局部治疗作用,其作用时间在局部较长,全身毒性小。

4. 组织间化疗　将化疗药物直接注入瘤体内,在肺部瘤体内形成局部极高的药物浓度或形成较长时间内的持续释放药物,在局部治疗中有优势,药物也有吸收和再分布的可能,全身毒性小。

五、联合粒子植入治疗肺癌化疗的常用药物

1. 培美曲塞二钠　是一种结构上含有核心为吡咯嘧啶基团的抗叶酸制剂,通过破坏细胞内叶酸依赖性的正常代谢过程,抑制细胞复制,从而抑制肿瘤的生长。常用剂量为单药或与顺铂联用,每次 $500mg/m^2$,用生理盐水溶解后进一步稀释 100mL 生理盐水中,静脉输注 10 分钟以上,每 3 周给药 1 次。

2. 顺铂　本品为铂的金属络合物,作用似烷化剂,主要作用靶点为 DNA,作用于 DNA 链间及链内交链,形成 DDP-DNA 复合物,干扰 DNA 复制,或与核蛋白及胞质蛋白结合,属于细胞周期非特异性药物。常用剂量:①一般剂量,按体表面积 1 次 $20mg/m^2$,每日 1 次,连用 5 天;或 1 次 $30mg/m^2$,连用 3 天,需水化利尿。②大剂量,每次 $80\sim120mg/m^2$,静脉滴注,每 $3\sim4$ 周 1 次,最大剂量不应超过 $120mg/m^2$,以 $100mg/m^2$ 为宜。

3. 长春瑞滨　主要通过抑制着丝点微管蛋白的聚合,使细胞分裂停止于有丝分裂的中期,是一种细胞周期特异性药物。常用剂量:①单药化疗,推荐剂量 $25\sim30mg/m^2$;②联合化疗,一般 $25\sim30mg/m^2$,药物必须溶于生理盐水,于短时间内（ $15\sim20$ 分钟）静脉输入,然后生理盐水冲洗静脉。

4. 紫杉醇　紫杉醇的抗癌机制主要是通过抑制微管解聚,使肿瘤细胞有丝分裂终止,促进肿瘤细胞凋亡,最后导致肿瘤细胞死亡,紫杉醇体内免疫调节功能也可以对肿瘤细胞起杀伤或抑制作用。常用剂量为 $135\sim175mg/m^2$,应先将注射液加于生理盐水或 5% 葡萄糖液 $500\sim1000mL$ 中。

5. 吉西他滨　是细胞周期特异性药物,主要作用于 DNA 合成期（即 S 期）细胞,在一定条件下可以阻止由 G1 期向 S 期的进展。常用剂量成人推荐 $1000mg/m^2$,静脉滴注 30 分钟,每周一次,连续 3 周,随后休息 1 周,每 4 周重复一次。

6. 依托泊苷　是细胞周期特异性抗肿瘤药物,作用于晚 S 期或 G2 期,其作用位点是拓扑异构酶Ⅱ,形成一种药物 - 酶 -DNA 三者之间稳定的可裂性复合物,干扰 DNA 拓扑异构酶Ⅱ（DNA topoisomerase Ⅱ）,致使受损的 DNA 不能修复,拓扑异构酶Ⅱ插入 DNA 中,产生一般细胞功能所需的断裂反应,VP-16 似乎可通过稳定脱氧核糖核酸断裂复合物,引起 DNA 和拓扑异构酶Ⅱ的双线断裂。常用剂量:①静脉滴注,$60\sim100mg/m^2$,加生理盐水 500mL,每日 1 次,连用 $3\sim5$ 天。常用 $50\sim100mg$,静脉滴注,每日 1 次,连用 5 天,每 3 周重复 1 次。②口服,软胶囊剂,每次 50mg,每日 3 次,连用 5 天。$21\sim28$ 天为 1 周期,至少治疗 2 个周期。

7. 多西他赛　是由欧洲浆果紫杉的针叶中提取的化合物半合成的紫杉醇衍生物,通过促进微管双聚体装配成微管,同时防止去多聚化过程而使微管稳定,阻滞细胞于 G2 和 M 期,抑制细胞进一步分裂,

从而抑制癌细胞的有丝分裂和增殖。常用剂量:静脉滴注,单药剂量为 75~100mg/m^2,国内用 75mg/m^2,联合用药 60~75mg/m^2,静脉滴注 1 小时,每 3 周重复 1 次。近年来,国内外有许多学者采用每周疗法,一般单药剂量为 35~40mg/m^2,一周 1 次,连用 6 周,停 2 周。

8. 伊立替康　是喜树碱的半合成衍生物,喜树碱可特异性地与拓扑异构酶Ⅰ结合,后者诱导可逆性单链断裂,使 DNA 双链结构解旋。伊立替康及其活性代谢物 SN-38 可与拓扑异构酶Ⅰ-DNA 复合物结合,从而阻止断裂单链再连接。常用剂量:静脉滴注,联合用药使用 60mg/m^2,第 1、8、15 天给药。

第三节　化疗联合放射性粒子植入治疗肺癌的疗效

肺癌是以局部治疗为主的全身性疾病,在临床发现的病例中大部分已存在远处转移,这正是治疗失败的主要原因。^{125}I 粒子植入是一种局部治疗手段,在局部控制的条件下,为获取更好的生存率,全身治疗就显得极其重要。粒子植入的微创性和全身不良反应发生率低等优势使化疗等全身综合治疗能有机会及时加入到治疗方案中来。粒子植入与同期化疗作为肺癌治疗中相互协同的两个方面,一个局部治疗,一个全身治疗,相互协作,相辅相成,使疗效更佳,使患者受益更多。目前,国内外诸多报道显示了联合 ^{125}I 粒子植入治疗肺癌的显著疗效。

一、经皮穿刺粒子植入联合同期化疗的疗效

经皮穿刺 ^{125}I 粒子植入是最为常用的粒子植入方法,因其具有创伤轻微、恢复快、并发症少的特点而被广泛应用,联合同期化疗晚期肺癌国内报道较多。Xiang 等将 78 例经过 1 个周期同步放化疗后进展的局部晚期 NSCLC 患者随机分为两组,A 组为经皮穿刺 CT 导引下肿瘤内植入 ^{125}I 粒子联合二线化疗组(37 例),B 组为单纯二线化疗组(41 例)。中位随访时间为 19 个月,其中 A 组的反应率为 63.6%,高于 B 组的 41.5%;无进展生存时间分别为 A 组的(8.00±1.09)个月,高于 B 组的(5.00±0.64)个月;中位生存期分别为 A 组的(14.00±1.82)个月,高于 B 组的(10.00±1.37)个月;两组在不良反应上没有明显差异。Li 等报道,18 例接受经皮行 ^{125}I 粒子植入术的Ⅲ~Ⅳ期 NSCLC 患者,其中 6 例接受了吉西他滨联合顺铂方案化疗,6 例接受了外照射,其总反应率为 87.4%;局部控制率在 1 年、2 年及 3 年分别为 94.1%、58.8% 和 41.2%。Yu 等报道,52 例接受过放化疗复发的Ⅲ期 NSCLC 患者,随机分为两组,实验组为经皮穿刺 CT 导引下肿瘤内植入 ^{125}I 粒子联合 DP 方案化疗,对照组为 DP 方案化疗,实验组的无进展生存时间为 8 个月,高于对照组的 5.5 个月,实验组的局部控制时间为 10 个月,高于对照组的6.2 个月;总体反应率,实验组与对照组差异不大,分别为 69.2% 和 57.7%。全部患者均发生严重并发症。Jiang 等报道,80 例肺部恶性肿瘤患者,其中 38 例鳞状细胞癌、29 例腺癌、2 例小细胞肺癌、11 例肺转移癌,均接受 CT 引导下的 ^{125}I 粒子植入术,CR 47.5%(38/80),PR 33.75%(27/80),SD 12.5%(10/80),PD 6.25%(5/80),局部控制率(CR+PR+SD)93.75%。2 个月、4 个月、6 个月的总反应率分别为 78%、83% 及 81%。魏巍等报道,141 例原发性 NSCLC 患者实施 CT 引导下放射性 ^{125}I 粒子植入治疗,其中 26 例单纯粒子植入,115 例 ^{125}I 粒子植入联合化疗 CR 26.2%(37/141),PR 66.0%(93/141),有效率(CR+PR)92.2%。所有患者治疗期间均未发生相关严重并发症,且与近期疗效无明显相关。Zhang 等报道,接受后一线化疗后进展的 69 例非小 NSCLC 患者,A 组接受 ^{125}I 粒子植入联合二线化疗,B 组单纯接受二线化疗,A 组的 2 年的局部控制为 39.9%,高于 B 组的 12.5%。A 组的中位生存期为 17.4 个月,高于 B 组的 11.3 个月。A 组的中位无进展生存期为 11 个月,高于 B 组的 7.3 个月,两组在治疗不良反应上差异无统计学意义,A 组未见明显的放射性损害。A 组与 B 组无进展生存时间(PFS)分别为 14.1 个月和 9.7 个月;1 年生存率分别为 80.8% 和 63.6%,中位生存时间分别为 26.9 个月和 17.1 个月,差异均有统计学意义($P<0.05$)。雷光焰等报道 32 例在 CT 引导下经皮行 ^{125}I 粒子植入术,联合 EP(依托泊苷和顺铂)、NP(长春瑞滨和顺铂)或 TP(紫杉醇和顺铂)等方案治疗局部复发性晚期肺癌。结果植入后 2~4 个月 CR 46.9%(15/32),PR 37.5%(12/32),SD 15.6%(5/32),有效率(CR+PR)84.4%。1 年和 2 年生存率分别为 78.6%、66.7%,4 例生存超过 3 年。未发生粒子迁移与放射性肺损伤。

二、FFB 下粒子植入联合同期化疗的疗效

LU Mingjian 等报道 15 例接受过至少 4 周期化疗的肺癌肺不张的患者,给予支气管镜下植入 ^{125}I 粒子,未见严重并发症,肺复张率在 2 个月、6 个月、12 个月、18 个月及 24 个月分别为 86.7%、76.9%、80.0%、75.0% 和 50.0%。中位生存期及平均生存期为 15.6 个月和 16 个月,6 个月、12 个月及 24 个月的生存率分别为 86.7%、66.7% 和 13.3%。KPS 评分持续改善的时间在 3~27 个月。孙龙华等报道,65 例 NSCLC 患者采取支气管镜直视下种植 ^{125}I 粒子联合 NP 方案化疗(长春瑞滨 + 顺铂)23 例作为实验组,单纯 NP 方案化疗 42 例作为对照组。6 个月后实验组和对照组有效率分别为 78.2%(18/23)和 42.8%(18/42)($P<0.01$)。郑广钧等采取 FFB 直视下种植 ^{125}I 粒子联合 NP 方案化疗治疗肺癌 121 例,与单纯化疗组 64 例进行对比。两组治疗后 6 个月的有效率(CR+PR)分别为 95.0%(115 例)和 42.2%(27 例),联合治疗组明显高于单纯化疗组,两组差异有统计学意义。

三、术中 ^{125}I 粒子植入联合同期化疗的疗效

ACOSOG Z4032 研究发现亚肺段切除与亚肺段切除 + 粒子植入治疗早期肺癌相比,两者总生存期无差异,但后者有延长生存的趋势,特别是对安全范围不够的患者。陈溯等报道 81 例 NSCLC 患者,胸腔镜下放射性 ^{125}I 粒子植入术 14 例,小切口或胸腔镜辅助下小切口放射性 ^{125}I 粒子植入术 40 例,随访 12~24 个月,平均 18 个月,局部控制率 82.3%。需要处理的气胸患者 3 例,术后 1 例患者出现咯血。胸痛、胸闷缓解率 80%(45/56),咯血缓解率 91%(16/18),阻塞性肺炎缓解率 87%(15/17),上腔静脉综合征好转率 96%(5/6)。林锋等将 63 例 NSCLC 患者分为术中 ^{125}I 粒子植入组 30 例和常规手术组 33 例,两组术后均给予 TP 化疗方案。随访 24 个月,两组均无并发症发生。粒子植入组与常规组的远处转移率、1 年生存率、2 年生存率分别为 16.67%、93.33%、83.33% 和 21.21%、75.76%、63.64%($P>0.05$)。局部复发率两组分别为 3.33% 和 24.24%($P<0.05$)。王东坤等治疗 23 例 NSCLC 患者,采用常规手术切除肺瘤体后,术中直视下将 ^{125}I 粒子植入肿瘤残存部分和手术无法切除的转移的淋巴结内,术后联合化疗。结果 23 例围手术期均未死亡,术后未出现植入 ^{125}I 粒子而导致严重并发症。随访 3~11 个月,无肿瘤复发。裴海燕等将 62 例 NSCLC 患者分为术中 ^{125}I 粒子植入组 32 例和常规手术组 30 例,术后均给予化疗。随访超过 36 个月。^{125}I 粒子植入组和对照组 1 年、3 年生存率分别为 63.8%、31.9% 和 50.6%、26.9%,两组生存率比较差异无统计学意义($P>0.05$),两组局部控制率比较,^{125}I 粒子植入组高于对照组($P<0.05$)。

在不同的 ^{125}I 粒子植入的方式中,经皮穿刺粒子植入是最常用的粒子植入方法,不仅具有创伤小、并发症少、适应证广泛的优点,而且可于术后最短时间(2~3 天)内开始综合治疗,在不增加全身毒性的同时,达到局部治疗和全身治疗同期进行的效果。

^{125}I 粒子植入联合同期化疗取得的良好效果,拓宽了化疗领域的综合治疗手段,促使了联合热化疗和联合区域放化疗的尝试,同样取得了较好的疗效。目前,陕西省肿瘤医院已行肺癌 ^{125}I 粒子植入术 2 000 例以上,其在同步放化疗治疗中,与外照射相比显示出了较明显的优势,特别是开展了经皮及气管后纵隔肿瘤穿刺植入粒子将一些以往无法穿刺植入粒子的部位如上后纵隔提供了新的选择。对于纵隔广泛转移不适合植入粒子的患者,应用采取了原发灶粒子治疗 + 同步化疗 + 纵隔外照射的办法,实现多种治疗手段的优势互补,也取得了一定的疗效,目前生存时间最长的患者已达 13 年。

(雷光焰 韩乐)

‖ **参 考 文 献** ‖

[1] SCAGLIOTTI G V,PARIKH P,VON PAWEL J,et al.Phase Ⅲ study comparing cisplatin plus gemcitabine with cisplatin plus pemetrexed in chemotherapy-naive patients with advanced-stage non-small-cell lung cancer.J Clin Oncol,2008,26(21):

3543-3551.

[2] BELDERBOS J,UITTERHOEVE L,VAN ZANDWIJK N,et al.Randomised trial of sequential versus concurrent chemo-radiotherapy in patients with inoperable non-small cell lung cancer(EORTC 08972-22973).Eur J Cancer,2007,43(1):114-121.

[3] CURRAN W J Jr,PAULUS R,LANGER C J,et al.Sequential vs.concurrent chemoradiation for stage Ⅲ non-small cell lung cancer:randomized phase Ⅲ trial RTOG 9410.J Natl Cancer Inst,2011,103(19):1452-1460.

[4] AUPéRIN A,LE PÉCHOUX C,ROLLAND E,et al.Meta-analysis of concomitant versus sequential radiochemotherapy in locally advanced non-small-cell lung cancer.J Clin Oncol,2010,28(13):2181-2190.

[5] LI W,GUAN J,YANG L,et al.Iodine-125 brachytherapy improved overall survival of patients with inoperable stage Ⅲ/Ⅳ non-small cell lung cancer versus the conventional radiotherapy.Med Oncol,2015,32(1):395.

[6] XIANG Z,LI G,LIU Z,et al.^{125}I Brachytherapy in locally advanced nonsmall cell lung cancer after progression of concurrent radiochemotherapy.Medicine(Baltimore),2015,94(49):e2249.

[7] LI W,DAN G,JIANG J,et al.Repeated iodine-125 seed implantations combined with external beam radiotherapy for the treatment of locally recurrent or metastatic stage Ⅲ/Ⅳ non-small cell lung cancer:a retrospective study.Radiat Oncol,2016,11(1):119.

[8] YU X,LI J,ZHONG X,et al.Combination of Iodine-125 brachytherapy and chemotherapy for locally recurrent stage Ⅲ non-small cell lung cancer after concurrent chemoradiotherapy.BMC Cancer,2015,15:656.

[9] JIANG G,LI Z,DING A,et al.Computed tomography-guided iodine-125 interstitial implantation as an alternative treatment option for lung cancer.Indian J Cancer,2015,51(Suppl 2):e9-e12.

[10] 魏巍,沈啸洪,孙慧慧,等.放射性^{125}I粒子植入治疗非小细胞肺癌近期疗效的多因素分析.中华内科杂志,2012,51(12):978-981.

[11] ZHANG T,LU M,PENG S,et al.CT-guided implantation of radioactive ^{125}I seed in advanced non-small-cell lung cancer after failure of first-line chemotherapy.J Cancer Res Clin Oncol,2014,140(8):1383-1390.

[12] 雷光焰,付改发,宋养华,等.^{125}I粒子植入联合化、放疗治疗局部复发性晚期肺癌.中国微创外科杂志,2008,8(7):596-598.

[13] LU M J,ZHANG F J,et al.Trans-bronchoscopy with implantation of ^{125}I radioactive seeds in patients with pulmonary atelectasis induced by lung cancer.Oncology Letters,2015,10:216-222.

[14] 孙龙华,陈国华,温桂兰,等.经支气管镜植入放射性^{125}I粒子治疗中央型肺癌的应用研究.山东医药,2011.51(24):42-44.

[15] 郑广钧,柴树德,毛玉权,等.放射性^{125}I粒子植入近距离放疗联合化疗治疗晚期肺癌的近期疗效.中国微创外科杂志,2008,8(2):122-124,136.

[16] FERNANDO HC,LANDRENEAU RJ,MANDREKAR SJ,et al.Impact of brachytherapy on local recurrence rates after sublobar resection:results from ACOSOG Z4032(Alliance),a phase Ⅲ randomized trial for high-risk operable non-small-cell lung cancer.J Clin Oncol,2014,32(23):2456-2462.

[17] 陈溯,黄乃祥,盛冬生.微创条件下放射性^{125}I粒子组织间植入治疗非小细胞肺癌近期临床观察.临床军医杂志,2012,40(1):23-25.

[18] 林锋,冉鹏,肖家荣,等.术中植入放射性^{125}I粒子治疗肺癌效果分析.广东医学,2010,31(1):104-106.

[19] 王东坤,黄云超,赵铁荣,等.手术联合^{125}I粒子植入治疗非小细胞肺癌疗效观察(附23例报道).昆明医学院学报,2010,31(7):87-89.

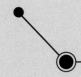

第三十章

放射性粒子植入联合分子靶向药物治疗肺癌

原发性支气管肺癌起源于支气管黏膜或腺体,常有区域性淋巴结和血行转移,病情的进展速度与细胞的生物学特性相关。根据肺癌的生物学特点及预后,将肺癌分为 NSCLC 和 SCLC 两大类。它们的治疗原则不同,NSCLC 的治疗原则是 Ⅰ~Ⅲa 采用以手术为主的综合治疗;Ⅲb 采用以放疗为主的综合治疗;Ⅳ 期则采用以化疗为主的综合治疗。SCLC 的治疗原则是以化疗为主,辅以手术和 / 或放疗。

微创医学与生物医学是未来医学的发展方向,以放射性粒子植入为代表的近距离放射治疗在中国已经走过二十余年的历史,取得令人鼓舞的局部控制疗效;以分子特异性靶向药物治疗为代表的生物治疗在临床已被广泛应用。将放射性粒子极好的局部控制率与靶向药物的全身治疗结合在一起是否能进一步巩固疗效、提高远期生存率,将是一个崭新的课题。

第一节　分子靶向治疗的现状

21 世纪,抗肿瘤治疗领域最重要、最突出的进展当属分子靶向治疗。最近几年,新型分子靶向药物在临床实践中已取得了显著疗效,表明其理论的正确性、可行性。分子靶向治疗是现在肿瘤治疗领域的突破性和革命性发展,代表了肿瘤生物治疗最新的发展方向。与传统的放疗和化疗相比,它具有特异、高效和低毒等特点,并逐步形成一种重要的治疗模式和治疗手段,在肿瘤综合治疗中发挥着日益重要的作用。

肿瘤分子靶向治疗在临床治疗中的应用,得益于自 20 世纪 80 年代以来分子生物学和免疫学方面的发展,主要包括对机体免疫系统和肿瘤细胞生物学与分子生物学的深入了解,DNA 重组技术的进展;杂交瘤技术的广泛应用和计算机控制的生产工艺和纯化等。特别是 2000 年人类基因组计划的突破,成为分子水平上理解机体器官以及分析与操纵分子 DNA 的又一座新里程碑,与之相发展并衍生一系列现代生物前沿技术,包括基因组学技术、蛋白质组学技术、生物信息学技术和生物芯片技术。除此之外,计算机虚拟筛选、组合化学、高通量筛选都加速了分子靶向治疗新药研究进程。

1997 年 11 月,美国食品药品监督管理局(Food and Drug Administration,FDA)批准 Rituximab 用于治疗 CD20 表达的 B 细胞性淋巴瘤,真正揭开了肿瘤分子靶向治疗的序幕。自 1997 年以来,美国 FDA 批准已用于临床的肿瘤分子靶向制剂已有数十种,并取得了极好的社会效益与经济效益。肿瘤分子靶向治疗是指在肿瘤分子生物学和分子免疫学等的基础上,以肿瘤组织或细胞所具有的特异性(或相对特异的)结构分子作为靶点,利用某些能与这些靶分子特异结合的抗体、配体和小分子化合物等,阻断或干扰肿瘤细胞异常增殖信号,从而达到直接治疗或导向治疗目的的一类疗法。其作用具有高度特异性,要求有特定的靶标。由于肿瘤分子特征的复杂性,分子靶向治疗需要根据每位患者肿瘤的分子病理学和分子生物学特征进行分类,才能制订出个体化的治疗方案。因此,肿瘤分子靶向治疗是贯穿了肿瘤的发病特征、分子病理诊断、靶向药物的选择等多因素综合的结果。2015 年,美国前总统奥巴马在国情咨文演讲中首次提出了"精准医学(precision medicine)"计划,使肿瘤治疗进入了精准治疗时代。

精准治疗,即个性化医疗,是生物信息科学与先进医疗技术交叉应用发展起来的新型医疗模式。通过基因组、蛋白质组等医学前沿技术,精确寻找到疾病原因和治疗靶点,最终实现对疾病和特定患者进行个性化精准治疗的目的。近年来,随着医学诊断技术特别是分子诊断技术的不断提高,针对肺癌新的驱动基因不断被发现,基于驱动基因的新型靶向药物不断涌现,肺癌精准治疗成为实体瘤中关注及治疗的热点。

一、分子靶向药物的分类

分子靶向治疗药物按药物本身性质特点主要分两类:单克隆抗体和小分子化合物。按照不同的作用机制,将现有的靶向药根据不同靶点罗列于表 4-30-1 中。

表 4-30-1　靶点与敏感靶向药表

靶点	靶向药
EGFR	吉非替尼、厄洛替尼、埃克替尼、达克替尼、阿法替尼、奥希替尼、西妥昔单抗
ALK	克唑替尼、阿来替尼、布加替尼、色瑞替尼
HER2	曲妥珠单抗、拉帕替尼、阿法替尼
抗血管生成	贝伐单抗、安罗替尼、仑伐替尼、索拉菲尼、舒尼替尼、瑞格菲尼、阿昔替尼、帕唑帕尼
mTOR 激酶抑制剂	依维莫司、替西罗莫司
CDK4/6	帕博西尼、阿贝西利
PARP 抑制剂	奥拉帕利、尼拉帕利、帕米帕里

二、靶向药物治疗存在的问题和发展方向

进入 21 世纪以来,肿瘤靶向治疗已取得了长足进步,使过去很多不能治疗的疾病得到了有效控制。分子靶向治疗能够延长癌症患者生存期,改善患者的生活质量,为人类战胜癌症迈出了一大步。虽然分子靶向治疗在肿瘤治疗中取得了划时代的伟大进步,但是也面临着更多的挑战。正确和客观地认识分子靶向治疗的作用和地位,是临床肿瘤医生当前之要务。

1. 对肿瘤诊断提出新的要求　随着对肿瘤发病机制认识的深入,肿瘤的诊断将由现在的以组织病理学为主的形态学诊断,逐渐向形态学、免疫学、细胞遗传学和基因学为基础的分子病理学方向发展;分子靶向治疗需要根据每位患者肿瘤的分子学特征进行详细分类,制订更具针对性的个体化治疗方案。

2. 分子靶向治疗本身的问题　尚需进一步了解各种靶向药物及其治疗的分子生物学基础,提高现有分子靶向药物的特异性,挖掘已有的分子靶向药物的潜能,进一步探讨患者的种族、性别、生活习惯及环境条件等各项临床特征对靶向治疗效果的影响,从而优化对药物的选择和优势人群的选择,大大提高靶向药物的针对性、靶向性和有效性,最终提高性价比和临床疗效,真正做到"量体裁衣"式的个体化治疗。

3. 分子靶向治疗还有待进一步完善　大多数实体瘤形成的机制很复杂,肿瘤组织一开始可能源于单一基因突变,但随着肿瘤生长,可能带来新的基因突变,而单一靶向药物仅能阻止一小部分肿瘤细胞增殖,最有效的方法是同时去除多种关键的异常基因,因此需要深入研究不同实体肿瘤的多靶点、多环节调控过程,以便加速推进分子靶向治疗领域的转化性研究,提高靶向药物选择的针对性。

4. 单克隆抗体的人源化的问题　在临床治疗中使用鼠源性单抗的主要障碍之一是产生人抗鼠抗体反应,通过基因工程技术制备嵌合抗体的 HAMA 反应率较鼠源性单抗低,但完全的人源抗体才是单抗药物的发展目标。噬菌体抗体库技术和人人杂交瘤技术是制备全人源单克隆抗体的两种方法。目前,肿瘤药物治疗正处于从单纯细胞毒性攻击到分子靶向性调节的过渡时期,期待不久的将来,随着对功能性基因组以及肿瘤基因组的深入了解,并结合高新技术(如高通量药物筛选等手段)的有效运用,

肿瘤分子靶向治疗能在肿瘤治疗中发挥更加重要的作用。

第二节　放射性粒子植入联合分子靶向药物治疗肺癌

Das 等在体外试验发现，*EGFR* 野生型 NSCLC 细胞对放射抗拒，*EGFR* 突变型细胞却对放射敏感。另外，2011 年哈佛医学院放疗中心对 123 例既往行单纯放疗或放疗联合其他治疗（化疗、手术治疗、靶向治疗）的局部晚期 NSCLC 患者进行回顾性疗效分析发现，*EGFR* 突变型患者放疗后 2 年内局部复发率（17.8%）明显低于 *EGFR* 野生型患者（41.7%），同时，*EGFR* 突变型患者 2 年生存率（92.6%）也要明显高于野生型患者（69.0%）。部分研究报道称在放射敏感的 *EGFR* 突变型 NSCLC 细胞 HCC827 中，吉非替尼可通过减少 ERK1/2 和 AKT 的磷酸化，阻断其介导的抗凋亡及促增殖作用，从而进一步增强放射敏感性。戴鹏等研究了放射性 ^{125}I 粒子植入联合重组人血管内皮抑素（endostatin，ES）对 A549 肺腺癌移植瘤生长的抑制作用。建立移植瘤模型，24 只裸鼠随机分成治疗组：单纯粒子内照射组、单纯血管内皮抑素组、内照射 + 血管内皮抑素联合组和空白对照组。结果治疗 15 天后显示，血管内皮抑素组、^{125}I 粒子组及联合治疗组瘤体积抑制率依次为 69.65%、92.64%、116.4%；联合治疗组 MVD 较粒子组下降明显（$P<0.05$）；联合治疗组的细胞凋亡明显增多；血管内皮抑素对 VEGF 表达的影响无显著差异（$P>0.05$）。可见，^{125}I 粒子植入近距离放疗联合血管内皮抑素能较早抑制 A549 移植瘤的生长，通过减少放射治疗后肿瘤血管的再生及增加细胞的凋亡起到抑瘤作用。这些研究提示我们在分子靶向时代，靶向治疗与放疗可能会联合增效。

放疗联合靶向药物基于的放射敏感性分子基础包括放射对肿瘤细胞 DNA 造成的原发性损伤，对 DNA 损伤修复能力的抑制，细胞周期的阻滞，放射相关信号通路及组蛋白修饰等。DNA 损伤可以激活 P53，导致 ATM 及 Rad3 相关蛋白 ATR 的活化，Lin 等通过高内涵系统筛选出 PARP 及 ATM 抑制剂在 H460 细胞中可成为有效的放疗增敏剂。放疗后跨膜酪氨酸激酶受体（如 *EGFR* 通路）激活级联刺激信号通路的下游，包括 Ras 蛋白、分裂素活化蛋白激酶（MRK）、细胞外信号调节激酶（ERK）和磷脂酰肌醇激酶（PI3K）等。EGFR、PI3K/Akt/mTOR、Raf/Mek/ERK 信号通路共同调控细胞增殖生长、细胞周期，与放疗敏感性有着密切的相关性。已有研究显示 EGFR 抑制剂 gefitinib，ALK 抑制剂 crizotinib，以及 MEK 抑制剂 trametinb 等分别在 *EGFR*、*ALK* 及 *KRAS* 突变阳性的肺癌细胞中显示出较好的放疗增敏作用。此外，组蛋白脱乙酰酶抑制剂如 vorinostat 等也可以在肺癌细胞中起到放射增敏作用，这可能与 DNA 修复动力学，基因转录及非组蛋白乙酰化作用等相关。

而粒子是通过在肿瘤内部植入放射源，持续低剂量地释放放射性射线，属于内放疗范畴，放射性粒子植入是肿瘤微创靶向治疗技术，将肿瘤微创靶向治疗技术与分子靶向药物的应用相结合，可以发挥"双靶向"作用即肿瘤微创靶向灭活大部分肿瘤组织、分子靶向药物治疗残余病灶或者亚临床病灶。张福君等在国内较早开展了分子靶向药物结合放射性粒子局部植入控制局部中晚期肺癌的研究，选择了 20 例患者，标准为女性、腺癌、不吸烟者、*EGFR* 突变、既往接受过铂剂和多西紫杉醇化学治疗无效的局部晚期或转移性 NSCLC，每天口服吉非替尼同时联合放射性 ^{125}I 粒子植入局部病灶，6 个月局部病灶控制率 75%，患者中位生存期为 18.2 个月，肿瘤无进展生存时间为 4.5 个月，1 年生存率为 42%。其中，有 2 例皮疹患者，给以激素软膏对症处理；1 例严重腹泻患者，给以药量减半并同时给以洛哌丁胺对症处理；其余患者药物耐受性好，未出现明显不良反应。初步研究结果认为，其安全性高，能够延长患者的生存期，改善患者生活质量。有一名女性肺癌患者，8 个疗程化疗失败，因Ⅳ度骨髓抑制无法再进行化疗，选择易瑞沙联合局部粒子植入术后，患者出现髂骨转移，局部给以骨水泥控制局部病灶，患者现仍带瘤生存 3 年余。部分患者由于无法承担较高的靶向药物治疗费用，而不得不停止服用。应希慧等报道了 48 例ⅢB~Ⅳ期不可手术切除的、*EGFR* 突变阳性的晚期 NSCLC 患者，分成 A、B 两组，A 组 26 例，行 EGFR-TKI 联合 ^{125}I 放射性粒子植入治疗；B 组 22 例单纯行 EGFR-TKIS 治疗直至进展，对比分析两组患者的疗效、不良反应发生率及生存率。结果 A、B 组患者局部控制率分别为 92.3% 和 68.2%，差异有统计学意义（$P=0.033$）；治疗有效率分别为 76.9% 和 54.5%，差异无统计学意义。研究组与对照组无进展生存时间（PFS）分别为 14.1 个月和 9.7 个月；1 年生存率分别为 80.8% 和 63.6%，中位生存时间分别为 26.9 个月和 17.1 个月，差异均有统计学意义。^{125}I 放射性粒子植入的主要并发症为气胸，A 组有 1 例患者出现Ⅲ度以上白细胞减少，给予粒细胞集落刺激因子等治疗后恢复正常。两组患者均未出现严重的心、肝、肾功能损害。沈杰芳等报道了 60 例 EGFR 驱动基因阳性的晚期非小细胞肺癌患者，分为对照组 30 例（埃克替尼靶向治疗）；观察组 30 例（放射性粒子植入联合靶向治疗），结果显示对照组患者临床疾病控制率明显低于观察组（70% vs. 96.67%，P<0.05）。对照组患者不良反应发生率低于观察组（6.67% vs. 13.33%，P>0.05），差异无统计学意义。以上研究显示 EGFR-TKI 联合 ^{125}I 放射性粒子植入治疗 EGFR 突变的晚期 NSCLC 是安全、有效的疗法之一，且短期疗效优于单纯 EGFR-TKI 药物治疗。韩宪春等报道 2018 年 11 月—2020 年 11 月 EGFR 驱动基因阳性晚期 NSCLC 患者 80 例，分为单用吉非替尼片治疗组与在此基础上联合 ^{125}I 粒子植入术组，结果显示联合治疗组疾病控制率及生存质量改善率显著高于单一用药组（P<0.05）；联合治疗组不良反应发生率与单一用药组比较差异无统计学意义（P>0.05）；治疗后随访 2 年，联合治疗组 1 年生存率、2 年生存率显著高于单一用药组（P<0.05），显示 ^{125}I 粒子植入术联合 EGFR-TKI 靶向药物治疗 EGFR 驱动基因阳性晚期 NSCLC 患者，不仅能提高患者近期治疗效果，延长患者生存期，同时还改善其生存质量，且无严重不良反应。

　　分子靶向药物治疗根据病变的分子特点，特别是对于微创靶向治疗技术不能够处理的部位，药物通过阻断肿瘤细胞或相关细胞的信号转导，来控制细胞基因表达的改变，而产生抑制或杀死肿瘤细胞。靶向药物最大的优点是以肿瘤细胞或与之相关的细胞为靶点，选择性地抑制或杀死肿瘤细胞，而不损伤人体的正常细胞。根据药物攻击靶点的不同，靶向治疗有不同的作用途径。有的药物可以切断肿瘤生长，有的通过抑制肿瘤新生血管的形成来扼杀肿瘤，还有的利用疫苗激发人体的免疫系统来攻击癌细胞上特有的靶点。如果把针对不同通路的靶向药物进行有效的组合，通过多种渠道来封杀肿瘤细胞，结合微创靶向治疗技术将会取得更为理想的治疗效果。

　　目前，已有许多临床前及临床研究探索了各类靶向药物联合放疗的疗效和安全性，特别在局部晚期的 NSCLC 中，放疗同步 EGFR-TKI 的治疗策略对 EGFR 敏感性突变的患者或带来更大获益。对于 TKI 治疗失败的患者，当病灶比较局限，进展缓慢时在继续使用 TKI 同时可考虑给予局部放疗。今后我们将需要更多前瞻性的随机对照研究去指导放疗联合靶向药物的临床应用，而随着我们对放疗联合靶向药物的放射增敏机制认识进一步加深，晚期 NSCLC 患者将会得到更佳的个体化治疗。

（王海涛　臧立）

参 考 文 献

［1］DAS A K,SATO M,STORY M D,et al.Non-small-cell lung cancers with kinase domain mutations in the epidermal growth factor receptor are sensitive to ionizing radiation.Cancer Res,2006,66（19）：9601-9608.

［2］MAK R H,DORAN E,MUZIKANSKY A,et al.Outcomes after combined modality therapy for EGFR-mutant and wild-type locally advanced NSCLC.Oncologist,2011,16（6）：886-895.

［3］戴鹏，陈钦，吴瑾，等.^{125}I 粒子植入联合内皮抑素对 A549 肺腺癌裸鼠移植瘤生长抑制作用.临床肺科杂志,2010,15（12）：1689-1692.

［4］应希慧，纪建松，涂建飞，等.表皮生长因子受体酪氨酸激酶抑制剂联合放射性粒子植入治疗肺癌的疗效分析.介入放射学杂志,2015（3）：226-230.

［5］沈杰芳，柯明耀，雍雅智，等.放射性粒子植入联合靶向药物治疗 EGFR 驱动基因阳性的晚期非小细胞肺癌的效果分析.中国卫生标准管理,2020,11（5）：54-56.

［6］韩宪春，胡慧平，胡薪蕊.^{125}I 粒子植入术联合吉非替尼治疗表皮生长因子受体驱动基因阳性晚期非小细胞肺癌患者的疗效评价.中国药物与临床,2021,21（19）：3240-3243.

第三十一章

放射性粒子植入联合免疫治疗

第一节　免疫治疗肺癌的研究现状

免疫治疗是肿瘤临床中一个重要的研究领域,并取得了显著进展。肺癌及其他恶性肿瘤都显示出临床改善。2013年,美国顶尖学术期刊 *Science*,将肿瘤免疫治疗评为"年度10大科学突破"之首。肿瘤免疫治疗在经过多年的积淀后,到了腾飞和爆发的时代。目前,免疫检查点抑制剂在肺癌临床治疗中取得了突破性进展,其机制是通过抑制相应靶点(CTLA-4 PD-1 PD-L1)解除T细胞活性受抑制的状态,活化后的T细胞能够消灭肿瘤细胞。美国FDA于2015年正式批准纳武单抗(PD-1抑制剂)用于晚期NSCLC的二线治疗,批准帕博丽珠单抗(PD-1抑制剂)用于肿瘤表达PD-L1蛋白的转移性NSCLC患者的二线治疗。2018年10月,美国FDA批准帕博丽珠单抗与卡铂和紫杉醇联用,作为一线疗法治疗转移性鳞状细胞性非小细胞肺癌(NSCLC)。

一、肿瘤免疫治疗理论基础

免疫逃逸是肿瘤的十大特征之一。温伯格(Weinberg)曾于2011年发表综述,介绍肿瘤的十大特征及其治疗性靶点,其中一项为免疫逃逸。这也是肿瘤发生中的重要机制之一,将其作为肿瘤治疗的重要靶点,已成为当前免疫治疗的主流。

相对于正常细胞,肿瘤细胞自身通常携带大量的突变基因,这些突变的累积将诱导新抗原产生并表达在肿瘤细胞的表面,即肿瘤特异性抗原。突变的负荷和新抗原的产生概率呈正相关。肿瘤细胞的死亡(如同步放化疗后)将促进大量新抗原入血,通过抗原提呈细胞刺激T淋巴细胞增殖并向肿瘤浸润,识别和杀伤肿瘤细胞,但肿瘤微环境可使肿瘤细胞逃逸T细胞介导的杀伤。部分通路或分子的异常活化将抑制免疫系统对肿瘤细胞的及时清除,相对肿瘤而言产生免疫耐受,甚至促进肿瘤的生长。如CTLA-4可通过调控T细胞增殖反应而抑制主动免疫应答形成。

二、非小细胞肺癌免疫治疗的最新进展

(一)疫苗

1. 表皮生长因子(epidermal growth factor,EGF)疫苗　表皮生长因子受体(epidermal growth factor receptor,EGFR)信号途径也是肿瘤免疫治疗的一个靶点,配体EGF与EGFR结合导致受体激活,通过一系列信号转导级联反应最终引起核内基因转录水平的增加,使细胞增殖、转化和恶性化。针对一线治疗后的ⅢB/Ⅳ期NSCLC患者的Ⅲ期临床试验,目前正在马来西亚和中国等地进行中,主要的研究终点为OS。而在古巴,EGF疫苗已经获批用于ⅢB/Ⅳ期。

2. 人类黑色素瘤相关抗原(MAGEA1-Ab)　MAGE-A3在一项随机Ⅱ期临床试验中纳入了182例ⅠB或Ⅱ期的NSCLC患者,经过完全手术切除并且MAGE-A3为阳性,全部患者以2∶1的比例随机分入术后MAGE-A3疫苗组和安慰剂组。其中疫苗接种方式为术后15周内接种5次,然后每3个月接种

1 次,共 8 次,疫苗组的 PFS 优于对照组,但差异无统计学意义($HR=0.75$,95% CI:0.46~1 23,$P=0.254$)。

(二) 免疫检查点抑制剂

免疫检查点是重要的"哨卡点",主要包括 CTLA-4 和 PD-1/PD-L1 两条通路。以 PD-1 通路为例,如果 T 细胞表达的 PD-1 和肿瘤细胞表达的 PD-L1 相结合,则不再将肿瘤细胞视为"异己分子"而清除,所以通过抑制该通路,就能够恢复免疫系统的监视和清除作用。

1. 伊匹木单抗(ipilimumab)(CTLA-4 抗体)　是抑制 CTLA-4 通路的代表性药物,通过作用于抗原提呈细胞(antigen presenting cell,APC)与 T 细胞的活化途径而间接活化抗肿瘤免疫反应,达到清除癌细胞的目的,在肺癌早期研究中表现出不错的疗效。

2. 纳武单抗(nivolumab)(PD-1 单抗)　是 PD-1/PD-L1 通路的代表性药物。CheckMate017、CheckMate017 研究是 nivolumab(3mg/kg,每 2 周 1 个周期)对比多西他赛($75mg/m^2$,每 3 周 1 个周期)在 NSCLC 非鳞癌、鳞癌患者二线治疗中的 II 期随机研究。这两项研究结果均提示无论在鳞癌还是非鳞癌患者二线治疗中,nivolumab 显示出 OS 和 ORR 均显著优于多西他赛。基于以上数据,美国 FDA 已批准 nivolumab 用于 NSCLC 的二线治疗。

3. 帕博丽珠单抗(pembrolizumab)(PD-1 单抗)　是 PD-1/PD-L1 通路的代表性药物。Keynote-024 的临床研究是样本量比较大的 III 期临床研究。选择 PD-L1 高表达的患者(PD-L1 TPS 大于 50% 以上)。随机分为两组,一组采用 pembrolizumab,另外一组采用标准的含铂双药方案进行化疗。化疗组肿瘤进展以后,让患者到 pembrolizumab 组进行交叉治疗。这个临床研究主要终点是 PFS,均排除 $EGFR$ 突变、ALK 阳性患者,PFS 达到了主要研究终点,pembrolizumab 组跟化疗相比,患者的进展风险下降了 50%($HR=0.50$)。亚组分析显示,多个亚组患者最能从免疫治疗中获得更好的临床受益。次要研究终点化疗组的缓解率是 29% 左右,免疫治疗组可以达到 45% 以上,OS 同样取得了显著改善;使用免疫治疗患者的 OS 与先用化疗患者的 OS 曲线是分开的,患者死亡风险下降到 40%,这是非常大的一个改变。所以该临床研究第一次提示:①药物治疗的使用顺序很重要。②属于靶向群体的患者主要采用靶向治疗,不属于靶向群体治疗的患者将来可能有免疫治疗的机会。③单一用药在一线治疗要想挑战化疗,确实需要 PD-L1 高表达人群。如果再进一步提高免疫治疗的效果,可能需要和化疗、放疗、抗血管生成药物联合治疗。目前的研究还在进行中,已经初步显示出联合应用的潜力。

4. 阿替利珠单抗(atezolizumab)(PD-L1 单抗)　是 PD-1/PD-L1 通路的代表性药物,POPLAR 作为 II 期随机对照研究对比了 atezolizumab 和多西他赛在转移性或局部晚期 NSCLC 患者二、三线治疗中的疗效。截至 2015 年 12 月 1 日,atezolizumab 和多西他赛组中位 OS 分别为 12.6 个月和 9.7 个月($HR=0.69$,$P=0.011$)。中位反应持续时间分别为 18.6 个月和 7.2 个月。不过需要指出的是,atezolizumab 疗效与肿瘤细胞 PD-L1 表达水平相关。综上所述,PD-1、PD-L1 单抗的单药治疗已经成为晚期 NSCLC 二线治疗的金标准。与多西他赛相比,它的缓解率高、PFS 长,更重要的是,OS 有明显改善,安全性要比化疗好很多。

(三) 联合治疗

免疫治疗用于一线治疗是完全有希望的。但是 PD-L1 高表达的患者只占 25%~30%。对于低表达的患者,同样可以看到免疫联合化疗、免疫联合免疫的临床研究。

1. 免疫联合化疗　帕博丽珠单抗 + 培美曲塞 + 顺铂治疗鳞癌以外的 NSCLC,取得了缓解率的明显提高,也取得了 PFS 的明显改善,中位 PFS 可以达到 13 个月,也就是免疫 + 化疗对于 PD-L1 低表达的患者也有很好的疗效。亚组分析显示,PD-L1 阴性患者缓解率是 57%,PD-L1 阳性患者则是 54%,基本一样,也就是说免疫联合化疗将来的覆盖面会是更广泛。

2. 免疫加免疫　也就是纳武单抗 + 伊匹木单抗对 PD-L1 阳性患者有效,对阴性患者也有效,尤其是在 PD-L1 高表达的患者当中,缓解率达到 90% 以上,PFS 均超过 1 年以上,这也就告诉大家,免疫治疗将来会有很多机会,晚期 NSCLC 的治疗策略会得到巨大的改善。关于免疫治疗模式的研究,仍期待通过更大样本的临床试验进行进一步探索。

三、小细胞肺癌免疫治疗的最新进展

SCLC 是肺癌中除外 NSCLC 外的另外一个重要的肺癌亚型,但是 SCLC 进展快,化疗容易产生耐受,治疗效果差于 NSCLC。并且该领域的临床研究进展缓慢,化疗仍是 SCLC 的主要治疗方式。

Checkmate 032 研究纳入 128 例一线或多线治疗(包括以一线铂类为基础)后疾病进展的 SCLC 患者,分为 3 组:N3 组(nivolumab 3mg/kg,每 2 周一次,$n=80$);N1+I3 组(nivolumab 1mg/kg 和 ipilimumab 3mg/kg,21 天 / 周期,共 4 个周期,并继续 nivolumab 3mg/kg,21 天 / 周期,$n=47$);N3+I1 组(nivolumab 3mg/kg 和 ipi 1mg/kg,21 天 / 周期,共 4 个周期,并继续 nivolumab 3mg/kg,14 天 / 周期,$n=53$)。结果显示,ORR:N3 组 13%,N1+I3 组 31%;中位 OS:N3 组为 3.55 个月,N1+I3 组为 7.75 个月;中位 PFS:N3 组为 1.38 个月,N1+I3 组为 3.35 个月。在铂类敏感和铂类抵抗 / 耐药患者中均观察到 nivolumab 的疗效,不管 PD-L1 表达情况如何,都能有所缓解。

肺癌的免疫治疗机遇与挑战并存,肺癌免疫治疗所面临的挑战包括如何设定免疫治疗效果评价标准、合适的疗效预测因子有哪些、如何确定肿瘤免疫治疗联合其他治疗的最优策略、如何实现个体化的肿瘤免疫治疗等,以期待进一步提高患者生存时间。

第二节　放疗联合免疫治疗肺癌

1. 放疗联合免疫检测点抑制剂　放疗与抗 CTLA-4 抗体联合应用既可增强对抗放射区肿瘤,又可产生非放射区的远端抗肿瘤效应。Silkaw 等报道放疗与抗 CTLA-4 抗体联合应用的临床研究,1 例晚期黑色素瘤患者,在使用 ipilimumab 过程中出现了疾病进展,但联合胸部放疗后,全身多处转移灶出现缩小,甚至达到 CR。放疗联合 ipilimumab 治疗黑色素瘤脑转移的临床研究,接受全脑放射治疗(whole brain radiation therapy,WBRT)和使用 ipilimumab 治疗患者的中位生存期是 3.1 个月,而接受立体定向放疗(SRS)和使用 ipilimumab 治疗患者的生存时间是 19.9 个月。因此,抗 CTLA-4 抗体联合立体定向放疗更具优势。

2. 放疗联合抗 *CD134*(OX40)、抗体 OX40/OX40-L　是机体免疫应答过程中一对重要的协同刺激分子,参与 T 细胞的活化、增殖和迁移。

3. 放疗联合粒细胞 - 巨噬细胞集落刺激因子(granulocyte-macrophagecolony-stimulating factor,GM-CSF)　是一种主要由巨噬细胞和活化 T 细胞产生的细胞因子,其通过促进 DC 细胞分化、成熟和活化,进而促进辅助性 T 细胞、细胞毒性 T 细胞、NK 细胞识别 TAAs,引起系统性抗肿瘤反应。2015 年 Golden 等应用放疗联合 GM-CSF 首次在 NSCLC 及乳腺癌中证明放疗联合免疫治疗所致远位效应存在的研究发表于 *LANCET ONCOLOGY*。在这项研究中,入组患者至少有 3 个不同位置的肿瘤,选取两个部位照射:第一阶段给予 35Gy/10F(第 1~14 天),第二阶段给予 35Gy/10F(第 22~36 天),在第 7~21 天给予 GM-CSF 125μg/(m² · d),主要研究终点为远位效应发生。结果显示:22%(4/18)的 NSCLC、36%(5/14)的乳腺癌患者出现远位效应,表明局部放疗联合 GM-CSF 免疫治疗可诱发全身抗肿瘤免疫反应,旁观者效应能够发挥放射性杀伤作用。

4. 放疗联合过继免疫细胞　树突状细胞 - 细胞因子诱导的杀伤细胞(DC-CIK 细胞)是从患者外周血中提取 DC 和 CIK 细胞经过体外培养混合后,获得的一群含有 NK 细胞和 T 细胞的异质细胞。近年来,DC-CIK 细胞成为肿瘤免疫治疗领域新的研究热点,已被用来作为恶性肿瘤(包括前列腺癌、胰腺和肺癌)的一种局部治疗方式。DC-CIK 细胞能通过分泌细胞因子,如 IL-12 激活初始 T 细胞,从而诱发机体适应性免疫应答,杀灭放疗后免疫逃逸的肿瘤细胞,提高放疗效果。

5. 放疗联合肿瘤疫苗　Shibamoto 等分析 40 例晚期或局部晚期实体肿瘤(包括头颈部癌、胰腺癌、肺癌、食管癌和子宫癌)患者经 DC 细胞为基础的疫苗联合放疗治疗效果,从人体分离的单核细胞体外培养分化为不成熟 DC 细胞,经自体肿瘤细胞裂解产物或肿瘤特异性抗原肽等刺激后,转变为成熟 DC

细胞,然后注入体内。DC 细胞疫苗每隔 1 周给药 1 次,共 7 次,既往接受过放疗和未接受过放疗的患者分别给予 30Gy(9 例)、60Gy(31 例)。31 例接受全剂量放疗的患者有效率为 61%,曾接受放疗的患者有效率为 55%,其中有 9 例患者发生远离放射部位的肿瘤反应,22% 的患者有部分反应,33% 病情稳定和 44% 疾病进展。这些结果提示,基于 DC 细胞的疫苗和放疗的联合可改善肿瘤疫苗治疗获益,因此通过二代测序等技术选择最佳抗原为靶点,利用 DC 细胞作为抗原呈递平台,和 / 或联合局部放疗,可成为今后肿瘤治疗的研究方向。

6. 放疗联合免疫治疗的最佳时机　放疗前已存在的活化免疫微环境能够增强后续放疗效果,但考虑到放疗的细胞毒作用,其可能破坏已存在和正在进行的细胞免疫反应。在目前的临床试验中,免疫治疗在放疗前数日、放疗中或与放疗同时进行,关于放疗联合免疫治疗的最佳时机一直未有定论,因放疗所带来的免疫活化时间短暂,放疗结束后行免疫治疗效果将大打折扣,在放疗结束后行免疫治疗可能效果不佳,具体机制仍需要进一步研究。与既往普遍认为的放疗只具有免疫抑制作用的观点不同,研究表明局部放疗可促进机体抗肿瘤免疫反应,肿瘤通过释放多种免疫抑制因子以及招募免疫抑制细胞,导致免疫抑制微环境阻碍放疗产生抗肿瘤免疫反应。如何有效地将放疗联合免疫治疗成为肿瘤治疗的一大挑战。目前,临床观察发现放疗联合免疫治疗显著优于任一单一疗法,但对于放疗促进抗肿瘤免疫反应的具体机制还需要进一步探讨。

放疗与免疫制剂,如抗体、细胞因子、过继免疫细胞和肿瘤疫苗等免疫治疗适当联合应用可显著提高肿瘤的治疗效果。在放射线杀伤局部肿瘤细胞的过程中,肿瘤相关抗原释放表达增加、肿瘤免疫抑制微环境得到改善、激活特异性 T 细胞免疫应答促使肿瘤细胞形成原位疫苗。

第三节　放射性粒子植入联合免疫治疗

肺癌是常见的恶性肿瘤之一,NSCLC 约占肺癌的 84%,大部分患者就诊时已属于晚期,其治疗手段比较局限,5 年生存率仅为 2%。大部分已失去手术切除的机会,而采用放疗。据报道,52% 的肿瘤患者在其肿瘤治疗过程中会至少接受一次放疗。^{125}I 放射性粒子植入治疗肿瘤是局部适形内放疗,该技术在肿瘤得到较高剂量照射的同时,可以有效地减少周围正常组织的损伤。向国安等研究提示,局部 ^{125}I 粒子患者体内 CD3$^+$、CD4$^+$T 淋巴细胞百分比的升高,表明局部 ^{125}I 粒子放疗调动了机体免疫,增强机体的抵抗肿瘤能力,减少了肿瘤术后复发,延长患者的生存期。Chen 等实验研究发现,体外持续低剂量 ^{125}I 粒子放射诱导的旁观者效应可增强肺癌细胞的放射杀伤作用,从而弥补辐射剂量不均匀分布对治疗结果的影响。吴念等实验研究发现,^{125}I 放射性粒子永久植入联合 CIK 细胞免疫治疗在体内可显著抑制人肝癌裸鼠移植瘤的生长,抑制癌细胞增殖,诱导其凋亡,其疗效优于单一治疗方式,局部内放疗联合细胞免疫治疗可能有协同增效作用。可见 ^{125}I 放射性粒子植入联合免疫治疗在肺癌中的应用效果值得观察,预期效果较好。

综上所述,放射治疗联合免疫治疗肿瘤是今后重要的研究领域。大量关于放射治疗联合免疫治疗的临床前期试验已取得显著疗效,一些临床研究也正在陆续开展。目前,肿瘤放射免疫治疗尚处于高速发展期,仍存在一系列挑战。首先,选择合适的患者至关重要,放疗联合免疫疗法治疗恶性肿瘤依赖于放疗激发的个体化肿瘤特异性免疫,应结合肿瘤的组织学类型、分期等因素进行临床试验设计。其次,放疗联合免疫治疗的最佳时机非常重要,若免疫治疗在放疗前数日开展,放疗的细胞毒作用可能破坏已存在和正在进行的细胞免疫反应。若在放疗结束后行免疫治疗,因放疗引起的免疫活化时间短暂,免疫治疗可能效果不佳。应根据各个免疫治疗药物的作用机制,设计放疗及免疫治疗的序贯顺序和时机。然后探讨放疗的最佳部位、分割模式与总剂量。因对于不同器官,放疗引起的免疫应答程度有差异,且常规分割放疗与大分割放疗促进抗肿瘤免疫应答效应亦不同。故应确定适宜的疗效评价方法,结合患者对治疗的敏感性不同制定相关治疗策略。传统实体肿瘤的疗效评价标准(RECIST v1.1)可能低估了免疫治疗药物在恶性肿瘤患者中的治疗效果,应结合免疫相关反应标准评估患者获益情况。因此,需要深入研究放射免疫治疗过程中机体特异性免疫应答的发生机制,明确放射免疫治疗联合的最佳治疗策略,使更多肿瘤患者最大程度获益。

（王海涛　霍小东　石树远　王金焕）

参 考 文 献

［1］ PUJOL J L,VANSTEENKISTE J F,DE PAS T M,et al.Safety and Immunogenicity of MAGE-A3 Cancer Immunotherapeutic with or without Adjuvant Chemotherapy in Patients with Resected Stage IB to Ⅲ MAGE-A3-Positive Non-Small-Cell Lung Cancer.J Thorac Oncol,2015,10（10）:1458-1467.

［2］ QUOIX E,RAMLAU R,WESTEEL V,et al.Therapeutic vaccination with TG4010 and first-line chemotherapy in advanced non-small-cell lung cancer:a controlled phase 2B trial.Lancet Oncol,2011,12（12）:1125-1133.

［3］ ZITVOGEL L,KROEMER G.Targeting PD-1/PD-L1 interactions for cancer immunotherapy.Oncoimmunology,2012,1（8）: 1223-1225.

［4］ BOYMAN O,SPRENT J.The role of interleukin-2 during homeostasisand activation of the immunesystem.Nat Rev Immunol, 2012,12（3）:180-190.

［5］ RILEY JL.PD-1 signaling in primary T cells.Immunol Rev,2009,229（1）:114-125.

［6］ SUNDAR R,CHO B C,BRAHMER J R,et al.Nivolumab in NSCLC:latest evidence and clinical potential.Ther Adv MedOncol,2015,7（2）:85-96.

［7］ 李捷,杨荣跃,李付广,等.CIK 细胞免疫治疗在中晚期非小细胞肺癌中的应用口.国际医药卫生导报,2015,21（18）: 2663-2665.

［8］ OLIOSO P,GIANCOLA R,DI RITI M,et al.Immunotherapy with cytokine induced killer cells in solid and hematopoietic tumours:a pilot clinical trial.Hematol Oncol,2009,27（3）:130-139.

［9］ SILK A W,BASSETTI M F,WEST B T,et al.Ipilimumab and radiationtherapy for melanoma brain metastases.Cancer Med, 2013,2（6）:899-906.

［10］ GOLDEN E B,CHHABRA A,CHACHOUA A,et al.Local radiotherapy and granulocyte-macrophage colony-stimulating factor to generate abscopal responses in patients with metastatic solid tumours:a proof-of-principle trial.Lancet Oncol,2015, 16（7）:795-803.

［11］ YUAN Y,NIU L,FENG M,et al.Therapeutic outcomes of combining cryotherapy,chemotherapy and DC-CIK immunotherapy in the treatment of metastatic non-small cell lung cancer.Cryobiology,2013,67（2）:235-240.

［12］ SHIBAMOTO Y,OKAMOTO M,KOBAYASHI M,et al.Immune-maximizing（IMAX）therapyfor cancer:Combination of dendritic cell vaccine and intensity-modulated radiation.Mol Clin Oncol,2013,1（4）:649-654.

［13］ DARBY S,MCGALE P,CORREA C,et al.Effect of radiotherapy after breast-conserving surgery on 10-year recurrence and 15-year breast cancer death:meta-analysis of individual patient data for 10,801 women in 17 randomised trials.Lancet, 2011,378（9804）:1707-1716.

［14］ WEISS E M,WUN DERFICH R,EBEL N,et a1.Selectedanti-tumor vaccines merita place in multimodaltum or therapies. FrontO ncol,2012,2:132.

［15］ GABRILOVICH D I,OSTRAND-ROSENBERG S,BRONTE V.Coordinated regulation of myeloid cells by tumours.Nat Rev Immunol,2012,12（4）:253-268.

［16］ 吴念,龚建平,冯虎翼,等.^{125}I 放射性粒子植入联合 CIK 细胞对人肝癌裸鼠移植瘤生长的抑制作用.重庆医科大学 学报,2013,5:20-23.

［17］ DETTERBECK F C,BOFFA D J,TANOUE L T.The new lung cancer staging system.Chest,2009,136（1）:260-271.

［18］ DELANEY G,JACOB S,FEATHERSTONE C,et al.The role of radiotherapy in cancer treatment:estimating optimal utilization from a review of evidence-based clinical guidelines.Cancer,2005,104（6）:1129-1137.

［19］ ZHANG F J,LI C X,WU P H,et al.CT guided radioactive ^{125}I seed implantation in treating localized advanced pulmonary carcinoma.Zhonghua Yixue Zazhi,2007,87(46):3272-3275.

［20］霍小东,郑广钧,柴树德,等.CT引导下 [125]I放射性粒子植入治疗Ⅲ期非小细胞肺癌疗效分析.中华放射医学与防护杂志,2012,32(2):199-203.

［21］向国安,陈开运,王汉宁,等.肝癌切除术后肝断面 [125]I粒子植入对机体免疫的影响.南方医科大学学报,2010,30(2):292-294,297.

［22］CHEN H H,JIA R F,YU L,et al.Bystander effects induced by continuous low-dose-rate ^{125}I seeds potentiate the killing action of irradiation on human lung cancer cells in vitro.Int J Radiat Oncol Biol Phys,2008,72(5):1560-1566.

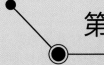

第三十二章

放射性粒子植入联合外放疗治疗胸部肿瘤

第一节　概　述

放射治疗是肿瘤综合治疗的重要手段之一,与手术治疗一样,同属于局部治疗。随着放射物理、计算机技术和医学影像技术的进展,肿瘤放射治疗技术迅猛发展,许多先进的放疗技术逐渐应用于临床,如三维适形放疗技术(3D-CRT)、调强适形放疗技术(IMRT)、影像引导的放疗技术(IGRT)和断层放疗技术(tomotherapy)等。这些前沿技术的临床应用使放疗模式发生了质的转变,早已由过去的二维照射模式转换成了三维立体定位的精确放疗模式。正是由于这种放疗模式的转换,才使得放疗技术在肿瘤治疗中的地位越来越高。据世界卫生组织统计,约75%的恶性肿瘤患者在疾病发展的不同时期因为不同目的接受放疗。目前约45%的肿瘤患者可以达到5年生存,其中22%为通过手术治疗获得,18%通过放疗,5%通过化疗。

第二节　外放疗在肿瘤治疗中的应用

为提高肿瘤患者放疗的局部控制率和生存率,外照射的设备和技术不断提高,如3D-CRT、IMRT和IGRT,使外照射治疗进入了精确治疗时代。特别是IGRT技术,可以实现单次剂量(single dose)和低分割(hypo fraction)大剂量放疗,既提高了靶区的剂量,又能更好地保护肿瘤周围的正常组织。

一、肿瘤对放射线的敏感性

在细胞分裂周期中,不同时相的细胞,对放射线的敏感性不同:有丝分裂期(M)和接近有丝分裂期的细胞对放射线最敏感;晚DNA合成期(S)一般对放射线有较大耐受性;DNA合成前期(G1)相对时间较长,G1早期细胞对射线相对耐受,其后逐渐敏感,G1后期更敏感;DNA合成后期或有丝分裂前的间隙G2期,对放射线较为敏感,敏感性与M期相似。

比较不同性质放射线的生物效应,采用"相对生物效应(relative biology effectiveness,RBE)"概念。一般以250kV X线为标准,产生的相等生物效应所需用的X线剂量与被测试的射线剂量之比。RBE=D_{250}/Dr。D_{250}是250kV X线的剂量,Dr是所测试的射线剂量。

二、放射治疗对肿瘤的控制

放射对肿瘤的控制率,取决于肿瘤的种类、分期和分化程度等因素。很长一段时间,对肿瘤根治的剂量难以得到正确结论,对剂量-效应关系的研究都是分次外照射的结果。常用TCD_{95}(达到95%肿瘤控制率所需要的剂量)代表控制95%肿瘤所需放射剂量,用$TD_{5/5}$(最小损伤剂量,治疗5年,因放疗造成的严重放射损伤剂量)表示正常组织产生5%的并发症时所用的射线剂量。

放疗与其他治疗方法相似,都有治疗受益与风险之比,治疗方案的制订就是要求受益与风险之间的平衡。在两者平衡范围内就是"治疗窗(therapeutic window)"。在制订放疗剂量时,力求得到最大的放射收益及最小的放射并发症。

从肿瘤的放射生物学研究中,可以得到一些临床值得参考的结论:①肿瘤的体积与治疗效果相关,肿瘤体积与治疗效果呈负相关。而且,大肿瘤中克隆源性细胞对放射线敏感性低。②在放疗过程中,肿瘤细胞再增殖能力提高,再群体化加速。③放疗后复发的肿瘤生长速度较为缓慢,这是因为瘤床间质(包括血管)的放射性损伤造成的。④含氧肿瘤对放射线敏感、乏氧细胞对放射线抗拒等都影响放射敏感性。

三、外放疗的制约因素

尽管外放疗研究取得了一定进展,但以下因素制约了外放疗的疗效:①一些组织或器官,如骨髓、脊髓、肺等耐受剂量较低,限制放疗剂量的提高。②在放射分隔间期,细胞放射亚致死损伤及潜在致死损伤的修复,可降低恶性骨肿瘤的放疗敏感性。③处于不同周期的细胞对放射敏感性不同,处于S期细胞对放射耐受,处于G2和M期的细胞对放射敏感,一次放疗只能有效杀死处于放射敏感期的细胞。④不同氧合状态的肿瘤细胞对放射敏感性不同,乏氧细胞对放射耐受,多次放疗之后肿瘤血管床受到破坏,乏氧细胞明显增多,肿瘤放射敏感性降低。⑤放疗后期肿瘤内存活的克隆源性细胞加速再群体化,降低了放射治疗的效果。

第三节　食管癌的外放疗与放射性粒子植入

我国是世界上食管癌高发地区之一,每年平均新发病例数约25万,病死人数约15万人。放射性粒子植入治疗作为一种新的治疗方法,既可以单独使用缓解症状,也可以作为常规放疗后的进一步治疗。

一、外放射治疗

放射治疗在食管癌治疗中占据显著地位。食管癌手术治疗有明确的适应证,如肿瘤有明显的外侵或已有明显淋巴结转移,或有并发症(如有较严重的心脏疾病等)不适合手术。因此,能进行根治手术治疗的患者仅占全部患者的1/4。放射治疗是目前食管癌主要的、有效的、安全的手段之一。

1. 影响疗效的因素　食管癌放疗的效果主要取决于肿瘤病程的早晚,也同肿瘤对放射线的敏感度有关。①肿瘤大小:小病灶的放疗效果好于大病灶。②癌瘤生长类型:腔内型、蕈伞型比髓质型、溃疡型、缩窄型敏感,局部肿瘤消退较快。③癌瘤局部感染:食管癌局部合并感染,可出现水肿、坏死、溃疡,使肿瘤放射敏感性下降。④复发性食管癌:根治剂量放疗后复发,其瘤床本身内在纤维组织较多、血运差、放射敏感性低,故再次放疗效果很差。⑤患者本身内在放射敏感性差异。

2. 放疗前准备　①核实诊断,应有病理或细胞学证实。②颈段、胸上段病变应排除气管及左支气管侵犯。③有较重的胸背痛,不能排除主动脉受侵者,应做胸部CT或磁共振(MRI)检查。④因进食梗阻造成营养不良或脱水者应尽快纠正。

3. 放疗中注意事项　①每照射20Gy应拍摄食管X线钡餐片,了解病变的变化,高危穿孔者,每10Gy透视一次;一旦出现穿孔或食管瘘,应停止放疗并做适当处理。②剂量达30~40Gy时应进行照射野核对或进行必要的照射野调整。③放疗40Gy应拍摄食管X线钡餐片,此时病变改善情况常能了解放疗效果好坏,并可以此作为决定最终照射多少剂量的参考。

4. 照射野的布局　食管癌照射野布局主要考虑三个因素:①符合癌区剂量分布要求。②不超过脊髓耐受量(低于40~50Gy)。③最小的肺照射面积及剂量。传统常规照射的方法有等中心照射和非等中心前后对穿野+斜野照射。

5. 放疗技术的改进　随着诊断技术的发展,如CT、MRI、腔内超声或CT-PET等检查在食管癌中的应用,放疗医师能更准确地掌握食管原发肿瘤的大小、浸润范围和淋巴结转移情况,提高食管癌分期的准确和预后的判断。近年来,三维适形放射治疗、IMRT、IGRT等新技术的开展,使食管癌放射治疗准确性提高并且使受照射的靶体积达到处方剂量、准确计算正常组织和危及器官受照射的剂量与体积。目前，大部分医院已开展适形调强放射治疗，但是对照射靶区的范围和最佳照射剂量与食管癌的局部控制率、并发症间的关系正在研究中。

三维适形放射治疗：以食管癌三维适形放射治疗计划的实施及工作流程为例。

（1）在 CT 模拟机做体位固定。

（2）胸部 CT 扫描。

（3）局域网传送 CT 扫描的图像。

（4）医师勾画肿瘤靶区（必须参照食管造影和食管镜检的结果勾画靶区）。

（5）上级医师确定并认可治疗靶区。

（6）由物理师设计照射野。

（7）物理主任核对并认可治疗计划。

（8）副主任以上医师认可治疗计划。

（9）CT 模拟校位。

（10）由医师和物理师共同在加速器校对照射野。

（11）照射计划的实施。

勾画食管癌肿瘤靶区在不同医院、不同的医师有不同的看法。但是 GTV 无明显差异，CTV 的范围（如是否包括淋巴引流区或 GTV 外放 1.0cm 等）在国际上有不同的意见。目前有单位正在开展 CTV 照射范围合理性研究。

6. 照射剂量　食管癌最佳照射剂量尚未统一。在决定每个具体患者剂量时，应注意个别对量调节。有学者认为 DT 50~70Gy 放疗效果一样，提倡放射剂量为 DT 50Gy/5W/25 次，以减少损伤。

7. 分次方法　常规分割放疗后的 5 年生存率令人失望。随着放射生物和肿瘤细胞动力学与临床研究的深入，复旦大学附属肿瘤医院首先提出并开展后程加速超分割放射治疗，其研究结果取得较好的 5 年生存率。但该研究组有较为严格的病例选择，在符合该研究组条件的患者采用后程加速超分割放射治疗可使部分患者获益。

8. 食管近距离（腔内）照射　食管腔内照射是将一种特制的管子（施源器）通过口腔插入食管，放置在食管腔内肿瘤部位，然后导入放射源铱 -192 进行食管腔内放疗。腔内照射剂量的参考点，多数人以放射源中心轴外 1cm 处。每次腔内照射剂量以 5Gy（3~7Gy）较多。两次间隔时间一般为 1 周左右。

体外照射加腔内照射的不良反应主要包括严重的食管炎，其发生率明显增加，造成病变区溃疡、穿孔、瘘及管腔狭窄等机会增多。由于在腔内放疗的施源器操作中并不能完全随医生的意愿，仅仅紧贴在残癌的表面，若因局部剂量过高产生放射性溃疡坏死而穿孔者，会使患者预后更坏，临床医生对此应有警惕。

二、术中放疗与粒子植入

食管癌手术是将原发食管癌及其上下端一部分正常食管切除，是治疗食管癌的最有效方法。经食管癌根治术治疗的病例术后 5 年生存率为 30%，故可认为，即使外科医生尽最大努力实施了食管癌根治术，仍有很多病例不能够获得彻底治愈，仅仅依靠根治手术是不能够完全防止食管癌转移和复发的。

术中放疗　食管癌术中放疗（intraoperative radiation therapy，IORT）主要优点：①易于准确控制射线的照射方向。②精确地限制了有用线束照射到观察的肿瘤病灶上。③有效保护了线束外敏感器官组织。④缩短了放射治疗周期。⑤提高了某些肿瘤的生存率。

使用高能电子束，为开展术中放疗提供了有利条件，能够短时间内提供较大的输出量，而且电子束有一定射程，到达一定深度输出量迅速下降，根据病变厚度选用能量调节射程，肿瘤后面正常组织或器官照射量很小，因此可得到保护。

1999—2001 年，山东省邹平市中医院在柴树德教授的指导下对 30 例食管癌患者实施了手中放疗术,方法为将直线加速器机房改造为可以进行开胸手术的手术室,手中使用限光筒对瘤床进行单次性大剂量(21Gy)的放疗,取得一定效果。术中 ^{125}I 放射性粒子植入治疗主要采用瘤床放射性粒子"三明治"法。不主张 IORT 和粒子植入联合应用。

第四节 非小细胞肺癌放疗与放射性粒子植入

一、早期非小细胞肺癌的放射治疗

外科手术仍然是早期 NSCLC 的首选治疗手段。Ⅰ~Ⅱ期病例手术治疗的 5 年生存率分别为 53%~70% 和 48%~56%。遗憾的是可手术病例仅占全部肺癌病例的 20%~30%。30%~40% 的患者在确诊时为局部晚期,40% 的患者确诊时发现有远处转移。放射治疗是肺癌治疗的重要手段之一。根治性放射治疗可使部分患者获得长期生存。特别是三维适形放射治疗技术和立体定向放射治疗的临床应用,使之成为早期非小细胞肺癌继手术治疗之后的另一根治性治疗手段。尽管剂量上尚存争议,但大多数肿瘤学家推荐常规分割照射,照射剂量应不低于 60Gy。在临床放疗中,靶区的范围不是所有病例都一成不变,要在对其生物学规律认识和理解的基础上,结合患者的具体情况,体现治疗的个体化。这是临床医学中最难掌握的,也是临床医学的精髓。因此,在是否选择纵隔淋巴结预防照射时,不仅要根据具体病例判断淋巴结的转移范围,还要考虑患者的整体情况,包括一般状况、肺功能、年龄等。综合上述因素,评估何种治疗方案可能使患者获得最大的益处,从而决定选择何种治疗方法。近年来,PET 在肺癌临床分期中的应用提高了肺癌区域淋巴结转移和远地转移的诊断敏感性,对早期肺癌临床放疗中精确地确定靶区范围具有重要的参考价值。近年来,关于早期 NSCLC 分割的研究主要集中在大剂量分割和超分割放射治疗上。从研究结果看,分割方案的改变在一定程度上提高了 NSCLC 的疗效,确切的结果有待未来大规模的随机分组研究。

二、NSCLC 的术后放射治疗

在临床诊断的 NSCLC 中,仅 20% 的病例能够行根治性手术切除。即使是手术切除的病例,其 5 年生存率仅为 30%~40%。治疗失败的原因主要是局部复发和 / 或远处转移。为提高局部控制率和生存率,术后放射治疗被广泛应用于 N1(Ⅱ期)和 N2(ⅢA 期)病例。目前认为,Ⅰ期、Ⅱ期病例术后放射治疗对总生存率有负相影响,不宜行术后放疗。ⅢA 期病例单纯手术后复发率和死亡率高,术后放射治疗有价值。目前认为肺癌术后放射治疗宜限于以下方面:①术后有肿瘤残留的病例。② N2 或 T3~4N1 病例根治术后需要进行计划性临床研究(包括放射治疗和化学治疗)。③采用三维适形放射治疗技术,明确治疗体积,优化剂量分布以降低肺和心脏的受照射体积和照射剂量。④总剂量不超过 60Gy,分次剂量≤2Gy。⑤放射治疗和化学治疗联合应用时,要注意放射治疗和化学治疗毒性作用的相互加强。术后放疗指征:阳性手术切缘、N2 和 T4 根治切除后、N1 根治术后有预后不良因素(淋巴结清扫不充分、包膜受侵、多个肺门淋巴结转移以及切缘过近)。

三、局部晚期 NSCLC 的放射治疗

局部晚期 NSCLC 指ⅢA 期和ⅢB 期患者,约占 70%。表现形式也为多种,包括纵隔淋巴结转移(N2)、侵犯纵隔重要脏器(T4)和 / 或锁骨上淋巴结转移。Bahri 等用 5 个射野的适形放疗技术治疗了 41 例Ⅲ期患者,其中包括 6 例复发患者,平均肿瘤体积达 324.14cm^3。平均总剂量 63Gy,6~6.5 周,每次 1.8~2.75Gy,每周 5 次。1~2 级肺损伤发生率为 6.8%,未发生≥3 级的肺损伤,1 年生存率为 70.2%,2 年生存率为 51.5%。海富等报道应用三维适形调强放疗治疗患者 83 例,CR 30.1%(25 例),PR 63.9%(53 例),PD 6.0%(5 例),总有效率为 94.0%。提示三维适形及适形调强放疗在局部中晚期 NSCLC 患者的治疗中起着非常重要的作用。

四、NSCLC 立体定向放射治疗

立体定向放射治疗设备分两类:一类是直线加速器,称为 X 刀(射波刀);另一类是多源 γ 射线聚焦照射技术,称为 γ 刀。X(γ)刀的突出特点是能实现定点式大剂量放射治疗,做到位置和剂量的高度准确,体现了高精度、高剂量、高疗效、低损伤的特点和方向。近年来,立体定向放射治疗技术应用于肿瘤的治疗日益得到临床医师的重视,特别是在早期 NSCLC 开展的高分割剂量立体定向放疗临床应用研究,其局部控制率和生存率都远高于常规放疗,I 期 NSCLC 立体定向放疗的局部控制率为 74.6%~92%,3 年生存率达到 56%,5 年生存率达到 47%。

五、粒子植入联合外放射治疗

粒子植入属于放射治疗,与传统外放疗治疗 NSCLC 相比,其避免了:①外放疗分次短时的不足之处。②因呼吸而上下移动的胸腔内恶性肿瘤,接受放射剂量不均匀的缺陷。③因放射源强度大引起并发症较明显的缺点。其 PD(110Gy 左右)显著高于三维立体定位的精确外放疗模式的 PD,而无明显放射不良反应。

I~II 期 NSCLC 病例国内主要行手术治疗,极少部分不能耐受手术和外放疗的病例接受 CT 引导下经皮穿刺粒子植入治疗,临床报道较少。国内有学者分析放射性 ^{125}I 粒子植入治疗无法手术的早期 NSCLC 的疗效及安全性。回顾性分析了 2010 年 12 月—2018 年 12 月多个治疗中心接受 CT 引导下放射性 ^{125}I 粒子植入治疗的 39 例早期 NSCLC 患者的数据。粒子植入流程包括术前计划设计、CT 引导下穿刺、粒子植入、术后评估剂量验证。分析粒子植入治疗的疗效及相关并发症。疗效评价采用实体瘤评价标准(RECIST 1.1),不良反应评价采用不良事件常用术语评定标准(CTCAE-V4.0)。结果显示:患者平均年龄 70 岁(51~85 岁),中位病灶直径 2.7cm(1.1~6.0cm),使用粒子活度中位 0.6~0.8mCi($1Ci=3.7 \times 10^{10}Bq$)。术后验证所示中位剂量 D_{90} 159.9Gy(110.4~278.8Gy)。中位随访时间 29 个月(3~97 个月),患者总体的 1 年、3 年、5 年局部控制率分别为 89.5%、79%、79%,1 年、3 年、5 年生存率分别为 100%、74.8%、49.9%。局部复发和远处转移为最主要的失败原因,各占 7 例(17.9%)。气胸发生率达 56.4%(22 例),其中有 9 例(23.1%)需要有创闭式引流。只观察到 1 例 2 级放射性肺炎(2.6%),未观察到皮肤、食管炎、脊髓炎等其他不良反应。得出结论为放射性 ^{125}I 粒子植入治疗无法手术的早期 NSCLC 安全性及效果良好,可作为治疗选择之一。肺腺癌和剂量高预示着较好的局部控制率。国外曾报道治疗了 7 例 T1N0M0 的 NSCLC 患者,RBE 为 140Gy,达到了局部控制的目的。

关于中晚期肺癌粒子治疗,国内报道比较多,天津医科大学第二医院在 2002 年 6 月—2009 年 6 月采用 CT 引导下经皮穿刺 ^{125}I 放射性粒子植入治疗 247 例局部 III 期非小细胞肺癌,其中 125 例 PD 80Gy,D_{100}(82.31±9.3)Gy,D_{90}(94.6±10.0)Gy,平均剂量(156.2±17.5)Gy;122 例 PD 110Gy,D_{100}(112.6±13.3)Gy,D_{90}(151.7±21.7)Gy,平均剂量(244.9±12.1)Gy,总有效率(CR+PR)为 85.4%。1 年、3 年、5 年生存率分别为 82.8%、23.8%、8.5%;1 年、3 年、5 年局部控制率分别为 92.2%、63.8%、25.7%;III A 与 III B 期患者中位生存时间分别为 29.7 个月及 24.0 个月。未出现放射性肺炎、食管炎及骨髓抑制、脊髓损伤等并发症,部分患者纵隔内转移淋巴结被周围大血管包围,穿刺有误伤大血管的可能,应该根据个人技术水平慎重选择适应证或选择外照射治疗。

近年来,有学者研究 ^{125}I 粒子植入联合靶向治疗的有效性与安全性。天津市第一中心医院胸外科回顾性分析 2018 年 1 月—2019 年 5 月共 19 例患者行 ^{125}I 植入后联合阿帕替尼治疗无驱动基因局部晚期肺癌的临床分析,结果联合治疗组总有效率显著高于其他组,无致命并发症发生。说明 ^{125}I 植入联合阿帕替尼治疗局部晚期肺癌是安全的有效的。另一项研究报道了 ^{125}I 植入联合表皮生长因子受体-酪氨酸激酶抑制剂(EGFR-TKIs)治疗晚期 NSCLC 的疗效和安全性。^{125}I 放射性粒子植入联合 EGFR-TKIs 治疗晚期 NSCLC 安全,患者近期疗效和长期生存率明显优于单独 EGFR-TKIs 组。同时可调节患者 T 淋巴细胞亚群、NK 细胞及免疫炎症因子的表达,提高患者的免疫功能。

有学者回顾性分析了 2013 年 1 月—2018 年 7 月在两家医疗机构接受一线化疗失败的 53 例

NSCLC 患者资料。这些患者接受 ^{125}I 粒子植入或二线化疗。得出放射性 ^{125}I 粒子植入在一线化疗失败后复发的非小细胞肺癌患者中是安全可行的。与二线化疗相比,这些患者的长期生活治疗似乎更好。

对于外放疗失败的患者,选择 CT 引导下经皮穿刺粒子植入治疗是很好的选择。山东省邹平市中医院收治了三维适形外放疗后 3 个月局部残存病灶的 18 例 NSCLC 患者。肿瘤平均直径 3~5cm,Ⅰ/Ⅱ期 2 例,Ⅲ期 12 例,Ⅳ期 4 例,16 例经调强外放疗,2 例经立体定向放射治疗,外放疗 PD(61.8 ± 10.3)Gy,投照次数(32.2 ± 2.4)次,靶区平均剂量(61.2 ± 10.7)Gy。Ⅰ级放射性肺炎 6 例,Ⅰ级骨髓抑制 1 例,Ⅰ级消化道反应 1 例。经相应治疗缓解后,应用 CT 引导下经皮穿刺 ^{125}I 粒子植入治疗残存病灶,活度 2.59×10^7Bq(0.7mCi),PD$_{90}$Gy,植入粒子(42.9 ± 13.1)颗,靶区平均剂量(148 ± 16.3)Gy,D_{100}(88.2 ± 14.6)Gy,D_{90}(92.7 ± 11.1)Gy,术后 6 个月 CR 22.2%(4 例),PR 66.6%(12 例),SD 5.6%(1 例),PD 5.6%(1 例)。气胸 5 例(27.8%),咯血 3 例(16.7%)。术后 10 个月,1 例死于肝转移。1 年生存率为 94.4%,2 年生存率为 55.6%,3 年生存率为 11.1%。

需要注意的是部分患者纵隔内转移淋巴结,如 4L 被周围大血管包绕,穿刺有误伤大血管的可能,应根据个人技术状态慎重选择粒子植入或外放射治疗。

放射性粒子治疗过程中如果操作不规范,会使粒子植入的位置不准确,剂量分布不均匀,出现剂量冷区。发生这种情况应补充外照射治疗,通常补充 20~40Gy 外照射剂量。

(陈艳芳 郑广钧)

参 考 文 献

[1] 殷蔚伯.放射肿瘤学进展[J].中国癌症杂志,2000(5):430-433.

[2] BAHRI S,FLICKINGER J C,KALEND A M,et al.Results of multifield conformal radiation therapy of nonsmall-cell lung carcinoma using multileaf collimation beams.Radiat Oncol Investig,1999,7(5):297-308.

[3] 许海富,喻瑾瑞,冯展昌.三维适形及调强放疗技术在非小细胞肺癌中的临床应用.井冈山学院学报(自然科学版),2007,28(4):83-84.

[4] ONISHI H,NAGATA Y,SHIRATO H,et al.Stereotactic hypofractionated high-dose irradiation for stage I non-small cell lung carcinoma:Clinical outcomes in 273 cases of a Japanese multi-institutional study.Journal of Clinical Oncology,2004,22:7003.

[5] 吉喆,霍彬,邢超,等.^{125}I 粒子植入治疗早期非小细胞肺癌的临床效果和预后分析.中华放射医学与防护杂志,2021,41(1):31-36.

[6] MARTÍNEZ-MONGE R,PAGOLA M,VIVAS I,et al.CT-guided permanent brachytherapy for patients with medically inoperable early-stage non-small cell lung cancer(NSCLC).Lung Cancer,2008,61(2):209-213.

[7] 郑广钧,柴树德,柴云飞,等.种植放射性 ^{125}I 粒子治疗晚期中心型肺癌的近期疗效观察.中华放射医学与防护杂志,2009,29(5):46-47.

[8] WANG Y,ZHU L,LIN X,et al.Therapeutic Effect of CT-guided ^{125}I Seed Implantation on Advanced Lung Cancer and Pulmonary Metastatic Carcinoma.Zhongguo Fei Ai Za Zhi,2020,23(6):424-428.

[9] FENG Y,YANG B,LI X.Clinical analysis of ^{125}I seed implantation combined with Apatinib in the treatment of locally advanced lung cancer:A case series.J Pak Med Assoc,2021,71(3):1025-1027.

[10] WANG X,WANG D.Clinical analysis of ^{125}I seed implantation combined with epidermal growth factor receptor-tyrosine kinase inhibitors in advanced non-small cell lung cancer.J BUON,2021,26(5):1879-1886.

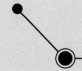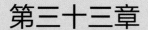

第三十三章

放射性粒子植入联合中医药治疗恶性肿瘤

第一节　放射性粒子植入联合中医药治疗恶性肿瘤

恶性肿瘤在中医中被称为"癥瘕积聚",是以正气亏虚为本,以气郁、血瘀、痰凝、湿浊、毒聚等邪实为标,蕴结于脏腑,相互搏结,日久渐积,形成有形肿块居于体内,可发于五脏六腑、四肢百骸。放射性粒子植入属于放射治疗的范畴,是常用的抗肿瘤手段之一,在治疗肿瘤的同时也对机体造成一定损伤。中医药可全程参与到放射性粒子治疗过程中,两者协同,增效减毒,体现出中西医结合综合治疗的优势。

一、病因病机

中医认为癥瘕积聚为火热之邪,最易伤阴,放射性粒子是一种具有火热性质的毒邪,火毒之邪直中脏腑,易耗气伤津,变证丛生。早期放射热毒与体内残留的毒邪相结,灼伤脉络,故以热毒炽盛为主;中期热毒之势不减,人体津液渐亏,血运不畅而为瘀,热盛炼液而为痰,病机以热盛津伤、痰瘀互结为主;晚期正气大亏,津液枯竭,热毒留恋,以阴虚毒热或气阴两虚为主。其中,肺为娇脏,喜润恶燥,不耐寒热,最易受火毒之邪戕伐。

二、治疗原则

扶正祛邪、标本兼治是治疗恶性肿瘤的基本原则。本病整体属虚,局部属实,正虚为本,邪实为标。放射性粒子系热毒之邪,易耗伤阴津,故养阴生津、清热解毒之法应贯穿于放射性粒子植入治疗的全过程中。中医认为留得一分津液,便有一分生机,津液的盛衰决定了邪正斗争的胜负。故行放射性粒子植入治疗的患者应以"清热""保津"为宗旨,并根据放射性粒子植入的部位不同,加入引经药,如肺癌加黄芩、肝癌加虎杖等。

病期不同,治则亦不同。放射性粒子植入早期强调预防为主,此时热毒始盛,津伤不甚,治以清热凉血解毒为主,养阴生津为辅,预防津液耗伤;随着时间的延长,热毒之邪暗耗阴津,呈热盛津伤之势,热邪凝血为瘀、炼液为痰,胶结为患,治以养阴生津为主,配合清热化痰、活血化瘀之法;晚期患者症状交杂、病情较重,气阴大伤,余邪留恋,治以扶正为主,祛邪为辅,重用益气养阴之法,佐以清热解毒之品以缓清余邪。临证当明其所因,审其标本缓急,查其虚实寒热而治之。由于癌症患者正气内虚,需始终顾护正气,保护胃气,把扶正抗癌的原则,贯穿恶性肿瘤治疗的全过程,在辨证论治基础上可根据症状选加具有一定抗癌作用的中草药。

三、辨证论治

（一）热毒炽盛

主证:局部灼热疼痛,面红目赤,口燥咽干,心烦寐差,或热势壮盛,久稽不退,咳嗽无痰或少痰,或痰中带血,或咳血不止,胸痛或腰酸背痛,小便短赤,大便干燥,舌质红或红绛,苔黄腻或薄黄少津,脉洪数或细数。

治法:清热凉血,解毒散结。

方药:黄连解毒汤。

黄连解毒汤由黄连、黄芩、黄柏、栀子组成。具有清热解毒,通泻三焦之功。临床可加半枝莲、白花蛇舌草、山慈菇、龙葵等。大便秘结者,加大黄泻下焦实热;吐血、衄血、发斑,加玄参、生地、丹皮以清热凉血;口燥咽干、干咳者,加南沙参、北沙参、天花粉、玄参、芦根、知母;若高热神昏,可加紫雪散、安宫牛黄丸以开窍醒神。本方用药寒凉,应中病即止,不可久服。

(二)痰瘀互结

主证:胸闷气短,麻木沉重,隐痛或刺痛,痛有定处,如锥如刺,咳嗽咳痰,痰质黏稠,痰白或黄或黄白相间,舌质暗或有瘀斑瘀点,舌苔白腻或黄腻,脉弦或涩。

治法:化痰祛瘀,行气散结。

方药:二陈汤合血府逐瘀汤。

前方以化痰为主,半夏和橘红等量合用,君臣相辅相成,增强燥湿化痰之力,治痰先理气,气顺则痰消;佐以茯苓健脾渗湿,生姜助半夏化痰降逆、和胃止呕,复用少许乌梅,收敛肺气,以甘草为使,健脾和中,调和诸药。后方桃红四物汤活血化瘀;柴胡、枳壳疏肝理气;牛膝活血化瘀,引血下行;桔梗载药上行,至达病所;甘草调和诸药。若痰湿偏重者,合用六君子汤加三子养亲汤;如瘀血偏重者,加全蝎、水蛭等虫类药或乳香、没药等;如热盛者,合用黄连解毒汤。

(三)阴虚毒热

主证:咳嗽无痰或少痰,或痰中带血,甚则咯血不止,胸痛,心烦寐差,低热盗汗,或热势壮盛,久稽不退,口渴,大便干结,舌质红,舌苔少而黄,脉细数或数大。

治法:养阴清热,解毒散结。

方药:沙参麦冬汤合五味消毒饮。

方中用北沙参、玉竹、麦冬、甘草、桑叶、天花粉、生扁豆养阴清热;金银花、野菊花、蒲公英、紫花地丁、紫背天葵清热解毒散结。若见咯血不止可选加白及、白茅根、仙鹤草、茜草根、三七凉血止血;低热盗汗加地骨皮、白薇、五味子养阴清热敛汗;大便干结加全栝楼、火麻仁润燥通便;若阴虚明显加百合、天冬;毒热盛加白英、龙葵;胸痛加元胡、川楝子。

(四)气阴两虚

主证:咳嗽痰少,或痰稀而黏,咳声低弱,气短喘促,神疲乏力,面色㿠白,形瘦恶风,自汗或盗汗,口干少饮,舌质红或淡,脉细弱。

治法:益气养阴。

方药:生脉散。

生脉散中人参大补元气,麦冬养阴生津,五味子敛补肺津,三药合用,共奏益气养阴生津之功。气虚明显者加四君子汤或黄芪、太子参、白术等益气补肺健脾;偏于阴虚者加北沙参、天冬、玄参、百合等养阴增液;若出现阴损阳而阳气偏虚者,可加仙茅、淫羊藿、巴戟天、肉苁蓉、补骨脂等温补肾阳。

四、辨证方法

(一)根据病期

放射性粒子植入治疗的不同时期,患者证候特点不同,如表4-33-1。

表4-33-1 放射性粒子植入治疗不同时期的证候特点

病期	证候特点
早期	邪实为主,放射热毒与体内癌毒相结,灼伤脉络
中期	阴虚毒热为主,津液耗伤,热邪灼津成痰,痰阻脉络日久瘀滞,形成瘀血,痰瘀互结
晚期	气阴两虚为主,正气大亏,津液枯竭,残留热毒之邪久稽不去

（二）辨证虚类型

正虚类型辨别如表4-33-2。

表 4-33-2　正虚类型辨别表

正虚类型	证候特点
阴虚	干咳少痰,口咽干燥,形体消瘦,潮热盗汗,颧红目涩,舌质红或红绛,舌红少津,脉细数
气虚	咳喘无力,头晕目眩,神疲乏力,少气懒言,自汗食欲缺乏,食后腹胀,脉沉缓或迟而无力,舌质胖淡舌苔白

（三）辨邪实

邪实类型辨别如表4-33-3。

表 4-33-2　邪实类型辨别表

邪实类型	证候特点
热毒	发热,口苦,口干喜饮,大便干结,小便短赤,大便干燥,舌质红或红绛,苔黄腻或薄黄少津,脉洪数或细数
瘀血	局部隐痛或刺痛,痛有定处,如锥如刺,面色紫暗,口唇、爪甲青紫,肌肤甲错,舌质暗或有瘀斑瘀点,脉弦或涩
痰浊	咳嗽痰多,喉中痰鸣,胸腹痞闷,口干不饮,恶心呕吐,舌苔白腻或黄腻,脉滑

五、现代医学研究

中医药治疗恶性肿瘤已有两千多年的历史,是中华民族传统医学的瑰宝。在长期疾病诊治实践中,中医药具备多成分、多靶点、不良反应低、不易产生耐药、安全有效等方面的特色。临床研究证明中医药在恶性肿瘤治疗中可以增强放化疗疗效、减轻放化疗不良反应、提高患者生活质量、延长生存期及提高机体免疫功能。如今中医药治疗恶性肿瘤从中医辨证施治逐步走向科学化的中医药临床与基础研究,从中药抗肿瘤的药效学研究逐步延伸至抑制肿瘤增殖、侵袭和转移的分子生物学机制研究。在提高肿瘤患者生活质量、缓解治疗相关不良反应、促进术后康复、防治肿瘤复发转移以及改善晚期肿瘤患者临床症状等方面,中医药始终发挥着重要作用。

现代医学研究分析中药的抗癌作用主要有:①提高机体免疫活性,降低肿瘤细胞的免疫抑制作用,抑制肿瘤细胞生长。②调节特定信号通路,抑制肿瘤细胞增殖,促进其凋亡与自噬。③诱导细胞凋亡和诱导细胞分化作用。④抑制肿瘤细胞侵袭和转移能力。⑤诱导肿瘤细胞周期停滞,促进其凋亡。已经上市或处于临床开发阶段的新药及先导化合物涵盖了黄酮类、生物碱、皂苷、萜类、醌类、挥发油、酚类、甾体等多种类型的化合物,通过多种途径发挥抗肿瘤效果,例如以紫杉醇为代表的中药来源的化学单体,能够通过抑制微管蛋白的聚合而抑制肿瘤细胞生长,实现抗肿瘤的目的。

^{125}I 放射性粒子植入治疗是一种近距离放射治疗,是指将密封型放射源种植到肿瘤组织或其附近受癌细胞浸润的组织内治疗癌症的一种方法。^{125}I 放射性粒子植入为永久性植入。放射性粒子植入治疗的放射性核素的物理特征可概括为:①半衰期较长。②能量较低。③易于防护和保存。④应用方便。⑤植入后不易产生热区而损伤主要脏器。放射性粒子衰变产生的 γ 射线,能够直接损伤癌细胞的DNA,破坏癌细胞 DNA 合成,使双键断裂,诱导癌细胞凋亡,使核酸内切酶活化,DNA 断裂、裂解,并抑制某些与癌细胞代谢、增殖等相关蛋白分子的合成。放射性粒子衰变产生的 X 线的继发电子和细胞中的水分子相互作用产生自由基,而自由基再对 DNA 造成损伤,使癌细胞失去繁殖能力而凋亡。放射性粒子所产生的 γ 射线能量虽然不大,但能持续对肿瘤细胞起作用,因此能不断杀伤肿瘤细胞,经过足够的剂量和足够的半衰期,能使肿瘤细胞失去繁殖能力,从而达到较彻底的治疗效果,是目前治疗恶性肿瘤的方式之一。其操作简便、并发症少,能够有效降低患者术后并发症,控制肿瘤的局部复发和生长,提

高患者的生存率,具有广阔的应用前景。通过 ^{125}I 粒子植入治疗后,对患者采取相应的中医药治疗与护理工作,能够有效增加整体的治疗效果,提高患者的生存率和生活质量。^{125}I 粒子植入治疗方式作为一种永久性植入人体的放疗方式,在患者术后护理与中医药综合治疗的基础上,能够有效减少和降低并发症的发生。因此 ^{125}I 粒子植入治疗方式在联合手术、放疗、化疗的同时也常与中医药联合应用。

目前中医药在恶性肿瘤的综合治疗中发挥了一定作用:①抗癌、杀灭癌细胞作用。②减轻放化疗不良反应及治疗放疗并发症。③同步放化疗增敏作用。④预防肿瘤复发和转移等作用。在增效方面,主要以改善肿瘤耐药、增加治疗敏感性为主,同时从抑制肿瘤细胞增殖、诱导细胞凋亡、调节肠道菌群、增强免疫、调节肿瘤微环境以及改变化疗药物的体内分布等多个环节发挥协同作用;在减毒方面,针对放、化疗过程中的不良反应,以及在减轻恶性肿瘤严重并发症等方面,发挥中医药辨证施治的特点,为恶性肿瘤的治疗提供了更多的选择与策略。通过扶正固本、化痰散结、清热解毒等作用对恶性肿瘤起到调节机体功能,并使之趋于平衡,从而在一定程度上起到控制、稳定和缩小肿瘤的作用。

随着科学技术的发展,部分中药经过现代制药工艺提取制成有效成分稳定、安全性高的中成药制剂。中成药制剂是以中医理论体系为指导结合现代制药工艺制成,具有药效迅速、应用方便等特点,具有很好临床使用价值。目前临床应用于肿瘤治疗的中成药制剂有二十余种,多配合手术、放疗、化疗等综合治疗手段,具有减毒增效,增强机体免疫功能等作用。中药注射剂作为一种重要的中药剂型,是指在中医药理论指导下,采用现代科学技术与方法,从中药、天然药物的单方或复方中提取有效物质制成的可供注入体内的灭菌制剂以及供临床前配制溶液的无菌粉末或浓缩液。目前,常用的中药注射剂有艾迪注射液、斑蝥注射液、苦参注射液、参芪扶正注射液、消癌平等。口服药有斑蝥胶囊、华蟾素胶囊、消癌平片、宁肺片、鸦胆子油乳口服液、西黄丸、西黄胶囊等中药制剂对恶性肿瘤均有一定的治疗作用。关于中医药的现代医学研究更多集中于药理、药效方面,有关药效物质基础及相关分子机制的研究则相对较少。伴随着网络药理学、蛋白质组学、代谢组学等相关技术的发展,采用现代研究技术深入探究中医药抗肿瘤的作用效果及机制,必将推动对中医药方药组成理论及中医药抗肿瘤理论的进一步认知,为临床恶性肿瘤治疗提供更为明确的指导。

第二节　放射性粒子植入常见不良反应的中医药治疗

放射性粒子植入作为内放疗的一种,在治疗恶性肿瘤的同时,常伴随一些放疗所致的不良反应,影响患者生活质量。粒子植入部位不同,常见的不良反应也不尽相同。常见的不良反应有放射性肺损伤、放射性食管损伤、放射性皮肤损伤、放射性口腔干燥症,中医药的使用一定程度上可减轻以上不良反应。

一、放射性肺损伤

放射性肺损伤(radiation-induced lung injury,RILI)是胸部恶性肿瘤放射性粒子治疗过程中的常见并发症之一,主要可分为放射性肺炎和放射性肺纤维化。放射性肺炎(radiation pneumonitis,RP)通常发生在胸部恶性肿瘤治疗后 1~3 个月,6~24 个月后即可发生不同程度的放射性肺纤维化病变(radiation pulmonary fibrosis,RPF)。放射性肺损伤的发病机制尚未完全阐明,目前报道的相关机制包括遗传异质性、氧化应激、细胞损伤等。由于人体的肺组织对放疗的毒性反应非常敏感,因而成为放疗最主要的剂量限制器官。放射性肺损伤会导致患者出现呼吸困难、肺纤维化,生活质量下降,从而影响预后。目前西医对于放射性肺损伤主要以激素治疗为主,但是激素治疗只能暂时缓解患者的相关症状,并且容易引发多种并发症,往往难以取得理想的治疗效果。由于放射性肺损伤缺乏有效的治疗药物,患者耐受度差,未能达到预期治疗效果,中医在本病的治疗上具有独特优势,以整体观和辨证论治为指导,个体化灵活应用中药汤剂,寻求增强疗效、减轻不良反应的新方案。近年来中医药理论及其防治方法应用于放射性肺损伤可以取得良好效果。

放射性肺损伤属于中医学"咳嗽""喘""肺痿"等范畴,其病机主要是热毒炽盛,气阴两伤,致病的关键为热毒之邪,病理特点是本虚标实,以肺气阴两虚为本,以痰、热、瘀为标。中医认为,肺为娇脏,喜润恶燥,放射线为热毒之邪,初期热毒直中于肺,易耗伤肺之阴津。正虚邪盛,阴亏脉络失养,致肺热叶焦,失于清肃,气逆于上,煎灼津液,炼液为痰,致痰热炽盛。放射性粒子本属热毒,加之患者年老体弱,阴液亏耗,阴虚热盛,致阴虚毒热证。病情发展,热毒之邪继续犯肺,煎灼肺津液,肺阴不足,燥邪内生,肺失濡养,日久则耗伤肺气,导致气阴两虚。若气阴两虚未得到及时治疗,病情进一步发展(肺纤维化阶段),气虚甚,无力推动血液运行,血液运行迟缓,日久呈现气虚血瘀之候。

根据虚实不同及每位患者的具体情况,按虚实缓急恰当处理。由于恶性肿瘤发病以老年人为主,年龄偏大的患者正气逐渐亏损,射线热毒之邪损伤脉络,火邪易耗伤阴津,阴亏脉络失养,故要始终顾护正气,将养阴生津贯穿整个治疗过程,常见证型及治疗如下。

(一)痰热蕴肺

主证:面红目赤,口干口苦,口咽干燥,胸痛,气喘,呼吸困难,咳嗽痰多,痰黏色黄,咳吐不爽,小便短赤,大便干燥,舌红苔黄或黄腻,脉弦滑数。

治法:清热解毒,润肺化痰。

方药:小陷胸汤合千金苇茎汤加减。

(二)阴虚毒热

主证:咳嗽无痰或少痰,或痰中带血,胸痛,盗汗量多,口渴咽燥,小便短赤,大便干结,舌质红,舌苔少而黄,脉细数或数大。

治法:养阴润肺,清热解毒。

方药:麦门冬汤合清肺救燥汤加减。

(三)气阴两虚

主证:气短乏力,喘息急促,口干少饮,干咳痰少,痰黏难咳,形体消瘦,午后潮热或五心烦热,自汗盗汗,舌红少津,脉细弱。

治法:益气养阴,润肺止咳。

方药:生脉散合百合固金汤加减。

(四)气虚血瘀

主证:面色晦暗或口唇发绀,干咳少痰,胸闷,胸痛,痛处固定,偶有咯血丝,呼吸困难,倦怠无力,舌暗有瘀点或瘀斑,苔薄,脉细或涩。

治法:补肺益气,活血化瘀。

方药:补肺汤合补阳还五汤加减。

二、放射性食管损伤

放射性食管损伤是在放射性粒子治疗过程中放射线辐射所致的食管黏膜损伤,常发生于食管癌、肺癌及纵隔等胸部恶性肿瘤的粒子植入之后。食管的鳞状上皮对放射物质比较敏感,放射性粒子植入后放射线使正常食管上皮细胞损伤,食管黏膜发生充血、水肿,患者可出现吞咽困难等症状,严重者食管黏膜充血水肿加重,上皮细胞损伤脱落,纤维素渗出,可形成白色假膜,从而出现吞咽疼痛及胸骨后疼痛等症状。当合并细菌感染时,局部大量炎性细胞浸润,渗出增多,形成较多分泌物。严重者甚至可出现消化道出血、食管穿孔、气管食管瘘等急危重症。不仅给患者带来极大痛苦,甚至因此中断治疗,限制放疗的疗效。目前,现代医学处理放射性食管损伤的主要原则为收敛、消炎、保护食管黏膜的修复及止痛、营养支持等。轻度损伤可使用氢氧化铝、氢氧化镁及含铝制剂的混悬液。严重者要使用止痛药物,通常用吗啡。质子泵抑制剂可以减轻胸骨后灼烧感,钙通道阻滞剂可以缓解痉挛,念珠菌感染应口服制霉菌素和氟康唑治疗,如有脱水,应及时纠正,同时可考虑经皮胃造瘘置管营养或肠外营养。近年来,中医药治疗已经成为防止包括放射性食管损伤在内的放射性损伤的新选择。应用中药配合放疗可提高食管黏膜抗辐射能力,减轻放疗的局部损害症状。

中医根据放射性食管损伤出现的吞咽困难、胸骨后隐痛、灼烧感等临床表现将其归于"噎膈""反胃"等范畴。中医学认为,放射线乃火热毒邪,侵袭机体,最易伤阴耗气,致毒热炽盛、气阴两伤,继而侵犯脏腑血脉,致血脉壅滞、瘀血内阻,亦可使脾胃运化功能减弱,致水谷不化、胃失和降而生痰湿之邪。病因病机主要责之于津亏热结、气阴两虚、痰瘀互结。热毒伤阴耗气,气虚则和降失司,无力推动饮食物下行入胃;阴伤则食管失润,热毒蕴结于食管,干涩而吞咽梗阻,气血运行不畅而致瘀血内阻。病之初期,多表现为实证,以热毒内盛为主;后期多表现为虚实夹杂,以阴虚、瘀热、痰湿为主。

针对放射性食管损伤本虚标实的病机特点,中医治疗包括治本与治标两种,临证时应当权衡标本虚实、主次兼顾。初期以标实为主,重在治标,宜清热解毒、辅以养阴生津;后期以虚实夹杂为主,重在治本,宜滋阴润燥、补气生津,适当活血化瘀,化痰祛湿,注重标本同治。常见证型以及治疗如下。

（一）热毒炽盛

主证:面红目赤,伴高热,吞咽疼痛,口苦舌干,胸骨后烧灼感,小便短赤,大便干燥,舌红,苔黄,脉数。

治法:清热解毒。

方药:凉膈散加减。

（二）瘀热互结

主证:恶热口渴,至夜发热,食管黏膜充血水肿、溃疡,心神不宁,头痛头胀,便血尿赤,舌暗有瘀斑,脉沉实而涩。

治法:活血凉血。

方药:血府逐瘀汤合黄连解毒汤加减。

（三）痰湿气滞

主证:咳嗽,咳痰,痰白稀,食管黏膜水肿疼痛,可形成白色假膜,口淡不渴,食欲不振,嗳气,舌淡,舌苔白腻,脉滑。

治法:行气化湿。

方药:二陈汤加减。

（四）气阴两伤

主证:神疲乏力,自汗心悸,气短,口干口渴,食管失润,干涩而吞咽梗阻,手足心热,小便淡黄,大便干燥,舌红少苔,脉细数。

治法:益气养阴。

方药:生脉散合增液汤加减。

三、放射性皮肤损伤

放射性粒子植入术作为一种局部治疗肿瘤的手段,虽然在治疗中发挥了一定的作用,但是粒子植入过浅时易出现皮肤损伤,影响患者的身体健康和生活状况。放射性皮肤损伤临床表现主要为局部皮肤瘙痒,轻微疼痛,红斑,干燥脱屑,严重者会发生皮肤萎缩甚至脱皮、干燥症、毛细血管扩张、不均匀性色素沉着、肿胀,甚至形成溃疡造成局部感染。早期皮肤表现为明显脱皮、色素开始沉着。晚期的皮肤损伤易出现皮肤萎缩、弹性差、深部出现纤维化等。西医方面的治疗措施主要包括:①多磺酸黏多糖,可阻止局部炎症的发展和加速血肿的吸收。②三乙醇胺乳膏,通过深部水合作用降低皮肤的干燥程度,从而缓解患者的不适感。③细胞因子类,促进皮肤逐步愈合,降低放射性皮肤损伤的发生率。④奥克喷医用射线防护喷剂,主要成分为超氧化物歧化酶,可预防皮肤黏膜的损伤。

中医认为放射性皮肤损伤可归于"疮疡""火斑疮"的范畴。火热毒邪是放射性皮肤损伤发病的外因,而正气虚损是发病的内因。正所谓"正气存内、邪不可干",放射线为体外之邪,属于"火热毒邪"的范畴,外来之邪损伤肌肤,久而耗伤阴液,毒热蕴结于体内,血热互结阻碍气血运行和津液输布;加之机体正气亏虚,尚不能抵御外邪,从而导致放射性皮肤损伤的发生。本虚标实贯穿放射性皮肤损伤发病的始终。因此在治疗时应针对病机而治,整体和局部辨证相结合,以清热解毒为主,养阴润燥、活血化瘀为辅。一方面要清热解毒、养阴润燥、去腐生肌;一方面应在局部辨证施方的基础上及时处理损伤的皮肤,保持创口清洁,防止感染,加快创口的愈合。常见的证型及治疗药物如下。

（一）热毒蕴结型

主证:放射部位疼痛,皮肤发红。

治法:清热解毒。

方药:二黄煎外敷。

（二）阴津亏虚型

主证:口干咽燥,皮肤干燥,尿少,大便燥结,舌质红、苔少,脉细。

治法:养阴生津。

方药:生脉散加减。

（三）瘀血阻络型

主证:局部皮肤坏死,形成溃疡。

治法:生肌长肉,去腐生新。

方药:生肌玉红膏外敷。

除上述治疗外,中医外治法还有多种形式的中药制剂可用于治疗放射性皮肤损伤,主要包括以下几种。

1. 中药膏剂　将药物与麻油、白蜡、凡士林等油类煎熬或捣匀成膏的制剂,或中成药膏如利福宁抑菌乳膏、湿润烧伤膏等,对皮肤损伤起到清热祛湿,解毒敛疮的作用。凉血解毒膏(生大黄、紫草、地榆、芦荟、大青叶、芙蓉叶、蒲公英、冰片、麻油)对治疗Ⅱ~Ⅲ级放射性皮肤损伤具有一定的作用。

2. 散剂　在对疾病的病因病机进行分析后,根据药物配伍的规律,将不同的药物研制成粉末在局部贴敷进行治疗。用蜂蜜调和金黄散(大黄、黄柏、姜黄、白芷、胆南星、陈皮、苍术、厚朴、甘草、天花粉)在局部敷贴,可以治疗放射性皮肤损伤。

3. 溶液剂　溶液剂是在中医组方用药的指导下,将药物加水浸泡煎煮后去渣澄留汁,或先将不同的中药研磨成细粉末,与水溶液混合后制成专门的洗剂,外涂于受损的皮肤,如连柏液(黄连、黄柏)外涂以治疗放射性皮肤损伤,促进创面的愈合。

4. 中药单药　现在医学研究中证实中药单药能够减轻患者的疼痛,降低放射性皮肤损伤的发生率。如紫草可凉血活血、解毒透疹,现代药理研究表明紫草可以抗病原微生物,起到解热镇痛抗炎的作用;芦荟含有氨基酸等多种活效成分,可使破损的皮肤组织得以修复,缩短创面愈合的时间;黄芩具有清热燥湿、泻火解毒的功效,现代药理研究表明其具有抗氧化、抑菌抗炎的效果;龙血竭可敛疮生肌、散瘀止痛,可治疮疡不敛,有效促进创面的愈合;姜黄具有活血散瘀、消肿止痛的功效,经现代药理研究证实其含有的姜黄素、姜黄酮醇等成分可以起到抗炎、抗氧化的作用。

四、放射性口腔干燥症

由于口腔组织对放射线较为敏感,因此在植入放射性粒子治疗头颈部肿瘤后会出现一系列口腔的不良反应,其中口腔干燥症最为明显。放射线口腔干燥症是接受头颈部粒子植入患者术后常见的并发症,其发病机制是由于唾液腺(主要是腮腺、颌下腺和舌下腺)受到放射线的损伤,导致涎腺细胞受损,从而导致唾液流率降低或抑制,唾液分泌量减少、性质及成分改变,因此产生了一系列症状,包括口干、黏膜炎、真菌感染、龋齿、牙周炎等,重者甚至出现味觉丧失、吞咽困难、语言障碍及睡眠障碍。放射性口腔干燥症分为急性口干症和迟发性口干症。急性口干症是组织对放射线的急性反应,而迟发性口干症则是涎腺永久性纤维化造成,可以长期存在甚至终生存在,导致口腔内环境紊乱,严重影响肿瘤患者的生存质量。现代医学对于放射性口腔干燥症的防治主要包括两个方面:①改进粒子植入技术,减少放射性粒子对唾液腺的照射量,保护唾液腺以减少口腔干燥症的发生。②使用药物及其他手段减轻和修复放射线对口腔的损伤。主要使用唾液分泌刺激及人工唾液(如毛果芸香碱)、下颌下腺移位术、放射线细胞保护剂(如氨磷汀)以及基因治疗等,同时注意患者的口腔卫生,保持口腔清洁防治感染。

古代医籍中虽无放射性口腔干燥症的相关记载,结合其症状可归于"燥症""口糜""口疮"等范畴。中医认为,放射线属于热毒之邪,肿瘤患者正气本虚,更易受放射线的侵犯,因此本病的病机为正虚为主,热盛津伤。火毒外邪入侵,上焦热毒炽盛,火毒结聚于口腔,灼伤津液,使口腔失于濡润,故而口干口苦、口腔糜烂;放射线所产生的热毒与肿瘤同时消耗人体正气,使正气更虚,脏腑功能受损,胃阴受损,中焦脾胃运化失司,水液运化、输布功能失职,津不上承,故而口干少津、食不知味;热毒炽盛,邪入血分,血败肉腐,故而口腔黏膜溃烂、红肿;火热之邪耗气伤阴,久则及肾,肾精亏损,足少阴肾脉夹舌本,肾虚则精气不能上承以濡润口舌,瘀血堵塞窍道,故而出现味觉丧失、吞咽困难和语言障碍等;"气为血之帅",气虚则无力推动血行,火热之邪耗伤气血,热入营血,正虚与邪胜相交织,血行不畅,瘀血内生,病势缠绵不愈。因此,治疗上以养阴生津、清热解毒为主,兼以益气健脾,活血化瘀。常见证型及治疗如下。

(一)热盛津伤证

主证:口燥咽干,口苦,口腔糜烂,咽喉肿痛,声音嘶哑,干咳无痰,或痰少而黏,形体消瘦,腹满便秘,舌红苔薄黄或少苔,脉数或细数。

治法:清热解毒,养阴生津。

方药:五味消毒饮合增液汤加减。

(二)胃阴不足证

主证:口咽干燥,烦渴思饮,嘈杂似饥,饥不欲食,胃脘隐痛或灼痛,干呕呃逆,心烦不寐;舌红少苔,或有裂纹,或光剥苔,脉细数。

治法:健脾益气,滋养胃阴。

方药:沙参麦门冬汤加减。

(三)肾虚血瘀证

主证:口干而不欲饮,腰膝酸软,头晕耳鸣,面色黧黑,便秘不畅,舌红少苔有瘀斑,脉细涩。

治法:益气活血,滋肾养肝。

方药:补阳还五汤合左归饮加减。

除上述治疗外,针灸和中药含漱方也有一定效果。

1. 针灸治疗　①选穴:太溪、肾俞、三阴交、合谷、曲池、太冲、血海、廉泉、外金津、外玉液;②针刺方法:太溪、三阴交使用补法得气后留针 15 分钟,曲池、合谷使用泻法得气后留针 15 分钟,廉泉、血海平补平泻得气后留针 15 分钟,金津、玉液点刺出血,每天 1 次,共治疗 12 周。

2. 含漱方　放射性口腔干燥症属局部损害,因此可以适当的采用中药含漱等方式进行治疗。口腔含漱液可使有效成分直达病灶,使药物与受损黏膜充分接触,增强局部治疗作用,同时也可配合内服治疗,内外合用,标本同治。在含漱方的选药中,多选取清热解毒、养阴生津、活血化瘀之品,如沙参、麦冬养阴生津,生地黄、玄参既清热泻火又生津润燥,白花蛇舌草、蒲公英、金银花、连翘清热解毒、消炎止痛;诃子酸涩收敛,促进创面修复和愈合;五味子、甘草酸甘化阴,促进唾液分泌;丹参、赤芍活血化瘀等。中成药可用云南白药、川贝枇杷膏等。

(孔凡铭　王晓群　蒋兆定)

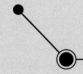

第三十四章

放射性粒子植入治疗与放射增敏剂的联合应用

第一节 概　　述

一、概况

随着放疗设备的不断更新和照射方法的不断改进,使肺癌患者治疗后的生存率不断提高,但仍有40%~60%的肺癌患者死于肿瘤局部未控,60%~80%的患者死后发现有肿瘤残存,主要是由于肿瘤组织内存有对放射线照射抗拒的乏氧细胞所致。乏氧细胞的放射敏感性只有含氧细胞的1/3,虽不能分裂,但仍能保持其增殖能力,一旦乏氧状态得到改善,就能继续分裂增殖,成为肿瘤治疗后复发和转移的潜在根源。因此,如何有效增加肺癌乏氧细胞的放射敏感性就成为提高其放射治疗效果的重要途径。对恶性肿瘤进行放疗时,可试用放射增敏剂(radio-sensitization agent,RSA)以提高肿瘤细胞的放射敏感性,进而改善恶性肿瘤放疗效果,这是当前临床放射生物学的重要课题之一,增敏剂的应用必将进一步提高恶性肿瘤患者的放疗效果。

目前,放射性粒子植入是一种重要的微创内放疗方法,通过种植在肿瘤组织间的放射性核素 ^{125}I 粒子释放低能量光子产生 γ 射线,近距离持续照射肿瘤细胞,使肿瘤的氧增比减少、乏氧细胞比例减少,不断消耗肿瘤干细胞而使肿瘤细胞死亡。这一治疗手段在临床应用中取得良好的效果,当与放疗增敏剂联合应用后将有效提高疗效。

放射增敏剂是一种化学或药物制剂,当与放疗同时应用时可以提高射线对生物体的杀伤效应。一个理想的放射增敏剂必须具备以下特点:①不易和其他物质起反应,性质稳定。②有效剂量没有毒性或毒性较低,易溶于水。③便于给药。④专对肿瘤细胞,特别是肿瘤乏氧细胞有较强的放射增敏作用。⑤有较长的生物半衰期,并能在体内保持其药物特性,足以渗入整个肿瘤。⑥在常规分次放疗中,较低的药物剂量即可有放射增敏作用。

使用放射增敏剂的基本意图是使肿瘤控制曲线向低剂量方面左移,而对正常组织并发症曲线没有影响或至少没有太大的改变。最终目的是达到将正常组织并发症保持在能被接受的特定水平上,而又能提高肿瘤的控制率或治愈率。在临床肿瘤放疗过程中,由于乏氧细胞是影响肿瘤放疗疗效的最主要因素,因此肿瘤放射增敏剂的研制其实就是针对乏氧细胞的,即基于氧效应的客观现象开发出的类似氧效应的药物,故一说起 RSA 实际上就是乏氧细胞 RSA。以英国 Adams 为首的研究群体在 20 世纪 70 年代提出乏氧细胞 RSA 的概念,并展开了寻找能模拟氧提高 X 线照射后生物效应的化合物,试图通过化学物质代替氧进入血供不好的肿瘤组织,而以化学方式达到期望的效果。但 RSA 与氧最重要的不同之处在于,RSA 在肿瘤内弥散的过程中不会被细胞很快地代谢,因而能比氧扩散得更远,从而达到肿瘤内包括那些离血管最远的乏氧细胞。从 RSA 几十年研究的结果上看,之所以大多是硝基咪唑类化合物,主要是因为最初在妇科肿瘤放疗过程中发现其有增加疗效的作用。后经实验证明,2- 硝基咪唑的增敏活性大于 4- 硝基咪唑和 5- 硝基咪唑,即 MISO(misonida zole)。自 1974 年 MISO 问世以来，各国肿瘤放射生物学家以各种研究方法，从不同水平证明了它是一个接近氧效应水平的有效的乏氧细胞 RSA。但由于制约其临床应用的主要问题是神经毒性，继而在世界范围内进行了基于硝基咪唑结构但能减轻神经毒性的硝基咪唑衍生物的开发研制。1984 年第二军医大学郑秀龙等开发出一种新型的甲硝唑衍生物——甲硝唑氨酸（钠），经过近 20 年的基础实验和临床应用研究，使其针剂药品上市，其药品名：甘氨双唑钠。评价一个 RSA 的实际效果需要一个客观的指标，由此引入了 RSA 增敏比（sensitization enhancement ratio，SER）的概念。SER 是衡量 RSA 增敏作用大小的量化指标，通常表示为在达到相同生物效应（如某一治疗效果）时，单独治疗所需的照射剂量与加用 RSA 所需照射剂量的比值。它是借鉴氧增强比（oxygen enhancement ratio，OER）的计算方法得出的，SER>1 时定义为有意义，SER 越大增敏效果越好。用价值基础研究的结果表明，甘氨双唑钠的 SER>2.3，其氧效应约为 81.5%，并随其浓度的增加而升高，但对正常组织细胞却未表现出明显的放射增敏效应。通过放疗合并放射增敏剂甘氨双唑钠有望提高肿瘤的放射剂量，同时降低正常组织的放射剂量，以达到提高局部控制率改善生存质量和提高 5 年生存率的目的，放疗增敏剂的放疗增敏效果已得到临床证实。

二、放射增敏剂的分类

（一）化学类放射增敏剂

1. 亲电子性放射增敏剂

（1）甲硝唑。

（2）2- 硝基咪唑。

（3）SR-2508。

（4）替拉扎明。

（5）沙纳唑

（6）KU-2285。

（7）注射用甘氨双唑钠。

2. 化疗药物放射增敏剂

（1）卤代嘧啶类增敏剂。

（2）醌类抗生素。

（3）铂类制剂。

（4）紫杉醇类药物。

（5）其他新型抗癌药。

（二）靶向药物类放射增敏剂

1. 表皮生长因子受体（epidermal growth factor receptor，EGFR）靶向抑制剂。

2. 血管内皮生长因子（vascular endothelial growth factor，VEGF）抑制剂。

3. 环氧化酶 2（cyclooxygenase-2，COX-2）抑制剂。

4. HIF-1 抑制剂。

5. 蛋白酶体抑制剂。

6. 胰岛素样生长因子受体 1（insulin-1ike growth factor receptor-1，IGFR-1）激酶抑制剂。

（三）中草药类放射增敏剂

马蔺子、银杏叶多糖、紫杉醇注射液、枸杞多糖、鸦胆子油乳液等。

第二节　常用放疗增敏剂

一、甘氨双唑钠

注射用甘氨双唑钠（sodium glycididazole）是我国自行设计、合成、筛选研制的国家一类创新药物。

甘氨双唑钠具有创新结构,其双咪唑结构具有更强的亲电子作用,氨三乙酸连接形成一个桥式结构,解决了硝基咪唑类化合物的神经毒性问题,并提高了增敏活性。甘氨双唑钠的药代动力学研究显示其药物分布速度快,静脉滴注后 20 分钟迅速到达肿瘤组织;药物分布具有特异性 - 亲肿瘤组织,注射 0.5 小时后药物主要浓集于肿瘤组织,而在脑和肌肉中的含量很低,分别仅为肿瘤组织的 1/10 和 1/3,表明其具有亲肿瘤组织的特性;在肿瘤组织中的浓度 8 小时达最高,且代谢缓慢,在 48 小时内仍维持较高的水平;以原形药起放射增敏作用,而不是通过其代谢产物甲硝唑起作用。

甘氨双唑钠有明显的放疗增敏作用,临床使用安全可靠,应用前景可观。张霞等应用 γ 刀治疗的临床各期肺癌患者,治疗前静脉滴注甘氨双唑钠,同时随机选择单纯 γ 刀治疗未使用甘氨双唑钠者作为对照组,1 个疗程结束后 6 周评价疗效。结果,甘氨双唑钠可以显著增加肺癌细胞株对 γ 射线的敏感性,提高 γ 射线对肺癌细胞系的杀伤作用,甘氨双唑钠配合 γ 刀治疗肺癌可显著增加疗效,总有效率(CR+PR)为 47.22%,抑瘤率为 55.42%,与对照组相比差异有统计学意义,且与临床分期及病理类型无关。结论:甘氨双唑钠对肺癌胞株及肺癌患者的放射治疗有增敏作用,能显著提高放疗疗效,是一种良好的放射增敏剂。

二、紫杉醇类药物

紫杉醇类药物包括紫杉醇和多西紫杉醇,是一类新型抗癌药,近年来发现其除具有抗癌活性外,还可增强某些肿瘤的放射效应。在细胞增殖周期中,紫杉醇促使微管聚合,抑制解聚,使细胞阻滞在 G2-M 期,这可能是其增强放射效应的重要机制之一。国内学者在试验中发现紫杉醇与放疗合用可获得协同作用,对人胶质母细胞瘤细胞系 BT325 的抑制和杀死作用明显优于单纯放疗或单用紫杉醇。在细胞存活率 10% 水平时,紫杉醇的放射增敏比(SER)很高,表明紫杉醇的放射增敏效应显著。在一项非 NSCLC 的随机研究中,通过单纯放疗(1.8~2Gy/d,5 次 / 周,总量 63Gy)与放疗(每次 1.8Gy,5 次 / 周,总量 59.4Gy)结合紫杉醇($30\sim60mg/m^2$,每周 1 次,共 6 周)的对比研究结果显示,化放疗组总生存率和无疾病进展生存率明显优于单放疗组。多西紫杉醇的放射修饰作用在体外已得到确认,Dunne 等在 4 种人结肠癌细胞系中发现多西紫杉醇的放射增敏性差异很大,且与其浓度有关。多西紫杉醇能使细胞停滞在对放射最敏感的时相 G2-M 期,还可直接杀死对放射抵抗的 S 期细胞。最近,Mason 等进一步证实,多西紫杉醇可提高放疗效果 3 倍以上。联合放射性粒子植入能起到很好的协同作用。

三、铂类制剂

放射治疗可引起单或双链断裂及碱基、糖或多链等多种类型的损伤。在适当条件下,细胞又可将受损 DNA 进行断链重接、切除或重组等多种类型的修复,使之恢复生理功能。而铂类制剂,如顺铂可抑制受损 DNA 的修复,从而增强放疗对 DNA 的辐射损伤作用。另外,在肿瘤放射治疗过程中应用顺铂有利于杀灭正在快速增殖的肿瘤细胞,抑制亚致死损伤的修复和潜在致死性损伤的修复,增加乏氧细胞敏感性,使乏氧细胞有较多机会充氧而增加放射治疗的敏感性。美国 RTOG(9001)组前瞻性随机对照临床研究结果显示,中晚期宫颈肿瘤以顺铂为基础的同步放化疗改善了患者的生存期,使各期相对死亡危险率降低 30%~50%。国内学者在放疗联合卡铂增敏治疗鼻咽癌的疗效分析中发现,在放疗的第 1 天、第 21 天、第 35 天放疗前应用卡铂,每次 100mg 静脉滴注,5 次 / 周,结果治疗组鼻咽癌及颈部淋巴结转移灶完全消退率明显高于对照组;3 年内复发及远处转移治疗组明显低于对照组,3 年生存率治疗组较对照组亦有显著差异。第三代铂类制剂奥沙利铂即使在较低的剂量浓度下($50mg/m^2$)亦显示较强的放射增敏作用。

四、表皮生长因子受体靶向抑制剂

EGFR 抑制剂包括小分子酪氨酸激酶抑制剂(TKI)和单克隆抗体(MAb)两类,EGFR-TKI 可以阻断 ATP 结合到细胞内的受体酪氨酸激酶结构域,抑制受体的磷酸化及下游信号转导分子的活化,单克隆抗体可结合到受体的配体结合区,竞争性抑制受体与特异性配体的结合,阻断受体二聚化,抑制受体酪氨酸激酶的活化。近年来,多项研究证实 EGFR 抑制剂具有增强放疗敏感性的作用,两者联合对多种肿瘤的预防和治疗具有巨大潜力。EGFR 信号转导途径对细胞的生长、增殖和分化等生理过程发挥重要的作用。EGFR 通路的异常激活能强化肿瘤细胞的增殖、侵袭、转移和血管生成,最终促进肿瘤细胞的发生和发展,并且伴有肿瘤细胞的放射抗拒。

EGRF 抑制剂主要有以下几类:①阻断 EGFR 细胞外受体功能区的单克隆抗体,如西妥昔单抗是特异性针对 EGRF 的单克隆抗体,能与 EGFR 的配体结合域结合,从而阻断下游信号转导通路,在联合肿瘤放疗方面显示出良好的放射增敏的潜力。②一些能够抑制 EGFR 胞内酪氨酸激酶功能的小分子药物,能够抑制 EGFR 磷酸化,加速肿瘤细胞凋亡,如吉非替尼及埃罗替尼均显示出一定的放射增敏作用。③一些毒素与 EGFR 及其配体或单克隆抗体形成复合物,通过其毒性而起到杀死肿瘤细胞的作用,如 Pseudomonas 外毒素。

五、卤代嘧啶类增敏剂

目前,最常用的是 5- 氟尿嘧啶(5-FU)及前体药物如 5'- 氟脱氧尿苷(floxuridine)、喃呋啶、氟尿苷等。5-FU 可以杀灭对放射线相对抗拒的 S 期细胞,抑制 DNA 的放射损伤修复,以及通过影响细胞周期重分布使周期敏感的细胞成分增加,这是其放射增敏的主要机制。多组随机临床试验结果显示,放疗与经典的细胞毒性药物,如 5-FU 结合应用能够改善生存率,提示细胞毒性药物可起到放射增敏的作用,并在多种恶性肿瘤如乳腺癌、前列腺癌、结肠癌及肉瘤中试验。在一组鼻咽癌Ⅲ期临床试验中,给予一种 5-FU 口服制剂优福啶作为放射增敏剂,同时结合放疗,虽然患者局部控制率没有得到明显改善,但远处转移明显减少。卡莫氟(HC-FU)是第三代氟尿嘧啶类抗代谢类抗肿瘤药物,属于细胞周期特异性药物,主要作用于细胞 S 期,并可使增殖期的肿瘤细胞集中在 G1 期,而 G1 期肿瘤细胞对放射线高度敏感,故与放疗合用可显著增加放疗效果。HC-FU 与 5-FU 无交叉耐药性,且具有更长药物半衰期,血药浓度持续时间长,不依赖肝脏代谢,不良反应少。口服剂型,使用方便,作为放射增敏剂理论上具有更明显的优势。一组 40 例食管癌患者与正常对照组的对比观察研究发现,HC-FU 的放疗增敏作用是明显的,治疗组的半量有效率及全量的肿瘤全消率均远高于对照组。

20 世纪 70 年代末,罗氏公司合成 5'- 脱氧氟尿苷(5'-DFUR),其本身对机体及肿瘤均无明显的毒性作用,只有在胸苷磷酸化酶的作用下才能转换成 5-FU。胸苷磷酸化酶与血小板衍生内皮细胞生长因子(PD-ECGF)为同一物质,在肿瘤组织中的活性均远高于正常组织,肿瘤的生长有赖于 PD-ECGF 诱导的肿瘤新生血管的生成,因此 5'-DFUR 具有相对的肿瘤导向性。实验证实 5'-DFUR 在裸鼠人肝癌转移模型(LCI-D20 模型)中有明显抑制肿瘤生长和转移的作用,而且治疗后癌细胞 PD-ECFG 的表达明显减弱,从而抑制血管生成。Bajetta 等报道了 32 例手术不能切除的局部晚期胰腺癌患者口服 5'-DFUR 结合放疗的疗效,结果 7 例部分缓解,其中 5 例行根治性切除,切缘均阴性,中位生存为 9 个月,1 年生存率为 31%,2 年生存率为 9%,初步显示出放疗增敏的效果。卡培他滨是一种新型口服 5-FU 前体药,其作用机制为口服卡培他滨后在胃肠道内以原型吸收,首先在肝脏内经羧酸酯酶转化为 5- 脱氧 -5- 氟尿嘧啶,继而在肝脏和肿瘤组织内经胞嘧啶脱氨酶作用转变为 S- 脱氧 5- 氟尿嘧吮,最后在肿瘤组织内经胸腺嘧啶磷酸化酶(TP 酶)转化为 5-FU。由于 TP 酶在肿瘤组织中高表达,且放射治疗能增加类肿瘤坏死因子 A(TNF-A)的水平,从而上调肿瘤组织 TP 酶活性,对正常组织无影响,因此可以认为卡培他滨是一种肿瘤靶向治疗药物,与放疗联合应用可增加其这种作用。一项上消化道恶性肿瘤疾患(食管癌、胃癌、胰腺癌等)临床研究已显示卡培他滨具有放射增敏作用。

综上所述,放射性粒子所特有的生物物理学特性,作用时间长,靶向性强,能和放射增敏剂起到很好的协同作用,增加治疗的有效率,减少肿瘤复发。

第三节 放射性粒子与放射增敏剂的联合运用

肿瘤细胞中乏氧细胞比例增加是放射治疗失败的原因之一。部分放射增敏剂可以选择性作用于乏氧细胞,提高乏氧细胞对射线的敏感性,从而增加放射治疗的效果。2005 年张霞等采用体外肺癌细胞株和肺癌患者接受 γ 射线照射的同时给予甘氨双唑钠,结果表明甘氨双唑钠能提高放射治疗效果。同期天津医科大学第二医院将甘氨双唑钠应用于放射性粒子植入治疗的肺癌患者,结果发现放射性粒子植入使用甘氨双唑钠患者和选择单纯放射性粒子植入治疗的患者,2 个月后总有效率差异有统计学意义。

氟尿嘧啶、顺铂作为化疗药物和放射增敏剂已应用了很多年。作为放射增敏剂,它们增强放射局部效应的机制为改变放射剂量效应曲线的强度,使细胞存活曲线更陡峭;抑制辐射亚致死损伤或潜在致死损伤的修复;干扰细胞动力学,阻止肿瘤细胞再增殖;缩小肿瘤体积,改善肿瘤血供,使乏氧细胞再氧和。Schaake-Koning 等同时用顺铂和放射治疗 331 例无远处转移、不能手术的 NSCLC,放疗期间应用顺铂 $6mg/m^2$,每日 1 次,顺铂组的疗效明显优于单放组。随着对先进控释药物传递技术的开发,近几年缓释氟尿嘧啶和缓释顺铂应用于临床,取得了良好的放射增敏效果。Yapp 等报道,瘤体内植入顺铂可提高肿瘤内药物浓度和延长药物作用时间,联合分次放疗时效果更明显。作为固体缓释制剂,被植入体内后,植药局部体液中的水分渗透至骨架含药微囊内,溶解药粒并在渗透压的作用下释放出小分子活性物质。活性物质与肿瘤组织有一定亲和力,通过被动扩散按浓度梯度进入肿瘤细胞,直接产生作用。

作为放射增敏剂,天津医科大学第二医院于 2003—2004 年将缓释氟尿嘧啶和缓释顺铂,应用于放射性 ^{125}I 粒子植入治疗非小细胞肺癌患者,收治的 92 例患者按治疗方法分为 3 组。A 组:植入缓释氟尿嘧啶联合 ^{125}I 放射性粒子治疗患者 32 例,男性 25 例,女性 7 例,年龄 46~77 岁,中位年龄 67.5 岁,KPS 评分(94.1±7.3)分,肿瘤直径(5.3±1.4)cm,鳞癌 20 例,腺癌 12 例。B 组:同期收治了 18 例缓释顺铂联合 ^{125}I 放射性粒子治疗的 NSCLC 患者,男性 15 例,女性 3 例,年龄 45~81 岁,中位年龄 69 岁,KPS 评分(86.3±6.7)分,肿瘤直径(4.9±1.3)cm,鳞癌 10 例,腺癌 6 例。C 组:同期收治了 42 例单纯接受 ^{125}I 放射性粒子治疗的 NSCLC 患者,男性 31 例,女性 11 例,年龄 43~78 岁,中位年龄 68.4 岁,KPS 评分(88.4±7.2)分,肿瘤直径(5.4±1.5)cm,鳞癌 28 例,腺癌 14 例。三组病例的基础情况比较差异均无统计学意义($P>0.05$)。使用的方法:A 组,^{125}I 粒子 +500mg 缓释氟尿嘧啶粒子植入;B 组,^{125}I 粒子 +40mg 缓释顺铂粒子植入,药物呈平行线性分布;C 组,患者单纯接受 ^{125}I 粒子植入。2 个月后观察疗效发现 ^{125}I 粒子联合缓释氟尿嘧啶组与 ^{125}I 粒子联合缓释顺铂组有效率(CR+PR)分别为 87.50%、83.33%,高于单纯应用 ^{125}I 粒子治疗组的 73.81%(χ^2=2.290 8,$P>0.05$);A、B 两组与 C 组比较,χ^2=3.330 4,$P>0.05$;A 组与 B 组统计学比较,χ^2=0.000 3,$P>0.05$,如表 4-34-1 所示。

表 4-34-1　粒子植入术后 2 个月疗效

组别	总例数	CR/ 例	PR/ 例	NC/ 例	PD/ 例	CR+PR/%
A 组	32	5	23	3	1	87.50
B 组	18	3	12	2	1	83.33
C 组	42	7	24	8	3	73.81

该试验应用放射增敏剂的意义在于提高治疗效果的同时能够降低放射剂量,减少放射损伤。由于 ^{125}I 粒子放射剂量和缓释氟尿嘧啶或缓释顺铂之间的叠加作用尚不清楚,因此该试验在使用缓释氟尿嘧啶或缓释顺铂的同时未减少 ^{125}I 粒子的数量。同时,样本量小,其放疗增敏作用需要扩大样本量再行研究。

(梁吉祥　郑广钧)

参 考 文 献

[1] 于亮,王道珍. 化疗药物的放射增敏作用研究进展. 国外医学:肿瘤学分册,2005,32(9):675-677.

［2］李莉.放射增敏剂研究概况.国外医学:放射医学核医学分册,2001,25(2):26-29.

［3］张霞,季洪兵,陈忠华,等.甘氨双唑钠对肺癌体内外放射增敏作用研究.中华放射医学与防护杂志,2005,25(4):67-70.

［4］苗劲柏,申文江,张仁尧,等.局部晚期非小细胞肺癌联合放化疗及放射增敏研究.国外医学:临床放射学分册.2005,28(1):63-66.

［5］沈瑜,董秀玥.肿瘤放射增敏剂临床应用现状.中华放射肿瘤学杂志,2005,14(4):373-374.

［6］STAGNO F,VIGNERI P,DEL FABRO V,et al.Concomitant and feasible treatment with dasatinib and the anti-EGFR antibody cetuximab plus radiotherapy in a CML patient with multiple squamous neoplasias.Acta Oncol,2010,49(1):109-110.

［7］章鹤,宋建元,曹建平.肿瘤放射增敏药物的研究进展.国际放射医学核医学杂志,2014,38(6):408-411.

［8］殷蔚伯,谷铣之.肿瘤放射治疗学.北京:中国协和医科大学出版社,2002:264-436.

［9］ZHENG X L,MENG X S,ZHAO F,et al.The insitu tumor response to radiosenstization of a novei sensitizer sodium glycididazole.J Radiat Res,2000,18(2):294-296.

［10］SCHAAKE-KONING C,VAN DEN BOGAERT W,DALESIO O,et al.Effects of concomitant cisplatin and radiotherapy on inoperable non-small-cell lung cancer.N Engl J Med,1992,326(8):524-530.

［11］YAPP D T,LLOYD D K,ZHU J,et al.Tumor treatment by sustained intratumoral release of cisplatin:effects of drug alone and combined with radiation.Int J Radiat Oncol Biol Phys,2004,58(2):519-527.

［12］李夏南,朱广迎.EGFR-TKI联合放疗治疗晚期非小细胞肺癌的研究进展.中国肺癌杂志,2014,17(4):357-363.

第五篇

护理与防护

第三十五章

放射性粒子植入的临床护理

　　胸部肿瘤的放射性粒子植入治疗是一项新型技术,由于胸部包含诸多重要器官,此部位肿瘤的放射性粒子植入治疗无论是影像学引导穿刺还是外科手术都相对复杂与危险。这就需要临床护理人员具备胸外科、呼吸科、肿瘤科、医学放射科等多学科护理知识,形成具有自身专科特色的护理专业知识体系。

　　护理人员在逐步掌握这些专业知识的同时必须进行与医学辐射相关知识的培训,以减轻医务人员的职业损伤。

第一节　共面模板辅助 CT 引导放射性粒子植入术前准备与术中配合

一、术前准备

(一)患者准备

　　1. 常规检查　血、尿、便常规,肝功能,肾功能,血糖,心功能,B 超,胸部 X 线片,CT,PET-CT,SPET-CT 等各项检查。

　　2. 体位训练　CT 引导下粒子植入因手术需要患者要在清醒状态下保持 2 小时左右的固定体位。术前 2~3 天护士根据植入需要的体位对患者进行训练,每日 2 次,每次 2 小时,使其适应该体位,保证手术完成。

　　3. 呼吸训练　CT 引导下粒子植入术前 3 天护士指导患者进行呼吸训练,每次吸气、呼气后屏气 5~10 秒,每日多次,每次 5 分钟左右。

　　4. 皮肤准备　经皮穿刺植入者术前 1 天备皮,备皮范围直径大于穿刺区域 10~15cm。

　　5. 静脉准备　手术当日行下肢留置针静脉穿刺,妥善固定,穿刺注意保护好患者血管。

　　6. 术前 4~6 小时禁食水,情绪不稳定者术前半小时肌内注射地西泮 10mg。

　　7. 进入 CT 室前排空尿液。

　　8. 接受健康教育　包括辐射防护知识教育和心理辅导,能正确佩戴术后防辐射背心、围肩或围脖等。

(二)护理人员准备

　　1. 对各项操作流程进行演练,熟练掌握。

　　2. 参加术前讨论,了解手术部位和备皮的要求,对可能出现的情况和并发症要充分了解,准备好相应的器械和药物。

(三)物品准备

　　1. ^{125}I 粒子及植入器　将粒子放入弹夹仓,放入粒子运输消毒罐,连同植入器一起进行高压灭菌。

　　2. 手术器械与设备　浸泡消毒后的机制共面模板或一次性使用共面模板、模板无菌套、模板固位器、负压体位固定垫、负压真空泵、一次性无菌植入针等。手术器械包、胸穿闭式引流套件,如胸穿针、胸瓶、胸管、生理盐水、连续负压吸引装置、心电、血压、氧饱和度监护仪、氧气瓶等。

3. 药品　常用局部麻醉药、抢救药品及血管强化造影剂等。

4. 防护物品　铅防护服、铅围脖、铅帽、铅防护镜及手术野防辐射单、患者防辐射背心等。

5. 其他　依据不同治疗需要进行个性化准备,如活检备物、血管造影备物、合并前列腺增生患者留置尿管等。

（四）环境准备

环境（CT 室）清洁安静,温湿度及光线适宜,便于操作,术前 1 小时常规进行紫外线照射消毒。

二、术中配合

配备一名护士担任术中巡回护士,其责任如下。

1. 体位摆放　协助医生摆好患者体位,根据肿瘤穿刺部位分别采取平卧位、侧卧位及俯卧位,将负压体位固定垫紧密贴附患者,开动负压真空泵持续抽气至 10kPa,患者与固定垫之间可容一指的空隙。

2. 设备器械操作　连接各种通道,检查核对药品、设备,检查并连接心电、血压、血氧饱和度线路;面罩吸氧,流量为 5L/min,接通静脉输液通道并将常用抢救药品备好;需要血管强化者,将造影剂注入高压注射器中,避免注射压过高,使接头脱落造影剂外溢。

3. 巡视患者　由于植入过程中需多针穿刺,对肺组织造成不同程度的损伤而出现气胸或肺出血,有气胸时准备负压吸引装置供医生抽气使肺复张;咳血痰时及时帮患者咳出、清理,并进行相应的心理安慰和解释,消除其紧张情绪。

4. 术中监护　术中协助医生严格监测生命体征及血氧饱和度的变化:①血氧降低时加大氧流量。②出现心率或心律异常改变、ST-T 变化、血压波动等情况及时通知监护医师,配合完成相应处理,确保手术顺利进行。

5. 植入针拔除时,注意出针孔有无出血,若有出血即按压 5~10 分钟。

6. 粒子植入后因气胸需要进行穿刺抽气或胸腔闭式引流者,备齐器械物品、协助医生处理。

7. 局部遮盖 0.25mm 铅当量的铅背心后使用平车全程护送患者返回 ICU;行胸腔闭式引流者注意引流管水平面低于胸腔 60cm,以免瓶内引流液倒流回胸腔内。密切观察患者生命体征,至 ICU 床旁详细交接。

第二节　3D 打印非共面模板辅助 CT 引导放射性粒子植入的术前准备与术中配合

一、术前准备

（一）患者准备

1. 常规检查　血常规、肝肾功能、电解质、凝血功能、术前免疫功能等血液学检查,胸部 X 线片、胸部 CT、胸部 MRI、PET-CT 等影像学检查,肺功能、血气分析、痰细菌学培养、呼吸功能相关检查,心电图、心脏彩超等心血管相关检查。

2. 呼吸功能评估和锻炼　①放射性粒子植入术前,建议患者戒烟 2 周以上。②护士需要评估患者静息状态下咳嗽、咳痰、喘憋的发生情况以及痰液的性质、量等,对存在或咳嗽、咳痰较为明显者,可于 CT 定位前在医嘱指导下使用镇咳药物。③对于肺功能、血气分析结果不理想者,护士可在医嘱指导下教会患者进行雾化吸入,有效咳嗽、咳痰,帮助改善肺部通气情况,预防术后肺炎、肺不张的发生。④指导患者在 CT 定位前 2 天进行呼吸功能锻炼,具体方法:掌握平静吸气、屏气动作,每次吸气后屏气 10 秒以上再呼气,使每次的呼吸幅度尽量一致,每次可训练 20~30 分钟,直至掌握为止。

3. 营养管理　晚期恶性肿瘤或常因放疗、化疗、药物等因素可使患者食欲下降。对于营养状况差的患者应指导其日常进食含蛋白质、热量、维生素较高且易消化的食物;对于不能进食的患者可遵医嘱使用肠内外营养支持;需要进行胸部 CT 增强扫描定位的患者,于定位前禁食 4~6 小时。

4. **体位锻炼** 胸部放射性粒子植入治疗常用体位为平卧位、俯卧位及侧卧位。为保障治疗体位与定位体位的一致性,指导患者在 CT 定位前进行体位锻炼,每日练习 1~2 小时。

(1)平卧位:自然仰面平卧,头部可垫枕,双腿并拢伸直,双臂自然平放于身体两侧。适用于肺上叶前段,中叶内侧段,下叶内、前基底段肺癌。

(2)俯卧位:患者俯卧,头偏向一侧,两臂高举超过头部两侧,两腿伸直并拢,于头部、肩部下方垫软枕。适用于肺上叶尖后段、下叶背段、下叶后基底段肺癌。

(3)侧卧位:包括左侧卧位及右侧卧位,可于肢体下方垫软枕。适用于侧胸壁肿瘤、肺上叶前后段肿瘤,中叶外侧段、下叶前段、外侧段肺癌。

5. **疼痛管理** 对于并发癌痛的患者,遵循三阶梯止痛原则指导患者规律服用长效镇痛药物;定位前及术前为避免患者因躯体局部疼痛而无法配合体位摆放等问题,可遵医嘱注射短效镇痛药物。需要注意阿片类药物引起的过度镇静及呼吸中枢抑制反应。

6. **皮肤准备** 毛发旺盛者需要行局部备皮,侧胸壁肿瘤患者需要包括腋窝。进行 CT 定位时,使用油性防水笔在患者体表画线标记。

(二)流程准备

1. 将各项操作流程进行演示,熟练掌握。

2. 参加术前讨论,了解对手术部位和备皮的要求,对可能出现的情况和并发症要进行充分了解,备好相应的器械和药物。

3. 备齐抢救车药品种类并检查有效期。

4. 粒子植入物品准备。

5. 检查手术通知单,了解患者信息(体位、过敏史、生化检查等),手术名称,植入部位,麻醉用药及方式,放射性粒子计划植入数量,穿刺针型号和数量,与医生共同术前访视患者。

(三)物品准备

1. ^{125}I 粒子 粒子放入弹夹仓,与运输消毒罐和植入器一起进行高压灭菌备用。

2. **模板** 3D 打印模板制作完成后,护士与医生双人核对模板信息,包括患者个人信息、定位标志、针道数量及走向等,确认针道的通畅性,将模板清洗晾干后送至供应室灭菌消毒。

3. **体位固定用品** 负压体位固定垫、负压真空泵等。

4. **手术用品及药品** 手术器械包、一次性无菌植入针;胸穿及闭式引流全套物品,如胸穿针、胸瓶、胸管、生理盐水、连续负压吸引装置等;心电、血压、氧饱和度监护仪、氧气瓶;常用局部麻醉药、抢救药品及血管强化造影剂等。

5. **防护物品** 铅防护服、铅围脖、铅帽、铅防护镜、铅手套及手术野防辐射单、患者防辐射背心等。

6. **其他** 依据不同治疗需要进行个性化准备,如活检备物、血管造影备物、合并前列腺增生患者留置尿管等。

(四)环境准备

环境(CT 室)清洁安静,温湿度适宜,光线适宜,便于操作,术前 1 小时常规进行紫外线照射消毒。

二、术中配合

根据护理配合工作内容不同,粒子植入期间护理工作可由两名护士协作完成,一名为巡回护士,一名为器械护士。

(一)巡回护士职责

1. 与病房护士进行术前手术交接,核查患者身份、生理及心理状态是否可以耐受手术,确认患者术前禁食水、移除饰品、假牙等,清点携带的病历、影像学资料、留置管路、术前带药、氧气枕等。

2. 检查放射性粒子植入手术间,确认手术室温度、湿度、照明、空气清洁状态符合手术室标准。

3. 检查仪器设备及供氧装置状态是否良好,使用袖珍辐射沾污仪检测,确认手术室内无遗落放射源。

4. 与医生共同确认需要使用的 3D 打印模板。

5. 核对定位时已塑形的负压体位固定垫,平衡转移患者,尽量保护其隐私,按照原体位复位固定,使用激光线进行体表和固定垫定位点的校准。

6. 连接心电监护及面罩吸氧。

7. 建立静脉通路,按医嘱需求给予术前用药。

8. 手术中巡视,密切观察患者的血氧饱和度、心率、血压等生命体征的变化,询问患者有无不适,做好手术护理记录及护理文书书写。

(二)器械护士职责

1. 手术物品准备　包括无菌敷料、消毒液、麻醉药物、粒子植入包、粒子枪、粒子仓、穿刺针等;检查所有手术用物及器械的灭菌标识、有效期、包装等。

2. 严格执行外科手消毒制度,铺设无菌台,并检查粒子植入包内内容、粒子枪性能、穿刺针完整性。

3. 患者信息核查　与巡回护士一起核对患者信息,确保患者、手术部位、手术方式准确无误。

4. 佩戴好个人辐射防护装备,手术开始前与巡回护士一起确认无菌台上物品数目、穿刺针型号及数量、铅罐内放射性粒子仓储备数目,将清点好的放射性粒子仓从铅罐中移至无菌不锈钢弯盘中,屏蔽。

5. 协助医生铺置无菌单,进行 3D 打印模板复位,传递手术器械。

6. 手持长镊将无菌弯盘中的粒子仓传送至粒子枪内的弹夹膛中,注意每次传送时需大声报出所传递的粒子仓编号;传送放射性粒子时,递送动作快、准、轻,尽量缩短粒子暴露时间,严禁直接接触放射性粒子。

7. 准确传递手术器械,如缝针、手术刀,及时清点和整理使用过的纱布、血垫、棉条等。

8. 手术完毕与巡回护士清点粒子,将剩余粒子仓移回至铅罐中妥善保存。

(三)术后护理

1. 观察穿刺点有无出血,协助手术医生包扎伤口,协助患者佩戴个人辐射防护品。

2. 检查患者管路固定及通畅情况,整理患者衣物,保护患者隐私。

3. 与巡回护士再次确认放射性粒子植入数目,使用袖珍辐射沾污仪再次检查有无遗落;术后与核医学进行交接,确认已使用和剩余粒子数目,双方签字。

4. 整理患者物品及相关病历、影像学资料、护理文书,携带转运心电监护及应急抢救包、患者氧气袋鼻导管吸氧,在医生陪同下,用平车将其护送至病房。

5. 清理无菌台,清点手术器械,整理手术间。

6. 与病房护士床旁交接,包括术中生命体征、出血量,有无咯血、喘憋等症状,有无术中气胸、血胸等并发症。

第三节　纤维支气管镜直视下放射性粒子植入的术前准备和术中配合

一、术前准备

1. 术前向患者讲解 FFB 直视下粒子植入的注意事项。

2. 术前 4~6 小时禁食水,术前半小时肌内注射阿托品 0.5mg 及地西泮 10mg。

3. 静脉内置留置针以保证术中静脉通道通畅。

4. 物品准备包括粒子植入器、植入导管和导丝、推送导杆、无菌液状石蜡等;心电监护仪、血压监护仪、血氧饱和度监护仪,氧气以及抢救用品及药品。

二、术中配合

1. 将心电监护仪、血压监护仪、血氧饱和度监测线路与患者连接,同时给予鼻导管吸氧,流量为 2~5L/min。术中应严格监测生命体征及血氧饱和度变化,如有异常及时通知监护医生进行处理。

2. 术中出现低氧血症、高血压、心律失常、急性心力衰竭时,配合医生进行相应抢救及处理。

第四节 放射性粒子植入治疗胸部肿瘤的术后护理

一、常规护理

(一) CT 或 MRI 引导下粒子植入患者

1. 术中顺利无并发症者,常规在 ICU 内观察生命体征,如心电、血压、血氧饱和度等监测 4~6 小时,平稳后返回病房继续进行观察。

2. 术中出现并发症者,延长在 ICU 监测时间,待各项指标平稳后转入普通病房。

3. 避免剧烈咳嗽或用力活动,咳痰时使用滤网过滤痰液,避免咳出的粒子遗失,如有粒子咳出,立刻装入铅罐,交核医学科处理。

4. 连续 72 小时观察并记录痰液性状。

5. 观察植入穿刺部位有无出血。

(二) FFB 下粒子植入患者

1. 术后 2 小时禁食水,如无异常可逐渐恢复正常饮食。

2. 术后平卧 2 小时避免剧烈咳嗽,酌情给予镇咳药,特别注意痰中有无粒子混入,如有应及时回收放入铅罐内。

3. 嘱少讲话、适当休息,使声带尽快恢复,有声音嘶哑、咽部肿痛可给予雾化吸入。

4. 预防感染,每日漱口两次。

5. 咳血痰常见,嘱患者患侧卧位,可给予注射用血凝酶及地西泮镇静药物治疗,并向患者和家属做好解释工作。

(三) 超声引导下粒子植入患者

1. 注意观察穿刺部位有无出血、渗血、皮下血肿等,注意加压包扎的力度。

2. 手术中植入粒子者,应落实麻醉后护理常规和手术后护理常规,观察引流情况并记录,备好抢救物品。

(四) 食管癌性狭窄粒子覆膜支架置入患者

1. 术后因支架扩张导致的胸部疼痛最常见,此时应评估疼痛程度,通知医生处理。

2. 注意呕吐物和大便颜色,术后有少数患者出现呕吐或黑便,可能因扩张肿瘤组织时同时损伤了瘤体内小血管,出血往往量少,1~2 天内多能自止。

3. 嘱患者术后禁食水 12 小时,12 小时后进流质食物,48 小时后进软食,不能进冷、黏、长纤维食物。

4. 所有粒子植入患者术后都要评估患者疼痛和心理状况等,并采取相应护理措施。

5. 术后患者佩戴含铅的防护物,床旁设有放射性标志牌,嘱其缩小活动范围,减少人员入内,减少对家属和医护人员辐射影响。有条件的科室术后患者要放入单间管理。

二、并发症护理

(一) 气胸

常见,与术中反复穿刺或患者术后剧烈咳嗽有关。术前体位训练及呼吸训练对于减少气胸的发生有一定作用。

1. 体位训练可以使患者保持固定体位,耐受手术的时间长度,减少位移导致的气胸发生。

2. 呼吸训练 如腹式呼吸训练可尽可能减小胸部穿刺手术时胸廓的活动度,并有利于缓解患者焦虑紧张的情绪。屏气训练的目的是使患者能配合术中医生穿刺,减少胸膜损伤,从而降低气胸发生率。

(1) 腹式呼吸法:术前 2 天,护士引导患者仰卧于薄枕,两手分别放置于前胸和上腹部,保持缓慢呼吸状态,吸气时腹部隆起,停歇几秒后缓慢呼出;呼气时保持腹肌收缩状态,手部力量作用于腹部,增加腹内压,松弛膈肌,排出肺部气体,保持吸呼比为 1：3,每日需坚持训练 3~4 次,每次 8~10 组。

（2）屏气训练:术前 2 天,护士于床旁指导患者进行屏气训练,按照口诀“深呼吸—屏气—轻轻呼气—正常呼吸”进行训练,每日 2~3 次。

3. 出现气胸后患者需用鼻导管吸氧,由平车送入病房,监测患者生命体征,给予心电、血压、血氧饱和度监护;给予患者低流量吸氧(2~3L/min),观察患者有无呼吸困难、胸痛等症状;嘱患者避免剧烈咳嗽,可遵医嘱应用镇咳药物进行有效镇咳。

（二）皮下气肿

胸部肿瘤放射性粒子植入术后皮下气肿多为气胸的伴随症状,发生率很低。

1. 嘱患者胸部穿刺后避免剧烈活动和剧烈咳嗽,保持大便通畅,避免用力排便等增加胸腔内压力的活动。

2. 少量皮下气肿无须特殊处理,但应提醒医护人员注意,是否出现气胸或者有引流管的移位。

3. 当皮下气肿累及到胸前区、颈部、颜面部和四肢中的两处及以上时,应立即行胸部 CT 检查,确定引流管前端的位置。当出现引流管前端移位至皮下组织时,应重新调整引流管位置,重新固定引流管。

4. 严密观察患者是否出现呼吸困难加重等症状,及时报告医生进行相应处理。

（三）咯血

中心型肺癌患者术后出现咯血痰较周围型肺癌发生率高,咳少量血痰患者,无须特殊处理,嘱患者避免剧烈活动和咳嗽,吐出口中血痰后使用清水漱口,保持口腔内清洁、无异味,增加舒适感;咯血量大的患者立即取患侧卧位,以防止血流入对侧肺叶,鼓励患者尽量咳出所有的血块,避免阻塞呼吸道,并嘱患者保持平静,同时密切观察咯血量,向患者和家属做好解释;监测患者生命体征,尤其是血压和心率变化,必要时遵医嘱给予升压药物及补充血容量。

（四）胸痛

穿刺部位疼痛,评估疼痛程度并给予常规镇痛处理。

（五）发热

患者术后发热在排除感染的情况下有两个原因:一是穿刺损伤了肺组织,渗出液中的炎性因子刺激机体出现发热现象;二是放射性粒子刺激肿瘤组织也会出现发热,体温均低于 38℃,鼓励患者多饮温开水,不给予降温处理,若体温超过 38.5℃,应通知医生给予物理降温或退热药。

（六）肺栓塞

血液处于高凝状态是肺栓塞形成的重要因素,在北京协和医院统计的 100 例肺栓塞患者中,35%有各种恶性肿瘤史,其中肺癌占 75%。术后罕见有脱落的粒子随血流进入血管引起肺栓塞,一旦发生后果严重,应严密观察患者心率、呼吸频率、血氧饱和度,若患者出现胸痛、发绀、呼吸困难、血氧饱和度持续下降等情况应立即报告医生及时处理。

第五节　放射性粒子植入治疗的心理护理

在强调整体护理中,心理护理逐渐成为临床护理工作的一个重要环节,特别对于恶性肿瘤的患者更为重要。

一、癌症患者的主要心理状态

癌症患者心理反应的六个主要阶段:拒绝、恐惧、愤怒、轻生、稳定、配合。每个阶段反应的轻重和时间长短与自身个性、心理素质、病情严重程度以及对癌症认识程度有关。

二、患者的心理状态和护理

临床病例多为晚期恶性肿瘤患者,确诊后对患者心理刺激较大,应激失调的发生率高,常出现恶劣心境,缺乏自我调节,能够主动接受粒子植入治疗的大多数患者在经历了各种治疗手段以后,对自已的病情比较了解,主要的心理状态就是积极配合医生做好治疗,来战胜疾病。因此,除了做好癌症患者常规护理外,对于将进行 ^{125}I 粒子植入术的患者,心理护理主要是不断鼓励,增加其战胜疾病的信心。

由于 ^{125}I 粒子植入术是国内新开展的项目,患者及家属对其了解较少,常顾虑手术的安全性、有效性而产生焦虑、恐惧心理。经常会询问粒子植入术与外科手术治疗的区别,粒子植入术是否安全或会发生什么意外,粒子植入治疗是否有效,会不会产生外放疗类似的全身反应,会不会对家人造成放射损伤等问题。因此,只有给他们实用性和针对性强的信息支持,才能降低其对治疗的不确定感和紧张、焦虑水平。护士要针对患者的顾虑及其个体接受能力,充分利用查房和护理的机会与患者交流,让其讲述自己的感受,有的放矢地向患者讲解放射性粒子治疗的常识,以及成功治疗的病例,打消患者疑虑。向患者及家属介绍粒子植入治疗的优点、安全性、术中的感受和注意事项,使用图谱使其容易理解并请已接受本项治疗的患者现身说法,力求消除其恐惧心理,鼓励他们增强信心,密切配合医生治疗,共同战胜疾病。同时及时与家属和主管医生沟通,共同做好患者的心理护理工作。

第六节　放射性粒子植入器械清洗消毒处理

一、植入设备处理

(一)放射性粒子枪处理
放射性粒子枪处理分为清洗、洗刷、消毒三个步骤。

1. 清洗　放射性粒子枪使用后及时擦拭清除表面血迹及污染物,使用快速多酶清洗液进行预处理,将快速多酶清洗液稀释成 1 : 200 或 1 : 100(适宜水温 10~65℃),浸泡 15~30 分钟,取出后用流动清水冲净器械表面及各仓、腔间隙的清洗液,注意清洗时需要将粒子枪轴节分离,完全暴露弹夹仓、推送导杆,如粒子枪表面污染物已变干难以清除时,则将快速多酶清洗液按 1 : 50 配制,浸泡 20 分钟以上。

2. 洗刷　放射性粒子枪经初步清洗后,需要使用高压水枪冲洗弹夹仓内及推杆上的微小污物残留,再用细毛刷刷洗粒子枪表面及弹夹仓,检查弹夹仓弹簧、仓内是否有粒子残留。

3. 消毒　清洗好的放射性粒子枪需要完全晾干,置于特制的粒子枪盒中,与供应室交接进行环氧乙烷灭菌。

(二)模板处理
使用过的 3D 打印模板需要进行清洗、消毒、冲洗三个步骤。

1. 清洗　使用过的模板需及时擦拭表面血迹及污染物,确认针道通畅及模板的完整性,使用流动水清洗表面微小污染物,直至无肉眼可见污染物,注意模板自身多为塑料材质,不可耐受高压水枪冲洗。

2. 消毒　可使用万福金安消毒液及有效氯含量 2 000mg/L 的含氯消毒剂进行模板浸泡消毒,浸泡时间为 30 分钟。

3. 冲洗　消毒浸泡后的模板,需使用无菌生理盐水再次冲洗模板表面,然后送至供应室进行低温灭菌处理。

(三)^{125}I 放射性粒子处理
1. 消毒　待消毒的粒子源应装于铅罐等屏蔽容器中,采用普通高压蒸汽灭菌或者环氧乙烷低温消毒,消毒区域设置特殊标识。

2. 分装　根据《低能 γ 射线粒子源植入治疗放射防护要求与质量控制检测规范》(GBZ 178—2014)要求:①粒子贮存的容器前应使用铅块屏蔽,并在屏蔽铅块前放置防护铅屏风,屏风上方应有不小于 0.25mm 铅当量的铅玻璃,操作人员应在屏风后实施操作。②操作前要穿戴好防护用品,防护衣厚度不应小于 0.25mm 铅当量;对性腺敏感器官,可考虑再穿含 0.5mm 铅当量防护的三角裤或三角巾。③拿取粒子应使用 250px 以上长柄器具,如镊子,尽可能增加粒子与操作人员之间的距离。④在整个工作期间所有人员尽可能远离放射源,快速完成必要的操作程序。

3. 储存　根据《低能γ射线粒子源植入治疗放射防护要求与质量控制检测规范》(GBZ178—2014):①待用的粒子应装入屏蔽容器内,并存放专用房间,该房间应防火、防盗、防潮湿。②放射性粒子应该在适当的屏蔽厚度的铅罐贮存,铅罐应放置在保险柜里,并由专人保管;粒子应设有专用贮存室,并定期进行剂量监测,无关人员不得入内。③使用前详细记录从容器中取出粒子源的编号、日期时间、源名称、入库活度/数量、送货人、接收人、出库活度/数量、去往场所、出库经手人、接收人等。④应定期检查粒子源的实际库存数量及贮存场所,对库存中的粒子源应标明其用途。

(四)一次性物品处理

一次性粒子包内的物品及使用过的纱布、棉垫、一次性手术衣等一次性物品按医用垃圾分类处理。穿刺针为一次性物品,使用过的穿刺针为医疗锐器,需要放入医疗锐器盒中,并在锐器盒表面标注损伤型医疗废物。

二、手术室环境处理

桌面、治疗台面、手术床及转运床、固定垫等可使用卡瓦布擦拭消毒处理或使用75%乙醇溶液喷洒后擦拭。手术室内空气消毒可使用紫外线灯照射1小时。

第七节　放射性粒子植入治疗病房管理

^{125}I粒子具有放射性,可通过间接电离作用对周围人群造成损害。国际原子能机构(International Atomic Energy Agency,IAEA)根据放射源对人体可能造成的损害程度将低能核素^{125}I分划至第Ⅳ类(低危险源)、第Ⅴ(极低危险源)类。

粒子植入项目涉及诸多环节,属于存在放射诊疗危害风险的放射诊疗项目。有文献报道,粒子植入病房医护人员在进行防护的情况下其累计受照剂量高于非粒子植入病房医护人员,提示^{125}I粒子植入病房放射辐射是确实存在的,医护人员应重视自身放射防护。

^{125}I粒子植入病房的管理除具备普通病房的制度外,根据专科特点及工作性质还应完善组织管理构架,尤其在科室自主管理放射性核素的情况下,制定行之有效的规章管理制度,如放射性核素订购、领取、保管、使用制度;查对制度;资料管理制度及放射性废物管理制度、应急制度等;做好病房内粒子源管理、植入设备系统管理、专用病房使用、防护安全系统、人员培训、流程建设、工作人员剂量监测管理、患者和家属的放射防护宣传教育和管理等。

一、放射防护相关规章制度管理

(一)岗位责任制

1. 科室主任为第一责任人,责任内容为:①重点加强个人剂量管理、防护法规培训管理、职业健康体检管理。②建立放射人员防护管理考核制度,对不按要求进行监测、培训、体检的人员进行严格考核。

2. 其余工作人员应认真履行各岗位职责,在完成临床工作同时应做好如下几点:①约束个人行为,按照要求做好放射防护工作,保证患者和医护人员的安全。②遵守放射人员管理规定,按时进行培训考核和体检。③按照放射人员管理规定做好个人受照剂量监测。

(二)建立健全各项制度

病房应建立和健全各项辐射防护制度:辐射防护安全制度、辐射应急措施、放射性粒子脱落登记制度、放射性粒子治疗术后随访制度、剂量监测设备检修维护制度等。

二、病房工作流程管理

(一)放射防护宣传教育

1. 病房建立辐射防护的宣传栏,发放宣传单、健康宣传教育手册,定期举办患者宣传教育会,运用形式多样的方式进行宣传教育,强化防护意识,宣传防护知识,指导防护措施,监督防护行为。

2. 宣传教育的对象包括患者和家属,内容包括放射防护的重要性、放射防护原则、放射防护的三要素、放射防护装备等。

3. 宣传教育贯穿于粒子植入围手术期,应重视和做好术前的防护宣传教育。

(二) 专用病房的管理

1. 病区内有设专门的粒子植入病房,专门病房应设单人病房或双人病房,床间距大于 1.5m;有独立卫生间、门口张贴电离辐射警示标志。

2. 植入粒子术后的患者,在植入部位应穿戴厚度为 0.25mm 铅当量的铅背心、铅围脖或铅裙。

3. 非单间病室,植入粒子源的患者床边 1.5m 处应划为临时控制区,控制区处摆放铅屏风,除医护人员外,其他无关人员不得入内。

4. 在护士站等明显位置摆放粒子植入患者一览表,定时更新,方便医务人员识别需要防护的人群。

5. 告知植入粒子源的患者尽量在室内活动,如出病室,患者必须穿戴铅防护用品。

6. 患者出院后床单位需要用袖珍辐射沾污仪进行检测有无遗落粒子。

7. 前列腺植入粒子源的患者应戴避孕套,以保证放射性粒子源植入体内后不丢失到周围环境;为防止粒子源随尿液排出,在植入后两周内,使用 4cm×4cm 的纱布在专用容器中对尿液进行过滤。

8. 告知患者或陪住人员,当发现患者体外有粒子源时,不能用手拿,应当立即通知医护人员处理:使用长柄镊子夹取粒子,放在预先准备好的铅罐内,定点储存。

(三) 护理管理

1. 医护人员管理　①病房护理人员需经过辐射安全与防护培训,取得放射工作人员证。②护士定期学习培训、考核防护相关知识,以互相监督等形式促进剂量监测及自我防护措施的执行。③不安排备孕期和怀孕的护士进行粒子植入患者的护理。④指导医护人员正确佩戴个人受照剂量监测计,并按照辐射安全管理规定每季度对医务人员进行个人剂量检测。

2. 护理流程管理

(1) 集中安排 ^{125}I 放射性粒子植入术患者的手术日,尽量安排在同一天完成。

(2) 护理工作要点:①术前做好放射防护宣传教育。②术前留置静脉通路,保证通畅。③手术期间,整理好患者床单位,备好吸氧、监测和负压吸引装置等。④术后护理让患者穿铅衣防护服。⑤护士做好自身防护。⑥宣传教育应贯穿住院全程,并遵照规定进行有效防护。⑦掌握放射性粒子脱落后的应急处理措施。⑧做好出院指导和随访。

三、放射防护用品及粒子源管理

(一) 防护用品管理

1. 个人防护用品　①病房配备工作人员使用的铅防护衣、防护面屏、铅眼镜、铅手套等,铅当量为 0.25mmPb。②为患者配备铅毯或铅衣、铅围裙,铅当量为 0.25mmPb。③配备铅屏风及铅罐。

2. 防护检测设备　病房应配备辐射沾污仪以探测粒子有无遗落。

3. 个人计量仪　①工作人员配备个人计量计。②放射工作人员,如医师、护士每季度进行剂量监测一次。

(二) ^{125}I 粒子源的管理

1. 临床科室内不储存放射性粒子。

2. 病房需要配备放射性粒子遗落应急箱,箱内基本内容包括铅罐、长柄镊子、标记笔、登记本,铅罐上应标明"空罐"或"有粒子"作区别。

3. 当发现有粒子源脱落时,不能用手拿,应当立即通知医务人员使用长镊子夹取粒子,放在预先准备好的铅罐内、储存,送回核医学科。

第八节　放射性粒子植入治疗的辐射防护

放射性粒子植入治疗辐射防护应遵循屏蔽防护、距离防护、时间防护三原则。

一、放射性粒子植入术前防护

（一）放射性粒子活度测试

参与放射性植入的医务人员应佩戴个人剂量仪及全套辐射防护用物,拿取粒子仓应使用长柄器具,如镊子(30cm),尽可能增加粒子仓与操作人员之间的距离。

进行放射性粒子活度测试即用活度计测量同批(或单个)粒子源活度,至少抽查粒子数目的 10%,活度误差应在 5% 以内。采用适当方法进行泄漏检查,确认其完整性和安全性。发现泄漏,应将同批次粒子退回厂家。如粒子源破损引起泄漏而发生污染,应封闭工作场所,将源密封在一个容器中,控制人员走动,以避免放射性污染扩散,并进行场所和人员去污。

粒子测试合格后装入粒子仓,粒子仓转运至消毒罐中。

（二）粒子的消毒

将放射性粒子在防护屏下先装入专用的粒子仓内,用高压消毒法进行消毒。一般使用正常循环 121℃、15 磅(1 磅 =0.45kg)压力下消毒 15~30 分钟,或用热蒸汽循环法 133℃、30 磅压力消毒 3 分钟。也可以用环氧乙烷气体消毒或将粒子放入有适当屏蔽作用的容器内用酒精浸泡 30 分钟消毒,术前再将其装入已消毒的专用植入器内。

（三）粒子的储存

1. 待用的粒子应装入屏蔽容器内,并存放在专用的房间。该房间应防火、防盗、防潮湿。

2. 应建立粒子出入库登记制度,植入前详细记录从容器中取出粒子的编号、日期时间、源名称、入库活度 / 数量、送货人、接收人、出库活度 / 数量、去往场所、出库经手人、接收人等。

3. 应定期检查粒子的实际库存数量及储存场所,对库存中粒子应标明其用途。

4. 应建立显示每个储存器的标签,在标签上标明取出粒子数量。

（四）粒子的运输

把消毒好的粒子装进屏蔽箱里进行运输,包装表面的辐射剂量必须小于国家允许辐射剂量水平(5μSv/h),由厂家专职人员配送,无储存条件的医院采取使用当天送货,当天使用,剩余粒子由专职人员当天带走,不得保留粒子在医院,并做好交接记录。

在实施手术前,应制订详细可行的手术计划,并准备好所需治疗设备,如模板、一次性粒子包、放射性粒子枪等,医护人员在治疗中要求操作熟练,动作要快、要准,尽可能缩短操作时间。

二、放射性 ^{125}I 粒子治疗术中防护

（一）屏蔽防护

参与手术的医务人员需穿戴好辐射防护用品,主要操作人员(手术医生、器械护士)应穿戴铅防护衣、铅手套、铅玻璃眼镜、铅围脖等。铅防护衣厚度不应小于 0.25mm。对性腺等敏感器官,可考虑再穿含 0.5mm 铅防护的三角裤或三角巾。粒子植入前患者手术部位铺铅孔巾。

（二）距离防护

拿取粒子仓应使用长柄器具,如镊子(20cm),尽可能增加粒子仓与操作人员之间的距离,尽量保持在 30cm 以上。在手术期间,粒子仓放于不锈钢弯盘中,弯盘需要加盖并放置于操作台远端,所有人员尽可能远离放射源,快速完成必要的手术步骤。

（三）时间防护

在实施手术前,应制订详细可行的手术计划,并准备好所需的治疗设备,如模板、一次性粒子包、放射性粒子枪等,医护人员在治疗中要求操作熟练,动作要快、要准,尽可能缩短操作时间。还需要注

意的是在粒子植入时由护士与第二助手两人核对计数,避免粒子遗失的同时减少了术后核对粒子的时间。

三、放射性 ^{125}I 粒子治疗后防护

（一）粒子植入手术间

手术结束后患者植入部位撤下铅孔巾,覆盖铅衣。手术结束即刻配合核医学人员核对粒子数目,确保绝对无误并登记。如有粒子遗落,立即用辐射沾污仪寻找,直至找到为止。手术材料及垃圾用辐射沾污仪检测有无粒子夹带。

（二）病房环境要求

患者床边 1.5m 处应划为临时控制区,并有电离辐射警示标志。除医护人员外,其他人员不得入内。患者应尽量安置于单间病房,若病房中有其他术前患者时,两床之间放置防护铅屏风。病室厕所内配备专用坐便器。处置室配备储源罐(铅罐)。

（三）患者辐射防护

建议佩戴口罩,避免粒子咳出遗失在周围环境中。叮嘱患者观察自身咳痰情况,若发现粒子源咳出及时通知医护人员。禁止患者在未佩戴个人防护用品的情况下离开病房。

（四）家属辐射防护

陪护家属与患者保持 1m 以上距离,尽量不要面向患者粒子手术一侧,减少与患者的接触时间。如患者病情需要长时间近距离接触时,须佩戴防护用品。

（五）医务人员防护

医务人员应缩短操作时间。操作尽量站在患者的四肢附近进行,输液时输液架靠近床尾放置,减少接触次数。若长时间接触患者,须佩戴个人防护用品。

四、放射性 ^{125}I 粒子治疗患者出院后防护

1. 放射性粒子植入患者,在没有采取任何屏蔽防护措施时,240 天内避免到公众场所活动。居家时尽量在单间居住,不允许接触孕期妇女,不能长时间接触或拥抱儿童。

2. 居家病情观察期间,叮嘱患者观察咳痰情况,及时发现有无咳出放射性粒子,穿刺伤口处有无粒子露出等表现。发现遗落粒子,用长镊子捡拾,放在金属容器中尽快移交给医院。

五、放射性 ^{125}I 粒子治疗患者死亡后的防护

根据国家职业卫生标准《低能 γ 射线粒子源植入治疗放射防护要求与治疗控制检测规范》(GBZ178—2014)规定,粒子植入后一年以上死亡的患者可以直接火化。植入后一年以内死亡的患者,总活度大于 4 000MBq 时,应从尸体中切除粒子植入的器官或者从尸体中取出粒子,并将它保存至从植入后算起至少一年;若粒子总活度小于 4 000MBq 时可以直接火化。

1. 如果住院患者死亡,体内存留粒子总活度大于 4 000MBq 时,治疗医师应从患者治疗部位取出粒子,并监测患者遗体和房间,在清点粒子前,不准移走任何纱布和绷带。

2. 火葬工人处理遗体时,应采取相应防护措施,戴手套和防护面具等。

3. 尸体火化时,应用高温或是炉腔高大的焚尸炉,减少空气中的放射性污染。若使用低温或炉腔低小的焚尸炉,对患者骨灰中残留的放射性物质需要屏蔽或特殊处理,火化后遗物不能散落在环境中。

4. ^{125}I 粒子植入后经 10 个半衰期或火化后的骨灰活度小于 10^6Bq 时,方可将骨灰运输。

第九节　胸部肿瘤放射性粒子植入患者随访

为提高患者的健康知识储备和出院后在医疗、护理、康复措施的知晓度,进一步满足患者居家生活护理需求,可在放射性粒子植入治疗后 1 个月、3 个月、6 个月后对患者进行随访。通过随访,护士可以

进一步发现患者可能存在的延续性护理相关问题,及时了解患者及家属是否存在相关护理知识理解误区。近年来随着科技水平的发展,随访的方式也逐渐多样化,包括电话随访、社群问卷调查随访、手机应用程序模式下的随访管理平台等。

放射性粒子植入患者的护理随访内容主要包括健康状态及生活质量评估、医疗护理满意度调查、辐射居家防护掌握情况、术后晚期并发症发生进展情况、肺功能康复情况等。护理人员可结合生活质量评估量表、满意度调查问卷、放射治疗并发症分级标准(如放射性肺炎分级、放射性食管炎分级、骨髓抑制分级)等多种专业性评估工具自行设计专业随访内容。

一、随访方式介绍

(一)信件随访

信件是较为原始的随访方式,通过建立随访卡、查阅患者的联系方式然后给患者或家属发送信件进行随访,根据回信内容,将随访的结果记录到随访卡上。适合于农村、边远地区,但工作量大是其缺点。

(二)电话随访

电话随访能够直接与患者交谈,了解治疗后患者所发生的一些并发症、不良反应及生活质量变化等情况。其优点在于直接与患者或家属联系,缩短了医生和患者之间的距离,是目前适用最为广泛的随访方式。

(三)家访

家访指医务人员上门对患者进行定期探访,和患者直接面对面地交流,给予患者相应专科护理及健康教育普及。此种方式充分考虑到了患者及家属的心理需求、充分调动家庭支持力量、建立了良好和谐的医患关系,广泛适用于社区及基层卫生服务工作人员,缺点为受人力、物力限制较大。

(四)门诊随访

将患者来院复查视同一次随访,仅适用于需要特殊检查的患者,如影像学、实验室检查等。优点为可获得最可靠最全面的临床资料,但随访较为局限、无法全面掌握患者情况且不适用于外省市、偏远地区患者。

(五)网络随访

近年来随着网络信息化的发展,利用互联网进行随访逐渐成为主流方式。网络随访方式较为多样化,包括建立社群、视频对话、设计并使用随访应用程序、互联网直播在线医疗平台、人工智能随访等方式。网络工具的应用使随访不再受地域、时间的限制;实现医务人员与患者的零距离沟通;随访信息完整、全面,将成为未来主流的随访方式。

二、随访内容

对于粒子植入的患者,护理随访需要关注其辐射防护的依从性,有研究结果显示,患者在出院后放射防护知识知晓率较低,如粒子脱出或咳出后如何正确处理的知晓率最低,原因是发生这样的情况较少,未引起患者及医护人员的重视。粒子植入术后患者住院期间,在医院实行严格的管理制度、较为齐全的防护措施及医护人员的监督下,大部分患者的院内放射防护自我管理水平较高,患者住院和居家期间的防护依从性高,但外出到公共场所防护依从性低。因此,在临床工作中患者与医护人员的有效沟通是实现合作关系的重要环节,从而进一步巩固自我管理行为,医护人员应多关心和鼓励患者,向家属介绍粒子治疗的优点、安全性及注意事项外,还应普及粒子植入术后的安全防护措施、放射性危害及放射防护目的,提高放射防护意识,力求消除其恐惧心理、鼓励他们增强其信心。

除此之外,针对护理方面还需要随访的内容可包括对患者疼痛、营养等健康问题的评估;患者生活质量的改变情况;患者并发症的观察等内容。患者出院时,如果有导管未拔除,随访应关注导管(如PICC、CVC 等)及造口、造瘘管的维护与评估及针对性干预指导等内容,避免堵管、管路脱出或感染等问题的发生。

值得注意的是,癌症患者的病程为慢性,护士应充分调动患者的主观能动性,运用指导 - 合作模式,调动患者的自我管理能力,促进患者产生有利于疾病康复和自身健康的行为。

（王攀峰　张睦毅　马骏　吴松波　付丽　徐瑞彩　田美荣　赵欣　岳原立）

参 考 文 献

[1] 柴树德,郑广钧,毛玉权,等.CT 引导下经皮穿刺种植放射性 ^{125}I 粒子治疗晚期肺癌.中华放射肿瘤学杂志,2004,13(4):291-293.

[2] 傅敏燕,高斌.CT 引导下碘 -125 粒子植入治疗非小细胞肺癌的临床护理.安徽医学,2017,38(11):1485-1487.

[3] 姜节卫,夏海英,杜苗.癌症放疗患者抑郁状态与社会支持的相关分析.中华护理杂志,2007,42(11):980-982.

[4] IAEA V.IAEA safety glossary:terminology used in nuclear safety and radiation protection.Kerntechnik,2007,72(5-6):267.

[5] 何晶晶,邵红岩,李月,等.^{125}I 粒子植入病房医护人员受照剂量研究.中华现代护理杂志,2016,22(13):1857-1859.

[6] 甘宜芹.癌症患者自我管理状况调查分析与护理.齐鲁护理杂志,2010,16(16):53-55.

[7] 周诗诗,王海芳,钮美娥,等.^{125}I 粒子植入病房护理人员放射防护实践的研究现状.中国护理管理,2020,20(1):63-66.

[8] 王攀峰,孙秋雨,刘加欧,等.行 ^{125}I 粒子植入术后出院肿瘤患者放射防护自我管理及其影响因素分析.中华现代护理杂志,2019,25(32):4152-4158.

[9] 胡成文,张晓明,唐世芳,等.癌症患者护理随访系统的构建与应用.中国护理管理,2019,19(6):938-941.

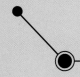

第三十六章

放射性粒子植入治疗胸部肿瘤辐射安全性

第一节　放射性粒子基本特性对辐射安全性的影响

放射性 ^{125}I 粒子能量辐射半径小（1.0~1.7cm），随着距离的增加，其放射能量呈几何倍数锐减，其中心点的放射能量 182Gy，在 1cm 的距离迅速衰减为 20%（即 31.6Gy），在 2cm 距离上衰减为 5%（即7.7Gy），用于肿瘤内照射治疗的优势包括物理学和生物学两个方面。生物学优势：①局部照射可增加肿瘤与正常组织的剂量分配比。②由于持续低剂量率照射而使肿瘤细胞增殖减少。③由于剂量率低氧增比少，即射线对肿瘤细胞杀伤时对氧依赖性减少，进而克服因肿瘤乏氧对射线产生的抗拒作用。物理学优势为局部可实现高剂量照射和易于防护。

放射性 ^{125}I 粒子以其物理生物学特性决定了治疗肿瘤有适形程度高、肿瘤靶区高剂量、周围组织损伤小、无明显全身反应等优点，临床应用时结合 ^{125}I 粒子的物理生物学特点，规范化标准化植入，可以有效地避免肿瘤靶区周围重要组织器官的严重放射性损伤，提高其临床治疗的安全性。

天津医科大学第二医院治疗的千例肺癌患者和国内相关的文献报道中未发现大面积肺纤维化、心脏大血管损伤以及骨髓抑制，表明了按照治疗计划实施粒子植入对患者是安全的。

临床使用放射性 ^{125}I 粒子植入治疗时，根据不同位置、不同体积大小肿瘤，经过 TPS 计算后，植入不同活度、不同数量的放射性粒子。如肿瘤直径 4cm 左右，体积 50cm^3 左右，植入大约 50 个 2.59×10^7Bq（0.7mCi）活度的粒子，肿瘤接受的平均剂量在 130Gy 左右，并且在 6 个月内持续释放射线。尽管能量在逐日衰减，但密切接触人员如家属、护理人员都有可能受到辐射。

石树远等将 20 名护理人员随机分为试验组与对照组，试验组护理人员对接受 ^{125}I 放射性粒子手术后患者（植入部位皮肤表面置放 0.18mm 铅当量含铅手套）进行日常护理，对照组护理人员在本研究进行期间护理常规患者，不接触进行粒子植入治疗的患者。分别在研究开始后第 3 个月和第 6 个月比较两组护理人员白细胞计数变化并与试验前比较，同时观察其有无出现急性辐射损伤的相关症状。结果显示，试验组护理人员均未出现急性辐射损伤的相关症状（包括皮肤黏膜改变及消化系统、泌尿生殖系统病变）。两组护理人员在试验期间外周血白细胞计数均位于正常值范围，个体均未出现白细胞计数急剧升高或者下降情况。两组护理人员在试验不同时间点白细胞计数平均水平均差异无统计学意义（$P>0.05$）；试验组护理人员第 3 个月白细胞计数平均水平较试验前无明显改变，差异无统计学意义（$P>0.05$），第 6 个月白细胞计数平均水平较试验前有所下降，差异有统计学意义（$P<0.01$）；对照组护理人员第 3 个月和第 6 个月白细胞计数平均水平较试验前无明显改变，差异无明显统计学意义（$P>0.05$）。提示对接受 ^{125}I 放射性粒子植入治疗的患者（植入部位覆盖 0.18mm 铅当量含铅橡胶手套）进行日常护理不会对护理人员造成急性辐射损伤，放射性粒子组织间近距离治疗对临床护理人员及周围人员所造成的辐射剂量在一定的防护条件下是可以接受的。

放射性 ^{125}I 粒子物理学特点还在于其缓慢而持续地释放低剂量率射线，半衰期长，正常组织耐受性良好防护要求低。从时间损伤上观察，受损伤的程度和接受放射的时间累计有关，接触时间长、身体累剂量大。以 1 个医生 1 年内参加粒子植入 200 次,每次植入 20 颗,操作时间为 30 分钟,操作使用 0.25mm 铅当量橡胶衣的防护,1 年内累计接受照射量仅相当于一次普通胸部透视所接受照射量的 1/5。张继勉等根据我国《电辐射防护与辐射源安全基本标准》中规定职业照射的剂量限量为年平均有效剂量不超过 20mSv 的标准,推论施行放射性粒子组织间植入治疗的手术操作医师,在具备屏蔽防护的条件下,在距离放射性粒子最近(1cm)操作放射性粒子活度($1.85 \times 10^9 Bq$)的情况下,每年进行这样的手术不超过 31 例时,所受的年辐射剂量低于国家准规定的年剂量限制。通常 B 超和 CT 引导下植入粒子,时间不长,整个植入过程几乎全封闭操作,泄漏少,受照射很小。国家卫生监督部门对天津医科大学第二医院 CT 引导下植入粒子全过程进行监测,从第一颗粒子植入到完成操作,30 颗粒子,13 分钟,在距粒子源 50cm 处检测到的辐射剂量为 5μSv/h。监测的每季度个人放射剂量无异常,反映了严格穿戴有效防护用品,如铅衣、围脖、手套、眼镜等,可完全阻挡粒子的低能量射线辐射,放射性粒子植入治疗对操作人员是安全的。

卓水清等检测了粒子植入术后即时、2 个月、4 个月、6 个月,距植入部位皮肤 0cm、15cm、30cm、50cm、100cm 的辐射剂量,发现植入术后即时皮肤表面接受 60μSv/h 的放射剂量,距皮肤 30cm 接受 15μSv/h 的放射剂量,提示住院期间与患者距离 30cm 内长时间进行护理的人员和家属有受到辐射的可能。所以患者住院期间,最好安排患者住单人病房,患者穿戴 1mm 厚度,0.25mm 铅当量的局部防辐射背心、胸带或围脖,可以有效屏蔽射线以保护家属、护理人员和密切接触者。

放射性 ^{125}I 粒子有激光焊接的钛合金壳,密闭性能好,如不破裂放射性核素不会进入患者体液中随尿排出而污染环境。我国国家强制性安全管理规定:患者植入 100 颗、活度为 $3.74 \times 10^7 Bq$(1.0mCi)的放射性 ^{125}I 粒子后第 2 天意外死亡,可直接火化不必取出粒子,反映出其使用对周围环境的安全性。

第二节　剂量学在辐射安全性中的重要意义

一、肿瘤靶区的辐射安全性

放射性粒子植入治疗肿瘤的核心问题在于靶区接受的辐射剂量。国际放射防护委员会 2000 年 86 号报告《预防放射治疗中意外照射事故》中指出,按放射事故照射损伤分类:小于 PD 25% 作为 A 类损伤,因为剂量不足不能控制病情发展,延误了治疗时间,失去了治疗的最佳时间。大于 PD 25% 属于 A 类损伤,因为在 5 年内因并发症死亡概率为 50%。

从王俊杰引进正规前列腺癌粒子治疗以来,国内开展粒子植入已有 20 年的时间,治疗范围扩展到头颈部、体部肿瘤治疗。由于除少数外放疗医生外,大多从事粒子治疗人员对放射剂量学只有粗浅的认识或者根本不了解,不重视剂量学,更谈不上对肿瘤靶区和周围危险器官的辐射安全性的认识。加之除前列腺癌粒子治疗外,体部肿瘤 CT 下粒子植入几乎没有可以借鉴的国外医疗经验,也没有专门的植入设备,使得临床病例数量多却不规范,肿瘤靶区和周围危险器官的辐射安全性得不到保证。如图 5-36-1~图 5-36-3(图 5-36-1 见文末彩图),肺癌靶体积 30cm³,PD 110Gy,植入粒子 27 颗,粒子植入后剂量验证 D_{90} 95.7Gy,D_{100} 55.2Gy,平均剂量 199Gy,D_{100} 未覆盖 CTV,剂量缺欠,3 个月复查 CT 肿瘤进展。如图 5-36-4~图 5-36-6(图 5-36-4 见文末彩图),靶体积 53cm³,PD 110Gy,植入粒子 94 颗,D_{90} 226Gy,D_{100} 111Gy,平均剂量 305Gy,超量明显,6 个月复查 CT 出现放射性肺炎改变。

由此可见,粒子植入操作的每一根植入针、每一颗粒子都和肿瘤靶区的辐射安全性有关,都与是否执行相关的国家、部门法律规定、行业指南息息相关。按照指南标准化程序进行粒子植入包括植入前粒子活度检查、确定 PD、靶区认定和勾画、使用植入模板、TPS 术前计划、术中优化、术后剂量验证等是保障肿瘤靶区的辐射安全性的重要条件。

放射性粒子植入治疗的效果直接取决于放射剂量分布,而剂量分布在很大程度上取决于植入针的空间分布(间距、深度、角度、平行程度等),更重要的是使粒子在靶区的空间分布合理。植入的过程中如果不能严格按照术前计划执行,很容易造成靶区剂量偏差,在粒子植入中因距离平方反比定律和指数衰

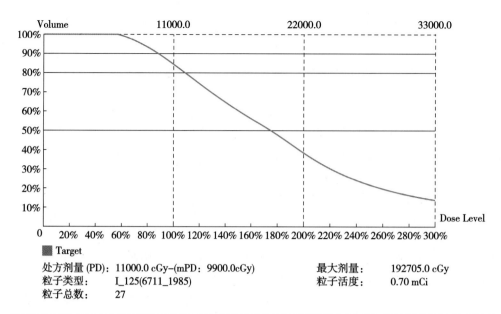

组织名称	体积(cc)	最小剂量	最大剂量	平均剂量	D100	D90	V100	V90
Target	30.0	5518.9	192705.0	19981.5	5518.9	9570.0	25.3(84.3%)	26.7(89.0%)

图 5-36-2　肺癌粒子植入后 DVH 图 D_{90} 95.7Gy D_{100} 55.2Gy

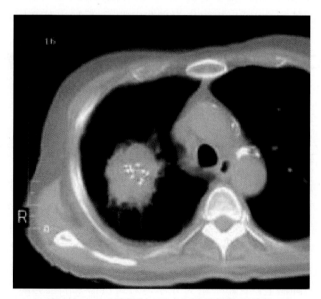

图 5-36-3　粒子植入后 3 个月复查病变进展

减规律的作用,距源距离的稍许变化,即可导致剂量分布的明显改变。王娟等研究了 ^{125}I 粒子不同分布组织间植入对荷人胃癌裸鼠移植癌疗效的影响,发现粒子分布的方式直接影响疗效。王俊杰等研究了同活度、同数量 ^{125}I 单平面布源的剂量分布,认为同活度、同数量 ^{125}I 粒子不同分布模式直接影响周边剂量。因此,模板的应用是保障粒子植入位置基本准确的重要因素之一。

在共面模板辅助 CT 引导下肺癌的粒子植入中,由于呼吸、肋骨、肿瘤距体表深度、肿瘤硬度、术者熟练程度等因素影响会出现偏针等现象,可使粒子植入位置出现偏差,进而影响到剂量的分布,那么术中剂量优化就具有重要价值。霍彬等对此进行了探讨,认为植入针插植完成后各种影响因素已成为既定条件,此时术中计划系统中所添加的模板及模拟植入针要与真实术中模板及植入针影像重叠,布源时同步显示 D_{90} 剂量曲线观察靶区剂量覆盖情况以增减粒子数目消除剂量冷点和热点,逐步达到剂量学要求后按计划植入粒子。随着 CT 和 TPS 的不断升级,尤其是 DICOM 医学影像传输标准制定后,TPS

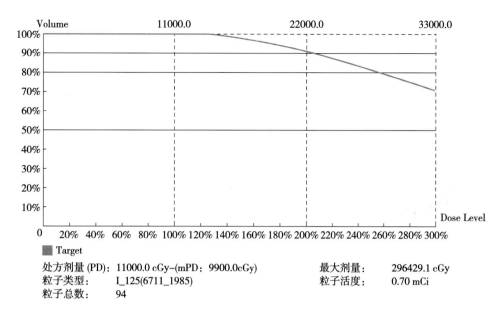

处方剂量（PD）：11000.0 cGy-（mPD：9900.0cGy）　　最大剂量：　　296429.1 cGy
粒子类型：　　I_125(6711_1985)　　　　　　　　　　　粒子活度：　　0.70 mCi
粒子总数：　　94

组织名称	体积(cc)	最小剂量	最大剂量	平均剂量	D100	D90	V100	V90
Target	52.7	11081.7	296429.1	30482.2	11081.7	22550.0	52.7(100%)	52.7(100%)

图 5-36-5　肺癌粒子植入后 DVH 图 D_{90} 226Gy D_{100} 111Gy

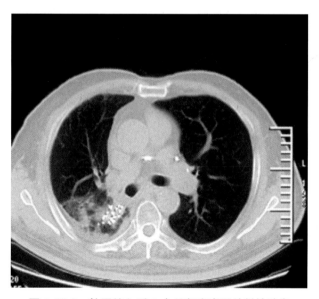

图 5-36-6　粒子植入后 6 个月复查出现放射性肺炎

可以直接通过网络传输获得术中 CT 影像数据进行术中剂量优化，从而显著提高粒子植入质量，提高疗效，减少辐射并发症，达到安全有效的目的。

采用 3D 非共面模板辅助 CT 下引导粒子植入治疗头颈部、体部肿瘤，可以更准确地实现术前计划，粒子位置偏差已控制在较小的范围内，具有广泛的应用前景。用于肺部肿瘤时，从多角度进针以避开肋骨和大血管遮挡，按术前计划植入粒子，实现靶区剂量合理分布。但临床应用 3D 非共面模板时不可避免地受到呼吸、气胸、肿瘤硬度、术者熟练程度、模板复位等因素影响出现偏针、粒子植入位置偏差等，术中剂量优化和粒子链的研发会使采用 3D 非共面模板辅助 CT 下引导粒子植入的靶区剂量分布更加合理。

精确计划、精确插植和种植是保障肺癌粒子植入治疗靶区剂量安全的关键。应用模板是保障靶区粒子空间分布合理的主要手段。不使用或在没有 TPS 的支持下盲目增加、减少粒子数目或改变粒子植入位置等是应该被逐渐摒弃的。

二、周围危险器官的辐射安全性

放射性粒子植入在杀灭肿瘤细胞的同时对周围正常组织器官存在一定损伤,特别是对肺组织、气管、食管、大血管及神经等重要组织器官的放射损伤引起了国内外学者的关注,有学者分别在实验动物的气管、食管、神经和大血管附近植入粒子后将动物处死,取相应部位作组织学检查。结果发现植入后短期各组织有轻度放射性损伤,大多是可逆的,可通过自身修复,一部分局部放射性肺炎演变为局灶性纤维化。

韦长元等将不同剂量的放射性粒子 ^{125}I 植入兔大动脉周围,在不同时间,用光镜、电镜等方法观察兔大动脉组织的变化。结果显示:同剂量、作用不同时间的放射性 ^{125}I 粒子植入大动脉旁后,光镜观察动脉外膜有炎细胞浸润,中膜、内膜层无改变。电镜观察了粒子活度为 2.15×10^7Bq(0.58mCi),植入 30 天和活度为 5.92×10^7Bq(1.6mCi),植入 20 天两组,显示动脉内膜的微绒毛变形,嵴变平。粒子活度为 5.92×10^7Bq,植入 30 天组,显示动脉内膜细胞嵴变平,微绒毛大部分消失,但无内膜破溃。因而得出结论,放射性 ^{125}I 粒子植入对正常血管组织损伤小,为可逆性,血管无穿孔、出血的严重损害。

李运等将 42 只家兔随机分为 7 组,其中第 1~6 组为实验组,再分为"剂量梯度组"(第 1 组、4 组、5 组、6 组)和"时间梯度组"(第 2 组、3 组、4 组);第 7 组为对照组。全麻下于颈部在每只兔气管和食管之间植入 4 颗 ^{125}I 粒子,活度分别为 1.11×10^7Bq(0.3mCi)(第 1 组),1.85×10^7Bq(0.5mCi)(第 2 组、3 组、4 组),2.59×10^7Bq(0.7mCi)(第 5 组)和 3.33×10^7Bq(0.9mCi)即临床实用剂量高限(第 6 组)。对照组植入模拟假源(0mCi)。时间梯度组之第 2 组于术后第 1 个月末处死,第 3 组于第 2 个月末处死,其余各组术后第 3 个月末全部处死。切取受照气管和食管进行病理学检查,病理切片可见实验组气管壁的黏膜下层均呈慢性炎症改变,各组间及与对照组比较无差异,上皮退变在高剂量组及植入后第 2 个月末较对照组和低剂量组显著增多。食管病理改变相对轻微,各组比较无差异。揭示家兔 ^{125}I 粒子组织间插植对紧邻的气管、食管的辐射损伤表现为管壁的轻度慢性炎症和黏膜上皮的轻度损伤,呈可复性趋势,急性期和亚慢性期是安全的。

张福君等选择 30 只健康新西兰家兔,分为 2 周、2 个月及 4 个月组,每组 10 只,直视下在兔的实验侧坐骨神经旁植入 ^{125}I 粒子 10 颗。对照侧植入无放射活性空粒子 10 颗。术后 2 周、2 个月及 4 个月行双侧坐骨神经神经电生理测定及大体观察、光镜观察和电镜观察。发现实验和对照组坐骨神经近心端、远心端动作电位强度,近心端、远心端动作电位最大振幅,坐骨神经神经传导速度均差异无统计学意义。大体学观察和光镜观察实验侧坐骨神经病理学改变不明显;电镜观察可见到有髓神经鞘分层、塌陷、崩解等变性改变;神经鞘膜细胞和神经轴突内可见线粒体肿胀、空泡化。非特异性变化 2 周组为 60%~70%,2 个月组为 50% 左右,而 4 个月组下降到 30% 左右,3 组比较差异有统计学意义。结论:实验剂量下放射性 ^{125}I 粒子对家兔坐骨神经的组织影响以超微病理下的非特异性变化为主,对神经的生理功能影响微小。

对于胸部肿瘤放射性粒子植入后对正常肺组织和肺功能的影响,国外报道在术后 3~6 个月后 CT 检查显示有极小的肺纤维变和放射性肺炎。经术前和术后肺功能测试,结果发现 FVC 和 FEV$_1$ 均不受影响。

天津医科大学第二医院在粒子植入过程中,曾发生粒子迁移至远端肺组织或坠入胸腔,观察 1 年后未发现放射性肺损伤。在为 1 例周围型肺内肿瘤型粒子植入术 11 个月后又行病变局部肺楔形切除,术后病理检查,发现肿瘤中心坏死,周边纤维化,外周的肺组织检查发现支气管壁纤毛细胞正常(图 5-36-7~ 图 5-36-13,图 5-36-9~ 图 5-36-13 见文末彩图),提示治疗剂量下仅对周围的肺组织有一定影响。

随访中可见一部分患者其局部放射性肺炎演变成局灶性纤维化,并不可恢复(图 5-36-14~ 图 5-36-19,图 5-36-18 见文末彩图),但对患者的肺功能无显著影响。

三、对其他组织器官的损伤

放射性粒子因其局部剂量过高,对皮肤、乳腺、颈部肿物,可致放射性坏死,是最严重的并发症,也可造成放射性溃疡、瘘管形成等损伤。

胸部肿瘤表浅淋巴结转移癌粒子植入,如果剂量过高或距离皮肤少于 0.5cm,导致皮肤的色素沉着是最常见的并发症(图 5-36-20~ 图 5-36-23 见文末彩图)。严重的可以出现皮肤溃疡,表现为局部组织苍白、溃烂、多伴疼痛,经常规换药处理,大多数 1 年内瘢痕愈合。

总之,放射性粒子植入治疗胸部肿瘤的放射性损伤多为轻度的局灶性损伤,对重要器官组织功能、骨髓造血系统无明显影响,也无恶心、呕吐、消化道出血等反应。合理使用粒子活度、剂量,合理安排植入程序,可以有效减少并发症的出现。

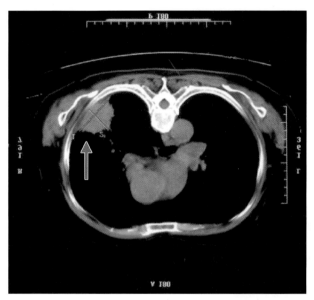

图 5-36-7　粒子植入前胸部 CT 显示右周围型肺癌

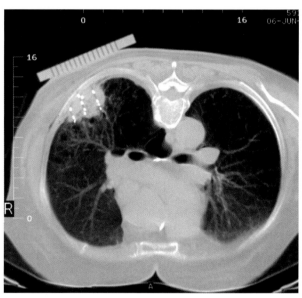

图 5-36-8　粒子植入完成

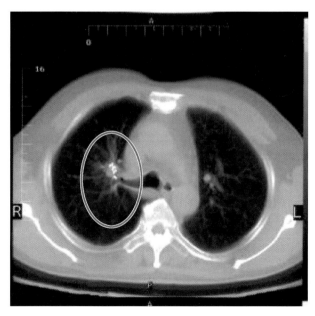

图 5-36-14　粒子植入后 1 个月,靶区周围出现放射性肺炎改变

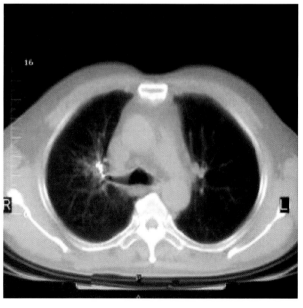

图 5-36-15　粒子植入后 3 个月,靶区周围放射性肺炎加重

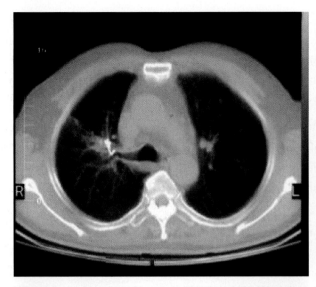

图 5-36-16　粒子植入后 9 个月,靶区周围放射性肺炎处逐渐变实

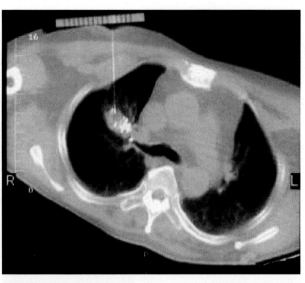

图 5-36-17　粒子植入后 12 个月,靶区周围放射性肺炎处变实,取活检

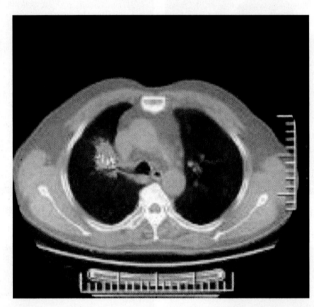

图 5-36-19　2010 年 9 月植入术后 3 年 9 个月胸部 CT 显示靶区周围局灶性纤维化变化不可恢复

（郑广钧　石峰　陈志军　陈宝明）

参 考 文 献

［1］王锡明,李振家,武乐斌,等.CT 引导下组织间置入 ^{125}I 粒子治疗肺癌的临床应用.中华放射学杂志,2005,39（5）:490-492.

［2］柳立军,宋永彬,刘淑贞,等.CT 引导下经皮穿刺植入 ^{125}I 粒子组织间近距离治疗非小细胞肺癌的探讨.北京医学,2005,27（8）:462-464.

［3］雷光焰,付改发,许建秦,等.放射性 ^{125}I 粒子组织间永久植入治疗中晚期肺癌的研究（附 32 例）.现代肿瘤医学,2005,13（1）:77-78.

［4］MARTÍNEZ-MONGE R,PAGOLA M,VIVAS I,et al.CT-guided permanent brachytherapy for patients with medically inoperable early-stage non-small cell lung cancer（NSCLC）.Lung Cancer,2008,61（2）:209-213.

［5］石树远,俞国媛,郑广钧.肺癌放射性 ^{125}I 粒子植入术后对护士外周血白细胞影响的探讨.医学信息,2014,27(5):106-107.

［6］张继勉.放射性粒子组织间永久插植放射治疗的辐射防护研究.中国辐射卫生,2006,12(4):407-411.

［7］卓水清,陈林,张福君,等. ^{125}I 放射性粒子植入术后患者周围辐射剂量的监测.癌症,2007,26(6):666-668.

［8］姜玉良,王皓,吉喆,等.CT 引导辅助 3D 打印个体化非共面模板指导 ^{125}I 粒子治疗盆腔复发肿瘤剂量学研究.中华放射肿瘤学杂志,2016,25(9):959-964.

［9］王娟,王绍其,徐建彬,等. ^{125}I 粒子不同分布组织间植入对荷人胃癌裸鼠移植瘤疗效的影响.中华核医学杂志,2008,28(5):313-316.

［10］王俊杰,田素青,李金娜,等.放射性 ^{125}I 粒子平面插值布源剂量分布研究.中国微创外科杂志 2005,12:1061-1062.

［11］霍彬,侯朝华,叶剑飞,等.CT 引导术中实时计划对胸部肿瘤 ^{125}I 粒子植入治疗的价值.中华放射肿瘤学杂志,2013,22(5):400-403.

［12］吉结,姜玉良,郭福新,等.3D 打印个体化非共面模板辅助放射性粒子植入治疗恶性肿瘤的剂量学验证.中华放射医学与防护杂志,2016,36(9):662-665.

［13］韦长元,李挺,杨伟萍,等.放射性粒子 ^{125}I 对兔大血管放射性损伤的实验研究.外科理论与实践,2006,11(1):59-60.

［14］李运,李剑锋,杨帆,等.放射性 ^{125}I 粒子植入对家兔正常气管、食管损伤初探.中华胸心血管外科杂志,2010,26(2):120-122.

［15］张福君,李传行,焦德超,等.放射性 ^{125}I 粒子植入对兔坐骨神经放射性损伤的实验研究.中华放射学杂志,2008,42(8):888-892.

［16］李小东,郭永涛,张遵城,等. ^{125}I 粒子植入治疗晚期肺癌的损伤效应与临床处置.中华放射医学与防护杂志,2007,27(6):565-568.

［17］JOHNSON M,COLONIAS A,PARDA D,et al.Dosimetric and technical aspects of intraoperative I-125 brachytherapy for stage I non-small cell lung cancer.Phys Med Biol,2007,52(5):1237-1245.

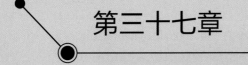

第三十七章

放射性粒子植入治疗的质量控制与放射防护

放射性粒子植入治疗的手术操作、供源和技术支持应该由取得国家相应资质的科室专业医务人员来完成。从事该技术的科室应该配备必要的剂量报警和监测设备，人员还应具备一定的辐射防护知识，并具有能够现场指导防护和初步处理辐射突发事件的能力。同时，应在下列内容方面加以重视。

第一节　医疗机构、人员和管理的规范要求

一、医疗机构基本要求

开展放射性粒子植入治疗的医疗机构基本要求具体如下。

1. 医疗机构开展放射性粒子植入治疗技术应当与其功能、任务相适应。

2. 二级甲等以上综合医院或肿瘤医院，具有卫生行政部门核准登记的与开展该技术相关的专业诊疗科目，应配备影像引导技术设备（如 CT、MRI、超声、内镜等）和放射性粒子治疗计划系统。

3. 医疗机构必须持有卫生行政部门核发的《放射诊疗许可证》和药品监督管理部门核发的《放射药品使用许可证》（第二类及以上）。

4. 开展肿瘤临床诊疗工作 5 年以上，其技术水平达到二级甲等及以上医院相关专业重点科室要求，在本省（自治区、直辖市）同等医院中处于领先地位。

5. 实施治疗场地要求包括核放射性粒子技术操作场地及无菌操作条件，全部影像导引技术设备（CT、平板 DSA、MRI、超声）具备医学影像图像管理系统，具备进行抢救手术意外必要的急救设备和药品，全部技术操作均在心电、呼吸、血压、脉搏、血氧饱和度监测下进行，具备符合国家规定的放射性粒子保管和运输设施，并由专人负责。

6. 按照国家有关放射防护标准制订防护措施并予实施。

7. 有至少 2 名具有放射性粒子植入治疗技术临床应用能力的本院在职医师，有经过放射性粒子植入治疗相关知识和技能培训并考核合格的、与开展本技术相适应的其他专业技术人员。

二、人员基本要求

（一）开展放射性粒子植入治疗技术的医师

1. 取得《医师执业证书》，执业范围为开展本技术相关专业的本院在职医师。

2. 经过省级卫生计生行政部门指定的培训基地关于放射性粒子植入治疗相关专业系统培训，具备开展放射性粒子植入治疗技术能力。

3. 有 5 年以上与开展本技术相关的专业临床诊疗工作经验，具有副主任医师及以上专业技术职务任职资格，从事放射性粒子植入工作不少于 3 年（开展口腔颌面部恶性肿瘤放射性粒子植入治疗，应当有 5 年以上口腔颌面外科或头颈肿瘤外科临床诊疗工作经验）。

（二）治疗计划制订人员

1. 取得《医师执业证书》，执业范围为开展本技术相关专业的本医疗机构注册医师。

2. 从事与开展本技术相关的专业临床诊疗医师或放射治疗物理师、核医学物理师，熟练掌握本技术治疗计划系统。

（三）其他相关卫生专业技术人员

经过放射性粒子植入治疗相关专业系统培训并通过考核，满足开展放射性粒子植入治疗技术临床应用所需相关条件的放射物理师等相关人员。

三、技术管理基本要求

1. 严格遵守肿瘤诊疗技术操作规范和诊疗指南，严格掌握放射性粒子治疗技术的适应证和禁忌证。

2. 术前根据患者病情，由患者主管医师、实施放射性粒子治疗的医师、放射物理师等相关人员制订放射性粒子植入治疗计划。全部技术操作均在心电、呼吸、血压、脉搏、血氧饱和度监测下进行。术后按照操作规范要求实施治疗技术质量验证和疗效评估，要求术后放射剂量验证率应当大于 80%。

3. 实施肿瘤放射性粒子植入治疗前，应当向患者及其家属告知手术目的、手术风险、术后注意事项、可能发生的并发症及预防措施等，并签署知情同意书。

4. 建立肿瘤放射性粒子植入治疗后随访制度，并按规定进行随访、记录。

5. 根据《放射性同位素与射线装置安全和防护条例》《放射性药品管理办法》等放射性物质管理规定，建立放射性粒子采购、储存、使用、回收等相关制度，并建立放射性粒子使用登记档案，保证粒子的可溯源性。

6. 建立放射性粒子遗落、丢失、泄漏等情况的应急预案。

7. 医疗机构按照规定定期接受环境评估，相关医务人员按照规定定期接受放射性防护培训及放射工作人员职业健康检查。

8. 建立病例信息数据库，在完成每例次放射性粒子植入治疗后，应当按要求保留并及时上报相关病例数据信息。

9. 医疗机构和医师定期接受放射性粒子植入治疗技术临床应用能力评估，包括病例选择、治疗有效率、严重并发症、药物不良反应、医疗事故发生情况、术后患者管理、患者生存质量、随访情况和病历质量等。

10. 其他管理要求　①使用经国家药品监督管理局批准的放射性粒子及相关器材，不得违规重复使用与放射性粒子相关的一次性医用器材。②建立放射性粒子入库、库存、出库登记制度，保证放射性粒子来源去向可追溯，在实施本技术的患者住院病历中留存放射性粒子相关合格证明文件。

四、培训管理基本要求

（一）拟开展放射性粒子植入治疗技术的医师培训要求

1. 应当具有《医师执业证书》，具有主治医师及以上专业技术职务任职资格。

2. 应当接受至少 3 个月的系统培训，在指导医师指导下，参与放射性粒子植入术 30 例以上，并参与 30 例以上放射性粒子植入患者的全过程管理，包括术前诊断、术前计划、植入技术、术后验证、围手术期管理、随访等，并考核合格。

3. 在境外接受放射性粒子植入技术培训 3 个月以上，有境外培训机构的培训证明，并经省级卫生计生行政部门指定的培训基地考核合格后，可以视为达到规定的培训要求。

4. 本规范印发之日前，从事临床工作满 10 年，具有副主任医师专业技术职务任职资格，近 5 年独立开展放射性粒子植入治疗技术临床应用不少于 100 例，未发生严重不良事件的，可免于培训。

（二）培训基地要求

1. 培训基地基本要求　放射性粒子植入治疗技术培训基地由省级卫生计生行政部门指定，其应当具备以下条件:①三级甲等医院,符合放射性粒子植入治疗技术管理规范要求。②开展放射性粒子植入技术不少于8年,具有符合放射性粒子植入治疗技术要求的病房床位数不少于30张。③近3年每年开展放射性粒子植入病例不少于200例。④有不少于4名具有放射性粒子植入治疗技术临床应用能力的指导医师,其中至少2名具有主任医师以上专业技术职务任职资格。⑤有与开展放射性粒子植入技术培训工作相适应的人员、技术、设备和设施等条件。

2. 培训基地工作基本要求　①培训教材和培训大纲满足培训要求,课程设置包括理论学习、临床实践。②保证接受培训的医师在规定时间内完成规定的培训。③培训结束后,对接受培训的医师进行考试、考核,并出具是否合格的结论。④为每位接受培训的医师建立培训及考试、考核档案。

第二节　放射性粒子的检测与质量控制

一、运输、存储、检测、消毒与装填等过程的质量控制

首先要求使用经国家药品监督管理局审批的放射性粒子。放射性粒子等物质的运输应当遵照有关的规定,如安全运输法规——《放射性物质安全运输规程》(GB 11806—2019),依据相关要求对放射性粒子进行包装,容器表面的辐射剂量必须小于国家允许的辐射水平(5μSv/h)。放射性粒子应该置于适当屏蔽厚度的铅罐内,铅罐应放置于保险柜中,由专人负责保管,不仅要保证粒子源的安全,还要防盗、防水、防火和防高温,不能与易燃易爆物品放在一处,仓库内要有良好的通风和射线屏蔽装置。放射源应分隔存贮,并有明显的标志,便于取源。应建立严格的入库、库存和出库等保管制度。建立严格的登记制度,具体包括生产单位、到货日期、核素种类、活度与储存容器情况。另外,还要求定期清点、记录和定期剂量检测,并与记载相符,发现丢失,立即上报。保证放射性粒子的来源去向可追溯,并在患者病历中留存放射性粒子相关的合格证明文件。

另外,还要注意粒子包壳材料、尺度、加工精度和焊缝的质量,是否符合要求,防止泄漏污染。是否符合检测要求,最好能够测定单颗粒子的实际活度,并与产品出厂标定的活度对比,如果与TPS计划的活度差别明显,则不能植入人体。否则会导致剂量分布的欠缺,影响治疗效果或产生不必要的副作用,甚至危害的发生。

从生产厂商订购的放射性粒子,要经过抽样检测,确认符合患者的处方剂量。粒子植入术前应对其中的10%进行随机测定,保证每颗粒子的处方允许剂量活度的偏差控制在±5%之内。然后放入高活性区锁好备用,确定手术时间后,再进行穿刺枪和粒子的消毒,消毒后的装弹应在屏蔽板后操作。使用镊子时不要用力过猛,避免使粒子破损或崩飞,确保无菌操作。

因粒子在运输时不消毒,在植入前必须使用一般消毒液浸泡消毒,不应使用干热蒸气或化学消毒。消毒前将铅罐中的粒子在屏蔽板后转移到专用消毒器皿中。高压消毒(正常循环)121℃、15磅、15~30分钟,或(热蒸气循环)133℃、30磅、3分钟。必须注意:植入粒子不能在温度超过138℃、压力超过35磅下消毒。简便快捷的方法是使用苯扎溴铵溶液浸泡消毒后用无菌生理盐水冲洗。

二、技术质量控制

1. 实施肿瘤放射性粒子植入治疗前,应当向患者和其家属告知手术目的、手术风险、术后注意事项、可能的并发症及预防措施等,并签署知情同意书。

2. 放射性粒子植入治疗是否成功的首要关键因素是靶区的准确定位。如果肿瘤与血管关系密切时,可进行血管造影或做CT增强扫描,确定靶区及周围脏器的位置关系。物理师和临床医师共同勾画肿瘤靶区。

3. 植入治疗是否成功的其他关键因素。照射剂量场(体积承受剂量)分布是否合理,靶区是否能够获得足够的放射剂量,重要结构和组织有无有效保护,照射靶点、靶组织的放射敏感性以及正常组织对射线的耐受能力,穿刺通道是否合理以及植入治疗过程是否易于实施。因此,要根据患者病情严格掌握

治疗适应证和禁忌证。

4. 依据我国的相关肿瘤诊疗技术操作规范和诊疗指南及美国近距离放射治疗学会（ABS）的建议，放射性粒子植入前必须制订治疗计划，由责任医师会同物理师等人员制订治疗计划，确定肿瘤体积和所需粒子总活度，并计算靶区所需粒子的数量。要确保肿瘤得到精确的致死剂量。另外，要充分考虑到放射性剂量、安全性、剂量均整性和放射源运输的可行性。

5. 由于在放射性粒子植入过程中存在技术误差、体位变化和粒子移位，从而导致肿瘤实际吸收剂量偏离术前或术中计划值，而该变化与疗效和并发症之间密切相关。因此，植入术后需要明确肿瘤靶区和周围危及器官的实际受量，否则就无法发现治疗计划实施过程中所发生的偏移。术者的操作经验对医疗质量及医疗安全起着重要的作用。Taussky 等和 El-Bared 等均认为操作者经验的差别会导致粒子迁移率不同，随着粒子植入实践的积累，操作者可显著提高临床技能，使粒子迁移率明显下降。粒子迁移是该治疗方法常见的并发症，虽然大部分情况下并不会产生明显的影响，但仍需通过提高临床技能、改进粒子工艺等途径减少此并发症，并做好长期随访工作，加强临床监控，避免潜在的医疗风险。另外，术后进行质量验证是必要的，要求粒子位置的准确度达90%以上，剂量不足要进行补充治疗。在完成每例次放射性粒子植入治疗后，都要保留相关信息，建立数据库。

6. 对患者在放射性粒子植入治疗后按规定进行随访和记录，依据《放射性核素与射线装置安全和防护条例》《放射性药品管理办法》等放射性物质管理规定，建立放射性粒子的采购、储存、使用、回收相关制度，并建立放射性粒子使用登记档案和粒子遗落、丢失、泄漏等情况的应急预案。

7. 医疗机构应按照规定定期接受环境评估，相关人员按照规定定期接受放射性防护培训及体格检查；医疗机构和医师按照规定定期接受放射性粒子植入治疗技术临床应用能力审核，包括病例选择、治疗有效率、严重并发症、药物并发症、医疗事故发生情况、术后患者管理、患者生存质量、随访情况和病历质量等。

三、电离辐射的剂量监测

为验证放射卫生防护标准及有关规定、细则的执行情况，更好地评价放射防护效益和及早发现异常情况，保证工作人员和公众的安全，必须进行电离辐射的剂量监测。所有放射工作单位或场所都应根据实际情况制订相应的监测计划。放射性粒子的工作单位或场所根据实际需要，建议开展下列监测项目：①个人剂量监测包括 γ 射线和 X 线。②场所监测包括 γ 射线和 X 线。辐射监测结果应按有关规定进行记录、整理和保存，便于接受监督和指导。要求监测方法和程序力求做到标准化。

第三节　放射性粒子植入的放射防护

一、放射工作场所的分类管理

2002 年颁布的《电离辐射防护与辐射源安全基本标准》（GB 18871—2002）对职业照射定义和剂量限值规定如下。

1. 职业性放射工作人员（第 Ⅰ 类）是指直接从事放射性物质操作或因修理、处理事故及其他原因经常不定期地进入放射性工作场所的人员。

2. 放射工作人员的年剂量当量是指在一年工作期间所受外照射剂量当量与这一年内摄入放射性核素所产生的待积剂量当量两者的总和，不包括天然本底照射和医疗照射。

为了便于管理，将放射工作条件分成以下三种。

（1）甲种工作条件：一年照射的有效剂量当量有可能超过 15mSv（1.5rem）。对于这种工作条件下的工作人员，要有个人剂量监测，对场所要有经常性的监测，建立工作人员个人受照剂量和场所监测档案。

（2）乙种工作条件：一年照射的有效剂量当量很少可能超过 15mSv（1.5rem），但有可能超过 5mSv

（0.5rem）。对于这种工作条件的场所，要定期进行监测，要进行个人剂量监测并建立个人受照射剂量档案。

（3）丙种工作条件：一年照射的有效剂量当量很少可能超过5mSv（0.5rem）。对于这种工作条件的场所，可根据需要进行监测并记录。

二、医疗照射及放射防护

放射防护是指研究电离辐射对人体健康的影响，确定卫生防护原则和措施，以防止电离辐射对人体危害的一门科学。放射防护的目的是防止发生对健康有害的非随机效应（接受放射治疗的患者除外），并将随机效应的发生率降低到被认为是可以接受的水平。防护的基本原则：实践的正当化、辐射防护最优化和个人剂量限值。其中个人剂量限值是指个人所受照射的剂量当量不应超过规定的限值。

医疗照射是指在医学检查和治疗过程中被检者或患者受到电离辐射的内外照射。施行诊断或治疗的医生应加强对被检者或患者的放射防护。医疗照射从其所获得的利益来衡量必须具有正当理由，既达到诊断或治疗的目的，又要把照射限制到可以合理达到的最低水平，避免一切不必要的照射。在正常情况下，对使用现场没有防污染的要求。密封源的活度不大于1.35mCi（50MBq）时，对工作场所的影响很小。多采用时间防护和距离防护。活度较大时，应该考虑设屏蔽防护，具体措施如下。

1. 屏蔽防护　在人体与放射源之间设置屏蔽，借助物体对射线的吸收以减少人体受照剂量，称屏蔽防护。X线和γ射线的防护屏蔽材料可以是铅、铁、水泥等重元素，具体的防护用品有铅砖、铅玻璃、衬铅围裙和铅目镜等。具体措施有术中术野加盖铅防护屏，术后患者佩戴铅防护背心、围肩、围脖等。

2. 时间防护　是在保证顺利完成工作任务的前提下，尽可能缩短操作放射源的时间，以达到减少受照剂量的目的。时间防护的具体措施：加强专业训练，严格采取岗前培训和岗位业务学习等方法熟练掌握操作技术和规程，严格限制无关人员在放射源附近作不必要的停留。对难以在短时间内完成的放射性作业或工作，可采取按工作顺序数人分次分组操作的接力方法进行。

3. 距离防护　是在保证工作任务的前提下，采取加大工作人员和放射源之间的距离，以减少人员接受照射剂量的方法。具体措施有根据工作特点可以选用远距离操作器械（如长柄卵圆钳、长柄弯头钳等）工作，加大工作人员与放射源的距离达到防护。

三、使用放射性粒子过程中的放射防护

应用放射性粒子的单位应当按照国家有关规定设置明显的放射性标志，其入口处应当按照国家有关安全和防护标准的要求，设置安全防护设施和射线报警检测装置。放射性粒子的包装容器和消毒器皿等应当设置明显的放射性标志和中文警示说明。对放射性粒子源应当根据其潜在危害的大小，建立相应的多层防护和安全措施，并对可移动的放射源定期进行盘存，确保其处于指定位置，具有可靠的安全保障。应用放射性粒子治疗的医疗卫生机构，应当依据国家相关法规和标准，制订与本单位从事的诊疗项目相适应的质量保证方案，遵守质量保证监测规范，按照医疗照射正当化和辐射防护最优化的原则，避免一切不必要的照射，并事先告知患者和受检者辐射对健康的潜在影响。一些具体的防护措施如下。

1. 进行植入手术的医护技人员应该佩戴个人剂量计。在开瓶、分装粒子及准备粒子治疗时要无菌操作。操作时聚精会神、正确迅速，并依据放射性核素的性质使用相应的防护用品。

2. 植入放射性粒子的患者的床旁1.5m处或单人病房应该划为临时的控制区，入口处应有电离辐射警示标志，除医护人员外，其他无关人员不得入内。植入放射性粒子的患者应使用专用的便器或设有专用的浴室和厕所。治疗期间的病房不清扫，除食品盘外，房内任何物品不得带出房间。

3. 为了保证植入放射性粒子植入体内后不丢失，对前列腺癌的患者为防止粒子随精液排出，要求佩戴避孕套两周。为防止其随尿液排出，在植入粒子后的两周内，推荐应用4cm×4cm药用纱布对尿液进行过滤。

4. 对接受组织间粒子植入治疗的患者,术后给患者一个带盖的玻璃或铝制小瓶,并向患者说明注意事项,如有放射性粒子脱落,立即用镊子拾起粒子,装入瓶内盖紧瓶盖,送回医院相关科室,不可随意丢放。

5. 废弃或不能用的粒子应该放到玻璃小瓶内,盖紧瓶盖,标出核素名称、粒子活度和日期。再放入专用的污物桶内,污物桶应有外防护层和放射性标志,放置地点应远离工作人员的工作区域及走廊,并按相关规定进行处理,不得乱扔乱放。

6. 每次工作后认真检查桌面和地面是否有遗漏的放射性粒子、有无粒子泄漏和环境污染。必要时使用γ射线监测仪和表面污染测定仪进行监测。

7. 如果住院患者死亡,放疗医师应从死者的治疗部位取出粒子源,并监测死者躯体和居住房间内有无遗漏的粒子源,在清点粒子源前,不准移走任何纱布和绷带。按《核医学放射防护要求》(GBZ120—2020)的规定,尸体火化的放射剂量上限值为100mCi(4 000MBq),如超过此剂量应该采取相应的防护技术处理。

四、放射工作人员的健康管理

放射工作单位应当严格按照国家关于个人剂量监测和健康管理的规定,对直接从事生产、销售、使用活动的工作人员进行个人剂量监测和职业健康检查,建立个人剂量档案和职业健康监护档案。严格控制放射工作人员的剂量限值。由指定的有关业务部门和医疗业务部门负责组织放射工作人员参加就业前的体检和就业后的定期体检。

放射工作人员就业前必须进行体格检查,体检合格者方可从事放射工作。放射工作人员就业后必须进行定期体格检查。对在甲种和乙种工作条件下工作的放射工作人员每年体检1次;对在丙种工作条件下工作的放射工作人员每2~3年体检1次;必要时可增加体检次数。体格检查项目应包括一般体检的详细项目(主要是临床内科、外周血象、肝功能及尿常规),并注意以下项目:接触外照射的放射工作人员,要进行眼晶体的检查。对受事故照射的男性人员,可增加精液常规检查。根据需要可进行皮肤、毛发、指甲及微循环的检查。

接受特殊照射的人员,其受照剂量接近100mSv(10rem)时,应及时进行医学检查、血细胞染色体畸变分析和必要的处理,并上报卫生部卫生防疫司。专业方面有困难的单位可请专门的医疗卫生单位协助处理。对放射病的诊断,应由指定的专业机构进行,将确诊的放射病病历摘要上报卫生部卫生防疫司。就业前、后体检结果由体检单位详细如实地记录在个人健康档案中。

对放射工作人员进行剂量限制要考虑随机性效应和非随机性效应,同时满足以下两种限值:①为了防止有害的非随机效应,任一器官或组织所受的年剂量当量不得超过下列限值:眼晶体150mSv(15rem),其他单个器官或组织500mSv(50rem)。②为了限制随机性效应,放射工作人员受到全身均匀照射时的年剂量当量不应超过50mSv(5rem)。

凡从事放射工作的单位均应设立专职防护机构或专职人员负责放射防护工作,按有关规定上报防护监测数据或资料,并接受该地区放射卫生防护部门的监督和指导。对从事放射工作的人员,应加强安全和放射防护知识的教育,并定期进行考核,使他们自觉遵守有关放射防护的各种标准和规定,有效地进行防护并防止事故的发生。新参加工作的人员要经过放射防护部门的考核,领取合格证后才可以从事放射工作。

(董华　李亚男)

参 考 文 献

[1] 卫生部办公厅关于印发《放射性粒子植入治疗技术管理规范(试行)》的通知[J].中华人民共和国卫生部公报,2010(1):42-43.

［2］胡效坤,张福君.国家限制类医疗技术放射性粒子植入治疗技术管理规范及临床应用质量控制指标解读［J］.中华医学杂志,2017,97(19):1441-1443.

［3］TAUSSKY D,MOUMDJIAN C,LAROUCHE R,et al.Seed migration in prostate brachytherapy depends on experience and technique.Brachytherapy,2012,11(6):452-456.

［4］EL-BARED N,SEBBAG N,BÉLIVEAU-NADEAU D,et al.Seed loss in prostate brachytherapy:Operator dependency and impact on dosimetry.Strahlenther Onkol,2016,192(5):305-311.

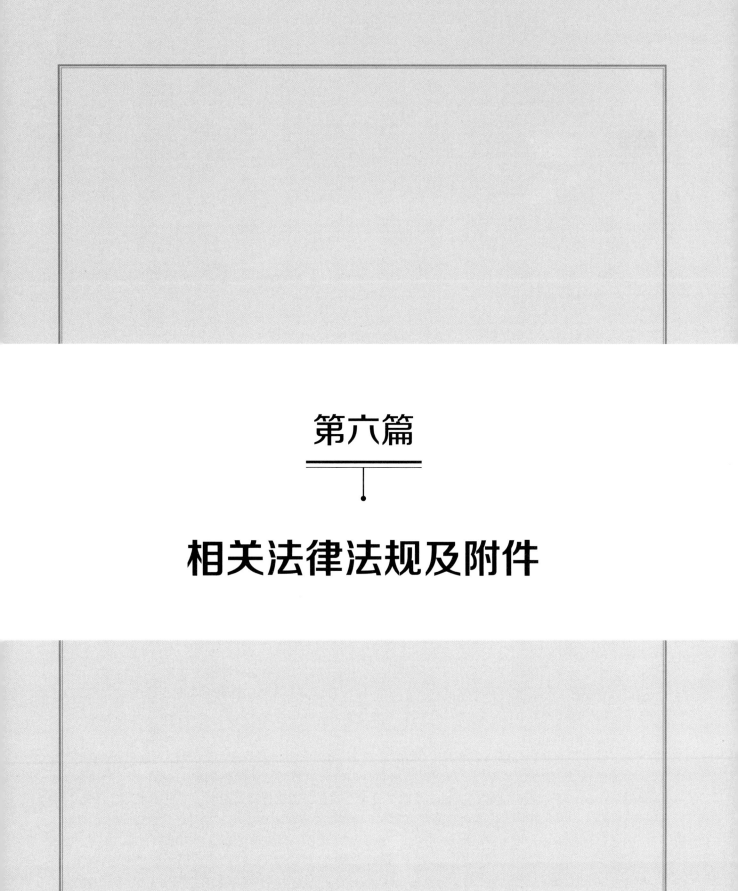

第六篇

相关法律法规及附件

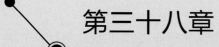

第三十八章

放射性粒子植入治疗技术管理规范

第一节　放射性粒子植入治疗技术管理规范

（国家卫生健康委员会 2022 年版）

为规范放射性粒子植入治疗技术临床应用,保证医疗质量和医疗安全,制定本规范。本规范是医疗机构及其医务人员开展放射性粒子植入治疗技术的最低要求。

本规范所称放射性粒子植入治疗技术是指恶性肿瘤放射性粒子植入治疗技术,所涵盖的应用范围包括:实体肿瘤经皮影像(超声、CT、MRI 等)引导下放射性粒子植入,经内镜(包括腹腔镜、胸腔镜、自然管道内镜等)放射性粒子植入,空腔脏器粒子支架植入,手术直视下放射性粒子植入,DSA 引导下放射性粒子植入。

一、医疗机构基本要求

（一）医疗机构开展放射性粒子植入治疗技术应当与其功能、任务和技术能力相适应。

（二）具有卫生健康行政部门核准登记的与开展该技术相关专业的诊疗科目,具有影像引导技术设备(如超声、CT、MRI、内镜等)和放射性粒子植入治疗计划系统。

（三）医疗机构应当具有《放射诊疗许可证》《辐射安全许可证》等相关资质证明文件。《辐射安全许可证》的申办按生态环境部《建设项目环境影响评价分类管理名录》要求执行。

（四）治疗场地要求。

1. 符合放射性粒子植入治疗技术操作场地及无菌操作条件。

2. 全部影像引导技术设备(超声、CT、MRI、DSA)具备医学影像图像管理系统。

3. 具备进行抢救手术意外必要的急救设备和药品。

4. 具备符合国家规定的放射性粒子保管、运输设施,并由专人负责。

（五）按照国家有关放射防护标准制订防护措施并认真落实。

（六）有至少 1 名具有放射性粒子植入治疗技术临床应用能力的医师,有经过放射性粒子植入治疗相关知识和技能培训并考核合格的、与开展本技术相适应的其他专业技术人员。

二、人员基本要求

（一）开展放射性粒子植入治疗技术的医师。

1. 取得《医师执业证书》,执业范围为开展本技术相关专业。

2. 有 5 年以上开展本技术肿瘤专业临床诊疗工作经验,具有副主任医师以上专业技术职务任职资格。

3. 经过省级卫生健康行政部门备案的培训基地进行放射性粒子植入治疗相关专业系统培训,具备开展放射性粒子植入治疗技术能力。

（二）治疗计划制订人员。

取得《医师执业证书》，执业范围为开展本技术相关专业的医师或物理师，熟练掌握放射性粒子植入治疗计划系统。

（三）其他相关卫生专业技术人员。

经过放射性粒子植入治疗相关专业系统培训，满足开展放射性粒子植入治疗技术临床应用所需相关条件的护士和技术人员。

三、技术管理基本要求

（一）严格遵守肿瘤诊疗技术操作规范和诊疗指南，严格掌握放射性粒子治疗技术的适应证和禁忌证。

（二）术前根据患者病情，由患者主管医师、实施放射性粒子治疗的医师、放射物理师等相关治疗计划制订人员制订放射性粒子植入治疗计划。全部技术操作均须在心电、呼吸、血压、脉搏、血氧饱和度监测下进行。术后按照操作规范要求实施治疗技术质量验证和疗效评估。术后放射剂量验证率应当大于80%。

（三）实施肿瘤放射性粒子植入治疗前，应当向患者及其家属告知手术目的、手术风险、术后注意事项、可能发生的并发症及预防措施等，并签署知情同意书。

（四）建立肿瘤放射性粒子植入治疗后随访制度，并按规定进行随访、记录。

（五）根据放射性物质管理规定，建立放射性粒子采购、储存、使用、回收等相关制度，并建立放射性粒子使用登记档案，保证粒子的可溯源性。

（六）建立放射性粒子遗落、丢失、泄漏等情况的应急预案。

（七）医疗机构按照规定定期接受生态环保部门环境检查，相关医务人员按照规定定期接受放射性防护培训及体格检查。

（八）建立病例信息数据库，在完成每例次放射性粒子植入治疗后，应当按要求保留相关病例数据信息，并按规定及时向所在地省级医疗技术临床应用信息化管理平台上报。

（九）医疗机构和医师定期接受放射性粒子植入治疗技术临床应用能力评估，包括病例选择、治疗有效率、严重并发症、药物不良反应、医疗事故发生情况、术后患者管理、患者生存质量、随访情况和病历质量等。

（十）使用经国家药品监督管理局批准的放射性粒子及相关器材，不得重复使用与放射性粒子相关的一次性医用器材。在实施本技术的患者住院病历中留存放射性粒子相关合格证明文件。

四、培训管理要求

（一）拟开展放射性粒子植入治疗技术的人员培训要求。

1. 培训对象　应当具有《医师执业证书》，具有主治医师及以上专业技术职务任职资格的医师以及开展放射性粒子植入的相关人员（物理师、技术人员、护士）。

2. 开展放射性粒子植入的相关人员应当接受至少一次短期的理论培训，从事放射性粒子的医师接受至少6个月的基地培训。从事放射性粒子的医师在指导医师指导下，参与放射性粒子植入术30例以上，并参与30例以上放射性粒子植入患者的全过程管理，包括术前诊断、术前计划、植入技术、术后验证、围手术期管理、随访等，并考核合格。

3. 从事临床工作满10年，具有副主任医师及以上专业技术职务任职资格，近5年独立开展放射性粒子植入治疗技术临床应用不少于100例，未发生严重不良事件的，可免于培训。

（二）培训基地要求。

1. 培训基地条件

放射性粒子植入治疗技术培训基地须经省级卫生健康行政部门备案。培训基地应当具备以下条件。

（1）三级甲等医院,符合放射性粒子植入治疗技术管理规范要求。

（2）开展放射性粒子植入治疗技术不少于8年,具有符合放射性粒子植入治疗技术要求的病房床位数不少于30张。

（3）近3年每年开展放射性粒子植入病例不少于200例。

（4）有不少于4名具有放射性粒子植入治疗技术临床应用能力的指导医师,其中至少2名具有主任医师专业技术职务任职资格。

（5）有与开展放射性粒子植入治疗技术培训工作相适应的人员、技术、设备和设施等条件。

2. 培训工作基本要求

（1）培训教材和培训大纲满足培训要求,课程设置包括理论学习、临床实践。

（2）保证接受培训的医师在规定时间内完成培训。

（3）培训结束后,对接受培训的医师进行考试、考核,并出具是否合格的结论。

（4）为每位接受培训的医师建立培训及考试、考核档案。

第二节　放射性粒子植入治疗技术临床应用质量控制指标

（国家卫生健康委员会2022年版）

一、植入指征正确率

定义:放射性粒子植入治疗技术应用适应证选择正确的例数占同期放射性粒子植入治疗总例数的比例。

$$植入指征正确率 = \frac{放射性粒子植入技术应用适应证选择正确的例数}{同期放射性粒子植入治疗总例数} \times 100\%$$

意义:反映医疗机构开展放射性粒子植入技术时严格掌握适应证的程度,是反映医疗机构放射性粒子植入技术医疗质量的重要过程性指标之一。

二、术前制订治疗计划率

定义:术前制订治疗计划,是指放射性粒子植入治疗前,根据患者影像学表现和病理学类型,使用放射性粒子植入治疗计划系统完成植入治疗计划(包括靶区设计、处方剂量、粒子活度等)的制订工作。术前制订治疗计划率,是指放射性粒子植入治疗前,完成植入治疗计划的患者例数占同期放射性粒子植入治疗总例数的比例。

$$术前制订治疗计划率 = \frac{术前完成植入治疗计划的患者例数}{同期放射性粒子植入治疗总例数} \times 100\%$$

意义:体现术前对患者病情整体评估,并根据患者病情确定适宜治疗方案的情况,是反映医疗机构放射性粒子植入治疗技术医疗质量的重要过程性指标之一。

三、术后放射剂量验证率

定义:术后放射剂量验证,是指放射性粒子植入术后进行影像学检查,并通过放射性粒子植入治疗计划系统完成放射剂量验证。术后放射剂量验证率,是指放射性粒子植入治疗后,完成术后放射剂量验证的患者例数占同期放射性粒子植入治疗总例数的比例。

$$术后放射剂量验证率 = \frac{术后完成放射剂量验证的患者例数}{同期放射性粒子植入治疗总例数} \times 100\%$$

意义:体现术后对患者病情整体评估情况,是反映医疗机构放射性粒子植入治疗技术医疗质量的重要过程性指标之一。

四、术中及术后 30 天内主要并发症发生率

定义:放射性粒子植入术中及术后 30 天内发生主要并发症的例数占同期放射性粒子植入治疗总例数的比例。

(一)穿刺相关主要并发症发生率

$$穿刺相关主要并发症发生率 = \frac{发生穿刺操作相关主要并发症的例数}{同期放射性粒子植入治疗总例数} \times 100\%$$

$$感染发生率 = \frac{发生穿刺相关感染患者例数}{同期放射性粒子植入治疗总例数} \times 100\%$$

$$出血发生率 = \frac{发生穿刺相关出血患者例数}{同期放射性粒子植入治疗总例数} \times 100\%$$

$$气胸发生率 = \frac{发生穿刺相关气胸患者例数}{同期放射性粒子植入治疗总例数} \times 100\%$$

$$神经损伤发生率 = \frac{发生穿刺相关神经损伤患者例数}{同期放射性粒子植入治疗总例数} \times 100\%$$

(二)放射性损伤相关主要并发症发生率

$$放射性损伤相关主要并发症发生率 = \frac{发生放射性损伤相关主要并发症患者例数}{同期放射性粒子植入治疗总例数} \times 100\%$$

$$皮肤溃疡发生率 = \frac{发生放射相关皮肤溃疡患者例数}{同期浅表肿瘤放射性粒子植入治疗总例数} \times 100\%$$

$$放射性肺炎发生率 = \frac{发生放射性肺炎患者例数}{同期肺部实体肿瘤放射性粒子植入治疗总例数} \times 100\%$$

$$放射性脊髓炎发生率 = \frac{发生放射性脊髓炎患者例数}{同期骨组织或邻近组织实体肿瘤放射性粒子植入治疗总例数} \times 100\%$$

$$放射性膀胱炎发生率 = \frac{发生放射性膀胱炎患者例数}{同期盆腔实体肿瘤放射性粒子植入治疗总例数} \times 100\%$$

$$放射性肠炎发生率 = \frac{发生放射性肠炎患者例数}{同期腹腔脏器实体肿瘤放射性粒子植入治疗总例数} \times 100\%$$

$$放射性脑坏死发生率 = \frac{发生相关放射性脑坏死患者例数}{同期颅内肿瘤放射性粒子植入治疗总例数} \times 100\%$$

意义:体现放射性粒子植入治疗技术安全性,是反映医疗机构放射性粒子植入治疗技术医疗质量的重要结果指标。

五、放射性粒子植入治疗有效率

定义:放射性粒子植入治疗有效,是指对放射性粒子植入术后进行疗效评价,按照实体瘤疗效评价新标准(response evaluation criteria in solid tumors,RECIST)达到完全缓解、部分缓解、肿瘤稳定状态。放射性粒子植入治疗有效率,是指放射性粒子植入治疗有效的患者例数占同期放射性粒子植入治疗总例数的比例。

$$放射性粒子植入治疗有效率 = \frac{放射性粒子植入治疗有效的患者例数}{同期放射性粒子植入治疗总例数} \times 100\%$$

意义:反映医疗机构开展放射性粒子植入技术的效果,是反映医疗机构放射性粒子植入技术医疗质量的重要结果指标之一。

六、术后 30 天内全因死亡率

定义:放射性粒子植入术后 30 天内死亡患者(不论何种原因)例数占同期放射性粒子植入治疗总例数的比例。

$$术后30天内全因死亡率 = \frac{放射性粒子植入后30天内全因死亡的患者例数}{同期放射性粒子植入治疗总例数} \times 100\%$$

意义:体现放射性粒子植入治疗技术的安全性,是反映医疗机构放射性粒子植入治疗技术医疗质量的重要结果指标之一。

七、患者随访率

定义:放射性粒子植入治疗后各随访时间点完成随访的例次数占同期放射性粒子植入治疗总例次数的比例。

$$患者随访率 = \frac{放射性粒子植入治疗后一定时间内完成随访的例次数}{同期放射性粒子植入治疗总例次数} \times 100\%$$

意义:反映医疗机构对放射性粒子植入治疗出院患者的长期管理水平。

八、患者术后生存率

定义:放射性粒子植入治疗后某一时间(2 个月、4 个月、半年、1 年、2 年)随访(失访者按未存活患者统计)尚存活的患者数占同期放射性粒子植入治疗患者总数的比例。

$$患者术后生存率 = \frac{放射性粒子植入治疗后某一时间内随访尚存的患者例数}{同期放射性粒子植入治疗总例次数} \times 100\%$$

意义:反映医疗机构开展放射性粒子植入治疗的长期治疗效果。

注意事项

1. 应用放射性粒子植入治疗技术应当符合肿瘤临床分期的诊断指标,包括以下内容。

(1)局部晚期肿瘤已失去手术机会(前列腺癌除外)。

(2)肿瘤最大径≤7cm。

(3)手术后、放疗后肿瘤复发或转移,肿瘤转移灶数目≤5 个,单个转移灶直径≤5cm。

(4)患者一般身体状况卡氏评分 70 分以上。

(5)拟经皮穿刺者有进针路径。

(6)肿瘤空腔脏器(食管、胆道、门静脉等)出现恶性梗阻。

(7)无严重穿刺禁忌证。

(8)患者预计生存期≥3 个月。

(9)患者拒绝其他治疗。

第(1)~(3)项指标中至少符合 2 项,且第(4)~(9)项指标中至少符合 3 项即为适应证选择正确。

2. 主要并发症包括穿刺相关和放射性损伤相关并发症

(1)穿刺相关主要并发症包括与穿刺相关的感染、出血、气胸、神经损伤。气胸发生率仅用于肺部实体肿瘤放射性粒子植入病例。神经损伤发生率仅用于坐骨神经等周围神经干区域肿瘤放射性粒子植入病例。

(2)放射性粒子植入治疗可能造成粒子植入区域及周围小范围组织放射性损伤,主要包括皮肤溃疡、放射性肺炎、放射性脊髓炎、放射性膀胱炎、放射性肠炎、脑坏死、食管穿孔。皮肤溃疡发生率仅用于浅表肿瘤放射性粒子植入病例。放射性肺炎发生率仅用于肺部实体肿瘤放射性粒子植入病例。放射性脊髓炎发生率仅用于骨组织或其邻近组织实体肿瘤放射性粒子植入病例。放射性膀胱炎发生率仅用于盆腔实体肿瘤放射性粒子植入病例。放射性肠炎发生率仅用于腹腔脏器肿瘤放射性粒子植入病例。放射性脑坏死发生率仅用于颅内肿瘤放射性粒子植入病例。食管穿孔发生率仅用于食管粒子支架植入病例。

3. 实体瘤疗效评价新标准主要包括以下内容。

（1）完全缓解：所有靶病灶消失，无新病灶出现，且肿瘤标志物正常，至少维持 4 周。

（2）部分缓解：靶病灶最大径之和减少≥30%，至少维持 4 周。

（3）肿瘤稳定：靶病灶最大径之和缩小未达到部分缓解，或增大未达到肿瘤进展。

（4）肿瘤进展：靶病灶最大径之和至少增加 20%，或者出现新病灶。

4. 放射性粒子植入治疗随访的国际标准：治疗后半年内每 2 个月 1 次，治疗后半年至 2 年内每 3 个月 1 次，治疗后 2 年到 5 年每半年 1 次，5 年后每年 1 次。

第三节　CT 联合共面模板引导放射性粒子植入治疗肺癌专家共识（2021 年版）

据国家癌症中心发布的统计数据，2015 年我国新诊断肺癌约为 78.7 万例，占所有癌症诊断的 20%。肺癌患者死亡约 63.05 万例，占所有癌症死亡的 27%。1922 年，Yankauer 首次将放射性核素镭置于支气管内治疗肺癌。2002 年，中国学者在学习借鉴前列腺癌粒子植入治疗原理的基础上，将 CT 引导及共面模板技术引入胸部肿瘤放射性粒子植入治疗领域，经过近 20 年的探索，取得了令人鼓舞的成绩。

为规范放射性粒子植入治疗的临床应用，2017 年国家卫生健康委员会将其定为限制类医疗技术，并出台《放射性粒子植入治疗技术管理规范（2017 年版）》《放射性粒子植入治疗技术临床应用质量控制指标（2017 年版）》，明确了放射性粒子工作人员的上岗资质及质量控制要求等。近年来，国内开展此项技术的医院与日俱增。2020 年，中华核医学与分子影像杂志发表了《放射性 ^{125}I 粒子植入治疗恶性实体肿瘤技术质量管理核医学专家共识（2019 年版）》，内容包括一般要求、质量管理控制、防护要求三个部分，尤其强调了该技术在质量控制和放射性核素管理方面的规范化指导。为了规范放射性粒子植入技术在肺癌的应用及发展，中国核学会近距离治疗与智慧放疗分会、中国北方放射性粒子治疗多中心协作组牵头组织国内相关领域专家制定了《CT 联合共面模板引导放射性粒子植入治疗肺癌专家共识（2021 年版）》，内容更加侧重于肺癌放射性粒子植入标准化操作流程的具体指导，以期促进该技术在临床实践中的规范化应用。

一、放射性粒子植入治疗肺癌的患者选择

1. 适应证

（1）原发性肺癌。①心肺功能不全或其他原因不能耐受手术和放疗、化疗。②拒绝行手术治疗和放疗、化疗。③术后复发不能再次手术。④放疗、化疗、靶向或免疫治疗失败。⑤无全身广泛转移。⑥体力状态评分（karnofsky performance status，KPS）评分≥60 分，预期生存期≥3 个月。⑦早期不可手术的非小细胞肺癌。

（2）肺转移瘤。①单侧肺病灶数目≤3 个。②如为双侧病灶，每侧肺病灶数目≤3 个，应分次、分侧进行治疗。

2. 禁忌证。①有严重出血倾向、血小板 $<50\times10^9$/L［正常值参考范围：（100~300）$\times10^9$/L］、凝血功能严重紊乱（凝血酶原时间 >18s，凝血酶原活动度 <40%）。②应用抗凝治疗和 / 或影响血小板药物，应在粒子植入前至少 5~7 天停用。③肝、肾、心、肺、脑功能严重不全者，严重贫血、脱水及营养代谢严重紊乱，无法在短期内纠正或改善。④严重全身感染、高热（体温 >38.5℃）。⑤ KPS 评分 <60 分。⑥肺内多发转移灶，单肺大于 3 个。⑦病灶周围感染性及放射性炎性反应没有得到很好控制，穿刺部位皮肤感染、破溃，不能耐受或不能配合经皮穿刺术。⑧预计生存期小于 3 个月。

二、患者的术前评估

1. 病史采集。明确患者病史，如有无高血压、冠状动脉粥样硬化性心脏病、脑血管疾病、肝肾功能不全、抗凝药物使用史和过敏史等。

2. 行胸部强化 CT。明确病灶位置、大小及周围毗邻关系，如合并肺不张，可行 ^{18}F- 脱氧葡萄糖（fluorodeoxyglucose，FDG）PET/CT 或胸部强化 MR 明确病变范围。

3. 行肺功能测定评价肺功能情况。

4. 行心电图检查，必要时完善心脏超声检查，了解心功能情况。

5. 术前需要明确病理学诊断。

6. 术前谈话，充分告知，患者签署知情同意书。

三、靶区勾画及处方剂量

根据《放射性粒子植入治疗技术管理规范（2017 年版）》要求，靶区勾画由具备相关资质的医师及物理师共同完成。参照美国近距离放射治疗协会于 2016 年发表的《肺癌近距离放射治疗共识》推荐，在单独使用极低剂量率胸腔内组织间近距离治疗时，^{125}I 粒子治疗肺癌的处方剂量推荐给予 100~125Gy。结合国内外文献经验，粒子活度推荐为 18.5~29.6MBq。确定外方剂量时，还应考虑患者是否曾行外放疗、外放疗的累积剂量及时间等因素。剂量学评估参数包括：90% 靶体积受照剂量（dose delivered to 90% gross tumor volume，D_{90}）、100% 靶体积受照剂量（dose delivered to 100% gross tumor volume，D_{100}）；邻近脊髓等处的危及器官建议评价 2cm^3 的靶体积受照剂量（dose delivered to 2cm^3 gross tumor volume，D2cc）；90% 处方剂量覆盖的体积占靶体积的百分比（percentage of target volume covered by 90% of the prescribed dose，V_{90}），100% 处方剂量覆盖的体积占靶体积的百分比（percentage of target volume covered by 100% of the prescribed dose，V_{100}），150% 处方剂量覆盖的体积占靶体积的百分比（percentage of target volume covered by 150% of the prescribed dose，V_{150}），200% 处方剂量覆盖的体积占靶体积的百分比（percentage of target volume covered by 200% of the prescribed dose，V_{200}）；此外，适形指数（conformation index，CI）、靶区外体积指数（external index，EI）和均匀指数（homogeneity index，HI）等也是用于评估治疗计划优劣的参数。

四、技术流程

1. 准备 CT 手术室仪器、设备、药品，尤其需要注重术前对所订购放射性粒子源活度的质量保证 / 质量控制（quality assurance/quality control，QA/QC）。按国际原子能机构的要求，植入前必须对放射性粒子源的外观、活度进行检测，观察有无破损、泄露。活度检测推荐测量下限低于 27keV 的粒籽源剂量测量仪器（井型电离室），从全部临床使用的粒子或同批次粒子中至少验证 10%（不能少于 3 颗）或全部（植入颗数≤5 颗）的粒子剂量，允许测量结果偏差应在 ±5% 以内。

2. 准备 CT 操作床及真空成形袋。

3. 接患者入 CT 手术室、摆位、行心电监测，吸氧、连接静脉通道，术前用药。

4. 真空成形袋固定患者体位，安装导航定位架。

5. 首次 CT 扫描，确定肿瘤靶区、穿刺路径，勾画靶区体表投影区。

6. 手术器械准备。

7. 消毒、铺巾，局部区域麻醉加肋间神经阻滞麻醉，必要时辅助静脉麻醉。

8. 安装共面模板、移至靶区、调至预定倾角，于靶区中心试穿第 1 根穿刺针。

9. CT 扫描核对首根穿刺针位置。

10. 按照术前计划一次性插入全部穿刺针，如遇肋骨阻挡，用专用骨钻钻穿肋骨。

11. 逐次行 CT 扫描，确认穿刺针位置，精确调整每根穿刺针的深度，直到全部穿刺针精确到位，必要时进行术中剂量优化，以剂量学为依据，进行周边密集、中间稀疏的非等距离布源，避免靶区出现冷区或热点。

12. 按照计划植入全部粒子，粒子植入完成后行 CT 扫描，观察粒子分布及并发症。

13. 术毕包扎手术创面，使用表面沾污仪探测手术台及周围环境，明确是否有粒子丢失，并存档记录。如有遗落的粒子，需要由核医学科用铅罐回收并妥善处理。

14. 平车护送患者返回病房。

15. 填写手术记录,进行术后治疗计划系统(treatment planning system,TPS)质量验证。

五、术后剂量学验证

术后验证靶区剂量达到术前计划,定义为技术成功。粒子植入质量评价标准采用英国哥伦比亚癌症研究中心粒子植入质量评价标准,根据术后即刻验证靶区 D_{90}、V_{100} 评价为优、良、中、差 4 组。优:$V_{100} \geqslant 90\%$,$100\% \leqslant D_{90} \leqslant 125\%$;良:$85\% < V_{100} < 90\%$,$90\% < D_{90} < 100\%$;中:$75\% \leqslant V_{100} \leqslant 85\%$;$80\% \leqslant D_{90} \leqslant 90\%$,或 $D_{90} > 125\%$;差:$V_{100} < 75\%$,$D_{90} < 80\%$。

六、术后管理

手术结束后,患者由专人平车护送回病房。护士及医师立即查看患者,听诊双肺呼吸音是否对称,予以心电监测、低流量吸氧、止咳等处理。记录生命体征,观察咳嗽、咳痰、咯血情况。患者平卧休息 4 小时,嘱其注意避免用力咳嗽、大声说话等。术后 24 小时再次听诊双肺呼吸音,并行胸部 X 线检查,观察有无气胸或出血等并发症。术后 1 周内出现发热或咳嗽、咳痰、呼吸困难加重者,复查胸部 X 线或肺部 CT 检查明确有无肺部感染。

七、并发症处理

1. 气胸　粒子植入过程中多针穿刺易造成肺组织损伤,气胸发生率为 12.5%~24.1%。出现少量气胸,患者无症状时,可继续观察。当肺压缩量超过 30%,患者有胸闷喘憋症状时,需行胸腔闭式引流。

2. 出血

(1)肺内出血:肺内出血发生率为 7%~30%,中心型肺癌发生率高于周围型肺癌。CT 显示沿针道周围肺组织内高密度影。肺内出血可自动吸收,必要时可使用静脉止血药物 1~2 天。

(2)咯血:常见术中或术后少量血痰,30~50mL,持续 5~15 分钟后逐渐减少。术后咯血痰多具有自限性,可持续 3~5 天,大咯血引起窒息者少见。术中出现咯血时,应立即停止操作,调整患者至患侧卧位以利于血液咯出,同时静脉输注止血药。待咯血停止,患者生命体征平稳、血氧饱和度正常后,可继续操作。

(3)胸腔出血(血胸):主要原因为穿刺针损伤肋间血管、胸廓内动脉、肺内血管,血液沿针道流入胸腔。如果术中发现少量胸腔积液,可密切观察;如果出现中至大量胸腔积液,表明有活动出血,需行穿刺抽吸或胸腔闭式引流,同时迅速补充血容量、应用止血药物,密切注意血压、脉搏等生命体征变化。对于出血量大或出血速度快,保守治疗无效者,可行介入栓塞治疗或剖胸探查、止血。术中穿刺时尽量避开血管走行区,必要时行术中血管强化,明确血管走行,减少穿刺损伤。

3. 咳嗽　术中剧烈咳嗽可能与穿刺病灶时刺激支气管黏膜有关。术前给予利多卡因雾化吸入并口服镇咳剂可有效缓解咳嗽,部分患者在穿刺结束后咳嗽可停止。术后咳嗽可适当给予镇咳药。

4. 感染　及时给予抗生素治疗。

5. 粒子移位和迁移　粒子植入后可以发生移位、迁移至远端细支气管、脱落游离至胸腔,甚至造成局部肺栓塞,可行密切临床观察,无须特殊处理。

八、随访

治疗后半年内每 2 个月随访 1 次,半年至 2 年每 3 个月随访 1 次,2~5 年每半年随访 1 次,5 年后每 1 年随访 1 次。复查内容:肿瘤标志物和胸部 CT(有条件者可选择 PET/CT)、生活质量评分、疼痛评分。统计疾病控制率、客观缓解率、无进展生期、总生存时间等肿瘤疗效评价指标。

九、小结

使用共面模板技术,在限定了进针倾角的同时,可保证同一层面平行进针,减少了徒手穿刺的随意性,基本确保了术者按照术前 TPS 计划要求进针。另外,对于模板的应用,经过相对较短时间的规范化培训即可掌握,具有可重复性,利于标准化术式的建立,推广和普及,利于多中心对照研究的开展。

对于肺内的肿瘤靶区,经过 CT 连床定位导航支架、模板及穿刺针三位一体的固定,减少了呼吸动度产生的影响,从而减少了调整穿刺针的次数和扫描的次数,降低了患者接受 CT 辐射剂量和手术并发症的发生。

近年来,模板技术不断发展,从制式共面模板发展到三维(three-dimensional,3D)共面模板以及 3D 非共面模板。术中辅以真空成形袋、定位导航支架、肋骨钻孔等联合应用技术,基本克服了肋骨遮挡和器官运动等单一 CT 引导的不足,提高了靶区剂量适形度,使放射性粒子植入治疗具有更好的剂量分布,使术后剂量验证与术前计划相匹配,突显了 CT 联合共面模板引导在保证肺癌放射性粒子植入的空间分布及剂量学要求方面的优势。

附 录

附录1　放射性粒子植入胸部肿瘤随访表

若进行临床科学研究,所有接受粒子植入治疗的患者均应由医生认真填写本表。

患者姓名	病案号	病例入选登记表

一、选择标准

1. 入选标准	是	否
KPS 评分 60 分以上(标准见附录 2)	☐	☐
年龄 18~70 岁(一般情况尚好者,可适当放宽)	☐	☐
男性或未孕女性	☐	☐
无麻醉过敏史	☐	☐
经病理组织学或细胞学检查确诊为非小细胞肺癌	☐	☐
有客观可测量的肿瘤病灶,治疗病灶最长径≤7cm	☐	☐
有良好的穿刺路径	☐	☐
血常规,肝、肾等主要器官功能:WBC 正常,PLT≥100×10⁹/L,HGB≥100g/L;尿素氮、肌酐≤1.25×正常值上限(UNL),ALT(SGPT)和 AST(SGOT)≤2.5×UNL;心电图基本正常	☐	☐
受试者因各种原因不能接受或拒绝接受常规治疗,不能手术或患者拒绝手术,或术中残留的、手术和放疗后复发的病例	☐	☐

如以上任何一个答案为"否"时,此受试者不能参加试验。

2. 排除标准	是	否
主要器官功能衰竭,失代偿的心、肺功能衰竭,如充血性心力衰竭、有临床症状的冠心病和药物不能控制的心律失常者	☐	☐
有其他严重不可控制的内科疾病患者	☐	☐
严重的凝血功能障碍	☐	☐
穿刺部位有感染、溃疡者	☐	☐
孕妇、哺乳期妇女、儿童及精神病患者	☐	☐
严重糖尿病患者	☐	☐
侵及大血管和重要器官,可能造成大出血和器官功能严重障碍的病例	☐	☐
入选前参加过其他药物或医疗器械临床试验而未达到主要研究终点时限者或已完成其他药物或医疗器械临床试验不足 4 周者	☐	☐
依从性差,不能完成疗程者	☐	☐
研究者认为不宜参加本临床试验者	☐	☐

如以上任何一个答案为"是"时,此受试者不能参加试验。

二、一般资料

出生日期 _____年____月___日		性　　别　1:男□　2:女□	
身　　高　□□□ cm		体　　重　□□□.□ kg	
血　　压　□□□/□□□ mmHg		心　　率　□□□次/分	
体　　温　□□.□℃		呼　　吸　□□□次/分	

三、知情同意书

是否签署　是□　否□	签署日期　_____年____月___日

四、诊断和诊断方式

原发病灶部位	GTNM 分期
原发病灶病理	G□　T□　N□　M□
转 移 病 灶	临床分期
其　　　他	Ⅰ期□　Ⅱ期□　Ⅲ期a□　Ⅲ期b□　Ⅳ期□

诊断医院_____	诊断时间_____年___月___日

诊断方式

1. 影像学　CT□　CT 号_____	MRI □　MRI 号_____
B 超□　B 超号_____	PET-CT □　PET-CT 号_____
同位素□　检查号	

2. 细胞学　　□　检查号:

3. 病理学　淋巴活检□　病理号_____	病灶活检□　病理号_____
手术病理□　病理号_____	

五、测量目标病灶大小

目标病灶部位	目标病灶性质*	检查方式**	检查号	肿瘤大小(最长径)/cm

* 目标病灶性质:1. 原发;2. 复发;3. 转移。** 检查方式:1. CT;2. 卡尺;3. 分规;4. 超声。

六、目标病灶手术史

有□　无□　(若有,请填写下表)

手术时间	手术部位	手术名称	术后病理(类型、断端*)

* 断端:R0. 切除的断端未见肿瘤细胞;R1. 镜下残存;R2. 肉眼残存。

七、目标病灶放疗史

有□ 无□ （若有,请填写下表）

起止时间	射线种类	照射范围、分割方式、总剂量	疗效评价

八、既往化疗史

有□ 无□ （若有,请填写下表）

起止时间	化疗方案	具体药物	剂量	周期数	疗效评价

九、既往其他抗肿瘤治疗史

有□ 无□ （若有,请填写下表）

起止时间	治疗方案	疗效评价

十、实验室检查

指标	测定值	单位	临床意义判定[*]
			1　2　3　4
血常规		检查日期:＿＿＿年＿＿月＿＿日	
血红蛋白		g/L	□
红细胞计数		$\times 10^{12}$/L	□
白细胞计数		$\times 10^{9}$/L	□
中性粒细胞		%	□
单核细胞		%	□
淋巴细胞		%	□
血小板		$\times 10^{9}$/L	□
尿常规		检查日期:＿＿＿年＿＿月＿＿日	
尿蛋白		mg/dL	□
葡萄糖		mg/dL	□
红细胞		/HP	□
白细胞		/HP	□

指标	测定值	单位	临床意义判定*
			1　2　3　4
大便常规		检查日期：_____年____月___日	
潜血		（–）	☐
白细胞		/HP	☐
血生化		检查日期：_____年____月___日	
ALT		IU/L	☐
AST		IU/L	☐
BUN		mmol/L	☐
Cr		μmol/L	☐
Glu		μmol/L	☐
ALP		IU/L	☐
TBIL		μmol/L	☐
DBIL		μmol/L	☐
Na		mmol/L	☐
K		mmol/L	☐
Cl		mmol/L	☐
凝血时间		检查日期：_____年____月___日	
PT		s	☐
APTT		s	☐
肿瘤标记物		检查日期：_____年____月___日	
CEA		ng/mL	☐
SCC		ng/mL	☐
Fer		ng/mL	☐
CA125		ng/mL	☐
CA153		ng/mL	☐

*临床意义判定：1. 正常；2. 异常无临床意义；3. 异常有临床意义；4. 未查。

十一、心电图检查

正常☐　异常☐

若异常，请描述：

十二、胸部 CT 检查

正常☐　异常☐

若异常，请描述：

肿瘤部位（原发）	周围型		中心型	
	左肺　叶		右肺　叶	
	段		段	
肿瘤最大径	cm	肿瘤体积		cm³
肿瘤形态	形状	边缘		卫星灶
病灶数	单发	多发		
肿瘤性质	原发	转移		
累及部位	主支气管	胸壁		膈肌
	纵隔胸膜	心包		心脏
	大血管	气管		食管
	椎体	隆突		胸腔积液
纵隔淋巴结转移部位	同侧支气管旁	同侧肺门		肺内
	纵隔	隆突下		对侧纵隔
	对侧肺门	同侧或对侧斜角肌		同侧或对侧锁骨上淋巴结
并发情况	阻塞性肺炎	肺不张		肺脓肿
	气胸	胸腔积液		
肺内转移				
远处转移				

十三、支气管镜检查

正常□　异常□

若异常,请描述:

肿瘤部位	大气管	左主支气管	上叶	右主支气管	上叶
					中叶
			下叶		下叶
肿瘤形态	菜花	浸润	伪膜		
肿瘤大小					
阻塞	无		有＿%		
	完全		部分＿%		
阻塞原因	肿瘤阻塞		分泌物阻塞	外压	

十四、ECT、SPET、PET-CT检查

正常□　异常□

若异常,请描述:

十五、MRI 检查

正常□,异常□

若异常,请描述:

十六、B 超检查

正常□　异常□

若异常,请描述:

颈部淋巴结	3 径	
	数目	
腹部	肝	胆	胰腺
	脾脏	左肾	右肾

十七、粒子植入情况

术前计划:□有　□否　　　　　　术前计划:_____　处方剂量:_____

术前靶体积:_____;D_{90}:_____;D_{100}:_____;V_{90}:_____;V_{100}:_____

平均剂量_____;最大剂量_____;最小剂量:_____

放射性粒子植入开始时间:____时____分　结束时间:____时____分

麻醉方法:_____　　　　麻醉药(用法及用量):

植入方法:□经皮;□CT 引导　　　□其他

穿刺针数:_____　　　　植入粒子数量和活度:_____

患者体位:_____　　穿刺部位皮肤消毒:□是　□否　　组装模板:□是　□否

CT 平扫定位:□是　□否　　增强 CT 扫描定位:□是　□否　　CT 扫描确认植入精度:□是　□否

粒子是否符合治疗要求:□是　□否

其他描述:

术后计划:□有　□否

术后靶体积:_____;D_{90}:_____;D_{100}:_____;V_{90}:_____;V_{100}:_____;

平均剂量:_____;最大剂量:_____;最小剂量:_____

十八、局部或全身反应及处理

局部或全身反应	分级	处理措施	结果

十九、术后

（一）第一天

1. 胸片正侧位　正常□　异常□

若异常,请描述:

2. 血常规检查

指标	测定值	单位	临床意义判定*			
			1	2	3	4
血常规	检查日期:_____年____月____日					
血红蛋白		g/L	□			
红细胞计数		$×10^{12}/L$	□			
白细胞计数		$×10^{9}/L$	□			
中性粒细胞		%	□			
单核细胞		%	□			
淋巴细胞		%	□			
血小板		$×10^{9}/L$	□			

*临床意义判定:1. 正常;2. 异常无临床意义;3. 异常有临床意义;4. 未查。

（二）术后1个月

患者姓名	病案号	随访观察表 （距粒子治疗后 1 个月）

1. 体重　术前□□□ . □ kg　　　　　本次随访□□□ . □ kg
2. 体能状况计分（Karnofsky 计分制）_____分
3. 症状变化
4. 测量胸部目标病灶大小并填写下表

病灶部位	目标病灶性质*	检查方式**	检查号	肿瘤大小（3径）/cm	疗效判定（标准见附录3）

*目标病灶性质:1. 原发;2. 复发;3. 转移。**检查方式:1. CT;2. 卡尺;3. 分规;4. 超声:3径数据。

5. 不良反应　□有　□无　（若有,请填写附录 4）

6. 合并用药

药物	剂量	用法	使用原因	开始时间	结束时间或再次就诊时仍在使用
				_____年___月___日	_____年___月___日
				_____年___月___日	_____年___月___日
				_____年___月___日	_____年___月___日
				_____年___月___日	_____年___月___日
				_____年___月___日	_____年___月___日
				_____年___月___日	_____年___月___日

（三）术后 3 个月

患者姓名	病案号	随访观察表 （距粒子治疗后 3 个月）

1. 体重　术前□□□.□ kg　　　　　本次随访□□□.□ kg
2. 体能状况计分（Karnofsky 计分制）_____分
3. 症状变化
4. 测量胸部 CT 目标病灶大小并填写下表

病灶部位	目标病灶性质*	检查方式**	检查号	肿瘤大小（3 径）/cm	疗效判定

* 目标病灶性质：1. 原发；2. 复发；3. 转移。** 检查方式：1. CT；2. 卡尺；3. 分规；4. 超声；3 径数据。

5. 不良反应　□有　□无　（若有，请填写附表 3）
6. 合并用药

药物	剂量	用法	使用原因	开始时间	结束时间或再次就诊时仍在使用
				_____年___月___日	_____年___月___日
				_____年___月___日	_____年___月___日
				_____年___月___日	_____年___月___日
				_____年___月___日	_____年___月___日
				_____年___月___日	_____年___月___日

（四）术后 6 个月

患者姓名	病案号	随访观察表 （距粒子治疗后 6 个月）

1. 体重　术前□□□.□ kg　　　　　　本次随访□□□.□ kg
2. 体能状况计分（Karnofsky 计分制）_____分
3. 症状变化
4. 血液学检查

指标	测定值	单位	临床意义判定[*]			
			1	2	3	4
血常规	检查日期：_____年___月___日					
血红蛋白		g/L		□		
红细胞计数		$\times 10^{12}$/L		□		
白细胞计数		$\times 10^{9}$/L		□		
中性粒细胞		%		□		
单核细胞		%		□		
淋巴细胞		%		□		
血小板		$\times 10^{9}$/L		□		
肿瘤标记物	检查日期：_____年___月___日					
CEA		ng/mL		□		
SCC		ng/mL		□		
Fer		ng/mL		□		
CA125		μg/mL		□		
CA153		μg/mL		□		

[*] 临床意义判定：1. 正常；2. 异常无临床意义；3. 异常有临床意义；4. 未查。

5. 测量胸部 CT 目标病灶大小并填写下表

病灶部位	目标病灶性质[*]	检查方式[**]	检查号	肿瘤大小（3 径）/cm	疗效判定

[*] 目标病灶性质：1. 原发；2. 复发；3. 转移。[**] 检查方式：1. CT；2. 卡尺；3. 分规；4. 超声：3 径数据。

6. 心电图检查　正常□　异常□
若异常，请描述：
7. B 超检查　正常□　异常□
若异常，请描述：

颈部淋巴结	3 径		
	数目		
腹部	肝	胆	胰腺
	脾脏	左肾	右肾

8. ECT、SPET、PET-CT 检查　正常□　异常□

若异常,请描述:

9. 不良反应　□有　□无　(若有,请填写附表3)

10. 合并用药

药物	剂量	用法	使用原因	开始时间	结束时间或再次就诊时仍在使用
				___年___月___日	___年___月___日
				___年___月___日	___年___月___日
				___年___月___日	___年___月___日

(五)术后9个月同术后3个月

(六)术后12个月同术后6个月

(七)第2年以后每半年检查

(八)随访期间患者是否死亡

是□,否□

附录2　肺癌患者体能状态评分法

Karnofsky(KPS,百分法)的标准如附表1。

体能状态	评分
正常,无症状及体征,无疾病证据	100分
能正常活动,但有轻微症状及体征	90分
勉强可进行正常活动,有某些症状或体征	80分
生活可自理,但不能维持正常生活或工作	70分
有时需要人扶助,但大多数时间可自理,不能从事正常工作	60分
需要一定的帮助和护理,以及给予药物治疗	50分
生活不能自理,需要特别照顾及治疗	40分
生活严重不能自理,有住院指征,尚不到病重	30分
病重,完全失去自理能力,需要住院给予积极支持治疗	20分
病危,临近死亡	10分
死亡	0分

附录3　实体瘤评价标准(RECIST1.1版)

完全缓解(CR)	所有目标病灶消失
部分缓解(PR)	与基线期相比,目标病灶最长径之和至少减少30%
稳定(SD)	以治疗开始以来最长径之和的最小值为参考,未达到PR标准也未达到PD标准
进展(PD)	以治疗开始以来最长径之和的最小值为参考,目标病灶最长径之和至少增加20%,或出现新病灶

1. 客观疗效确认的目的是避免 RR 的偏高,CR、PR 肿瘤测量的变化必须反复判断证实,必须在首次评价至少 4 周后复核确认,由试验方案决定的更长时间的确认同样也是合适的。SD 患者在治疗后最少间隔 6~8 周,病灶测量至少有一次 SD。

2. 对于 CR、PR 是主要的研究 end points,强调所有缓解都必须被研究外的独立专家委员会检查。

附录 4　不良反应分级标准(摘自 NCI—CTC3.0)

分级标准	Ⅰ级	Ⅱ级	Ⅲ级	Ⅳ级	Ⅴ级
疼痛	轻度疼痛不影响功能	中度疼痛;疼痛或需要止痛药物影响功能,但不影响 ADL	重度疼痛;疼痛或需要止痛药物,影响 ADL	致残	
出汗	轻度,偶尔	经常,大汗淋漓			
出血	轻度,不需要输血	需要输血治疗	大出血,需要全力抢救	死亡	
皮肤反应	红斑色素沉着	水疱瘙痒,干性脱皮	湿性脱皮,溃疡	剥脱性皮炎坏死	
灼烧	最小程度症状,不需要治疗	需要治疗,最小程度的清创术	中到重度清创术或需要重建治疗	危及生命	死亡

附录 5　放射性粒子近距离治疗胸部肿瘤知情同意书

患者姓名:	性别:	年龄:	住院号:

疾病介绍和治疗建议

患者因患有＿＿＿＿＿＿＿＿,建议进行:放射性粒子近距离治疗。

治疗目的:□根治性治疗,□姑息性治疗,□其他。

预期效果:□疾病获得控制,□疾病部分控制,□疾病未控制。

　　　　　□症状完全缓解,□症状部分缓解,□症状未缓解。

放射性粒子近距离治疗是治疗恶性肿瘤的一种重要方法。放射性粒子在杀灭肿瘤细胞的同时也损伤正常细胞,引起放射性粒子植入局部或全身的毒副作用,甚至导致严重并发症。

治疗的潜在风险

患者在放射性粒子近距离治疗期间可能发生如下风险,有些不常见的风险可能没有在此列出;具体的治疗方式及方案根据不同患者的情况有所不同。患者可与医生讨论有关其病情和手术相关的问题,如果患者有其他疑问,也可以与医生讨论。

1. 任何治疗都存在风险。

2. 任何所用药物都可能产生不同程度的副作用,包括从轻度的恶心、皮疹等症状到严重的过敏性休克,甚至危及生命。

3. 此放射性粒子近距离治疗方案可能发生的风险

(1)全身反应:发热、乏力等。

(2)穿刺部位:感染、出血、疼痛等。

(3)肿瘤邻近大血管时,瘤体退缩、撕裂血管导致大出血。

(4)粒子移位:游移至心、脑、肺、肝等部位,导致重要脏器栓塞。

(5)放射性粒子、一次性穿刺针费用自付。

　　公费医疗、医疗保险患者,此次手术自理费用约＿＿＿＿＿＿＿元。

(6)放射性粒子植入治疗的麻醉方式为麻醉方式,可能出现麻醉意外。

(7)放射性粒子植入治疗的穿刺方式为穿刺方式,因危险器官或骨骼影响可能导致穿刺部位所种植粒子分布不满意。

（8）放射性粒子近距离治疗属于局部治疗，只对放射性粒子植入部位肿瘤有治疗作用。

（9）肿瘤未得到控制、疗效不佳，甚至病情进展造成症状加重、全身多发转移。

（10）皮肤、黏膜反应：皮肤色素沉着、黏膜炎、局部组织刺激及破溃、疼痛等。皮肤、黏膜反应严重。

（11）气胸、血胸、肺栓塞、周围神经损伤、局部纤维化等。气胸、血胸严重者可能需要胸腔引流，甚至进行外科手术。

（12）穿刺经过肋骨可能导致病理性骨折、周围神经损伤，严重者会影响感觉及运动功能。

（13）除此之外，极少数患者可能出现猝死。

（14）放射性核素植入治疗严格按照国家法律、法规执行，术后防护请在专科医务人员指导下进行。

（15）部分病例因植入部位为开放性腔道，如口腔、阴道等，放射性粒子不宜固定而脱落；部分病例因肿瘤坏死、粒子随之脱落，可暂时存放于金属容器内（如铅容器），尽快返还医院进行放射性物质处理，不另行返还粒子费用。

（16）因病情需要，采集患者植入病灶部位标本，送检病理检查。

4. 如果患者患有高血压、心脏病、糖尿病、肝肾功能不全、静脉血栓性疾病等或者有吸烟史，以上这些风险可能会加大，出现病情加重或心脑血管意外，甚至死亡。

5. 如果在放射性粒子近距离治疗过程中患者的体位不当或不遵医嘱，可能影响放射性粒子近距离治疗效果。

特殊风险或主要高危因素

根据患者个人病情，针对本次放射性粒子近距离治疗，其可能出现以下特殊并发症或风险：

_____

_____

一旦发生上述风险和意外，医生会采取积极应对措施，但不能保证取得期望效果。

其他的治疗方案

根据我们对您病情的分析，建议采用我们向您推荐的治疗方案。

谈话医师：_____ 经治医师：_____

签名日期：____年____月____日

患者知情选择

我的医生已经针对我的疾病就可以采取的替代医疗方案及风险向我进行了详细告知，我也就我想了解的信息向医生进行了充分咨询并得到满意答复。

我的医生已告知我将要进行的诊治方式、此次诊治及诊治后可能发生的并发症和风险，并解答了我关于此次诊治的相关问题。

▲ 我同意在诊治中医生可以根据我的病情对预定的诊治方式做出调整。

▲ 我理解我的诊治需要多位医生共同进行。

▲ 我并未得到诊治百分之百成功的许诺。

▲ 我授权医师对诊治切除或活检采集的病变器官、组织或血液标本进行处置，包括病理学检查、细胞学检查、生化检查和医疗废物处理等。我授权医师将我的病历资料用于临床研究。

▲ 我对可能存在的各种治疗方法的优缺点及放射性粒子近距离治疗可能发生的并发症及其严重性已充分了解。

□愿意 /□不愿意　选择应用放射性粒子治疗目前疾患。

在放射性粒子近距离治疗过程当中，医生需要向我进行知情告知时，如果因故不能向我本人征求意见时，应当征求_____（系我的_____）的意见。

续表

我在充分了解病情及相关治疗方案,并在仔细阅读本同意书内容,充分了解相关信息后方签署我的最终意见。

我的特别要求:_____

患者或其授权人签名

患者:_____ 参与谈话家属:_____

签名日期:_____年____月____日

如果患者无法签署知情同意书,请其授权人(另附授权委托书)在下方签名:

患者授权人:_____ 与患者关系:_____

签名日期:_____年____月____日

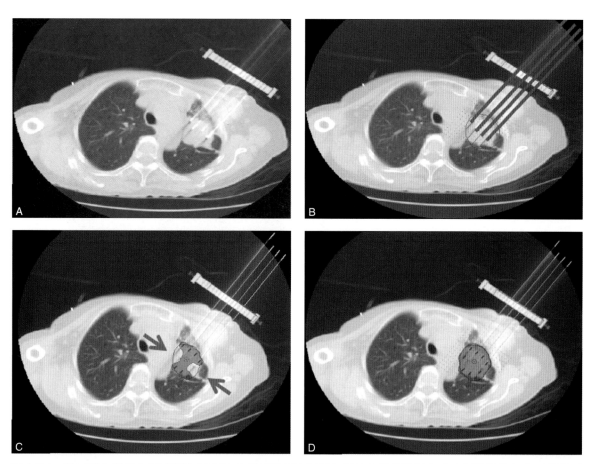

图 1-5-1 粒子植入针进入肺癌瘤体(A),TPS 通道按照实际插入的植入针设计(B),术中剂量优化(C),以优化后粒子排布布源(D)

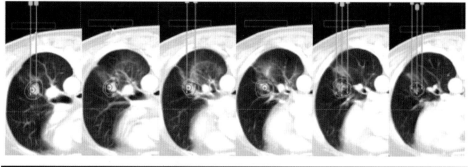

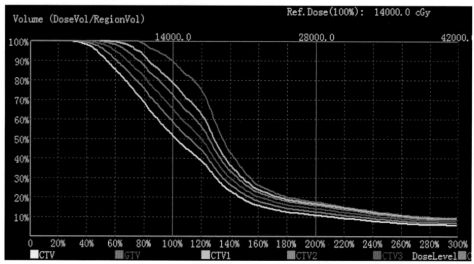

图 1-5-2 模拟计划对比靶区外扩 1~5mm 不同距离时的剂量跌落(CTV:临床靶体积,GTV:大体靶体积)

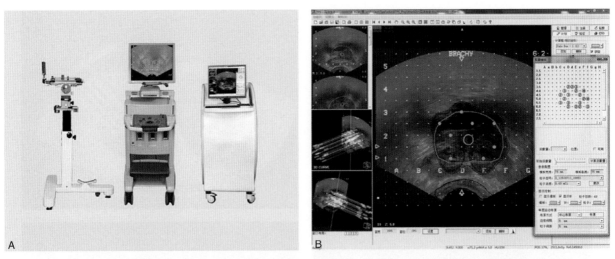

图 2-7-1　A. 国内机构研发出具有自主知识产权的粒子植入系统;B. 利用 TPS 进行靶区勾画和植入计划设计

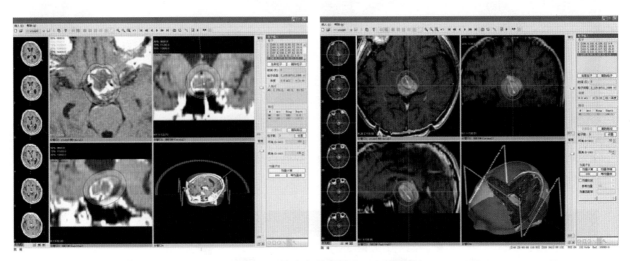

图 2-7-2　立体定向粒子植入 TPS 界面

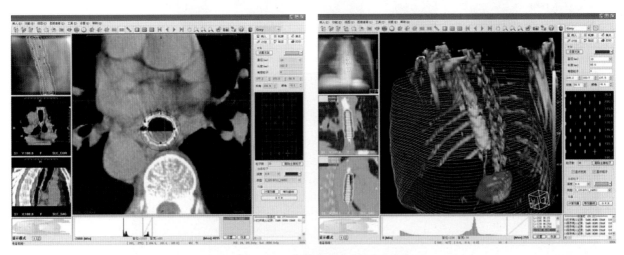

图 2-7-3　食管支架专用 TPS

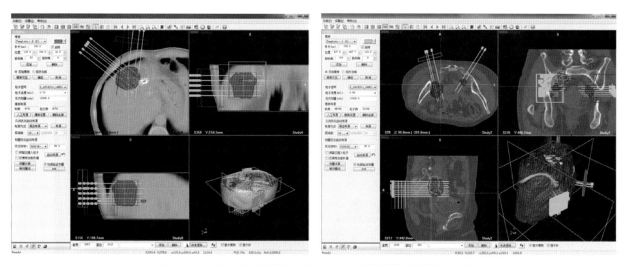

图 2-7-4　TPS 系统提供了基于多个平面模板的计划设计方式

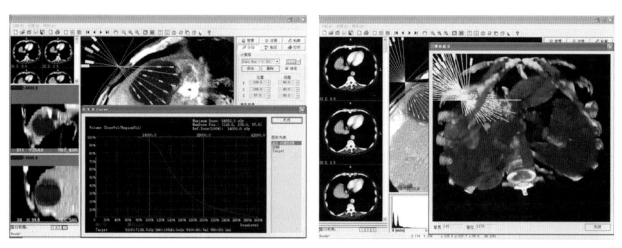

图 2-7-5　扇形布源粒子植入治疗计划系统

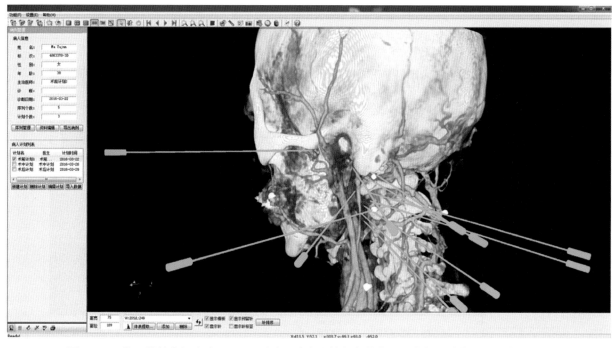

图 2-7-6　基于单针布源方式，可以灵活地设计出比较复杂的非共面穿刺通道来避开血管和骨骼

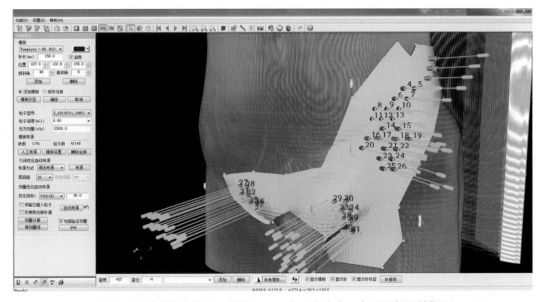

图 2-7-7　利用个体化适形模板可以一次手术治疗三个不同部位的靶区

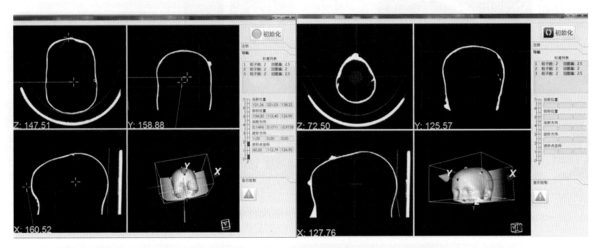

图 2-7-8　北京航空航天大学研制的粒子植入导航系统

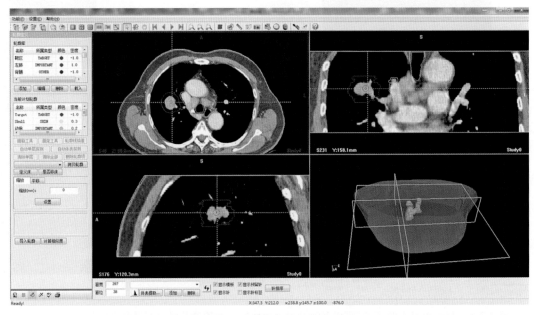

图 2-7-9　在断层图像上勾画的肿瘤靶区、动脉、气管和体表轮廓线以及重建得到的三维轮廓面

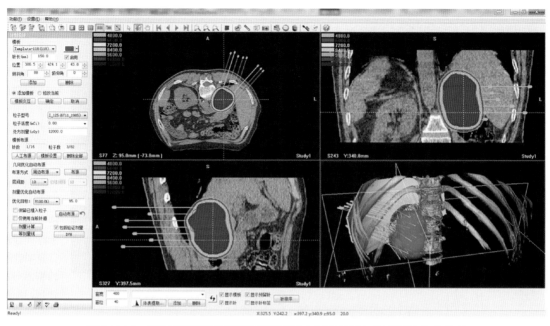

图 2-7-10 等剂量线可以直观地看到平面上给定剂量与靶区间的包容关系

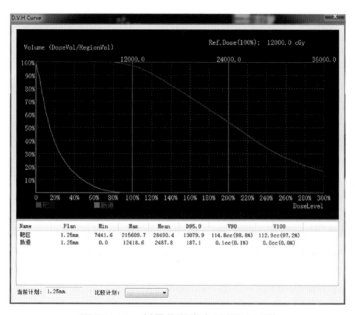

图 2-7-11 剂量体积直方图(DVH图)

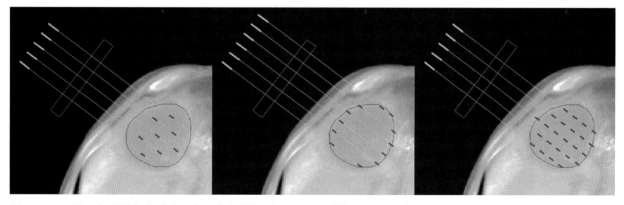

图 2-7-12 同一个层面上分别利用中心布源(粒子间隔 1cm,边缘距离 5mm)、周边布源(层间隔 1cm)和针道布源(粒子间隔 1cm)方式得到的粒子布设结果

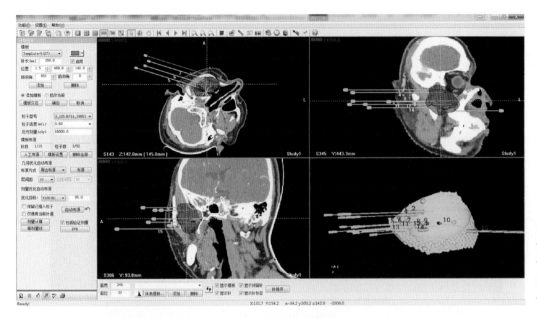

图 2-7-14　术前治疗计划设计,制订穿刺针道、粒子的植入位置并设计 3D 适形模板

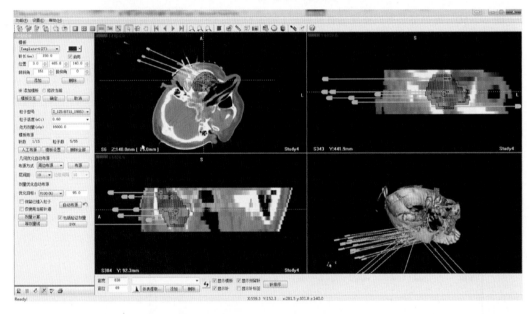

图 2-7-15　术中优化设计粒子的植入位置,得到术中计划

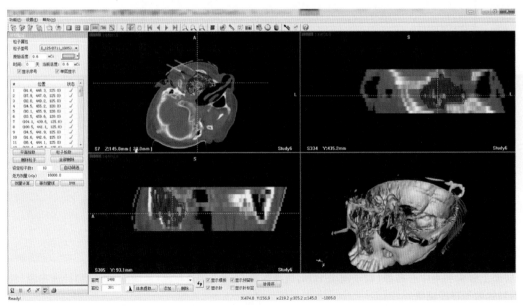

图 2-7-16　术后的剂量验证

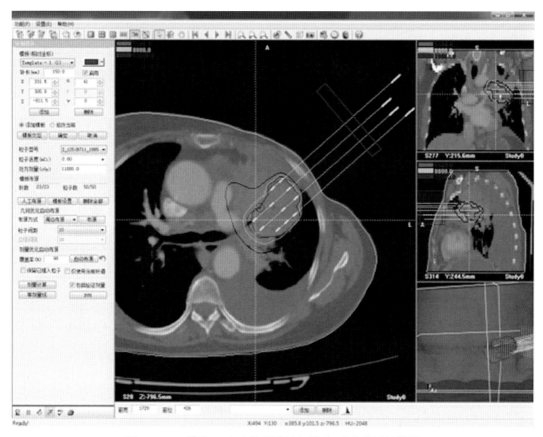

图 2-7-17　借助 TPS 大体设计植入针道,确定粒子的数目

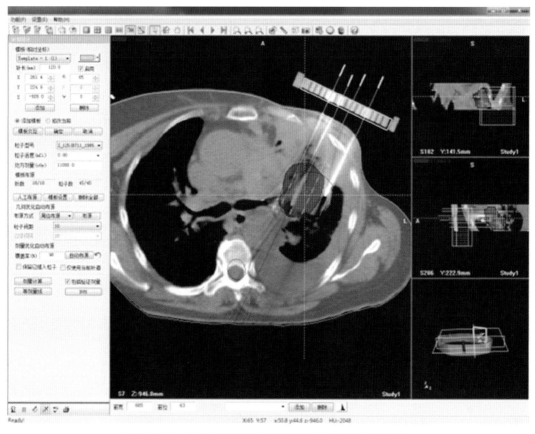

图 2-7-18　根据术前计划布设粒子的位置进行剂量评估

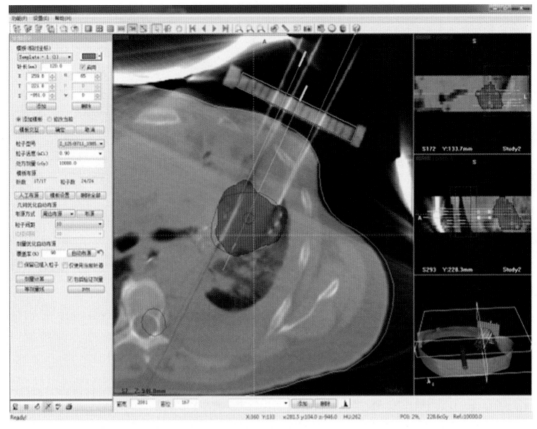

图 2-7-19　根据已经植入粒子的实际剂量分布优化设计其他粒子的植入位置,得到最佳的剂量分布

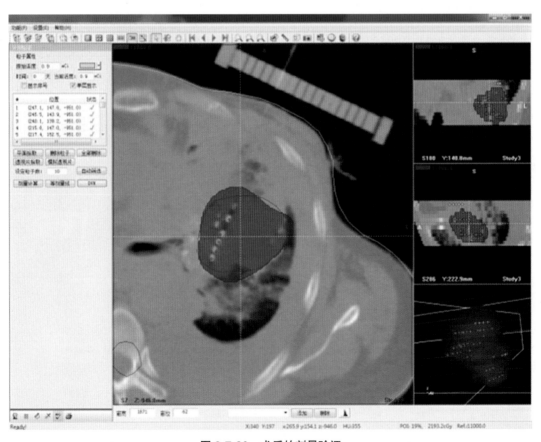

图 2-7-20　术后的剂量验证

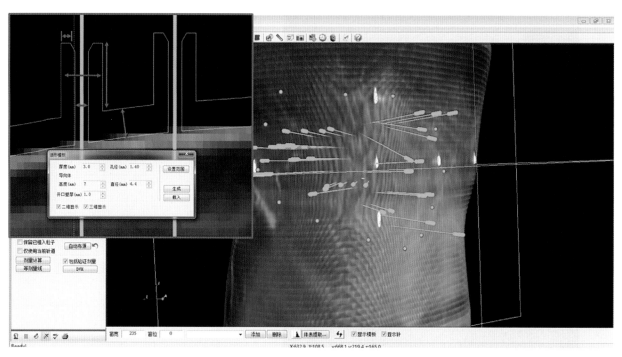

图 2-7-21　设置个体化适形模板的参数

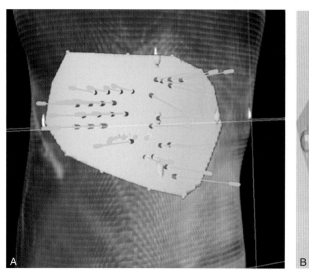

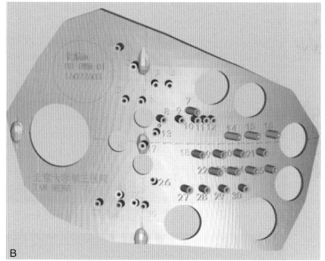

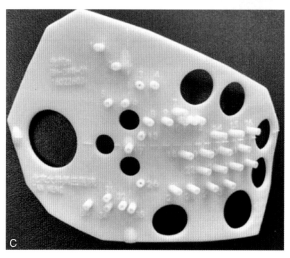

图 2-7-22　A. 生成三维适形模板；B. 适形模板后处理，添加针孔编号、模板标识等；C. 打印出三维适形模板

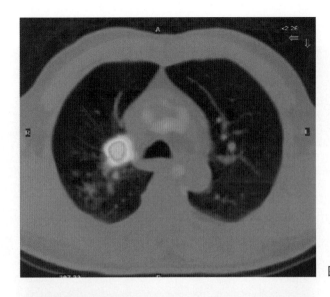

图 2-7-25　PET-CT 检查帮助确定靶区界限

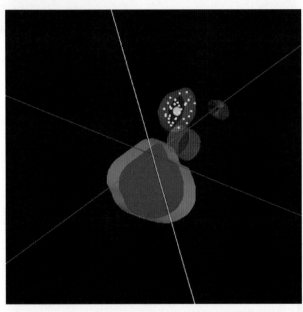

图 2-7-29　根据最后扫描图像拾取粒子的平面和立体图

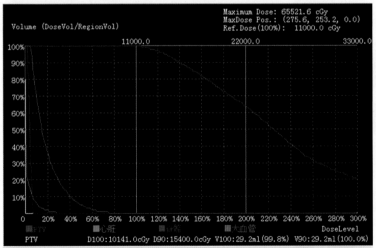

图 2-7-30　计划 DVH 图，显示靶区和周围组织器官实际接受剂量

组织名称	体积(cc)	最小剂量	最大剂量	平均剂量	D100	D90	V100	V90
PTV	29.2	10141.0	61954.0	24516.3	10141.0	15400.0	29.2	29.2
心脏	154.4	0.0	4105.6	180.0	0.0	0.0	0.0	0.0
脊髓	3.0	227.8	749.9	387.9	227.8	220.0	0.0	0.0
大血管	17.5	472.4	9750.5	2108.4	472.4	660.0	0.0	0.0

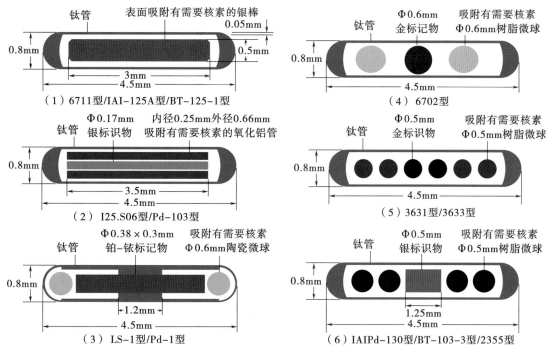

（1）6711型/IAI-125A型/BT-125-1型

（2）I25.S06型/Pd-103型

（3）LS-1型/Pd-1型

（4）6702型

（5）3631型/3633型

（6）IAIPd-130型/BT-103-3型/2355型

图 2-9-2　放射性粒子最常见的结构图

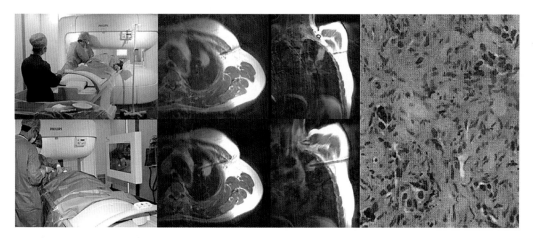

在轴位和矢状位的 PDW-aTSE 图像清楚地显示右肺上叶结节,直径 2.0cm。以鱼油胶囊为基体网格确定穿刺点,测定进针角度和长度后穿刺,针尖显示在结节内。病理结果为肺腺癌。

图 2-10-36　高场开放磁共振体表定位穿刺活检术

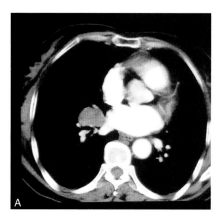
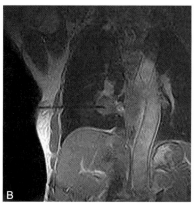
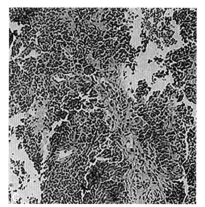

A. CT轴位增强扫描示右肺门结节影;B. 介入性 MR 术中冠状位扫描示穿刺针准确穿刺入病灶内部;C. 切取病变组织病理学诊断为低分化癌(HE,×100)。

图 2-10-38　MR 引导肺门肿物穿刺术

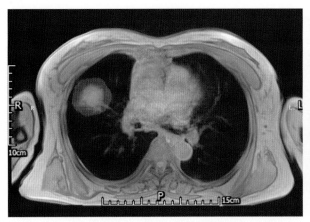

图 2-10-39　右肺肺癌,根据 T_1WI 轴位像勾画的靶区

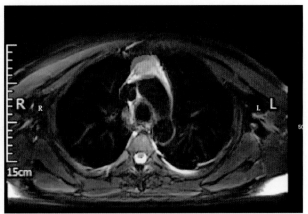

图 2-10-40　前上纵隔胸腺瘤,根据 T_2WI 轴位像勾画的靶区

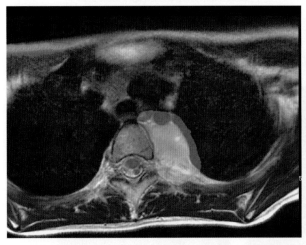

图 2-10-41　椎旁后纵隔神经母细胞瘤根据 T_1WI 强化压脂像勾画的靶区

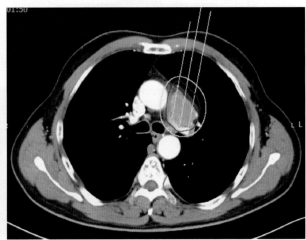

图 2-10-42　TPS 设计进针方向、路径以及植入针的数目、粒子个数

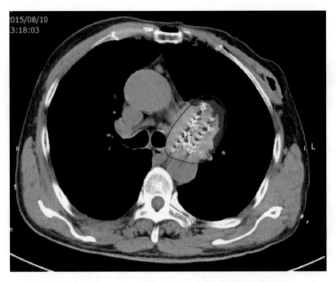

图 2-10-45　MRI 引导下植入粒子后做剂量验证

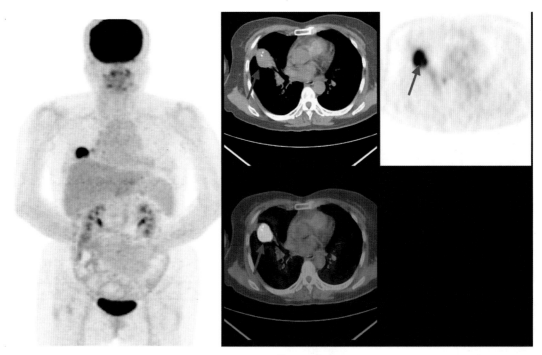

图 2-10-47　右肺肺癌 ^{18}FDG PET-CT 影像

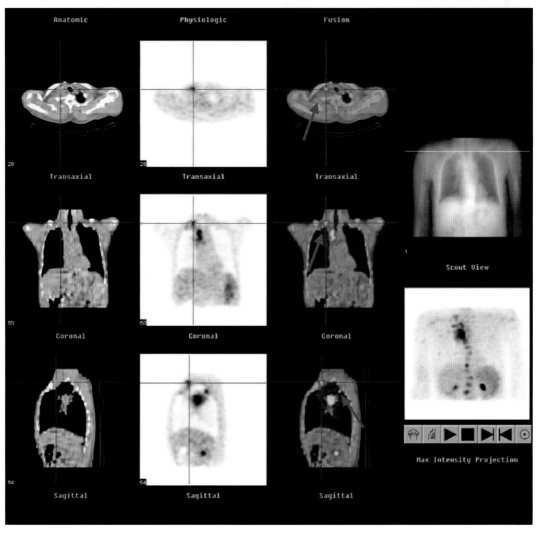

图 2-10-48　肺癌伴淋巴结转移

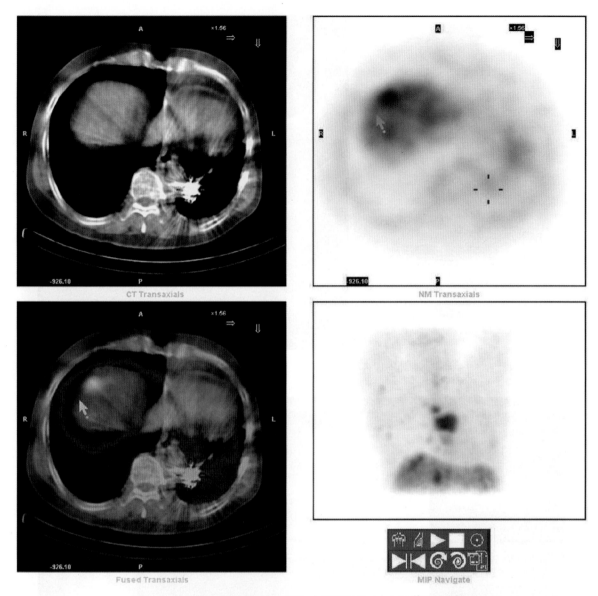

图 2-10-50　左肺癌粒子植入术后,病灶明显缩小,未见 ¹⁸FDG 摄取

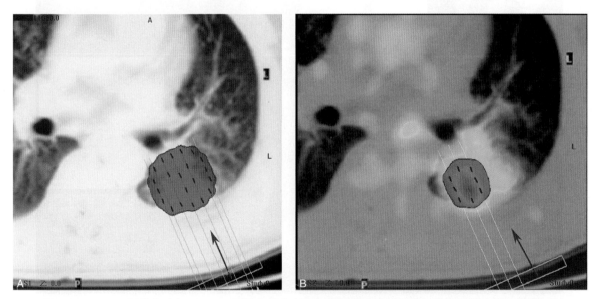

图 2-10-51　CT 图像(A)与 PET-CT 图像(B)分别勾画的靶体积及模拟植入的粒子数,两者差别较大

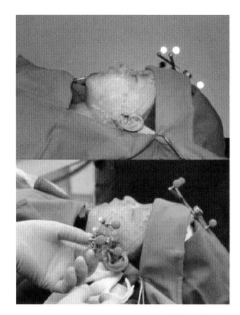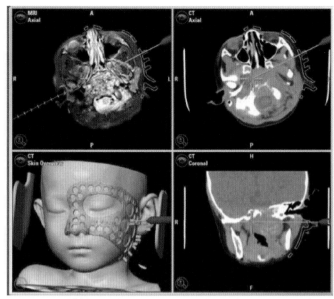

图 2-10-60　光学导航系统引导下粒子植入治疗

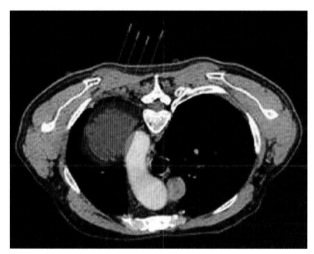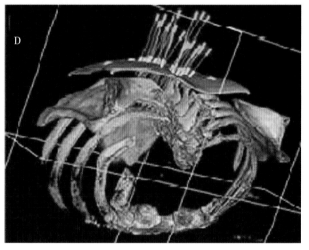

图 3-13-31　勾画靶区　　　　　　　　图 3-13-32　TPS 设计植入通道,计算粒子数

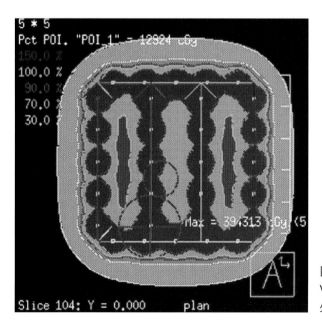

图 3-14-26　6cm×6cm 的单平面
VICRYL 网 ^{125}I 粒子植入区 0.5cm
处的粒子剂量分布图

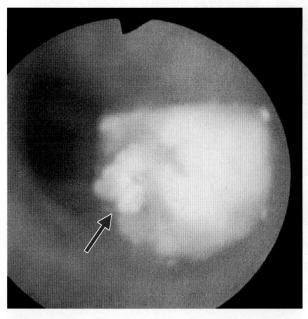

■ 总气管

图 3-16-16　肿瘤占据主气管腔 1/2 以下

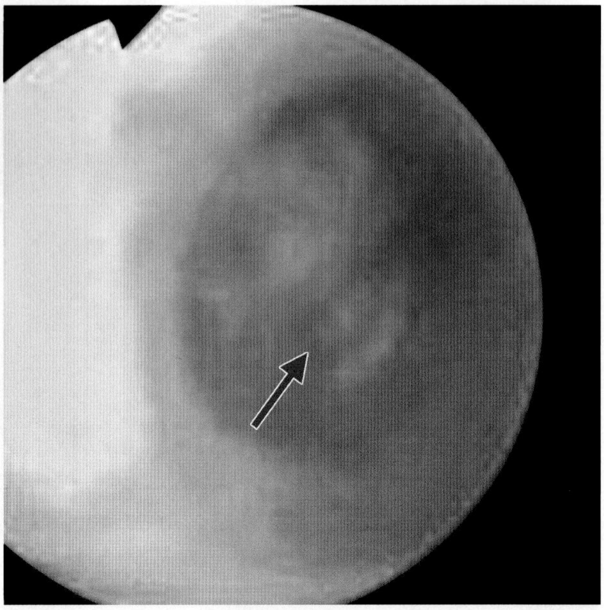

■ 左上叶口

图 3-16-17　肿瘤部分或完全堵塞叶支气管口

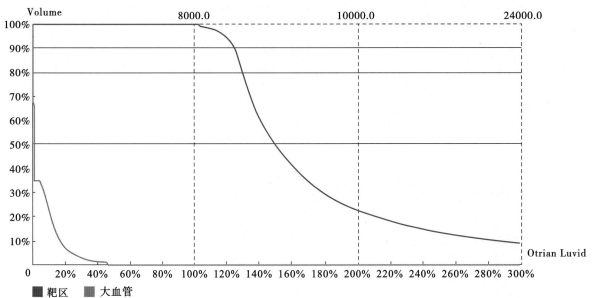

■ 靶区　　■ 大血管

处方剂量 (PD)：8000.0 cGy–(mPD：7200.0cGy)　　　　最大剂量：33999.0 cGy

粒子类型：　　I_125(6711_1985)　　　　　　　　　　粒子活度：0.70　mCI

组织名称	体积(cc)	最小剂量	最大剂量	平均剂量	D100	D90	V100	V90
靶区	31.7	6652.8	33511.0	13712.4	6652.8	9920.0	31.6(99.7%)	31.7(100.0%)
大血管	48.3	0.0	5053.9	397.1	0.0	0.0	0.0(0.0%)	0.0(0.0%)

图 3-16-20　术前计划 DVH 图

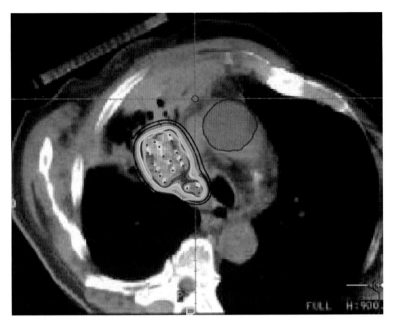

图 3-16-21 术后验证的剂量曲线

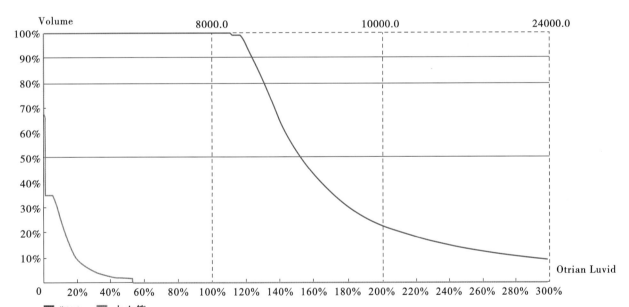

处方剂量 (PD)：8000.0 cGy-(mPD：7200.0cGy)
粒子类型： I_125(6711_1985)

最大剂量：35798.2 cGy
粒子活度：0.70 mCI

组织名称	体积(cc)	最小剂量	最大剂量	平均剂量	D100	D90	V100	V90
靶区	31.7	7584.8	35419.1	13776.6	7584.8	9840.0	31.7	31.7
大血管	48.3	0.0	6539.4	458.4	0.0	0.0	0.0	0.0

图 3-16-22 术后验证 DVH 图

纤维内窥镜检查报告

编号：

姓名：　　　　性别：　　年龄：　　　　通讯地址：

检查号：　　　　嗜好：吸烟30年　　　　　　病区：心胸外科

住院号：　　　　内镜型号：0-1T40　　　　检查日期：2003-1-13

内镜所见：

　　喉（－）。隆凸稍增宽。右肺各叶（－）。左主支口光滑，左主支气管黏膜充血，外侧壁可见隆起。左上叶口新生物阻塞，亦出血，其内分支不能窥视。下叶各段（－）。

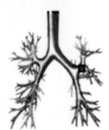

活检：

诊断：左上支气管肺癌。

其他：

复查：　　　　　　　　　　　　　　　　　检查医师：

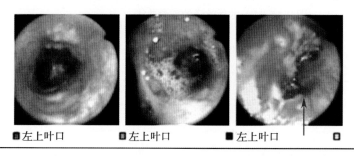

■ 左上叶口　　　■ 左上叶口　　　■ 左上叶口　　　■

图 3-16-26　术前 FFB 可见肿瘤堵塞左上叶口

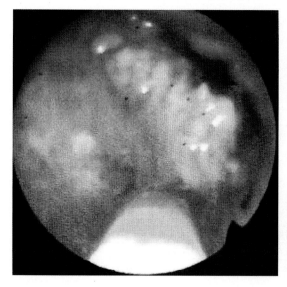

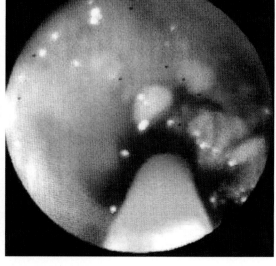

■ 粒子植入管　　　　　　　　　　□ 粒子植入管

图 3-16-27　FFB 下粒子植入

纤维内窥镜检查报告

编号：

姓名：	性别：	年龄：	通讯地址：	
检查号：		嗜好：吸烟30年		病区：心胸外科
住院号：		内镜型号：0-1T40		检查日期：2003-2-21

内镜所见：

喉（－）。隆凸稍增宽。右肺各叶（－）。左主支口光滑，左主支气管黏膜充血，外侧壁可见隆起。左上叶口新生物阻塞，亦出血，其内分支不能窥视。下叶各段（－）。

03-2-21复查：左下叶（－）。左上叶及上叶口黏膜充血，有少许脓性分泌物。原肿物消失，左上支及舌支口可见。

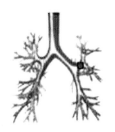

活检：

诊断：1. 左上支气管肺癌。2.（03-2-21日）左上支气管肿瘤粒子植入术后复查。

其他：

复查：   检查医师：

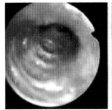 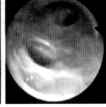 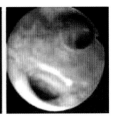

■03-2-21左上叶　　■03-2-21左上叶　　■03-2-21左上叶　　□

图 3-16-31　术后 37 天 FFB 显示肿瘤 CR

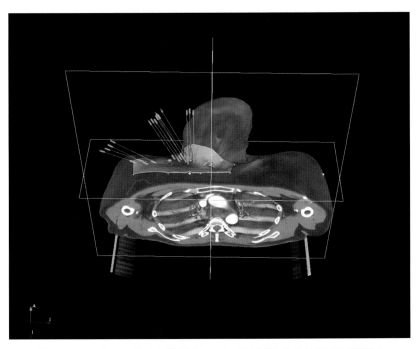

图 3-19-3　将 CT 检查图像输入 TPS 系统制作术前计划 3D 模拟图

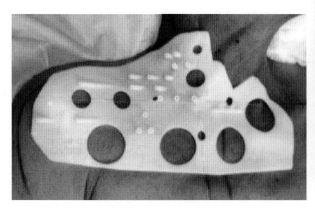

图 3-19-5　3D 个体化模板复位

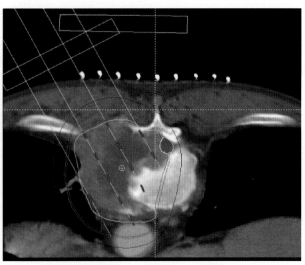

图 3-21-2　术前 TPS 计划

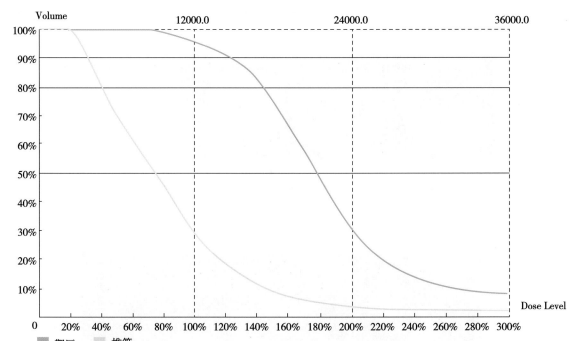

处方剂量 (PD):	12000.0 cGy				最大剂量:	207513.0 cGy	
粒子类型:	I_125(6711_1985)				粒子活度:	0.80 mCi	
模板个数:	2				粒子总数:	101	

组织名称	体积(cc)	最小剂量	最大剂量	平均剂量	D5cc	D2cc	D50	D90
靶区	146.0	7279.3	207513.0	25685.0	63790.7	139224.9	21345.9	14835.0
椎管	9.4	2184.1	197623.8	10752.0	8387.2	13646.5	8919.8	3669.2

组织名称	D100	V50	V90	V100				
靶区	7279.3	46.0(100.0%)	41.6(97.0%)	39.5(95.5%)				
椎管	2184.1	6.5(69.2%)	3.5(36.9%)	2.8(29.5%)				

图 3-21-3　DVH 图显示靶区 D_{90}=148Gy，脊髓剂量 D_{2cc}=138Gy

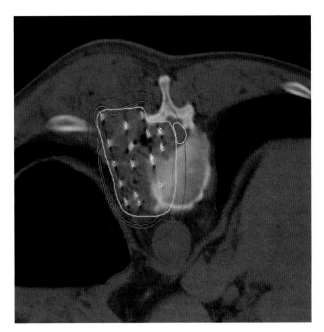

图 3-21-4　术后验证

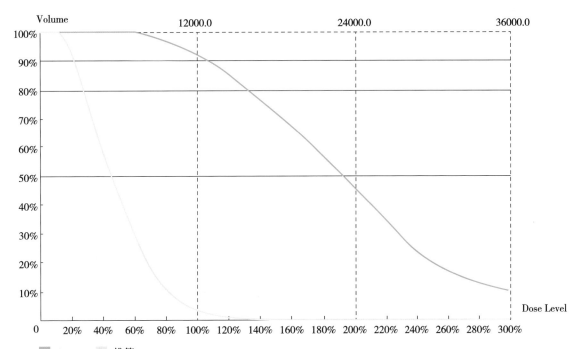

■ 靶区　　■ 椎管

处方剂量 (PD)：12000.0 cGy　　　　　　　　　　　　　　最大剂量：　　224044.1 cGy

粒子类型：　　I_125(6711_1985)　　　　　　　　　　　粒子活度：　　0.80 mCi

粒子总数：　　106

组织名称	体积(cc)	最小剂量	最大剂量	平均剂量	D5cc	D2cc	D50	D90
靶区	164.9	4922.5	224044.1	26873.6	74281.3	145020.8	23049.4	12527.6
椎管	12.8	1251.5	29659.7	5839.7	6252.3	8788.6	5333.5	2513.5

组织名称	D100	V50	V90	V100				
靶区	4922.5	164.8(99.9%)	55.1(94.1%)	50.6(91.3%)				
椎管	1251.5	5.4(42.0%)	0.8(6.0%)	0.4(3.5%)				

图 3-21-5　术后验证 D_{90}=125Gy，脊髓 D_{2cc}=87Gy

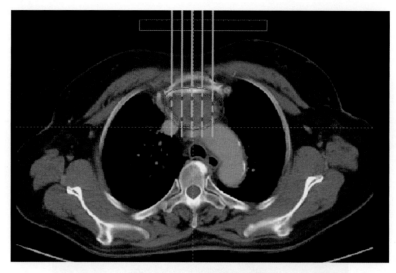

图 3-22-2　TPS 术前计划

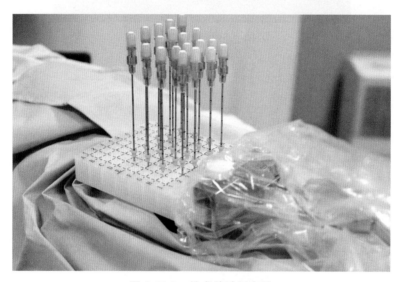

图 3-22-3　按术前计划布针

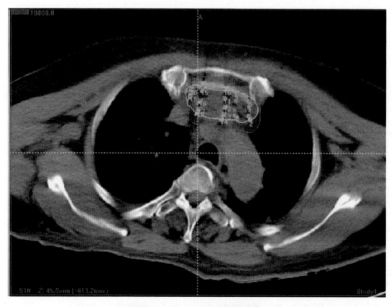

图 3-22-4　术后剂量验证

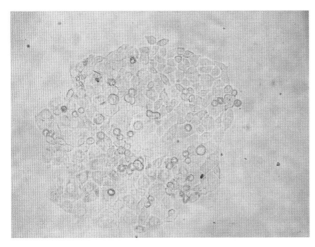

图 3-24-2　未经粒子照射的 Eca-109 细胞克隆形成
（×200）

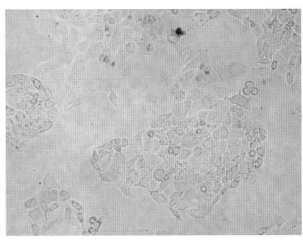

图 3-24-3　经 0.2mCi 粒子照射后 Eca-109 细胞克隆形成
（×200）

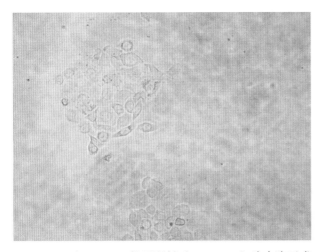

图 3-24-4　经 0.4mCi 粒子照射后 Eca-109 细胞克隆形成
（×200）

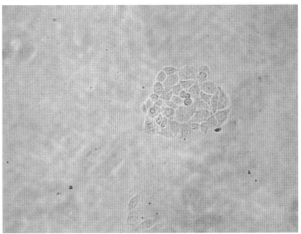

图 3-24-5　经 0.8mCi 粒子照射后 Eca-109 细胞克隆形成
（×200）

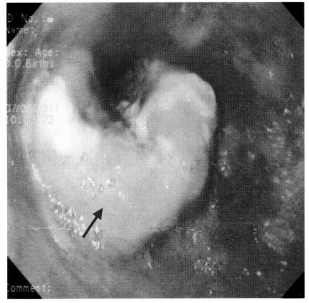

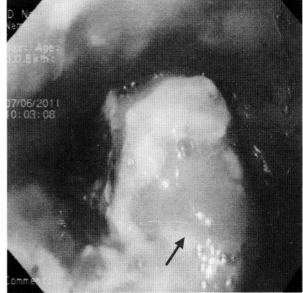

图 3-24-8　食管癌电子纤维胃镜检查

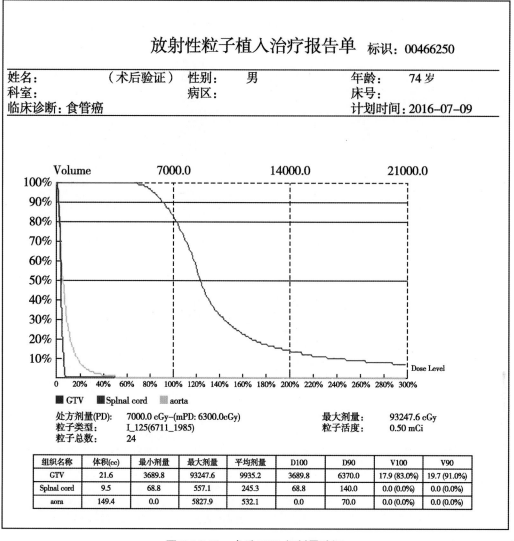

放射性粒子植入治疗报告单 标识：00466250

姓名：	（术后验证）	性别：	男	年龄：	74 岁
科室：		病区：		床号：	
临床诊断：食管癌				计划时间：2016-07-09	

处方剂量(PD)： 7000.0 cGy-(mPD: 6300.0cGy)　　　　最大剂量： 93247.6 cGy
粒子类型： I_125(6711_1985)　　　　粒子活度： 0.50 mCi
粒子总数： 24

组织名称	体积(cc)	最小剂量	最大剂量	平均剂量	D100	D90	V100	V90
GTV	21.6	3689.8	93247.6	9935.2	3689.8	6370.0	17.9 (83.0%)	19.7 (91.0%)
Splnal cord	9.5	68.8	557.1	245.3	68.8	140.0	0.0 (0.0%)	0.0 (0.0%)
aora	149.4	0.0	5827.9	532.1	0.0	70.0	0.0 (0.0%)	0.0 (0.0%)

图 3-24-19　术后 TPS 行剂量验证

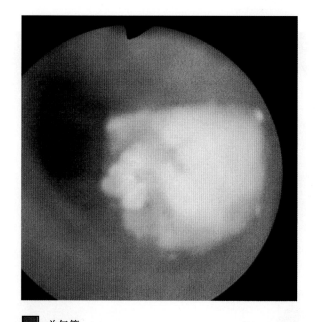

■ 总气管

图 3-25-10　FFB 检查见肿物阻塞左主气管腔

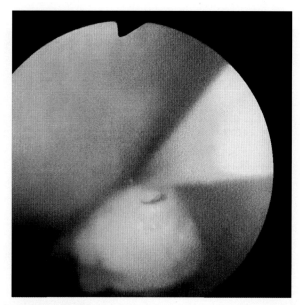

■ 总气管

图 3-25-11　FFB 下粒子植入

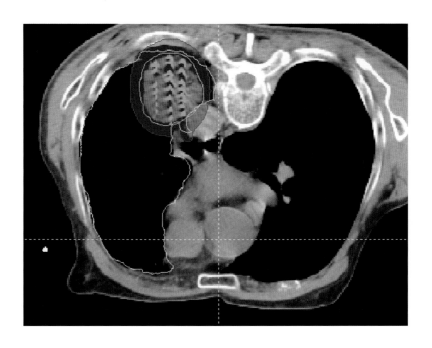

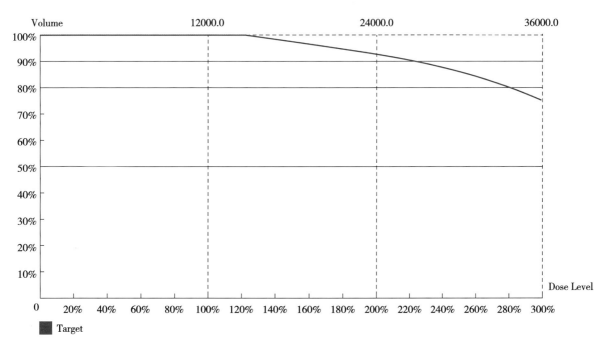

图 3-26-1 "魔方型"^{125}I 放射性粒子植入术式

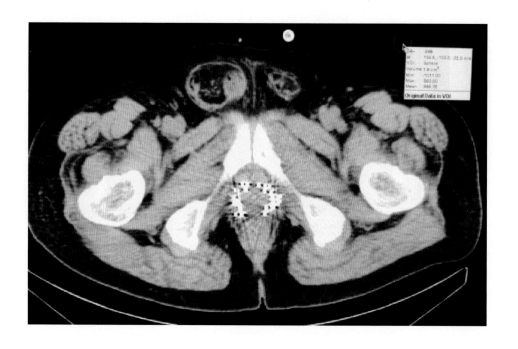

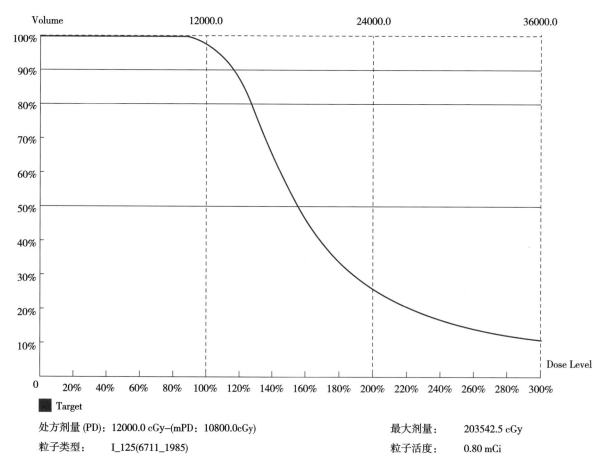

处方剂量（PD）：12000.0 cGy–（mPD：10800.0cGy）   最大剂量：   203542.5 cGy

粒子类型：   I_125(6711_1985)   粒子活度：   0.80 mCi

图 3-26-2 "马鞍型"^{125}I 放射性粒子植入术式

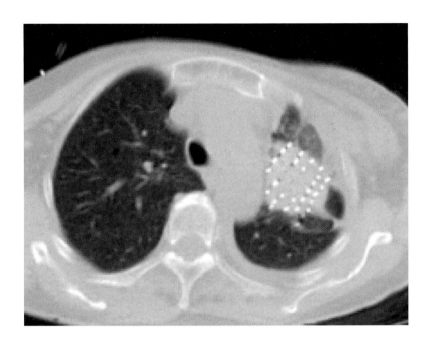

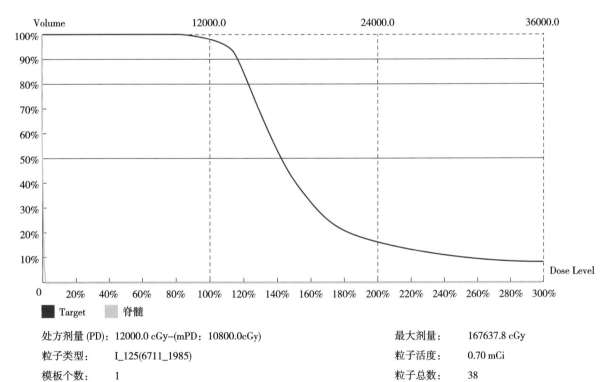

处方剂量 (PD): 12000.0 cGy–(mPD: 10800.0cGy)　　　　　最大剂量:　　　167637.8 cGy

粒子类型:　　　I_125(6711_1985)　　　　　　　　　　　粒子活度:　　　0.70 mCi

模板个数:　　　1　　　　　　　　　　　　　　　　　　　粒子总数:　　　38

图 3-26-3　"包壳模型"^{125}I 放射性粒子植入术式

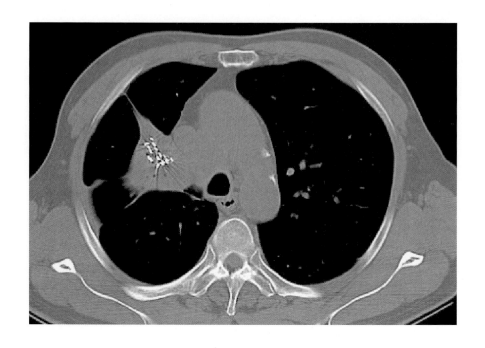

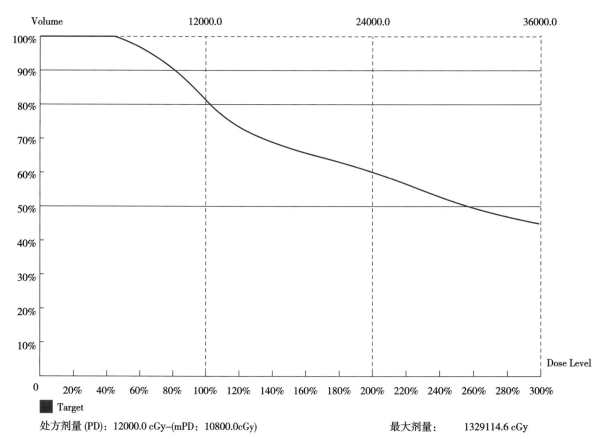

处方剂量 (PD)：12000.0 cGy–(mPD：10800.0cGy)　　　　　　最大剂量：　1329114.6 cGy

图 3-26-4　"霰弹型"^{125}I 放射性粒子植入术式

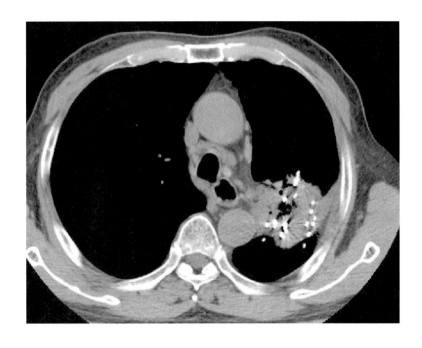

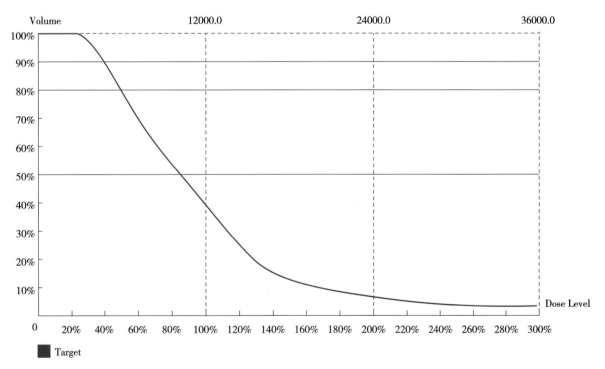

处方剂量 (PD)：12000.0 cGy–(mPD：10800.0cGy)　　　　　　　　最大剂量：　237

图 3-26-5　"随心所欲型"^{125}I 放射性粒子植入术式

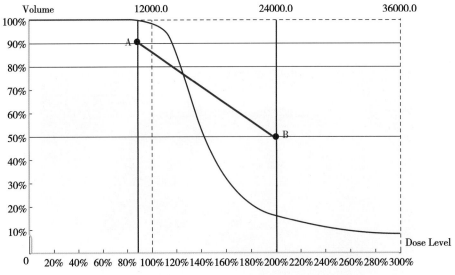

图 3-26-6　AB 为粒子植入质量控制的"一把尺子"

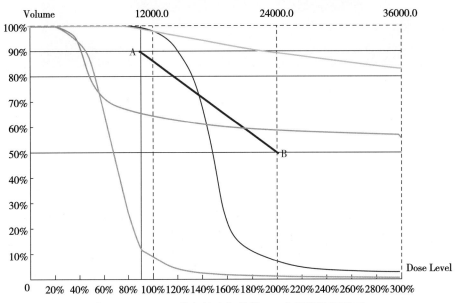

图 3-26-7　DVH 线条轨迹与线段 AB 之间的位置关系

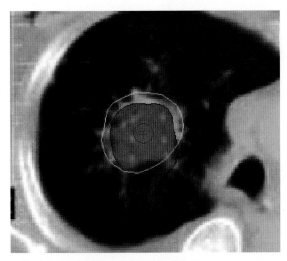

图 5-36-1　肺癌粒子植入后剂量验证 D_{100}（粉色）未覆盖 CTV（绿色）

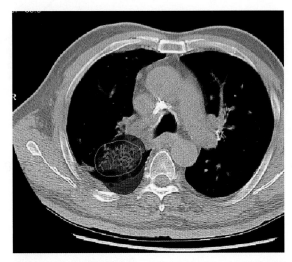

图 5-36-4　肺癌粒子植入后剂量验证 D_{100}（粉色）覆盖远超过 CTV（绿色）

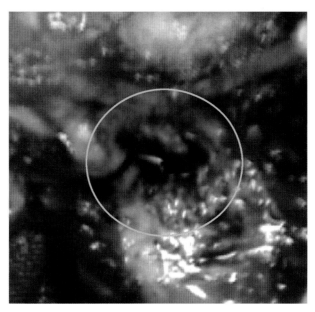

图 5-36-9　粒子植入后 11 个月行肺肿物楔形切除术,圈内可见曾植入的粒子

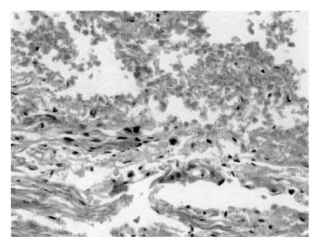

图 5-36-10　病理切片可见肿瘤细胞坏死

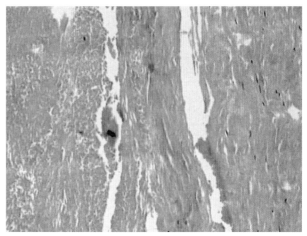

图 5-36-11　肿瘤周围组织变性和纤维化

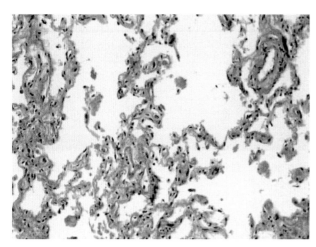

图 5-36-12　邻近肺泡正常

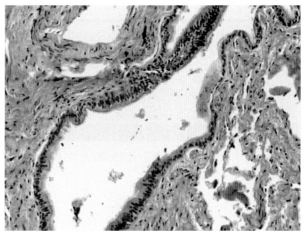

图 5-36-13　邻近细支气管正常

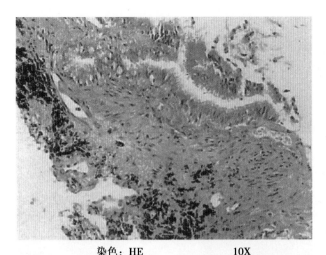

染色：HE   10X

图 5-36-18　活检病理显示靶区周围局灶性纤维化和碳化

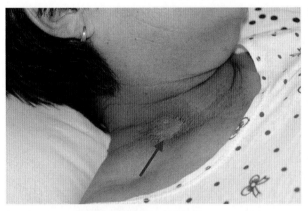

图 5-36-20　肺癌右锁骨上淋巴结转移癌粒子植入后 3 个月（2008 年 8 月），皮肤损害

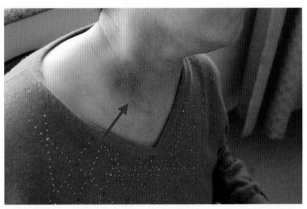

图 5-36-21　粒子植入后 6 个月（2008 年 11 月），皮肤色素沉着

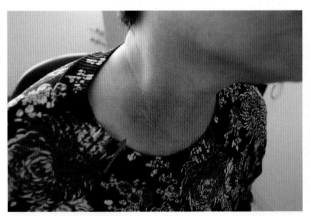

图 5-36-22　粒子植入后 16 个月（2009 年 9 月），皮肤色素沉着减轻

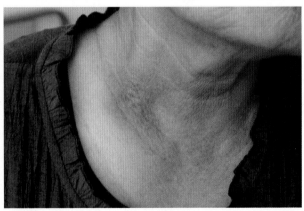

图 5-36-23　粒子植入后 3 年（2011 年 5 月），皮肤色素沉着减轻